# Nutrição
## Fundamentos
## e Aspectos Atuais

**3ª edição**

# Nutrição
## Outros livros de interesse

A Ciência e a Arte de Ler Artigos Cientificos – **Braulio Luna Filho**
A Didática Humanista de um Professor de Medicina – **Decourt**
A Dieta Ideal para o Emagrecimento – **Ribeiro**
A Questão Ética e a Saúde Humana – **Segre**
A Saúde Brasileira Pode Dar Certo – **Lottenberg**
A Vida por um Fio e por Inteiro – Elias **Knobel**
Adoecer - Compreendendo as Interações entre o Doente e a Sua Doença – **Quayle**
Adolescência... Quantas Dúvidas! – **Fisberg e Medeiros**
Alergias Alimentares – **De Angelis**
Alimentos - Um Estudo Abrangente – **Evangelista**
Alimentos com Alegação Diet ou Light - Definições, Legislação e Implicações no Consumo – **Freitas**
Alimentos e Sua Ação Terapêutica – **Andréia Ramalho**
Artigo Científico - do Desafio à Conquista - Enfoque em Testes e Outros Trabalhos Acadêmicos – **Victoria Secaf**
As Lembranças que não se Apagam – Wilson Luiz **Sanvito**
Aulas em Endocrinologia Clínica - Texto Básico com a Apresentação de 622 Slides Didáticos – **Josivan**
Células-tronco – **Zago**
Clínica – **Kanaan**
Como Ter Sucesso na Profissão Médica - Manual de Sobrevivência 4ª ed. – Mário Emmanuel **Novais**
Cuidados Paliativos – Diretrizes, Humanização e Alívio de Sintomas – **Franklin Santana**
Diabetes Mellitus - Uma Abordagem Simplificada para Profissionais da Saúde – **Almeida**
Dicionário Brasileiro de Nutrição – **Asbran**
Dicionário de Ciências Biológicas e Biomédicas – **Vilela Ferraz**
Dicionário Médico Ilustrado Inglês-Português – **Alves**
Dieta, Nutrição e Câncer – **Dan**
Do Mito ao Pensamento Científico 2ª ed. – **Gottschall**
Endocrinologia – **Saad**
Endocrinologia Ginecológica – **Aldrighi**
Endocrinologia para o Pediatra 3ª ed. (2 vols.) – **Monte e Longui**
Epidemiologia 2ª ed. – **Medronho**
Fitoterapia - Bases Científicas e Tecnológicas – **Viana Leite**
Fome Oculta – **Andréia Ramalho**
Fome Oculta - Bases Fisiológicas para Reduzir Seu Risco através da Alimentação Saudável – **De Angelis**
Gestão Estratégica de Clínicas e Hospitais – **Adriana Maria** André

Guia Básico de Terapia Nutricional - Manual de Boas Práticas – **Dan**
Guia de Consultório - Atendimento e Administração – **Carvalho Argolo**
Hormônios e Metabolismo: Integração e Correlações Clínicas – **Poian e Alves**
Importância de Alimentos Vegetais na Proteção da Saúde 2ª ed. – **De Angelis**
Manual de Diabetes Mellitus - Liga de Controle de Diabetes Mellitus da USP – Simão Augusto **Lottenberg**
Manual de Dietoterapia e Avaliação Nutricional - Serviço de Nutrição e Dietética do Instituto do Coração (HC-FMUSP) – **Isosaki**
Manual de Laboratório - Técnica Dietética – **Camargo**
Manual do Clínico para o Médico Residente – **Atala – UNIFESP**
Medicina: Olhando para o Futuro – **Protásio** Lemos **da Luz**
Medicina, Saúde e Sociedade – **Jatene**
Memórias Agudas e Crônicas de uma UTI – **Knobel**
Nem só de Ciência se Faz a Cura 2ª ed. – **Protásio da Luz**
Nutrição Humana - Autoavaliação e Revisão – **Olganê**
Nutrição no Envelhecer – **Abdala**
Nutrição Oral, Enteral e Parenteral na Prática Clínica 4ª ed. (2 vols.) – **Dan** Linetzky Waitzberg
Nutrição: Fundamentos e Aspectos Atuais 2ª ed. – **Tirapegui**
O que Você Precisa Saber sobre o Sistema Único de Saúde – **APM-SUS**
Obesidade na Infância e na Adolescência – **Fisberg**
Os Chefs do Coração – **InCor**
Práticas de Nutrição Pediátrica – **Accioly e Aquino**
Riscos e Prevenção da Obesidade – **De Angelis**
Rotinas Diagnósticas e Terapêuticas em Endocrinologia – **Vaisman**
Série Atualizações Pediátricas – **SPSP (Soc. Ped. SP)**
　　Vol. 6 - Endocrinologia Pediátrica – **Calliari**
　　Vol. 8 - Tópicos Atuais de Nutrição Pediátrica – **Cardoso**
Síndrome Metabólica – **Godoy Matos**
Síndrome Metabólica - Uma Abordagem Multidisciplinar – **Ferreira e Lopes**
Tabela Centesimal de Alimentos Diet e Light – **Ribeiro Benevides**
Tabela de Bolso de Calorias para Dietas – **Braga**
Tabela de Composição Química dos Alimentos 9ª ed. – **Franco**
Tabela para Avaliação de Consumo Alimentar em Medidas Caseiras 5ª ed. – **Benzecry**
Transtornos Alimentares – **Natacci Cunha**
Um Guia para o Leitor de Artigos Científicos na Área da Saúde – **Marcopito Santos**

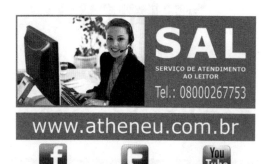

# Nutrição
## Fundamentos e Aspectos Atuais

### 3ª edição

**JULIO TIRAPEGUI**

*Professor-Associado do Departamento de Alimentos e Nutrição Experimental da Faculdade de Ciências Farmacêuticas da Universidade de São Paulo (FCF-USP). Bioquímico pela Universidade do Chile. Mestre em Fisiologia da Nutrição, Doutor em Ciências e Professor Livre-Docente pela USP. Professor visitante na Nutrition Research Unit of Department of Human Nutrition of London School of Hygiene and Tropical Medicine of University of London, Inglaterra. É Coordenador do Programa de Pós-Graduação Interunidades em Nutrição Humana Aplicada (PRONUT) da USP.*

*Autor de dois livros publicados pela Editora Atheneu: Nutrição, Metabolismo e Suplementação na Atividade Física, 2ª edição (2012) e Fisiologia da Nutrição Humana: Aspectos Básicos, Aplicados e Funcionais (2007); Nutrição, Coma Bem e Viva Melhor (1999) Editora Contexto e Avaliação Nutricional, Teoria e Prática (2009) Editora Guanabara-Koogan.*

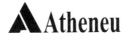

EDITORA ATHENEU

| São Paulo | – | Rua Jesuíno Pascoal, 30 |
| | | Tel.: (11) 2858-8750 |
| | | Fax: (11) 2858-8766 |
| | | E-mail: atheneu@atheneu.com.br |
| | | |
| Rio de Janeiro | – | Rua Bambina, 74 |
| | | Tel.: (21) 3094-1295 |
| | | Fax: (21) 3094-1284 |
| | | E-mail: atheneu@atheneu.com.br |
| | | |
| Belo Horizonte | – | Rua Domingos Vieira, 319 – Conj. 1.104 |

Produção Editorial: *Texto & Arte Serviços Editoriais*
Capa: *Equipe Atheneu*

**Dados Internacionais de Catalogação na Publicação (CIP)**
**(Câmara Brasileira do Livro, SP, Brasil)**

Tirapegui, Julio
    Nutrição, fundamentos e aspectos atuais / Julio
Tirapegui. -- 3. ed. -- São Paulo : Editora
Atheneu, 2013.

    Bibliografia.
    ISBN 978-85-388-0405-5

    1. Nutrição I. Título.

13-06990                                     CDD-613.2

Índices para catálogo sistemático:
1. Nutrição humana 613.2

*TIRAPEGUI, J.* Nutrição, fundamentos e aspectos atuais. *3ª Edição.*

© *Direitos reservados à EDITORA ATHENEU — São Paulo, Rio de Janeiro, Belo Horizonte, 2013.*

# Colaboradores

**ADRIANA CAMPOS**

*Nutricionista. Mestranda em Ciência dos Alimentos da Faculdade de Ciências Farmacêuticas da Universidade de São Paulo (FCF-USP).*

**ALEXSANDRO MACEDO SILVA**

*Farmacêutico-Bioquímico. Mestre em Ciência dos Alimentos pela Faculdade de Ciências Farmacêuticas da Universidade de São Paulo (FCF-USP). Coordenador do Curso de Farmácia do Centro Universitário São Camilo, São Paulo.*

**ALINE GUIMARÃES AMORIM**

*Nutricionista. Professora-Doutora da Universidade Federal do Maranhão (UFMA).*

**CINTHIA ROMAN MONTEIRO**

*Nutricionista. Mestre em Nutrição Humana Aplicada pela Universidade de São Paulo (USP). Docente do Centro Universitário São Camilo, São Paulo.*

**DENISE CAVALLINI CYRILLO**

*Economista. Professora-Associada da Faculdade de Economia, Administração e Contabilidade da Universidade de São Paulo (USP).*

**EMIDIO MARQUES DE MATOS-NETO**

*Educador Físico. Mestre em Ciências dos Alimentos pela Faculdade de Ciências Farmacêuticas da Universidade de São Paulo (FCF-USP).*

**FABIANA POLTRONIERI**

*Nutricionista. Doutora em Ciência dos Alimentos pela Faculdade de Ciências Farmacêuticas da Universidade de São Paulo (FCF-USP). Professora do Centro Universitário São Camilo, São Paulo.*

## FERNANDA AGAPITO SIMÕES

*Mestranda da Faculdade de Saúde Pública da Universidade de São Paulo (FSP-USP).*

## FERNANDO SALVADOR MORENO

*Médico. Professor-Titular da Faculdade de Ciências Farmacêuticas da Universidade de São Paulo (FCF-USP).*

## FLÁVIO FINARDI FILHO

*Farmacêutico-Bioquímico. Professor-Associado da Faculdade de Ciências Farmacêuticas da Universidade de São Paulo (FCF-USP).*

## FRANCISCO LEONARDO TORRES-LEAL

*Professor de Educação Física. Professor-Doutor da Universidade Federal do Piauí.*

## GABRIELA FULLIN RESENDE TEODORO

*Nutricionista. Mestre em Ciência dos Alimentos da Faculdade de Ciências Farmacêuticas da Universidade de São Paulo (FCF-USP).*

## GREICE MARIA MANSINI DOS SANTOS

*Nutricionista. Mestre em Nutrição Humana Aplicada pela Universidade de São Paulo (USP).*

## INAR ALVES DE CASTRO

*Engenheira-Agrônoma. Professora-Associada da Faculdade de Ciências Farmacêuticas da Universidade de São Paulo (FCF-USP).*

## JOÃO ALFREDO BOLIVAR PEDROSO

*Nutricionista. Mestre em Ciência dos Alimentos da Faculdade de Ciências Farmacêuticas da Universidade de São Paulo (FCF-USP).*

## JOSÉ DONATO JUNIOR

*Professor de Educação Física. Professor-Doutor do Instituto de Ciências Biomédicas da Universidade de São Paulo (USP).*

## LUCIANA SIGUETA NISHIMURA

*Nutricionista. Doutoranda em Ciência dos Alimentos da Faculdade de Ciências Farmacêuticas da Universidade de São Paulo (FCF-USP).*

## LUCIANA ROSSI

*Nutricionista. Doutoranda em Nutrição Humana Aplicada da Universidade de São Paulo (USP).*

## LUCAS CARMINATTI PANTALEÃO

*Nutricionista. Mestre em Ciência dos Alimentos da Faculdade de Ciências Farmacêuticas da Universidade de São Paulo (FCF-USP).*

## MARCELO MACEDO ROGERO

*Nutricionista. Professor-Doutor da Faculdade de Saúde Pública da Universidade de São Paulo (FSP-USP).*

## MARIA CAROLINA BORGES

*Nutricionista. Mestre em Nutrição em Saúde Pública da Faculdade de Saúde Pública da Universidade de São Paulo (FSP-USP).*

## MARIA IZABEL LAMOUNIER DE VASCONCELOS

*Nutricionista. Mestre em Ciência dos Alimentos da Faculdade de Ciências Farmacêuticas da Universidade de São Paulo (FCF-USP).*

## MARIANA LINDENBERG ALVARENGA

*Nutricionista. Mestre em Ciência dos Alimentos da Faculdade de Ciências Farmacêuticas da Universidade de São Paulo (FCF-USP).*

## MARIANA DE REZENDE GOMES

*Nutricionista. Doutora em Ciência dos Alimentos da Faculdade de Ciências Farmacêuticas da Universidade de São Paulo (FCF-USP).*

## MARTA BATTAGLIA CUSTODIO

*Nutricionista. Doutora em Nutrição Humana Aplicada da Universidade de São Paulo (USP).*

## MAYSA VIEIRA DE SOUSA

*Nutricionista. Doutora em Medicina da Universidade de São Paulo (USP).*

## MIRIAM COELHO DE SOUZA

*Nutricionista. Professora-Doutora da Universidade Metodista de Piracicaba, São Paulo.*

## MONICA YAMADA

*Nutricionista. Mestre em Nutrição em Saúde Pública da Universidade de São Paulo (FSP-USP).*

## NATÁLIA PINHEIRO DE CASTRO

*Nutricionista. Mestre em Nutrição em Saúde Pública da Faculdade de Saúde Pública da Universidade de São Paulo (FSP-USP).*

## PATRÍCIA HELEN DE CARVALHO RONDÓ

*Médica. Professora-Titular da Faculdade de Saúde Pública da Universidade de São Paulo (FSP-USP).*

## PATRÍCIA SILVA JACOB

*Nutricionista. Mestre em Nutrição em Saúde Pública da Faculdade de Saúde Pública da Universidade de São Paulo (FSP-USP).*

## RAQUEL BEDANI

*Bióloga. Doutora em Alimentos e Nutrição pela Faculdade de Ciências Farmacêuticas da Universidade Estadual Paulista (UNESP), Araraquara.*

## RENATA MENDES

*Nutricionista. Doutora em Ciência dos Alimentos da Faculdade de Ciências Farmacêuticas da Universidade de São Paulo (FCF-USP).*

## RODRIGO DE PIERRI

*Farmacêutico-Bioquímico. Mestre em Ciência dos Alimentos da Faculdade de Ciências Farmacêuticas da Universidade de São Paulo (FCF-USP).*

## ROGÉRIO GRAÇA PEDROSA

*Nutricionista. Professor-Doutor da Universidade Federal de Espírito Santo (UFES).*

## SANDRA MARIA LIMA RIBEIRO

*Nutricionista. Professora-Doutora da Escola de Artes, Ciências e Humanidades da Universidade de São Paulo (EACH/USP).*

## Susana Marta Isay Saad

*Farmacêutica-Bioquímica. Professora-Associada da Faculdade de Ciências Farmacêuticas da Universidade de São Paulo (FCF-USP).*

## Tatiane Mieko de Meneses Fujii

*Nutricionista. Mestre em Nutrição em Saúde Pública da Faculdade de Saúde Pública da Universidade de São Paulo (FSP-USP).*

## Thaís Borges Cesar

*Bióloga. Professora-Doutora da Universidade Estadual Paulista (UNESP), Campus de Araraquara.*

## Thomas Prates Ong

*Farmacêutico-Bioquímico. Professor-Doutor da Faculdade de Ciências Farmacêuticas da Universidade de São Paulo (FCF-USP).*

## Verônica Luiza Vale Euclydes Colovati

*Mestranda da Faculdade de Saúde Pública da Universidade de São Paulo (FSP-USP).*

## Vinicius Fernandes Cruzat

*Professor de Educação Física e Nutricionista. Doutor em Ciência dos Alimentos da Faculdade de Ciências Farmacêuticas da Universidade de São Paulo (FCF-USP).*

# Dedicatória

*A meus pais, Aladino e Lídia* (in memoriam),
*meus maiores incentivadores,*
*pelo carinho e exemplo de vida.*

*A Silvia, pelo carinho e paciência.*

# Agradecimentos da Terceira Edição

Durante a elaboração desta terceira edição, houve a colaboração de várias pessoas e instituições a quem expressamos o nosso agradecimento. Gostaríamos de destacar, primeiramente, os colaboradores autores, coautores responsáveis por alguns capítulos, que na grande maioria são nossos orientados ou ex-orientados que, com muita dedicação e determinação, cumpriram de forma brilhante a tarefa que lhes confiamos. O nosso muito obrigado a cada um deles.

Também somos gratos aos nossos alunos de graduação da Faculdade de Ciências Farmacêuticas da Universidade de São Paulo que, de maneira permanente e anônima, estimulam-nos ao constante aperfeiçoamento no cumprimento de nossa função de pesquisadores e educadores.

Dentre as instituições, não poderíamos deixar de assinalar novamente, a Fundação de Amparo à Pesquisa do Estado de São Paulo – FAPESP, o Conselho Nacional de Desenvolvimento Científico e Tecnológico – CNPq, a Coordenação de Aperfeiçoamento de Pessoal de Nível Superior – CAPES do Ministério da Educação, e a Universidade de São Paulo – USP, através da Pró-Reitoria de Pós-Graduação. Às quatro instituições, o nosso sincero agradecimento pelo apoio prestado durante todos esses anos – por meio de auxílios à pesquisa, bolsas de estudos e auxílios-viagem ao exterior, a fim de apresentar nossos resultados – e por terem sempre acreditado em nosso trabalho.

Finalmente, agradecemos à Editora Atheneu e à sua equipe, na pessoa do seu Diretor-Médico, doutor Paulo Rzezinski, pela parceria exitosa neste projeto e pelo interesse e atenção demonstrados pelo nosso trabalho.

**O autor**

**São Paulo, junho de 2013.**

# Agradecimentos da Segunda Edição

Durante a elaboração desta segunda edição, houve a colaboração de várias pessoas e instituições, a quem expressamos o nosso agradecimento. Somos gratos e gostaríamos de destacar, primeiramente, os colegas e colaboradores que são os autores, coautores e responsáveis por alguns capítulos. Na grande maioria, são nossos orientandos, alunos de pós-graduação de mestrado e doutorado que, com muita dedicação e determinação, cumpriram de forma brilhante a tarefa que lhes confiamos. O nosso muito obrigado a cada um deles.

O nosso especial agradecimento ao nutricionista e doutorando Marcelo Macedo Rogero, nosso orientando, pela valiosa colaboração e por estar sempre à disposição para ajudar no que fosse necessário. Também somos gratos aos nossos alunos de graduação e pós-graduação da Faculdade de Ciências Farmacêuticas da Universidade de São Paulo – USP – que, de maneira permanente e anônima, estimulam-nos ao constante aperfeiçoamento no cumprimento de nossa função de pesquisador e educador.

Dentre as instituições, não poderíamos deixar de assinalar novamente a Fundação de Amparo à Pesquisa do Estado de São Paulo – FAPESP, o Conselho Nacional de Desenvolvimento Científico e Tecnológico – CNPq, a Coordenação de Aperfeiçoamento de Pessoal de Nível Superior – CAPES, do Ministério da Educação, e a Universidade de São Paulo, através da Comissão de Cooperação Internacional – CCInt e da Pró-Reitoria de Pós-Graduação. Às quatro instituições, o nosso sincero agradecimento pelo apoio prestado durante todos esses anos – por meio de auxílios à pesquisa, bolsas de estudos e auxílios-viagem ao exterior, a fim de apresentar nossos resultados – e por terem sempre acreditado em nosso trabalho.

Finalmente, agradecemos novamente à Editora Atheneu e à sua equipe, na pessoa do seu Diretor-Médico, doutor Paulo da Costa Rzezinski, pela parceria exitosa neste projeto e pelo interesse e atenção demonstrados pelo nosso trabalho.

**O autor**

# *Agradecimentos da Primeira Edição*

Durante a elaboração deste livro, colaboradores de várias pessoas e instituições, a quem expressamos o nosso agradecimento. Gostaríamos de destacar, primeiramente, os colegas e colaboradores que são os autores, coautores e responsáveis por vários capítulos. O nosso muito obrigado a cada um deles. O nosso especial agradecimento à nutricionista Renata Mendes, pela leitura cuidadosa dos capítulos e pela valiosa ajuda na edição do texto.

Dentre as instituições, não poderíamos deixar de assinalar a Fundação de Amparo à Pesquisa do Estado de São Paulo – FAPESP, o Conselho Nacional de Desenvolvimento Científico e Tecnológico – CNPq e a Coordenação de Aperfeiçoamento de Pessoal de Nível Superior – CAPES, do Ministério da Educação. Às três instituições, o nosso sincero muito obrigado pelo apoio que deram em todos esses anos – por meio de auxílios, bolsas e viagens ao exterior, a fim de apresentar nossos resultados – e por terem sempre acreditado em nosso trabalho.

Finalmente, agradecemos sinceramente à Editora Atheneu e à sua equipe, na pessoa do seu Diretor-Médico, doutor Paulo da Costa Rzezinski, pela parceria neste projeto e pelo interesse e atenção demonstrados pelo nosso trabalho.

**Professor-Associado Julio Tirapegui**

**São Paulo, outubro de 1999.**

# Apresentação à Terceira Edição

Quando nos foi solicitada a preparação desta terceira edição de *Nutrição – Fundamentos e Aspectos Atuais,* sabíamos que teríamos uma enorme tarefa a desempenhar, sobretudo em razão do grande volume de novos conhecimentos oriundo das pesquisas publicadas nestes últimos seis anos e ao mesmo tempo uma grande satisfação, visto a ampla aceitação do livro entre os estudantes que se iniciam na área e os estudiosos da nutrição em geral.

Buscamos, portanto, fornecer informações mais atualizadas dos fundamentos da nutrição e sua relação com a qualidade de vida das pessoas, além de enfocar áreas emergentes e atuais que têm provocado controvérsias e discussões, tanto na sociedade quanto na academia, como é o caso da nutrigenômica e nutrigenética, síndrome metabólica e a relação dieta, nutrição e câncer.

Esta terceira edição continua com suas características iniciais, que têm sido do agrado dos estudantes, visto o grande número de opiniões favoráveis a nós. O livro, agora com 28 capítulos, continua com a proposta original de estudo dos conhecimentos básicos de nutrição e temas atuais nesta área, o que se faz pela integração dos conceitos nutricionais, fisiológicos, bioquímicos e moleculares relativos à metabolização dos nutrientes no organismo humano e suas repercussões para a saúde. Todos os temas continuam sendo apresentados na forma de perguntas e respostas, o que torna mais fácil a compreensão do texto.

Quais são as novidades desta terceira edição? Substancialmente, esta nova edição sofreu uma extensa revisão, e as principais alterações incluem:

1. Inclusão de novos colaboradores, todos ex-alunos e professores da Universidade de São Paulo (USP).

2. Todos os capítulos foram atualizados à luz das últimas descobertas propiciadas pelas pesquisas científicas publicadas.

3. As referências bibliográficas foram atualizadas.

4. Novas figuras e tabelas foram colocadas em cada capítulo com a finalidade de melhorar a compreensão do leitor, especialmente dos estudantes que se iniciam nesta ciência.

5. Foram acrescentados quatro novos capítulos sobre temas atuais da área de nutrição e da alimentação, alguns dos quais geram, ainda hoje, muita controvérsia e discussão por parte da imprensa, da população leiga e até dos próprios cientistas. Esses quatro novos capítulos são os seguintes:

O Capítulo 24: **Nutrigenômica e Nutrigenética**.

Como assinalam os autores do capítulo "o sequenciamento genético representou um marco no campo das pesquisas relacionadas aos estados de saúde/doença, inclusive no âmbito nutricional. Desse modo, em 1999, o termo Genômica Nutricional foi citado pela primeira vez na literatura científica, englobando a Nutrigenômica e a Nutrigenética, as quais envolvem a importante relação entre os componentes da dieta e os genes. Sendo áreas relativamente recentes e que estão em constante progresso, a Nutrigenômica e a Nutrigenética apresentam grande potencial na redução do risco e no tratamento de doenças, podendo revolucionar o diagnóstico e a terapêutica nutricional". Neste capítulo serão focalizados os conceitos básicos referentes à biologia molecular e os fundamentos necessários para o entendimento e a compreensão dos mecanismos da Genômica Nutricional.

O Capítulo 25 trata dos **Aspectos da relação dieta, nutrição e câncer**.

O câncer é considerado um grave problema de saúde pública devido ao aumento de sua incidência e de mortalidade que ocorreram a partir da metade do século XX. Evidências experimentais assinalam que a alimentação tem um papel fundamental na modulação de todos os estágios da carcinogênese: iniciação, promoção e progressão; e estima-se que 30% das mortes por câncer estejam relacionadas com a alimentação. Um grande número de estudos epidemiológicos tem demonstrado uma associação entre o consumo de frutas e hortaliças e a diminuição do risco de vários tipos de câncer. Vários compostos naturais dietéticos vêm recebendo atenção por sua eficácia na quimioprevenção do câncer. Neste capítulo serão focalizados os conceitos básicos referentes à relação entre dieta, nutrição e câncer.

O Capítulo 26 discute as últimas novidades de **Nutrição e estética**.

Os conhecimentos sobre a relação entre Nutrição e estética surgiram praticamente há algumas décadas, a partir de estudos preventivos do envelhecimento, obesidade e gordura localizada, flacidez e cuidados no pré e pós-operatório de cirurgias estéticas. A alimentação correta está relacionada não somente à saúde, ao bem-estar e à qualidade de vida, mas também à aparência, levando em consideração variáveis como a necessidade nutricional do indivíduo, de acordo com a sua composição corporal, idade, estado fisiológico e histórico familiar. Assim, o capítulo procura mostrar a "mais nova área" de atuação do nutricionista que abrange particularmente o atendimento e acompanhamento nutricional de população saudável que deseja melhorar e/ou minimizar problemas estéticos relacionados ao estresse, envelhecimento ou ciclos de vida.

O Capítulo 27, intitulado **Síndrome metabólica: benefícios da nutrição e do exercício físico**, tem por objetivo definir o cenário da síndrome metabólica (SM), descrevendo sua magnitude, suas consequências e suas causas. A SM é um fenômeno que tem se espalhado em todas as camadas da população, sendo responsável por significativa taxa de mortalidade no mundo como consequência da resistência à insulina, obesidade e o desequilíbrio entre agentes pró e anti-inflamatórios. Durante as duas últimas décadas, a SM atingiu proporções dramáticas e sem precedentes, tanto em países industrializados quanto em desenvolvimento, favorecendo altos gastos para os sistemas de saúde de muitos países. Além disso, destaca a aplicação de estratégias, como o exercício físico e a nutrição no tratamento da SM.

Ao apresentar esta terceira edição de *Nutrição – Fundamentos e Aspectos Atuais,* procuramos abranger diversas áreas do conhecimento humano relacionadas à nutrição e à alimentação, focalizando também conceitos atuais sobre nutrigenômica e aspectos básicos da relação entre dieta nutrição e câncer. Esses, sem dúvida, serão temas inesgotáveis, visto que as pesquisas nessas áreas estão apenas começando. Acreditamos que estamos cumprindo com nossa função de transmitir e difundir o conhecimento científico de maneira didática e multidisciplinar, tanto aos profissionais da área biológica quanto, e especialmente, aos estudantes que se iniciam nessa ciência. Acreditamos que, dentro dessa visão mais ampla, este livro pode alcançar seus objetivos no que se refere à melhora do estado de saúde e da qualidade de vida da população, objetivo que todos almejamos.

**São Paulo, junho de 2013.**

**Julio Tirapegui**

# Apresentação à Segunda Edição

Quando nos foi solicitada a preparação desta segunda edição de *Nutrição – Fundamentos e Aspectos Atuais,* sabíamos que teríamos uma enorme tarefa a desempenhar, sobretudo em razão do grande volume de novos conhecimentos oriundo das pesquisas publicadas nestes últimos cinco anos.

Buscamos, portanto, fornecer informações mais atualizadas dos fundamentos da nutrição e sua relação com a qualidade de vida das pessoas, além de enfocar áreas emergentes e atuais que têm provocado controvérsias e discussões, tanto na sociedade quanto na academia, como é o caso dos organismos geneticamente modificados que se relacionam aos alimentos transgênicos.

Esta segunda edição continua com suas características iniciais, que têm sido do agrado dos estudantes, visto o grande número de opiniões favoráveis a nós. O livro, agora com 24 capítulos, continua com a proposta de estudo dos conhecimentos básicos de nutrição e temas atuais nesta área, o que se faz pela integração dos conceitos nutricionais, fisiológicos, bioquímicos e relativos à metabolização dos nutrientes no organismo humano e suas repercussões para a saúde. Todos os temas continuam sendo apresentados na forma de perguntas e respostas, o que, de fato, torna mais fácil a compreensão do texto.

Quais são as novidades desta segunda edição? Substancialmente, esta edição sofreu uma extensa revisão, e as principais alterações incluem:

1. Inclusão de novos colaboradores, todos professores da Universidade de São Paulo, USP.

2. Todos os capítulos foram alterados, atualizados e acrescentados à luz das últimas descobertas propiciadas pelas pesquisas científicas publicadas. As referências bibliográficas foram atualizadas.

3. Novas figuras e tabelas foram colocadas em cada capítulo com a finalidade de melhorar a compreensão do leitor, especialmente dos estudantes que se iniciam nesta ciência.

4. Foram eliminados os dados que perderam significado. Especificamente podemos mencionar, no Capítulo 7, as necessidades energéticas, que foram modificadas em 2002 e agora são referenciadas pelas DRI *(Dietary Reference Intakes),* que foram alteradas, não só para energia, como também para carboidratos, fibras alimentares, lipídios, proteínas e aminoácidos.

5. Foram acrescentados cinco novos capítulos sobre temas atuais da área de nutrição e da alimentação, alguns dos quais geram, ainda hoje, muita controvérsia e discussão por parte da imprensa, da população leiga e até dos próprios cientistas. Estes cinco novos capítulos são os seguintes:

O Capítulo 19: *Segurança dos alimentos geneticamente modificados (AGMs)*. Os produtos alimentícios obtidos a partir de organismos geneticamente modificados são objeto atualmente de polêmica e controvérsia sobre a segurança de seu consumo por humanos, seja direta ou indiretamente, por meio dos produtos animais utilizados em nossa dieta. Neste capítulo são focalizados os fundamentos necessários para o entendimento e a compreensão dos mecanismos de transformação e de controle dos AGMs, conceitos fundamentais para a aceitação de alimentos obtidos de plantas, animais e microrganismos alterados em laboratórios a partir de técnicas de recombinação genética.

O Capítulo 20 trata dos *Alimentos funcionais: considerações gerais*. São alimentos que têm um efeito benéfico à saúde e ao bem-estar do indivíduo, além de fornecer os próprios nutrientes. Sem dúvida, trata-se de uma área de pesquisa multidisciplinar de grande interesse social e em franca expansão, cujos aspectos básicos são discutidos neste capítulo.

O Capítulo 21 discute as últimas novidades dos *Alimentos funcionais: probióticos e prebióticos*. Probióticos e prebióticos afetam beneficamente o animal hospedeiro, promovendo o balanço de sua microbiota intestinal. No organismo, a utilização de culturas bacterianas probióticas e componentes alimentares prebióticos estimula a multiplicação de bactérias benéficas, evitando a proliferação daquelas potencialmente prejudiciais, reforçando os mecanismos naturais de defesa do hospedeiro e contribuindo, consequentemente, para melhorar o estado de saúde do indivíduo e sua qualidade de vida.

O Capítulo 22, intitulado *Imunonutrição*, trata de um tema atual enfocando o potencial de nutrientes específicos de modular a atividade do sistema imune. O conceito de imunonutrição tem sido aplicado em diversas situações, nas quais uma alteração do fornecimento de nutrientes é utilizada visando a modificação das respostas inflamatórias e imunológicas. Além disso, a imunonutrição tem sido principalmente associada à tentativa de melhorar o quadro clínico de pacientes submetidos a cirurgias e de pacientes gravemente enfermos, que frequentemente necessitam de fornecimento exógeno de nutrientes por meio de nutrição parenteral ou enteral.

O Capítulo 23 diz respeito à *Obesidade*, que é definida como uma doença de origem multifatorial, caracterizada pelo acúmulo excessivo de gordura corporal, com o consequente prejuízo à saúde e à qualidade de vida das pessoas. A obesidade é considerada a endemia do século XXI. Neste capítulo, é discutida em relação à redução da longevidade e ao surgimento de doenças degenerativas, que levam ao aumento no número de indivíduos que apresentam morbidades. Estudos recentes mostram o incremento significativo no número de casos de obesidade no Brasil e em todo mundo, que ocorre independentemente de variáveis como sexo, idade, raça, cultura e condição econômica das pessoas.

Ao apresentar esta segunda edição de *Nutrição – Fundamentos e Aspectos Atuais*, procuramos abranger diversas áreas do conhecimento humano relacionadas à nutrição e à alimentação, focalizando também conceitos atuais sobre alimentos geneticamente modificados e funcionais. Estes, sem dúvida, serão temas inesgotáveis, visto que a pesquisa nessas áreas está apenas começando. Acreditamos que estamos cumprindo com nossa função de transmitir e difundir o conhecimento científico de maneira didática e multidisciplinar, tanto aos profissionais da área biológica quanto e, especialmente, aos estudantes que se iniciam nesta ciência. Acreditamos que, dentro desta visão mais ampla, este livro pode alcançar seus objetivos no que se refere à melhora do estado de saúde e da qualidade de vida da população, objetivo que todos almejam.

**São Paulo, verão de 2006.**

**Julio Tirapegui**

# Apresentação à Primeira Edição

Escrever um livro é sempre uma resposta a um desafio. Esta ideia foi amadurecendo durante o período em que coordenamos a disciplina de graduação "Bromatologia – Tópicos Gerais", na Faculdade de Ciências Farmacêuticas da Universidade de São Paulo. Percebemos que nossos alunos detinham bons conhecimentos em química, bioquímica e fisiologia, mas desconheciam conceitos básicos em alimentação e nutrição. A integração desses conhecimentos e sua interpretação fisiológica em relação ao ser humano era muito limitada, e aquém do que se poderia esperar, considerando os conhecimentos que eles possuíam nas outras disciplinas. Dessa constatação nasceu o desafio do livro que agora apresentamos à comunidade científica.

Uma ciência multidisciplinar, a Nutrição tem como objetivo final a boa nutrição e a alimentação do ser humano. A cada dia, ela assume maior importância no conceito que denominamos qualidade de vida. Existem evidências científicas que comprovam que o indivíduo é aquilo que ingere e, através dos alimentos que consome, pode programar sua longevidade e seu bem-estar. Por isso é tão importante conhecer os fundamentos dessa ciência e divulgá-los amplamente para a sociedade, seja por meio da formação de recursos humanos na Universidade ou de publicações para o público leigo, principalmente se tivermos em vista os mitos e falsidades que cercam essa área entre a população, que desconhece os mínimos cuidados com o manuseio e preparação dos alimentos.

Este livro, que apresentamos aos estudantes e profissionais da área biológica, visa precisamente a fornecer conhecimentos fundamentais e mostrar aspectos atuais da nutrição. Acreditamos que a apresentação dos diferentes temas na forma de perguntas e respostas será benéfica especialmente para estudantes iniciantes. Aos profissionais, sem dúvida, será uma valiosa fonte de consulta sobre os temas abordados, sempre acompanhados por uma vasta e atualizada literatura científica.

O livro está dividido em 19 capítulos, que enfocam os mais relevantes temas relacionados com a alimentação e a nutrição. Os cinco primeiros capítulos dizem respeito à importância nutricional, bioquímica e metabólica dos diferentes nutrientes (proteínas, carboidratos, lipídios, minerais e vitaminas) e suas inter-relações. Os Capítulos 7, 8, 9 e 10 abordam as recomendações energéticas e a importância nutricional dos nutrientes, além de sua participação fisiológica e bioquímica desde os períodos de gestação, lactação e infância até a velhice. Os Capítulos 11 e 12 estudam detalhadamente a complementação da nutrição e a atividade física – fatores fundamentais do conceito denominado qualidade de vida. Também é analisado criticamente o uso de suplementos ergogênicos na atividade física, bastante comum em nossos dias.

A relação entre estresse oxidativo e alimentação, nutrição enteral e parenteral e a interação entre nutrientes e medicamentos são enfocadas nos Capítulos 13, 14 e 15, respectivamente. Os capítulos restantes (16, 17 e 18) tratam da avaliação das misturas protéicas usadas em programas institucionais de alimentação escolar, da política nutricional no Brasil e de aspectos nutricionais, hormonais e bioquímicos do crescimento e desenvolvimento. Finalmente, no último capítulo são analisados os mitos, fantasias e verdades em alimentação e nutrição, tema que gera polêmica e controvérsias, tanto entre leigos como entre os próprios estudiosos. Os conceitos e verdades mudam de acordo com os novos conhecimentos trazidos à luz pela ciência, mas os mitos e as fantasias em nutrição e alimentação permanecem no tempo. Por isso, procuramos, nesse último capítulo, desmistificar, esclarecer e orientar os leitores sobre tais mitos, de acordo as evidências científicas atuais.

**São Paulo, primavera de 2000.**

**Julio Tirapegui**

# Sumário

**1  Introdução à Nutrição, *1***
*Julio Tirapegui*
*Renata Mendes*

**2  Proteínas, *7***
*Marcelo Macedo Rogero*
*Julio Tirapegui*

**3  Carboidratos, *35***
*Luciana Rossi*
*Julio Tirapegui*

**4  Lipídios, *45***
*Marcelo Macedo Rogero*
*Mariana de Rezende Gomes*
*Julio Tirapegui*

**5  Vitaminas: conceitos gerais e importância na atividade física, *61***
*Marcelo Macedo Rogero*
*Renata Mendes*
*Sandra Maria Lima Ribeiro*
*Julio Tirapegui*

**6  Minerais, *89***
*Aline Guimarães Amorim*
*Julio Tirapegui*

**7  Recomendações nutricionais da ingestão de energia, *105***
*Thaís Borges Cesar*

**8** Alimentação na gestação e na lactação, *123*
*Patrícia Helen de Carvalho Rondó*
*Natália Pinheiro de Castro*
*Miriam Coelho de Souza*
*Verônica Luiza Vale Euclydes Colovati*
*Fernanda Agapito Simões*

**9** Alimentação na Infância, *135*
*Maysa Vieira de Sousa*
*Miriam Coelho de Souza*
*Patrícia Helen de Carvalho Rondó*

**10** Nutrição, exercício e envelhecimento, *163*
*Sandra Maria Lima Ribeiro*
*José Donato Junior*
*Julio Tirapegui*

**11** Nutrição e atividade esportiva, *179*
*Mariana de Rezende Gomes*
*Marcelo Macedo Rogero*
*Julio Tirapegui*

**12** Suplementos ergogênicos e atividade física, *197*
*Marcelo Macedo Rogero*
*Mariana de Rezende Gomes*
*Luciana Rossi*
*Renata Mendes*
*Julio Tirapegui*

**13** Estresse oxidativo e alimentação, *219*
*Vinicius Fernandes Cruzat*
*Julio Tirapegui*

**14** Interações entre fármacos e nutrientes, *255*
*Alexsandro Macedo Silva*
*Fabiana Poltronieri*

**15** Nutrição enteral e parenteral, *263*
*Maria Izabel Lamounier de Vasconcelos*

**16** Qualidade nutricional de proteínas, *281*
*Julio Tirapegui*
*Mariana Lindenberg Alvarenga*
*Inar Alves de Castro*

**17** Política de segurança alimentar e nutricional: conceitos, diagnóstico e alocação de recursos, *291*
*Marta Battaglia Custodio*
*Greice Maria Mansini dos Santos*
*Denise Cavallini Cyrillo*

**18** Crescimento muscular e corporal, *303*
*Marcelo Macedo Rogero*
*Renata Mendes*
*Julio Tirapegui*

**19** Segurança dos alimentos geneticamente modificados, *319*
*Flávio Finardi Filho*

**20** Alimentos funcionais – considerações gerais, *329*
*João Alfredo Bolivar Pedroso*
*Luciana Sigueta Nishimura*
*Inar Alves de Castro*
*Julio Tirapegui*

**21** Alimentos funcionais – probióticos e prebióticos, *341*
*Susana Marta Isay Saad*
*Raquel Bedani*

**22** Imunonutrição, *355*
*Marcelo Macedo Rogero*
*Julio Tirapegui*

**23** Obesidade, *371*
*José Donato Junior*
*Rogério Graça Pedrosa*
*Sandra Maria Lima Ribeiro*
*Francisco Leonardo Torres-Leal*
*Julio Tirapegui*

**24** Nutrigenômica e nutrigenética, *391*

*Patrícia Silva Jacob*
*Monica Yamada*
*Tatiane Mieko de Meneses Fujii*
*Maria Carolina Borges*
*Marcelo Macedo Rogero*

**25** Aspectos da relação dieta, nutrição e câncer, *413*

*Adriana Campos*
*Rodrigo de Pierri*
*Thomas Prates Ong*
*Fernando Salvador Moreno*

**26** Nutrição e estética, *421*

*Cinthia Roman Monteiro*
*Luciana Rossi*

**27** Síndrome metabólica: benefícios da nutrição e do exercício físico, *427*

*Francisco Leonardo Torres-Leal*
*Emidio Marques de Matos-Neto*
*Lucas Carminatti Pantaleão*
*Julio Tirapegui*

**28** Mitos e verdades em Nutrição, *455*

*Julio Tirapegui*
*Gabriela Fullin Resende Teodoro*

**Índice Remissivo, *465***

# Introdução à Nutrição

Julio Tirapegui • Renata Mendes

A relação da alimentação com o bem-estar físico e o pleno desenvolvimento mental e emocional já era conhecida na Antiguidade. Tal conhecimento tornou-se público por meio de Hipócrates, que escreveu sobre a higiene, o repouso e a boa alimentação.

Nos séculos XVIII e XIX, os estudos sobre o corpo humano eram realizados por físicos e químicos. Os processos de combustão de alimentos e respiração celular começaram a ser desvendados em 1770 por Lavoisier e seus seguidores. Essa correlação foi essencial para trazer ao mundo científico da época o tema da alimentação. No período de 1857 a 1890, Pasteur contribuiu para afirmar a necessidade do estudo dos alimentos de forma mais abrangente.

Em 1919, Benedict constatou que, à medida que as pessoas sobrevivem com pouco alimento, seus processos fisiológicos modificam-se de tal modo a conservar apenas a energia básica para a sobrevida. Suas superfícies tornam-se menores e mais frias, o pulso mais lento e a atividade física espontânea diminui. As características sexuais secundárias desaparecem e a personalidade se altera.

Um dos maiores contribuidores para o desenvolvimento dos princípios da nutrição foi Pedro Escudero, médico argentino que em 1937 introduziu o estudo da alimentação e da Nutrição nas escolas de Medicina de seu país, como uma nova visão da clínica médica. Com essa inovação, Escudero pôde divulgar as Leis da Alimentação, por ele estabelecidas aos profissionais que coordenavam as equipes de saúde, e romper com o empirismo que até então cercava o tema da alimentação.

Atualmente, o estudo da Nutrição abrange campos mais diversificados, como as mais distintas áreas da Saúde, Bromatologia, Engenharia de Alimentos e Biotecnologia.

No Brasil, a profissão de nutricionista, regulamentada, surgiu há pouco mais de 20 anos. Inicialmente, o principal problema de saúde pública estudado pelos profissionais de nutrição era a desnutrição, o que se tornou um dos temas mais discutidos na década de 1980. Porém, com o estilo de vida moderna, grandes alterações foram observadas no comportamento humano, o que inclui os hábitos alimentares.

A necessidade de refeições mais práticas e rápidas, e as facilidades da vida regrada à tecnologia tornaram a população cada vez mais suscetível a doenças como obesidade, doenças cardiovasculares e diabetes. Consequentemente, a classe científica do mundo todo passou a se dedicar arduamente a estudos relacionados à ingestão de gordura, bem como às diferentes formas desse nutriente.

Com o avanço das pesquisas, a tendência dos estudos foi se especificando cada vez mais. Se no início se estudava principalmente o metabolismo dos macronutrientes de uma forma generalizada, com o passar dos anos, os estudos tornaram-se mais minuciosos, surgindo, então, os conceitos sobre tipos de lipídios, carboidratos, aminoácidos e micronutrientes.

A preocupação com o processo de envelhecimento, bem como a incorporação da terapia nutricional ao programa de treinamento de grandes atletas, também contribuiu essencialmente para a ampliação dos temas de estudo da nutrição. Nunca se falou tanto em suplementação nutricional, micronutrientes antioxidantes, compostos ergogênicos e muitos outros como nos últimos anos.

O volume de trabalhos científicos sobre nutrição disponíveis na literatura mundial cresce de forma acentuada, o que demonstra a importância dessa ciência na determinação da qualidade de vida de uma população, além de comprovar a afirmação de que a Nutrição é uma das carreiras mais promissoras da atualidade.

Este livro procura esclarecer aos estudantes e profissionais de Nutrição, bem como de outras áreas da saúde, os

# 2 NUTRIÇÃO: FUNDAMENTOS E ASPECTOS ATUAIS

temas mais atuais e polêmicos de tal ciência. Porém, antes de responder diretamente às dúvidas mais comuns a respeito de alimentação e nutrição nos capítulos específicos, será feita uma rápida introdução geral sobre termos e princípios básicos utilizados neste meio.

## ALIMENTOS

São produtos de origem animal, vegetal ou sintéticos que fornecem às pessoas a energia de que precisam para crescer, andar, correr, pensar, respirar e até dormir. Eles são constituídos pelos nutrientes.

### Nutrientes

São os elementos responsáveis pela manutenção de todas as reações bioquímicas necessárias para o perfeito funcionamento do organismo.

### Nutrientes essenciais

São aqueles que não são produzidos pelo organismo humano e, portanto, devem ser obtidos pela alimentação. São eles: ácidos graxos linoleico e linolênico, vitaminas, minerais e alguns aminoácidos.

## NUTRIÇÃO

É o estudo dos alimentos e dos mecanismos pelos quais o organismo ingere, assimila e utiliza os nutrientes que fornecem a energia necessária para mantê-lo vivo.

Além do prazer que proporcionam, os alimentos são essenciais à vida. Todos precisam se alimentar e isso deve ser feito de uma maneira balanceada e diversificada. A possibilidade de obter os nutrientes de que o organismo necessita depende da quantidade e da diversidade dos alimentos ingeridos. Além disso, cada pessoa tem seus próprios gostos, preferências e hábitos alimentares. A alimentação é um componente fundamental para se ter uma

boa qualidade de vida. É necessário também manter o peso corporal adequado, combater a obesidade, praticar esportes, diminuir o consumo exagerado de álcool, eliminar o cigarro e consumir quantidades moderadas de sal, gordura e açúcar refinado.

Todos os alimentos podem fazer parte de uma alimentação saudável. Do ponto de vista nutricional, um alimento não é bom ou ruim. O mais importante é que esse alimento seja combinado com outros para satisfazer as necessidades de energia e de nutrientes do indivíduo. É recomendável que uma pessoa ingira diariamente uma ampla variedade de alimentos e que distribua esse consumo no transcorrer do dia. Isso é necessário especialmente em crianças, que não conseguem satisfazer as necessidades nutricionais em uma ou duas refeições.

Como dito anteriormente, os alimentos fornecem os nutrientes necessários para que o organismo se forme, mantenha-se e seja mais resistente às enfermidades. Os nutrientes são classificados em macro e micronutrientes (Tab. 1.1). Os macronutrientes são as proteínas, os carboidratos e as gorduras. São ingeridos em grandes quantidades e, por serem estruturas grandes, precisam ser quebrados em unidades menores para serem absorvidas pelo organismo. Ao serem transformados em compostos menores, fornecem energia ao organismo por meio de um processo bioquímico complexo denominado metabolismo.

Já os micronutrientes são as vitaminas e os minerais. Eles não fornecem energia ao organismo, mas são essenciais para o perfeito funcionamento do corpo. São necessários em pequenas quantidades e, em geral, são absorvidos em nível intestinal sem sofrer alteração. Todos os alimentos contêm a maioria dos nutrientes em quantidades variáveis e cada nutriente tem uma função específica no organismo.

Uma dieta equilibrada requer regularidade de tempo entre as refeições e os tipos variados de alimentos. Café e bebidas alcoólicas são alimentos que só não trazem prejuízo em quantidades moderadas. Manter uma alimentação balanceada é fundamental para o bom funcionamento do organismo e para ter uma vida saudável.

## Tabela 1.1. Diferenças entre micro e macronutrientes

| Micronutrientes (vitaminas) | Macronutrientes (carboidratos, proteínas, lipídios) |
|---|---|
| 1. Consumidos em pequenas quantidades (< 1 g/dia) | 1. Consumidos em grandes quantidades (muitos g/dia) |
| 2. Absorvidos inalterados (exceto carotenoides e folatos) | 2. Degradados pela digestão |
| 3. Essenciais – não são sintetizados pelo organismo | 3. Aminoácidos essenciais e ácidos graxos essenciais |
| 4. Não fornecem energia | 4. Fornecem energia |
| 5. Funções principais: coenzimas e catalisadores | 5. Enzimas são proteínas |
| 6. Função estrutural limitada (predominantemente cálcio e fósforo) | 6. Proteínas: principalmente estrutural, mas também alguns lipídios e carboidratos |

## Caloria

É a quantidade de energia necessária para elevar, em 1°C, a temperatura de 1 mL de água.

### Quilocaloria

São mil calorias. Porém, na maioria das vezes, as informações nutricionais presentes em rótulos de embalagem simplificam tal termo para apenas "caloria", o que gera uma certa confusão.

## Joule

Medida de energia em termos de trabalho mecânico (1 quilocaloria é igual a 4.184 joules).

## Gasto de energia basal

É a quantidade de energia utilizada em 24 horas por uma pessoa completamente em repouso, 12 horas após uma refeição, em temperatura e ambiente confortáveis.

## Gasto de energia em repouso

É a quantidade de energia utilizada em 24 horas quando em repouso, três a quatro horas após uma refeição.

## Gasto de energia total

É o somatório do gasto de energia em repouso, energia gasta em atividades físicas e o efeito térmico dos alimentos em 24 horas.

## Metabolismo

Conjunto de reações químicas responsáveis pelos processos de síntese e degradação dos nutrientes na célula. Divide-se em anabolismo e catabolismo. Anabolismo é a síntese de compostos grandes a partir de unidades pequenas (p. ex.: a formação de proteínas a partir dos aminoácidos). Em geral, essas reações são endergônicas, ou seja, precisam de energia. Catabolismo é a degradação de compostos grandes em unidades pequenas (p. ex.: a quebra da proteína em suas unidades estruturais, que são os aminoácidos). Em geral, essas reações são exergônicas, ou seja, são reações que liberam energia.

## Que são e quais são as leis da alimentação?

As Leis da Alimentação são normas fixas estabelecidas por Pedro Escudero, que dizem:

### 1ª Lei: da quantidade

"A quantidade de alimentos deve ser suficiente para cobrir as exigências energéticas do organismo e manter em equilíbrio seu balanço".

As calorias ingeridas devem ser suficientes para permitir o cumprimento das atividades de uma pessoa, bem como a temperatura constante do corpo.

As diferentes atividades determinam exigências calóricas diferentes. Deve haver uma distribuição entre os alimentos. Não é uma questão simples de contagem de calorias, mas sim de distribuir essas calorias entre alimentos com função plástica, reguladora e energética.

### 2ª Lei: da qualidade

O regime alimentar deve ser completo em sua composição para oferecer ao organismo, que é uma unidade indivisível, todas as substâncias que o integram. O regime completo inclui todos os nutrientes, que devem ser ingeridos diariamente.

### 3ª Lei: da harmonia

As quantidades dos diversos nutrientes que integram a alimentação devem guardar uma relação de proporção entre si, como, por exemplo, relação cálcio/fósforo: 0,65 para adultos e 1 para crianças e gestantes.

### 4ª Lei: da adequação

A finalidade da alimentação está subordinada à sua adequação ao organismo. A adequação, por sua vez, está subordinada ao momento biológico da vida e, além disso, deve-se adequar aos hábitos individuais, à situação econômico-social do indivíduo e, em relação ao enfermo, ao seu sistema digestório e aos órgãos ou sistemas alterados por enfermidades.

Em resumo, ao criar a cátedra de clínica em Nutrição, Pedro Escudero quis salientar que a alimentação normal (equilibrada) deve ser quantitativamente suficiente, qualitativamente completa, além de harmoniosa em seus componentes e adequada à sua finalidade e ao organismo a que se destina.

## Qual a distribuição de macronutrientes mais indicada para se obter uma alimentação balanceada?

Das calorias de que um indivíduo adulto necessita diariamente para ter uma alimentação saudável, de 50% a 60% precisam vir dos carboidratos, de 25% a 30% devem ser provenientes das gorduras e de 10% a 15% têm origem nas proteínas. Os carboidratos são encontrados principalmente em cereais e leguminosas. Para suprir suas necessidades diárias de carboidratos, um indivíduo adulto precisa consumir cerca de 340 g desse nutriente (1 g de carboidrato fornece quatro quilocalorias).

Quanto às gorduras, é preciso ingerir cerca de 50 a 70 g/dia (1 g de gordura fornece nove quilocalorias).

Já as necessidades de proteínas são supridas com a ingestão de 60 a 70 g/dia (1 g de proteína fornece quatro quilocalorias).

## O QUE SIGNIFICA PIRÂMIDE DOS ALIMENTOS?

Para uma melhor compreensão por parte da população, em 1992 o Departamento de Agricultura dos Estados Unidos (USDA – United States Department of Agriculture) adotou a pirâmide alimentar como uma forma gráfica de distribuição dos alimentos.

Desde então, diversos países têm-se utilizado deste instrumento com a finalidade de educar sua população com relação à qualidade e à quantidade de alimentos a serem ingeridos. Atualmente, porém, sabe-se que diferentes populações possuem diferentes fatores, como hábitos alimentares, disponibilidade de alimentos, entre outros. Seguindo esse raciocínio, novos estudos propuseram uma adaptação da pirâmide original às necessidades da população brasileira.

A pirâmide que ilustra este capítulo (Fig. 1.1) é a proposta por esses estudos e pode ser descrita da seguinte maneira:

## Base da pirâmide

Este nível da pirâmide é constituído por alimentos ricos em carboidratos, ou seja, cereais, tubérculos e raízes. Alguns exemplos são: arroz, macarrão, pães, farinhas, batata, mandioca, entre outros.

Originalmente, a pirâmide alimentar proposta pelos americanos sugeria o consumo de seis a onze porções desse grupo alimentar, porém, de acordo com a adaptação brasileira, sugere-se a ingestão de cinco a nove porções desses alimentos. Uma porção de carboidratos equivale a um pão francês ou duas fatias de pão de forma ou quatro bolachas ou ainda meia xícara de cereais ou arroz.

## Segundo nível

Representa os alimentos ricos em fibras, sais minerais e água, ou seja, hortaliças e frutas. Alguns exemplos são: alface, agrião, repolho, tomate, cenoura, beterraba, pimentão, banana, maçã, laranja, pera, maracujá, pêssego, ameixa, entre tantos outros.

Pelo fato de as frutas e hortaliças serem alimentos comuns à dieta e de fácil acesso à população brasileira, as porções originais (da pirâmide norte-americana) foram aumentadas para três a cinco no grupo das frutas e para quatro

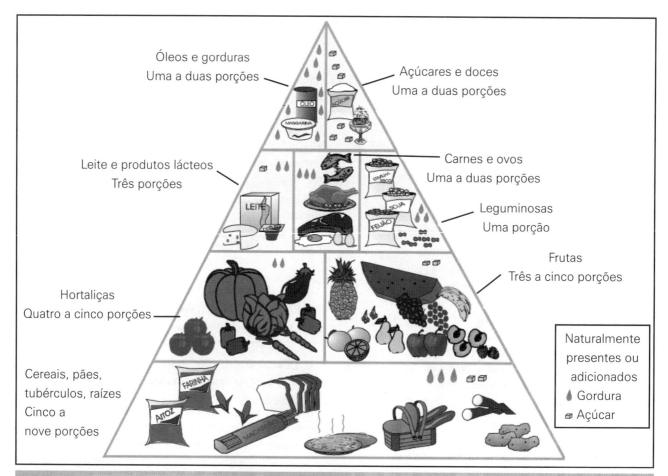

**Figura 1.1** – *Pirâmide alimentar adaptada à realidade brasileira.*

a cinco no grupo das hortaliças. Uma porção de frutas equivale a uma maçã, banana ou laranja.

## Terceiro nível

Ao contrário da pirâmide americana, que reuniu os alimentos ricos em proteínas em um único grupo, a adaptação brasileira teve a preocupação em subdividir este nível de acordo a qualidade proteica de cada tipo de alimento, levando em consideração ainda os hábitos alimentares da população-alvo e a contribuição de micronutrientes de cada tipo de alimento. O resultado dessa subdivisão apresenta-se da seguinte forma:

### *Grupo do leite e derivados*

Rico em proteínas, cálcio, magnésio e riboflavina (vitamina B2). O leite mereceu atenção especial por ser fonte de cálcio, micronutriente importante em todas as fases da vida. Com três porções diárias de leite consegue-se, em média, 800 mg de cálcio, suficientes para cobrir as necessidades exigidas para adultos e crianças. É preciso, no entanto, aumentar o consumo de alimentos fontes de cálcio para gestantes, nutrizes e adolescentes. Uma porção de leite equivale a uma xícara ou a duas fatias médias de queijo.

### *Grupo das carnes e ovos*

Rico em proteínas e, com relação às carnes, também em ferro, zinco e algumas vitaminas do complexo B. A adaptação brasileira sugere o consumo de uma a duas porções deste grupo. Uma porção de carnes ou ovos equivale a um filé de peixe, um bife pequeno ou um ovo.

### *Grupo das leguminosas*

Por serem as leguminosas comuns na alimentação básica do brasileiro, principalmente o feijão, Philippi et al. acharam conveniente colocá-las à parte, uma vez que não possuem os mesmos valores nutritivos que carnes e ovos e são os produtos isolados que mais contribuem para o consumo de proteínas na população brasileira. Além disso, não podem ser substituídas uma pelas outras sem o necessário ajuste no equilíbrio de aminoácidos, que é dado pelo consumo simultâneo com o arroz. As oleaginosas também foram incluídas neste grupo, apesar do baixo consumo nas dietas habituais. Uma porção de leguminosas equivale a meia xícara de feijão.

## Topo da pirâmide

Representa alimentos ricos em gordura e açúcares, devendo ser consumidos com moderação. Por essa razão é que permanecem no topo da pirâmide, onde o espaço é menor, sugerindo a ideia de moderação (óleos e gorduras: uma a duas porções; açúcares e doces: uma a duas porções).

Alguns exemplos são: margarina, manteiga, óleo, mel, açúcar, entre outros.

## BIBLIOGRAFIA CONSULTADA

Cozzolino SMF. Biodisponibilidade de nutrientes. 4ª edição. Barueri: Manole, 2013.

Fox BA, Cameron AG. Food science, nutrition and health. London: Edward Arnold, 1995. 388p.

Philippi ST, Latterza AR, Cruz ATR, Ribeiro LC. Pirâmide alimentar adaptada: guia para escolha dos alimentos. Rev Nutr PUCCAMP. 1999;12:65-71.

Schilling M. Qualidade em nutrição. Métodos de melhorias contínuas ao alcance de indivíduos e coletividades. São Paulo: Varela, 1995. 115p.

Shils ME, Olson JA, Shike M. Modern nutrition in health and disease. Philadelphia: Lea & Febiger, 1994. vol I. 923p.

Tirapegui J. Nutrição: coma bem e viva melhor. São Paulo: Contexto, 1999. 63p.

Tirapegui J, Ribeiro SML. Avaliação nutricional: teoria e prática. Rio de Janeiro: Guanabara Koogan, 2009. 348p.

Tirapegui J. Nutrição, metabolismo e suplementação na atividade física. 2ª edição. São Paulo: Atheneu, 2012. 455p.

# Proteínas

Marcelo Macedo Rogero • Julio Tirapegui

## INTRODUÇÃO

As proteínas são consideradas nutrientes importantes por fornecerem os aminoácidos essenciais. À semelhança de lipídios e carboidratos, contêm carbono, hidrogênio e oxigênio. No entanto, são as únicas que possuem nitrogênio (16%), junto com o enxofre, e alguns outros minerais como, o fósforo, o ferro e o cobalto. As proteínas são formadas por combinações de vinte aminoácidos em diversas proporções e cumprem funções estruturais, reguladoras, de defesa e de transporte nos fluidos biológicos. Alguns aminoácidos, denominados essenciais, devem ser ingeridos por meio da dieta, sua ausência ou deficiência na dieta ocasiona alterações bioquímicas e fisiológicas, bem como diminuição acentuada da síntese proteica. Em crianças, a deficiência de ingestão de proteínas provoca redução do crescimento e um quadro conhecido como kwashiorkor, com profundas alterações bioquímicas, fisiológicas e anatômicas. Os aminoácidos livres estão em equilíbrio dinâmico na célula e nos fluidos biológicos, cujo fato está relacionado ao *turnover* proteico (anabolismo e catabolismo). Os principais locais responsáveis por esse equilíbrio são o músculo e as vísceras, estas últimas responsáveis pela síntese de proteínas sanguíneas fundamentais na homeostase celular. As melhores fontes alimentares de proteínas são as de origem animal; no entanto, a ingestão de misturas de cereais e de leguminosas fornece também a quantidade de aminoácidos essenciais necessária para a síntese proteica. A principal função dos aminoácidos está relacionada à síntese proteica, entretanto, alguns deles são precursores de compostos de importância fisiológica, como, por exemplo, alguns neurotransmissores. Neste capítulo, serão abordados alguns aspectos básicos das proteínas.

## O QUE SÃO E COMO ESTÃO CONSTITUÍDAS AS PROTEÍNAS?

As proteínas são macromoléculas presentes em todas as células dos organismos vivos. No fígado e no músculo, a concentração de proteínas corresponde a 20% do peso úmido e, com a eliminação da água, essa percentagem sobe a 50%. Da mesma forma que carboidratos e lipídios, as proteínas contêm em sua estrutura carbono, hidrogênio e oxigênio e, além disso, nitrogênio (16%) e enxofre. Algumas proteínas têm ainda fósforo e metais em sua composição. Quanto à origem, as proteínas podem ser exógenas, provenientes das proteínas ingeridas pela dieta, ou endógenas, derivadas da degradação das proteínas celulares do próprio organismo. Como as proteínas têm, em média, 16% de nitrogênio em sua estrutura, costuma-se obter o teor de proteína de um alimento dosando o teor de nitrogênio e multiplicando-o por 6,25 para transformá-lo em teor de proteína. Na verdade, esse fator é um valor médio. Quando se quer precisão, ou no caso de proteínas vegetais, em que o teor de nitrogênio na molécula é menor, usam-se fatores de transformação diferentes para conversão do teor de nitrogênio em teor de proteína. Para carne, leite e outras proteínas de origem animal, pode-se usar 6,25. Para leguminosas, utiliza-se o fator 5,70, enquanto para o arroz o fator é 5,95. Nas proteínas normalmente são encontrados vinte alfa-aminoácidos, todos na forma L (levogira). Com exceção da prolina, todos os alfa-aminogrupos e grupos carboxílicos estão unidos a um mesmo átomo de carbono.

## O QUE É A UNIÃO PEPTÍDICA E COMO AS PROTEÍNAS SE ORGANIZAM ESTRUTURALMENTE?

Os aminoácidos se unem para formar uma proteína. A união entre os aminoácidos ocorre por meio da ligação peptídica, em que há a união do grupo carboxílico de um aminoácido ao grupo amino do outro aminoácido (Fig. 2.1). Consequentemente, o composto resultante tem em suas extremidades um grupo carboxílico e um grupo amino livres. Esses grupos carboxílicos e amínicos, conforme o pH do meio e sua ionização, fornecem características básicas ou ácidas, respectivamente. A união de dois aminoácidos forma um dipeptídio, e a de três, um tripeptídio, podendo uma proteína ter quatrocentos ou mais aminoácidos. A sequência de união dos aminoácidos em uma proteína é determinada geneticamente.

A estrutura de uma proteína pode ser dividida em primária e as conformações que envolvem essa estrutura são designadas secundária, terciária e quaternária. A estrutura primária diz respeito ao tipo e à sequência de aminoácidos na molécula proteica. A estrutura secundária é formada por associação de membros próximos da cadeia polipeptídica e é mantida à custa das pontes de hidrogênio. Na estrutura terciária, a molécula proteica se arranja em estruturas globulares utilizando diversos tipos de ligações, como pontes de hidrogênio, hidrofóbicas, iônicas, eletrostáticas e covalentes. Essas últimas são representadas pelas pontes de dissulfeto entre os resíduos de cisteína. Finalmente, a forma como diversas estruturas terciárias ou subunidades se associam é a chamada estrutura quaternária.

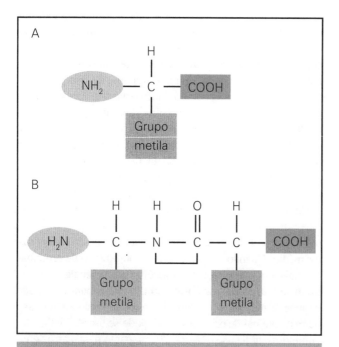

**Figura 2.1** – *Estrutura de um aminoácido (A) e de um dipeptídio (B)*

## A DESNATURAÇÃO DE UMA PROTEÍNA É REVERSÍVEL? É BENÉFICA PARA A CÉLULA?

A desnaturação da proteína pode ser reversível e consiste na alteração da estrutura tridimensional da proteína, que pode ser causada pelo calor ou por diversos agentes químicos ou físicos. Essa propriedade é usada na indústria de alimentos para a inativação de enzimas indesejáveis que impedem a adequada conversão do alimento, ao mesmo tempo que permite que, após o cozimento, a proteína seja mais bem utilizada pelo organismo. A cor branca da clara do ovo cozido deve-se, por exemplo, à desnaturação de sua proteína, que é a albumina.

## COMO SÃO CLASSIFICADAS AS PROTEÍNAS?

As proteínas, devido à sua complexidade estrutural, são difíceis de serem rigorosamente classificadas (Tab. 2.1). Podem ser agrupadas em simples, quando fornecem apenas aminoácidos, por hidrólise, e conjugadas, quando dão origem a outros compostos além dos aminoácidos. As proteínas conjugadas consistem em ligações de moléculas não proteicas a moléculas proteicas. Entre as simples, pode-se citar como exemplo as albuminas, globulinas, glutelinas, prolaminas, entre outras. Em relação às conjugadas, existem as nucleoproteínas, encontradas no RNA (ácido ribonucleico) e no DNA (ácido desoxirribonucleico); as mucoproteínas e glicoproteínas, que combinam a proteína com polissacarídios complexos, como a mucina, encontrada nas secreções gástricas; as lipoproteínas, encontradas no plasma, que se unem aos lipídios, triacilgliceróis, colesterol e fosfolípidios; as fosfoproteínas, nas quais o ácido fosfórico forma ligação éster com as proteínas, como, por exemplo, na caseína do leite; e ainda as metaloproteínas (p. ex.: ferritina, hemossiderina e peroxidase), nas quais os metais ferro ou cobre ou zinco estão unidos às proteínas.

As proteínas também podem ser divididas em fibrosas e globulares. As fibrosas incluem a queratina, que é a proteína do cabelo e das unhas; a fibrina, do sangue; a miosina, do músculo; e o colágeno, principal componente do tecido conjuntivo e que é usado na fabricação da gelatina. Cerca de 25% das proteínas totais dos mamíferos são constituídas de colágeno, uma proteína de baixa qualidade nutricional, pois praticamente não contém triptofano, apesar de ser uma proteína animal amplamente utilizada na alimentação humana na forma de gelatina. As proteínas globulares se encontram principalmente nos fluidos orgânicos e nos tecidos. Elas são solúveis e facilmente desnaturadas. As proteínas globulares de interesse em nutrição são a caseína do leite, a albumina no ovo, e as globulinas no sangue, bem como as globulinas das sementes, como aquelas presentes no feijão e na soja.

## Tabela 2.1. Classificação das proteínas de acordo com a função biológica

| Classe | Exemplo |
|---|---|
| Enzimas | Ribonuclease, tripsina, lipase, amilase |
| Proteínas transportadoras | Hemoglobina<br>Albumina do soro<br>Lipoproteínas |
| Proteínas contráteis ou de movimento | Actina, miosina |
| Proteínas estruturais | Queratina, colágeno, elastina, proteoglicanas |
| Proteína de defesa | Anticorpos, toxina botulínica, toxina diftérica |
| Proteínas reguladoras | Insulina<br>Hormônio de crescimento<br>Corticotrofina |
| Proteínas nutritivas ou de reserva | Gliadina (trigo)<br>Ovoalbumina (ovo)<br>Caseína (leite) |

## QUAIS SÃO AS PRINCIPAIS FUNÇÕES DAS PROTEÍNAS NO ORGANISMO?

As proteínas da dieta, pela digestão e subsequente absorção pelo intestino, fornecem aminoácidos ao organismo que terão quatro destinos principais: anabolismo (síntese de proteínas e de polipeptídios), catabolismo ou degradação, produção de energia e síntese de compostos nitrogenados de pequeno peso molecular. Por essas vias, os aminoácidos servirão na construção e manutenção dos tecidos, formação de enzimas, hormônios, anticorpos, no fornecimento de energia e na regulação de processos metabólicos. Além do nitrogênio, aminoácidos fornecem compostos sulfurados ao organismo. Como fonte de energia, as proteínas são equivalentes aos carboidratos, fornecendo 4 kcal/g ou 16,7 kJ/g.

Na forma de lipoproteínas, as proteínas participam do transporte de triacilgliceróis, de colesterol, de fosfolipídios e de vitaminas lipossolúveis. Além disso, vitaminas e minerais são transportados por proteínas específicas no sangue.

As proteínas também contribuem para a homeostasia, mantendo o equilíbrio osmótico entre os diferentes fluidos do organismo, como evidenciado no edema decorrente da hipoproteinemia (baixa concentração de proteínas no plasma) observada nas crianças com deficiência proteica ou kwashiorkor. A albumina é particularmente importante nessa função. Por sua estrutura, as proteínas são capazes de se combinarem a compostos ácidos ou básicos e, dessa forma, manterem o equilíbrio ácido-base entre o sangue e os diferentes tecidos do organismo.

## COMO OS AMINOÁCIDOS SÃO CLASSIFICADOS METABÓLICA E NUTRICIONALMENTE?

A classificação nutricional de aminoácidos categorizava-os em dois grupos: indispensáveis (essenciais) e dispensáveis (não essenciais). Os nove aminoácidos indispensáveis (histidina, isoleucina, leucina, lisina, metionina, fenilalanina, treonina, triptofano e valina) são aqueles cujos esqueletos de carbono não podem ser sintetizados pelo organismo, necessitando serem obtidos pela dieta. Todavia, a definição de aminoácidos dispensáveis tem-se tornado controversa, uma vez que muitas informações têm sido relatadas sobre o metabolismo intermediário e as características nutricionais desses compostos.

Os aminoácidos dispensáveis podem ser divididos em duas classes: verdadeiramente dispensáveis e condicionalmente indispensáveis (Tab. 2.2). Cinco aminoácidos (alanina, ácido aspártico, asparagina, ácido glutâmico e serina) são denominados dispensáveis, uma vez que podem ser sintetizados no organismo a partir de outros aminoácidos ou outros metabólitos de complexos nitrogenados. Além disso, seis aminoácidos (arginina, cisteína, glutamina, glicina, prolina e tirosina) são considerados condicionalmente indispensáveis, uma vez que são sintetizados a partir de outros aminoácidos e/ou sua síntese é limitada sob condições fisiopatológicas especiais.

## EM QUE CONDIÇÕES ALGUNS AMINOÁCIDOS DISPENSÁVEIS PODEM SER DENOMINADOS CONDICIONALMENTE INDISPENSÁVEIS?

A designação aminoácido condicionalmente indispensável caracteriza que em condições normais o organismo pode sintetizar esses aminoácidos para alcançar a necessidade metabólica. Contudo, em determinadas condições fisiológicas ou fisiopatológicas, ocorre a necessidade da ingestão desses aminoácidos. A necessidade quantitativa de aminoácidos condicionalmente indispensáveis não tem sido determinada e, presumivelmente, varia em grande extensão de acordo com a condição específica.

## A TAURINA TEM UMA FUNÇÃO IMPORTANTE NO ORGANISMO?

Sim. A taurina é um composto final do metabolismo do aminoácido cisteína. Sua função mais conhecida estava relacionada à formação dos ácidos biliares necessários para a absorção dos lipídios. Atualmente, evidências indicam que a taurina participa de várias funções fisiológicas, como desenvolvimento do sistema nervoso, neuromodulação, estabilização das membranas celulares e desintoxicação. É um composto próprio do reino animal, não existe no vegetal. É encontrada em concentrações significativas no leite humano.

### Tabela 2.2. Aminoácidos indispensáveis, dispensáveis e condicionalmente indispensáveis na dieta humana

| Indispensáveis | Dispensáveis | Condicionalmente indispensáveis[a] | Precursores de condicionalmente indispensáveis |
|---|---|---|---|
| Histidina[b] | Alanina | Arginina | Glutamina/glutamato, aspartato |
| Isoleucina | Ácido aspártico | Cisteína | Metionina, serina |
| Leucina | Asparagina | Glutamina | Ácido glutâmico/amônia |
| Lisina | Ácido glutâmico | Glicina | Serina, colina |
| Metionina | Serina | Prolina | Glutamato |
| Fenilalanina |  | Tirosina | Fenilalanina |
| Treonina |  |  |  |
| Triptofano |  |  |  |
| Valina |  |  |  |

[a] Aminoácidos condicionalmente indispensáveis são definidos como aqueles que precisam ser ingeridos por meio de uma fonte dietética quando a síntese endógena não alcança a necessidade metabólica do organismo.

[b] Apesar de o aminoácido histidina ser caracterizado como indispensável, esse aminoácido difere dos demais aminoácidos indispensáveis, uma vez que a retirada total desse aminoácido da dieta não promove prontamente a redução da deposição proteica e a ocorrência de balanço nitrogenado negativo (modificado de NRC, 2002).

Diversas pesquisas sugerem que o aminoácido taurina atua como modulador do fluxo do íon cálcio em nível celular, especialmente nos tecidos nervoso e muscular e nas plaquetas. Além disso, atua como antioxidante contra os radicais livres que danificam as membranas celulares, alterando os processos fisiológicos e bioquímicos em nível celular.

### Existem reservas de proteína e de aminoácido no organismo?

Não. Não há reserva de proteína ou de aminoácidos livres no organismo. Qualquer quantidade acima das necessidades para a síntese proteica celular e para a síntese de compostos nitrogenados não proteicos será metabolizada.

No entanto, na célula existe um *pool* metabólico de aminoácidos em um estado de equilíbrio dinâmico que pode ser utilizado quando for necessário. O contínuo estado de síntese e de degradação de proteínas, fenômeno denominado *turnover* proteico, é necessário para manter esse *pool* metabólico e a capacidade de satisfazer a demanda de aminoácidos nas várias células e tecidos do organismo quando elas são estimuladas a produzir novas proteínas para uma determinada função. Os tecidos mais ativos do organismo, responsáveis pelo *turnover* proteico, são a mucosa intestinal, o pâncreas, o fígado e os rins. Por outro lado, o tecido muscular, a pele e o cérebro são os menos ativos.

### Além de participarem da síntese proteica, os aminoácidos têm outras funções?

Sim. Além de participarem da síntese de proteínas, quase todos os aminoácidos têm certas funções específicas no organismo (Fig. 2.2). O triptofano, por exemplo, é um precursor da vitamina niacina e do neurotransmissor serotonina, já a metionina é o principal doador de grupos metílicos para a síntese de determinados compostos, como a colina e a carnitina.

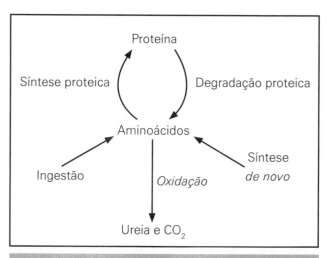

**Figura 2.2** – *Principais funções dos aminoácidos.*

A metionina é também uma precursora de cisteína e de outros compostos que contêm enxofre. O aminoácido fenilalanina é precursor da tirosina, que é responsável pela formação de tiroxina e epinefrina. Já o aminoácido tirosina é precursor da melanina, pigmento responsável pela coloração da pele e do cabelo.

Arginina e citrulina estão envolvidas especificamente na síntese da ureia no fígado. A glicina, o mais simples dos aminoácidos, combina-se com alguns tipos de compostos tóxicos, convertendo essas substâncias em compostos não tóxicos que são excretados pela urina. É também usada na síntese do núcleo porfirínico da hemoglobina e constituinte de um dos ácidos biliares. O aminoácido histidina é essencial para a síntese de histamina, composto que causa vasodilatação no sistema circulatório. A creatinina, sintetizada a partir de arginina, glicina e metionina, une-se a um grupo fosfato para formar fosfato de creatina, um importante reservatório celular de ligação fosfato de alta energia. A glutamina, formada a partir do ácido glutâmico, e a asparagina, derivada do ácido aspártico, têm papel importante como reservatório de grupos aminos para diferentes tecidos do organismo. A glutamina atua como fonte de energia para enterócitos e células do sistema imune. É o aminoácido mais abundante no plasma e no músculo esquelético. Além disso, o ácido glutâmico é precursor de um neurotransmissor chamado ácido gama-aminobutírico (Fig. 2.3).

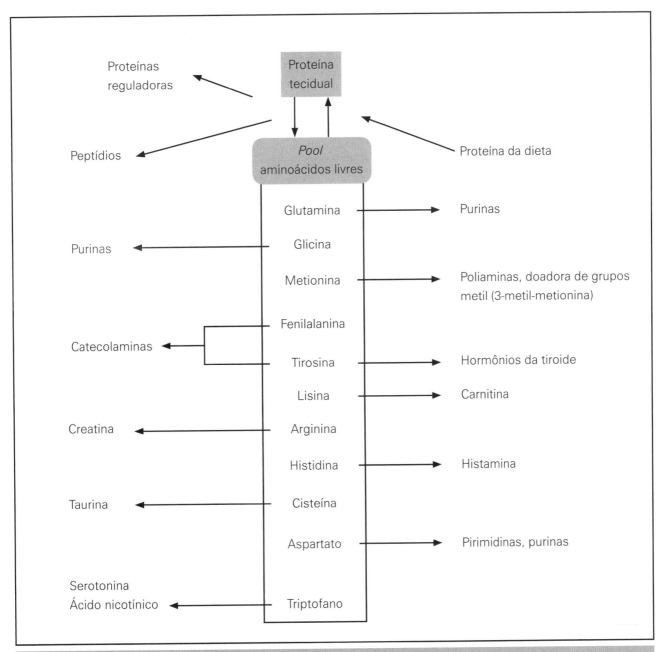

**Figura 2.3** – *Formação de compostos fisiologicamente importantes derivados de aminoácidos.*

## COMO SE DÁ O PROCESSO DE DIGESTÃO DAS PROTEÍNAS?

Diferentemente da digestão de lipídios e carboidratos – que é iniciada na boca pela lipase lingual e amilase salivar, respectivamente – a digestão das proteínas inicia-se no estômago (Tab. 2.3), onde o alimento é acidificado com o HCl (ácido clorídrico), que apresenta diversas funções, como morte de alguns organismos potencialmente patogênicos e desnaturação de proteínas, o que permite que essas se tornem mais vulneráveis à ação da pepsina (endopeptidase). A enzima pepsina é liberada dentro da cavidade gástrica na forma de pepsinogênio (enzima inativa). No momento em que o alimento entra no estômago, ocorre a estimulação da liberação de HCl pelas células parietais e a consequente diminuição do pH intragástrico para cerca de 2, o que provoca a perda de 44 aminoácidos da estrutura do pepsinogênio. Uma vez que esses 44 aminoácidos atuam como um fragmento inibidor da pepsina, por meio de sua ligação ao sítio catalítico da enzima, a clivagem desse fragmento de 44 aminoácidos, além de propiciar a ativação da pepsina, também atua como um peptídio sinalizador para a liberação de CCK (colecistocinina) no duodeno. A CCK estimula a liberação de enzimas digestivas tanto pelo pâncreas exócrino quanto pelas células da mucosa intestinal. A ativação da pepsina também pode ocorrer por meio do processo denominado autocatálise, que ocorre quando a pepsina atua sobre o pepsinogênio, ativando-o.

Uma das características mais importantes da digestão pela pepsina reside na sua capacidade de digerir o colágeno, um albuminoide que é pouco afetado por outras enzimas digestivas. O colágeno é um importante constituinte do tecido conjuntivo intercelular das carnes. Para que as enzimas digestivas do trato digestório penetrem nas carnes e possam digerir as proteínas celulares, é necessário que as fibras de colágeno sejam inicialmente digeridas. Por conseguinte, nas pessoas com deficiência de atividade péptica no estômago, as carnes ingeridas não sofrem tanto a ação das enzimas digestivas e, consequentemente, podem ser mal digeridas. Contudo, cabe ressaltar que a ação da pepsina é responsável por cerca de 10% a 20% da digestão total das proteínas. A atividade da pepsina termina quando o conteúdo gástrico se mistura com o suco pancreático alcalino no intestino delgado.

O quimo no intestino estimula a liberação de secretina e CCK, que acarretam na secreção de bicarbonato e de enzimas pelo pâncreas, respectivamente. No suco pancreático, verifica-se a presença de proteases pancreáticas que são secretadas dentro do duodeno como precursores inativos (zimogênios). O tripsinogênio, que não apresenta atividade proteolítica, é ativado pela enteropeptidase, uma enzima localizada na membrana apical de enterócitos da região duodenal. A atividade da enteropeptidase é estimulada pelo tripsinogênio, enquanto sua liberação da membrana apical dos enterócitos é provocada pelos sais biliares. A enteropeptidase ativa o tripsinogênio por meio da liberação de um hexapeptídio a partir do N-terminal dessa molécula. Posteriormente, a tripsina, além de atuar sobre as proteínas alimentares, ativa outras pré-proteases liberadas pelo pâncreas exócrino, ou seja, a tripsina atua sobre o quimotripsinogênio liberando a quimotripsina, sobre a pró-elastase liberando a elastase e sobre a pró--carboxipeptidase liberando a carboxipeptidase. Tripsina e quimotripsina clivam as moléculas de proteínas em pequenos peptídios e, a seguir, a carboxipeptidase cliva os aminoácidos das extremidades carboxilas dos polipeptídios. Não obstante, posteriormente à ativação das proteases pancreáticas no intestino, estas sofrem rápida inativação pelo processo de autodigestão, sendo a tripsina a enzima primariamente responsável por essa inativação.

## QUAIS SÃO OS PRODUTOS FINAIS DA DIGESTÃO DE PROTEÍNAS DA DIETA NO LÚMEN INTESTINAL?

Os produtos finais da digestão de proteínas da dieta no lúmen intestinal não são exclusivamente aminoácidos livres, mas uma mistura de aminoácidos livres (40%) e pequenos peptídios (60%), os quais consistem principalmente em dois a oito resíduos de aminoácidos. Esses peptídios são, posteriormente, hidrolisados por enzimas (aminopeptidases, dipeptidil aminopeptidase e dipeptidase) presentes na superfície luminal, o que acarreta a liberação de aminoácidos livres, dipeptídios e tripeptídios.

## COMO OCORRE A ABSORÇÃO DE AMINOÁCIDOS, DIPEPTÍDIOS E TRIPEPTÍDIOS NO LÚMEN INTESTINAL?

Alguns aminoácidos são absorvidos por mecanismos mediados por carreadores em um processo dependente de $Na^+$ (sódio), e a transferência do $Na^+$ para o compartimento extracelular é caracterizada como um transporte ativo secundário. Outros aminoácidos e alguns dos absorvidos por transporte ativo podem também ser absorvidos por difusão facilitada, que não necessita de $Na^+$. Certos aminoácidos competem entre si, durante a absorção, pelos transportadores presentes na membrana luminal.

Peptídios (dois a oito resíduos), oriundos da digestão de proteínas, são hidrolisados na superfície luminal por aminopeptidases (aminopeptidases, dipeptidil aminopeptidase e dipeptidase), o que acarreta a liberação de aminoácidos livres, dipeptídios e tripeptídios. Cabe ressaltar que o epitélio intestinal apresenta mecanismos eficientes de transporte para absorver, a partir do lúmen intestinal, não somente aminoácidos livres, mas também dipeptídios e tripeptídios por meio de uma proteína transportadora de oligopeptídios (PepT-1), que ativamente transporta dipeptídios e tripeptídios. Contudo, peptídios com quatro ou mais aminoácidos precisam ser hidrolisados pela membrana luminal previamente ao processo de absorção de seus produtos hidrolisados.

## Tabela 2.3. Resumo da digestão, absorção e utilização de proteínas

| Estrutura | Eventos fisiológicos |
|---|---|
| Boca | Tritura os alimentos |
| Estômago | Ácido clorídrico desnatura as proteínas e a pepsina inicia a hidrólise |
| Intestino delgado | No lúmen intestinal, as enzimas pancreáticas digerem a proteína ingerida (e a endógena) transformando em aminoácidos livres e peptídios (dois a oito aminoácidos). Aminoácidos, dipeptídios e tripeptídios são absorvidos pelo enterócito e dipeptidases e tripeptidases citosólicas clivam dipeptídios e tripeptídios em aminoácidos |
| Fígado | Mantém o balanço dos aminoácidos plasmáticos, sintetiza proteínas essenciais, enzimas, lipoproteínas, albumina e ureia. Converte o esqueleto carbônico do aminoácido em glicose |
| Sistema circulatório | Sangue transporta aminoácidos absorvidos e proteínas sintetizadas |
| Rim | Excreção de ureia pela urina |
| Intestino grosso | Elimina material não digerido que pode ser fermentado pela microbiota intestinal |

Desse modo, dipeptídios e tripeptídios são transportados da mucosa intestinal, que apresenta muito pouca ou nenhuma atividade de hidrolase contra dipeptídios e tripeptídios (5% a 12% da atividade total), para o citosol, local que apresenta uma alta atividade de dipeptidases e tripeptidases (80% a 95% da atividade celular total). Os aminoácidos liberados pelas peptidases citosólicas no meio intracelular do enterócito podem ser utilizados pela célula ou liberados dentro da circulação portal através de transportadores de aminoácidos localizados na membrana basolateral.

A membrana basolateral dos enterócitos também possui sistemas de transportes de aminoácidos que são responsáveis pela saída de aminoácidos para a circulação sanguínea. Estudos demonstram que existem ao menos cinco sistemas de transporte de aminoácidos na membrana basolateral: dois são dependentes de sódio ($Na^+$) e três não são dependentes de $Na^+$. Estudos sugerem que os mecanismos não dependentes de $Na^+$ sejam responsáveis pelo transporte de aminoácidos a partir da célula para a circulação sanguínea, caracterizando a absorção transcelular de aminoácidos a partir do lúmen intestinal, enquanto os sistemas dependentes de $Na^+$ apresentam um papel relevante no fornecimento de aminoácidos para as células intestinais.

Para uma ingestão diária média de proteína de 90 a 100 g, a contribuição das secreções digestivas endógenas equivale a aproximadamente 60 a 70 g (enzimas e produtos de descamação intestinal), que no intestino são digeridas e absorvidas, proteínas plasmáticas (aproximadamente 2 g) e 6 a 12 g de proteína aparecem nas fezes. Portanto, conclui-se que cerca de 150 a 200 g de proteínas são digeridos por dia e absorvidos por um mecanismo altamente eficiente.

Outro fator importante na absorção das proteínas dos alimentos é a sua digestibilidade, que é definida como a relação entre proteína ou nitrogênio absorvido e proteína ou nitrogênio ingerido. Em geral, as proteínas de origem animal têm digestibilidade ao redor de 90% a 95%, como se verifica no leite, na carne e no ovo. As proteínas dos vegetais têm digestibilidade menor. Nas do milho, a porcentagem varia de 82% a 67%, para crianças e adultos, respectivamente. As do feijão apresentam um valor variável; dependendo do tempo de armazenamento, esse valor corresponde a 50% a 75%. Digestibilidade menor que 66% ocorre quando as condições de armazenamento são inadequadas.

## EXISTE DIFERENÇA EM RELAÇÃO À VELOCIDADE DE ABSORÇÃO LUMINAL ENTRE AMINOÁCIDOS LIVRES, DIPEPTÍDIOS E TRIPEPTÍDIOS?

Observa-se que a velocidade de absorção difere entre aminoácidos, dipeptídios e tripeptídios, uma vez que estudos com doses orais de glicina nas formas de glicina, glicil-glicina e glicil-glicil-glicina verificaram mais rápida absorção nas formas de dipeptídio em relação às de tripeptídio. A velocidade de absorção de ambos foi superior em relação à absorção de aminoácidos livres.

## QUAL É A PARTICIPAÇÃO DO FÍGADO NO METABOLISMO DE PROTEÍNAS?

Após a absorção intestinal, os aminoácidos são transportados diretamente ao fígado através do sistema porta. Esse órgão exerce papel importante como modulador da concentração de aminoácidos plasmáticos. Cerca de 20% dos aminoácidos que entram no fígado são liberados para a circulação sistêmica, cerca de 50% são transformados em ureia e 6%, em proteínas plasmáticas. Os aminoácidos liberados na circulação sistêmica, especialmente os aminoácidos de cadeia ramificada (isoleucina, leucina e valina), são depois metabolizados pelo músculo esquelético, pelos rins e por outros tecidos (Figs. 2.4 e 2.5).

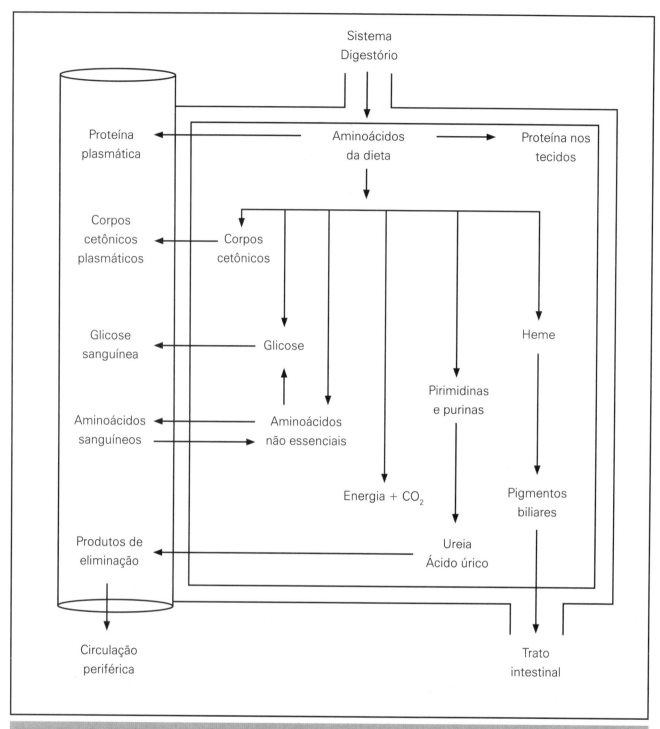

**Figura 2.4** – *Participação do fígado no metabolismo proteico.*

O fígado é o órgão regulador do catabolismo de aminoácidos essenciais, com exceção dos aminoácidos de cadeia ramificada, que são degradados, principalmente, pelo músculo esquelético. No fígado, parte dos aminoácidos é usada na síntese de proteínas que são secretadas, como a albumina e a fibrina, e na síntese de proteínas de vida média mais curta, como enzimas, necessárias ao catabolismo dos aminoácidos que ficam na própria célula hepática.

## Qual é o destino final do aminoácido no organismo? O que se denomina *turnover* proteico?

O destino do aminoácido em cada tecido varia de acordo com as necessidades de momento daquele tecido, havendo um equilíbrio dinâmico entre as proteínas tissulares com os aminoácidos ingeridos pela dieta e os aminoácidos circulantes.

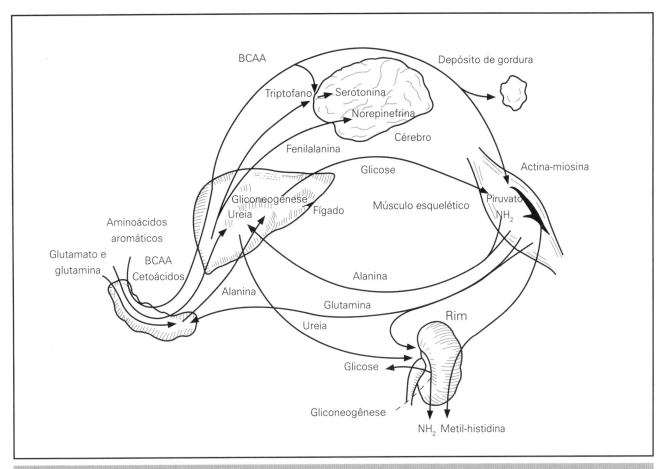

**Figura 2.5** – *Vias principais do transporte e destino de vários aminoácidos entre órgãos (BCAA: aminoácidos de cadeia ramificada; leucina, isoleucina e valina).*

Há um contínuo processo dinâmico de síntese e de catabolismo proteico, específico em cada tecido, que é denominado *turnover* proteico (Fig. 2.6). A vida média de uma proteína corresponde ao tempo que o organismo leva para renovar a metade da quantidade dessa proteína. Certas enzimas intracelulares têm vida média de algumas horas, já a hemoglobina tem vida média de 120 dias e o colágeno aproximadamente 365 dias.

A velocidade do *turnover* proteico depende da função da proteína e do tipo de tecido ou órgão. A taxa média diária do adulto de proteína renovada é da ordem de 3% do total proteico do organismo. Na pele, perdem-se e renovam-se 5 g de proteínas por dia, no sangue, 25 g, no trato digestório, cerca de 70 g e no tecido muscular, ao redor de 75 g por dia.

## A principal função da proteína é a síntese proteica?

Sim. A principal função dos aminoácidos está relacionada à síntese de proteínas, como enzimas e hormônios. O desenvolvimento normal de um indivíduo é caracterizado por um anabolismo (síntese) intenso e depende de um suprimento adequado de nutrientes, entre os quais as proteínas exercem papel fundamental, pois a forma essencial de desenvolvimento é padronizada e regulada pela síntese das diferentes proteínas que compõem os diversos tecidos do corpo.

A síntese proteica requer que todos os aminoácidos necessários nesse processo estejam disponíveis ao mesmo tempo. Todos os aminoácidos essenciais devem estar presentes. Os aminoácidos não essenciais devem ser fornecidos ou, pelo menos, o esqueleto carbônico e grupos amino, derivados de outros aminoácidos, devem estar disponíveis (Fig. 2.7). A obtenção do esqueleto carbônico e dos grupos amino ocorre por meio do processo denominado transaminação.

## Como é controlado o processo de síntese proteica?

A síntese de uma proteína é controlada em cada célula pelo material genético (DNA), que está presente do núcleo celular. O DNA funciona como um molde ou modelo para a síntese de várias formas de RNA, que participam na síntese proteica. A energia para a realização desse mecanismo é fornecida pelo trifosfato de adenosina (ATP) obtido do metabolismo intermediário no nível celular.

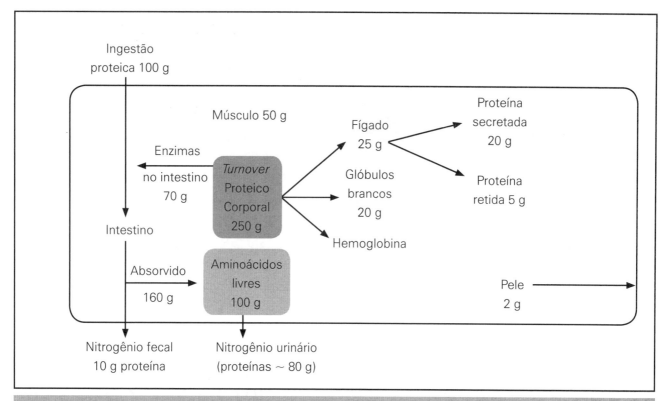

**Figura 2.6** – Turnover *proteico diário corporal em um indivíduo de 70 kg. Fonte: adaptada de Dutra de Oliveira e Marchini, 1998.*

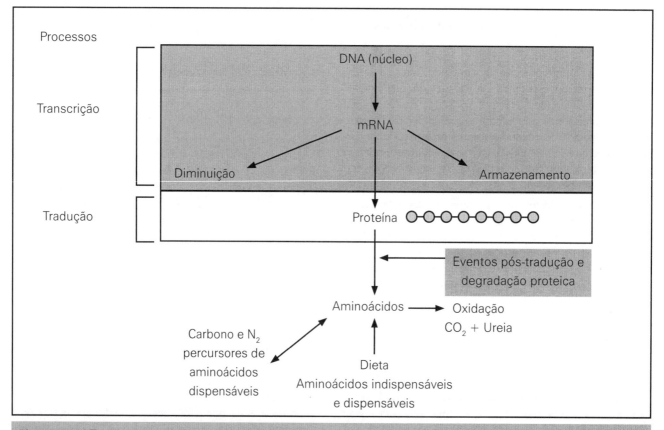

**Figura 2.7** – *Esquema de síntese proteica.*

## QUAL É A PARTICIPAÇÃO DOS HORMÔNIOS NOS PROCESSOS DE SÍNTESE E DE DEGRADAÇÃO PROTEICA?

Os processos de síntese e de degradação proteica são finamente regulados por diferentes hormônios. Neste contexto, destaca-se o hormônio de crescimento, que estimula a síntese proteica, aumentando assim a concentração de proteína nos tecidos. No período de intenso crescimento em crianças, o hormônio de crescimento é regulado pela somatomedina C, que é sintetizada por vários órgãos, especialmente pelo fígado. A insulina também estimula a síntese proteica, acelerando o transporte de aminoácidos através da membrana celular. A ausência de insulina diminui a síntese proteica. A testosterona é outro hormônio que estimula a síntese proteica durante o período de crescimento. Por outro lado, os glicocorticoides estimulam a degradação proteica muscular, o que visa fornecer substratos para a gliconeogênese e a cetogênese.

A tiroxina indiretamente afeta o metabolismo proteico, uma vez que influencia a velocidade das reações anabólicas e catabólicas das proteínas. Em doses fisiológicas e com adequada ingestão energética e de aminoácidos, a tiroxina aumenta a síntese proteica. Todavia, em situações de deficiência energética ou em doses suprafisiológicas, a tiroxina provoca aumento do catabolismo proteico.

## COMO SE DÁ O PROCESSO CATABÓLICO DE UM AMINOÁCIDO?

A remoção do nitrogênio a partir de aminoácidos e sua conversão para uma das formas que possam ser excretadas pelos rins deve ser considerada como um processo de duas etapas. A primeira etapa a ser considerada envolve dois tipos de reações enzimáticas: transaminação e deaminação.

As reações de transaminação também são importantes no anabolismo de aminoácidos, porém se deve considerar que as rotas anabólicas e catabólicas não são exatamente o inverso uma da outra e que não são as mesmas enzimas que estão envolvidas. Essas reações são realizadas por transaminases, também chamadas aminotransferases, enzimas presentes no citosol e na mitocôndria e que têm a piridoxal-fosfato como coenzima, que é derivada da vitamina B6, e pode ser encontrada na natureza sob três formas: piridoxina, piridoxal e piridoxamina. Em tecidos de mamíferos, o nitrogênio amínico dos aminoácidos é transferido para o alfacetoglutarato (aceptor) para produzir glutamato, restando os esqueletos de carbono. O destino dos esqueletos carbonados e o do nitrogênio dos aminoácidos podem ser considerados separadamente.

O nitrogênio é também removido a partir dos aminoácidos por reações de deaminação, que resultam na formação de amônia. Um determinado número de aminoácidos pode ser deaminado diretamente (histidina), por desidratação (serina, treonina), pelo ciclo da purina nucleotídeo (aspartato) e por deaminação oxidativa (glutamato).

## QUAL É A IMPORTÂNCIA DO CICLO GLICOSE-ALANINA?

O ciclo glicose-alanina é uma importante fonte de glicose durante um fornecimento exógeno deficiente desse carboidrato. É também um método de transportar nitrogênio do músculo ao fígado sem a formação de amônia. O ciclo glicose-alanina funciona com uma dupla finalidade: transportar grupos amino do músculo esquelético ao fígado, para ser convertido em ureia, e fornecer ao músculo em trabalho a glicose sanguínea sintetizada pelo fígado a partir do esqueleto carbônico de alanina.

## QUAL É O DESTINO FINAL DO NITROGÊNIO DE UM AMINOÁCIDO?

O grupo amino, pelo processo de desaminação, é liberado como amônia, que é usada em reações de sínteses ou transportada ao fígado, onde será convertida em ureia e, dessa forma, será eliminada pela urina. Pelo fato de a amônia ser altamente tóxica, é transportada em combinação com ácido glutâmico, formando a glutamina (Figs. 2.8 e 2.9).

A síntese de ureia ocorre por meio do ciclo da ornitina. O $CO_2$ e a amônia unem-se à ornitina por meio de uma série de reações bioquímicas para produzir arginina, que é hidrolisada para produzir ureia e ornitina. Assim, a molécula de ornitina é repetidamente usada, formando arginina e ureia (Fig. 2.10).

## COMO OCORRE O METABOLISMO DOS ESQUELETOS DE CARBONO DE AMINOÁCIDOS NO ORGANISMO?

A remoção do nitrogênio a partir de aminoácidos acarreta a formação de seus respectivos análogos cetoácidos, porém muitos desses apresentam uma forma que lhes permite entrar diretamente em vias do metabolismo oxidativo. Por exemplo, tanto o piruvato (a partir da alanina) quanto o alfacetoglutarato (a partir do glutamato) são intermediários da via glicólise/ciclo de Krebs na oxidação de glicose. Portanto, a proteína contribui para o fornecimento de energia do organismo, podendo essa contribuição ser significativa durante períodos de restrição energética ou após a utilização dos estoques endógenos corporais de carboidratos.

O catabolismo do esqueleto de carbono dos aminoácidos segue duas rotas gerais, que se diferenciam em função do tipo de produto final obtido. O esqueleto de carbono dos aminoácidos origina sete intermediários metabólicos: piruvato, acetil-CoA, acetoacetil-CoA, alfacetoglutarato, succinil-CoA, fumarato e oxaloacetato. Estes produtos entram nas rotas do metabolismo intermediário, resultando na síntese de glicose ou lipídio ou na produção de energia por meio de sua oxidação em $CO_2$ e água pelo ciclo de Krebs.

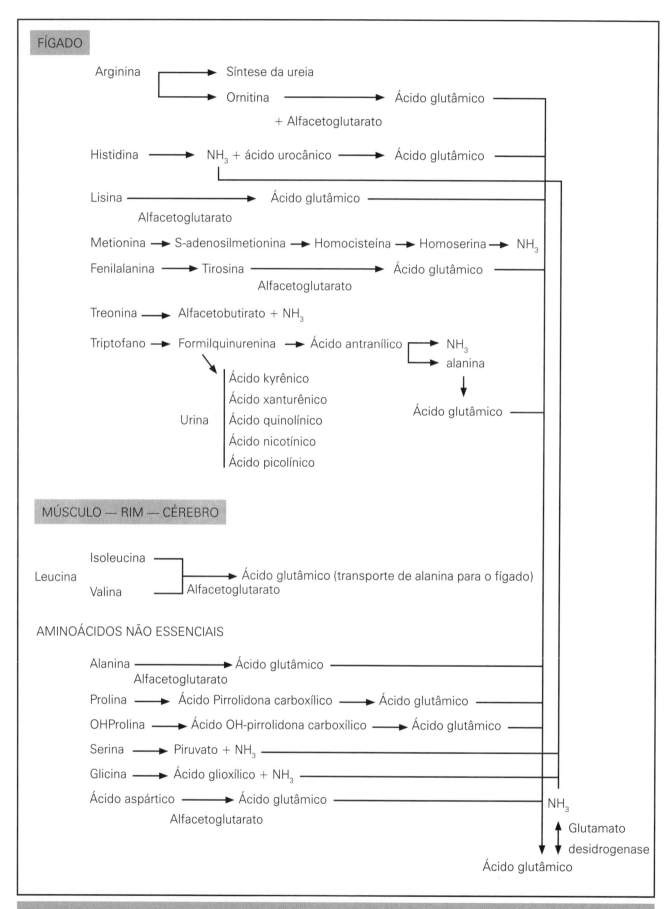

**Figura 2.8** – *Degradação dos aminoácidos dispensáveis e indispensáveis.*

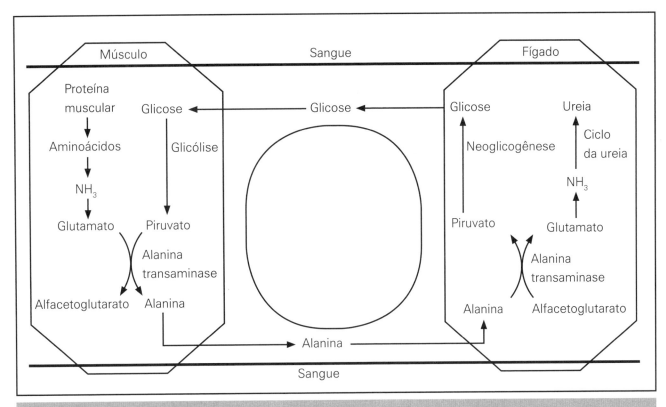

**Figura 2.9** – *Ciclo alanina-glicose.*

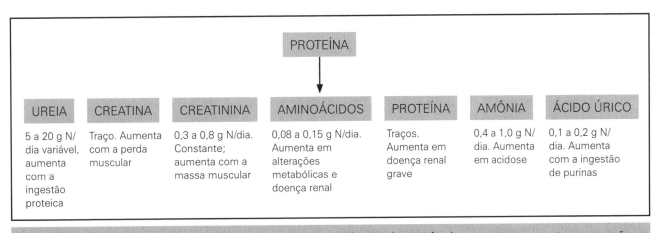

**Figura 2.10** – *Eliminação de N (nitrogênio) na urina normal e as circunstâncias em que aumenta a excreção.*

## Em relação ao metabolismo dos esqueletos de carbono dos aminoácidos, como se pode classificá-los de acordo com a natureza de seus produtos metabólicos finais?

Os aminoácidos podem ser classificados, de acordo com a natureza de seus produtos metabólicos finais, em:
- Glicogênicos: alanina, asparagina, aspartato, cisteína, glutamato, glutamina, glicina, prolina, serina, arginina, histidina, metionina, treonina e valina;
- cetogênicos: leucina e lisina; e
- glicogênicos e cetogênicos: tirosina, isoleucina, fenilalanina e triptofano.

Os aminoácidos cujo catabolismo origina piruvato ou um dos intermediários do ciclo de Krebs são denominados glicogênicos. Esses intermediários são substratos para a gliconeogênese e, desse modo, podem provocar a formação de glicogênio no fígado e no músculo.

Os aminoácidos cujo catabolismo origina acetoacetato ou um de seus precursores, acetil-CoA ou acetoacetil-CoA, são denominados cetogênicos. O acetoacetato representa um dos corpos cetônicos, que também inclui o 3-hidroxibutirato e a acetona. Cabe ressaltar que mamíferos não sintetizam glicose a partir de acetil-CoA. Esse fato é a base da distinção entre aminoácidos glicogênicos e cetogênicos.

## EXISTE REGULAÇÃO HORMONAL DA CONCENTRAÇÃO DE AMINOÁCIDOS NO PLASMA?

A concentração de aminoácidos no plasma é dependente, em grande parte, do balanço preciso entre hormônios anabólicos e hormônios catabólicos e do controle de sua liberação.

Os hormônios anabólicos, como o hormônio do crescimento, tendem a promover a incorporação de aminoácidos plasmáticos à proteína muscular. A insulina pode ser incluída nesse grupo, embora sua ação pareça ser mediada, principalmente pela inibição da proteólise muscular, preferivelmente do que pelo aumento da captação de aminoácidos. De fato, um dos efeitos principais da glicose da dieta é promover a secreção de insulina que, por sua vez, inibe a degradação proteica muscular.

Os hormônios catabólicos, particularmente os hormônios esteroides catabólicos, como o cortisol, atuam antagonicamente em relação aos anabólicos. A liberação desses hormônios causa a degradação da proteína muscular, o aumento da oxidação de aminoácidos no tecido muscular e o efluxo de aminoácidos para o plasma. O glucagon exerce papel relevante por estimular a síntese das enzimas hepáticas que atuam no catabolismo de aminoácidos.

## O QUE SE ENTENDE POR NECESSIDADES DE INGESTÃO DE PROTEÍNAS E DE AMINOÁCIDOS? QUAIS SÃO OS MÉTODOS UTILIZADOS EM SUA DETERMINAÇÃO?

O conceito de necessidades de ingestão de aminoácidos e de proteínas tem sido objeto de muitas discussões em várias reuniões de especialistas e vem sofrendo modificações ao longo do tempo. A necessidade de uma proteína é a quantidade que deve ser ingerida pelo ser humano em um determinado período para contrabalançar os gastos orgânicos nesse mesmo período.

Dois métodos fisiológicos – o fatorial e o balanço nitrogenado – têm sido usados para avaliar as necessidades de nitrogênio ou proteína no homem. O método fatorial consiste em somar todas as perdas diárias obrigatórias de nitrogênio pelo organismo (nitrogênio endógeno urinário, nitrogênio metabólico fecal, suor, descamação, ar expirado) quando submetido a uma dieta aproteica. A essas necessidades de manutenção somam-se as quantidades necessárias à formação de novos tecidos nos casos de crianças em crescimento, na lactação e na gestação. Essa soma representa as necessidades de nitrogênio do indivíduo por dia.

O método do BN (balanço nitrogenado) indica se houve perda ou retenção de nitrogênio no organismo. O BN pode ser determinado medindo-se a ingestão total de nitrogênio menos as perdas de nitrogênio urinário, fecal e outras. O BN consiste na determinação direta da quantidade mínima de proteína necessária para se obter um equilíbrio nitrogenado em não gestantes e adultos. Como fator limitante, pode-se assinalar que há poucos dados disponíveis sobre os valores de balanço nitrogenado nos diversos grupos etários submetidos a diferentes fontes alimentares de proteínas. Esse método também é passível de erros técnicos associados, por exemplo, a dificuldade de avaliação precisa de perdas pela pele, transpiração e outros fatores. No entanto, os dois métodos se equivalem e chegam a valores similares para as necessidades proteicas.

Em ambos os métodos, os indivíduos estudados têm que ter características similares e classificação por categorias, classes ou grupos, de acordo com sexo, idade, atividade física etc. O nível recomendado de ingestão proteica deve satisfazer às necessidades fisiológicas de todos os indivíduos de uma determinada categoria.

## COMO SÃO DETERMINADAS AS NECESSIDADES DE PROTEÍNA DE UM INDIVÍDUO?

De acordo com o comitê de peritos da WHO/FAO/UNU (World Health Organization/Food and Agriculture Organization/United Nations University – 1985), a quantidade mínima de perdas de nitrogênio urinário tem sido estimada em 37 mg N/kg de peso corporal para homens adultos (Tabs. 2.4 e 2.5).

### Tabela 2.4. Recomendação diária de proteínas*

| Idade | Proteína de boa qualidade** (g/kg/dia) | Proteína contida numa alimentação mista*** (g/kg/dia) |
|---|---|---|
| 4 a 6 meses | 2,5 | 1,85 |
| 7 a 9 meses | 2,2 | 1,65 |
| 10 a 12 meses | 2 | 1,5 |
| 1,1 a 2 anos | 1,6 | 1,2 |
| 2,1 a 3 anos | 1,55 | 1,15 |
| 3,1 a 5 anos | 1,1 | 1,5 |
| 5,1 a 12 anos | 1 | 1,35 |

* Calculado com base nas recomendações WHO/FAO/UNU, 1985.

** Leite ou ovo. Os dados para crianças menores de seis meses são aplicados a crianças cuja proteína da alimentação não seja proveniente exclusivamente do leite materno.

*** Proteína com digestibilidade verdadeira de 80% a 85% e qualidade aminoacídica de 90% em relação ao leite ou ovo.

## Tabela 2.5. Recomendações diárias de aminoácidos indispensáveis

| Aminoácido (mg/g de proteína) | Lactantes | Pré-escolares | Adultos |
|---|---|---|---|
| Histidina | 26 | 19 | 11 |
| Isoleucina | 46 | 28 | 13 |
| Leucina | 93 | 66 | 19 |
| Usina | 66 | 58 | 16 |
| Metionina + cistina | 42 | 25 | 17 |
| Fenilalanina + tirosina | 72 | 63 | 19 |
| Treonina | 43 | 34 | 9 |
| Triptofano | 17 | 11 | 5 |
| Valina | 55 | 35 | 13 |

Fonte: WHO/FAO/UNU, 1985.

Em uma dieta sem proteína, a perda de nitrogênio nas fezes representa as enzimas e as células descamadas oriundas do epitélio intestinal, as quais não foram completamente digeridas e reabsorvidas. Essa quantidade é de 12 mg de nitrogênio por kg de peso corporal. A soma das perdas de nitrogênio urinário, fecal, cutâneo e outras rotas menores é de cerca de 54 mg de nitrogênio por kg de peso corporal para um indivíduo adulto. Assim, o valor médio de perdas diárias de nitrogênio é de 0,34 g de proteína por kg de peso corporal.

Esse valor médio representa a necessidade diária de ingestão de proteína para um indivíduo adulto. O relatório WHO/FAO/UNU sugere um coeficiente de variação individual de 15% para as perdas do nitrogênio na urina e nas fezes. Consequentemente, um adicional de 30% (duas vezes o coeficiente de variação de 15%) é agregado para cobrir as perdas individuais de 97,5% da população. Com essa soma, o limite superior da quantidade de proteína a ser ingerida é de 0,45 g/kg de peso corporal. Além disso, mais 30% seriam necessários para cobrir as perdas decorrentes da eficiência de utilização proteica, passando as necessidades proteicas diárias para 0,59 g/kg de peso corporal. Como esses estudos têm por base a proteína do ovo, que é considerada de alto valor biológico, e a maioria da população consome dietas mistas (valor proteico comparativo por volta de 75%), o valor de 0,59 g/kg passaria para 0,79 g/kg/dia, resultando, finalmente, em 56 g de proteína para um homem de 70 kg ou 44 g para uma mulher de 55 kg.

É necessário assinalar que, de modo geral, as necessidades diárias de ingestão de proteínas representam quantidade específica para a manutenção da saúde em indivíduos normais. Uma condição fundamental para garantir as necessidades de ingestão de proteína de um organismo é que estejam satisfeitas as suas necessidades energéticas. A deficiência energética faz com que o organismo desvie as proteínas de suas funções plásticas ou reparadoras normais para a produção de energia.

Com respeito às necessidades de ingestão de aminoácidos essenciais no adulto, os estudos foram baseados, principalmente, no método do balanço nitrogenado, enquanto em bebês e em crianças os estudos consideraram as menores quantidades desses aminoácidos para um máximo crescimento. Os cálculos finais foram feitos por meio de equações de regressão, obtendo-se as necessidades de ingestão média para cada grupo da população e em determinadas situações fisiológicas especiais. Os mesmos cuidados sobre variabilidade individual, já comentados nas necessidades de proteínas, devem ser considerados também para as necessidades de ingestão de aminoácidos essenciais.

## EXISTEM CONTROVÉRSIAS EM RELAÇÃO ÀS NECESSIDADES DE INGESTÃO DE AMINOÁCIDOS ESSENCIAIS EM ADULTOS?

Sim. Diversos pesquisadores têm estudado, em jovens adultos, as recomendações de ingestão de aminoácidos essenciais considerando as perdas que ocorrem na oxidação celular. Parece que as recomendações de ingestão de aminoácidos essenciais estão subestimadas e corresponderiam no adulto, atualmente, a valores duas ou três vezes maiores que aqueles obtidos anteriormente pelo método do balanço nitrogenado. No entanto, a validade dessas estimativas obtidas de cálculos teóricos não tem sido completamente testada e mais estudos são necessários para comprovar essa teoria.

As próximas questões abordarão aspectos da recomendação de ingestão de proteínas e de aminoácidos indispensáveis de acordo com a ingestão dietética de referência (DRIs – *Dietary Reference Intakes*, Ingestões Dietéticas de Referência – NCR, 2002). Para uma melhor compreensão dessas recomendações, alguns conceitos relacionados às DRIs – que representam um grupo de quatro valores de referência de ingestão de nutrientes – serão abordados de maneira sucinta.

As DRIs podem ser utilizadas para planejar dietas, definir rotulagens e planejar programas de orientação nutricional. Todavia, cabe ressaltar que as DRIs foram formuladas para substituir as RDAs (Estados Unidos – *Recommended Dietary Allowance* – Ingestão Dietética Recomendada) e as RNIs (Canadá – *Reference Nutrient Intake* – Dose de Referência dos Nutrientes) e, desse modo, visam fornecer um único conjunto de padrões para ambos os países. Consequentemente, a utilização desses valores para a população brasileira deve ser realizada mediante uma avaliação criteriosa do nutriente em questão, uma vez que se deve considerar os dados de ingestão dietética com seu erro associado.

As novas DRIs consideram os seguintes valores de referência:

- EAR (necessidade média estimada): valor de ingestão diária de um nutriente que se estima que supra a necessidade de metade (50%) dos indivíduos saudáveis de um determinado grupo de mesmo gênero e estágio de vida. Consequentemente, metade da população teria, nesse nível, uma ingestão abaixo de suas necessidades. A EAR é utilizada na determinação da RDA e corresponde à mediana da distribuição de necessidades de um determinado nutriente para um grupo específico de mesmo gênero e estágio de vida. Coincide com a média quando a distribuição do grupo estudado é simétrica;

- RDA: é o nível de ingestão dietética diária suficiente para atender às necessidades de um nutriente de praticamente todos (97% a 98%) os indivíduos saudáveis de um determinado grupo de mesmo gênero e estágio de vida;

- ingestão adequada: é utilizada quando não existem dados suficientes para a determinação da RDA. Portanto, representa um valor prévio à RDA. Baseia-se em níveis de ingestão ajustados experimentalmente ou em aproximações da ingestão observada de nutrientes de um grupo de indivíduos aparentemente saudável; e

- UL (limite superior tolerável de ingestão): representa o valor mais alto de ingestão diária continuada de um nutriente que aparentemente não oferece nenhum efeito adverso à saúde em quase todos os indivíduos de um estágio de vida ou gênero. À medida que a ingestão aumenta para além do UL, o risco potencial de efeitos adversos também aumenta. Cabe ressaltar que o UL não representa um nível de ingestão recomendado. O estabelecimento do UL surgiu com o crescimento da prática de fortificação de alimentos e do uso de suplementos alimentares. Além disso, o UL ainda não está estabelecido para todos os nutrientes.

## Quais são as recomendações de ingestão de proteínas para crianças de zero a seis meses de idade?

A recomendação de ingestão de proteínas para crianças de zero a seis meses de idade é baseada na AI (ingestão adequada), que reflete a ingestão proteica média observada em crianças alimentadas principalmente com o leite materno. Uma vez que o volume de ingestão médio de leite materno é de 0,78 L/dia e o conteúdo médio de proteínas do leite materno é de 11,7 g/L, pode-se multiplicar 11,7 g/L × 0,78 L/dia = 9,1 g de proteínas/dia ou 1,52 g de proteínas/kg/dia. Esta última recomendação de ingestão é baseada no peso de referência de 6 kg para crianças entre dois e seis meses de idade.

## Quais são as recomendações de ingestão de proteínas para crianças de sete a doze meses de idade?

Durante o segundo semestre de vida, os alimentos sólidos tornam-se uma parte relevante da dieta das crianças e adicionam uma quantidade significativa de proteína à dieta.

A EAR para crianças entre sete e doze meses é de 1,1 g de proteínas/kg/dia.

A RDA para crianças entre sete e doze meses é de 1,5 g de proteínas/dia ou 13,5 g de proteína/dia.

## Quais são as recomendações de ingestão de proteínas para crianças de 1 a 3, 4 a 8 e 9 a 13 anos de idade?

A EAR é estimada pelo método fatorial e os valores a seguir são referentes tanto a meninas quanto a meninos:

- 1 a 3 anos de idade: 0,88 g de proteínas/kg/dia;

- 4 a 8 anos de idade: 0,76 g de proteínas/kg/dia; e

- 9 a 13 anos de idade: 0,76 g de proteínas/kg/dia.

A RDA para meninos e meninas, de acordo com as variações de necessidades de manutenção de proteína e necessidades para a deposição proteica corporal nesses estágios de vida, são:

- 1 a 3 anos de idade: 1,10 g de proteínas/kg/dia ou 13 g de proteínas/dia;

- 4 a 8 anos de idade: 0,95 g de proteínas/kg/dia ou 19 g de proteínas/dia; e

- 9 a 13 anos de idade: 0,95 g de proteínas/kg/dia ou 34 g de proteínas/dia.

## Quais são as recomendações de ingestão de proteínas para adolescentes de 14 a 18 anos de idade?

A EAR para adolescentes de 14 a 18 anos de idade varia de acordo com o gênero, conforme é descrito a seguir:

- meninos: 0,73 g de proteínas/kg/dia; e

- meninas: 0,71 g de proteínas/kg/dia.

A RDA para adolescentes de 14 a 18 anos de idade é a seguinte:

- meninos: 0,85 g de proteínas/kg/dia ou 52 g de proteína/dia; e

- meninas: 0,85 g de proteínas/kg/dia ou 46 g de proteína/dia.

## Quais são as recomendações de ingestão de proteínas para indivíduos com idade igual ou superior a 19 anos?

Em adultos, as estimativas de necessidades de proteínas são decorrentes de um dos dois principais métodos, ou seja, método fatorial e resposta do balanço nitrogenado para diferentes níveis de ingestão de proteínas. Ao mesmo tempo que o método de balanço nitrogenado apresenta relevantes deficiências para estimar as necessidades proteicas, esse método permanece como o procedimento usual para a determinação da necessidade de ingestão de proteínas em adultos decorrente, em grande parte, da ausência de métodos alternativos ou validados.

A EAR para homens e mulheres com idade igual ou superior a 19 anos é de 0,66 g de proteínas/kg/dia.

A RDA para homens e mulheres com idade igual ou superior a 19 anos é de 0,80 g de proteínas/kg/dia.

## QUAIS SÃO AS RECOMENDAÇÕES DE INGESTÃO DE PROTEÍNAS PARA GESTANTES E LACTANTES?

### Gestantes

A EAR para gestantes (qualquer idade) é de 0,88 g de proteínas/kg/dia ou adicionar 21 g de proteína à dieta.

A RDA para gestantes (qualquer idade) é de 1,1 g de proteínas/kg/dia ou adicionar 25 g de proteína à dieta.

### Lactentes

A EAR para lactentes (qualquer idade) é de 1,05 g de proteínas/kg/dia ou adicionar 21,2 g de proteína à dieta.

A RDA para lactentes (qualquer idade) é de 1,1 g de proteínas/kg/dia ou adicionar 25 g de proteína à dieta.

## DE ACORDO COM AS DRIs, QUAIS SÃO AS RECOMENDAÇÕES DE INGESTÃO DE AMINOÁCIDOS INDISPENSÁVEIS?

Uma vez que existem relativamente pequenas diferenças entre as necessidades de ingestão de aminoácidos por adultos e crianças, foram adotados como padrão de necessidade de ingestão os valores para crianças entre 1 e 3 anos de idade, que podem ser utilizados para a avaliação e o planejamento dos componentes proteicos da dieta. A tabela 2.6 demonstra o modelo de referência de recomendação de ingestão de aminoácidos segundo o FNB (Food Nutrition Board) e o IOM (Institute of Medicine – NCR, 2002).

Cabe ressaltar que o escore para aminoácidos foi desenvolvido com base nas necessidades médias de ingestão tanto de aminoácidos indispensáveis quanto de proteínas para indivíduos com idade igual ou superior a um ano. A qualidade da proteína da dieta é determinada pela razão relativa de seus aminoácidos indispensáveis e de sua digestibilidade. Proteínas oriundas de fontes animais, como ovo, carnes, aves, pescados, leite e derivados, fornecem uma razão adequada dos nove aminoácidos indispensáveis e, desse modo, são denominadas proteínas completas. A tabela 2.6 apresenta a composição de aminoácidos indispensáveis de várias fontes dietéticas de proteínas comparadas ao modelo de escore padrão.

## Tabela 2.6. Modelo de escore de aminoácidos para indivíduos com idade igual ou superior a um ano de idade

| Aminoácido (mg/g de proteína) | Escore de aminoácidos (FNB/IOM) | Feijão branco | Leite | Ovos |
|---|---|---|---|---|
| Histidina | 18 | 28 | 28 | 24 |
| Isoleucina | 25 | 42 | 60 | 63 |
| Leucina | 55 | 76 | 98 | 88 |
| Usina | 51 | 72 | 79 | 70 |
| Metionina + cisteína | 25 | 19 | 34 | 56 |
| Fenilalanina + tirosina | 47 | 77 | 96 | 98 |
| Treonina | 27 | 39 | 45 | 49 |
| Triptofano | 7 | 10 | 14 | 16 |
| Valina | 32 | 46 | 67 | 72 |

FNB = Food and Nutrition Boarel; IOM = Institute of Medicine.
Fonte: modificado de NRC, 2002.

## A INGESTÃO DE PROTEÍNA EM EXCESSO AUMENTA A MASSA MUSCULAR DO INDIVÍDUO?

Não. A necessidade de ingestão de proteína de um indivíduo adulto corresponde a 0,8 g de proteína por quilo de peso corporal e equivale de 10% a 15% do valor calórico total da dieta ingerida. O organismo utilizará a quantidade de proteína necessária para desenvolver todas as funções específicas pelas quais esse nutriente é responsável. O restante da proteína será degradado e convertido em outros compostos. Nesse sentido, a parte do aminoácido que tem moléculas de carbono será oxidada e fornecerá energia para a célula. A outra parte – que corresponde ao grupo amino, que tem nitrogênio – será transportada ao fígado, onde será convertida em ureia e, posteriormente, eliminada pela urina. Existem evidências que sugerem que uma alimentação com excesso de ingestão de proteína pode prejudicar a função renal, pela sobrecarga na eliminação da ureia.

A maior parte dos suplementos proteicos corresponde à proteína do leite ou do ovo – ou ambas – e, como é derivada de produtos de origem animal, em geral é cara. Se um indivíduo ingere uma dieta balanceada e diversificada, contendo, em geral, trinta tipos diferentes de alimentos por dia, não necessitará ingerir suplementação de proteína. O aumento da massa muscular está relacionado com o exercício físico localizado e não com a ingestão de proteína em excesso.

## COMER GELATINA DIARIAMENTE REDUZ O PROBLEMA DE FLACIDEZ?

Não. Nenhum alimento reduz o problema de flacidez. Isso é um mito e não tem comprovação científica. A gelatina é uma proteína animal derivada do colágeno. No entanto, ela possui baixo valor biológico pela baixa concentração de alguns aminoácidos essenciais que o organismo não sintetiza e, consequentemente, devem ser fornecidos pela dieta. Assim que a gelatina sofre digestão pelo suco gástrico, pancreático e intestinal, a proteína ingerida se transforma em aminoácidos e, nessa condição, será absorvida. Esses aminoácidos serão transportados ao fígado e demais tecidos, onde cumprirão suas funções específicas, incluindo a síntese de colágeno. É necessário salientar que todos os alimentos proteicos ingeridos terão o mesmo processo digestivo e fornecerão aminoácidos à célula.

## O QUE SE DENOMINA QUALIDADE DE UMA PROTEÍNA?

Em teoria, a composição de aminoácidos de uma proteína é tão importante quanto a quantidade de proteína consumida, pelo fato de que os alimentos deficientes em um ou mais aminoácidos essenciais prejudicam o processo de síntese proteica, se usados como única fonte de aminoácidos da dieta. A qualidade nutricional de uma proteína está relacionada à sua capacidade de satisfazer as necessidades de aminoácidos essenciais do ser humano, o que visa promover crescimento normal em crianças e manter o balanço proteico corporal de adultos.

## QUAIS SÃO OS MÉTODOS PARA AVALIAÇÃO?

Para avaliação da qualidade nutricional costuma-se recorrer, principalmente, a métodos químicos e biológicos. Os métodos químicos, como o cômputo químico, têm por fundamento a análise dos aminoácidos da proteína em estudo e a comparação do perfil de aminoácidos essenciais, assim obtidos, com o de uma proteína de referência.

A fórmula para calcular o cômputo químico é:

$$\text{Cômputo químico} = \frac{\text{mg de aminoácidos essenciais por grama de proteína experimental}}{\text{mg de aminoácidos essenciais por grama de proteína de referência}}$$

A albumina e a caseína são consideradas proteínas de referência e o valor de seu cômputo químico é 100%. Na avaliação da qualidade nutricional de uma determinada proteína, o aminoácido essencial que apresentar menor concentração em relação à proteína de referência será denominado aminoácido limitante.

O método químico identifica e quantifica os fatores limitantes das proteínas. Para proteínas de origem animal, o cômputo químico fornece resultados bastante paralelos aos do ensaio biológico. No caso das proteínas vegetais, o cômputo químico só é útil se corrigido pela digestibilidade das proteínas, pois ela costuma ser relativamente baixa. Este método apresenta algumas desvantagens, como a baixa digestibilidade de certas proteínas e não considera um possível excesso de aminoácidos ou a presença de fatores tóxicos, que só é detectada em testes com animais.

Para compensar as limitações do cômputo químico, os cientistas usam um dos vários métodos que analisam o crescimento de animais submetidos a determinados alimentos usados como única fonte de proteínas.

O método mais simples é o conhecido como CEP (Coeficiente de Eficácia Proteica) ou PER (*Protein Efficiency Ratio*). Essa técnica compara o crescimento de ratos alimentados com uma determinada proteína, como o milho ou o trigo, com o crescimento de animais submetidos a uma dieta com proteína de boa qualidade, usando, por exemplo, a caseína como proteína de referência.

O valor é calculado pela fórmula:

$$\text{CEP} = \text{PER} = \frac{\text{Variação de peso (g)}}{\text{Proteína ingerida (g)}}$$

Esse método, apesar de apresentar algumas vantagens em relação ao cômputo químico, possui também algumas desvantagens. As diferentes espécies animais têm diferentes requerimentos de aminoácidos. Consequentemente, o maior problema em estudos com animais é a necessidade de extrapolar os resultados obtidos com as necessidades dos humanos. Por exemplo, nas técnicas de CEP ou PER, muitas proteínas parecem ser de menor qualidade, pois não satisfazem as necessidades de aminoácidos no rato tão bem quanto nos humanos. Dependendo da qualidade, as recomendações da Academia Nacional de Ciência dos Estados Unidos (RDA – *Recommended Dietary Allowances*) são de usar dois diferentes níveis de consumo de proteínas. Proteínas que produzem um crescimento equivalente aos valores obtidos com o uso de caseína são consideradas de alta qualidade e proteínas que não favorecem um crescimento similar à dieta de caseína são consideradas de baixo valor biológico. De acordo com a RDA, pessoas saudáveis devem consumir 45 g diárias de proteína de alto valor biológico ou 65 g de proteína de baixo valor biológico.

Os métodos biológicos utilizados para avaliação do valor nutritivo de uma proteína baseiam-se na resposta de um organismo à ingestão de uma proteína em estudo. Os parâmetros usados para obter o valor biológico são usualmente o crescimento ou as alterações de nitrogênio na carcaça do animal.

O valor biológico representa a quantidade de nitrogênio da proteína ingerida que é retida no organismo e é obtido pela relação:

$$\text{Valor biológico} = \frac{\text{Nitrogênio retido}}{\text{Nitrogênio absorvido}}$$

A utilização proteica líquida de UPL (NPU – *Net Protein Utilization*) opera de maneira similar ao PER. O resultado da UPL é dado pela equação:

$$\text{UPL} = \text{NPU} = \frac{\left(\substack{\text{N da carcaça} \\ \text{grupo aproteico}} - \substack{\text{N da carcaça} \\ \text{grupo experimental}}\right)}{\text{N ingerido pelo grupo experimental}}$$

Em ambas as técnicas, quanto maior o nitrogênio retido, melhor será a qualidade da proteína experimental. Os resultados obtidos com animais podem ser extrapolados para o homem, tomando alguns cuidados pelo fato de as necessidades dos animais serem diferentes das dos humanos.

Em 1989, a FAO/OMS (Food and Agriculture Organization/Organização Mundial da Saúde) concluiu que a qualidade da proteína poderia ser avaliada adequadamente por meio da avaliação do conteúdo do primeiro aminoácido indispensável limitante das proteínas a serem testadas, que é expresso como uma porcentagem do conteúdo do mesmo aminoácido em um modelo de referência de aminoácidos indispensáveis. Esse modelo de referência foi baseado nas necessidades de aminoácidos indispensáveis de crianças pré-escolares conforme publicado pela FAO/OMS (1985). Subsequentemente, essa porcentagem é corrigida de acordo com a digestibilidade verdadeira da proteína teste, conforme avaliação realizada por ensaio biológico realizado com ratos. Esse método de escore, conhecido como digestibilidade proteica corrigida pelo escore aminoacídico (do inglês, PDCAAS – *Protein Digestibility-Corrected Amino Acid Score*) foi adotada como método preferencial para a avaliação do valor proteico na nutrição humana. Proteínas com valores da PDCAAS que excedem 100% não contribuem com benefícios adicionais para humanos e, desse modo, os valores são truncados em 100%.

A fórmula da PDCAAS é demonstrada abaixo:

$$\text{PDCAAS (\%)} = \frac{\substack{\text{mg do AA limitante em 1 g da proteína teste} \\ \times \text{ digestibilidade verdadeira (\%)} \\ \times 100}}{\text{mg do mesmo AA em 1 g da proteína de referência}}$$

(AA = aminoácidos)

Em humanos, a digestibilidade aparente corresponde à diferença entre o NI (nitrogênio ingerido) e o NF (nitrogênio fecal), enquanto a digestibilidade verdadeira corresponde à NI - (NF - NEM), em que NEM (nitrogênio endógeno metabólico) corresponde à perda obrigatória, que é da ordem de 20 mg de nitrogênio/kg/dia.

É necessário também assinalar que a capacidade de satisfazer as necessidades de aminoácidos e de nitrogênio não depende só da proteína, mas também de outros fatores, como o fornecimento de outros nutrientes da dieta e, principalmente, de uma ingestão energética adequada.

## AS PROTEÍNAS DE ORIGEM ANIMAL TÊM VALOR BIOLÓGICO IGUAL ÀS DE ORIGEM VEGETAL?

Não. As proteínas estão amplamente distribuídas na natureza; contudo, poucos alimentos contêm proteínas que apresentem todos os aminoácidos essenciais, como as de origem animal, que são utilizadas como referência (ovo e leite). Os alimentos de origem animal, como carnes, aves, peixes, leite, queijo e ovo, possuem proteínas de boa qualidade, suficientes para torná-los as melhores fontes de aminoácidos essenciais. Segundo o USDA (Departamento de Agricultura dos Estados Unidos, 1985 e 1987) os alimentos de origem animal fornecem 65% da proteína consumida e, no Brasil, por volta de 40%, dependendo do poder econômico da população. Os alimentos de origem vegetal também são fontes significativas de proteínas. As leguminosas são as mais ricas, contendo de 10% a 30% de proteínas. No entanto, é necessário assinalar que são deficientes em metionina. Os cereais têm menor conteúdo proteico (6% a 15%) em comparação às leguminosas, mas, como são consumidos em grandes quantidades, são os produtos que mais contribuem para a ingestão proteica da população em todos os países, apesar de serem deficientes em lisina. O número de espécies de cereais utilizados na alimentação humana é de pelo menos dez.

As frutas e hortaliças fornecem pouca proteína, cerca de 1% a 2% de seu peso. Apesar de as proteínas vegetais apresentarem deficiências de determinados aminoácidos essenciais, deve-se enfatizar que a alimentação e as dietas incluem vários tipos de alimentos que se complementam. Assim, as misturas de cereais (arroz, trigo, milho etc.) com leguminosas (feijão, soja, ervilha etc.), ingeridas na mesma refeição e em proporções balanceadas, têm tão bom valor nutritivo do ponto de vista proteico quanto o de proteínas de origem animal.

## A MISTURA ARROZ-FEIJÃO CONSUMIDA PELA POPULAÇÃO BRASILEIRA É DEFICIENTE DO PONTO DE VISTA PROTEICO?

Não. A mistura de arroz com feijão, típica no Brasil, tem um valor biológico de proteína considerado bom. No entanto, para fazer essas misturas proteicas é necessário que se conheça a composição de aminoácidos em cada um dos alimentos, facilitando o equilíbrio de sua mistura ingerida na mesma alimentação.

## Qual é o teor proteico de alguns alimentos consumidos pela população?

O teor de proteína das carnes é de 20% a 25%, do leite de vaca é de 3% a 3,5%, a soja contém 40%, o feijão tem entre 20% e 25% e o arroz polido e cru, de 6% a 7%. Esses valores variam grandemente na preparação dos alimentos, conforme aumenta ou diminui a quantidade de água no momento do preparo do alimento. Não se deve esquecer a problemática do uso das proteínas e sua relação com a ingestão energética. É prioritário e de fundamental importância garantir o suprimento energético e de outros micronutrientes no organismo para que se possa usar adequadamente os nutrientes e, mais especificamente, as proteínas.

## Há influência do processamento sobre o valor nutricional das proteínas?

Sim. As proteínas podem perder parte de seu valor biológico pela deterioração ou transformação dos aminoácidos dos alimentos. Isso pode ocorrer em consequência das alterações físicas, químicas e enzimáticas dos alimentos em função do armazenamento e das condições a que são submetidos no processamento industrial e no preparo do alimento para o consumo da população. Essa degradação dependerá de uma série de fatores, como: composição do alimento, se o alimento se encontra *in natura* ou processado, tipo de processamento, condições e tempo de armazenamento.

## Quais são os principais agentes físicos e químicos responsáveis pela degradação de proteínas em alimentos?

Os principais agentes são:
- Tratamentos térmicos, que causam reações de desnaturação (inativação de enzimas, inativação de proteínas tóxicas e de fatores antinutricionais) e de complexação com carboidratos, lipídios, substâncias fenólicas, pigmentos, entre outras;
- acidez ou alcalinidade elevada (extremos de pH), provocando reações de degradação, adição, desnaturação e racemização (transformação da forma L em forma D do aminoácido);
- oxigênio do ar e outros oxidantes, que catalisam reações de oxidação diretamente em grupos oxidáveis das cadeias laterais de proteínas e, também, de oxidações de lipídios insaturados que, por sua vez, formam derivados complexos com as proteínas;
- ação da luz, provocando reações de oxidação e/ou decomposição de alguns radicais as cadeias proteicas; e
- atividade de água, que influencia as reações de decomposição, complexação e de oxidação de grupos funcionais na cadeia polipeptídica.

O processamento térmico dos alimentos é necessário para impedir a ação de micro-organismos ou de fatores tóxicos como fitoemaglutininas e, ainda, para melhorar as condições de palatabilidade e digestibilidade. Em geral, os tratamentos térmicos, como a pasteurização e a esterilização ou a cocção de um alimento proteico de origem animal, promovem a reação de Maillard – a conversão do colágeno em gelatina e a desnaturação das proteínas.

A influência negativa do calor aumenta de maneira proporcional ao tempo de exposição. No entanto, pode-se assinalar que os processos que usam altas temperaturas por tempos curtos são menos prejudiciais do que aqueles que usam baixas temperaturas por tempos longos. Alterações também podem ocorrer durante o armazenamento prolongado daqueles produtos (especialmente os que contêm carboidratos) nos quais a atividade de água permite reações de escurecimento não enzimático ou oxidação lipídica.

O aquecimento de proteínas em meio alcalino leva também à formação de agrupamentos altamente reativos dos aminoácidos que se ligam às cadeias laterais de outros aminoácidos. Alguns deles são tóxicos, como no caso da lisina-alanina, que parece ser nefrotóxica.

Nos alimentos, quando ocorrem oxidações lipídicas, formam-se peróxidos e carbonilas que, por mecanismos relacionados aos radicais livres, produzem também oxidações e polimerizações da cadeia proteica e, consequentemente, redução do valor nutricional da proteína.

Outras modificações das proteínas podem ser provocadas especialmente no sentido de melhorar as suas propriedades físico-químicas, nutricionais e de conservação. Um exemplo desse tratamento é o uso de proteases para aumentar a solubilidade, a introdução de grupos hidrofílicos para modificar a capacidade emulsionante, de formação de espumas ou de texturização, a ligação de aminoácidos limitantes etc. Para avaliação do comprometimento das proteínas, após esses diversos tratamentos, é necessário fazer ensaios biológicos e bioquímicos. Os métodos mais utilizados para essa avaliação de digestibilidade são *in vitro* ou *in vivo*, ou mesmo por meio da avaliação do valor nutricional destas proteínas. Além da perda da biodisponibilidade da proteína pelos diversos tratamentos mencionados, o armazenamento sob condições inadequadas também pode atuar como um fator que favorece a redução da biodisponibilidade da proteína.

## Quais são os diferentes tipos de alterações nos aminoácidos em consequência do processamento?

Pode-se assinalar resumidamente quatro tipos de alterações:
- Pode ocorrer perda de lisina biodisponível após aquecimento moderado na presença de açúcares redutores, como no processamento do leite, e, nesse caso, a lactose reage com as cadeias laterais dos resíduos de lisina, resultando em compostos não aproveitáveis. Esse proces-

so é denominado reação de Maillard ou escurecimento não enzimático e pode resultar na perda de lisina em altas temperaturas. O total da lisina não aproveitável pode ser medido pela reação da lisina disponível com o fluordinitrobenzeno e subtraindo o número de ligações do fluordinitrobenzeno da lisina total;

- sob severas condições de aquecimento, na presença de açúcares ou de lipídios oxidados, as proteínas dos alimentos podem ser resistentes à digestão; consequentemente, a biodisponibilidade de todos os aminoácidos é reduzida;
- quando a proteína é exposta ao tratamento severo com álcalis, tanto a lisina quanto a cisteína podem reagir com esses elementos formando a lisinoalanina, composto que pode ser tóxico; e
- em condições de oxidação, como com o uso de dióxido de enxofre, o resultado é a perda de metionina da proteína.

Além da perda de aminoácidos essenciais da dieta por reações químicas, sua utilização pode ser afetada pela presença em excesso de outros aminoácidos essenciais e não essenciais produzindo efeitos negativos em sua utilização. São denominados toxicidade, antagonismo e desbalanço. Esses efeitos têm sido observados em animais jovens que respondem ao excesso de aminoácidos na dieta com diminuição da velocidade do crescimento.

## O QUE SE ENTENDE POR TOXICIDADE, ANTAGONISMO E DESBALANÇO DE AMINOÁCIDOS?

A toxicidade de aminoácido refere-se aos efeitos adversos da ingestão em grande quantidade de aminoácido individual. Os mais tóxicos são a metionina e a tirosina, além da treonina em excesso causar também uma redução moderada do crescimento em animais. Essa redução do crescimento cessa só quando se elimina esse aminoácido que causa a toxicidade no organismo. O mecanismo desse processo permanece desconhecido.

Antagonismo de aminoácidos é a denominação usada quando o excesso de um aminoácido na dieta causa diminuição de velocidade do crescimento. Esse fato pode ser revertido pela adição de outro aminoácido com uma estrutura similar. O melhor exemplo observado é o antagonismo entre os aminoácidos de cadeia ramificada, leucina, isoleucina e valina. Nesse contexto, constata-se que o excesso de leucina diminui a utilização de isoleucina e de valina.

Desbalanço é o termo usado para descrever as alterações nas proporções de aminoácidos da dieta que causam diminuição da ingestão de ração e do crescimento. Essa alteração se corrige ministrando o aminoácido presente na dieta em menor quantidade em relação às necessidades diárias de ingestão.

A diferença entre desbalanço e antagonismo deve-se ao fato de que, no primeiro, a diminuição do crescimento cede com o fornecimento do aminoácido mais limitante, enquanto no segundo cede pela ingestão dos aminoácidos antagôni-

cos e estruturalmente semelhantes e, originalmente, não limitantes. No homem, a dieta normal pode apresentar desbalanço sem prejudicar a utilização do aminoácido essencial.

## COMO É DEFINIDA E CLASSIFICADA A DPC (DESNUTRIÇÃO PROTEICO-CALÓRICA)?

A desnutrição é definida como um estado patológico de diferentes graus de intensidade e variadas manifestações clínicas. O comitê de peritos em nutrição da FAO/OMS definiu a desnutrição proteico-calórica como o "espectro de situações patológicas que provém da falta, em várias proporções, de proteínas e calorias, ocorrendo, mais frequentemente, em pré-escolares e comumente associadas a infecções". Nesse conceito são compreendidas, além das formas graves de desnutrição proteico-calórica, como o marasmo e o kwashiorkor, suas formas intermediárias ou moderadas e a deficiência de outros nutrientes (vitaminas e minerais), muitas vezes associada ao déficit proteico-calórico.

A desnutrição proteico-calórica pode, quanto à origem, ser primária (dietética) ou secundária (condicionada). Na desnutrição primária, o consumo inadequado de nutrientes é o determinante. A forma secundária é causada por outros fatores, diferentes da ingestão alimentar deficiente, como a interferência na ingestão, absorção e utilização dos nutrientes decorrentes de alguma afecção ou de necessidades nutricionais aumentadas.

## QUAL É O GRUPO POPULACIONAL E O PERÍODO DO CICLO DE VIDA MAIS VULNERÁVEL ÀS CONSEQUÊNCIAS DA DESNUTRIÇÃO?

A desnutrição proteico-calórica é muito menos comum e menos severa em adultos. Já a sua ocorrência em crianças compromete a velocidade de crescimento e desenvolvimento, muitas vezes com alterações irreversíveis se a deficiência nutricional ocorrer durante a gestação, a lactação ou nos primeiros anos de vida.

Na desnutrição proteico-calórica, independentemente da forma clínica encontrada, há deficiência proteica. Mesmo nos casos em que há ingestão proteica adequada, a deficiência calórica faz com que as proteínas sejam utilizadas para fins energéticos.

O período entre a gestação e os 5 anos de idade é nutricionalmente a fase mais vulnerável do ciclo de vida do homem. O crescimento rápido, a perda da imunidade passiva e o desenvolvimento do sistema imune contra infecções determinam necessidades dietéticas mais específicas e menor flexibilidade em relação a períodos mais tardios da vida. Estados patológicos como infecção e parasitismo são situações agravantes. O sinergismo entre desnutrição e infecção é bem conhecido: a infecção acarreta desnutrição por vários mecanismos sendo, talvez, o aumento do catabolismo o efeito mais importante.

## QUAIS SÃO OS MÉTODOS DE AVALIAÇÃO DA DESNUTRIÇÃO PROTEICO-CALÓRICA?

Em relação à metodologia de avaliação, pode-se dividir o inquérito nutricional em quatro níveis: 1. inquérito socioeconômico e de hábitos alimentares; 2. inquérito alimentar ou dietético; 3. inquérito bioquímico; e 4. inquérito clínico (Fig. 2.11).

Os inquéritos socioeconômico e dietético analisam o problema no período pré-patogênico, avaliam os fatores que existem na população e o risco a que está exposta. Essa metodologia apenas descreve o risco dessa população estar subnutrida. É necessário analisar os demais componentes do inquérito nutricional, ou seja, os inquéritos bioquímico e clínico. O inquérito bioquímico é particularmente útil quanto ao metabolismo proteico, ao mesmo tempo que permite a avaliação da concentração sanguínea ou de excreção urinária de vários nutrientes ou de seus metabólitos, podendo assinalar a situação das reservas orgânicas. No entanto, é necessário lembrar que a maior contribuição da avaliação bioquímica refere-se à investigação de carências específicas de micronutrientes, como na hipovitaminose A e na anemia ferropriva. O inquérito clínico, incluindo a antropometria, objetiva demonstrar a existência de alterações anatômicas, ou seja, sinais clínicos bem definidos e característicos das doenças nutricionais.

## QUAL É A QUANTIDADE TOTAL DE PROTEÍNA NO ORGANISMO? QUAIS SÃO OS TECIDOS MAIS RELEVANTES DO PONTO DE VISTA DO METABOLISMO PROTEICO?

O corpo de um adulto de 70 kg contém por volta de 10 a 13 kg de proteína, que estão distribuídos nos diferentes tecidos do organismo. Não há reservas de proteínas em humanos, portanto sua perda resulta em alterações da estrutura celular e as diferentes funções dos tecidos ficam prejudicadas. A proteína do organismo é encontrada em maior parte no músculo esquelético e, em menor parte, no *pool* de proteínas viscerais. Esta última compreende tanto proteínas do soro, eritrócitos, granulócitos e linfócitos quanto as provenientes do fígado, dos rins, do pâncreas e do coração. As proteínas do músculo esquelético, denominadas também

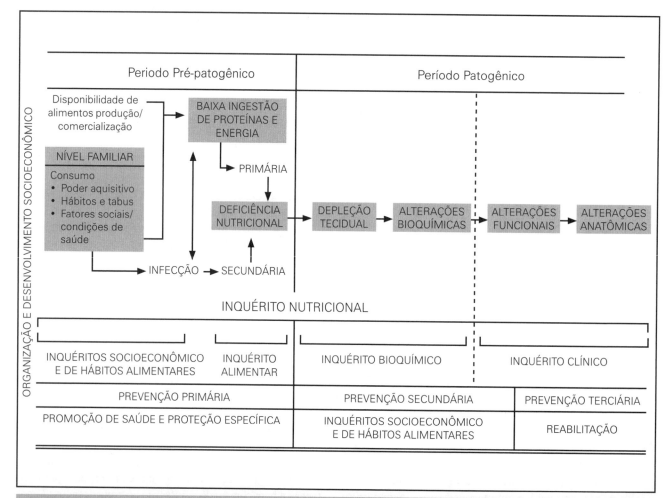

**Figura 2.11** – *História natural da desnutrição proteico-calórica. Métodos de avaliação.*

proteínas somáticas, e as proteínas das vísceras constituem as proteínas disponíveis do organismo. As outras proteínas componentes do organismo são encontradas no tecido conectivo intracelular e na estrutura não celular da cartilagem.

## Quais são os principais métodos utilizados na avaliação do estado nutricional proteico?

Os principais métodos são: 1. proteína somática; 2. proteína visceral; 3. alterações metabólicas; e 4. função muscular e função imune (Fig. 2.12).

Na avaliação da proteína somática são usadas a excreção urinária de creatinina (frequentemente expressa como índice creatinina/altura) e de 3-metil-histidina. Esta última é usada para avaliar a depleção proteica da massa muscular em crianças com marasmo e o grau de repleção após longo tempo de recuperação nutricional. Esse parâmetro também é utilizado em condições de sepse generalizada e traumas.

Para avaliar o estado da proteína visceral são medidas as concentrações de uma ou mais proteínas plasmáticas. As mais utilizadas são as proteínas totais plasmáticas, como albumina, transferrina, proteínas transportadoras de retinol e pré-albumina unida à tiroxina. As determinações de albumina e transferrina são as mais frequentes em pacientes hospitalizados e essas dosagens não são recomendadas para verificação das alterações agudas do estado nutricional proteico.

Para acompanhar as alterações agudas da proteína visceral, durante a convalescença, utiliza-se a proteína transportadora de retinol e tiroxina unida à pré-albumina. Essas proteínas séricas existem em pequena quantidade no organismo, têm uma meia-vida curta e uma especificidade relativamente alta quando comparadas à albumina e à transferrina. Atualmente, está aumentando o uso de somatomedina-C ou IGF-I (*insulin-like growth factor-I*) na avaliação do estado nutricional proteico. Existem evidências de que é um dos métodos mais sensíveis para determinar as alterações agudas do estado nutricional proteico quando comparado com as outras proteínas plasmáticas.

Para diferenciar o kwashiorkor do marasmo, alguns parâmetros bioquímicos podem ser usados. O índice hidroxiprolina em combinação com a razão de aminoácidos essenciais e não essenciais no plasma tem sido utilizado, apesar de serem determinações de baixa sensibilidade e especificidade. Em pacientes hospitalizados, a excreção de ureia na urina de 24 horas, junto com os dados da ingestão de nitrogênio, é necessária para estimar o balanço nitrogenado. Essas determinações são importantes na avaliação de pacientes em recuperação nutricional.

Os índices funcionais do estado nutricional proteico referem-se à função muscular e a determinações imunológicas. A função muscular diz respeito à determinação da contratilidade muscular e da velocidade de relaxação. Testes de imunocompetência são algumas vezes usados como índices funcionais de estado proteico. Todos os parâmetros do sistema imune podem ser prejudicados na deficiência nutricional. Essas determinações imunológicas incluem contagem de linfócitos, hipersensibilidade cutânea, determinação de linfócitos timo-dependentes etc.

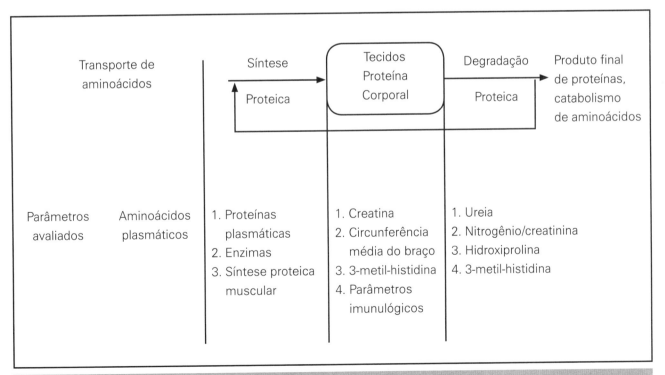

**Figura 2.12** – *Avaliação bioquímica do estado nutricional proteico em diferentes etapas metabólicas. Fonte: adaptado de Young et al., 1990.*

## Quais são as principais alterações no organismo com a ingestão de dietas hipoproteicas?

Uma baixa ingestão proteica pode ser bem tolerada por adultos e crianças dependendo da qualidade da proteína ingerida e do nível da ingestão energética. O nitrogênio urinário reduz drasticamente com a ingestão de dietas hipoproteicas, indicando um mecanismo de adaptação do organismo. Após quatro a cinco dias de balanço nitrogenado negativo, o equilíbrio é restabelecido em um nível menor. Se continuar o balanço nitrogenado negativo, o organismo não consegue adaptar-se e a deficiência proteica é acompanhada de edema, perda de massa muscular, fígado gorduroso, dermatose, diminuição da resposta imune e debilidade geral. A deficiência proteica atinge principalmente crianças em razão de as necessidades de ingestão de proteínas e de energia por quilograma de peso corporal estarem aumentadas e existir uma grande suscetibilidade a fatores como infecção, o que aumenta as necessidades proteicas, além da incapacidade da criança em obter alimento por seus próprios meios.

A DPC revela uma variedade de alterações clínicas decorrentes de uma deficiência proteica e energética, normalmente acompanhadas de alterações fisiológicas, que são normalmente agravadas por infecções e acompanhadas por outras deficiências nutricionais, como de vitamina A e ferro.

## Quais são as formas mais graves da deficiência proteico-calórica?

As formas mais graves de DPC são o marasmo ou a deficiência energética, o kwashiorkor, caracterizado por deficiência proteica, e o marasmo-kwashiorkor, com deficiências de proteína e energia.

Marasmo é uma deficiência crônica de energia. Em estados avançados, é caracterizado por perda da massa muscular e ausência de gordura subcutânea. É encontrado em crianças de todas as idades e geralmente é decorrente da deficiência de alimentação durante o período de lactação ou do uso de fórmulas muito diluídas (Tab. 2.7).

O kwashiorkor é encontrado em crianças no último período de lactação, desmame e após desmame, geralmente com 1 a 4 anos de vida. Está associado à deficiência crônica de ingestão de proteínas, que leva a um quadro de hipoalbuminemia, edema e fígado gorduroso. A gordura subcutânea geralmente é preservada, no entanto, a perda muscular é mascarada pelo edema. O marasmo-kwashiorkor apresenta uma mistura da sintomatologia dos dois estados já comentados. Nesse caso, a perda de gordura subcutânea é acentuada, especialmente quando o edema é reduzido nas primeiras etapas do tratamento (Tab. 2.7).

**Tabela 2.7. Principais diferenças entre marasmo ou subnutrição global grave e kwashiorkor ou má nutrição proteica grave**

| Dados | Marasmo ou subnutrição grave | Kwashiorkor ou má nutrição |
|---|---|---|
| *Dieta* | | |
| Tipo | Carência global com déficit calórico de substâncias histoplásticas e de elementos protetores: conservação das relações normais quantitativas entre os elementos do complexo nutriente | Carência predominante de proteínas com ingestão calórica pouco alterada. Perda do equilíbrio quantitativo entre os elementos do complexo nutriente |
| Ingestão | Contínua | Intermitente |
| *Dados clínicos* | | |
| Idade prevalente | 0 a 12 meses | 24 a 48 meses |
| Edema clínico | Ausente | Presente |
| Atrofia muscular | Presente | Presente |
| Gordura subcutânea | Ausente | Presente |
| Lesões de pele | Menos intensas | Frequentes |
| Alterações de cabelos | Raras | Frequentes |
| Alterações bioquímicas | Raras | Mais intensas |
| Esteatose hepática | Mínima | Intensa |

## QUAIS SÃO AS ETAPAS NA RECUPERAÇÃO NUTRICIONAL DAS CRIANÇAS DESNUTRIDAS?

Na recuperação do desnutrido, em geral é necessário tratar o episódio agudo com a supressão de outras doenças associadas, como infecções, e, finalmente, uma dieta adequada. Com a recuperação nutricional desaparecem as lesões anatômicas, há normalização da fisiologia orgânica, correção das alterações bioquímicas e, finalmente, o acúmulo normal das reservas de nutrientes. Nesse caso, todos os parâmetros bioquímicos analisados voltarão aos valores normais (Fig. 2.13).

## CONSIDERAÇÕES FINAIS

Apesar de a diminuição da incidência de desnutrição proteica ser um fato comprovado, esse nutriente ainda é considerado um elemento fundamental em todos os processos fisiológicos e bioquímicos do organismo, nas mais diversas faixas etárias.

É necessário salientar que, para o completo aproveitamento das proteínas, é necessário que sejam satisfeitas as respectivas necessidades dos outros nutrientes. Dessa forma, garante-se que as proteínas sejam destinadas à síntese proteica, como reparação e manutenção dos tecidos, e ao processo de crescimento e desenvolvimento (Fig. 2.14).

## BIBLIOGRAFIA CONSULTADA

Abumrad NN, Kim S, Molina DE. Regulation of gut glutamine metabolism: roles of hormones and cytokines. Proc Nutr. 1994;54(2):419-47.

Adibi SA. The oligopeptide transporter (Pept-1) in human intestine: biology and function. Gastroenterology. 1997;113(1):332-40.

Antonio J, Street C. Glutamine: a potentially useful supplement for athletes. Can J Appl Physiol. 1999;24(1):1-14.

Bronner F. Nutrition and health: topics and controversies. (CRC Press Series on Modern Nutrition). Boca Raton: CRC Press, 1995. 250p.

Campbel WW, Evans WL. Protein requirements of elderly people. Eur J Clin Nutr. 1996;50(suppl):5180-5.

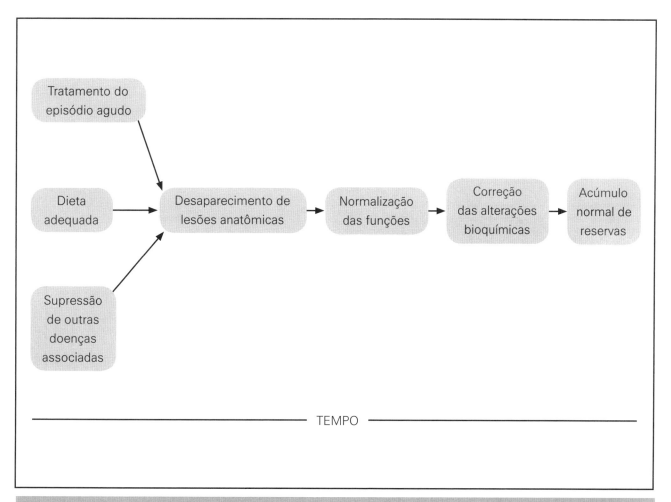

**Figura 2.13** – *Reabilitação do desnutrido.*

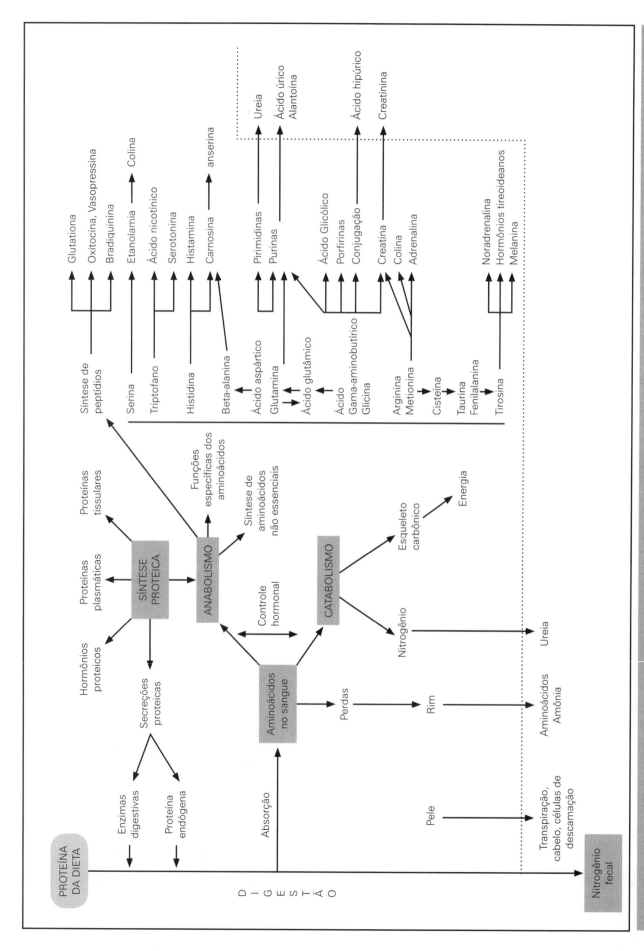

**Figura 2.14** – *Resumo geral do metabolismo proteico em mamíferos.*

Champe PC, Harvey RA. Lippincott's illustrated: Biochemistry. 2nd ed. Philadelphia: JB Lippincott Company, 1994.

De Angelis RC, Tirapegui J. Fisiologia da nutrição humana. Aspectos básicos, aplicados e funcionais. São Paulo: Atheneu, 2007. 565p.

Dewey KG, Beaton G, Fjeld C, Lönnerdal B, Reeds P. Protein requirements of infants and children. Eur J Clin Nutr. 1996;50(suppl):5119-50.

Donato J Jr, Pedrosa RG, Cruzat VF, Pires I, Tirapegui J. Effects of leucine supplementation on the body composition and protein nutritional status of adult rats submitted to food restriction. Nutrition. 2006;22(5):520-7.

Dupuy NA, Mermel VL. Focus on nutrition St. Louis: Mosby, 1995. p.95-114.

Fouillet H, Bos C, Gaudichon C, Tomé D. Approaches to quantifying protein metabolism in response to nutrient ingestion. J Nutr. 2002;132(10):3208S-18S.

Gibson RS. Principles of nutritional assessment. New York: Oxford University Press, 1990.

Gomes MR, Oliveira Pires IS, Castro IA, Tirapegui J. Effect of protein restriction on plasma and tissue levels of insulin-like growth factor-1 (IGF-1) in adult rats. Nutr Res. 2003;23:1239-50.

Kimball SR. Regulation of global and specific mRNA translation by amino acids. J Nutr. 2002;132(5):883-6.

Kriengsinyos W, Rafii M, Wykes LJ, Ball RO, Pencharz PB. Long-term effects of histidine depletion on whole-body protein metabolism in healthy adults. J Nutr. 2002;132(11):3340-8.

Laidlaw SA, Kopple JD. Newer concepts of the indispensable amino acids. Am J Clin Nutr. 1987;46(4):593-605.

Lemon PW, Proctor DN. Protein intake and atletic performance. Sport Med. 1991;12(5):313-25.

Lemon PW. Is increased dietary protein necessary or beneficial for individuais with a physically active lifestyle? Nutr Rev. 1996;54(4 Pt 2):S169-75.

Millward DJ, Jackson AA, Price G, Rivers JP. Human amino acid and protein requirements: current dilemmas and uncertainties. Nutr Res Rev. 1989;2(1):109-32.

Millward DJ, Price GM, Pacy PJ, Halliday D. Maintenance protein requirements: the need for conceptual re-evaluation. Proc Nutr. 1990;49(3):473-87.

Millward DJ. Can we define indispensable amino acid requirements and assess protein quality in adult? J Nutr. 1994;124(8 Suppl):15095-155.

Millward DJ. The nutritional value of plant-based diet in relation to human amino acid and protein requirement. Proc Nutr. 1999;58(2):249-60.

Morens C, Gaudichon C, Metges CC, Fromentin G, Baglieri A, Even PC, et al. A high-protein meal exceeds anabolic and catabolic capacities in rats adapted to a normal protein diet. J Nutr. 2000;130(9):2312-21.

NRC (National Academy Press). Dietary reference intakes for energy, carbohydrates, fiber, fat, protein and amino acids (macronutrients). Washington, DC: National Academy Press 2002.

Pedrosa GP, Tirapegui J, Rogero MM, Salgado MM, Ueda M. Assessment of the nutritional status of rats submitted to food restriction and/or physical exercise. Nutr Res. 2004;24:923-34.

Rasmussen BB, Phillips SM. Contractile and nutritional regulation of human muscle growth. Exerc Sport Sci Rev. 2003;31(3):127-31.

Reeds PJ, Garlick PJ. Protein and amino acid requirements and the composition of complementary foods. J Nutr. 2003;133(9):29535-615.

Reeds PJ. Dispensable and indispensable amino acids for humans. J Nutr. 2000;130(7):1835S-40S.

Rennie MJ, Bohe J, Wolfe RR. Latency, duration and dose response relationships of amino acid effects on human muscle protein synthesis. J Nutr. 2002;132(10):3225S-7S.

Rogero MM, Tirapegui J. Aspectos atuais sobre aminoácidos de cadeia ramificada e exercício físico. Rev Bras Cienc Farm. 2008;44(4):563-75.

Rogero MM, Tirapegui J, Pedrosa RG, Pires ISO, Castro IA. Plasma and tissue glutamine response to acute and chronic supplementation with L-glutamine and L-alanyl-L-glutamine in rats. Nutr Res. 2004;24(4):261-70.

Rogero MM, Tirapegui J. Aspectos nutricionais sobre glutamina e atividade física. Nutrire Rev Soc Bras Aliment Nutr. 2003;25:101-26.

Rogero MM, Tirapegui, J. Aspectos atuais sobre glutamina, atividade física e sistema imune. Rev Bras Cien Farm. 2000;36(2):201-12.

Sarwar G, McDonough FE. Evaluation of protein digestibility corrected amino acid score method for assesing protein quality of foods. J Assoc Off Anal Chem. 1990;73(3):347-56.

Suryawan A, Hawes JW, Harris RA, Shimomura Y, Jenkins AE, Hutson SM. A molecular model of human branched-chain amino acid metabolism. Am J Clin Nutr. 1998;68(1):72-81.

Terada T, Sawada K, Saito H, Hashimoto Y, Inui K. Functional characteristics of basolateral peptide transporter in the human intestinal cell line Caco-2. Am J Physiol. 1999;276(6 Pt 1):G1435-41.

Thamotharan M, Bawani SZ, Zhou X, Adibi SA. Functional and molecular expression of intestinal oligopeptide transporter (Pept-1) after a brief fast. Metabolism. 1999;48(6):681-4.

Thamotharan M, Bawani SZ, Zhou X, Adibi SA. Hormonal regulation of oligopeptide transporter Pept-l in a human intestinal cell line. Am J Physiol. 1999;276:C821-6.

Tirapegui J, Yahya ZA, Bates PC, Millward DJ. Dietary energy, glucocorticoids and the regulation of long bone and muscle growth in the rat. Clin Sci. 1994;87(5):599-606.

Tirapegui J. Effect of insulin-like growth factor-1 on muscle and bone growth in experimental model. Int J Food Sci Nutr. 1999;50:231-6.

Tirapegui J, Ribeiro SML. Avaliação do estado nutricional: teoria e prática. Rio de Janeiro: Guanabara Koogan, 2009. 348p.

Tirapegui J. Nutrição, metabolismo e suplementação na atividade física. 2ª ed. São Paulo: Atheneu, 2012. 455p.

Tomé D, Bos C. Dietary protein and nitrogen utilization. J Nutr. 2000;130(7):18685-735.

Wagenmakers AJ. Muscle amino acid metabolism at rest and during exercise: role in human physiology and metabolismo. Exerc Spon Sci Rev. 1998;26:287-314.

Wagenmakers AJ. Protein and amino acid metabolism in human muscle. Adv Exp Med Biol. 1998;441:307-19.

Waterlow JC, Garlick PJ, Millward DJ. Protein turnover in mammalian tissue and the whole body. Amsterdam: North Holland Biomedical Press/Elsevier, 1978.

Waterlow JC. The requirements of adult man for indispensable amino acids. J Clin Nutr. 1996;50(Suppl 1):S151-76.

WHO. Energy and protein requirements. Report of a Joint FAO/WHO/UNU Expert Consultation. Technical Report Series 724. Geneva: World Health Organization, 1985.

Wolfe RR. Effects of amino acid intake on anabolic processes. Can J Appl Physiol. 2001;26 Suppl:S220-7.

Wolfe RR. Regulation of muscle protein by amino acids. J Nutr. 2002;132(10):3219S-24S.

Young VR, Marchini JS, Cortiella J. Assessment of protein nutritional status. J Nutr. 1990;120 Suppl 11:1496-502.

Young VR, Pellett PL. Protein evaluation, amino acid scoring and the food and drug administrations proposed food labeling regulations. J Nutr. 1991;121(1):145-50.

Young VR. Adult amino acid requirements: the case for a major revision in current recommendations. J Nutr. 1994;124(8 Suppl):1517S-23S.

Young VR. Marchini JS. Mechanism and nutritional significance of metabolic response altered intake of protein and amino acid with reference to nutritional adaptation in human. Am J Clin Nutr. 1990;51(2):270-89.

Young VR, Pellett PL. Plant proteins in relation to human protein and amino acid nutrition. Am J Clin Nutr. 1994;59(5 Suppl):1203S-12S.

# Carboidratos

Luciana Rossi • Julio Tirapegui

## Introdução

Os carboidratos representam a mais importante fonte de energia proveniente da dieta em todo o mundo, fornecendo ao organismo energia rápida, assim como contribuindo com o maior aporte calórico total da dieta (60% a 70% do valor calórico total). Estão disponíveis em abundância nos alimentos e são as mais baratas fontes de energia. Os carboidratos são obtidos primariamente dos alimentos de origem vegetal e podem ser divididos em açúcares simples (sacarose) ou complexos (amido). A fibra dietética é uma mistura complexa de algumas substâncias (nem todas carboidratos), que não são digeridas pelo trato gastrintestinal humano. Pesquisas epidemiológicas sobre o papel da fibra dietética têm apresentado evidências correlacionando o consumo de fibra e seu efeito protetor contra doenças, como constipação, diverticulite, câncer de cólon, hemorroidas, entre outras.

Neste capítulo serão respondidas basicamente as perguntas mais comuns relacionadas com esse tema, visando a fornecer informações de maneira fácil e didática sobre a importância dos carboidratos na nutrição humana.

## Por que o termo carboidrato para designar os açúcares?

O termo carboidrato se originou do fato de que os compostos naturais dessa classe, poli-hidroxialdeídos ou cetonas, eram "carbonos hidratados" e poderiam ser representados pela fórmula genérica: $C_n(H_2O)_n$. A proporção de 1:2:1 entre os átomos de carbono, hidrogênio e oxigênio é em geral mantida, reforçando a ideia de carbono hidratado. Porém, em 1924, a Comissão Internacional de Nomenclatura passou a recomendar a denominação glícides (do grego *glicos* = doce) para essa classe de compostos. No reino vegetal, os carboidratos são produzidos e armazenados por todas as plantas como fonte principal de energia. Nos seres humanos, o tecido muscular durante a glicogênese produz glicogênio, que é a forma pela qual o carboidrato é armazenado como fonte de energia para a produção de trabalho mecânico.

## Qual a importância nutricional do carboidrato?

Nutricionalmente, os carboidratos representam na alimentação humana cerca de 40% a 80% do VCT (valor calórico total) ingerido diariamente, sendo a maior fonte energética da alimentação. O amido compreende cerca de 50% do VCT; a sacarose, cerca de 30%; a lactose, cerca de 30% e a maltose, de 1% a 2%. Trealose, glicose, frutose, sorbitol, celulose, hemicelulose e pectinas perfazem o total restante.

Seu papel fisiológico é fundamental para o organismo, pois constituem sua principal fonte de energia. Metabólitos da glicose, como o ácido glicurônico, atuam no fígado combinando-se com toxinas bacterianas e químicas, para convertê-las em uma forma na qual possam ser excretadas. A glicose é indispensável para a manutenção da integridade funcional do tecido nervoso; a presença dos carboidratos é necessária para o metabolismo normal de gorduras; alguns carboidratos são fermentados no intestino grosso, fazendo com que a flora bacteriana atue na síntese de vitaminas. Os carboidratos e seus derivados servem como precursores de componentes estruturais da célula, como os ácidos nucleicos, a matriz do tecido conjuntivo e os galactosídeos do tecido nervoso. Além disso, os carboidratos têm papel fundamental relacionado com alterações na secreção de insulina, presente no desenvolvimento de doenças coronarianas, obesidade, síndrome metabólica e diabetes tipo II.

## Qual a relação entre carboidratos e obesidade?

Os dados epidemiológicos revelam cada vez mais que a obesidade é um problema emergente tanto no Brasil quanto em todo o mundo. A relação existente entre obesidade e riscos para a saúde em termos de enfermidades cardiovasculares, câncer (mama, útero, cólon, reto, próstata etc.), hipertensão, hipercolesterolemia (colesterol acima de 250 mg/dL) e diabetes tipo II, além de problemas psicológicos, já está bem estabelecida, o que torna o controle dessas situações ainda mais necessário. A obesidade possui uma etiologia multifatorial, que inclui fatores ambientais e até mesmo genéticos. Dentre os mais importantes que determinam o crescimento da obesidade no mundo, pode-se citar: desequilíbrio entre ingestão e gasto calórico (excesso no consumo de energia) e inatividade física.

O excesso da ingestão de calorias resulta em um acúmulo de gordura no organismo na forma de triglicérides. Por isso a composição da dieta e o equilíbrio entre os macronutrientes (carboidratos, gorduras e proteínas) são fundamentais. Os indivíduos obesos têm tendência a ingerir uma maior quantidade de alimentos com alto teor de gordura, levando-se em consideração que cada grama de gordura equivale a 9 calorias; os carboidratos e proteínas fornecem 4 calorias e há uma alta densidade energética proveniente desses alimentos. Os conceitos aqui expostos ajudaram a quebrar o mito de que os principais componentes da dieta responsáveis pelo excesso de peso seriam os alimentos ricos em carboidratos. Na realidade, muitos alimentos preparados à base de açúcares também possuem alto teor de gordura. Levando em conta a densidade calórica, a gordura viria a contribuir muito mais com as calorias totais desses alimentos. Assim, percebe-se que os hábitos alimentares exercem grande influência na perpetuação da obesidade, mais do que um nutriente isoladamente.

## Há diferenças nas formas de armazenamento de carboidratos entre os reinos vegetal e animal?

Sim. No reino vegetal, os amidos são a principal forma de estoque de carboidratos e funcionam como um depósito para futura utilização das plantas. O amido vegetal constitui cerca de 30% da ingestão total de carboidratos da dieta, tornando-se, assim, uma fonte dietética de grande importância. As principais estruturas constituintes do amido são a amilose, com unidades de glicose que formam uma cadeia reta com ligações alfa-1→4 (de 70% a 80% do amido), e a amilopectina, que, além das ligações alfa-1→4, possui unidades de glicose que formam cadeias ramificadas com

ligações do tipo alfa-1→6 (de 20% a 30% do amido). A proporção de cada uma dessas formas de amido é típica para cada espécie vegetal na natureza. Os grânulos de amido se encontram encerrados em uma parede de celulose dentro da célula vegetal e são insolúveis em água fria. O cozimento ajuda a romper essa parede celulósica e torna o amido mais biodisponível para o organismo através da digestão enzimática. Levando-se em conta a digestibilidade do amido, uma classificação fisiológica considera a existência de frações de amido, que, assim como as fibras, não são digeridas pelas enzimas do trato gastrointestinal humano (Tab. 3.1). Esse tipo não disponível para o organismo recebe a denominação de polissacarídeo não amido ou amido-resistente.

### Tabela 3.1. Tipos de amidos resistentes

| Tipo I | Grãos de amido fisicamente aderidos à matriz do alimento |
|---|---|
| Tipo II | Amido nativo presente no alimento não cozido |
| Tipo III | Encontrado em alimentos processados à temperatura e umidade elevados, constituído principalmente por amilose retrogradada |
| Tipo IV | Amido quimicamente modificado |

No ser humano e em outros animais, a forma de armazenamento de carboidratos é o glicogênio, que constitui a fonte primária e mais disponível de glicose e energia para o metabolismo. Estruturalmente, o glicogênio é uma grande cadeia ramificada (como a amilopectina) de resíduos de glicose. As ligações entre as unidades de glicose são do tipo alfa-1→4 e, nas ramificações, alfa-1→6. Essas ramificações são responsáveis pela solubilidade do glicogênio e pela melhor disponibilidade da glicose no organismo. Os estoques energéticos de carboidratos estão localizados nos músculos (79% do total) ou no fígado (14% do total) na forma de glicogênio (glicose). Se o carboidrato fosse o único combustível metabolizado durante o exercício físico moderado (50% a 60% $VO_{2máx}$), seria totalmente consumido em duas horas. A quantidade armazenada no fígado e nos músculos é de cerca de 340 g, o que representa aproximadamente 1.360 calorias.

## Como se define doçura para os carboidratos e qual o grau de doçura entre os diversos tipos?

Os gostos fundamentais, ou ditos primários, são o doce – que é representado pela sacarose –, o salgado – representado pelo cloreto de sódio –, o ácido – representado pelo ácido cítrico – e, finalmente, o amargo – representado pelo quinino. Existem também os chamados gostos secundários, que são constituídos por metálico, picante, adstringente e refrescante. A doçura é uma propriedade que se encaixa nas primárias, sendo devida à presença de íons hidroxila, e é caracterizada pelos carboidratos simples, como frutose, glicose, sacarose, entre outros.

Para a classificação da doçura, toma-se como referência o dissacarídeo sacarose (glicose + frutose), isto pelo fato de o açúcar de mesa ser o mais utilizado e difundido na maioria das populações e de não possuir um sabor residual, comumente encontrado nos edulcorantes ou adoçantes artificiais (sacarina, ciclamato etc.). Assim, ao se comparar com outros carboidratos, é estabelecida uma doçura em relação à sacarose, à qual é atribuído o valor 1 (Tab. 3.2).

## Como se classificam os carboidratos?

A classificação dos carboidratos pode ser feita com base em inúmeros parâmetros. A mais usada se baseia em sua digestibilidade. Esta nada mais é do que a fração do carboidrato digerida pelas enzimas do trato gastrintestinal humano, absorvida e aproveitada no metabolismo. A tabela 3.3 mostra essa classificação.

### Tabela 3.2. Doçura de alguns carboidratos e edulcorantes

| Carboidrato | Fontes | Doçura | Energia (kcal) |
|---|---|---|---|
| Sacarose | Cana-de-açúcar e beterraba | 1,0 | 4 |
| Frutose | Frutas e mel | 1,2 | 4 |
| Glicose | Frutas | 0,6 | 4 |
| Sorbitol | Frutas e algas vermelhas | 0,5 | 4 |
| Manitol | Frutas e vegetais | 0,45 | 4 |
| Isomalte | – | 0,4 | 4 |
| Maltitol | – | 0,85 | 4 |
| *Edulcorantes* | *Fontes* | *Doçura* | *Energia (kcal)* |
| Sacarina | – | 300 | 0 |
| Ciclamato | – | 30 | 0 |
| Aspartame | – | 180 | 4 |
| Esteviosídeo | – | 300 | 0 |
| Sucralose | – | 600 | 0 |

### Tabela 3.3. Classificação dos diversos tipos de carboidratos baseada em sua digestibilidade

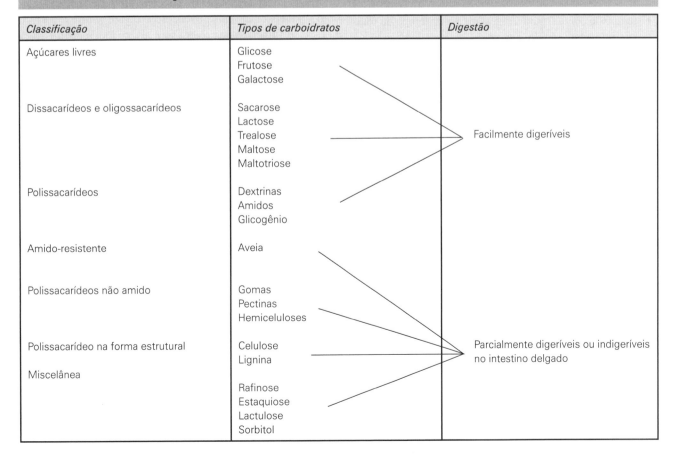

| Classificação | Tipos de carboidratos | Digestão |
|---|---|---|
| Açúcares livres | Glicose / Frutose / Galactose | Facilmente digeríveis |
| Dissacarídeos e oligossacarídeos | Sacarose / Lactose / Trealose / Maltose / Maltotriose | Facilmente digeríveis |
| Polissacarídeos | Dextrinas / Amidos / Glicogênio | Facilmente digeríveis |
| Amido-resistente | Aveia | Parcialmente digeríveis ou indigeríveis no intestino delgado |
| Polissacarídeos não amido | Gomas / Pectinas / Hemiceluloses | Parcialmente digeríveis ou indigeríveis no intestino delgado |
| Polissacarídeo na forma estrutural | Celulose / Lignina | Parcialmente digeríveis ou indigeríveis no intestino delgado |
| Miscelânea | Rafinose / Estaquiose / Lactulose / Sorbitol | Parcialmente digeríveis ou indigeríveis no intestino delgado |

# 38 NUTRIÇÃO: FUNDAMENTOS E ASPECTOS ATUAIS

Outra classificação muito empregada é a do IG (índice glicêmico). Levando-se em consideração que o consumo de alimentos fontes de carboidrato elevam a glicemia basal, foi proposta uma classificação fisiológica dessa alteração glicêmica. Assim, os carboidratos digeridos e absorvidos rapidamente pelo organismo são denominados AIG (alto índice glicêmico), já os que são mais lentamente digeridos e absorvidos são BIG (baixo índice glicêmico); porém, os que apresentam resposta entre um e outro comportamento são os de MIG (moderado índice glicêmico). Existem inúmeras tabela com o IG de alimentos selecionados que podem auxiliar na prescrição nutricional, tanto na área clínica (p. ex.: diabetes, síndrome metabólica e obesidade) quanto na de esportes e rendimento.

## QUAIS SÃO OS FATORES QUE AFETAM A ABSORÇÃO DOS CARBOIDRATOS E DE OUTROS NUTRIENTES NOS SERES HUMANOS?

Entre os fatores que afetam tanto a digestão quanto a absorção de carboidratos, pode-se citar:

- Forma em que o carboidrato é ingerido (p. ex.: monossacarídeo, amido-resistente, oligossacarídeo etc.);
- digestibilidade (p. ex.: amido facilmente digerível, parcialmente ou indigerível);
- esvaziamento gástrico (p. ex.: tipo de alimento, como gordura, carboidrato, proteína etc.);
- capacidade digestiva intralumial do pâncreas e da bile (p. ex.: enzimas gastrointestinais);
- tempo de contato para a digestão (p. ex.: tempo de trânsito intestinal: rápido, lento etc.);
- tempo de contato para a absorção (p. ex.: tempo de trânsito entre boca e ceco); e
- superfície de contato:
  - comprimento do intestino;
  - superfície dos vilos;

- função de enzimas carreadoras; e
- conteúdo enzimático da borda em escova.

## O QUE É FIBRA ALIMENTAR E COMO PODE SER CLASSIFICADA? QUAL SUA RELAÇÃO COM DOENÇAS CRÔNICO-DEGENERATIVAS? QUAL A RECOMENDAÇÃO DE INGESTÃO?

A fibra é o componente estrutural vegetal (parede celular) que não é digerido pelas enzimas do trato gastrintestinal humano. Uma definição mais atual foi proposta e considera a fibra dietética como aquela composta por polissacarídeo, com exceção do amido e lignina (que não é exatamente um carboidrato), que não são digeridos ou absorvidos no intestino delgado dos seres humanos.

A classificação leva em consideração a ação fisiológica da fibra, que está relacionada com sua capacidade de retenção de água ou não. É portanto, dividida em duas categorias: fibras solúveis e insolúveis (Tab. 3.4).

A associação entre fibras e prevenção de doenças crônico-degenerativas surgiu da observação da relação direta entre aumento do consumo de produtos refinados (sem fibras) e o risco de câncer colorretal, entre outras enfermidades. Utilizando-se métodos estatísticos, constatou-se ainda a maior incidência de câncer de cólon, diverticulite, colite ulcerativa, hemorroidas e outras enfermidades relacionadas à diminuição da quantidade de fibras e carboidratos complexos na dieta. Em diversas pesquisas, ao longo dos anos, vêm-se constatando que dietas com alto teor de fibras, tanto solúveis quanto insolúveis (85% de alimentos vegetais e 15% de alimentos de origem animal), podem reduzir o risco de doenças coronarianas e câncer de mama.

Não se sabe exatamente quais componentes da fibra são fisiologicamente importantes ao longo do tempo, mas seu consumo está relacionado a uma menor incidência de doença cardiovascular, câncer de cólon, diabetes e diversos distúrbios gastrointestinais. A recomendação é ingerir

## Tabela 3.4. Classificação das fibras dietéticas, suas fontes alimentares e ações fisiológicas

| Classificação | Tipos de fibra | Alimentos | Ação fisiológica |
|---|---|---|---|
| Solúveis em água | Pectina<br>Algumas hemiceluloses<br>Polifenóis solúveis<br>Gomas<br>Mucilagens | Frutas cítricas, maçã, abacate, legumes, cevada, aveia e centeio. | Retardam o esvaziamento gástrico, trânsito intestinal, absorção de glicose e lipídios e reduzem colesterol. |
| Insolúveis em água | Celulose<br>Hemiceluloses<br>Ligninas<br>Cutinas<br>Cera<br>Produtos de Maillard<br>Amido-resistente | Vegetais folhosos, grãos integrais e seus derivados (farelos), grandes quantidades no trigo e milho. | Aceleram o trânsito intestinal, retardam a absorção de glicose e lipídios e aumentam o peso das fezes. |

## Quais são os principais carboidratos constituintes da dieta?

Os principais carboidratos dietéticos podem ser resumidos na tabela 3.5.

## Como ocorrem a digestão e a absorção de carboidratos?

A digestão dos carboidratos se inicia na boca (Fig. 3.1), sob ação da enzima ptialina (amilase salivar), enzima que digere o amido clivando as ligações alfa-1→4 entre as moléculas de glicose e hidrolisando-as até dextrinas (ou isomaltase) e maltose. A hidrólise da amilopectina e do glicogênio gera produtos similares, além das dextrinas limites. A amilase salivar continua agindo até chegar ao estômago, onde o pH ácido a inativa. No intestino delgado, a enzima amilase pancreática continua a digestão dos carboidratos iniciada na boca, isto é, a digestão dos amidos em dextrinas e maltose. Pode-se dizer que a maior parte da digestão dos carboidratos ocorre no intestino delgado (mais especificamente no duodeno), e essa digestão não ocorre somente no lúmen, mas também na membrana da borda em escova do enterócito, onde a enzima maltase transforma a maltose em duas glicoses. Ainda nessa superfície epitelial, existem as enzimas sacarase, lactase e isomaltase que, respectivamente, atuam na clivagem até monossacarídeos dos seguintes substratos: sacarose, lactose e isomaltose. Assim, no final da digestão, há os seguintes monossacarídeos: glicose, galactose e frutose, que são absorvidos pelo enterócito.

Inicia-se, então, o processo de absorção, que nada mais é do que o transporte de substratos do lúmen intestinal, através da barreira das células epiteliais da mucosa, para o sangue e o sistema linfático. As moléculas podem penetrar na membrana lipídica através de diversos mecanismos: difusão passiva simples, difusão facilitada através de carreador, transporte ativo e pinocitose. O transporte de monossacarídeos pela membrana intestinal requer gasto de energia. Tanto a galactose quanto a glicose são absorvidas pelo chamado transporte ativo sódio-dependente (SGLT 1 e 2) e também por difusão facilitada (GLUT 2); já a frutose é absorvida por difusão facilitada (GLUT 5) (Fig. 3.2).

## Qual a importância da manutenção da glicemia? Como esse controle é feito?

A glicemia é a concentração sanguínea de glicose de um indivíduo. Em jejum, essa concentração é de 100 a 110 mg/dL de sangue. A faixa de oscilação desse valor não é muito grande e é estreitamente regulada por dois hormônios secretados pelas ilhotas de Langerhans do pâncreas: a insulina (células beta) e o glucagon (células alfa). Por isso mesmo, após uma refeição hiperglicídica (rica em carboidratos), a concentração não fica acima de 140 mg/dL de sangue, em indivíduos normais.

Quando há um aumento da glicemia, principalmente após uma refeição, há uma rápida resposta no sentido de secretar a insulina. Como resultado, ocorre a normalização da concentração de glicose no sangue. A insulina é um hormônio anabólico e, além disso, tem outras importantes funções, como promover o metabolismo, facilitar o transporte de glicose nos músculos, armazenar glicogênio no músculo e no fígado, entre outras. Quando há uma diminuição da glicemia, há então um estímulo para a secreção do hormônio glucagon. Este promove um aumento na glicemia por dois efeitos principais: a decomposição de glicogênio hepático (glicólise) e o aumento da síntese de glicose a partir de compostos que não são carboidratos (gliconeogênese – Fig. 3.3).

## Tabela 3.5. Principais carboidratos da dieta humana

| Fonte | Polissacarídeo | Oligossacarídeo | Dissacarídeo | Monossacarídeo | Álcool |
|---|---|---|---|---|---|
| Milho | | | | | |
| Arroz | Amido | Xarope de glicose | Maltose | Glicose | Sorbitol |
| Batata | | | | | Malitol |
| Açúcar | | | | Glicose | Manitol |
| Cana-de-açúcar | | | Sacarose | Frutose | Sorbitol |
| | | | | Glicose | Sorbitol |
| Leite | | | Lactose | Galactose | Galactiol |
| | | | | | Lactitol |

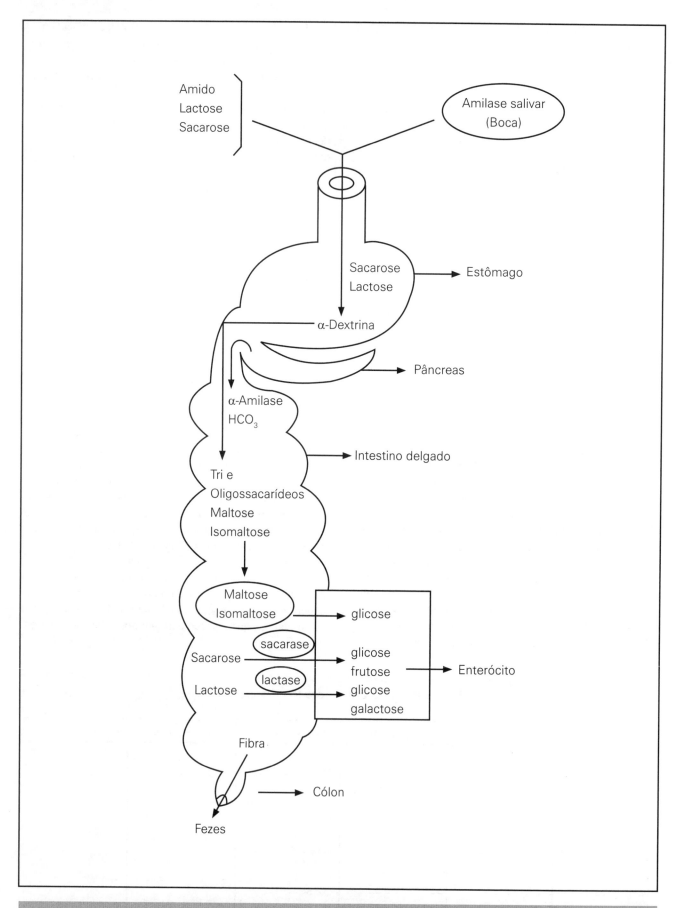

**Figura 3.1** – *Digestão dos carboidratos do trato gastrointestinal.*

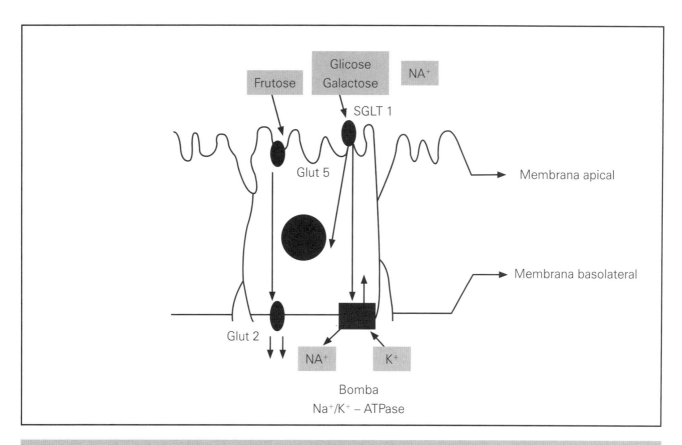

**Figura 3.2** – *Representação esquemática do transporte de frutose, glicose e galactose.*

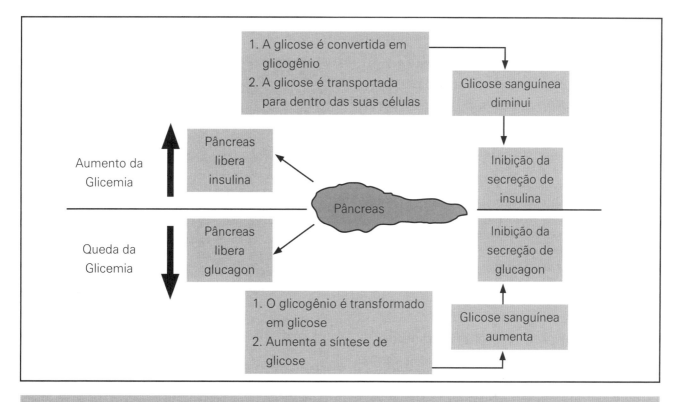

**Figura 3.3** – *Mecanismo de regulação da glicemia. Os hormônios insulina e glucagon constituem a chave nos pontos de controle para a manutenção das concentrações normais de glicose no sangue. Fonte: modificado de Wardlaw GM et al., 1994.*

A importância da manutenção da glicemia dentro da faixa de normalidade reside no fato de que, apesar de muitos tecidos poderem utilizar outros substratos energéticos (gordura e proteína) como fonte de energia, há outros que utilizam exclusivamente a glicose para esse fim. Como exemplo, cita-se o cérebro (120 g de glicose/dia), as hemácias (30 g glicose/dia), os leucócitos, a medula renal, a retina, a mucosa intestinal, o epitélio germinativo das gônadas, entre outros.

## QUAL A IMPORTÂNCIA DOS ESTOQUES DE GLICOGÊNIO DURANTE A ATIVIDADE FÍSICA? AS MANIPULAÇÕES DIETÉTICAS SÃO EFICIENTES PARA AUMENTAR OS ESTOQUES DE GLICOGÊNIO?

Durante a atividade física, dependendo de sua intensidade, há uma taxa de oxidação do glicogênio muscular. Por exemplo, em intensidades de 50%, 75% e 100% $VO_{2máx}$ há um aumento no consumo de glicogênio de 0,7, 1,4 e 3,4 mmol/kg, respectivamente. A principal consequência da depleção dos estoques de glicogênio e do baixo consumo de carboidratos é a fadiga, que é definida como a incapacidade de manter o poder de rendimento. Essa é subdividida em dois componentes: o periférico, ou muscular, e o central, ou cerebral. O tempo até o desenvolvimento da fadiga, seja ela central, seja periférica, é diretamente proporcional à concentração inicial de glicogênio. O mecanismo responsável pela fadiga, quando o glicogênio muscular é baixo, ainda é desconhecido. Como a fadiga envolve um componente do sistema nervoso central, é proposto, mas não cientificamente comprovado, que atletas com menor concentração de glicogênio muscular podem também ser mais suscetíveis a lesões.

Portanto, as manipulações dietéticas que têm como objetivo alterar a concentração de glicogênio muscular pré-exercício ou mesmo reduzir a taxa de glicogenólise durante o exercício físico têm o potencial de afetar positivamente o rendimento. Isso, em relação à fadiga, significa aumentar o tempo até a manifestação de seus sinais (p. ex.: letargia, sono, perda da concentração e coordenação motora etc.). Ainda é importante salientar que a fadiga é uma sinalização do corpo de que o nível de intensidade do exercício está impondo grande estresse (hormonal, metabólico, físico ou mental) e que ele deve ser diminuído. O ponto em questão é em que momento essa fadiga deve manifestar-se para não prejudicar os objetivos de rendimento esperados pelo praticante.

## QUAIS SÃO AS PRINCIPAIS DESORDENS RELACIONADAS COM A FALHA NO CONTROLE DA GLICEMIA EM HUMANOS?

Os principais problemas que podem ser citados são o diabetes (tipos I e II) e a hipoglicemia (jejum e reativa).

O diabetes apresenta duas formas: a insulino-dependente (tipo I) e a insulino-independente (tipo II). Ambas possuem um forte determinante genético para seu desenvolvimento, portanto, o risco é maior para aqueles indivíduos que têm antecedentes familiares da doença. O diabetes leva a um quadro de hiperglicemia e os sintomas mais comuns incluem níveis de glicose no sangue acima de 140 mg/dL, eliminação excessiva de urina (poliúria), sede (polidipsia), fome extrema (polifagia), rápida perda de peso, alterações na visão e fraqueza geral (Fig. 3.4).

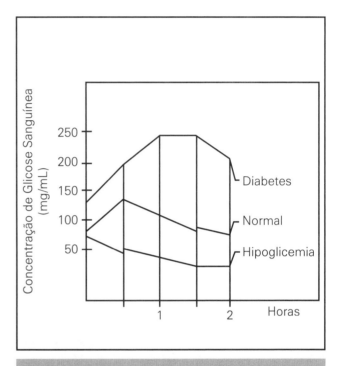

**Figura 3.4** – *Teste de tolerância à glicose e as respostas típicas dentro da normalidade e em diferentes condições clínicas.*

A hipoglicemia é a queda da glicemia (40 até 60 mg/dL – Fig. 3.4). É classificada em duas formas: reativa e de jejum. A reativa é caracterizada por irritabilidade, nervosismo, dor de cabeça, suor e confusão de duas a quatro horas após a ingestão de uma refeição, especialmente hiperglicídica. Esses sintomas estão relacionados ao fato de o cérebro utilizar apenas glicose como substrato energético. As causas da hipoglicemia reativa ainda não foram elucidadas, mas a hipótese mais provável diz respeito a uma produção exagerada de insulina pelo pâncreas, o que provocaria uma queda na glicemia. O segundo tipo, a hipoglicemia de jejum, tem como principal causa o câncer de pâncreas, que leva a uma secreção excessiva de insulina. Essa é uma forma de hipoglicemia rara. O diagnóstico da hipoglicemia é muito difícil. A maioria das pessoas em boas condições de saúde já apresentou os sintomas da hipoglicemia, causada por falta de alimentação adequada, estresse, ansiedade, depressão ou excesso de atividade física. Isso não significa que elas sofram necessariamente de alguma doença.

## O QUE É INTOLERÂNCIA À LACTOSE? POR QUE OCORRE?

A intolerância à lactose, que foi descrita pela primeira vez em 1963, é uma síndrome clínica que se caracteriza pela incapacidade de hidrolisar a lactose, o dissacarídeo do leite, nos monossacarídeos glicose e galactose. Atualmente é considerado o distúrbio gastrintestinal mais comum e cerca de 75% das pessoas no mundo, à medida que envelhecem, apresentam dificuldade de digerir o açúcar do leite. Isto se deve à ausência ou à diminuição (primária ou secundária) da enzima localizada na membrana da borda em escova: a lactase. A lactose não digerida, ao chegar ao intestino grosso, é fermentada pelas bactérias intestinais para obtenção de energia. Nesse processo de fermentação são produzidos gases (como o hidrogênio e ácidos graxos de cadeia curta) e irritantes dores intestinais, fazendo com que os indivíduos experimentem, em diferentes graus, náusea, dor, cólica, diarreia e flatulência ao consumir leite ou produtos que contenham lactose (Fig. 3.5). Alguns indivíduos apresentam sensibilidade à proteína do leite, uma reação alérgica que não deve ser confundida com a intolerância à lactose. Essa sensibilidade se deve a uma resposta do sistema imune.

## QUAL A INCIDÊNCIA DA INTOLERÂNCIA À LACTOSE NO BRASIL E NO MUNDO?

No Brasil, atinge cerca de 35 a 40 milhões de adultos. Normalmente a deficiência de lactase ocorre em 75% dos indivíduos adultos, independentemente do grupo étnico. Sua incidência no mundo é significativa e varia em determinados grupos etnológicos: 80% são prevalentes nos asiáticos, orientais, sul-americanos e negros; 90%, nos orientais adultos; 75%, nos índios americanos e menor que 20% no noroeste da Europa. Assim, conforme a capacidade de hidrolisar a lactose foi sendo estudada em diferentes populações étnicas e raciais, tornou-se evidente que o decréscimo da enzima lactase logo após o desmame e durante o início da infância é condição predominante e, portanto, normal na maioria da população mundial. A mais alta frequência de tolerância à lactose ocorre na Suécia e na Dinamarca, sugerindo vantagem seletiva nessas populações.

## QUAL A CONDUTA NUTRICIONAL PARA INDIVÍDUOS DIAGNOSTICADOS COM INTOLERÂNCIA À LACTOSE?

O alívio dos sintomas é conseguido por meio da redução ou retirada total de alimentos que contêm lactose. Um alimento rico nesse dissacarídeo é o leite. Quantidades pequenas de lactose, 5 a 10 g, contidas em aproximadamente meio copo de leite, podem produzir os sintomas. Indivíduos ditos mal digestores de lactose podem consumir um pouco de lactose (6 a 12 g) sem sentir os sintomas principais. Outras alternativas são o consumo de queijos, iogurtes e derivados do leite, que possuem baixa lactose em razão do processo de fabricação. Além disso, o acréscimo de enzima lactase (Lactaid®) em leites e produtos lácteos já está sendo empregado no mercado consumidor, sendo uma boa opção para indivíduos intolerantes.

## BIBLIOGRAFIA CONSULTADA

De Angelis RC, Tirapegui J. Fisiologia da nutrição humana: aspectos básicos, aplicados e funcionais. São Paulo: Atheneu, 2007. 565p.

Devlin TM. Manual de bioquímica com correlações clínicas. São Paulo: Edgard Blücher, 2000. 1007p.

Donaldson CM, Perry TL, Rose MC. Glycemic index and endurance performance. Int J Sport Nutr Metabol. 2010;20(2):154-65.

Foster-Powell K, Holt SH, Brand-Miller JC. International table of glycemic index and glycemic load values: 2002. Am J Clin Nutr. 2002;76(1):5-56.

Johnson LR. Gastrointestinal physiology. 5nd ed. St. Louis: Mosby, 1997. 190p.

Lehninger AL. Bioquímica: componentes moleculares das células. 2ª ed. São Paulo: Edgard Blücher, 1993.

Lobo AL, Silva GML. Amido resistente e suas propriedades físico-químicas. Rev Nutr. 2003;16(2):219-26.

Luz SS, Campos PL, Ribeiro SML, Tirapegui J. Aspectos atuais da digestão é absorção de carboidratos. Arq Gastroenterol. 1997;34(3):175-85.

Marzzoco A, Torres BB. Bioquímica básica. Rio de Janeiro: Guanabara Koogan, 1993. 232p.

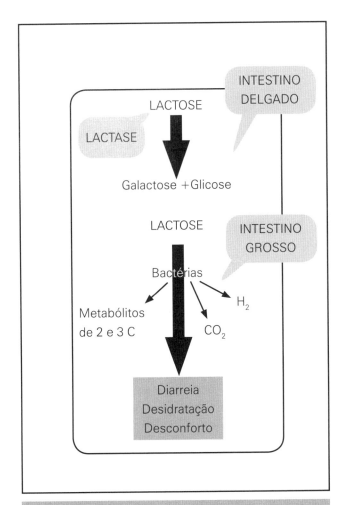

**Figura 3.5** – *Intolerância à lactose.*

National Academy of Science. Carbohydrates. In: Dietary references intake for energy, carbohydrates, fiber, fat, protein and aminoacids. Washington: National Academy of Science, 2002.

McArdle WD, Katch FI, Katch VL. Fisiologia do exercício: energia, nutrição e desempenho humano. 5ª ed. Rio de Janeiro: Guanabara Koogan, 2003. 1113p.

Pi-Sunyer FX. Glycemic index and disease. Am J Clin Nutr. 2000;76(1):290S-8S.

Shills ME, Olson JA, Shike M. Modern nutrition and heath and disease. 8ª ed. Philadelphia: Lea & Febiger, 1994. 923p.

Silva SMC, Mura JDAP. Tratado de alimentação, nutrição e dietoterapia. 2ª ed. São Paulo: Roca, 2011.

Sizer F, Whitney E. Nutrição: conceitos e controvérsias. 8ª ed. Barueri: Manole, 2003. 567p.

Tirapegui J. Nutrição, metabolismo e suplementação na atividade física. Rio de Janeiro: Atheneu, 2005. 350p.

Wardlaw GM, Insel PM, Seyler ME Contemporary nutrition: issues and insights. St Louis: Mosby, 1994. 602p.

Williams MH. Nutrition for health, fitness and Sport. 8th ed. New York: McGraw-Hill, 2007. 574p.

# 4

# Lipídios

Marcelo Macedo Rogero • Mariana de Rezende Gomes • Julio Tirapegui

## Introdução

Os lipídios são substâncias insolúveis em água, representadas, principalmente, pelos triacilgliceróis, fosfolipídios e colesterol. Os triacilgliceróis representam a forma mais abundante de lipídios encontrados nos alimentos, bem como no organismo humano. Em relação aos fosfolipídios, estes representam o principal elemento estrutural das membranas celulares, enquanto o colesterol é precursor de hormônios e constituinte da bile.

Os ácidos graxos são os principais componentes da estrutura lipídica e são classificados pela extensão da cadeia carbônica, e pelo número e posição das suas duplas ligações. A presença ou a ausência de duplas ligações nas cadeias carbônicas dos ácidos graxos caracteriza-os como insaturados ou saturados, respectivamente, enquanto a posição em que a dupla ligação ocorre lhes confere a característica ômega, e o número de carbonos existentes na cadeia classifica-os como de cadeia curta, média ou longa. Todas essas características influenciarão na função e no metabolismo dos diferentes ácidos graxos.

A ingestão de alimentos ricos em ácidos graxos saturados e colesterol é fortemente associada ao desenvolvimento de doenças cardiovasculares, enquanto a ingestão de AGPI (ácidos graxos poli-insaturados), principalmente os AGPI ômega-3, representa um fator de redução do risco de doenças cardiovasculares.

## O que são lipídios?

Lipídio é um termo genérico que inclui substâncias que são insolúveis em água, como triacilgliceróis, fosfolipídios e colesterol. Quando estão sólidos à temperatura ambiente, são denominados gorduras, e quando estão sob a forma líquida, denominam-se óleos. As gorduras podem ser facilmente visualizadas em alguns alimentos, como as carnes, ou não tão visíveis, como no leite e em cremes, onde se encontram em suspensão.

## Quais os tipos de lipídios existentes?

Os lipídios podem ser classificados segundo a sua estrutura. As três principais classes são lipídios simples, lipídios compostos e lipídios derivados.

### Lipídios simples

Os lipídios simples frequentemente são denominados "lipídios neutros" e consistem em ácidos graxos e triacilgliceróis (Fig. 4.1).

Os ácidos graxos esterificados ao glicerol (álcool tricarboxílico) constituem os acilgliceróis; a presença de um, dois ou três ácidos graxos esterificados acarreta a formação de monoacilgliceróis, diacilgliceróis e triacilgliceróis, respectivamente. Cerca de 90% dos lipídios contidos nos alimentos, e mais de 80% dos lipídios totais que compõem o organismo humano estão sob a forma de triacilgliceróis.

Os lipídios simples apresentam em sua estrutura ácidos graxos, que consistem em cadeias carbônicas ligadas a hidrogênios com um radical ácido (COOH) em uma extremidade. Podem ser saturados (com ligações simples entre os carbonos) ou insaturados (com duplas ligações entre os carbonos). Se houver apenas uma dupla ligação na cadeia carbônica, o ácido graxo é denominado monoinsaturado, ao passo que, se houver duas ou mais ligações, o ácido graxo é denominado poli-insaturado. Quanto maior a proporção de ácidos graxos saturados no lipídio, mais sólido ele será em temperatura ambiente.

É importante ressaltar que a localização das duplas ligações nos ácidos graxos determina características específicas que os distinguem entre si, e em seu papel metabólico. A contagem dos carbonos inicia-se da esquerda para a direita, ou seja, a partir do grupo metil ($CH_3$). Desse modo, se a primeira dupla ligação estiver no terceiro carbono, o ácido graxo é denominado ω-3 (ômega-3); se estiver no sexto carbono, é denominado ω-6 (ômega-6), e assim por diante. A nomenclatura dos ácidos graxos é sintetizada desta forma: $C_n$: X ω-Y, onde C representa os carbonos da cadeia, n o número de carbonos contidos, X o número de insaturações (duplas ligações), ω indica que a contagem da primeira dupla ligação é feita a partir do grupo terminal metil do ácido graxo e o Y indica o número do carbono em que se encontra a primeira dupla ligação. Exemplo: o ácido linoleico é descrito como $C_{18}$: 2 ω-6, pois apresenta 18 carbonos em sua cadeia e duas insaturações, das quais a primeira está no carbono seis.

## Lipídios compostos

Os lipídios compostos são constituídos por uma gordura neutra combinada a outras substâncias químicas. Os principais grupos são os fosfolipídios, as lipoproteínas, os esfingolipídios e os glicolipídios.

Os fosfolipídios têm estrutura semelhante aos triacilgliceróis, porém ocorre a troca de um ácido graxo por um grupo fosfato, ou seja, uma molécula de glicerol liga-se a dois ácidos graxos e a um grupo fosfato. Isso faz com que o fosfolipídio, diferentemente do triacilglicerol, possua uma extremidade hidrofóbica e outra hidrofílica, permitindo sua melhor solubilidade em água e garantindo propriedade emulsificante. Emulsificar significa reduzir a tensão superficial dos glóbulos de gordura, de modo que eles se transformem em várias partículas de gordura de tamanhos bem menores, o que promove uma melhor mistura com a água e permite a atuação das enzimas digestivas.

Os fosfolipídios estão presentes nas membranas celulares, e dispostos de tal forma que seu lado hidrofóbico está localizado no interior da membrana, ao passo que as "cabeças" hidrofílicas permanecem em contato com os meios aquosos intra e extracelulares. Existem vários tipos de fosfolipídios no organismo humano, e a lecitina é o principal deles, e contém um grupo colina em sua molécula. Desse modo, é também denominada fosfatidilcolina. Ao mesmo tempo, verifica-se que a lecitina está presente na bile, na qual, juntamente com os sais biliares, auxilia na digestão dos lipídios no trato digestório. Comercialmente, a lecitina é adicionada a alimentos que contenham gordura, principalmente os que estão sob a forma de pó, para impedir que se formem grumos pela agregação dos lipídios em um ambiente úmido. Portanto, por sua propriedade emulsificante, a lecitina garante uma maior homogeneidade do produto (Fig. 4.2).

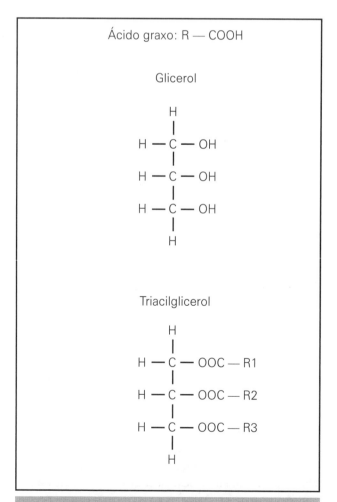

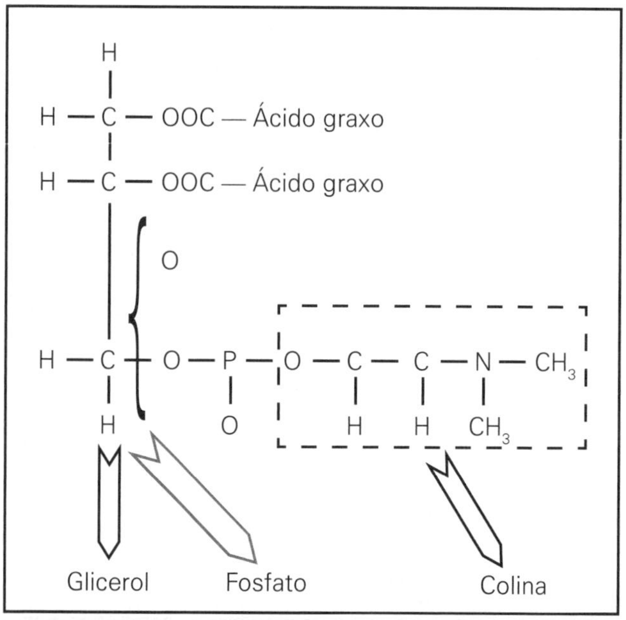

**Figura 4.1** – *Estrutura química do triacilglicerol.*

**Figura 4.2** – *Estrutura química do fosfolipídio (lecitina).*

Outros compostos podem-se ligar ao grupo fosfato e originar outros tipos de fosfolipídios, como a etanolamina, que forma a cefalina; a serina, que forma a fosfatidilserina; e o inositol, que forma o fosfatidilinositol, ou somente inositol, como é comumente conhecido. Ainda em relação aos lipídios compostos, destaca-se o papel das lipoproteínas, que são formadas no enterócito, na circulação sanguínea e no fígado, e representam a principal forma de transporte de lipídios no sangue. As lipoproteínas são agregados macromoleculares formados principalmente por proteínas, fosfolipídios, triacilgliceróis e colesterol. A parte proteica, juntamente com os fosfolipídios, forma uma concha esférica anfipática, ou seja, com duas faces, uma polar, externa, voltada para o meio aquoso, e outra apolar, voltada para o interior. Dessa forma, os triacilgliceróis e o colesterol são envolvidos no interior da lipoproteína, permitindo-lhes tanto a solubilidade – mantendo a partícula em suspensão – quanto a sinalização para a célula-alvo. As vitaminas lipossolúveis também são transportadas no interior das lipoproteínas.

As proteínas presentes nas lipoproteínas são denominadas apolipoproteínas e, até hoje, foram isolados dez tipos diferentes, A-I, A-II, A-IV, B-48, B-100, C-I, C-II, C-III, D e E. Cada uma delas possui um peso molecular distinto, e estão presentes em diferentes tipos de lipoproteínas. As apolipoproteínas têm diversas funções no metabolismo das lipoproteínas, como montagem da partícula (apos B-100 e B-48), ligante para receptores de membranas celulares, que as captam para o interior da célula (apos B-100 e E), ou cofatores enzimáticos (apos C-II, C-III e A-I).

A proporção de lipídios e de proteínas na mesma molécula indica a densidade molecular das lipoproteínas. Existem quatro grandes classes de lipoproteínas:

- Quilomícrons: de origem intestinal, são as maiores e menos densas lipoproteínas, ricas em triacilgliceróis;
- VLDL (lipoproteínas de densidade muito baixa): de origem hepática;
- LDL (lipoproteínas de densidade baixa); e
- HDL (lipoproteínas de densidade alta).

As LDL e as HDL são ricas em colesterol. Existe ainda uma quinta classe, a das IDL, as lipoproteínas de densidade intermediária. Uma outra lipoproteína de interesse clínico é a lipoproteína (A) (Lp(A)). As proporções relativas de lipídios e proteínas estão descritas na tabela 4.1.

O conteúdo de colesterol refletido na densidade das lipoproteínas está associado ao aparecimento de doenças cardiovasculares, uma vez que, quanto maior a concentração circulante de lipoproteínas de baixa densidade, maior a facilidade de deposição de gorduras nos vasos sanguíneos e de obstrução dos mesmos. Todavia, a HDL possui um comportamento diferente, uma vez que promove o transporte do colesterol produzido nos tecidos para o fígado (transporte reverso do colesterol), onde o colesterol será metabolizado ou excretado. A HDL apresenta relação inversa com as demais lipoproteínas carreadoras de colesterol, uma vez que sua concentração plasmática elevada indica menor risco de lesão e de deposição de gordura nos tecidos.

## Lipídios derivados

Essa classe de lipídios inclui substâncias derivadas de lipídios simples e compostos. O mais amplamente pesquisado é o colesterol, um esterol encontrado apenas em alimentos de origem animal.

O colesterol possui uma estrutura diferente dos demais lipídios, mas é considerado como tal, por não se dissolver em água. É composto por um núcleo esteroide em forma de anel com um radical hidroxila, o que o faz se comportar como um álcool. É o representante mais abundante dos esteróis presentes nos tecidos animais, porém não há ocorrência de colesterol em alimentos de origem vegetal. Outros compostos que apresentam essa estrutura em anel também fazem parte do grupo dos esteróis, como o ergosterol, presente nas leveduras, e o betassitosterol dos vegetais; contudo, não possuem a mesma função no metabolismo.

## Tabela 4.1. Principais classes e características das lipoproteínas plasmáticas

| Lipoproteínas | Densidades (g/dL) | Diâmetro (A) | Composição (%) | | | | | Apolipoproteínas |
|---|---|---|---|---|---|---|---|---|
| | | | CE | CL | TG | FL | PR | |
| Quilomícrons | < 0,95 | 800 a 5.000 | 5 | 2 | 84 | 7 | 2 | B-48; E; C A-I; A-IV; A-IV |
| VLDL | < 1,006 | 300 a 800 | 12 | 7 | 55 | 18 | 8 | B-100; E; C |
| IDL | 1,006 a 1,019 | 250 a 350 | 23 | 8 | 32 | 21 | 16 | B-100; E; C |
| LDL | 1,019 a 1,063 | 180 a 280 | 38 | 10 | 9 | 22 | 21 | B-100 |
| HDL2 | 1,063 a 1,125 | 90 a 120 | 16 | 6 | 4 | 30 | 44 | A-I; A-II |
| HDL3 | 1,125 a 1,210 | 50 a 90 | 12 | 3 | 4 | 26 | 55 | A-I; A-II |

CE: colesterol esterificado; CL: colesterol livre; TG: triacilgliceróis; FL: fosfolípides; PR: proteínas.

Existem duas formas de colesterol circulantes: a forma livre e a esterificada, das quais a primeira representa 20% a 30% do colesterol total. Na circulação sanguínea e nas adrenais, o colesterol encontra-se predominantemente esterificado, ou seja, ligado a ácidos graxos formando os ésteres de colesterol, ao passo que, na maioria dos tecidos, está na forma livre, principalmente no cérebro.

O colesterol pode ser sintetizado pelo fígado, cujo processo produz cerca de 20 mg de colesterol por kg de massa corporal por dia. Durante a síntese do colesterol, todos os carbonos de sua estrutura derivam do ácido acético, o principal produto final da degradação de ácidos graxos. Cabe destacar que o colesterol presente no organismo pode ser oriundo da ingestão de alimentos de origem animal, como leite e derivados, carnes, gema de ovo, frutos do mar, entre outros. A síntese de colesterol endógeno, bem como sua ingestão, é relevante para o desenvolvimento de várias funções fisiológicas, como síntese de hormônios, principalmente os sexuais (andrógenos, estrógenos e progesteronas) e os adrenocorticais, do ácido cólico (componente da bile) e da vitamina D, fazendo parte ainda dos componentes estruturais das membranas celulares.

Uma vez que o próprio organismo sintetiza a maior parte do colesterol necessário, casos de hipercolesterolemia dependem, em princípio, de uma ingestão excessiva e contínua de alimentos ricos em gorduras saturadas e colesterol. Entretanto, em muitos casos de hipercolesterolemia, a restrição profilática desses alimentos não representa uma medida eficaz para a redução da concentração plasmática de colesterol. Isso se deve, em parte, ao fato da impossibilidade de tecidos extra-hepáticos, com exceção das glândulas endócrinas, catabolizarem o colesterol, havendo, então, a necessidade de transportadores "reversos" de colesterol, ou seja, capazes de fazê-lo retornar ao fígado. O transporte reverso do colesterol é realizado pela HDL, cujo papel principal é resgatar o colesterol dos tecidos extra-hepáticos, antes que seu acúmulo provoque lesões nesses tecidos.

## Qual a importância da Lp(A) no organismo?

A Lp(A) é semelhante à LDL, mas contém uma glicoproteína adicional, denominada apolipoproteína (A) (apo A), acoplada à apo B por pontes de dissulfeto. Tal glicoproteína pertence à família do plasminogênio e atua como um inibidor competitivo do ativador do plasminogênio tecidual, inibindo a geração da plasmina e da fibrinólise. Tais características conferem à Lp(A) propriedades pró-aterogênicas.

Aparentemente, a Lp(A) não tem nenhuma função no transporte de lipídios. Portanto, sua ausência do plasma não acarreta transtornos metabólicos. Pelo contrário, diversos estudos, inclusive prospectivos, têm demonstrado que a Lp(A) representa um fator de risco independente para aterosclerose coronariana e de artérias cerebrais nas raças branca e amarela. Cabe destacar que, na raça negra, a concentração plasmática dessa lipoproteína é elevada, sem que haja correlação com a aterosclerose.

## O que são fitoesteróis?

Os fitoesteróis são encontrados apenas nos vegetais e desempenham funções estruturais análogas ao colesterol em tecidos animais. O betassitosterol é o principal fitoesterol encontrado nos alimentos, e é extraído dos óleos vegetais. A esterificação do betassitosterol formando sitosterol-éster acarreta melhora de sua solubilidade, o que possibilita a sua adição em alimentos. O sitostanol-éster é sintetizado por meio da saturação do betassitosterol. O sitostanol-éster e o betassitosterol reduzem igualmente a colesterolemia por diminuírem a absorção intestinal do colesterol alimentar, que é deslocado para fora da micela, ou seja, por um mecanismo de competição com os fitoesteróis. Uma dieta balanceada com quantidades adequadas de vegetais fornece, aproximadamente, de 200 a 400 mg de fitoesteróis, sendo que a concentração plasmática de fitoesteróis varia de 0,3 a 1,7 mg/dL.

A ingestão de 3 a 4 g/dia de fitoesteróis promove redução de 10% a 15% da concentração plasmática de LDL. Além disso, o fitoesterol não influencia a concentração plasmática de HDL e de triacilgliceróis. Segundo as Diretrizes Brasileiras sobre Dislipidemias e a Diretriz de Prevenção da Aterosclerose do Departamento de Aterosclerose da Sociedade Brasileira de Cardiologia (2001), a ingestão de 3 a 4 g/dia de fitoesteróis pode ser utilizada como adjuvante ao tratamento hipolipemiante.

## Quais as principais características dos triacilgliceróis?

Os ácidos graxos, tanto saturados como insaturados, podem ter cadeias de diferentes tamanhos. Se o número de carbonos for menor ou igual a seis, é denominado AGCC (ácido graxo de cadeia curta); se contiver de sete a doze carbonos, é denominado AGCM (ácido graxo de cadeia média); e se tiver treze carbonos ou mais, é caracterizado como AGCL (ácido graxo de cadeia longa). Ao ligarem-se ao glicerol, formam, então, TCCs (triacilgliceróis de cadeia curta), TCMs (média) e TCLs (longa). A descrição destes, bem como dos principais alimentos que os contêm, encontra-se na tabela 4.2.

## Existe alguma vantagem para o organismo preferivelmente estocar energia na forma de triacilgliceróis em vez de glicogênio?

Existem duas vantagens significativas para o organismo preferivelmente estocar energia na forma de triacilgliceróis em vez de glicogênio. Primeiro, pelo fato de a oxidação de triacilgliceróis render 2,25 vezes mais energia por grama quando comparada com a de carboidratos. Segundo, porque a molécula de triacilglicerol é hidrofóbica e, portanto, não hidratada. Desse modo, quando o organismo armazena energia na forma de gordura, não necessita carrear um peso extra na forma de água. Diferentemente, o acúmulo de glicogênio implica maior hidratação tecidual, pois, para cada 1 g dessa molécula, de 2 a 4 g de água são armazenados no tecido.

## Tabela 4.2. Descrição dos ácidos graxos conforme saturação, número de carbonos na cadeia e fontes alimentares

| Nome comum | Saturação | N. de carbonos | Fontes alimentares principais |
|---|---|---|---|
| Butírico | Saturado | 4 | Gordura do leite |
| Caproico | Saturado | 6 | Gordura do leite |
| Caprílico | Saturado | 8 | Óleo de coco |
| Láurico | Saturado | 8 | Óleo de coco |
| Mirístico | Saturado | 14 | Gordura do leite, óleo de coco, óleo de noz-moscada |
| Palmitico | Saturado | 16 | Maioria dos óleos e gorduras |
| Esteárico | Saturado | 18 | Gordura animal e manteiga de cacau |
| Araquidônico | Saturado | 20 | Óleo de amendoim |
| Behênico | Saturado | 22 | Mostarda e colza |
| Lignocérico | Saturado | 24 | Óleo de amendoim, mostarda, gergelim, colza e girassol |
| Caproleico | Insaturado | 10 | Gordura do leite |
| Lauroleico | Insaturado | 12 | Gordura do leite |
| Miristoleico | Insaturado | 14 | Gordura animal |
| Fisetérico | Insaturado | 14 | Óleo de sardinha |
| Oleico | Insaturado | 18 | Gordura animal e vegetal, principalmente óleo de oliva |
| Gadoleico | Insaturado | 20 | Óleos de peixes e animais marinhos |
| Erúcico | Insaturado | 22 | Óleos de mostarda, peixes e colza |
| Linoleico | Insaturado | 18 | Óleo de amendoim, milho e algodão, gergelim e girassol |
| Linolênico | Insaturado | 18 | Óleos de semente de soja, canola, germe de trigo e linhaça |

## QUAIS SÃO OS ÁCIDOS GRAXOS ESSENCIAIS? QUAIS AS CONSEQUÊNCIAS DA AUSÊNCIA DE INGESTÃO DESSES ÁCIDOS GRAXOS?

Os ácidos graxos ômega-3 e ômega-6 são considerados essenciais para o ser humano (Tabs. 4.3 e 4.4). A essencialidade dos ácidos graxos está relacionada a dois fatores: os ácidos graxos ômega-3 e ômega-6 não são sintetizados pelo organismo e a ausência de sua ingestão acarreta sintomas clínicos adversos. Além disso, a ausência de tais nutrientes na dieta está relacionada a síndromes que podem até provocar a morte do indivíduo.

A ausência de ingestão do ácido graxo ômega-6 está relacionada principalmente a problemas dérmicos, enquanto a ausência de ingestão de AGPI ômega-3 está relacionada a distúrbios neurológicos e visuais.

Cabe ressaltar que, apesar do preponderante papel dos AGPI ômega-3 e ômega-6 na pele e nos sistemas nervoso e visual, tais ácidos graxos também estão implicados no funcionamento de diversos órgãos e sistemas, basicamente pela conversão em eicosanoides – mediadores lipídicos farmacológicos –, que incluem, entre outros, as prostaglandinas, os leucotrienos, as tromboxanas e as lipoxinas.

## Tabela 4.3. Fontes alimentares de ácidos graxos ômega-3

| Quantidade em 100 g | EPA + DHA (g) | Alfalinoleico (%) |
|---|---|---|
| Cavala | 2,5 | – |
| Sardinha | 1,7 | – |
| Arenque | 1,6 | – |
| Salmão | 1 | – |
| Truta | 0,5 | – |
| Bacalhau | 0,2 | – |
| Óleo de canola | – | 9 |
| Óleo de soja | – | 7,08 |

EPA: ácido eicosapentaenoico; DHA: ácido docosa-hexaenoico.

## 50 NUTRIÇÃO: FUNDAMENTOS E ASPECTOS ATUAIS

**Tabela 4.4. Composição de ácidos graxos de diferentes óleos e gorduras utilizados no consumo humano e de uso industrial**

| | SAFA | Ômega-6 | Ômega-3 PUFA | MUFA |
|---|---|---|---|---|
| Canola | 6% | 26% | 10% | 58% |
| Girassol | 9% | 78% | Traço | 13% |
| Cártamo | 11% | 69% | | 20% |
| Milho | 13% | 61% | 1% | 25% |
| Azeite | 14% | 8% | 1% | 77% |
| Soja | 15% | 54% | 7% | 24% |
| Amendoim | 18% | 34% | | 48% |
| Algodão | 27% | 54% | | 19% |
| Gordura suína | 41% | 11% | 1% | 47% |
| Palma | 51% | 10% | | 39% |
| Gordura bovina | 52% | 3% | 1% | 44% |
| Manteiga | 66% | 2% | 2% | 30% |
| Coco | 92% | 2% | | 6% |
| Peixe | 38% | 4% | 28% | 30% |

SAFA: ácidos graxos saturados; PUFA: ácidos graxos poli-insaturados; MUFA: ácidos graxos monoinsaturados. Fonte: modificado de Dziezak et al., 1989.

## QUAL A RELAÇÃO ENTRE A INGESTÃO DE ÁCIDOS GRAXOS ÔMEGA-3 E AS DOENÇAS CARDIOVASCULARES?

As doenças cardiovasculares estão relacionadas com o estreitamento da luz arterial por deposição de gordura nas paredes das artérias. A lesão do leito vascular estimula a formação de coágulos, originando trombos com o descolamento dessas placas de gordura. Esses coágulos são originados na presença de substâncias integrantes do sistema imune, denominadas eicosanoides – prostaglandinas, leucotrienos e tromboxanas –, que são liberadas na resposta inflamatória e promovem a agregação plaquetária e a vasoconstrição, sendo portanto formadoras de trombos. As famílias ômega-3 e ômega-6 dos ácidos graxos dão origem a diferentes séries de eicosanoides, que são distintos em relação à intensidade da resposta inflamatória. Por exemplo, o ácido linoleico ($\omega$-6) gera eicosanoides de série par, como prostaglandinas E2, tromboxanas A2 e leucotrienos B4, que são responsáveis pela agregação plaquetária e vasoconstrição, enquanto o ácido EPA ($\omega$-3) gera eicosanoides de série ímpar, como prostaglandinas E3, tromboxanas A3 e leucotrienos B5, que respondem por uma reação inflamatória minimizada em função da baixa atividade dessa série. Além disso, os ácidos ômega-3 promovem a inibição da síntese do ácido araquidônico e, consequentemente, a síntese de eicosanoides pró-inflamatórios. Desse modo,

conclui-se que o equilíbrio entre a síntese de eicosanoides das diferentes séries favorece a diminuição do risco de doenças cardiovasculares (Fig. 4.3).

Além disso, cabe destacar que diversos estudos demonstram que os ácidos graxos ômega-3 diminuem a trigliceridemia por reduzirem a secreção hepática de VLDL.

## QUAIS SÃO OS PROCESSOS QUE ALTERAM A ESTRUTURA DOS TRIACILGLICERÓIS?

### Hidrogenação

Comercialmente, os ácidos graxos podem ser encontrados mais abundantemente em óleos vegetais de diferentes origens (p. ex.: milho, girassol, canola, oliva, algodão, gergelim, soja etc.), que variam quanto ao conteúdo de ácidos graxos saturados e insaturados, ou sob a forma hidrogenada (solidificada), nas margarinas. No processo de hidrogenação, como o próprio nome diz, é adicionado hidrogênio em óleos vegetais e eles começam a se solidificar, dando origem ao que se denomina margarina. Teoricamente, esse seria um alimento mais "saudável" que a manteiga por vir de origem vegetal, não contendo colesterol, e ainda por possuir menor teor de gordura saturada. Contudo, no processo de hidrogenação ocorre uma alteração

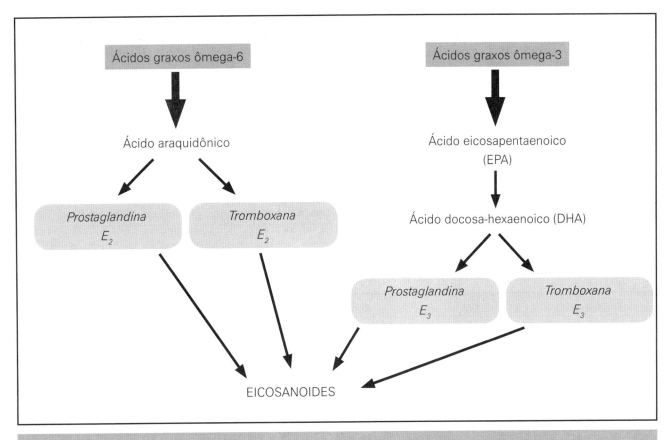

**Figura 4.3** – *Origem dos eicosanoides.*

estrutural dos ácidos graxos, que passam da forma cis para trans (alteração dos hidrogênios da dupla ligação para planos espaciais opostos). Essa modificação de configuração no ácido graxo promove alterações no metabolismo lipídico, pois os isômeros trans elevam a concentração sanguínea de colesterol e de LDL, de modo similar ao efeito de uma dieta rica em gordura saturada, provocando então os mesmos riscos de desenvolvimento de doenças cardiovasculares (Fig. 4.4).

## Rancificação

Os lipídios são compostos extremamente suscetíveis à oxidação e à hidrólise. A primeira acomete principalmente os ácidos graxos insaturados, quebrando suas duplas ligações, e a segunda age nos ácidos graxos de cadeia curta, por meio de enzimas bacterianas. Os raios de luz ultravioleta e alguns compostos químicos também podem destruir as duplas ligações. Todos esses processos formam produtos de decomposição que exalam cheiro e conferem sabor desagradável aos alimentos, principalmente leite, manteiga e óleos. Dos compostos formados, os mais abundantes são os peróxidos gerados por meio do processo de oxidação; todavia, esses compostos podem ser neutralizados pelas vitaminas antioxidantes C, E e betacaroteno e compostos químicos, como BHA (butil-hidroxianisol) e BHT (butil-hidroxitolueno), que previnem a rancificação.

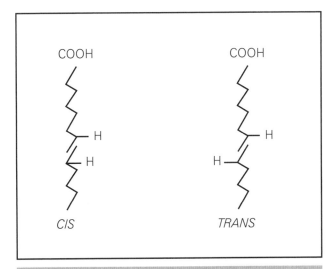

**Figura 4.4** – *Transformação do ácido graxo* cis *para* trans.

## Saponificação

A formação de sabões, a partir de triacilgliceróis, ocorre quando estes são hidrolisados em meio alcalino por aquecimento, o que gera sais de ácidos graxos, denominados sabões. Porém, uma parte não sofre essa reação, denomi-

## Como ocorre a digestão dos lipídios?

A digestão de lipídios ocorre com a presença de enzimas de diferentes origens: lipases presentes nos alimentos, lipase lingual, lipase gástrica e lipase pancreática. Dentre as enzimas que participam da digestão de lipídios, citam-se aquelas encontradas nos alimentos, como, por exemplo, as lipases ácidas e as fosfolipases, que podem atuar em um processo de autodigestão, que é propiciado pelo ambiente ácido intragástrico.

Há grandes diferenças entre as espécies quanto às quantidades relativas das lipases lingual e gástrica. Em ratos e camundongos, predomina a lipase lingual; em cobaias, macacos e humanos, a lipase gástrica. Em recém-nascidos, as lipases lingual e gástrica são importantes, principalmente na hidrólise da gordura do leite materno, uma vez que a produção de lipase pancreática ainda não é muito desenvolvida no período neonatal.

A atividade lipolítica no estômago humano é decorrente primariamente da lipase gástrica secretada pelas células do fundo gástrico. Essa enzima apresenta pH ótimo entre três e seis e hidrolisa mais rapidamente triacilgliceróis contendo ácidos graxos de cadeia média e curta do que os que contêm ácidos graxos de cadeia longa. A lipase gástrica não hidrolisa os ésteres de colesterol e os fosfolipídios. Cabe ressaltar que em adultos, normalmente a quantidade de lipase pancreática é grande, enquanto a ausência de lipase gástrica não acarreta problemas de má absorção de gorduras.

A presença de lipídios no intestino delgado diminui a motilidade e o esvaziamento gástrico, por meio da ação do hormônio CCK (colecistoquinina), que também estimula o pâncreas a secretar a enzima lipase, ao mesmo tempo que causa a contração da vesícula biliar. A liberação de sais biliares no duodeno promove a emulsificação das gotículas de gordura por meio da diminuição da superfície de tensão na interface óleo-água. A emulsificação caracteriza-se por uma suspensão de gotículas de gordura – que apresentam aproximadamente 1 mm de diâmetro – mantida na forma de fragmentos pela presença de lecitina, sais biliares, ácidos graxos e outros agentes emulsificantes. Além disso, a emulsificação é relevante durante a digestão de lipídios, pois aumenta a superfície deles, o que facilita a hidrólise enzimática.

A lipase pancreática é secretada preferivelmente de forma ativa, em vez de precursor enzimático. Essa enzima apresenta um pH ótimo de oito e permanece ativa com um pH abaixo de três. Embora os sais biliares inibam sua atividade enzimática, esse fato é prevenido sob circunstâncias fisiológicas pela combinação da lipase com a colipase, que representa um polipeptídio (102 a 107 aminoácidos) secretado pelo pâncreas juntamente com a lipase na proporção de 1:1. A colipase é secretada como pró-colipase, que é ativada quando hidrolisada pela tripsina para um peptídio contendo 96 aminoácidos. Enquanto a presença do complexo lipase-colipase é incomum dentro do duodeno durante o jejum, a presença de gordura estimula a secreção desses componentes em grandes quantidades. A inativação da lipase pelos sais biliares ocorre pela capacidade de os sais biliares deslocarem a lipase da interface gotícula de gordura-água, local de ação dessa enzima. A colipase previne essa inativação por ocupar o lugar dos sais biliares nessa interface. Uma vez que a colipase se une à gotícula de gordura, a lipase liga-se a um local específico sobre a molécula da colipase, na razão de 1:1 e, consequentemente, realiza sua função catalítica sobre as moléculas de triacilgliceróis.

A lipase pancreática cliva especificamente as ligações ésteres um e três da molécula de triacilglicerol, o que produz dois ácidos graxos e um 2-monoacilglicerol. Aliado a esse efeito, quantidades pequenas de glicerol livre são produzidas, o que reflete a baixa ação da enzima lipase pancreática contra as ligações ésteres da posição dois.

A fosfolipase A2 é secretada como uma pró-enzima e é ativada pela tripsina, que, similarmente, ativa o tripsinogênio. Os sais biliares e os fosfolipídios formam micelas mistas que se tornam substratos para a fosfolipase A2. Essa enzima necessita da presença de sais biliares durante a hidrólise dos fosfolipídios na posição dois, o que acarreta a produção de lisofosfolipídios e de ácidos graxos livres.

A enzima pancreática colesterol esterase hidrolisa não apenas ésteres de colesterol, mas também ésteres das vitaminas A, D e E e ésteres de glicerídeos. Diferentemente da lipase pancreática, a enzima colesterol esterase hidrolisa todas as três ligações ésteres do triacilglicerol, e essa capacidade permite denominá-la esterase não específica. Além disso, a colesterol esterase é ativa contra substratos que tenham sido incorporados dentro de micelas de sais biliares, sendo a sua atividade aparentemente dependente da presença de sais biliares específicos.

## Como é realizada a absorção dos produtos provenientes da digestão de lipídios?

A transferência dos ácidos graxos do interior da micela para o enterócito necessita de transportadores que possuam a função de controlar essa entrada, o que ocorre por um mecanismo denominado cinética de saturação. Sendo assim, ocorre o desmembramento da micela e, desse modo, os ácidos graxos livres, o colesterol livre e os 2-monoacilgliceróis são absorvidos através das microvilosidades do epitélio intestinal, onde são perfeitamente solúveis. Para que os ácidos graxos se locomovam dentro da célula, que é um meio aquoso, existem proteínas transportadoras chamadas de FABP (*fat acid binding protein*), que conduzem os ácidos graxos ao retículo endoplasmático rugoso, onde ocorrerá a reesterificação dos ácidos graxos com o glicerol.

Os ácidos graxos de cadeia curta e média não utilizam as micelas previamente à sua captação pela mucosa intestinal. Essa é uma consideração importante no tratamento dietético de indivíduos com má absorção de outros lipídios.

## Como ocorre a síntese de quilomícrons no enterócito?

A síntese de quilomícrons no enterócito envolve duas etapas. Primeiro, partículas pequenas contendo apolipoproteína B e uma massa pequena de lipídios do centro da lipoproteína são sintetizadas no retículo endoplasmático rugoso. Nesse caso, a proteína de transferência de triacilgliceróis microssomais é responsável pela adição de lipídios à apolipoproteína B. Segundo, partículas ricas em triacilgliceróis que não contêm apolipoproteína B são sintetizadas no lúmen do retículo endoplasmático liso. A união das duas partículas forma o quilomícron nascente, que é transportado até o complexo de Golgi, onde a proteína é glicosilada. Cabe ressaltar que as apolipoproteínas sintetizadas pelo enterócito são as da classe A (apo A-I, A-II, A-IV, A-V), da classe B (apo B-48) e da classe C (apo C-II). O quilomícron é secretado por meio de exocitose no espaço intersticial, atravessa a lâmina basal e penetra na circulação linfática, pela qual alcança a circulação sanguínea no ducto torácico (Fig. 4.5).

Os ácidos graxos de cadeia média não são inseridos nos quilomícrons, uma vez que são absorvidos diretamente pela circulação sanguínea, ligados à albumina e transportados até o fígado pelo sistema porta.

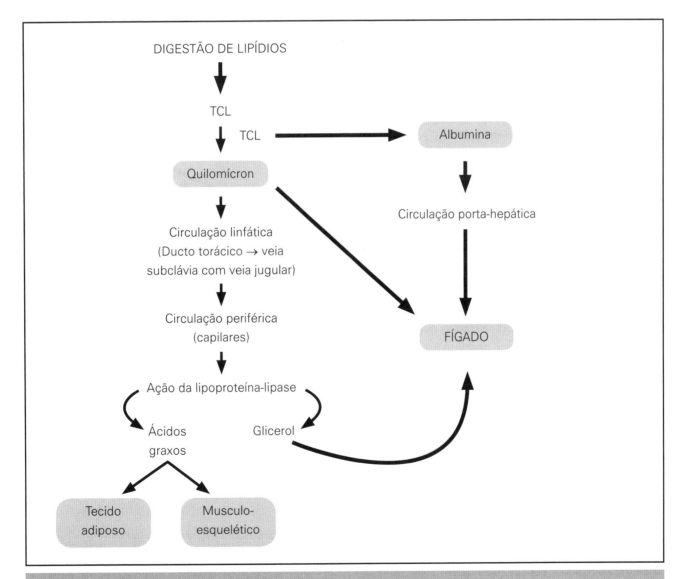

**Figura 4.5** – *Destino dos produtos da digestão de lipídios.*

## Quais são as principais características do metabolismo das lipoproteínas?

### Quilomícrons

Os quilomícrons são os responsáveis pelo transporte dos lipídios da dieta (via exógena). Os quilomícrons liberados pelo enterócito são denominados quilomícrons nascentes e contêm apolipoproteína B-48. Quando atingem o plasma, os quilomícrons nascentes são rapidamente modificados, recebendo apo E (que, em conjunto com a apo B-48, é reconhecida pelos receptores hepáticos) e apolipoproteínas C (incluindo a apo C-II, necessária para a ativação da enzima lipase de lipoproteína). A fonte dessas apolipoproteínas é a HDL circulante.

O triacilglicerol contido nos quilomícrons é degradado principalmente pelo músculo esquelético e tecido adiposo, mas há também captação pelo coração, pulmão, rim e fígado. O triacilglicerol, contido nos quilomícrons, é degradado a ácidos graxos livres e glicerol por meio da ação da enzima lipase de lipoproteína. Essa enzima é sintetizada principalmente pelos adipócitos e células musculares. É secretada e associa-se à superfície luminal das células endoteliais dos leitos capilares dos tecidos periféricos. Os ácidos graxos livres derivados da hidrólise do triacilglicerol podem entrar diretamente nas células musculares ou adipócitos subjacentes. Alternativamente, os ácidos graxos livres podem ser transportados no sangue em associação à albumina sérica, até que sejam captados pelas células. A maioria das células pode oxidar os ácidos graxos livres para produzir energia. Os adipócitos, principalmente, também podem reesterificar os ácidos graxos livres para sintetizar moléculas de triacilglicerol, que são depositadas até que os ácidos graxos sejam necessários ao organismo. O glicerol que é liberado na hidrólise do triacilglicerol é utilizado quase que exclusivamente pelo fígado para sintetizar o glicerol-3-fosfato, que pode entrar na glicólise ou gliconeogênese por oxidação a di-hidroxiacetona fosfato.

Após a maior parte do triacilglicerol ter sido removida dos quilomícrons, estes se transformam em quilomícrons remanescentes, que são removidos pelo fígado por receptores específicos, e o mais aparente é o receptor da LDL. A membrana dos hepatócitos contém receptores de lipoproteínas que reconhecem as apolipoproteínas B-48 e E. Os remanescentes de quilomícrons ligam-se a esses receptores e são captados pelas células por endocitose. A vesícula internalizada funde-se a um lisossomo e as apolipoproteínas, ésteres de colesterila e outros compostos dos remanescentes de quilomícrons são degradados por hidrólise, liberando aminoácidos, colesterol livre e ácidos graxos. O colesterol liberado dos quilomícrons regula a velocidade de síntese de novo do colesterol no fígado, causando diminuição no conteúdo celular da enzima HMG CoA redutase (hidroxi-metil-glutaril coenzima A redutase), bem como inibindo alostericamente essa enzima.

### VLDL e LDL

As VLDLs são produzidas no fígado e, caracteristicamente, contêm apo B-100 (via endógena). São compostas predominantemente por triacilgliceróis e sua função é transportar esse lipídio do fígado para os tecidos periféricos. Os triacilgliceróis das VLDLs, assim como os dos quilomícrons, são hidrolisados pela enzima lipase de lipoproteína. Os ácidos graxos são liberados para os tecidos e, consequentemente, metabolizados intracelularmente. Desse modo, a VLDL diminui seu conteúdo de triacilgliceróis e, consequentemente, aumenta sua densidade, transformando-se em IDL e, posteriormente, em LDL.

Uma parte das VLDLs se transforma em LDL após a perda de componentes de superfície lipídicos e proteicos. As VLDLs trocam triacilgliceróis por ésteres de colesterol com as HDL e LDL por intermédio da CETP (proteína de transferência de colesterol esterificado). Tanto as VLDLs quanto as LDLs serão removidas pelo fígado por intermédio de ligação com receptores específicos, sendo o receptor da LDL – também denominado receptor B, E – o mais relevante. Cabe ressaltar que a expressão desses receptores representa um dos principais fatores responsáveis pela regulação da concentração sanguínea de colesterol (Fig. 4.6).

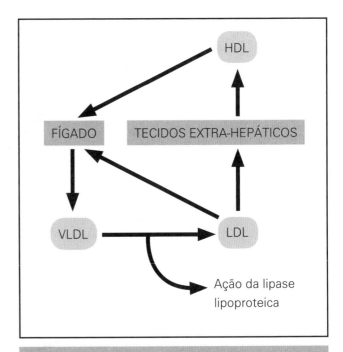

**Figura 4.6** – *Transporte do colesterol pelas lipoproteínas.*

### HDL

As partículas de HDL são sintetizadas no fígado e liberadas na corrente sanguínea por exocitose. As HDLs realizam uma série de funções importantes, incluindo:

- Representam um reservatório circulante da apolipoproteína C-II, que é transferida à VLDL e quilomícrons e que atua como ativadora da enzima lipase de lipoproteína;

- remove o colesterol livre (não esterificado) dos tecidos extra-hepáticos, utilizando a enzima LCAT (lecitina colesterol acil transferase);

- transfere ésteres de colesterila à VLDL e LDL, trocando-os por triacilglicerol; e

- transporta ésteres de colesterila até o fígado, onde a HDL é degradada e o colesterol, liberado.

## Como os triacilgliceróis são utilizados pelas células?

Os triacilgliceróis, uma vez nos tecidos, ou serão estocados ou oxidados para geração de energia. No primeiro caso, são armazenados pelos adipócitos e no segundo caso são hidrolisados pela enzima lipase hormônio-sensível, ainda no adipócito, em ácidos graxos e glicerol, que são liberados na circulação sanguínea. Nesse sentido, os ácidos graxos são transportados no sangue ligados à albumina. Cada molécula de albumina é capaz de carrear até oito a dez ácidos graxos, contudo, no estado de repouso, a razão ácidos graxos livres e albumina comumente é de 2:1. Os ácidos graxos podem ser captados pelas células que necessitam de energia, enquanto o glicerol é captado pelo fígado, uma vez que somente esse tecido contém enzimas capazes de converter o glicerol em glicerolfosfato, que pode ser convertido em glicose (neoglicogênese) ou ser utilizado na ressíntese de outro triacilglicerol.

No citoplasma, em etapa que precede a oxidação dos ácidos graxos, estes são ativados por conversão à acil-CoA, por ação da enzima acil-CoA sintetase, presente na membrana externa da mitocôndria, que parece ser uma proteína transmembrânica com o sítio ativo voltado para o citosol. Nessa interação, forma-se uma ligação tioéster entre o grupo carboxila do ácido graxo e o grupo SH da coenzima A, produzindo uma acil-CoA. As acil-CoA, como o acetil-CoA, são compostos ricos em energia. A energia derivada da clivagem do ATP (trifosfato de adenosina) em AMP (monofosfato de adenosina) e PPi (pirofosfato orgânico), com a quebra de uma ligação anidrido fosfórico, é utilizada para formar a ligação tioéster, o que equivale a um custo energético de 2 ATPs. O pirofosfato é hidrolisado a 2 PPi, em uma reação irreversível, o que torna o processo de ativação do ácido graxo à acil-CoA também irreversível.

A membrana interna da mitocôndria é impermeável à coenzima A e à acil-CoA. Para a introdução das moléculas de acil-CoA na matriz mitocondrial é utilizado um sistema específico de transporte nas membranas da mitocôndria, que consiste em três enzimas: CPT I (carnitina palmitoiltransferase I), CACT (carnitina acilcarnitina translocase) e CPT II (carnitina palmitoiltransferase II), cada qual com uma localização diferente na mitocôndria.

A CPT I transfere o radical acila para a carnitina e o produto dessa reação é translocado para a matriz mitocondrial, em um transporte do tipo antiporte catalisado pela CATC. Na face interna da membrana interna da mitocôndria a CPT II doa o grupo acila da acil-carnitina para uma coenzima A da matriz mitocondrial, liberando a carnitina. Desse modo, o acil-CoA, presente na matriz mitocondrial, poderá sofrer a betaoxidação. A partir desta será produzido o acetil-CoA para entrar no ciclo de Krebs e destes são liberadas as coenzimas NADH e FADH2 para a cadeia respiratória, o que promove a formação de ATP (Fig. 4.7).

Cabe ressaltar que somente os ácidos graxos de cadeia longa precisam formar acil-CoA para serem oxidados. Os demais são permeáveis à membrana mitocondrial e oxidados diretamente.

## Quais são as doenças relacionadas ao excesso de ingestão de lipídios?

A alta ingestão de lipídios – principalmente lipídios contendo ácidos graxos saturados e trans – por tempo prolongado, é um dos fatores de risco para o desenvolvimento de doenças cardiovasculares. O aumento da ingestão de ácidos graxos saturados e trans acarreta em aumento das concentrações plasmáticas de colesterol total, LDL-colesterol e triacilgliceróis, cujo fato está associado ao desenvolvimento de doenças cardiovasculares.

Os lipídios que estão em excesso na circulação podem depositar-se nas paredes das artérias, cujo fato caracteriza a fase inicial do processo de aterosclerose e, conforme aumenta a concentração plasmática de LDL, a taxa de deposição de placas aumenta, o que caracteriza a fase de progressão, acarretando a diminuição do diâmetro da artéria. A fase final é a obstrução total da artéria pelas placas. Essa redução de diâmetro provoca aumento ainda maior da tensão arterial e um menor fluxo de sangue que chega ao coração. Aliado a esse fato, destaca-se que a redução da concentração plasmática de HDL dificulta a remoção do colesterol presente nas placas. As paredes das artérias perdem progressivamente a elasticidade, sofrendo calcificações que as impedem de acomodar-se aos diferentes volumes de sangue nos momentos de sístole e diástole do coração. A lesão do epitélio dos vasos reduz a capacidade destes em promover o adequado fornecimento de sangue para os órgãos vitais. Quando ocorre o bloqueio total do vaso sanguíneo, o fluxo de sangue para o coração e o cérebro é interrompido, causando o infarto do miocárdio e o acidente vascular cerebral, respectivamente.

Dentre os fatores de risco para desenvolvimento de doenças cardiovasculares, destacam-se:

- Elevada concentração sérica de colesterol e de LDL-colesterol;

- redução da concentração sérica de HDL-colesterol;

- fumo;

- diabetes;

- obesidade;

- histórico familiar;

- uso de anticoncepcionais; e

- sedentarismo.

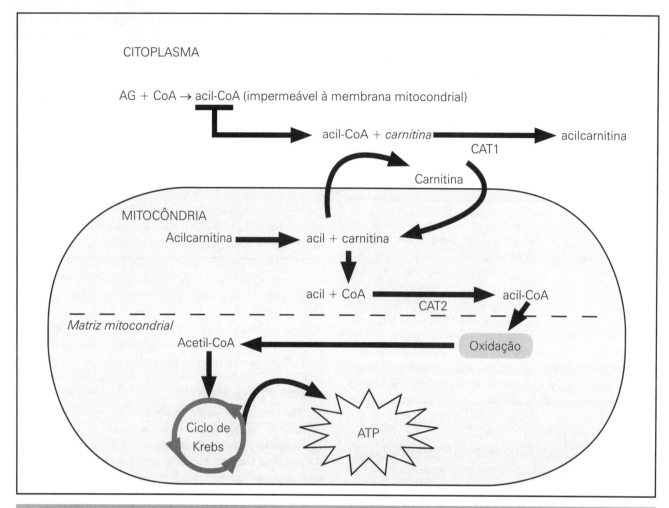

**Figura 4.7** – *Transporte de ácido graxo para a matriz mitocondrial onde ocorrerá a betaoxidação.*

## Qual a classificação laboratorial em relação às dislipidemias?

A classificação laboratorial em relação às dislipidemias compreende quatro tipos principais bem definidos:

- Hipercolesterolemia isolada: elevação isolada da concentração sérica de colesterol total, em geral representada por aumento da concentração sérica de LDL;
- hipertrigliceridemia isolada: elevação isolada da concentração sérica de triacilgliceróis, em geral representada por aumento das VLDLs, ou dos quilomícrons, ou de ambos;
- hiperlipidemia mista: valores aumentados da concentração sérica de colesterol total e de triacilgliceróis; e
- HDL baixo: isolado ou em associação ao aumento da concentração sérica de LDL e/ou de triacilgliceróis.

Os valores de referência para o diagnóstico das dislipidemias em adultos maiores de 20 anos de idade encontram-se na tabela 4.5. É recomendável que a caracterização laboratorial das dislipidemias seja feita no indivíduo em dieta livre e sem medicação hipolipemiante há pelo menos quatro semanas.

**Tabela 4.5. Valores de referência para o diagnóstico das dislipidemias em adultos maiores de 20 anos**

| Lipídios | Valores | Categoria |
|---|---|---|
| Colesterol total | < 200<br>200 a 239<br>≥ 240 | Ótimo<br>Limítrofe<br>Alto |
| LDL | < 100<br>100 a 129<br>130 a 159<br>160 a 189<br>≥ 190 | Ótimo<br>Desejável<br>Limítrofe<br>Alto<br>Muito alto |
| HDL | < 40<br>> 60 | Baixo<br>Alto |
| Triacilgliceróis | < 150<br>150 a 200<br>201 a 499<br>≥ 500 | Ótimo<br>Limítrofe<br>Alto<br>Muito alto |

## Qual a relação entre o colesterol alimentar e a colesterolemia?

O colesterol alimentar influencia diferentemente sobre a colesterolemia. A maioria da população é hiporresponsiva e uma minoria, atribuída em parte ao fenótipo de apo E (indivíduos E-4), é hiperresponsiva. O colesterol é encontrado apenas em alimentos de origem animal e possui um menor efeito sobre a colesterolemia, quando comparado ao efeito da ingestão de gorduras saturadas e trans. Para reduzir a ingestão de colesterol, deve-se restringir o consumo de vísceras (p. ex.: fígado, miolo e miúdos), leite integral e seus derivados (p. ex.: queijo, manteiga e creme de leite), biscoitos amanteigados, *croissants*, folhados, sorvetes cremosos, embutidos (p. ex.: salsicha, linguiça, bacon e torresmo), frios (p. ex.: presunto, salame e mortadela), pele de aves e frutos do mar (p. ex.: lagosta, camarão, ostra, marisco e polvo). Especial atenção deve ser dada à redução da ingestão da gema de ovo (225 mg/unidade).

## Os ácidos graxos saturados influenciam a colesterolemia?

Os ácidos graxos saturados elevam a colesterolemia por reduzirem a quantidade de receptores celulares B-E, o que reduz a remoção hepática das partículas de LDL presentes no sangue. Além disso, os ácidos graxos saturados, em função de sua estrutura retilínea, permitem maior entrada de colesterol nas partículas de LDL. A ingestão de gordura saturada representa importante causa alimentar de elevação da concentração plasmática de colesterol. Para diminuir o consumo de ácidos graxos saturados, aconselha-se a restrição da ingestão de gordura animal (p. ex.: carnes gordurosas, leite e derivados) e de alguns óleos vegetais (p. ex.: dendê e coco) no preparo dos alimentos.

## A ingestão de lipídios insaturados influencia a concentração plasmática de colesterol?

A substituição isocalórica dos ácidos graxos saturados e trans por ácidos graxos poli-insaturados reduz a concentração plasmática de colesterol total e de LDL por vários mecanismos; os principais são a menor síntese e a maior remoção de LDL e a alteração da estrutura das LDLs, de forma a diminuir o conteúdo de colesterol dessa partícula.

Cabe ressaltar que os ácidos graxos monoinsaturados (ácido oleico) podem reduzir a oxidação do LDL-colesterol, cujo fato é relevante na evolução da aterosclerose. Os graxos ômega-3 (EPA e DHA) promovem a diminuição da trigliceridemia plasmática por reduzirem a secreção hepática de VLDL.

## Os ácidos graxos trans influenciam a colesterolemia?

Pela semelhança estrutural com a gordura saturada, a gordura trans também provoca elevação da colesterolemia, com uma desvantagem maior de elevar a concentração plasmática de LDL e reduzir a concentração plasmática de HDL. Desse modo, verifica-se que os ácidos graxos trans são mais aterogênicos que os ácidos graxos saturados.

O consumo de ácidos graxos trans é oriundo, principalmente, de gorduras parcialmente hidrogenadas. São algumas importantes fontes de gorduras trans: óleos e gorduras hidrogenadas e *shortenings*, estes definidos como gorduras industriais presentes em sorvetes, chocolates, pães recheados, molhos para salada, maionese, cremes para sobremesas e óleos para fritura industrial. Em relação à margarina, quanto mais dura for a sua consistência, maior será o teor de gordura trans.

## Quais as recomendações de ingestão de lipídios segundo a WHO/FAO/UNU (World Health Organization/Food and Agriculture Organization/United Nations University)?

Segundo o comitê de peritos da WHO/FAO (Nishida et al., 2004), as recomendações de ingestão de lipídios na dieta devem ser de 15% a 30% do valor calórico total da dieta. Dentro dessa faixa de ingestão, considera-se que a ingestão de ácidos graxos saturados seja inferior a 10%; a ingestão de ácidos graxos poli-insaturados seja de 6% a 10%, sendo 5% a 8% na forma de ácidos graxos poli-insaturados ômega-6 e 1% a 2% na forma de ácidos graxos poli-insaturados ômega-3; a ingestão de ácidos graxos trans seja inferior a 1%; e a ingestão de ácidos graxos monoinsaturados deve ser obtida por diferença, ou seja:

> Ingestão de ácidos graxos monoinsaturados = lipídios totais ingeridos - (ácidos graxos saturados + ácidos graxos poli--insaturados + ácidos graxos trans).

## Quais são as recomendações de ingestão de ácido linoleico e de ácido linolênico, de acordo com a ingestão dietética de referência (DRI — *Dietary Reference Intake* — Ingestão Dietética de Referência)?

A ingestão de ácido linoleico e ácido linolênico, de acordo com as DRIs (NCR, 2002), é baseada nos valores de AI (ingestão adequada), que são utilizados quando não existem dados suficientes para a determinação da RDA (*Recommended Dietary Allowed* – Ingestão Dietética Recomendada). Portanto, representa um valor prévio à RDA. Baseia-se em níveis de ingestão ajustados experimentalmente ou em aproximações da ingestão observada de nutrientes de um grupo de indivíduos aparentemente saudável. Os valores de AI para ácido linoleico e ácido linolênico, de acordo com os estágios de vida e gênero, são descritos na tabela 4.6.

## Tabela 4.6. Ingestão adequada de ácido linoleico e de ácido linolênico de acordo com as DRIs

| Grupos/estágios de vida | Ácido linoleico (g/dia) | Ácido linolênico (g/dia) |
|---|---|---|
| Infância | | |
| 0 a 6 meses | 4,4 | 0,5 |
| 7 a 12 meses | 4,6 | 0,5 |
| Crianças | | |
| 1 a 3 anos | 7 | 0,7 |
| 4 a 8 anos | 10 | 0,9 |
| Sexo feminino | | |
| 9 a 13 anos | 10 | 1 |
| 14 a 18 anos | 11 | 1,1 |
| 19 a 30 anos | 12 | 1,1 |
| 31 a 50 anos | 12 | 1,1 |
| 51 a 70 anos | 11 | 1,1 |
| > 70 anos | 11 | 1,1 |
| Sexo masculino | | |
| 9 a 13 anos | 12 | 1,2 |
| 14 a 18 anos | 16 | 1,6 |
| 19 a 30 anos | 17 | 1,6 |
| 31 a 50 anos | 17 | 1,6 |
| 51 a 70 anos | 14 | 1,6 |
| > 70 anos | 14 | 1,6 |
| Gestante | | |
| 14 a 18 anos | 13 | 1,4 |
| 19 a 30 anos | 13 | 1,4 |
| 31 a 50 anos | 13 | 1,4 |
| Lactante | | |
| 14 a 18 anos | 13 | 1,3 |
| 19 a 30 anos | 13 | 1,3 |
| 31 a 50 anos | 13 | 1,3 |

Fonte: modificado de NCR (2002).

## BIBLIOGRAFIA CONSULTADA

Bakken AM, Fastard M, Holmsen H. Fatty acids in humans platelets and plasma. Fish oils decrease sensitivity toward N2 microbubbles. J Appl Physiol. 1991;70(6):2669-72.

Bonen A, Miskovic D, Kiens B. Fatty acid transporters (FABPpm, FAT, FATP) in human muscle. Can J Appl Physiol. 1999;24(6):515-23.

Brechtel K, Niess AM, Machann J, Rett K, Schick F, Claussen CD, et al. Utilisation of intramyocellular lipids (IMCLs) during exercise as assessed by proton magnetic resonance spectroscopy (1H-MRS). Horm Metab Res. 2001;33(2):63-6.

Brooks GA, Fahey TD, White TP et al. Lipid metabolism. In: Brooks GA, Fahey TD, White TP et al. (eds.). Exercise physiology: human bioenergetics and its applications. 3rd ed. California: Mayfield Publishing Company, 2000. p.115-43.

Campbell MK. Bioquímica. 3ª ed. Porto Alegre: Artmed Editora, 2000. 752p.

Carey GB. Mechanisms regulating adipocyte lipolysis. Adv Exp Med Biol. 1998;441:157-70.

Champe PC, Harvey RA. Biochemistry. 2nd ed. New Jersey: Lippincott-Raven, 1994. 446p.

Champe PC, Harvey RA. Bioquímica ilustrada. 2ª ed. Porto Alegre: Artes Médicas Sul, 1996. 446p.

Colussi G, Catena C, Baroselli S, Nadalini E, Lapenna R, Chiuch A, et al. Omega-3 fatty acids: from biochemistry to their clinical use in the prevention of cardiovascular disease. Recent Pat Cardiovasc Drug Discov. 2007;2(1):13-21.

Comizio R, Pietrobelli A, Tan YX, Wang Z, Withers RT, Heymsfield SB, et al. Total body lipid and triglyceride response to energy deficit: relevance to body composition models. Am J Physiol. 1998;274(5 Pt 1):E860-6.

Communications/Implementations Committee, Minister of National Health and Welfare. Action towards healthy eating. Cat No. H39-166/199. Ottawa: Branch Publications Unit, 1990.

Connor, WE, Witiak DT, Stone DB, Armstrong ML. Cholesterol balance and fecal neutral steroid and bile acid excretion in normal men fed dietary fats of different fatty acid composition. J Clin Invest. 1969;48(8):1363-75.

Decombaz J, Fleith M, Hoppeler H, Kreis R, Boesch C. Effect of diet on the replenishment of intramyocellular lipids after exercise. Eur J Nutr. 2000;39(6):244-7.

Devlin TM. Textbook of biochemistry: with clinical correlations. 5ª ed. New York: Wiley-Liss, 2002. 1216p.

Dziezak J. Fats, oils, and fat substitutes. Food Technol. 1989;43(7):66-74.

Grundy SM, Denke MA. Dietary influences on serum lipids and lipoproteins. J Lipid Res. 1990;31(7):1149-72.

Guyton AC. Digestão e assimilação de carboidratos, gorduras e proteínas. In: Guyton AC. Fisiologia humana. 6ª ed. Rio de Janeiro: Guanabara Koogan, 1988. p.395-440.

Hoekstra T, Beulens JW, van der Schouw YT. Cardiovascular disease prevention in women: impact of dietary interventions. Maturitas. 2009;63(1):20-7.

Jensen MD. Fatty acid oxidation in human skeletal muscle. J Clin Invest. 2002;110(11):1607-9.

Jeukendrup AE, Saris WH, Wagenmarkers AJ. Fat metabolism during exercise: a review. Part I: fatty acid mobilization and muscle metabolismo. Int J Sports Med. 1998;19(4):231-44.

Johnson LR. Digestion and absorption. In: Johnson LR. Gastrointestinal physiology. 6nd ed. St Louis: A Harcourt Health Sciences Company, 2001. p.119-41.

Katzeeff HL, Ojamaa KM, Klein I. The effects of long-term aerobic exercise and energy restrition on protein synthesis. Metabolism. 1995;44(2):188-92.

Krauss RM, Eckel RH, Howard B. AHA dietary guidelines: revision 2000: a statement for healthcare professionals from the Nutrition Committee of the American Heart Association. Circulation. 2000;102(18):2284-99.

Lands B. Planning primary prevention of coronary disease. Curr Atheroscler Rep. 2009;11(4):272-80.

Lima FB, Vestri HS, Vestri S et al. Lipólise. In: Curi R, Miyasaka CK, Pompéia C, Procopio J. Entendendo as gorduras. Os ácidos graxos. Barueri: Manole, 2002. p.173-85.

López-Uriarte P, Bulló M, Casas-Agustench P, Babio N, Salas-Salvadó J. Nuts and oxidation: a systematic review. Nutr Rev. 2009;67(9):497-508.

Mahan LK, Arlim MT. Lipídios. In: Mahan LK, Stump SE. Krause – Alimentos nutrição e dietoterapia. 8ª ed. São Paulo: Roca, 1995. p.45-56.

Mahan LK, Arlim MT. Nutrição na doença ateriosclerótica vascular. In: Mahan LK, Stump SE. Krause – Alimentos nutrição e dietoterapia. 8ª ed. São Paulo: Roca, 1995. p.377-408.

Martinelli N, Consoli L, Olivieri O. A "desaturase hypothesis" for atherosclerosis: Janus-faced enzymes in omega-6 and omega-3 polyunsaturated fatty acid metabolism. J Nutrigenet Nutrigenomics. 2009;2(3):129-39.

Nishida C, Uauy R, Kumanyika S, Shetty P. The joint WHO/FAO expert consultation on diet, nutrition and the prevention of chronic diseases: process, product and policy implications. Public Health Nutr. 2004;7(1A):245-50.

NRC (National Academy Press). Dietary reference intakes for energy, carbohydrates, fiber, fat, protein and amino acids (macronutrients). Washington: National Academy Press, 2002.

Unites States Department of Agriculture, United States Department of Health and Human Services. Nutrition and Your Health. Dietary guidelines for americans. 3ª ed. Hyattsville, MD: USDA, USDHHS Home and Garden Bulletin n. 232, 1990.

O'Keefe JH, Gheewala NM, O'Keefe JO. Dietary strategies for improving post-prandial glucose, lipids, inflammation, and cardiovascular health. J Am Coll Cardiol. 2008;51(3):249-55.

Pereira-Lancha LO, Coelho DF, de Campos-Ferraz PL, Lancha AH Jr. Body fat regulation: is it a result of a simple energy balance or a high fat intake? J Am Coll Nutr. 2010;29(4):343-51.

Reichl D. Extravascular circulation of lipoproteins: their role in reverse transport of cholesterol. Atherosclerosis. 1994;105(2):117-29.

Simopoulos AP. Evolutionary aspects of diet, the omega-6/omega-3 ratio and genetic variation: nutritional implications for chronic diseases. Biomed Pharmacother. 2006;60(9):502-7.

Simopoulos AP. Evolutionary aspects of the dietary omega-6:omega-3 fatty acid ratio: medical implications. World Rev Nutr Diet. 2009;100:1-21.

Simopoulos AP. Genetic variants in the metabolism of omega-6 and omega-3 fatty acids: their role in the determination of nutritional requirements and chronic disease risk. Exp Biol Med (Maywood). 2010;235(7):785-95.

Simopoulos AP. Omega-6/omega-3 essential fatty acids: biological effects. World Rev Nutr Diet. 2009;99:1-16.

Simopoulos AP. The omega-6/omega-3 fatty acid ratio, genetic variation, andcardiovascular disease. Asia Pac J Clin Nutr. 2008;17(Suppl 1):131-4.

Torres-Leal FL, Fonseca-Alaniz M, Rogero MM, Tirapegui J. The role of inflamed adipose tissue in the insulin resistance. Cell Biochem Funct. 2010;28(8):623-31.

Tso P, Balint JA. Formation and transport of chylomicrons by enterocytes to the lymphatics. Am J Physiol. 1986;250(6 Pt 1):G715-26.

Stryer L. Bioquímica. 4ª ed. Rio de Janeiro: Guanabara Koogan, 1996. 1000p.

Wardlaw MG, Lusel PM, Seyler MF. Lipids. In: Wardlaw MG, Smith AM. Contemporary nutrition: issues and insights. 2nd ed. St Louis: Mosby, 1994. p.154-90.

Wolfe RR. Fat metabolism in exercise. Adv Exp Med Biol. 1998;441:147-56.

# Vitaminas: conceitos gerais e importância na atividade física

Marcelo Macedo Rogero • Renata Mendes
Sandra Maria Lima Ribeiro • Julio Tirapegui

## Introdução

Vitaminas são compostos orgânicos essenciais para a realização de reações metabólicas específicas e, de uma forma geral, não podem ser sintetizadas pelos tecidos humanos a partir de simples metabólitos.

Tais nutrientes são conhecidos por desempenhar inúmeras funções metabólicas no organismo, dentre elas a atuação como reguladores de reações químicas. Por esse motivo, as vitaminas também são comumente descritas como cofatores de enzimas.

A avaliação do consumo de vitaminas pela população tem sido objeto de estudos há muitas décadas. A constatação de sérias enfermidades relacionadas a deficiências de ingestão de vitaminas desencadeou discussões sobre a necessidade de suplementação desses nutrientes. No que se refere à prática de atividades físicas, há muitas especulações sobre a necessidade nutricional aumentada e, ainda, sobre a possibilidade de altas doses estarem relacionadas com aumento do rendimento. Todavia, as preocupações com uma possível toxicidade têm sido cada vez maiores. Atletas e esportistas são bastante suscetíveis aos apelos de propagandas, nem sempre embasadas em constatações científicas. A comercialização de suplementos nutricionais tem aumentado substancialmente nas últimas décadas e, dentre as mais consumidas, encontra-se a vitamina C.

Este capítulo tem como objetivo fornecer informações atualizadas sobre as vitaminas em processos metabólicos em condições normais e na prática esportiva, com o intuito de fornecer subsídios para discussões sobre a necessidade de suplementações.

## Qual a origem do termo vitamina?

Em 1911, um jovem químico do Lister Institute de Londres, Casimir Funk, isolou, a partir do farelo de arroz, uma substância cristalizada que possuía uma função amina. Como essa substância se revelou capaz de prevenir e de curar o "beribéri" experimental, Funk criou o termo vitamina, para salientar que essa amina era indispensável à vida. Foi em 1933, nos Estados Unidos, que Willians et al. isolaram, a partir de 100 kg de farelo de arroz, 450 mg de um composto cristalizado e publicaram a fórmula exata desenvolvida da tiamina (frequentemente designada pelo termo vitamina B1). O termo vitamina foi estendido em seguida ao conjunto de substâncias que apresentavam caráter indispensável e agiam em doses muito pequenas. Ainda hoje ele é universalmente aceito.

## Qual a atividade bioquímica das vitaminas?

As vitaminas são, na verdade, um grupo quimicamente muito heterogêneo. Sua atividade bioquímica está ligada a uma estrutura de base e a uma zona definida da molécula. Assim, a atividade da tiamina provém do carbono dois do núcleo tiazol, embora que o ciclo pirimídico e seu grupo amina também desempenhem um papel na atividade fisiológica da molécula. A ausência de uma dessas características pode fazer a vitamina perder toda sua atividade. A tiaminase e o sulfito fazem a tiamina perder toda a sua eficácia vitamínica por ruptura da ponte metileno. Os terapeutas podem acrescentar a essa definição o conceito de prova terapêutica. A noção de substâncias proativas (ou pró-vitaminas) que, após metabolização, resultam em um composto com atividade vitamínica, também se deve integrar ao conceito de vitamina. Esse é o caso da vitamina A, da vitamina D e da niacina.

## Como as vitaminas eram originalmente denominadas?

Elas eram denominadas por letras seguidas de números ou por sua função. Hoje, algumas dessas duas formas de denominações ainda são utilizadas enquanto outras foram abolidas. Dessa forma, tem-se a vitamina A, denominada também vitamina anti-infecciosa ou vitamina antixeroftálmica; a vitamina D, de vitamina antirraquítica; a vitamina E, de vitamina antiesterilidade; a vitamina K, de vitamina anti-hemorrágica; a tiamina (vitamina B1), de vitamina antineurítica ou antiberibérica; a niacina (vitamina B3 ou vitamina PP), de fator antipelagra; a vitamina B12 (cobalamina), de fator antipernicioso e a vitamina C, de vitamina antiescorbuto.

## Como as vitaminas são classificadas?

São classificadas quanto à solubilidade em vitaminas lipossolúveis e hidrossolúveis. As vitaminas lipossolúveis constituem um grupo de substâncias químicas com estrutura variada, solúveis em solventes orgânicos, que o organismo não sintetiza ou o faz em quantidades insuficientes. Essas vitaminas podem ser armazenadas na gordura corpórea e atingir níveis tóxicos. São lipossolúveis as vitaminas A, D, E e K. As vitaminas hidrossolúveis, de maneira geral, não são normalmente armazenadas em quantidades significativas no organismo, o que leva muitas vezes à necessidade de um suprimento diário dessas vitaminas. São hidrossolúveis as vitaminas do complexo B e a vitamina C. As vitaminas do complexo B essenciais para o ser humano são B1, ou tiamina; B2, ou riboflavina; niacina, que inclui o ácido nicotínico e a nicotinamida; B6, que agrupa a piridoxina, o piridoxal e a piridoxamina; B12 ou cobalamina; o ácido fólico; o ácido pantotênico e a biotina (Fig. 5.1).

## Existe relação entre o consumo de vitaminas e o desempenho físico?

Desde a identificação desses tipos de vitaminas até o presente momento, diversos estudos têm sido realizados com o intuito de investigar possíveis relações entre sua suplementação e a prática de atividade física. Alguns dos aspectos mais investigados são[1]:

- Participação das vitaminas do complexo B em etapas do metabolismo referentes à produção de energia, síntese e transformação de compostos específicos;
- atividade antioxidante da vitamina E;
- atuação da vitamina C em relação a:
  - imunocompetência;
  - lesões musculares;
  - agente antioxidante;
  - agente ergogênico;
- vitaminas do complexo B.

## Qual é a relevância das vitaminas do complexo B?

As vitaminas do complexo B participam de maneira fundamental no processo de geração de energia, seja como cofator de enzimas diretamente relacionadas ao metabolismo oxidativo (Fig. 5.1), seja na interconversão de aminoácidos e de moléculas presentes em processos de oxidação, ou ainda na síntese de moléculas envolvidas com o metabolismo energético. Um exemplo importante pode ser citado com relação à degradação dos aminoácidos de cadeia ramificada, uma vez que essas vitaminas participam como cofator de carboxilases e de outras enzimas. A figura 5.2 apresenta uma visão geral desses processos de degradação.

Cada vitamina do complexo B tem particularidades no que diz respeito à sua absorção, metabolismo e excreção. Algumas características, entretanto, podem ser abordadas de forma genérica, por serem comuns a essas vitaminas. Em sua absorção intestinal, ocorrem dois tipos de transporte pelos enterócitos. Em doses baixas ou fisiológicas, a passagem será feita por mecanismo ativo, geralmente dependente de fosforilação ou mediado por sódio. Já em doses elevadas, como é o caso da ingestão de suplementos, o transporte ocorre por difusão passiva, acarretando absorção menos eficiente e resultando parcialmente na excreção fecal da vitamina intacta, ou ainda de metabólitos resultantes de hidrólise ou de fermentação bacteriana. Apenas a vitamina B12 tem um mecanismo diferenciado de absorção, que será discutido a seguir.

Ainda, o conhecimento das formas de circulação sanguínea, da presença em células específicas como os eritrócitos, ou ainda da excreção urinária de cada vitamina e de seus subprodutos, permite a busca por métodos que consigam refletir o estado nutricional do indivíduo. Assim, as tabelas 5.1 a 5.8 resumem os métodos identificados até agora para avaliação dessas vitaminas, com alguns comentários sobre cada um deles.

De uma forma sucinta, será comentada cada uma dessas vitaminas, ressaltando a importância relacionada à prática de atividades físicas.

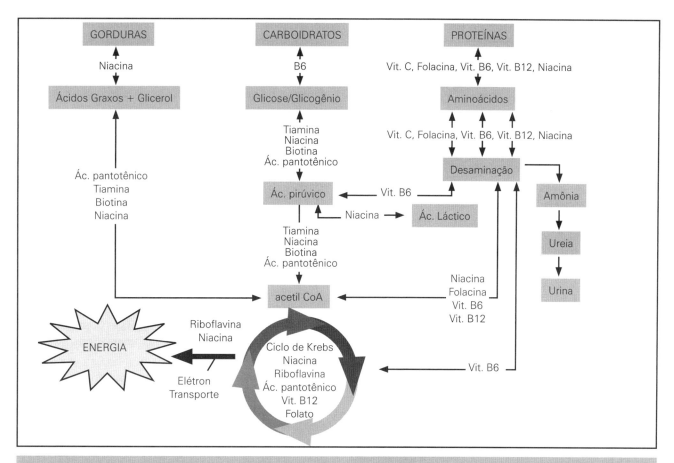

**Figura 5.1** – *Participação das vitaminas do complexo B no metabolismo energético.*

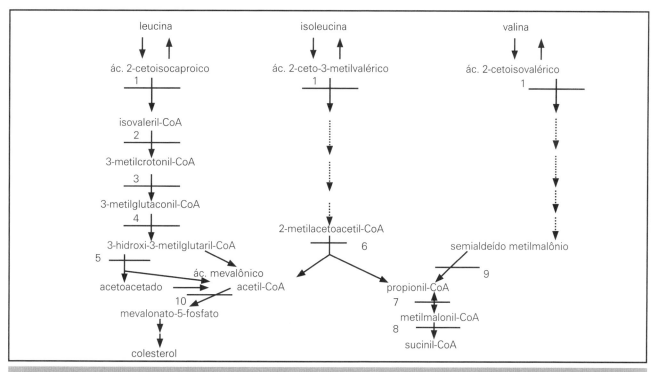

**Figura 5.2** – *Vias de oxidação dos aminoácidos de cadeia ramificada, com participação de vitaminas do complexo B como cofatores de enzimas.*

## Qual é a importância da vitamina B1 (tiamina)?

A tiamina é encontrada no organismo sob várias formas fosforiladas interconversíveis. A principal forma encontrada é na enzima TPP (tiamina pirofosfato), envolvida em dois tipos de reação metabólica:

- Descarboxilação de α-cetoácido (p. ex.: piruvato, α-cetoglutarato e aminoácidos de cadeia ramificada); e
- transcetolação (entre hexose e pentose-fosfato).

A despeito de várias alterações bioquímicas relacionadas com a deficiência de tiamina (p. ex.: transtornos do sistema nervoso, fraqueza muscular, entre outros), nenhum estudo conseguiu identificar maiores gravidades relativas ao excesso de ingestão. Esses dados podem explicar a grande quantidade de suplementos vitamínicos disponíveis, em dosagens muito acima das recomendadas.

Uma estratégia encontrada por alguns autores para que se corrijam as ingestões de tiamina seria a normalização pelo total de energia ingerida na dieta. As publicações referentes ao RDA (*Recommended Dietary Allowance* – Ingestão Dietética Recomendada) de 1989[2] postulavam a ingestão de 0,5 g/1.000 kcal da dieta. Embora exista fundamento para essa proposta, uma vez que a tiamina está diretamente relacionada ao metabolismo energético, as atuais DRIs (*Dietary Reference Intakes* – Ingestões Dietéticas de Referência) permanecem em g/dia, por falta de trabalhos conclusivos quanto aos valores por ingestão de energia.

### Tabela 5.1. Indicadores do estado nutricional em tiamina

| Indicador | Valores de deficiência marginal |
| --- | --- |
| Atividade da transacetolase eritrocitária | 1,20-1,25 |
| Tiamina no eritrócito (mmol/L) | 70-90 |
| Efeito da tiamina pirofosfato (%)[*] | 15-24 |
| Tiamina urinária | |
| nmol [μg]/g de creatinina | 90-220 (27-66) |
| nmol [μg]/ dia | 133-333 (40-100) |

[*] Também chamado de coeficiente de atividade; valor estimado, expresso em % em relação ao basal.

### Qual é a principal função da vitamina B2 (riboflavina)?

A riboflavina tem como principal função no organismo seu papel como cofator das enzimas FAD (flavina adenina dinucleotídeo) e FMN (flavina mononucleotídeo). Essas enzimas participam das reações de oxirredução no metabolismo oxidativo.

Muito se discute a respeito dessa vitamina para indivíduos envolvidos com atividade física, pois alguns estudos demonstram que o exercício altera o estado nutricional em riboflavina. A diminuição da atividade da EGRAC (glutationa eritrocitária redutase) e o aumento da excreção urinária de tiamina têm sido os parâmetros que mais desencadeiam questionamentos quanto à necessidade dessa vitamina em atletas.[3-7] Belko et al.,[8] analisando um grupo de mulheres que utilizavam o exercício físico como uma das estratégias para perda de peso, observaram que foi necessário 20% adicionais dessa vitamina para manter normais os parâmetros citados. Por outro lado, uma série de estudos procurou relacionar aumento do rendimento com a ingestão de riboflavina, mas não conseguiu resultados conclusivos.[9-12]

A riboflavina, por ser cofator de enzimas do metabolismo oxidativo, está presente em quantidades consideráveis em todos os tecidos animais e vegetais. Como principais fontes podem-se incluir laticínios, carnes, vegetais e cereais integrais.

Embora as atuais DRIs tenham mantido a recomendação de ingestão dessa vitamina em g/dia, vale destacar que, pelas RDAs, foi proposta a ingestão de 0,6 mg/1.000 kcal.

### Tabela 5.2. Indicadores do estado nutricional de riboflavina

| Indicador | Comentários |
| --- | --- |
| Atividade da EGRAC | Tem sido considerado um dos métodos mais precisos, embora ainda haja necessidade de maior padronização |
| Concentração de flavina no eritrócito | Nem sempre a simples concentração reflete a funcionalidade do nutriente |
| Excreção urinária em jejum | Juntamente com o EGRAC, permite uma avaliação ampla do estado nutricional |

### Qual é a função da vitamina B3 (niacina)?

A importância da niacina reside basicamente no fato de ela ser parte estrutural das coenzimas NAD (nicotinamida adenina dicleotídeo) e NADP (nicotinamida adenina dinucleotídeo fosfato). Como integrante dessas coenzimas, atribui-se à niacina as funções de:

- Reação de oxirredução (NAD e NADP);
- reparação do DNA;
- oxidação de moléculas como: gliceraldeído 3P; lactato; álcool; 3-hidroxibutirato; piruvato; α-cetoglutarato;
- biossíntese redutiva (NADP), síntese de ácidos graxos e glicerol; e
- oxidação de glicose 6P e ribose 5P na via das pentoses.

Portanto, no que diz respeito às funções da vitamina B3 no exercício físico, pode-se supor uma necessidade aumentada, pois mecanismos de aumento do gasto energético significam maior envolvimento com reações de oxirredução, assim como em reações de hidrólise de triacilgliceróis, com consequente utilização de ácidos graxos e glicerol. Entretanto, não existem dados na literatura que apontem necessidade de suplementação, principalmente por conta dos efeitos colaterais derivados de sua toxicidade. Nesse contexto, uma dieta contendo alimentos fontes de niacina aliada à ingestão adequada de proteínas é capaz de suprir as necessidades aumentadas da atividade física.

No que diz respeito às formas de obtenção de niacina pelo organismo, além da dieta, outra forma é a conversão do triptofano. O processo químico de obtenção enzimática depende de outros nutrientes, a saber, a riboflavina (por utilizar FAD e FMN em suas etapas), vitamina B6 (por utilizar o piridoxal-5P) e ferro. Obviamente, a ingestão de proteínas que forneçam triptofano também faz parte dessa lista de nutrientes. Dessa forma, muitas vezes a deficiências desses nutrientes pode estar relacionada a deficiências dessa vitamina.

No organismo após a absorção, o excesso de niacina sofre metilação no fígado para N1-metil-nicotinamida. Essa molécula pode ainda ser oxidada, gerando outros dois subprodutos: 2-piridona e 4-piridona. Esses três compostos são as três mais abundantes formas de excreção da niacina.

A toxicidade da vitamina é estabelecida por seus efeitos neurológicos, gastrointestinais e vasodilatadores. Por isso, a UL (níveis toleráveis de ingestão) foi determinada de forma criteriosa, com diferentes valores para diferentes faixas etárias.

### Tabela 5.3. Parâmetros indicativos do estado nutricional em vitamina B3

| Indicador | Comentários |
|---|---|
| Excreção urinária de metabólitos metilados (taxa de 2-piridona/N1-metil-nicotinamida) | Mais sensível e confiável < 5,8 $\mu$mol/dia = deficiente; 5,8 a 17,5 = baixo; > 17,5 = adequado (Sauberlich et al., 1974) |
| Medida do nucleotídeo piridina no eritrócito; NAD no eritrócito | Parece ser tão sensível quanto parâmetros urinários |
| Transferência de redox da ADP | Ribosilação do ADP (ocorre na estabilidade gênica; replicação e reparo do DNA) Pouca padronização do método |
| Derivados plasmáticos de 2-piridona | Cai abaixo dos limites de detecção com baixas doses ingeridas |

## EXISTE RELAÇÃO ENTRE A ATIVIDADE FÍSICA E VITAMINA B6?

Sim. A vitamina B6, também denominada PLP (piridoxal 5-fosfato), no organismo humano, é coenzima para mais de cem enzimas relacionadas ao metabolismo de aminoácidos, incluindo aí aminotransferases e descarboxilases. Ainda se pode destacar o papel do PLP na primeira etapa da síntese do heme (molécula para síntese de hemoglobina), além da transulfuração da homocisteína a cisteína.

### Tabela 5.4. Parâmetros indicativos do estado nutricional em vitamina B6

| Parâmetro | Comentários |
|---|---|
| Concentração plasmática de B6 e PLP | Relaciona-se com PLP hepático; parece ser o método mais relacionado com as reservas corporais |
| Concentração nos eritrócitos | Embora se equilibre com as concentrações plasmáticas, quando a ingestão é elevada, seu aumento é muito mais lento que do plasma |
| Excreção urinária de 4P e outras formas | Altas ingestões interferem rapidamente na excreção urinária. Entretanto, esse parâmetro reflete situações agudas e não estado nutricional |
| Saturação de aminotransferases (EAST e EALT) | Lenta estabilização em resposta a alterações dietéticas |
| Medida de metabólitos do triptofano | O princípio baseia-se na excreção de ácido xanturênico, cuja síntese depende de PLP. Entretanto, parece que, em deficiências de B6, outras vias de metabolização do triptofano são ativadas |
| Concentração de homocisteína | Pode gerar confusão entre deficiência de folato e de B6 |

A vitamina B6 é encontrada em uma grande gama de alimentos e sua biodisponibilidade é relativamente alta (50% para alimentos de origem vegetal e 75% de origem animal). Ao se pensar na prática de atividade física, é importante relembrar a extrema importância que é dada às proteínas. As proteínas, de uma forma muito resumida, participam dos processos de recuperação pós-exercício e também dos processos de síntese. Esses processos levam à existência, no mercado, de suplementos à base de proteínas e/ou aminoácidos. É um questionamento frequente se, ao se suplementar proteínas, deveria ser necessária a suplementação com vitamina B6, considerando a importância do PLP em praticamente todas as reações relacionadas ao metabolismo proteico. A despeito de um consenso nesse sentido, muitas indústrias de suplemento adicionam essa vitamina, sob alegação de melhorar o seu aproveitamento metabólico. Entretanto, nas ingestões elevadas de proteínas, como é o caso de atle-

# 66 NUTRIÇÃO: FUNDAMENTOS E ASPECTOS ATUAIS

tas de muitas modalidades esportivas, essa prática levaria a ingestões elevadas dessa vitamina, fato que pode levar a quadros de neurotoxicidade. Assim, não existem evidências que tornem segura a ingestão de vitamina B6 relacionada à ingestão proteica.

## QUAL É A IMPORTÂNCIA DO ÁCIDO FÓLICO (OU FOLATO)?

O folato metabolicamente é derivado do ácido pteroil-monoglutâmico. De extrema importância metabólica, está bioquimicamente associado à grande maioria das reações de transferência de um carbono simples. Dentre os principais processos metabólicos, pode-se enumerar: a síntese de DNA, pela biossíntese de pirimidina, participando, portanto, da divisão celular; e a interconversão de vários tipos de aminoácidos, com destaque para o ácido glutâmico e a metionina.

O fígado, cujo armazenamento perfaz 50% das reservas corporais de folato, definirá o destino dessa vitamina de acordo com a necessidade fisiológica. Ele poderá reter a molécula ou liberá-la para a circulação para captação por tecidos como a medula óssea. Cabe ainda ressaltar que grande parte do folato circulante é transportada por proteínas específicas e a albumina contribui em 50%.

### Tabela 5.5. Parâmetros indicativos do estado nutricional relativo ao folato

| Parâmetro | Comentários |
|---|---|
| Concentração de folato nos eritrócitos | Capaz de identificar deficiências de longo prazo, pois o folato é captado na medula e não diretamente nos eritrócitos; correlação com concentração hepática; não mostra alterações recentes<br>Ponto de corte: 140 ng/mL ou 305 nmol/L |
| Concentração plasmática de homocisteína | Vários pontos de corte: > 16 $\mu$mol/L; 14 $\mu$mol/L; 12 $\mu$mol/L ou o intervalo de 4,9 a 11,7 $\mu$mol/L |
| Folato sérico | Grande diferença entre laboratórios; < 3 ng/L ou 7 nmol/L; geralmente alterado após 1-3 semanas de depleção; difícil separar eventos agudos e crônicos; melhor conjugar com outros métodos |
| Folato na urina | Pouca relação com estado nutricional; *turnover* muito rápido |
| Parâmetros hematológicos | Neutrófilos hipersegmentados e outras alterações |

Sintomas comuns da deficiência de folato são: anemia megaloblástica e alterações nervosas. Cabe destacar que, pela alta biodisponibilidade dessa vitamina e pela grande gama de alimentos fonte (de origem animal-víscera – leite e ovos – e vegetal – cereais integrais, vegetais verdes-escuros, feijões), é relativamente fácil alcançar as necessidades diárias e, portanto, suplementos são praticamente desnecessá-

rios. O único grupo populacional que comprovadamente se beneficia da suplementação de folato é o das gestantes, pelas evidências relacionadas à formação do tubo neural.

Referente ao esporte, não há informações de qualquer aumento de necessidades na prática de atividade física.

## QUAL É A IMPORTÂNCIA DA VITAMINA B12?

A vitamina B12 inclui um grupo de substâncias contendo cobalto em sua constituição e a forma mais conhecida é a cianocobalamina. Podem-se citar como principais funções dessa vitamina a sua presença em duas enzimas: a metionina sintase (presente como cofator metilcobalamina), que participa da conversão de homocisteína em metionina, e a L-metil-malonil-CoA mutase (na forma de cofator adenosilcobalamina), que participa da conversão de metil-malonil-CoA a succinil-CoA.

### Tabela 5.6. Parâmetros indicativos do estado nutricional em vitamina B12

| Parâmetro | Comentários |
|---|---|
| Contagem de eritrócitos, hemoglobina e hematócrito | As contagens aumentam de forma mínima, mas é significativa para detectar deficiência de B12. Entretanto, as mudanças ocorrem lentamente em resposta às alterações na ingestão de B12 |
| VCM (volume corpuscular médio) | Diminuem com a deficiência de B12. Cabe lembrar que os mesmos têm vida média de 120 dias |
| B12 plasmático | Reflete ingestão e reserva. Os limites inferiores estão em torno de 120-180 $\mu$mol/L (170-250 mg/L). Nas diminuições de ingestão/absorção, a concentração é mantida às custas do B12 tecidual. As medidas são realizadas na forma livre e ligada, e por isso não é um método muito sensível |
| Excreção de ácido metil-malônico | Valores de referência (com 2DP): 73-271 $\mu$mol/L; aumenta quando o suprimento de B12 é diminuído; é considerado um excelente método |
| Homocisteína | Confusão com B6, B12 e folato; não é considerado um bom indicador |
| TCII (proteína transportadora de B12) | É responsável pela captação celular; 20% da B12 está ligada a esse transportador; tem se mostrado um indicador muito bom, mas ainda há necessidade de melhor padronização do método |

A vitamina B12 tem um mecanismo complexo de absorção que envolve hidrólises gástricas, incorporação a proteínas transportadoras para o intestino e, finalmente, ligação a um fator intrínseco intestinal, para ser absorvida na região ileal. Sua absorção ocorre por receptores do fator intrínseco. A absorção não é proporcional à dose ingerida, demonstrando um mecanismo de controle que diminui o risco de toxicidade. No plasma, a vitamina circula ligada a três diferentes proteínas transportadoras (TCI, II e II, somente a TCII, que liga cerca de 20% do folato corporal, possui receptores nas membranas dos tecidos). O fígado capta cerca de 50% da vitamina B12 circulante, e o remanescente será captado por outros tecidos. A vitamina B12 é excretada principalmente com a bile, pelas fezes. Cabe ressaltar que a B12 que se dirige aos rins é em grande parte reabsorvida no túbulo proximal. Nas fezes, podem ser encontradas moléculas de B12 não absorvidas pelo intestino ou ainda resultantes da descamação do epitélio intestinal ou da síntese bacteriana intestinal. O total de B12 eliminado pelo corpo diariamente corresponde em média a 0,2% do *pool* corporal. Vísceras, leite e ovos são as principais fontes alimentares de vitamina B12.

Apesar de não existirem relatos afirmando aumento das necessidades de vitamina B12 com exercício físico, é importante que se lembre que atletas vegetarianos devem ser avaliados com critério, discutindo-se a necessidade de suplementar essa vitamina.

## Qual é a relevância do ácido pantotênico?

De uma forma geral, o ácido pantotênico é um carreador de grupo acetil para numerosas enzimas, de onde se destacam a formação de substâncias como acetil-CoA e succinil-CoA. A partir do acetil-CoA, destacam-se processos bioquímicos como síntese de ácidos graxos, de fosfolípides de membrana, de aminoácidos, de hormônios esteroides, de vitamina D, de anéis de porfirina e corrina (anel com cobalto da vitamina B12), de neurotransmissores, acetilação e acilação de proteínas, além da síntese de α-tubulinas (para formação de microtúbulos envolvidos em transporte intracelular). A ingestão dessa vitamina ocorre a partir da molécula de CoA presente em alimentos de origem animal e vegetal. No lúmen intestinal, ocorre a hidrólise dessa molécula a difosfo-CoA, fosfopanteína e panteteína, somente esta última será hidrolisada a ácido pantotênico. Nas células, o pantotenato é novamente convertido a CoA pela pantotenatoquinase. Essa vitamina é excretada intacta pela urina. Não existem estudos na literatura que relacionem ácido pantotênico com rendimento esportivo. Cabe destacar a grande presença dessa vitamina nos alimentos, sendo que os que apresentam maiores concentrações são: carne de galinha, aveia, tomate, fígado, rim, levedura, gema de ovo, brócolis e grãos integrais. Por outro lado, congelamento, processamento e refinamento diminuem as concentrações dessa vitamina nos alimentos. Deficiências de ácido pantotênico só foram encontradas em modelos experimentais de deficiência e não existem relatos de toxicidade.

Não existem estudos na literatura que relacionem ácido pantotênico com rendimento esportivo.

### Tabela 5.7. Parâmetros que têm sido estudados para avaliação do estado nutricional relativo ao ácido pantotênico

| Parâmetros | | Comentários |
|---|---|---|
| Excreção urinária | | Varia de acordo com a ingestão; valores médios de excreção = 2,6 mg/dia |
| Parâmetros sanguíneos | No sangue total | Os valores demonstram equilíbrio, mesmo quando há suplementação de ácido pantotênico; concentração média = 1,57-2,66 $\mu$mol/L |
| | No soro ou plasma | Os valores não mantêm a mesma proporcionalidade que no sangue total. Não tem sido identificado como um bom método. |
| | Nos eritrócitos | Parece ser candidato ao melhor método, porém resultados de alguns estudos ainda deixam dúvidas. Os valores médios encontrados são: 1,5 $\mu$mol/L (334 mg/L) |

## Qual é a função da biotina?

A biotina é cofator para quatro carboxilases, a saber:
- Piruvato carboxilase (na conversão de piruvato a oxaloacetato);
- metil-crotonil-CoA (na oxidação da leucina);
- propionil-CoA carboxilase (na conversão de propionil-CoA em metil-malonil-CoA e, consequentemente, na conversão de succinil-CoA); e
- acetil CoA carboxilase (no processo de alongamento de ácidos graxos).

### Tabela 5.8. Parâmetros que têm sido estudados para avaliação do estado nutricional relativo à biotina

| Parâmetros | Comentários |
|---|---|
| Excreções urinárias | 3-hidroxi-isovalerato: sua excreção aumenta com a deficiência. Biotina urinária: diminui com a deficiência. Têm sido relativamente bem aceitos para avaliação |
| Parâmetros plasmáticos | A concentração plasmática de biotina ou seus metabólicos não têm demonstrado relação com o estado nutricional |
| Análise dos ácidos graxos contidos nos lipídios plasmáticos | Alterações nas ligações químicas de ácidos graxos devem resultar da deficiência de propionil-CoA carboxilase. Tem mostrado tendência de ser um bom indicador, porém os métodos precisam ser mais bem padronizados |

Embora seja fácil reconhecer que, para indivíduos praticantes de exercício, essa vitamina tem papel fundamental, não existem dados na literatura relacionando o rendimento físico com ela. Embora a vitamina esteja presente em uma grande quantidade de alimentos, o fígado parece ser a melhor fonte.

## EXERCÍCIO FÍSICO E VITAMINAS DO COMPLEXO B

Ao observar conjuntamente as vitaminas do complexo B, fica difícil tentar compreender a deficiência de uma delas separadamente, uma vez que os processos bioquímicos em que elas estão envolvidas acontecem de forma bastante inter-relacionada. Pensando nisso, alguns autores tentaram estudar o papel de grupos dessas vitaminas e o exercício físico.

Van der Beek et al.[13] desenvolveram um estudo duplo cego, do tipo fatorial (2 × 2 × 2), impondo, em 24 homens saudáveis, 11 semanas de restrição de tiamina, riboflavina e vitamina B6 (restrição de 55% sobre as recomendações das três vitaminas). Antes e após o período experimental, foram avaliados parâmetros de desempenho (potência aeróbia e concentração sanguínea de lactato em resposta ao exercício). Foi observada diminuição na potência aeróbia e aumento dos valores de lactato. Por outro lado, Fogelhom et al.[14] em estudo também duplo-cego de cinco semanas de duração, com 42 homens jovens e ativos, administraram ao grupo experimental 12 mg de tiamina + riboflavina + piridoxina. Os parâmetros avaliados antes e depois do período experimental foram: atividade da transacetolase no eritrócito, glutationa redutase, aspartato aminotransferase e lactato. Todos os parâmetros enzimáticos melhoraram com a suplementação, porém não houve variação nas concentrações de lactato. Os resultados, dessa forma, não conseguiram relacionar os valores enzimáticos com aumento do rendimento. Cabe ressaltar que, especificamente no que diz respeito à atividade da transacetolase no eritrócito, todos os indivíduos apresentaram uma deficiência marginal no início do experimento.

Dessa forma, os experimentos citados deixam claro que a avaliação do estado nutricional anterior à suplementação é ponto fundamental para que se discuta tal intervenção nutricional. Ainda, uma das grandes críticas relacionadas a estudos investigando alterações de vitaminas do complexo B, principalmente a partir de parâmetros urinários, diz respeito ao tempo decorrido entre a prática da atividade e a coleta. Tucker et al.[15] já postularam, em 1960, que parâmetros urinários devem ser avaliados após pelo menos 48 horas da prática de atividade, uma vez que indivíduos nesse período têm seu fluxo renal diminuído, comprometendo assim os resultados.

Ainda, uma vez que a ingestão energética está diretamente relacionada ao estado das vitaminas do complexo B, alguns grupos merecem atenção especial quando da prática de atividade física. Atletas que necessitam controlar o peso permanentemente, como bailarinas e lutadores,[16] podem ser considerados grupos com risco de desenvolvimento de deficiências. Ainda, a prática de exercícios por idosos também deve significar atenção redobrada, uma vez que com o envelhecimento ocorrem alterações na capacidade de ingestão, absorção e metabolismo das vitaminas. A diminuição da secreção gástrica é um fator agravante nesse caso.[17] Finalmente, atletas vegetarianos devem ser constantemente avaliados quanto ao estado de vitamina B12 e ácido fólico.[18]

Embora as evidências apontem a segurança da ingestão de altas doses de várias vitaminas do complexo B, é importante destacar que, dentro do conceito de uma prescrição nutricional segura, antes de discutir a necessidade de suplementar uma dieta, ou mesmo de proceder a correções alimentares, sempre é recomendado que seja realizada uma avaliação ampla do estado nutricional. No caso de vitaminas, os parâmetros bioquímicos sempre são mais indicados, embora uma avaliação detalhada da dieta seja ponto de partida para o aconselhamento do atleta.

## VITAMINA E E EXERCÍCIO FÍSICO

O consumo de suplementos de vitamina E entre atletas e esportistas tem se mostrado crescente, atingindo muitas vezes grande parte dos frequentadores de academias e atletas de elite, os quais consomem esse nutriente principalmente por suas propriedades antioxidantes.[19] Por esse motivo, essa estratégia de suplementação tem sido alvo de constantes avaliações por parte dos pesquisadores científicos, uma vez que, segundo Melvin Williams,[20] o grande problema associado à utilização dos suplementos nutricionais é a crença de que, se pouco é bom, muito é ainda melhor. Dessa forma, alguns atletas tendem a utilizá-los de maneira inadequada, podendo não obter os resultados esperados.

Para que a necessidade de suplementação de vitamina E seja realmente definida, é fundamental que se conheça o metabolismo desse nutriente, seus possíveis benefícios e, obviamente, os riscos de toxicidade inerentes a essa manipulação nutricional. Portanto, a seguir, apresentar-se-ão fundamentos básicos do metabolismo da vitamina E, bem como aspectos atuais sobre o estudo da suplementação desse composto.

### Qual é a estrutura da vitamina E?

A vitamina E consiste em um termo genérico adotado para identificar um grupo de oito compostos encontrados na natureza, divididos em duas classes: os tocoferóis (a, b, d, e l) e os tocotrienóis (a, b, d, e l), sendo o α-tocoferol considerado o de maior atividade biológica e o mais encontrado em fontes naturais (Fig. 5.3).[21,22] Porém, atualmente o National Research Council,[22,23] comitê responsável pela elaboração das novas recomendações nutricionais, sugere que o termo vitamina E seja considerado sinônimo de α-tocoferol, justamente por ser a forma de maior atividade vitamínica.

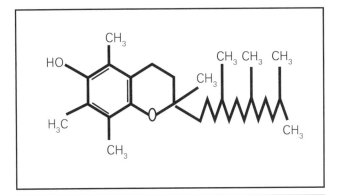

**Figura 5.3** – *Estrutura molecular do α-tocoferol.*

## Quais são as fontes alimentares da vitamina E?

A vitamina E pode ser obtida através da ingestão de alimentos, como gérmen de trigo, amêndoas e avelãs, além dos óleos vegetais, como óleo de germe de trigo, girassol, algodão, dendê, amendoim, soja e milho (Tab. 5.9).[23]

**Tabela 5.9. Concentração de vitamina E em alimentos consumidos pela população brasileira**

| Alimentos | Peso (g) | Vitamina E mg (αTE) |
|---|---|---|
| Óleo de gérmen de trigo | 13,6 | 26,00 |
| Semente de girassol | 33 | 17,00 |
| Avelã | 68 | 16,00 |
| Óleo de girassol (linoleico < 60%) | 13,6 | 7,00 |
| Amendoim | 72 | 5,00 |
| Óleo de amêndoa | 13,6 | 5,00 |
| Castanha-do-brasil | 70 | 5,00 |
| Pistache | 64 | 3,30 |
| Fígado de peru cozido | 100 | 3,00 |
| Óleo de fígado de bacalhau | 100 | 3,00 |
| Óleo de milho | 13,6 | 2,90 |
| Óleo de canola | 13,6 | 2,90 |
| Óleo de salmão | 13,6 | 2,60 |
| Gérmen de trigo | 13,6 | 2,60 |
| Atum branco em óleo (enlatado) | 100 | 2,00 |
| Manga | 207 | 2,30 |
| Marisco no vapor | 100 | 2,00 |
| Noz-pecã | 60 | 1,80 |
| Óleo de amendoim | 13,6 | 1,70 |
| Fígado de galinha cozido | 100 | 1,70 |
| Molho de tomate | 123 | 1,70 |
| Óleo de oliva | 13,6 | 1,70 |
| Acelga cozida | 88 | 1,65 |
| Atum branco em água (enlatado) | 100 | 1,60 |
| Mamão papaia | 140 | 1,60 |
| Nozes | 60 | 1,60 |
| Folhas de mostarda cozida | 70 | 1,40 |
| Abacate | 100 | 1,40 |
| Abóbora | 123 | 1,30 |
| Ameixa seca | 85 | 1,20 |
| Atum *light* em óleo (enlatado) | 100 | 1,20 |
| Uva | 160 | 1,10 |
| Carpa cozida | 100 | 1,10 |
| Caranguejo cozido | 100 | 1,00 |
| Brócolis | 85 | 0,90 |
| Espinafre cozido | 95 | 0,90 |
| Pera | 166 | 0,80 |
| Suco de tomate | 242 | 0,80 |
| Salmão cozido | 100 | 0,80 |
| Pêssego médio | 98 | 0,70 |
| Quiabo cozido | 92 | 0,60 |
| Semente de abóbora | 57 | 0,60 |
| Repolho crespo cozido | 65 | 0,55 |
| Couve cozida | 90 | 0,55 |
| Fígado de boi cozido | 100 | 0,55 |
| Ovo cozido | 48 - 50 | 0,50 |
| Amora preta fresca | 72 | 0,50 |
| Maçã com casca | 138 | 0,44 |
| Carne de porco cozida | 100 | 0,40 |
| Chocolate | 28,4 | 0,35 |
| Cenoura crua | 72 | 0,30 |
| Banana | 118 | 0,30 |
| Cenoura cozida | 76 | 0,30 |
| Purê de batata | 105 | 0,30 |
| Vagem de ervilha cozida fresca | 80 | 0,30 |
| Presunto cozido | 100 | 0,30 |
| Pão branco | 28 | 0,30 |
| Alface romana | 56 | 0,30 |
| Alface | 56 | 0,30 |
| Arroz integral | 98 | 0,26 |
| Uva-passa | 36 | 0,25 |
| Melão-cantalupo | 160 | 0,24 |
| Farinha de aveia cozida | 234 | 0,23 |
| Alcachofra cozida inteira | 120 | 0,20 |
| Morangos frescos | 152 | 0,20 |

Os alimentos de origem animal, como ovos, manteiga e toucinho, também possuem α-tocoferol em sua composição, porém em menores concentrações quando comparados aos de origem vegetal.[23]

É importante destacar que o teor de α-tocoferol pode variar entre os alimentos de origem animal, sendo influenciado principalmente pela quantidade de vitamina E contida na ração desses animais.[24]

## Como é realizada a absorção da vitamina E?

Em razão de sua característica lipossolúvel, o processo de absorção da vitamina E depende de fatores importantes na digestão e absorção dos lipídios, como as secreções biliares e pancreáticas, a formação de micelas e o transporte através das membranas do intestino delgado.[24]

É fato conhecido que a absorção depende diretamente da concentração total de lipídios na refeição. Em contrapartida, esse processo de absorção tem relação inversa com a dose de vitamina E presente na refeição, ou seja, quanto maior for a concentração dessa vitamina, menor será sua absorção.[24]

Em humanos, observa-se uma capacidade média de absorção entre 50% e 70% do α-tocoferol ingerido através de alimentos. Porém, ao administrar doses consideradas farmacológicas, acima de 200 mg, essa capacidade decresce para aproximadamente 10%.[24]

Além da dose de vitamina E, outros fatores também podem interferir na capacidade de absorção dessa vitamina, sendo o tipo de lipídio o principal deles. Estudos demonstram que a absorção pode ser otimizada na presença de ácidos graxos de cadeia média e reduzida pelo consumo concomitante de ácidos graxos poli-insaturados, provavelmente pelo fato dos poli-insaturados ocuparem relativamente mais espaço nas lipoproteínas, deslocando o tocoferol.[23]

## Onde é armazenada a vitamina E?

Associada aos quilomícrons, a vitamina E derivada dos alimentos atinge a corrente linfática, sendo então transportada pela LDL (lipoproteínas de baixa densidade) até as células do parênquima hepático. Nesse tecido, a vitamina E é incorporada às moléculas de VLDL (lipoproteínas de muito baixa densidade), lipoproteína que promove sua distribuição para tecidos extra-hepáticos, podendo se acumular principalmente em tecidos como pulmões, coração, músculo esquelético e tecido adiposo.[24]

De uma forma geral, os componentes da vitamina E (tocoferóis e tocotrienóis) ficam concentrados em estruturas em que haja abundância de ácidos graxos, especialmente em estruturas celulares ricas em fosfolípides de membranas, tais como mitocôndria, microssomos e membranas plasmáticas.

Quando o consumo de vitamina E é alto, o fígado é considerado seu principal local de armazenamento, porém, o *pool* total encontrado no tecido adiposo é muito maior.[24]

É importante destacar que, embora o tecido adiposo seja eventualmente considerado um "estoque" de vitamina E, é preciso reconhecer que o tocoferol presente nesse tecido não se encontra prontamente disponível para utilização em outros tecidos.[24]

Por ser uma vitamina lipossolúvel, a principal via de excreção da vitamina E consiste na eliminação fecal. O α-tocoferol é secretado do fígado para o intestino em associação com moléculas de VLDL, presumivelmente regulado por uma proteína hepática ligadora de tocoferol, porém esse mecanismo ainda não se encontra totalmente elucidado.[23]

## Quais são as recomendações de vitamina E?

De acordo com as novas recomendações nutricionais publicadas em 2001 (NAC), foi definida uma RDA de aproximadamente 15 mg de vitamina E para indivíduos adultos de ambos os sexos, podendo haver pequenas alterações em determinados estados fisiológicos, como, por exemplo, o período de lactação.

É importante ressaltar que foi definido o nível máximo de ingestão diária de vitamina E considerado seguro, com grande margem de segurança, não colocando, portanto, em risco a saúde dos indivíduos saudáveis. Esse nível máximo de ingestão, conhecido como UL, consiste em aproximadamente 1.000 mg diários (Tab. 5.10).[22]

Dessa forma, pode-se dizer que a toxicidade da ingestão oral de vitamina E em adultos é baixa, quando comparada a outras vitaminas lipossolúveis, uma vez que a ingestão de quase setenta vezes a RDA tem sido considerada segura entre indivíduos saudáveis.[22]

É importante destacar que a avaliação do consumo de vitamina E é considerada um processo complexo, uma vez que essa vitamina é encontrada abundantemente nos óleos vegetais, e indivíduos leigos em técnica dietética apresentam grandes dificuldades em relatar a quantidade de óleo utilizada nas preparações alimentares consumidas.[23]

## Como é a avaliação do estado nutricional relativo à vitamina E?

A avaliação do estado nutricional relativo à vitamina E pode ser realizada de duas principais maneiras:[25]

1. Avaliação por meio da determinação da própria vitamina E em alguns compartimentos, como soro, fígado ou tecido adiposo; e

2. avaliação por meio da determinação de produtos derivados da peroxidação lipídica, tais como pentano exalado, TBARS e MDA (malonaldeído).

No geral, o índice mais adotado para a avaliação do estado nutricional relativo à vitamina E ainda é a concentração sérica de α-tocoferol, porém, devido ao fato de esse composto ser transportado por lipoproteínas, torna-se mais adequado expressá-lo por mol de colesterol ou por mg de lipídeos séricos totais (Tab. 5.11).[25]

## Tabela 5.10. ULs[a] estabelecidos para as vitaminas

| Grupo | Vit. A[b] (mg/dia) | Vit. C (mg/dia) | Vit. D (mg/dia) | Vit. E[c,d] (mg/dia) | Vit. K (mg/dia) | Tiamina (mg/dia) | Riboflavina (mg/dia) | Niacina[d] (mg/dia) | Vit. B6 (mg/dia) | Folato[d] (mg/dia) | Vit. B12 (mg/dia) | Ac. pantotênico (mg/dia) | Biotina (mg/dia) | Colina (mg/dia) | Carotenoides |
|---|---|---|---|---|---|---|---|---|---|---|---|---|---|---|---|
| 0-6 meses | 600 | ND[f] | 25 | ND | ND | ND | ND | ND | ND | ND | ND | ND | ND | ND | ND |
| 7-12 meses | 600 | ND | ND | ND | ND | ND | ND | ND | ND | ND | ND | ND | ND | ND | ND |
| 1-3 anos | 600 | 400 | 50 | 200 | ND | ND | ND | 10 | 30 | 300 | ND | ND | ND | 1.0 | ND |
| 4-8 anos | 900 | 650 | 50 | 300 | ND | ND | ND | 15 | 40 | 400 | ND | ND | ND | 1.0 | ND |
| Homens e mulheres | | | | | | | | | | | | | | | |
| 9-13 anos | 1.700 | 1.200 | 50 | 600 | ND | ND | ND | 20 | 60 | 600 | ND | ND | ND | 2.0 | ND |
| 14-18 anos | 2.800 | 1.800 | 50 | 800 | ND | ND | ND | 30 | 80 | 800 | ND | ND | ND | 3.0 | ND |
| 19-70 anos | 3.000 | 2.000 | 50 | 1.000 | ND | ND | ND | 35 | 100 | 1000 | ND | ND | ND | 3.5 | ND |
| > 70 anos | 3.000 | 2.000 | 50 | 1.000 | ND | ND | ND | 35 | 100 | 1.000 | ND | ND | ND | 3.5 | ND |
| Gestantes | | | | | | | | | | | | | | | |
| < 18 anos | 2.800 | 1.800 | 50 | 800 | ND | ND | ND | 30 | 80 | 800 | ND | ND | ND | 3.0 | ND |
| 19-50 anos | 3.000 | 2.000 | 50 | 1.000 | ND | ND | ND | 35 | 100 | 1.000 | ND | ND | ND | 3.5 | ND |
| Lactantes | | | | | | | | | | | | | | | |
| < 18 anos | 2.800 | 1.800 | 50 | 800 | ND | ND | ND | 30 | 80 | 800 | ND | ND | ND | 3.0 | ND |
| 19-50 anos | 3.000 | 2.000 | 50 | 1.000 | ND | ND | ND | 35 | 100 | 1.000 | ND | ND | ND | 3.5 | ND |

[a]: UL = o nível máximo de ingestão do nutriente que provavelmente não oferece risco ou efeitos adversos. A menos que outra posição seja tomada, o UL representa a ingestão total a partir de alimentos, água ou suplementos. Pela ausência de dados disponíveis, não pode ser estabelecido o UL para vitamina K, tiamina, riboflavina, vitamina B12, ácido pantotênico, biotina ou carotenoides. Na ausência de ULs, deve ser tomado cuidado extra na ingestão acima do recomendado;

[b]: somente como vitamina A pré-formada;

[c]: como α-tocoferol; aplicado somente a formas suplementares de α-tocoferol;

[d]: as ULs para vitamina E, niacina, a folato se aplicam apenas para formas sintéticas obtidas a partir de suplementos, alimentos fortificados ou a combinação de ambos;

[e]: suplementos de betacaroteno são recomendados somente quando fonte de pró-vitamina A para indivíduos em risco de deficiência de vitamina A; e

[f]: ND = não determinado em razão da ausência de dados.

Fonte: Trumbo et al., 2001.

Em contrapartida, a adoção dos produtos derivados da peroxidação lipídica para avaliação do estado nutricional relativo à vitamina E tem sido criticada, uma vez que esses indicadores seriam pouco específicos, ou seja, poderiam apresentar flutuações como consequência da deficiência de vitamina E ou de outros antioxidantes.[26]

**Tabela 5.11. Indicadores do estado nutricional da vitamina E mais utilizados em rotinas clínicas, bem como seus valores de referência**

| Indicador | Resultados esperados |
|---|---|
| Tocoferol total sérico | 1,1 a 1,5 mg/dL |
| Relação tocoferol total sérico/lipídios séricos totais | 0,6 mg |

Fonte: Gibson, 1998.

## Quais são as funções da vitamina E?

A principal função atribuída à vitamina E consiste na proteção às membranas celulares contra a destruição oxidativa, principalmente no que diz respeito à integridade dos ácidos graxos poli-insaturados (PUFAS) existentes nessas membranas. Dessa forma, essa vitamina possui propriedades denominadas antioxidantes.[25]

A vitamina E evita a peroxidação lipídica por reagir diretamente com radicais de oxigênio, incluindo oxigênio singlete, produtos de peróxidos lipídicos e radical superóxido, o que promove a formação do relativamente inócuo radical tocoferol. A vitamina C pode interagir com o radical tocoferol para regenerar o tocoferol reduzido.[27]

## Vitamina E x atividade física: suplementar ou não suplementar?

Como já foi citada neste capítulo, a principal função atribuída à vitamina E consiste na proteção às membranas celulares contra a destruição oxidativa, o que lhe confere propriedades antioxidantes.

Para que tais propriedades antioxidantes da vitamina E sejam mais facilmente compreendidas, serão discutidos quatro tópicos relevantes:

- Produção de radicais livres;
- sistema antioxidante;
- relação entre exercício físico e produção de radicais livres;
- suplementação de vitamina E.

## Como se originam os radicais livres?

Os RLs (radicais livres) são átomos ou moléculas que apresentam um ou mais elétrons não pareados ocupando orbitais atômicos ou moleculares, enquanto EROs (espécies reativas de oxigênio) e ERNs (espécies reativas de nitrogênio) são qualquer espécie oxidante altamente reativa formada por oxigênio e/ou nitrogênio, inclusive os RLs de oxigênio e/ou nitrogênio. Apesar de o processo de produção de RL ser parte do metabolismo normal celular, os RLs apresentam uma forte tendência de retirar elétrons de compostos celulares para obtenção de uma estrutura quimicamente mais estável; portanto, os RLs são capazes de provocar lesões oxidativas em várias moléculas celulares, o que pode acarretar a perda total da função celular (Fig. 5.4).[28]

A completa redução do oxigênio para $H_2O$ necessita de quatro etapas, nas quais ocorrem a geração de diversos RLs e de $H_2O_2$ (peróxido de hidrogênio), o qual não representa um radical livre, pois não apresenta elétrons desemparelhados. Contudo, o $H_2O_2$ é considerado uma das EROs por sua capacidade de gerar RL hidroxila – altamente reativos – por meio de interações com metais de transição reativos.[29] A completa redução do oxigênio é resumida nas equações descritas no Quadro 5.1.

Cada um desses intermediários derivados do oxigênio (Quadro 5.1) é considerado altamente reativo por sua configuração instável de elétrons promover a atração de elétrons a partir de outras moléculas, o que resulta em outro radical livre, que é capaz de reagir com outra molécula. Esta reação em cadeia está relacionada aos processos de peroxidação lipídica, de lesão de DNA e de oxidação de proteínas durante eventos de estresse oxidativo. Além disso, esses processos estão associados ao aparecimento e ao aumento da gravidade de muitas doenças. Cabe destacar que o organismo está normalmente em equilíbrio entre a produção e a degradação de RL. Quando existe um desequilíbrio entre as espécies reativas produzidas e a capacidade antioxidante, cria-se uma situação que se denomina estresse oxidativo.[30]

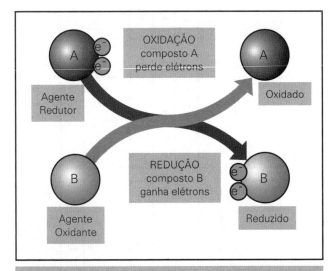

**Figura 5.4** – *Reações de oxirredução, demonstrando a perda de elétrons do agente redutor e o concomitante ganho desses elétrons pelo agente oxidante.*

## Quadro 5.1. Resumo da redução completa do oxigênio

(1) $O_2 + e- \rightarrow O_2-$ (radical superóxido)

(2) $O_2- + H_2O \rightarrow OH- + HO_2$ (radical hidroperoxil)

(3) $HO_2 + e- + H \rightarrow H_2O_2$ (peróxido de hidrogênio)

(4) $H_2O_2 + e- \rightarrow OH- + OH$ (radical hidroxila)

## Quais são os sistemas antioxidantes do organismo?

O organismo possui um elaborado sistema de defesa antioxidante, que, de uma maneira geral, depende da síntese endógena de compostos como a glutationa, a superóxido dismutase e da ingestão adequada de vitaminas e minerais, tais como as vitaminas E, C, betacaroteno e minerais como cobre, zinco e selênio.[31]

Sabe-se que a atividade física aeróbia regular otimiza esse sistema de defesa, provavelmente pelo aumento da síntese de superóxido dismutase e catalase.[32] Vários estudos têm mostrado que o treinamento aumenta a concentração de glutationa e a atividade da catalase e superóxido dismutase nos músculos e plasma após exercício agudo e crônico.

Porém, diversos pontos ainda permanecem obscuros com relação ao que aconteceria com essa defesa durante exercícios físicos predominantemente anaeróbios, ou até mesmo se esse aumento da superóxido dismutase observado durante atividades aeróbias seria suficiente para "neutralizar" a elevada produção de radicais livres também observada nesse tipo de atividade.[32]

Diante de tantas incertezas, diversos estudos envolvendo a suplementação com vitamina E têm sido realizados, com o objetivo de observar se realmente há uma redução no processo de peroxidação lipídica.

## Existe relação entre exercício físico e produção de radicais livres?

O exercício físico tem sido considerado um fator capaz de aumentar a produção de espécies reativas de oxigênio, como consequência de diversos fatores observados durante a atividade física, tais como:[33]

- Aumento do consumo de oxigênio;
- elevação das concentrações de epinefrina e outras catecolaminas;
- isquemia-reperfusão;
- catabolismo do ATP (trifosfato de adenosina);
- perda de cálcio intracelular;
- acúmulo de ácido lático (acidose);
- respostas inflamatórias estimuladas por danos musculares;
- comprometimento de enzimas antioxidantes.

Estudos demonstram que o exercício exaustivo e não habitual pode promover um desequilíbrio entre a geração de EROs e o sistema de defesa antioxidante do organismo. As EROs podem ser geradas durante e após o exercício físico na musculatura exercitada e nos tecidos que sofrem isquemia-reperfusão. Fontes de EROs durante o exercício incluem o aumento da oxidação de purinas, lesão de proteínas contendo ferro, desequilíbrio da homeostase do cálcio ($Ca^{2+}$) e síntese de EROs pelo endotélio vascular. A ativação de neutrófilos, que infiltram o tecido muscular após a lesão provocada pelo exercício, também pode promover a síntese de EROs (mais detalhes, vide capítulo sobre estresse oxidativo).[34]

Todavia, os estudos que investigaram a relação entre exercício e a geração de EROs apresentam algumas limitações metodológicas, algumas questões críticas permanecem sem serem respondidas. Em estudos *in vivo* com exercício físico, a geração de EROs foi detectada em homogenato tecidual coletado imediatamente após o exercício, porém a verdadeira taxa de produção de EROs durante o exercício permanece desconhecida. Além disso, tem sido demonstrada que a produção de EROs diminui rapidamente de um a dois minutos após o término da contração muscular. Portanto, os métodos comumente utilizados subestimam a produção oxidante real durante o exercício. Por outro lado, estudos *in vitro* que avaliaram a produção de EROs podem apresentar resultados limitados por não considerarem o efeito do exercício sobre o organismo. Além disso, não há conhecimento pleno sobre a origem e as espécies de EROs produzidas sob as várias condições experimentais.[34]

## A suplementação de vitamina E protege contra a peroxidação lipídica?

A peroxidação lipídica, processo descrito como a reação entre radicais livres e os lipídios de membranas celulares, é considerada uma das mais bem descritas consequências do estresse oxidativo.

Por ser lipossolúvel, a vitamina E ($\alpha$-tocoferol), é o principal antioxidante encontrado em membranas e lipoproteínas. Esta vitamina ($\alpha$-TH) inibe a peroxidação lipídica (Fig. 5.5) por reagir com os radicais lipídicos (LOO•), sendo convertida a $\alpha$-tocoferil ($\alpha$-T•).

O radical $\alpha$-tocoferil formado pode ser novamente reciclado ao $\alpha$-tocoferol, por meio de alguns mecanismos disponíveis. O mecanismo mais importante é a reação do $\alpha$-tocoferil com o ascorbato (vitamina C), supostamente presente na superfície das membranas e lipoproteínas.[35]

$$\alpha\text{-TH} + LOO• \rightarrow \alpha\text{-T}• + LOOH$$

**Figura 5.5** – *Ação inibitória do $\alpha$-tocoferol sobre os radicais lipídicos.*

Diversos estudos envolvendo indivíduos moderamente treinados praticando corridas de trinta minutos a 90% $VO_2$ máximo, ou provas de *downhill*, demonstraram um aumento significativo na formação de MDA, o que indicaria uma maior taxa de peroxidação lipídica, consequente de uma maior produção de radicais livres durante esses tipos de exercício. Em contrapartida, alguns estudos envolvendo atletas de elite engajados em provas como meia-maratonas ou testes máximos em cicloergômetros demonstraram não haver elevações significativas nas concentrações de MDA.[36]

Acredita-se que a discrepância entre tais resultados seja derivada de variações individuais, bem como a falta de padronização dos tipos de exercícios físicos, assim como a concentração de MDA, os níveis séricos de vitamina E também variam de acordo com o tipo de atividade física e de indivíduo estudado, sendo observados resultados significativos em determinados estudos e alterações nada significativas em outros.[37]

Com o intuito de avaliar a relação entre o consumo de vitamina E e a peroxidação lipídica, inúmeros estudos têm sido realizados avaliando o efeito da suplementação desse nutriente em atletas e esportistas. Porém, tais publicações científicas ainda apresentam resultados controversos, provavelmente pelas características dos protocolos de exercícios propostos e pelo tipo de indivíduo estudado.[38]

Alguns estudos que envolvem testes físicos de exaustão indicam que a suplementação com α-tocoferol pode reduzir a formação de compostos derivados da peroxidação lipídica. Em contrapartida, estudos realizados com atividades físicas de curta duração não demonstraram influência da suplementação sobre a peroxidação lipídica.

Zembron-Lacny et al.[39] submeteram atletas à suplementação com 1.000 mg de vitamina E ou placebo, três horas antes da prática de exercício máximo (14 mmol de lactato/L), e observaram que a relação de TBARS/SOD + catalase + glutationa peroxidase foi significativamente menor no grupo suplementado em relação ao grupo placebo, fato que indica que a suplementação aguda de 1.000 mg de vitamina E otimiza a defesa oxidativa. Porém, os próprios autores concluem que os resultados não são relevantes a ponto de estimularem a recomendação de suplementação para atletas.

Fischer et al.[40] submeteram 21 homens saudáveis à suplementação de vitamina C associada a diferentes tipos de tocoferol (alfa ou gama) ou apenas suplementação de placebo e concluíram que o grupo que recebeu gama-tocoferol + vitamina C reduziu significativamente indicadores de dano muscular.

Em contrapartida, Gaenni et al.[41] submeteram vinte estudantes à suplementação de vitamina E (450 mg/dia, durante oito semanas) ou placebo, e propuseram testes de exaustão nos períodos pré e pós-suplementação, para ambos os grupos. Foram avaliados marcadores de estresse oxidativo, como MDA e creatina quinase, porém, não houve diferenças entre os grupos suplementados com vitamina E ou placebo, indicando que a estratégia de suplementação não foi eficaz.

Mastaloudis et al.[42] utilizaram uma associação entre vitamina C e E (1.000 e 300 mg, respectivamente) em cápsulas para suplementar praticantes de ultramaratona (50 km) e concluíram que essa estratégia não foi capaz de prevenir danos musculares entre os atletas.

Um estudo bastante alarmante foi publicado por Mc Anulty et al.,[43] no qual 38 triatletas, bem treinados, foram submetidos à suplementação de 800 mg vitamina E ou placebo por dois meses e, como resultado, foi observado que a suplementação prolongada de vitamina E, em largas doses, exibiu características pró-oxidantes durante o exercício exaustivo.

Portanto, como se pode observar, ainda em publicações recentes (de 2006), existem resultados bastante controversos no que diz respeito à suplementação de vitamina E e os autores, no geral, não encorajam a adoção dessa estratégia nutricional.

## Vitamina C

Humanos, similarmente a outros primatas e cobaias, necessitam ingerir vitamina C em razão da ausência da enzima L-gulonolactona oxidase, que catalisa a etapa final da reação de síntese do ascorbato a partir da glicose.[44]

Ácido ascórbico ou vitamina C é considerado quimicamente como um relevante agente redutor – doador de elétrons em uma reação redox (de redução-oxidação) –, que é reversivelmente oxidado para a forma de ADHA (ácido di-hidroascórbico) em diversas reações bioquímicas. Desse modo, pode-se caracterizar a vitamina C como um típico antioxidante.

### Em que forma existe a vitamina C?

A vitamina C existe em duas formas: a forma reduzida, conhecida como ácido ascórbico, e a oxidada, denominada ADHA. Fisiologicamente, o ácido ascórbico é um antioxidante hidrossolúvel presente no citosol e no fluido extracelular, e fornece elétrons para enzimas, compostos químicos oxidantes ou outros aceptores de elétrons. Suas propriedades químicas permitem que essa vitamina interaja diretamente com o $O_2^-$ e o OH em fases aquosas, o que auxilia na prevenção de lesão de membranas plasmáticas.[31,45,46]

Dentre as funções bioquímicas do ácido ascórbico baseadas nas suas propriedades de redutor, verifica-se: a) fornece redutores equivalentes para uma variedade de reações bioquímicas; b) é essencial como um cofator para reações que necessitam de um íon metal reduzido ($Fe^{2+}$, $Cu^{1+}$); e c) atua como um antioxidante de proteção, que opera na fase aquosa e pode ser regenerado *in vivo* quando oxidado.[47]

O ácido ascórbico é caracterizado como o mais versátil e efetivo dos antioxidantes hidrossolúveis da dieta. Essa vitamina pode prontamente doar elétrons para uma variedade de RL reativos e espécies oxidantes e facilmente retorna para o seu estado reduzido por meio de doadores de elétrons ubíquos, como a glutationa e o NADP. A vitamina C efetivamente "sequestra" radicais superóxido, peroxila e hidroxila, além de peróxidos reativos, oxigênio singlete e espécies de hipocloreto. Além disso, o ácido ascórbico protege contra a peroxidação dos lipídios plasmáticos e da lipoproteína de baixa densidade (LDL). O ácido ascórbico protege contra a peroxidação lipídica por atuar sobre os radicais peroxila na fase aquosa antes que esses possam iniciar a peroxidação lipídica e por regenerar a forma ativa da vitamina E, que representa um importante antioxidante lipofílico. Além disso, o ácido ascórbico pode propiciar proteção antioxidante indireta por fornecer elétrons para regenerar a forma reduzida ativa de outros antioxidantes biológicos, como glutationa e flavonoides.[22,34,45]

Por sua capacidade de redução, o ácido ascórbico estimula enzimas envolvidas, por exemplo, na biossíntese de colágeno, de carnitina, de serotonina, de pirimidinas e de catecolaminas. No trato digestório, o ácido ascórbico aumenta a absorção do ferro por manter esse elemento na sua forma reduzida. Por outro lado, elevadas doses de ingestão de ácido ascórbico diminuem a absorção do cobre por meio da redução desse mineral para sua forma monovalente.[22]

## Como é realizada a absorção intestinal de vitamina C?

O ascorbato é absorvido no intestino de humanos por meio de um processo ativo dependente de energia, o qual é saturável e dose-dependente. Por outro lado, a absorção intestinal do DHAA (L-ácido di-hidroascórbico) é realizada por meio de difusão facilitada, e, após a entrada do DHAA no epitélio intestinal ou em células teciduais, ele é prontamente reduzido para ácido ascórbico. Malo e Wilson[44] verificaram que a captação de L-ascorbato ocorre em todo o intestino delgado, com uma taxa de captação inicial três vezes maior no segmento distal em relação ao proximal. A relativa baixa afinidade do transporte de DHAA em comparação com o ascorbato indica que a maior parte da vitamina C é absorvida como ascorbato. Além disso, a captação intestinal de ascorbato e do DHAA não é mediada pelos transportadores de hexoses SGLT 1 e GLUT 5. Cabe ressaltar que o aumento da concentração de glicose no citosol do enterócito inibe significativamente a captação de ascorbato, enquanto esse fato não é observado em relação à captação de DHAA (Figs. 5.6 a 5.8).

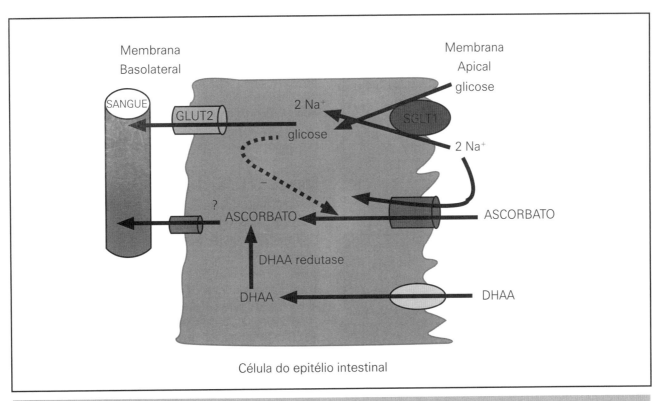

**Figura 5.6** – *Modelo do transporte de vitamina C em enterócitos. A membrana apical apresenta um cotransporte de Na+-ascorbato e uma via de difusão facilitada para o DHHA (ácido di-hidroascórbico). O transportador de Na+-glicose (SGLT 1) permite a entrada rápida de glicose, que é liberada para a circulação sanguínea pelo transportador GLUT 2 presente na membrana basolateral. O aumento da concentração de glicose no enterócito inibe a captação de ascorbato na membrana apical. No compartimento citosólico do enterócito, o DHAA é reduzido para ascorbato, o qual pode ser liberado na membrana basolateral para o sangue por um mecanismo ainda não totalmente elucidado. Fonte: modificado de Malo e Wilson, 2000.*

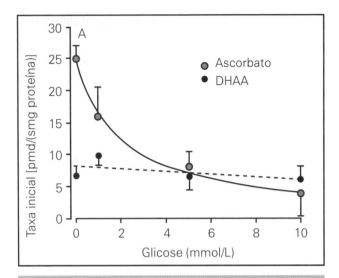

**Figura 5.7** – *Interações entre ascorbato e captação de glicose em vesículas de membrana luminal de humanos. Inibição da captação de L-ascorbato ou de ácido L-di-hidroascórbico por meio do aumento da concentração de glicose no meio intracelular. Fonte: modificado de Malo e Wilson, 2000.*

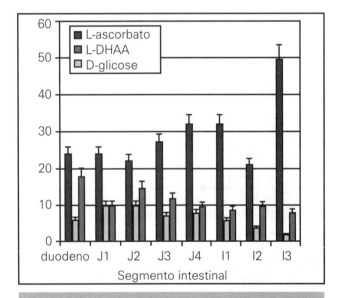

**Figura 5.8** – *Distribuição regional do transporte de L-ascorbato, DHAA e D-glicose ao longo do intestino delgado em humanos. As taxas iniciais de captação foram mensuradas no duodeno, quatro partes do jejuno (J1-J4) e três partes do íleo (I1-I3). Fonte: modificado de Malo e Wilson, 2000.*

Estudos com ingestões relativamente baixas (inferiores a 30 mg por dia) demonstram que o ácido ascórbico é completamente absorvido, de 70% a 90% do ácido ascórbico é absorvido quando a ingestão diária é de 30 a 180 mg. Contudo, a absorção diminui para aproximadamente 50% com doses de ingestão de 1 a 1,5 grama por dia e 16% da ingestão de 12 gramas de ácido ascórbico são absorvidos. Kallner et al.[48] verificaram que a ingestão de doses únicas superiores a 180 mg de ácido ascórbico resultou em degradação desse composto durante o período pós-absortivo no intestino. Uma vez que esse estudo foi realizado com ingestão de ácido ascórbico com marcação radioativa (14C), verificou-se que a quantidade de $CO_2$ marcado recuperado no ar expirado aumentou de 1% para 30%, à proporção em que houve aumento da ingestão (90 a 1.000 mg) de ácido ascórbico, indicando maior degradação de ácido ascórbico, no período pós-absortivo, com maiores doses de ingestão. Os autores sugerem que a formação de dióxido de carbono é causada por um efeito pré-sistêmico decorrente da degradação microbiológica ou química do ascorbato no intestino.

A máxima absorção de ácido ascórbico é atingida por meio da ingestão de diversas doses distribuídas ao longo do dia – em vez de uma única megadose –, e desde que a quantidade total ingerida nessa situação seja inferior a um grama. O mecanismo de absorção saturável no trato digestório também explica a maior biodisponibilidade observada algumas vezes por meio da ingestão de formas de ácido ascórbico em cápsulas (ou comprimidos) de liberação prolongada, quando comparadas com doses puras e equivalentes de ácido ascórbico. A biodisponibilidade do ácido ascórbico presente em alimentos ou em suplementos ("forma natural") não é significativamente diferente da biodisponibilidade do ácido ascórbico puro sintético.[24]

Em síntese, os três principais fatores que controlam a biodisponibilidade da vitamina C ingerida são: a) a forma química da vitamina; b) fatores que determinam sua estabilidade química antes e durante a absorção; e c) a magnitude da dose.

## Como é realizada a distribuição e o transporte de vitamina C?

De acordo com a tabela 5.12, verifica-se que o conteúdo de vitamina C nos tecidos e fluidos corporais varia enormemente, com as maiores concentrações nas glândulas hipófise e adrenal, nos leucócitos, no cristalino ocular e no cérebro, as menores concentrações são observadas no plasma e na saliva. Cabe destacar que as concentrações elevadas de vitamina C intracelular em relação ao plasma são decorrentes de processo de transporte ativo. O ácido ascórbico e sua forma oxidada, ADHA, são transportados independentemente para o interior celular. O ADHA é transportado por meio das proteínas GLUT 1 e GLUT 3, enquanto o transporte do ácido ascórbico ainda não foi identificado.[49]

Evidências sugerem que o DHAA é a forma da vitamina C que atravessa as membranas das células do epitélio intestinal, dos eritrócitos e dos leucócitos, sendo reduzido, posteriormente, para sua forma ativa no interior celular. Similarmente ao plasma, a vitamina C intracelular existe na forma reduzida e não está ligada a nenhuma proteína. Tanto a redução enzimática quanto a química do ADHA intracelular têm sido relatadas, tendo a glutationa como a principal fonte de equivalentes redutores.[24,44]

A vitamina C é ativamente transportada na membrana plasmática de leucócitos por um processo saturável e dependente de temperatura. O acúmulo de ácido ascórbico dentro de neutrófilos e de linfócitos humanos é mediado por transportadores de alta e de baixa afinidades, e a vitamina C é localizada principalmente no citosol celular.[22]

## Tabela 5.12. Distribuição de ácido ascórbico em órgãos e fluidos do organismo humano

| Órgão/fluido | Concentração de ácido ascórbico (mmol/100 g de tecido úmido) |
|---|---|
| Glândula hipófise | 227-284 |
| Glândula adrenal | 170-227 |
| Cristalino ocular | 142-176 |
| Fígado | 57-91 |
| Leucócitos | 40-800 |
| Pâncreas | 57-85 |
| Rins | 28-85 |
| Músculo cardíaco | 28-85 |
| Baço | 57-85 |
| Sêmen | 20-60 |
| Pulmões | 40 |
| Cérebro | 74-85 |
| Fluido cerebrospinal | 13-26 |
| Músculo esquelético | 17 |
| Tireoide | 11 |
| Saliva | 0,01-0,5 |
| Plasma | 1,7-8,5 |

Fonte: modificado de Shils et al., 1999.

## Como é regulada a concentração de vitamina C no organismo?

A absorção intestinal dose-dependente de vitamina C representa um dos mecanismos por meio do qual o estado de vitamina C corporal é regulado. Outro mecanismo relevante envolve a ação renal para conservar ou para excretar o ácido ascórbico não metabolizado. À medida que ocorre o aumento da concentração plasmática de vitamina C, a capacidade dos túbulos renais para reabsorver o ácido ascórbico alcança um valor máximo e, consequentemente, o excesso de ácido ascórbico não reabsorvido é excretado na urina. Esse ponto, designado de limiar renal, ocorre em humanos com concentrações plasmáticas de vitamina C de aproximadamente 68 mmol/L (1,2 mg/dL). Sendo assim, a regulação renal de ácido ascórbico conserva os estoques corporais durante períodos de baixa ingestão por meio da reabsorção tubular renal, enquanto concentrações plasmáticas limitantemente elevadas promovem a excreção da quantidade de ácido ascórbico que excede o limiar renal.[22,49]

## Que parâmetros são utilizados na avaliação do estado nutricional relativo à vitamina C?

Uma vez que nenhum teste funcional seguro de deficiência de vitamina C foi estabelecido, as verificações das concentrações de ácido ascórbico presentes tanto no plasma quanto em leucócitos permanecem como os testes mais práticos e seguros de avaliação do estado de vitamina C em humanos. A concentração plasmática de ácido ascórbico apresenta geralmente correlação com a ingestão de ácido ascórbico pela dieta e com o conteúdo de ácido ascórbico de leucócitos em estudos experimentais e epidemiológicos. A concentração plasmática de ácido ascórbico é mais responsiva para a ingestão recente pela dieta, enquanto a concentração dessa vitamina em leucócitos altera-se mais lentamente, refletindo mais precisamente o conteúdo tecidual e o *pool* corporal de ácido ascórbico.[22,24,44,49]

Os valores citados na tabela 5.13 representam um guia geral para a interpretação dos resultados bioquímicos de ácido ascórbico. A categoria "deficiente" é aquela cujos sintomas clínicos são aparentes ou iminentes. A categoria "baixo" representa um estado de risco moderado para o desenvolvimento evidente de sintomas de deficiência, em razão da baixa ingestão e/ou depleção do *pool* corporal de ácido ascórbico.

## Tabela 5.13. Valores utilizados para a interpretação do estado nutricional relativo à vitamina C

| | Plasma (µmol/L) [mg/dL] | Pool corporal (mg) | Leucócitos (neutrófilos e células mononucleares) (nmol/10⁸ células) [µg/10⁸ células] | Leucócitos mononucleares (nmol/10⁸ células) [µg/10⁸ células] |
|---|---|---|---|---|
| Adequado | > 23 [> 0,4] | > 600 | > 114 [> 20] | > 142 [> 25] |
| Baixo | 11,4-23 [0,2-0,4] | 300-600 | 57-114 [10-20] | 114-142 [20-25] |
| Deficiente | < 11,4 [< 0,2] | < 300 | < 57 [< 10] | < 114 [< 20] |
| Limites normais | 23-84 [0,4-1,5] | 500-1.500 (10-22 mg/kg) | 114-301 [20-53] | 142-250 [25-44] |

[a] $\mu$mol/100 g de tecido úmido × 0,176 = mg/100 g tecido úmido.

Em virtude da necessidade constante de novos biomarcadores sensíveis e preferencialmente específicos para a avaliação do estado nutricional relativo a um determinado nutriente, podem-se destacar alguns possíveis biomarcadores indicativos do estado nutricional relativo à vitamina C que, atualmente, são utilizados em diversos estudos, que verificam o efeito tanto da suplementação como da ausência de ingestão de vitamina C:[22,36,47,50-53]

- 7,8 di-hidro-8-oxo-2-dexoxiguanosina (8-oxodG): o DNA é suscetível a lesões, aliado ao fato que um composto mutagênico exógeno ou endógeno pode produzir uma lesão em uma taxa mais rápida do que o processo normal de reparo enzimático de proteção. Sob essas circunstâncias, há aumento da concentração urinária de produtos que sofreram excisão. A observação que o 8-oxodG é o principal produto urinário tanto de lesão oxidativa de DNA quanto de lesão decorrente de ionização – que produz radicais livres – fornece a base para a hipótese que a lesão oxidativa de DNA é carcinogênica;

- LDL oxidada: a relação entre concentração de LDL e incidência de doenças cardiovasculares foi seguida pela observação que a LDLox (LDL oxidada) está associada ao desenvolvimento de lesões ateroscleróticas em experimentos com animais. A partir dessa associação foi possível propor a hipótese que a LDLox é o agente causal no desenvolvimento da doença cardiovascular. Essa hipótese tem sido utilizada como base para diversos estudos, que testaram a capacidade de agentes antioxidantes em diminuir a extensão da oxidação da LDL e, consequentemente, reduzir a concentração da LDLox; e

- isoprostanos F2: representam uma classe de produtos tóxicos que são isômeros de leucotrienos e prostaglandinas e que podem ser determinados a partir de amostras de urina e de plasma. Os isoprostanos F2 são considerados biomarcadores da peroxidação lipídica, uma vez que estudos demonstram que esse biomarcador representa um índice da geração de radicais livres *in vivo* e da formação de peróxidos de lipídios. Cabe ressaltar que fumantes apresentam um aumento da concentração de isoprostanos F2 tanto no plasma quanto na urina quando comparados a indivíduos não fumantes.

## Quais são as fontes alimentares de vitamina C?

A vitamina C é amplamente distribuída em alimentos de origem animal e vegetal, ocorrendo tanto na forma de ácido ascórbico quanto de ácido di-hidroascórbico. Frutas e hortaliças representam significativas fontes de vitamina C, conforme se pode constatar na tabela 5.14. Plantas sintetizam ácido ascórbico a partir de carboidratos. A maioria das sementes não contém ácido ascórbico, porém iniciam a síntese dessa vitamina durante a germinação. Cabe ressaltar que frutas cítricas representam substanciais fontes de vitamina C, aliado ao fato dessas serem ingeridas geralmente cruas, uma vez que a cocção do alimento diminui a concentração de vitamina.

O conteúdo de vitamina C da maioria dos alimentos diminui significativamente durante o período de armazenamento, decorrente de efeitos agregados de diversos processos pelos quais a vitamina pode ser destruída. O ácido ascórbico é suscetível à oxidação para DHAA, que é rápida e irreversivelmente degradado por meio da abertura hidrolítica de seu anel de lactona. Essas reações ocorrem na presença de oxigênio e de íons metais, e são aumentadas pelo aquecimento e condições de pH neutro para alcalino. A exposição da vitamina C para oxidases presentes em plantas representa outro fator que promove diminuição da concentração de ácido ascórbico.[54]

### Tabela 5.14. Teores de vitamina C em alguns alimentos.

| Alimentos | mg/100 g de alimento |
|---|---|
| Acerola | 1.700 |
| Goiaba | 273 |
| Caju | 252 |
| Brócolis | 115 |
| Couve | 105 |
| Couve-flor | 73 |
| Kiwi | 71 |
| Morango | 64 |
| Espinafre | 52 |
| Repolho-roxo | 50 |
| Laranja | 49 |
| Alface | 35 |

Fonte: modificado de Penteado, 2003.

## Quais são as recomendações de vitamina C?

As novas DRIs consideram a EAR (necessidade média estimada), a RDA e o UL como valores importantes para avaliação de indivíduos e de grupos.

A recomendação de ingestão de vitamina C para homens e mulheres é de 90 mg/dia para manter as concentrações teciduais e prevenir a ocorrência de escorbuto. Cabe destacar que a RDA de vitamina C para mulheres (75 mg/dia), publicada no ano 2000, foi baseada a partir de resultados obtidos em homens. Visando constatar a verdadeira necessidade de vitamina C em mulheres adultas saudáveis, Levine et al.[51] realizaram um estudo de depleção-repleção de vitamina C em mulheres. A partir desse estudo verificou-se que a RDA para mulheres deve ser aumentada para 90 mg diariamente, valor similar ao atribuído a homens. Sendo assim, pode-se considerar o estudo de Levine et al.[51]

de extrema importância, pois a adoção dessa nova recomendação de ingestão implica a alteração dos valores de EAR e de RDA para gestantes, lactantes e mulheres com 19 anos de idade ou mais.

O UL de vitamina C é de 2.000 mg por dia. Todavia, existem estudos que sugerem que doses elevadas (> 1 g/dia) e crônicas de ácido ascórbico podem provocar a formação de cálculos de oxalato, aumentar a excreção de ácido úrico, causar diarreia e desconforto intestinal, afetar a biodisponibilidade da vitamina B12 a partir do alimento, acarretar sobrecarga corporal de ferro, atuar como pró-oxidante e induzir um estado de condicionamento sistêmico (aumento do metabolismo e da excreção de vitamina C). Além disso, ingestões elevadas de vitamina C podem causar alterações metabólicas no coração e fadiga precoce durante o exercício prolongado, possivelmente em razão das propriedades pró-oxidantes da vitamina C, que reage com íons metais de transição para formar EROs.[22]

Estudos de Levine et al.,[50] baseados em excreção urinária de vitamina C, permitem concluir que doses diárias de ingestão segura de vitamina C por pessoas saudáveis devem ser menores que 1.000 mg. Além disso, não há recomendação de ingestão de doses maiores pela ausência de benefícios evidentes nessa situação.

## Como é a ingestão de vitamina C em atletas?

Estressores fisiológicos, como infecção, tabagismo, altitude e temperaturas ambientais extremas aumentam a necessidade de ingestão de vitamina C. O exercício físico representa outro estressor fisiológico que pode aumentar a necessidade de ingestão de vitamina C.[29,32,34,35]

Indivíduos adultos fisicamente ativos em geral consomem quantidades adequadas de vitamina C. Atletas do sexo masculino apresentam ingestão de vitamina C que varia entre 95 e 520 mg/dia, enquanto atletas do sexo feminino têm ingestão de vitamina C que varia entre 55 e 230 mg/dia.

Contudo, alguns grupos de atletas apresentam ingestões de vitamina C abaixo daquela recomendada. Entre atletas do sexo masculino, 23% dos lutadores e 20% dos jogadores de futebol consomem menos do que 70% da ingestão preconizada pela RDA. Entre as atletas do sexo feminino, 13% das jogadoras de basquete, 22% das ginastas e 25% das ciclistas ingerem menos do que 70% da RDA.[16]

Cabe ressaltar que menores ingestões de vitamina C por alguns atletas podem refletir intervenções dietéticas direcionadas para o controle de massa corporal, uma vez que tem sido verificado que a ingestão de vitamina C é relacionada à ingestão energética total. Em alguns países, recomendações específicas para atletas têm sido feitas. Um exemplo é a ingestão de 140 mg de vitamina C/dia durante o treinamento e 200 mg durante os períodos de competições para atletas chineses, visando manter uma quantidade de vitamina corporal próxima do estado de saturação conforme caracterizado pela perda urinária desse nutriente.

## Exercício físico e vitamina C

### Existe efeito do exercício agudo sobre a concentração plasmática de ácido ascórbico?

Alterações transitórias da concentração de ácido ascórbico presente no plasma são observadas após o exercício agudo. Contudo, diferentes estudos têm verificado aumento, redução ou nenhuma alteração desse parâmetro. Essa variabilidade pode ser decorrente de diferenças no modo do exercício, nos tempos examinados, na técnica utilizada para medir a concentração plasmática de vitamina C, no nível de treinamento dos indivíduos, nos fatores ambientais (p. ex.: altitude), ou a ausência de controle em relação às alterações de volume plasmático. Além disso, diferenças na intensidade do estresse oxidativo causado pelo exercício podem representar um outro fator.

Gleeson et al.[55] reportaram que a concentração plasmática de ácido ascórbico aumentou de 52,7 mmol/L para 67,0 mmol/L imediatamente após uma corrida de 21 km. Esse aumento na concentração plasmática de ácido ascórbico foi positivamente correlacionado com o aumento da concentração plasmática de cortisol durante a corrida. Contudo, 24 horas após a corrida, a concentração de ácido ascórbico diminuiu para 20% abaixo dos valores pré-exercício e permaneceu baixa ainda por dois dias. Os autores sugerem que o aumento da concentração de ácido ascórbico foi resultado da concomitante liberação de cortisol e de ácido ascórbico pela glândula adrenal. Duthie et al. (1990) também observaram elevação (34%) da concentração plasmática de ácido ascórbico cinco minutos após o término de uma meia-maratona, porém os valores retornaram para o normal dentro de 24 horas. Cabe ressaltar que uma única sessão de exercício físico pode aumentar a concentração plasmática de vitamina C, porém promove a diminuição da concentração dessa vitamina em outros tecidos.

### Há efeito do treinamento sobre a concentração plasmática de ácido ascórbico?

A deficiência marginal de vitamina C plasmática tem sido observada em apenas um número pequeno de atletas, apesar de o critério de deficiência variar entre os estudos. Além disso, a concentração plasmática de vitamina C em atletas é similar à de indivíduos controles sedentários, ao mesmo tempo que a porcentagem (0-1%) de sedentários e de atletas classificados como deficientes em vitamina C (< 22,7 mmol/L) é similar.

Estudos demonstram concentração de vitamina C plasmática superior em jogadores de futebol em relação a indivíduos controles sedentários. Três meses de treinamento de maratonistas provocaram o declínio de todos os antioxidantes circulantes, exceto de vitamina C, que aumentou a partir de uma concentração média de 107 para 180 mmol/L com o treinamento.[16,32,34]

A concentração de ácido ascórbico dentro do plasma pode ser um parâmetro menos seguro do estado de vitamina C corporal quando comparado à concentração dessa vitamina em leucócitos. A relação entre treinamento físico regular e concentração plasmática de ácido ascórbico foi investigada em indivíduos sedentários e fisicamente ativos, os quais foram divididos em dois grupos de acordo com o nível de treinamento. Verificou-se que a concentração plasmática não foi relacionada ao estado de treinamento, enquanto a concentração presente em linfócitos foi significativamente maior nos indivíduos altamente treinados em comparação aos sedentários.

## Suplementação de vitamina C e exercício físico

Os efeitos da suplementação sobre a concentração plasmática de vitamina C em indivíduos sedentários e fisicamente ativos podem ser observados na tabela 5.15. Existe pouco ou nenhum efeito da suplementação sobre as concentrações plasmáticas ou séricas de vitamina C em diversos estudos, enquanto outros demonstram aumento da concentração sanguínea dessa vitamina após a suplementação. Todavia, há diversos pontos a serem considerados na interpretação desses resultados. A dose de vitamina C no suplemento, a ingestão dietética regular de vitamina C e a concentração de ácido ascórbico presente no plasma/soro e em leucócitos antes da suplementação representam determinantes importantes da resposta ao protocolo de suplementação.

## Existe relação entre a vitamina C e o sistema imune?

Durante o exercício, o aumento da utilização de $O_2$ leva ao aumento da produção de espécies reativas de oxigênio. Antioxidantes podem em teoria neutralizar essas espécies reativas, que são produzidas também por neutrófilos durante o processo de fagocitose.

Estudos indicam que a vitamina C pode reduzir a incidência de infecções após um exercício intenso e prolongado. Peters et al.[56] avaliaram o efeito da suplementação de vitamina C (600 mg de vitamina C diariamente, durante as três semanas que antecediam a competição) sobre a incidência de ITRS durante um período de duas semanas após uma prova de ultramaratona (90 km). A incidência de ITRS foi de 68% no grupo placebo, enquanto no grupo suplementado com vitamina C foi apenas de 33%. Esse mesmo grupo de pesquisa, em um trabalho subsequente, encontrou que a suplementação de vitamina C (500 mg/dia durante três semanas), diferentemente da suplementação de vitaminas A e E, alterou a incidência de ITRS após uma prova de ultramaratona. Desse modo, observou-se que apenas 15,9% dos corredores suplementados com vitamina C reportaram algum caso de ITRS, durante o período de duas semanas após a prova, em comparação com 40,4% dos corredores que utilizaram placebo, 20-26% dos corredores que utilizaram vitamina C com vitamina E e betacaroteno e 24,4% dos controles placebo. Os autores sugerem que o exercício intenso e prolongado aumenta a produção de radicais livres,

que gastam o *pool* de vitamina C corporal, acarretando prejuízo da função fagocitária de neutrófilos e, desse modo, diminuindo a imunocompetência do atleta.

Por outro lado, Nieman et al.[57] verificaram o efeito da vitamina C sobre a funcionalidade de linfócitos e perfil hormonal após uma sessão de exercício intenso com duração de 2,5 horas. A suplementação com vitamina C (1.000 mg/dia durante oito dias) não influenciou as subclasses de leucócitos, atividade de células NK, proliferação de linfócitos, fagocitose de granulócitos, produção de espécies reativas de oxigênio, catecolaminas e cortisol.

## Existe relação entre a vitamina C e lesão muscular?

A produção de RL durante e após o exercício representa um dos fatores responsáveis pela lesão muscular observada após a realização de exercícios físicos, principalmente quando estes não são habituais. A presença de lesão muscular pós-exercício é frequentemente avaliada por meio da determinação do aumento das concentrações sanguíneas de proteínas musculares. Outros investigadores têm sugerido que a perda de função muscular provocada pelo exercício físico pode ser o mais apropriado parâmetro de lesão muscular. A lesão muscular inicia uma resposta aguda inflamatória, que parcialmente explica a dor muscular que acompanha certas formas de exercício. Radicais livres apresentam a capacidade de estarem envolvidos em todas essas consequências induzidas pelo exercício intenso. São capazes de lesar fosfolipídios presentes na membrana plasmática da célula muscular por meio do processo de peroxidação, que pode contribuir para o efluxo de proteínas musculares citosólicas após a realização do exercício exaustivo. Além disso, diversos estudos têm sugerido que RLs estão envolvidos na disfunção contrátil e na redução da capacidade de geração de força muscular após episódios de estresse oxidativo. Adicionalmente, a extensão da lesão muscular aumenta no período pós-exercício, que está tipicamente associado a uma resposta inflamatória. Além disso, o local de lesão muscular parece ser exposto ao aumento de concentração de RLs por até 24 horas após a lesão, ou seja, o tecido muscular é exposto ao estresse oxidativo tanto durante quanto após o exercício.[29,31,32,34,35,58]

A maior evidência de que RLs estão envolvidos na lesão muscular induzida pelo exercício origina-se a partir de estudos que demonstram que antioxidantes oferecem algum grau de proteção contra a ação de RLs em componentes celulares. A vitamina C oferece considerável proteção contra a lesão ultraestrutural após a reperfusão e o declínio na capacidade de gerar força após exercício excêntrico. Um estudo recente verificou o efeito da suplementação com vitamina C utilizando a técnica de ressonância de *spin* de elétrons, que permite diretamente determinar a presença de RLs. Nesse estudo, observou-se que não houve alteração significativa na intensidade do sinal de ressonância de *spin* de elétrons em amostras de plasma de indivíduos após a realização de exercício exaustivo quando suplementados com um grama de vitamina C duas horas antes do exercício. Contudo,

# VITAMINAS: conceitos gerais e importância na atividade física — 81

**Tabela 5.15. Alterações na concentração sanguínea de ácido ascórbico após suplementação com vitamina C**

| Indivíduos | Suplementação | Período de suplementação | Ingestão dietética | Compartimento sanguíneo | Pré-suplementação | Pós-suplementação | Referência |
|---|---|---|---|---|---|---|---|
| Corredores (n = 30) | 85 mg × placebo | 3 meses | 108,7 (± 56,6) mg | Sangue total | ND<br>ND | 76,0 (± 17,0)[a]<br>57,3 (± 17,0) | Weight et al. (1998) |
| Atletas (n = 55)<br>Sedentários (n = 20) | 200 mg | 1 mês | 94,9 (± 17,5) mg<br>87,8 (± 50,6) mg | Soro | 73,3 (± 28,9)<br>67,0 (± 22,8) | 101,0 (± 22,2)*<br>101,0 (± 16,1)* | Guilland et al. (1989) |
| Atletas (n = 86) | 550 mg × placebo | 7-8 meses | ND | Plasma | ND | 55,7 (± 22,6)[a] | Telford et al. (1992) |
| Jogadores de basquete (n = 16) | 250 mg × placebo | 1 mês | 201 (± 205) mg<br>320 (± 257) mg | Soro | 49,1 (± 22,3)<br>52,9 (± 23,1) | 47,0 (± 45,0)<br>15,4 (± 10,9)** | Schroder et al. (2000) |
| Corredores (n = 10) | 500 mg × placebo | 2 semanas | ND<br>ND | Plasma | 40,0 (± 21,4)<br>34,0 (± 16,0) | 66,0 (± 29,5)**<br>35,0 (± 16,0) | Petersen et al. (2001) |
| Corredores (n = 16) | 200 mg × placebo | 4,5 semanas | ND<br>ND | Soro | 50,0 (± 53,0)<br>42,6 (± 33,3) | 69,8 (± 80,0)**<br>43,1 (± 29,4) | Rokitzki et al. (1994) |
| Corredores (n = 41) | 1.000 mg × placebo | 2 meses | 442 (± 457) mg | Plasma | 78 (± 13) | 80 (± 10) | Himmelstein et al. (1998) |
| Corredores (n = 30) | 1.000 mg × placebo | 2 meses | 378 (± 518) mg | Plasma | 83 (± 10) | 80 (± 10) | Himmelstein et al. (1998) |
| Sedentários (n = 29) | 1.000 mg × placebo | 2 meses | 312 (± 360) mg | Plasma | 62 (± 22) | 72 (± 16) | Himmelstein et al. (1998) |

ND = resultado não disponível; [a]grupo placebo utilizado para comparação do efeito da suplementação; *aumento significativo ($p < 0,05$); **diferente significativamente em relação ao grupo placebo ($p < 0,01$).

Thompson et al.[59] verificaram que essa forma de suplementação aguda não ofereceu aumento de resistência à lesão e à dor muscular após um exercício exaustivo. Nesse estudo, a suplementação com vitamina C administrada duas horas antes do início do protocolo de exercício promoveu aumento da concentração plasmática de vitamina antes do exercício, essa concentração continuou a aumentar durante o exercício alcançando o valor máximo de 200 mmol/L imediatamente após o exercício. Todavia, a dor muscular e a concentração sanguínea referente aos marcadores de lesão muscular (creatina quinase e aspartato aminotransferase) e de peroxidação lipídica (malondialdeído) pós-exercício foram similares entre os grupos placebo e suplementado.

Diferentemente, outros estudos demonstram que a suplementação com vitamina C por um tempo mais prolongado oferece benefícios em relação à dor e à lesão musculares. Thompson et al.[60] avaliaram o efeito de duas semanas de suplementação com vitamina C sobre a recuperação, a partir de uma sessão de exercício não habitual. O grupo suplementado recebeu duas doses de 200 mg de vitamina C por dia e, duas semanas após o início da suplementação, os indivíduos foram submetidos a um protocolo de exercício intenso e prolongado. As concentrações séricas de creatina quinase e de mioglobina não foram afetadas pela suplementação. Todavia, a suplementação com vitamina C apresentou um efeito benéfico moderado sobre a dor e função muscular e sobre a concentração plasmática de malondialdeído. Além disso, apesar da concentração plasmática de interleucina-6 (IL-6) – citocina pró-inflamatória – ser maior em ambos os grupos imediatamente após o exercício, esta foi menor no grupo suplementado duas horas depois exercício em relação ao grupo placebo. Esses resultados sugerem que a suplementação com vitamina pode influenciar a recuperação a partir de uma sessão de exercício caracterizada como não habitual.

Kaminski e Boal[61] verificaram o efeito da ingestão de três gramas de ácido ascórbico por dia ou placebo (lactose), durante três dias, antes da realização de um exercício excêntrico na face posterossuperior da perna (panturrilha), sobre a dor muscular de início tardio. A suplementação com vitamina C diminuiu a intensidade da dor, uma vez que os resultados indicaram uma diferença significativa entre os grupos experimental e placebo. Todavia, a falta de um grupo controle não tratado e a natureza singular do exercício e sua intensidade foram considerados limitações do estudo.

Thompson et al.[62] investigaram o efeito da suplementação pós-exercício com vitamina C sobre a recuperação a partir da realização de uma sessão de exercício intenso, prolongado e não habitual. Imediatamente após o exercício, o grupo suplementado ingeriu 200 mg de vitamina C dissolvida em 500 mL de uma bebida, enquanto o grupo placebo consumiu apenas a bebida. Essa intervenção nutricional foi repetida mais uma vez no mesmo dia, e na manhã e noite dos dois dias seguintes. A concentração de vitamina C no plasma do grupo suplementado aumentou (acima daquela observada no grupo placebo) uma hora após o término do exercício e permaneceu elevada durante os três dias pós-exercício. Entretanto, a suplementação não foi associada à melhora da recuperação. As concentrações séricas de creatina quinase e de mioglobina não foram afetadas pela suplementação, ao mesmo tempo que a dor e a recuperação da função muscular não diferiram entre os grupos. Além disso, houve aumento das concentrações plasmáticas de malondialdeído e IL-6 pós-exercício, porém não foi verificada diferença entre os grupos. Esses resultados sugerem que RLs não estão envolvidos no retardo do processo de recuperação após uma sessão de exercício não habitual, ou que o consumo de vitamina C pós-exercício é incapaz de ofertar esse antioxidante para os locais apropriados com suficiente utilização para ocorrer uma melhora do processo de recuperação.

## EXISTE RELAÇÃO ENTRE VITAMINA C E *PERFORMANCE*?

Diversos estudos têm reportado que a suplementação com vitamina não promove qualquer efeito benéfico sobre a *performance*, tanto em exercícios aeróbios de longa duração quanto de força. Além disso, estudos de restrição de vitamina C demonstraram que a deficiência marginal de vitamina C não afetou a *performance*. Van der Beek et al.[63] estudaram os efeitos da restrição de ingestão de vitamina C sobre a *performance* física em 12 homens saudáveis durante sete semanas. O grupo experimental ingeriu 10 mg de vitamina C nas primeiras três semanas e 25 mg de vitamina C nas últimas quatro semanas; enquanto o grupo controle consumiu uma dieta com o dobro da RDA. A concentração sanguínea de vitamina C no grupo experimental diminuiu significativamente, contudo, a restrição de ingestão dessa vitamina não acarretou efeitos prejudiciais sobre a saúde, $VO_{2máx}$ e início de acúmulo de lactato sanguíneo, ou seja, esses resultados sugerem que a deficiência marginal de vitamina C de curto prazo não afeta a *performance* física.

## CONSIDERAÇÕES FINAIS

Como já foram discutidos neste capítulo, estudos demonstram que indivíduos que praticam atividade física aeróbia regularmente podem apresentar melhora no sistema antioxidante, o que poderia neutralizar o aumento de produção de radicais livres durante esse tipo de atividade física.

Em contrapartida, ao submeter indivíduos que não têm o hábito de praticar atividade física regularmente a uma carga de exercícios físicos, pode-se observar uma reação distinta, pois nesse caso o organismo não apresenta a adaptação do sistema antioxidante para se defender da elevada produção de radicais livres durante a atividade física.

Portanto, ao investigar a possível necessidade de suplementação, o primeiro ponto a ser considerado deve ser a frequência com que o público-alvo pratica exercícios físicos.

## Aumento de ingestão de alimentos x consequente aumento do consumo de vitaminas

É importante ressaltar que o planejamento da dieta de um atleta ou praticante de atividade física considera o aumento do gasto energético diário. Dessa forma, o consumo de alimentos se eleva, a fim de compensar o gasto energético aumentado.

Consequentemente, ao aumentar o consumo de alimentos de maneira equilibrada (Fig. 5.9), a ingestão de vitaminas também se eleva.

Para ilustrar essa consideração, mostra-se a seguir um recordatório de 24 horas obtido de um nadador do sexo masculino, com 15 anos de idade e 75 kg de peso corporal (Tab. 5.16).

Por meio da análise quantitativa desse recordatório, realizada por meio do Software Nutri (Escola Paulista de Medicina), pode-se observar que as recomendações diárias para vitaminas foram facilmente ultrapassadas apenas por meio do consumo de alimentos *in natura* (Tab. 5.17).

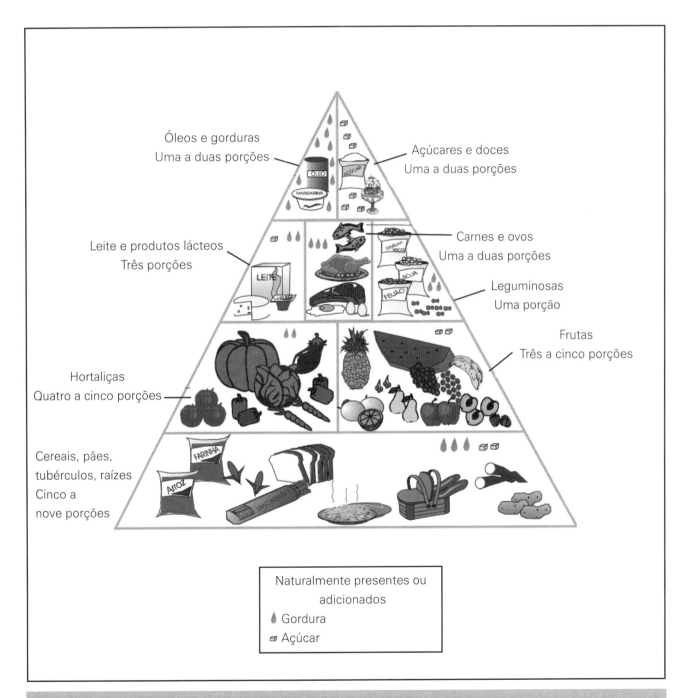

**Figura 5.9** – *Pirâmide alimentar adaptada à população brasileira.*

**84** Nutrição: Fundamentos e Aspectos Atuais

## Tabela 5.16. Recordatório alimentar de 24 horas de um nadador

| Horários | Alimentos | Medidas |
|---|---|---|
| 07h30 Desjejum | Pão tipo francês | 2 unidades (50 g) |
| | Margarina com sal | 4 colheres de chá (20 g) |
| | "Vitamina" com: Leite integral | 1 copo médio (240 mL) |
| | Mamão | 1 fatia fina (100 g) |
| | Banana-nanica | ½ unidade média (30g) |
| | Maçã | (¹/₃ de unidade média) |
| | Açúcar | 1 colher de sopa (15 g) |
| 09h50 Colação | Pão tipo bisnaguinha | 3 unidades (60 g) |
| | Margarina com sal | 3 colheres de chá (15 g) |
| | Queijo branco | 3 fatias pequenas (60 g) |
| | Suco de goiaba com açúcar (industrializado) | 1 caixa pequena (200 mL) |
| 13h00 Almoço | Alface crua | 8 folhas médias (48 g) |
| | Tomate cru | 1 unidade média (90 g) |
| | Escarola cozida | 15 folhas médias (100 g) |
| | Azeite para a salada | 1 colher de sobremesa (5 g) |
| | Arroz | 5 colheres de servir (225 g) |
| | Feijão | 1 concha média (80 g) |
| | Peito de frango assado | 1 unidade pequena (120 g) |
| | Laranja | 1 unidade média (170 g) |
| 15h00 Treino | Durante o treinamento: carboidrato em pó (isento de vitaminas) | 175 g |
| | Após o treinamento: carboidrato em pó (isento de vitaminas) | 75 g |
| 18h00 Lanche pós-treino | Pão de forma | 2 fatias (45 g) |
| | Mel | 3 colheres de sobremesa |
| | Achocolatado (industrializado) | 1 caixa pequena (200 mL) |
| 20h00 Jantar | Agrião | 1 prato de sobremesa (60 g) |
| | Pepino cru | 10 fatias médias (120 g) |
| | Beterraba cozida | ½ unidade média (95 g) |
| | Azeite para a salada | 1 colher de sobremesa (5 g) |
| | Arroz | 5 colheres de servir (225 g) |
| | Feijão | 1 concha média (80 g) |
| | Carne de vaca magra (músculo) cozida | 3 pedaços médios (120 g) |
| | Kiwi | 1 unidade média (77 g) |
| 22h00 Ceia | Biscoito de maizena | 8 unidades (40 g) |
| | Suco de manga | 1 copo grande (300 mL) |
| | Açúcar | 1 colher de sopa (15 g) |
| | Castanha-do-pará | 4 unidades (12 g) |

## Tabela 5.17. Características nutricionais gerais referentes ao recordatório alimentar de 24 horas descrito na tabela 5.16

| VCT (valor calórico total): 4.620,04 kcal | | | |
|---|---|---|---|
| Carboidratos | 762,48 gramas (10,17 g/kg peso – 66,01% do VCT) | | |
| Proteínas | 153,46 gramas (2,05 g/kg peso – 13,28% do VCT) | | |
| Lipídios | 110,08 gramas (21,44% do VCT) | | |
| Cálcio | 1563,17 mg | | |
| Ferro | 21,17 mg | | |
| | Dados do atleta | RDA | ULb |
| Vitamina C | 646,93 mg | 90 mg | 1.800 mg |
| Vitamina E | 50,14 mg | 15 mg | 800 mg |
| Tiamina | 4,62 mg | 1,2 mg | ND |
| Riboflavina | 4,89 mg | 1,3 mg | ND |
| Niacina | 75,89 mg | 16 mg | 30 mg |
| Ácido pantotênico | 18,09 mg | 5,0 mg | ND |
| Vitamina B6 | 6,79 mg | 1,3 mg | 80 mg |
| Ácido fólico | 436,60 mg | 400 mg | 800 mg |
| Vitamina B12 | 5,40 mg | 2,4 mg | ND |

## Uso da suplementação em atletas ou esportistas com deficiência vitamínica

A preocupação com o peso corporal tem sido um fator cada vez mais comum entre indivíduos que praticam atividade física regularmente e até entre atletas de elite.

Algumas modalidades esportivas exigem rígido controle sobre esse indicador antropométrico, tais como judô, karatê, boxe, ginástica artística, balé clássico, dentre outras.

Dessa forma, durante as temporadas de treinamento, há momentos em que tais atletas são induzidos a reduzirem seu peso corporal, com o objetivo de obterem melhores resultados em eventos competitivos. Para alcançar essa redução de peso, torna-se bastante comum a estratégia de restringir a ingestão de alimentos, fato que pode culminar em um consumo inadequado de vitaminas e, cronicamente, em deficiências desses nutrientes.

Nesses casos, é importante que se avalie cuidadosamente o estado nutricional vitamínico de cada atleta, investigando os parâmetros necessários, tais como:

- Avaliação do consumo alimentar: através de registros alimentares de 24 horas ou registros alimentares de três ou mais dias, verificar se o consumo de vitaminas está alcançando os valores considerados adequados para indivíduos saudáveis (RDA); e

- avaliação bioquímica: de acordo com exames bioquímicos específicos para cada tipo de vitamina, verificar se os estoques desses micronutrientes estão adequados.

Caso seja constatada deficiência vitamínica, a complementação torna-se indispensável, em doses que alcancem no mínimo valores considerados adequados para indivíduos saudáveis (RDA). Afinal, sabe-se que uma deficiência nutricional, seja ela de macro ou micronutrientes, pode trazer prejuízos significativos para o desempenho de um atleta.

## Conclusões

Dentre as principais conclusões referentes a vitaminas e exercício físico, podem-se citar:

- A deficiência de vitaminas pode resultar em uma diminuição da *performance*. Tem sido demonstrado que a suplementação vitamínica melhora a *performance* em indivíduos com deficiências preexistentes de vitaminas;

- suplementação vitamínica é geralmente desnecessária em atletas que consomem dietas bem balanceadas;

- atletas engajados em treinamentos exaustivos podem necessitar de um monitoramento de seu estado de vitaminas corporal, ainda que consumam a quantidade recomendada de ingestão diária de vitaminas;

- suplementos vitamínicos devem ser sugeridos para atletas em condições especiais, incluindo aqueles que estão submetidos a uma dieta com restrição calórica visando a diminuição de gordura corporal ou aqueles que apresentam desordens alimentares. A suplementação com vitaminas é apenas segura quando há uma evidência concreta de deficiência; e

- a ingestão excessiva de vitaminas, especialmente de vitaminas lipossolúveis, pode promover seu acúmulo no organismo em quantidades consideradas tóxicas. A escolha adequada de alimentos é preferivelmente à suplementação específica.

## Referências Bibliográficas

1. American Dietetic Association; Dietitians of Canada; American College of Sports Medicine, Rodriguez NR, Di Marco NM, Langley S. American College of Sports Medicine position stand. Nutrition and athletic performance. Med Sci Sports Exerc. 2009;41(3):709-31.
2. National Research Council. Recommended dietary allowances. 10 ed. Washington: National Academic Press, 1989.
3. Belko AZ, Obarzanek E, Kalkwarf HJ, Rotter MA, Bogusz S, Miller D, et al. Effects of exercise on riboflavin requirements of young women. Am J Clin Nutr. 1983;37(4):509-17.
4. Belko AZ, Obarzanek E, Roach R, Rotter M, Urban G, Weinberg S, et al. Effects of aerobic exercise and weight loss on riboflavin requirements on moderately obese, marginally deficient young women. Am J Clin Nutr. 1984;40(3):553-61.

5. Zempleni J Galloway JR, McCpornick DB. Pharmacokinetics of orally and intravenously administered riboflavin in healthy humans. Am J Clin Nutr. 1996;6(1)3:54-66.

6. Soares MJ, Satyanarayana K, Bamji MS, Jacob CM, Ramana YV, Rao SS. The effects of exercise on riboflavin status of adult men. Br J Nutr. 1993;69(2):541-51.

7. Winters LR, Yoon JS, Kalkwarf HJ, Davies JC, Berkowitz MG, Haas J, et al. Riboflavin requirements and exercise adaptation in older women. Am J Clin Nutr. 1992;56(3):526-39.

8. Belko AZ, Meredith MP, Kalkwarf HJ, Obarzanek E, Weinberg S, Roach R, et al. Effects pof exercise on riboflavin requirements: biological validation in weight reducing women. Am J Clin Nutr. 1985;41(2):270-7.

9. Powers HJ, Bates CJ, Eccles M. Bicycling performance in Gambian children: effects of supplements of riboflavin or ascorbic acid. Hum Nutr Clin Nutr. 1987;41(1):59-69.

10. Prasad PA, Bamji MS, Lakshmi AV, Satyanarayana K. Functional impact of riboflavin supplementation in urban school children. Nutr Res. 1990;10:275-81.

11. Tremblay A, Boilard M, Bratton MF, Bessette H, Roberge AG. The effects of a riboflavin supplementation on the nutritional status and performance of elite swimmers. Nutr Res.1984;4(2):201-8.

12. Weight LM, Noakes TD, Labadarios D, Graves J, Jacobs P, Berman PA. Vitamin and mineral status of trained athletes including the effects of supplementation. Am J Clin Nutr. 1992;47(2):186-91.

13. van der Beek EJ, van Dokkum W, Wedel M, Schrijver J, van den Berg H. Thiamin, riboflavin and vitamin B6: impact of restricted intake on physical performance in man. J Am Coll Nutr. 1994;13(6):629-40.

14. Fogelholm M, Ruokonen I, Laakso JT, Vuorimaa T, Himberg JJ. Lack of association between indices of vitamin B1, B2, and B6 status and exercise-induced blood lactate in young adults. Int J Sport Nutr. 1993;3(2):165-76.

15. Tucker RG, Mickelsen O, Keys A. The influence of sleep, work, diuresis, heat, acute starvation, thiamine intake and bed rest on human riboflavin excretion. J Nutr. 1960;72:251-61.

16. Lukaski HC. Vitamin and mineral status: effect on physical performance. Nutrition. 2004;20(7-8):632-44.

17. Campbell WW, Geik RA. Nutritional considerations for the older athlete. Nutrition. 2004;20(7-8):603-8.

18. Barr SI, Rideout CA. Nutritional considerations for vegetarian athletes. Nutrition. 2004;20(7-8):690-700.

19. Bacurau F. Nutrição e suplementação esportiva. São Paulo: Phorte, 2006.

20. Williams MH, Kreider R, Branch JD. Creatina. Barueri: Manole, 2000. p.13-28.

21. De Angelis RC, Tirapegui J. Fisiologia da nutrição humana. Aspectos básicos, aplicados e funcionais. São Paulo: Atheneu, 2007. 565p.

22. NRC (National Research Council). Dietary Reference Intakes: for vitamin C, vitamin E, selenium and carotenoids. Washington: National Academy Press, 2000. 506p.

23. Cozzolino SMF. Biodisponibilidade dos nutrientes. 3ª edição. Barueri: Manole, 2009.

24. Bates CJ. Bioavailability of vitamin C. Eur J Clin Nutr. 1997;51(Suppl 1):S28-33.

25. Hatchock JN. Vitamin and mineral safety – a summary review. Washington: Council for Responsible Nutrition, 1997.

26. Sauberlich HE. Laboratory tests for the assesment of nutritional status. 2nd ed. CRC series in modern nutrition. Boca Raton: CRC-Press, 1974. 486 p.

27. FAO/WHO. Human vitamin and mineral requirements [Internet]. Available from: http://www.fao.org/ese/ESN/Vitrni.html

28. Droge W. Free radicals in the physiological control of cell function. Physiol Rev. 2002;82(1):47-95.

29. Fang YZ, Yang S, Wu G. Free radicals, antioxidants, and nutrition. Nutrition. 2002;18(10):872-9.

30. Frazzini V, Rockabrand E, Mocchegiani E, Sensi SL. Oxidative stress and brain aging: is zinc the link? Biogerontology. 2006;(5-6)7:307-14.

31. Clarkson PM, Thompson HS. Antioxidants: what role do they play in physical activity and health? Am J Clin Nutr. 2000;72(2 Suppl):637S-46S.

32. Evans WJ. Vitamin E, vitamin C, and exercise. Am J Clin Nutr. 2000;72(2 Suppl):647S-52S.

33. Asha Devi S, Prathimaa AS, Subramanyamb MVV. Dietary vitamin E and physical exercise: I. Altered endurance capacity and plasma lipid profile in ageing rats. Exp Gerontol. 2003;38(3):285-90.

34. Ji LL. Antioxidants and oxidative stress in exercise. Proc Soc Exp Biol Med. 1999;222(3):283-92.

35. Sen CK. Antioxidants in exercise nutrition. Sports Med. 2001; 31(13):891-908.

36. Chevion S, Moran DS, Heled Y, Shani Y, Regev G, Abbou B. Plasma antioxidant status and cell injury after severe physical exercise. Proc Natl Acad Sci USA. 2003;100(9):5119-23.

37. Asha Devi S, Prathimaa AS, Subramanyamb MVV. Dietary vitamin E and physical exercise: II. Antioxidant status and lipofuscin-like substances in aging rat heart. Exp Gerontol. 2003;38(3):291-7.

38. Sumida S, Tanaka K, Kitao H, Nakadomo F. Exercise-induced lipid peroxidation and leakage of enzymes before and after vitamin E supplementation. Int J Biochem. 1989;21(8):835-8.

39. Zembron-Lacny A, Szyszka K, Sobanska B, Pakula R. Prooxidant-antioxidant equilibrium in rowers: effect of a single dose of vitamin E. J Sports Med Phys Fitness. 2006;46(2):257-64.

40. Fischer CP, Hiscock NJ, Basu S, Vessby B, Kallner A, Sjoberg LB, et al. Vitamin E isoform-specific inhibition of the exercise-induced heat shock protein 72 expression in humans. J Appl Physiol. 2006;100(5):1679-87.

41. Gaeini AA, Rahnama N, Hamedinia MR. Effects of vitamin E supplementation on oxidative stress at rest and after exercise to exhaustion in athletic studente. J Sports Med Phys Fitness. 2006;46(3):458-61.

42. Mastaloudis A, Traber MG, Carstensen K, Widrick JJ. Antioxidants did not prevent muscle damage in response to an ultramarathon run. Med Sci Sports Exerc. 2006;38(1):72-80.

43. Mc Anulty. Effect of alpha-tocopherol supplementation on plasma homocysteine ad oxidative stress in highly trained athletes before and after exhaustive exercise. J Nutr Biochem. 2005;16(9):530-7.

44. Malo C, Wilson JX. Glucose modulates vitamin C transport in adult human small intestinal brush border membrane vesicles. J Nutr. 2000;130(1):63-9.

45. Tirapegui J, Ribeiro SML. Avaliação do estado nutricional: teoria e prática. Rio de Janeiro: Guanabara Koogan, 2009. 348p.

46. Jacob RA. Vitamin C. In: Shils ME, Olson JA, Shike M, Ross AC (eds.). Modern nutrition in health and disease. 9th ed. Baltimore: Williams & Wilkins, 1999. p.467-83.

47. Block G. Vitamin C and cancer prevention: the epidemiologic evidence. Am J Clin Nutr. 1991;53(1 Suppl):270S-82S.

48. Kallner A, Hornig D, Pellikka R. Formation of carbon dioxide from ascorbate in man. Am J Clin Nutr. 1985;41(3):609-13.

49. Padayatty SJ, Katz A, Wang Y, Eck P, Kwon O, Lee JH, et al. Vitamin C as an antioxidant: evaluation of its role in disease prevention. J Am Coll Nutr. 2003;22(1):18-35.

50. Levine M, Conry-Cantilena C, Wang Y, Welch RW, Washko PW, Dhariwal KR, et al. Vitamin C pharmacokinetics in healthy volunteers: evidence for a recommended dietary allowance. Proc Natl Acad Sci USA. 1996;93(8):3704-9.

51. Levine M, Wang Y, Padayatty SJ, Morrow J. A new recommended dietary allowance of vitamin C for healthy young women. Proc Natl Acad Sci USA. 2001;98(17):9842-6.

52. Polidori MC, Mecocci P, Levine M, Frei B. Short-term and long-term vitamin C supplementation in humans dose-dependently increases the resistance of plasma to ex vivo lipid peroxidation. Arch Biochem Biophys. 2004;423(1):109-15.

53. Zhang SH, Wang SY, Yao SL. Antioxidative effect of propofol during cardiopulmonary bypass in adults. Acta Pharmacol Sin. 2004;25(3):334-40.

54. Penteado MVC. Vitaminas: aspectos nutricionais, bioquímicos, clínicos e analíticos. Barueri: Manole, 2003. p.201-25.

55. Gleeson M, Robertson JD, Maughan RJ. Influence of exercise on ascorbic acid status in man. Clin Sci. 1987;73(5):501-5.

56. Peters EM, Goetzsche JM, Grobbelaar B, Noakes TD. Vitamin C supplementation reduces the incidence of postrace symptoms of upper-respiratory-tract infection in ultramarathon runners. Am J Clin Nutr. 1993;57(2):170-4.

57. Nieman DC, Henson DA, Butterworth DE, Warren BJ, Davis JM, Fagoaga OR, et al. Vitamin C supplementation does not alter the immune response to 2,5 hours of running. Int J Sport Nutr. 1997;7(3):173-84.

58. Peake JM. Vitamin C: effects of exercise and requirements with training. Int J Sport Nutr Exerc Metab. 2003;13(2):125-51.

59. Thompson D, Williams C, Kingsley M, Nicholas CW, Lakomy HK, McArdle F, et al. Muscle soreness and damage parameters after prolonged intermittent shuttle-running following acute vitamin C supplementation. Int J Sports Med. 2001;22(1):68-75.

60. Thompson D, Williams C, McGregor SJ, Nicholas CW, McArdle F, Jackson MJ, et al. Prolonged vitamin C supplementation and recovery from demanding exercise. Int J Sport Nutr Exerc Metab. 2001;11(4):466-81.

61. Kaminski M, Boal R. An effect of ascorbic acid on delayed-onset muscle soreness. Pain. 1992;50(3):317-321.

62. Thompson D, Williams C, Garcia-Roves P, McGregor SJ, McArdle F, Jackson MJ. Post-exercise vitamin C supplementation and recovery from demanding exercise. Eur J Appl Physiol. 2003;89(3-4):393-400.

63. van der Beek EJ, van Dokkum W, Schrijver J, Wesstra A, Kistemaker C, Hermus RJ. Controlled vitamin C restriction and physical performance in volunteers. J Am Coll Nutr. 1990;9(4):332-9.

# Minerais

Aline Guimarães Amorim • Julio Tirapegui

## INTRODUÇÃO

A ingestão e o metabolismo de nutrientes na proporção e balanço adequados dão ao corpo humano os substratos necessários para funções fisiológicas normais. Uma eventual desarmonia nessa proporção leva a doenças que se manifestam em sinais clínicos evidentes, com o envolvimento de múltiplos órgãos. As deficiências nutricionais são tradicionalmente associadas a estados de privação, tais como guerras, fome, pobreza e, de fato, não são raras de ocorrer nesses cenários.

Em tese, as deficiências nutricionais podem ser amenizadas na sociedade moderna industrializada, com a disseminação da suplementação alimentar. Na verdade, o que ocorre é a manifestação de deficiências em populações vulneráveis, como crianças, pessoas que se submetem a dietas da moda, privação alimentar induzida (p. ex.: anorexia nervosa), ou mesmo no quadro de privação iatrogênica, como na cirurgia bariátrica ou no pós-cirúrgico intestinal. Em contraste, a ingestão excessiva pode ocorrer intencional ou inadvertidamente.

Neste contexto, os minerais vêm sendo amplamente estudados. Eles são classificados como micronutrientes essenciais, porém não menos relevantes para o metabolismo do que os macronutrientes (proteínas, carboidratos e lipídios). Eles estão onipresentes no mundo e são de grande relevância para todas as formas de vida. A maioria dos minerais está presente no mar, nas rochas e no solo. Um dos piores resultados que poderia existir em decorrência da agricultura comercial e da industrialização é, respecti-vamente, a depleção do conteúdo mineral do solo e, consequentemente, dos alimentos.

O consumo adequado de minerais é importante para a manutenção das diversas funções metabólicas do organismo. Assim, a ingestão inadequada desses micronutrientes é capaz de levar a estados de carência nutricional, sendo conhecidas diversas manifestações patológicas por ela produzidas.

## O QUE SÃO MINERAIS?

Os minerais são substâncias naturais, inorgânicas, consistindo em um simples elemento ou e, um composto, tendo uma composição química e uma estrutura definidas. Aproximadamente 98,5% da massa da crosta terrestre é constituída por oito elementos: oxigênio (47%), silício (28%), alumínio (8%), ferro (5%), cálcio (3,5%), sódio (2,5%), potássio (2,5%) e magnésio (2%). Todos os elementos restantes constituem 1,5%, ou seja, cerca de noventa elementos naturais.

Alguns metais são usados pela humanidade há milhares de anos. O cobre, por exemplo, é usado desde 7.000 anos antes de Cristo. Em contraste, metais como o titânio, tântalo, nióbio, molibdênio e zircônio têm sido usados comercialmente há somente 50 anos. Uma forma de avaliar a necessidade de minerais consiste em analisar os benefícios derivados do uso de produtos minerais, desde os usados diretamente, como suplementos dietéticos de zinco, até os produtos duráveis, como ferramentas, tijolos, ladrilhos, aeroplanos, carros.

Como uma classe de nutrientes, os minerais devem fornecer material estrutural para ossos e tecidos conectivos, facilitar a condução dos impulsos elétricos entre os neurônios e atuar como catalisadores ou participar da ação de enzimas nos processos fisiológicos, tais como a replicação de RNA e a metabolização dos macronutrientes.

## Como os minerais podem ser classificados?

Basicamente, do ponto de vista biológico, os minerais, juntamente com as vitaminas, compõem o grupo dos micronutrientes. Estes são assim classificados por serem necessários para o organismo na grandeza de mg (miligrama) ou $\mu$g (micrograma), representando a milésima e a milionésima parte de um grama, respectivamente.

Entre os próprios minerais, há a distinção entre macro e microminerais. Os primeiros são representados pelos minerais cujas concentrações no organismo são de no mínimo 0,005% do peso corporal: sódio, potássio, cálcio, fósforo, cloro, enxofre e magnésio. Já os microminerais, tais como ferro, zinco, cobre, manganês, molibdênio, selênio, iodo e flúor, fazem-se presentes em menos de 0,005% do peso corporal.

Em comparação aos macronutrientes (proteínas, carboidratos e lipídios), os minerais não representam mais que 5% da massa corporal total. No chamado homem de referência (70 kg), tal proporção não ultrapassa 3,5 kg. Desse total, cerca de 50% é cálcio e 25%, fósforo. Os 25% restantes são representados pelos demais minerais.

## Qual a importância nutricional dos minerais?

É crucial enfatizar que a relevância dos minerais para a saúde não tem ligação direta com o fornecimento de energia. Em outras palavras, os minerais não fornecem calorias quando ingeridos. Apenas os macronutrientes colaboram com o aporte energético.

Os minerais são essenciais para a vida por não serem produzidos pelo organismo e exercerem diversas funções. Eles são importantes cofatores enzimáticos, estabilizadores de moléculas orgânicas, componentes estruturais ósseos e mensageiros secundários. Atuam ainda como reguladores do equilíbrio acidobásico, participantes de reações de oxirredução, na manutenção do pH celular e nos gradientes elétricos.

Os minerais comportam-se no organismo de maneira semelhante, sendo consumidos nos alimentos e distribuídos para seus respectivos tecidos de armazenamento (Fig. 6.1). Suas perdas ocorrem principalmente por meio da urina, fezes e pele. Quando o organismo está em equilíbrio nutricional, os compartimentos corporais direcionam os minerais para onde houver maior demanda.

Boa parte dos minerais está presente nos ossos, dentes e musculatura esquelética, seja na forma de sais, seja na estrutura de hormônios e enzimas ou mesmo na forma livre. A condução nervosa e a contração muscular não ocorrem sem a presença dos minerais.

## Quais são as fontes alimentares para minerais?

Os minerais estão presentes em todos os grupos alimentares. Portanto, uma alimentação realizada na quantidade, frequência e variedade corretas fornece a dose recomendada sem a necessidade de suplementação. As tabelas 6.1 e 6.2 apresentam as fontes alimentares de parte dos minerais.

## Quais são as necessidades dietéticas dos minerais?

Os valores de referência disponíveis a serem utilizados como parâmetros são variados. A União Europeia tem a PRI (*Population Reference Intake* – Ingestão de Referência da População), enquanto a Universidade das Nações Unidas tem o INLx (*Individual Nutrient Level for x% of the population* – Nível Individual do Nutriente para x% da população). A referência mais utilizada é do Instituto de Medicina de Washington, as DRIs (*Dietary Reference Intakes* – Ingestões Dietéticas de Referência).

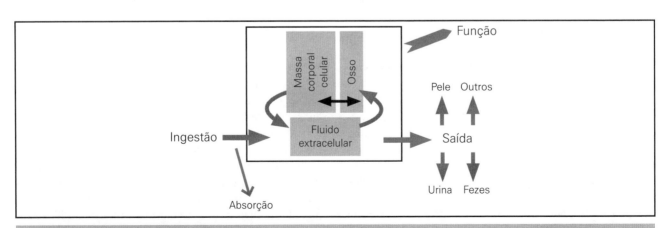

**Figura 6.1** – *Ingestão, distribuição e perdas de um mineral. Fonte: adaptado de Food and Nutrition Board (2006).*

## Tabela 6.1. Principais características dos macrominerais

| Nutriente | Funções | Interferentes da absorção | Fontes alimentares | Sinais de deficiência | Sinais de toxicidade | Avaliação nutricional |
|---|---|---|---|---|---|---|
| Cálcio (Ca) | – Estrutura dos ossos e dentes<br>– Contração muscular<br>– Condução nervosa | – Ácido fítico<br>– Ácido oxálico<br>– Cafeína<br>– Ferro<br>– Sódio | – Leite e derivados<br>– Vegetais folhosos verde-escuros<br>– Alimentos fortificados | – Cãibras<br>– Osteopenia<br>– Osteoporose | – Calcificação ectópica<br>– Cálculos renais[1] | – Cálcio sérico<br>– Estudos de balanço[2]<br>– Densitometria óssea<br>– DEXA[3]<br>– Paratormônio sérico |
| Magnésio (Mg) | – Cofator enzimático<br>– Metabolismo energético<br>– Contração muscular<br>– Estrutura óssea | – Cafeína<br>– Álcool<br>– Cálcio | – Cereais integrais<br>– Vegetais folhosos verde escuros<br>– Oleaginosas | – Cãibras<br>– Pró-oxidação<br>– Aumento da suscetibilidade as DCNT[4]<br>– Osteoporose | – Distúrbios gastrointestinais | – Magnésio sérico ou eritrocitário<br>– Estudos de balanço<br>– Teste de sobrecarga |
| Sódio (Na) | – Membrana celular<br>– Impulso nervoso<br>– Contração muscular<br>– Transporte de glicose<br>– Equilíbrio eletrolítico | – Potássio | – Sal de cozinha<br>– Alimentos industrializados | – Cãibras<br>– Desidratação | – Hipertensão arterial sistêmica<br>– Edema<br>– Resistência insulínica | – Sódio sérico/plasmático<br>– Pressão arterial<br>– Estudos de balanço |
| Potássio (K) | – Principal cátion intracelular<br>– Impulso nervoso<br>– Equilíbrio eletrolítico | | – Frutas e verduras[5] | – Arritmia cardíaca<br>– Fraqueza muscular<br>– Aumento do risco de derrame<br>– Aumento da sensibilidade ao consumo de sal[6] | – Parada cardíaca | – Potássio sérico/plasmático<br>– Pressão arterial<br>– Estudos de balanço |
| Cloreto (Cl) | – Condução nervosa<br>– Produção de ácido clorídrico<br>– Equilíbrio eletrolítico | | – Sal de cozinha | – Desidratação | – Hipertensão | – Cloreto sérico/plasmático<br>– Pressão arterial<br>– Estudos de balanço |

[1] Somente na preexistência de obesidade, hipertensão arterial sistêmica ou insuficiência renal.

[2] Relação entre o que é consumido (alimentação e suplementação) e o que é excretado (urina e, se possível, fezes e perdas dérmicas).

[3] *Dual energy x-ray absorptiometry* – absortimetria de raio X em dupla energia.

[4] Doenças crônicas não transmissíveis (*diabetes mellitus*, hipertensão arterial sistêmica, dislipidemias, doenças cardiovasculares e acidente vascular cerebral).

[5] Ricos em precursores de bicarbonato.

[6] Caracteriza-se tanto por uma menor resposta da pressão sanguínea para a baixa ingestão de sal como pelo aumento da pressão sanguínea ao excesso de sal consumido.

Dentre as DRIs, as RDAs (*Recommended Dietary Allowances* – Ingestões Dietéticas Recomendadas) são utilizadas como valores de referência para os nutrientes, pois ela corresponde a um valor que supre a necessidade de 98% da população de determinado gênero e faixa etária. Quando a RDA não pode ser estabelecida, a AI (*Adequate Intake* – Ingestão Adequada) representa uma aproximação da ingestão que aparenta ser suficiente para a manutenção do estado nutricional de cada gênero e dos vários estágios de vida. Dentre os minerais, quase todos exibem alguma faixa etária em que se fez necessária a utilização de AI, especialmente na infância (Tab. 6.3).

# 92 NUTRIÇÃO: FUNDAMENTOS E ASPECTOS ATUAIS

## Tabela 6.2. Principais características dos microminerais

| Nutriente | Funções | Interferentes da absorção | Fontes alimentares | Sinais de deficiência | Sinais de toxicidade | Avaliação nutricional |
|---|---|---|---|---|---|---|
| Ferro (Fe) | – Reações de oxirredução<br>– Estrutura da hemoglobina e da mioglobina | – Antiácidos<br>– Taninos<br>– Cálcio<br>– Cobre<br>– Zinco | – Carnes<br>– Vísceras<br>– Vegetais folhosos verde-escuros<br>– Leguminosas | – Palidez cutânea<br>– Fadiga<br>– Intolerância ao frio<br>– Anemia | – Hepatotoxicidade<br>– Pró-oxidação | – Hemoglobina<br>– VCM (volume corpuscular médio)<br>– Ferritina[1]<br>– sTfR (saturação do receptor de transferrina sérica)<br>– Saturação de transferrina<br>– Razão sTfR / log (ferritina sérica) |
| Zinco (Zn) | – Antioxidante<br>– Cofator enzimático<br>– Espermiogênese<br>– Sistema imunológico<br>– Cicatrização<br>– Papilas gustativas | – Ácido fítico<br>– Cálcio + ácido fítico<br>– Ferro (suplementar) | – Carnes<br>– Vísceras<br>– Vegetais folhosos verde-escuros<br>– Oleaginosas | – Hipogeusia<br>– Disgeusia<br>– Falta de apetite<br>– Retardo no crescimento<br>– Pele áspera<br>- Letargia<br>– Diminui a regeneração de lesões<br>– Reduz atividade Zn/Cu-SOD<br>– Disfunção imunológica<br>– Oligospermia<br>– Diminui quantidade de testosterona | – Deficiência de ferro e cobre<br>– Anemia | – Zinco sérico / plasmático<br>– Atividade da superóxido dismutase citossólica (Zn/Cu-SOD)<br>– Atividade anidrase carbônica<br>– Estudos de balanço[2] |
| Cobre (Cu) | – Antioxidante<br>– Metabolismo energético<br>– Hematopoiese<br>– Estrutura óssea | – Excesso de ferro e zinco | – Carnes<br>– Vísceras<br>– Cereais integrais<br>– Cacau | – Má formação óssea<br>– Anormalidades neurológicas e imunológicas<br>– Osteoporose (envelhecimento)<br>– Diminui atividade da Zn/Cu-SOD | – Pró-oxidação | – Cobre sérico<br>– Ceruloplasmina[1]<br>– Atividade (Zn/Cu-SOD) em componentes sanguíneos<br>– Glutationa sérica<br>– Atividade GPX (glutationa peroxidase) |
| Selênio (Se) | – Antioxidante<br>– Metabolismo (tireoide) | | – Carnes<br>– Oleaginosas<br>– Soja | – Aumenta risco de câncer, infertilidade, disfunções imunológicas, Alzheimer, Parkinson, esclerose múltipla e tumores cerebrais<br>– Cretinismo | – Selenose (queda de cabelo, náusea, irritabilidade) | – Selênio plasmático<br>– Estudos de balanço<br>– Atividade GPX (glutationa peroxidase) |
| Iodo (I) | – Estrutura das enzimas tireoidianas | | – Frutos do mar<br>– Sal iodado | – Bócio<br>– Hipotireoidismo | – Insuficiência hepática e renal | – Hormônios tireoidianos (TSH, T3 e T4) |
| Cromo (Cr) | – Regulação do metabolismo da glicose | | – Cereais<br>– Levedura<br>– Carnes<br>– Aspargo | – Glicosúria<br>– Intolerância à glicose<br>– Hiperinsulinemia | – Rabdomiólise<br>– Insuficiência renal aguda | – Cromo sérico |

[1] Alterado por processos inflamatórios.

[2] Relação entre o que é consumido (alimentação e suplementação) e o que é excretado (urina e, se possível, fezes e perdas dérmicas).

## Tabela 6.3. Recomendações nutricionais de minerais segundo as DRIs

| Estágio de vida | Cálcio (mg/d) | Magnésio (mg/d) | Ferro (mg/d) | Zinco (mg/d) | Cobre (µg/d) | Selênio (µg/d) | Iodo (µg/d) | Cromo (µg/d) | Sódio (g/d) | Potássio (g/d) | Cloreto (g/d) |
|---|---|---|---|---|---|---|---|---|---|---|---|
| | RDA | RDA | RDA | RDA | RDA | RDA | RDA | AI | AI | AI | AI |
| Infância: 0 – 6 meses | 200 (AI) | 30 (AI) | 0,27 (AI) | 2 (AI) | 200( AI) | 15 (AI) | 110 (AI) | 0.2 | 0,12 | 0,4 | 0,18 |
| 7 – 12 meses | 260 (AI) | 75 (AI) | 11 | 3 | 220 (AI) | 20 (AI) | 130 (AI) | 5.5 | 0,37 | 0,7 | 0,57 |
| 1 – 3 anos | 700 | 80 | 7 | 3 | 340 | 20 | 90 | 11 | 1,0 | 3,0 | 1,5 |
| 4 – 8 anos | 1000 | 130 | 10 | 5 | 440 | 30 | 90 | 15 | 1,2 | 3,8 | 1,9 |
| Homens: 9 – 13 anos | 1.300 | 240 | 8 | 8 | 700 | 40 | 120 | 25 | 1,5 | 4,5 | 2,3 |
| 14 – 18 anos | 1.300 | 410 | 11 | 11 | 890 | 55 | 150 | 35 | 1,5 | 4,7 | 2,3 |
| 19 – 30 anos | 1.000 | 400 | 8 | 11 | 900 | 55 | 150 | 35 | 1,5 | 4,7 | 2,3 |
| 31 – 50 anos | 1.000 | 420 | 8 | 11 | 900 | 55 | 150 | 35 | 1,5 | 4,7 | 2,3 |
| 50 – 70 anos | 1.000 | 420 | 8 | 11 | 900 | 55 | 150 | 30 | 1,3 | 4,7 | 2,0 |
| > 70 anos | 1.200 | 420 | 8 | 11 | 900 | 55 | 150 | 30 | 1,2 | 4,7 | 1,8 |
| Mulheres: 9 – 13 anos | 1.300 | 240 | 8 | 8 | 700 | 40 | 120 | 21 | 1,5 | 4,5 | 2,3 |
| 14 – 18 anos | 1.300 | 360 | 15 | 9 | 890 | 55 | 150 | 24 | 1,5 | 4,7 | 2,3 |
| 19 – 30 anos | 1.000 | 310 | 18 | 8 | 900 | 55 | 150 | 25 | 1,5 | 4,7 | 2,3 |
| 31 – 50 anos | 1.000 | 320 | 18 | 8 | 900 | 55 | 150 | 25 | 1,5 | 4,7 | 2,3 |
| 50 – 70 anos | 1.200 | 320 | 8 | 8 | 900 | 55 | 150 | 20 | 1,3 | 4,7 | 2,0 |
| > 70 anos | 1.200 | 320 | 8 | 8 | 900 | 55 | 150 | 20 | 1,2 | 4,7 | 1,8 |
| Gestação: ≤ 18 anos | 1.300 | 400 | 27 | 12 | 1.000 | 60 | 220 | 29 | 1,5 | 4,7 | 2,3 |
| 19 – 30 anos | 1.000 | 350 | 27 | 11 | 1.000 | 60 | 220 | 30 | 1,5 | 4,7 | 2,3 |
| 31 – 50 anos | 1.000 | 360 | 27 | 11 | 1.000 | 60 | 220 | 30 | 1,5 | 4,7 | 2,3 |
| Lactação: ≤ 18 anos | 1.300 | 360 | 10 | 13 | 1.300 | 70 | 290 | 44 | 1,5 | 5,1 | 2,3 |
| 19 – 30 anos | 1.000 | 310 | 9 | 12 | 1.300 | 70 | 290 | 45 | 1,5 | 5,1 | 2,3 |
| 31 – 50 anos | 1.000 | 320 | 9 | 12 | 1.300 | 70 | 290 | 45 | 1,5 | 5,1 | 2,3 |

ND: não disponível.

Fonte: Food And Nutrition Board, 2011a.

## Há risco de algum mineral ser tóxico para o organismo?

Sim, pois, quando consumido em excesso, um mineral tende a se acumular no organismo, causando, no mínimo, insuficiência dos órgãos nos quais são armazenados.

O acúmulo excessivo de ferro pode ocorrer com a ingestão prolongada de suplementos contendo ferro, doenças hepáticas crônicas, desordens hereditárias do metabolismo do ferro, eritropoiese crônica ineficaz, uso de eritropoietina recombinante e múltiplas transfusões sanguíneas. A toxicidade relativa ao ferro ocorre quando a sobrecarga leva ao acúmulo em tecidos na forma de ferro livre, levando à disfunção e danos dos órgãos afetados, principalmente coração e fígado. O consumo por volta de 30 mg/dia pode desencadear tal processo, que não recebe a devida atenção por ser menos recorrente do que a deficiência de ferro.

O cálcio, na ingestão exagerada e a curto prazo, pode causar constipação e aumentar a propensão para a formação de cálculos renais. Já o consumo exagerado de suplementação por um longo prazo leva à redução do apetite, náusea, dores abdominais, convulsões e até mesmo coma.

Já a toxicidade relativa ao selênio (selenose) pode ser identificada por queda de cabelo, náusea, vômitos, fadiga, irritabilidade e parestesia. É interessante ressaltar que outros metais, tais como arsênico, também exibem tais manifestações em quadros de intoxicação.

A interação entre ferro, zinco e cobre, bem como entre ferro e cálcio, deve ser levada em consideração na utilização de dosagens elevadas de quaisquer um desses nutrientes. Entre os minerais presentes nos alimentos já ocorre competição pelo mesmo transportador do enterócito. Caso uma grande quantidade de determinado micronutriente esteja presente, o que estiver em menor concentração tem menor aproveitamento, o que pode colaborar, cronicamente, com a instalação de uma eventual deficiência nutricional.

Uma alimentação equilibrada fornece o recomendado no que diz respeito aos minerais. Todavia, o uso indiscriminado da suplementação farmacológica é uma realidade. Nos Estados Unidos, por exemplo, aproximadamente 47% dos homens e 59% das mulheres utilizam regularmente suplementos dietéticos, e a indústria da suplementação gera cerca de 53 bilhões de dólares anualmente. Infelizmente, nem toda a população compreende que suplementação mineral complementa a dieta normal, mas não substitui os alimentos, pois os suplementos não conseguem replicar todos os nutrientes presentes nestes últimos.

Justamente pelo uso frequente e indiscriminado de suplementos farmacológicos, foi estabelecido também o UL (*Upper Tolerable Intake Level* – Valor de Ingestão Tolerável), com a finalidade de definir um valor de consumo de um nutriente, no caso os minerais, acima do recomendado, e que não leve a nenhum efeito adverso (Tab. 6.4).

### Tabela 6.4. Ingestão tolerável de minerais segundo as DRIs

| Estágio de vida | Cálcio (mg/d) | Magnésio (mg/d) | Ferro (mg/d) | Zinco (mg/d) | Cobre (µg/d) | Selênio (µg/d) | Cromo (µg/d) | Sódio (g/d) | Potássio (g/d) | Cloreto (g/d) |
| --- | --- | --- | --- | --- | --- | --- | --- | --- | --- | --- |
| | UL | UL | UL | UL | UL | UL | UL | UL | UL | UL |
| Infância: 0 – 6 meses | 1.000 | ND | 40 | 4 | ND | 45 | ND | ND | ND | ND |
| 7 – 12 meses | 1.500 | ND | 40 | 5 | ND | 60 | ND | ND | ND | ND |
| 1 – 3 anos | 2.500 | 65 | 40 | 7 | 1.000 | 90 | ND | 1,5 | ND | 2,3 |
| 4 – 8 anos | 2.500 | 110 | 40 | 12 | 3.000 | 150 | ND | 1,9 | ND | 2,9 |
| Homens: 9 – 13 anos | 3.000 | 350 | 40 | 23 | 5.000 | 280 | ND | 2,2 | ND | 3,4 |
| 14 – 18 anos | 3.000 | 350 | 45 | 34 | 8.000 | 400 | ND | 2,3 | ND | 3,6 |
| 19 – 30 anos | 2.500 | 350 | 45 | 40 | 10.000 | 400 | ND | 2,3 | ND | 3,6 |
| 31 – 50 anos | 2.500 | 350 | 45 | 40 | 10.000 | 400 | ND | 2,3 | ND | 3,6 |
| 50 – 70 anos | 2.000 | 350 | 45 | 40 | 10.000 | 400 | ND | 2,3 | ND | 3,6 |
| > 70 anos | 2.000 | 350 | 45 | 40 | 10.000 | 400 | ND | 2,3 | ND | 3,6 |
| Mulheres: 9 – 13 anos | 3.000 | 350 | 40 | 23 | 5.000 | 280 | ND | 2,2 | ND | 3,4 |
| 14 – 18 anos | 3.000 | 350 | 45 | 34 | 8.000 | 400 | ND | 2,3 | ND | 3,6 |
| 19 – 30 anos | 2.500 | 350 | 45 | 40 | 10.000 | 400 | ND | 2,3 | ND | 3,6 |
| 31 – 50 anos | 2.500 | 350 | 45 | 40 | 10.000 | 400 | ND | 2,3 | ND | 3,6 |
| 50 – 70 anos | 2.000 | 350 | 45 | 40 | 10.000 | 400 | ND | 2,3 | ND | 3,6 |
| > 70 anos | 2.000 | 350 | 45 | 40 | 10.000 | 400 | ND | 2,3 | ND | 3,6 |
| Gestação: ≤ 18 anos | 3.000 | 350 | 45 | 34 | 8.000 | 400 | ND | 2,3 | ND | 3,6 |
| 19 – 30 anos | 2.500 | 350 | 45 | 40 | 10.000 | 400 | ND | 2,3 | ND | 3,6 |
| 31 – 50 anos | 2.500 | 350 | 45 | 40 | 10.000 | 400 | ND | 2,3 | ND | 3,6 |
| Lactação: ≤ 18 anos | 3.000 | 350 | 45 | 34 | 8.000 | 400 | ND | 2,3 | ND | 3,6 |
| 19 – 30 anos | 2.500 | 350 | 45 | 40 | 10.000 | 400 | ND | 2,3 | ND | 3,6 |
| 31 – 50 anos | 2.500 | 350 | 45 | 40 | 10.000 | 400 | ND | 2,3 | ND | 3,6 |

ND: não disponível.

Fonte: Food And Nutrition Board, 2011b.

O uso indiscriminado de suplementação mineral farmacológica pode levar à toxicidade, inclusive a uma maior suscetibilidade a infecções. Também é possível que minerais com reconhecida importância para as defesas antioxidantes para o organismo – tais como zinco, cobre e selênio – tornem-se pró-oxidantes quando ingeridos acima das RDAs.

A manifestação da intoxicação pela ingestão excessiva de um mineral é rara, sendo normalmente associada à nutrição parenteral em pacientes hospitalizados ou ao uso exagerado de suplementação farmacológica. É importante que os consumidores adquiram o hábito de observar no rótulo dos suplementos minerais a quantidade relativa às recomendações nutricionais que cada nutriente apresenta por comprimido (Tab. 6.5), lembrando que não é incomum ser prescrito pelo fabricante mais de um comprimido diariamente. É prudente evitar o consumo diário de suplemento mineral em quantidade maior que as RDAs.

## Tabela 6.5. Modelo de informação nutricional encontrado em embalagem de suplemento mineral

| Micronutriente | UI | Quantidade por comprimido | % IDR* |
|---|---|---|---|
| Cálcio | mg | 250 | 25 |
| Cloro | mg | 320 | – |
| Cobre | mcg ($\mu$g) | 450 | 50 |
| Cromo | mcg ($\mu$g) | 18 | 51 |
| Ferro | mg | 8,1 | 58 |
| Fósforo | mg | 125 | 18 |
| Iodo | mcg ($\mu$g) | 33 | 25 |
| Magnésio | mg | 100 | 38 |
| Manganês | mg | 1,2 | 52 |
| Molibdênio | mcg ($\mu$g) | 23 | 51 |
| Potássio | mg | 10 | – |
| Selênio | mcg ($\mu$g) | 20 | 59 |
| Zinco | mg | 7 | 100 |

* Valores diários de referência com base em uma dieta de 2.000 kcal ou 400 kJ. Seus valores diários podem ser maiores ou menores, dependendo de suas necessidades energéticas

## HÁ RECOMENDAÇÕES NUTRICIONAIS DIFERENTES PARA ATLETAS?

Sim, porém não são válidas para todos os minerais.

Em virtude das grandes perdas minerais pelo suor, urina e fezes em atletas, especula-se que suas necessidades dietéticas para micronutrientes sejam maiores do que para a população não atleta.

As metodologias de avaliação do estado nutricional relativo aos minerais são limitadas, o que dificulta saber a real amplitude de acréscimo no requerimento nutricional necessário nesse quadro. Entretanto, o Food and Nutrition Board do Instituto de Medicina de Washington estabeleceu para militares em treinamento físico intenso recomendações diárias distintas para ferro, zinco e cobre de adultos entre 19 e 50 anos de idade, como pode ser visto na tabela 6.6.

Apesar da popularização no âmbito da atividade física, o uso de suplementação mineral torna-se interessante apenas quando for identificada uma eventual deficiência já instalada.

Atletas que realizam atividades com categorização a partir do peso corporal (p. ex.: judô e caratê), atletas envolvidos em categorias esportivas com rígido padrão estético (p. ex.: ginástica artística e balé clássico), ou atletas que eliminaram um grupo alimentar de sua dieta (p. ex.: vegetarianos) são os que apresentam maior risco de exibirem ingestão alimentar inapropriada.

## Tabela 6.6. Recomendações nutricionais para militares

| Estágio de vida | Ferro (mg/dia) | Zinco (mg/dia) | Cobre ($\mu$g/dia) |
|---|---|---|---|
| | $RDA_{MGT}$ | $RDA_{MGT}$ | $RDA_{MGT}$ |
| Homens: | | | |
| 19 – 30 anos | 14 | 15 | 1.800 |
| 31 – 50 anos | 14 | 15 | 1.800 |
| Mulheres: | | | |
| 19 – 30 anos | 24 | 11 | 1.500 |
| 31 – 50 anos | 24 | 11 | 1.500 |

$RDA_{MGT}$: Recommended Dietary Intakes for Military Garrison Training (Recomendações Nutricionais para Militares).

Fonte: Food And Nutrition Board, 2006.

## CÁLCIO

O cálcio é o mineral mais abundante no organismo, correspondendo a 1% ou 2% do peso corporal total, dele 99% é encontrado nos dentes e ossos. Nesses tecidos duros, o cálcio é encontrado na forma de hidroxiapatita ($Ca_{10}$ ($PO_4)_6$ $(OH)_2$). O restante encontra-se no sangue, fluídos extracelulares, músculos e outros tecidos essenciais para vasoconstrição e vasodilatação, contração muscular, condução nervosa e secreção glandular.

Como qualquer outro micronutriente, uma alimentação equilibrada proporciona a quantidade adequada de minerais. As principais fontes alimentares de cálcio na alimentação são leite e derivados. A presença de componentes prébióticos (p. ex.: inulina) e probióticos (p. ex.: bactérias do gênero *lacto-*

*bacillus*), ambos estimulantes da absorção e deposição óssea de cálcio, demonstra que produtos lácteos disponíveis em abundância atualmente no mercado brasileiro são interessantes opções alimentares. Vegetais como brócolis, espinafre e couve também contribuem para o alcance das necessidades (Tab. 6.1). Todavia, deve-se assinalar que estes vegetais contêm ácido fítico ou ácido oxálico em sua composição, podendo reduzir a absorção do cálcio neles presente. Ferro, sódio e cafeína também podem interferir negativamente no processo absortivo de cálcio. Ainda é controversa a influência da proteína sobre a absorção do cálcio, como ilustrado na figura 6.2.

A suplementação de cálcio pode ser interessante quando a ingestão alimentar não alcança as necessidades dietéticas. Usualmente elaborado a partir de carbonato de cálcio, a suplementação farmacológica pode ser realizada em dosagens de 300 a 400 mg/comprimido de complexo multimineral ou mesmo na forma de tabletes mastigáveis de 1.000 mg/unidade. Entretanto, sua utilização aumenta o risco para o aparecimento de cálculos renais.

A deficiência crônica de cálcio predispõe à perda de massa óssea e ao desenvolvimento de osteoporose. O pico máximo de deposição de cálcio no osso ocorre na adolescência e persiste até a faixa etária entre 19 e 30 anos. A partir daí, o crescimento ósseo cessa. Contudo, o remodelamento ósseo continua no decorrer da vida. Desta forma, a ingestão adequada de cálcio maximiza o seu pico de deposição óssea nas três primeiras décadas de vida e previne perdas ósseas nas décadas subsequentes.

O consumo adequado de cálcio e a prática de exercícios físicos são os principais fatores ambientais envolvidos na manutenção da massa óssea ou na redução dos riscos de fraturas, especialmente nos exercícios de força. Aparentemente, o exercício pode aumentar a força óssea e proteger contra a ingestão inadequada de cálcio, ao menos no início do treinamento. Com a cronicidade do exercício, a absorção de cálcio pode ser aumentada e a reabsorção óssea torna-se menor em relação ao aumento da força óssea. Em mulheres, atenção especial para as atividades de alta intensidade, que podem levar à amenorreia, que, por sua vez, pode causar perda de conteúdo ósseo.

## Ferro

O ferro é necessário para a síntese de DNA e é um elemento-chave nas enzimas do citocromo P450, presentes nos sistemas de fosforilação oxidativa mitocondrial. O ferro ainda fornece o sítio de ligação para transporte e liberação de oxigênio da hemoglobina. Sua importância no transporte de oxigênio é tamanha que quase $2/3$ do ferro presente no organismo é encontrado na hemoglobina dos eritrócitos. As células do fígado, baço e medula óssea são os principais locais de armazenamento de ferro.

Em comparação a outros minerais, a absorção de ferro tem características peculiares. O ferro heme, contido na hemoglobina e mioglobina, e encontrado nas carnes, é absorvido em menores quantidades por meio de transportadores específicos, sendo, contudo, altamente biodisponível (5% a 35%) em comparação ao ferro não heme (2% a 20%), presente em alimentos de origem vegetal. Este, por sua vez, é a forma de ferro predominante na alimentação, sendo encontrado na forma de sais de ferro, e tem sua absorção potencializada pelo ácido ascórbico. Ferritina ou hemosiderina, este um produto da degradação do primeiro, são formas de armazenamento do mineral.

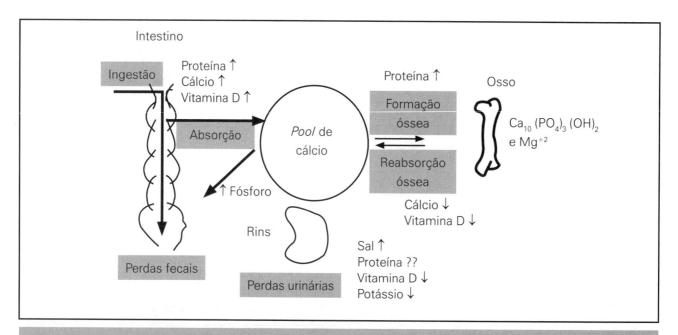

**Figura 6.2** – *Resumo de efeitos dietéticos sobre o metabolismo do cálcio. Fonte: adaptado de Food and Nutrition Board, 2006.*

As principais fontes alimentares de ferro são as carnes, leguminosas (p. ex.: feijão, grão de bico), grãos integrais e vegetais folhosos escuros (Tab. 6.2). Alimentos fortificados com ferro – tais como cereais matinais, achocolatados, leites e pães (feitos com farinha de trigo fortificada) – também podem colaborar com a ingestão adequada do mineral. Como mencionado anteriormente, o ferro heme sofre pouquíssima influência de fatores dietéticos. Em contraste, o ferro não heme pode ter sua absorção favorecida ou prejudicada, dependendo do fator dietético disponível. A presença no lúmen intestinal concomitante à ingestão de ferro não heme de antiácidos (ou mesmo acidez estomacal reduzida), cálcio, zinco, ácido fítico (presente em verduras e grãos integrais) e polifenóis (encontrado em chás e vinho tinto) reduz sua absorção. Já a presença de ácido ascórbico, ácido cítrico, ácido lático e mesmo a presença de proteínas das carnes potencializam sua absorção.

A DF (deficiência de ferro) é a deficiência nutricional mais frequente e um dos principais fatores para mortalidade mundial. Estima-se que a AF (anemia ferropriva) afete 47% das crianças com menos de 5 anos de idade, um quarto (25%) das crianças em idade pré-escolar, 30% das mulheres não gestantes e 42% das mulheres gestantes, bem como 13% dos homens e 24% dos idosos.

Os grupos mais vulneráveis à deficiência de ferro são crianças, adolescentes do sexo feminino após a menarca e gestantes. Atletas podem ser erroneamente considerados como grupo de risco, pela anemia ou pseudoanemia que ocorre logo que o organismo inicia a adaptação ao exercício físico, com a expansão do volume plasmático, refletindo-se na menor concentração de Hb (hemoglobina) e Ht (hematócrito) circulantes.

Exames físicos também podem ajudar a detectar a deficiência de ferro. Fadiga, intolerância ao frio e palidez cutânea são as principais características associadas, além de alterações de tecidos epiteliais (unhas e língua) e crescimento retardado.

A deficiência de ferro é definida como uma redução do conteúdo total de ferro até o ponto que as reservas corporais estejam totalmente esgotadas e algum grau de deficiência de ferro tecidual esteja presente. A anemia se instala apenas quando a deficiência de ferro é grave e crônica.

A concentração de Hb é o parâmetro bioquímico mais utilizado para a detecção de deficiência de ferro. Por ser de baixo custo, ele erroneamente é utilizado como único parâmetro, o que não é interessante, visto que a hemoglobina apresenta baixa especificidade, impedindo de comprovar isoladamente se é realmente a deficiência de ferro que está reduzindo sua produção.

É interessante complementar os resultados da Hb com outros parâmetros, citados em uma escala crescente de importância em relação à gravidade da deficiência de ferro que os mesmos refletem. São eles: sTfR, VCM, protoporfirina eritrocitária, saturação de transferrina e ferritina sérica. Com exceção da sTfR e da protoporfirina eritrocitária, os demais parâmetros devem estar com valores abaixo das faixas de normalidade para identificar AF, como se pode observar na figura 6.3. Atualmente vem ganhando espaço a análise da razão sTfR/log$_{(ferritina\ sérica)}$, sendo esta apontada como um parâmetro mais sensível no diagnóstico da AF. É importante ressaltar também que as medidas ligadas ao armazenamento de ferro não são válidas em indivíduos com doença inflamatória crônica. A ferritina, uma proteína aguda, pode ter sua concentração sérica aumentada na presença de processos inflamatórios.

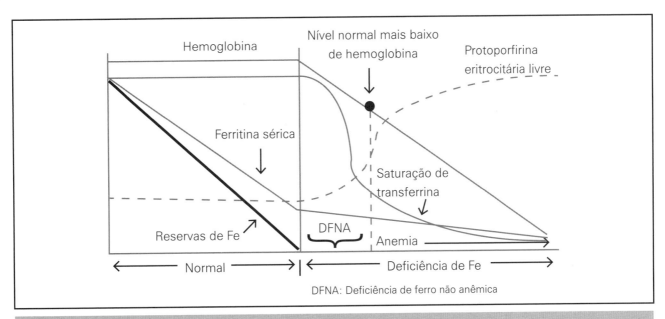

**Figura 6.3** – *Relação entre indicadores do estado nutricional e das reservas corporais de ferro. Fonte: adaptado de Haas, 2006.*

O tratamento para a deficiência de ferro do ponto de vista dietético é evitar o consumo de alimentos fonte de ferro em uma mesma refeição com algum fator que prejudique sua absorção (p. ex.: evitar consumir carnes com laticínios). Também é interessante maximizar o aproveitamento do ferro não heme com a ingestão conjunta de uma fonte de ácido ascórbico. O binômio feijão com arroz, muito comum na dieta do brasileiro, pode ser acompanhada de uma laranja, por exemplo.

Do ponto de vista farmacológico, particularmente quando a AF tem seu diagnóstico confirmado, a administração de sulfato ferroso ($Fe_2SO_4$) é a medida mais utilizada. De baixo custo, deve-se administrar 3 a 6 mg $Fe_2SO_4$/kg/dia. Vale lembrar que o uso de sulfato ferroso pode deixar a dentição escurecida, apenas enquanto for consumido. Há ainda relatos de diarreia, constipação e fezes escurecidas, erroneamente consideradas sangramento gastrointestinal.

## Magnésio

O Mg (magnésio) é o quarto cátion mais abundante em organismos vivos (no corpo humano: cálcio > potássio > sódio > magnésio). O magnésio é um mineral importante em várias reações celulares, participando de quase todas as ações anabólicas e catabólicas. Cerca de trezentos sistemas enzimáticos são dependentes da presença de magnésio. Algumas dessas atividades incluem a glicólise e o metabolismo proteico e lipídico. O magnésio é denominado bloqueador natural do canal de cálcio. Na depleção de magnésio, o cálcio intracelular eleva-se. A contração muscular esquelética e cardíaca necessita de magnésio para ser realizada plenamente.

Mais da metade dos 21 a 28 g de magnésio encontrado no organismo fica armazenado nos ossos, sendo o restante distribuído entre a musculatura e os tecidos moles. Apenas cerca de 1% do magnésio está presente nos compartimentos de fluido extracelular e plasma.

A absorção de magnésio ocorre principalmente no jejuno e íleo, por meio de difusão passiva e transporte ativo. Quanto maior a quantidade de magnésio ingerido, menor a porcentagem absorvida, que fica por volta de 50% do total ingerido (Fig. 6.4). A excreção de magnésio ocorre principalmente através das fezes e urina, em que sua excreção urinária é maior quando seu consumo é alto e é reduzida quando a ingestão é baixa. O uso de medicamentos diuréticos, aldosterona e hormônios tireoidianos, cafeína e álcool aumenta a excreção de magnésio, enquanto o hormônio paratireoidiano inibe sua excreção.

Na avaliação nutricional relativa ao magnésio, sua concentração total em componentes sanguíneos (sérica, plasmática ou eritrocitária) é a metodologia mais utilizada, apesar de sua variação ionizada representar a forma biologicamente ativa. Também pode ser mensurada sua concentração urinária e fecal.

O magnésio é um mineral presente na maioria dos alimentos em concentrações muito variadas. Pelo fato de ser um componente da estrutura da clorofila, apresenta-se em altas concentrações nos vegetais escuros folhosos, bem como nas oleaginosas, nos cereais integrais e nas frutas secas (Tab. 6.2). O consumo total de magnésio varia com o consumo calórico, o que explica os valores mais elevados em jovens e homens adultos e níveis mais baixos em mulheres e em idosos.

Com o advento da industrialização, o consumo dietético de magnésio caiu de 450-485 mg/dia em 1900 para

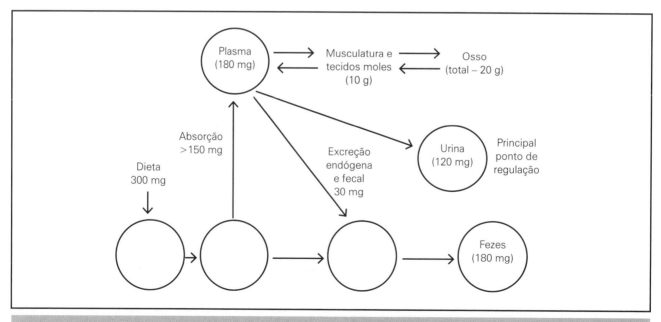

**Figura 6.4** – *Transferência diária de magnésio. Fonte: adaptado de Weaver, 2006.*

185-235 mg/dia em 1997, caracterizando, assim, uma deficiência marginal do mineral encontrada mundialmente. Tal fato vem sendo associado a diversas patologias, tais como aterosclerose, pré-eclâmpsia/eclâmpsia, derrame, hipertensão, *diabetes mellitus* e asma brônquica, além de seu possível envolvimento na enxaqueca, osteoporose, alcoolismo e em distúrbios do sistema imunológico. Cãibras e convulsões são as manifestações mais comuns.

Os mecanismos pelos quais a deficiência de magnésio leva ao estresse oxidativo ainda não estão completamente esclarecidos. É reconhecido que a deficiência de magnésio deixa as membranas celulares mais fluídas. Tal fluidez em grandes proporções é um ponto-chave nas alterações celulares que ocorrem na deficiência de magnésio. Além disso, o processo inflamatório também pode ser uma das possíveis fontes de estresse oxidativo na deficiência de magnésio.

A ingestão de magnésio a partir de alimentos não causa efeitos adversos, exceto quando há falha na função renal. Todavia, casos de toxicidade em magnésio ocorrem principalmente quando existe o consumo de suplementos farmacológicos. A UL estabelecida para o magnésio é de 350 mg/dia, considerando exclusivamente o consumo de suplementos. A forma inicial de manifestação de intoxicação é a diarreia, podendo chegar à paralisia muscular, arritmia cardíaca e falha respiratória.

## MINERAIS ANTIOXIDANTES

### Que minerais teriam influência na resposta antioxidante?

Aqueles que geralmente fazem parte da estrutura de algum antioxidante presente no organismo. A produção de radicais livres, aumentada no exercício físico, trauma, obesidade, diabetes e situações estressantes em geral, submete o organismo acometido a cargas de estresse oxidativo, onde a produção dos radicais livres sobrepõe-se à expressão e/ou atividade do sistema de defesa antioxidante.

O selênio faz parte da estrutura da GSH (glutationa reduzida) e das enzimas GPX (glutationa peroxidase) e GR (glutationa redutase). Já o cobre e o zinco fazem parte da estrutura da enzima SOD (superóxido dismutase) Cu/Zn-SOD (citosólica), enquanto o manganês participa da estrutura do Mn-SOD (SOD mitocondrial).

A SOD tem como função remover os radicais superóxido ($O_2^-$), intermediários da redução de $O_2$. Ela catalisa a conversão do $O_2^-$ em peróxido de hidrogênio ($H_2O_2$), que é transformado em água por ação de catalases e peroxidases.

$$O_2^- + O_2^- + 2H^+ \xrightarrow{\text{SOD}} H_2O_2 + O_2$$

A GPX é a enzima responsável pela redução de $H_2O_2$ em água ($H_2O$). Para trabalhar adequadamente, a GPX precisa de um doador de elétrons, a GSH. O resultado da reação enzimática é a oxidação da GSH em GSSG (glutationa oxidada). Já a GSSG é reduzida a GSH pela reação enzimática dependente de NADPH catalisada pela GR.

$$2GSH + H_2O_2 \xrightarrow{\text{GR}} GSSG + NADP^+$$

$$GSSG + NADPH + H^+ \xrightarrow{\text{GPx}} 2GSH + NADP^+$$

Vale ressaltar que o consumo de grandes quantidades de zinco e cobre, mais especificamente na forma de suplementação farmacológica, torna-os pró-oxidantes. O cobre, por exemplo, participa da reação de Fenton no lugar do ferro, aumentando a produção de radicais hidroxila ($OH^-$), moléculas altamente reativas. O ferro, por sua vez, também estimula a reação de Fenton, quando suplementado exagerada e cronicamente.

$$\text{Reação de Fenton: } H_2O_2 + Fe_2^+ \longrightarrow Fe_3^+ + OH^- + OH$$

Outro mineral que é relacionado ao metabolismo oxidativo é o magnésio. Ao contrário dos demais mencionados, ele não faz parte da estrutura de nenhum antioxidante, mas sim proporciona aumento à suscetibilidade ao estresse oxidativo na sua deficiência.

## ZINCO

O zinco é um nutriente essencial distribuído por todo o organismo. Ele é importante para atividades catalíticas, estruturais e regulatórias. Mais de cem enzimas dependem do zinco para serem ativadas. A excepcional habilidade do zinco em participar fortemente de ligações atômicas, juntamente com sua coordenação geométrica de notável flexibilidade, demonstrou sua extraordinária utilidade em sistemas biológicos. O zinco é importante para a integração dos sistemas imunológico e reprodutor, para o paladar, na regeneração de lesões, no desenvolvimento esquelético, comportamento e função gastrointestinal.

A incorporação desse micronutriente no organismo humano foi facilitado pela falta de propriedades oxirredutoras do átomo de zinco, que, por sua vez, em contraste com ferro e cobre, permite sua utilização sem o risco de dano oxidativo.

Mais de 85% do zinco corporal encontram-se na musculatura esquelética e no esqueleto, enquanto o zinco plasmático representa 1% de seu total. O uso do zinco plasmático é constante em estudos relativos ao seu estado nutricional, apesar desse parâmetro só demonstrar sensibilidade em alterações da ingestão de zinco por curtos períodos de tempo. Processos infecciosos, inflamação, estresse ou trauma levam à redução nas concentrações séricas de zinco. A atividade de enzimas que necessitam de zinco como cofator enzimático também pode responder às alterações em sua ingestão, tais como anidrase carbônica e superóxido dismutase citosólica (Zn/Cu-SOD).

As principais fontes alimentares de zinco são as carnes em geral, vegetais folhosos de coloração verde-escura e oleaginosas (Tab. 6.2). O zinco presente nas carnes e peixes tem uma maior biodisponibilidade, enquanto o zinco presente nos alimentos de origem vegetal tem menor biodisponibilidade pela presença de ácido fítico. A presença de cálcio aparenta ser interferente na absorção de zinco quando associado ao ácido fítico, levando à formação de complexos insolúveis. Já o ferro reduz a absorção de zinco quando utilizado em quantidades suplementares, provavelmente competindo por transportadores gastrointestinais. A RDA para homens e mulheres adultos é de 11 e 8 mg/dia, respectivamente, enquanto a UL para adultos foi estabelecida em 40 mg/dia, devendo ser computado o ferro contido nos alimentos e em suplementação farmacológica (Tab. 6.3). Quanto à fortificação de alimentos, o zinco é utilizado mais comumente na forma de óxido ou sulfato, ambos de baixo custo.

O zinco é determinante na aquisição do sabor, mostrando-se importante para a síntese da gustina, uma metaloproteína secretada na saliva que, por sua vez, é responsável pela manutenção do paladar. A deficiência de zinco leva a uma redução na intensidade e seletividade do gosto (hipogeusia e disgeusia, respectivamente). Dessa forma, a falta de apetite é uma das características da hipozincemia, comum em indivíduos com dieta pobre em carne e rica em carboidratos, especialmente amido.

A deficiência de zinco adquirida é mais comum do que acrodermatite enteropática, doença recessiva autossômica que altera os transportadores Zip4 dos enterócitos (localizados transcelularmente, específicos para o zinco), prejudicando assim a absorção do mineral. É mais frequente a deficiência de zinco no alcoolismo, anorexia nervosa, vegetarianos e em pacientes utilizando nutrição parenteral. Dietas ricas em cereais e pobres em carnes predispõem ao problema. Erupções cutâneas, demora na cicatrização de feridas, estomatite e alopecia podem ocorrer.

A deficiência moderada de zinco resulta em retardo no crescimento e hipogonadismo em adolescentes do sexo masculino, pele áspera, letargia mental, demora na regeneração de lesões, disfunções imunológicas e alterações neurossensoriais. Já a deficiência branda de zinco leva à redução na velocidade do crescimento em crianças, menor concentração de testosterona sérica e oligospermia em homens, alterações no sistema imunológico, hiperamonemia e redução da massa corporal magra.

O consumo elevado de zinco pode levar à deficiência de ferro e cobre, anemia e retardo do crescimento. Apesar de a suplementação de zinco ser estudada como auxiliar no tratamento de diarreias (especialmente em crianças com mais de seis meses de idade), anemia falciforme, lepra, tuberculose, resfriados, dentre outros, é importante monitorar sua utilização de forma que as ULs não sejam alcançadas.

## COBRE

O Cu (cobre) é um micronutriente importante para a metabolização e utilização de energia. Esse mineral tem efeito sobre a citocromo c-oxidase, atuante na cadeia transportadora de elétrons. Baixas concentrações de cobre podem levar à menor produção de ATP. Ele é essencial cofator de enzimas envolvidas em funções hematológicas, vasculares, esqueléticas, neurológicas e, em evidência atualmente, na proteção contra danos oxidativos.

A absorção de cobre ocorre principalmente no duodeno, através da DMT1, e majoritariamente por meio da Ctr1 (proteína transportadora de cobre 1). A quantidade de cobre a ser absorvida depende da quantidade que foi consumida. Ácido clorídrico facilita a absorção de cobre, enquanto grandes quantidades de ferro e zinco reduzem sua biodisponibilidade. O mínimo de cobre é excretado pela urina, sendo a via fecal a maior responsável por tal etapa do controle metabólico do mineral.

Apesar da falta de marcadores sensíveis e específicos para o estado nutricional relativo ao cobre, cobre sérico, ceruloplasmina e a atividade da Cu/Zn-SOD em componentes sanguíneos (eritrócitos, leucócitos, plaquetas), ele tem sido utilizado constantemente em estudos com humanos. É interessante observar que a ceruloplasmina é uma proteína de fase aguda que transporta, no mínimo, 65% do cobre presente no sangue, e pode ter sua concentração alterada por inflamações e pelo uso de anticoncepcionais. Novas formas de avaliar o estado nutricional relativo ao cobre envolvem glutationa sérica, atividade da glutationa peroxidase, marcadores de renovação óssea e expressão de proteínas chaperonas que ligam o cobre à estrutura da SOD.

Fontes alimentares de cobre englobam vísceras, frutos do mar, oleaginosas, grãos integrais e chocolate, mais precisamente o cacau neste último (Tab. 6.2). As DRIs recomendam 900 mg/dia para homens e mulheres adultos (Tab. 6.3). Já a UL para o cobre chega a 10.000 mg/dia para adultos (Tab. 6.4). Sulfato e cloreto cúprico são mais biodisponíveis do que o óxido cúprico, a forma mais encontrada na suplementação.

A deficiência relativa ao cobre em humanos é identificada apenas em desordens genéticas, na jejunostomia prolongada e no consumo excessivo de zinco, podendo afetar a síntese de ATP (trifosfato de adenosina), o transporte de ferro, a síntese de norepinefrina e de tecido conjuntivo, bem como a ação da enzima Cu/Zn-SOD. Já a deficiência marginal crônica de cobre é associada ao desenvolvimento de osteoporose no decorrer do envelhecimento e com mudanças adversas no metabolismo do colesterol. Em crianças, ainda existe a associação com o desenvolvimento prejudicado do sistema cardiovascular, má formação óssea e anormalidades neurológicas e imunológicas. Já a toxicidade do cobre não é preocupante, visto que existem fortes mecanismos homeostáticos controlando sua absorção e excreção, havendo apenas relatos de casos relacionados a tentativas de suicídio com sais enterais e parenterais.

## Selênio

O Se (selênio) é um componente da Sec (selenocisteína), estrutura biologicamente ativa em células eucarióticas. A Sec está presente em diversas selenoproteínas, tais como: enzima antioxidante GPX, DI (iodotironina 5-deiodinase), importante para o trabalho da tireoide e tioredoxina, atuante nos mecanismos de oxirredução. A síntese das selenoproteínas pode ser vista na figura 6.5. Resumidamente, as formas dietéticas e teciduais do Se são convertidas em selenida. Este, por sua vez, serve como substrato para a conversão em selenocisteil-tRNA. Assim, a selenocisteína é inserida na cadeia polipeptídica em formação com a ação do RNAm, fazendo parte, então, de uma selenoproteína. O Se caracteriza-se pela sua atividade antioxidante, bem como pelas suas atividades quimiopreventivas, anti-inflamatórias, antivirais e no funcionamento da tireoide.

A concentração urinária, eritrocitária e sanguínea de selênio, de selenoproteína P, assim como a atividade da glutationa peroxidase, são parâmetros bioquímicos comumente utilizados.

O consumo de selênio recomendado, tanto para a população adulta em geral como para militares, é de 55 mg/dia (Tab. 6.3), e a UL foi estabelecida em 400 mg/dia (Tab. 6.4). O selênio está presente nos alimentos de origem vegetal e encontra-se principalmente na forma de SeMet (selenometionina), precursora de Sec. As principais fontes alimentares de selênio de origem vegetal são grãos, oleaginosas e soja, enquanto as fontes de origem animal são carnes, ovos e queijos.

A deficiência de selênio está associada ao câncer, infertilidade, disfunções no sistema imunológico, Alzheimer, Parkinson e tumores cerebrais. Os sinais clínicos da deficiência de selênio estão ligados à doença de Keshan, cardiomiopatia juvenil comum em áreas rurais da China. Tal situação é comum em regiões onde o solo é pobre em selênio e a produção de alimentos é local, como o sudoeste dos Estados Unidos, certas regiões da China e na região sudoeste brasileira. O cretinismo também pode ser causado pela deficiência em selênio associada à deficiência de iodo.

## Considerações finais

O consumo adequado de minerais é essencial para a manutenção da saúde. Apesar de não fornecerem energia, são de suma importância para a metabolização adequada de proteínas, carboidratos e lipídios. A ingestão adequada de alimentos assegura o consumo apropriado dos minerais, sem necessidade de suplementação.

Aliás, o uso indiscriminado de suplementação mineral farmacológica pode levar à toxicidade e, inclusive, a uma maior suscetibilidade a infecções. Também é possível que minerais com reconhecida importância para as defesas antioxidantes para o organismo, tais como zinco, cobre e selênio, tornem-se pró-oxidantes quando ingeridos acima das RDAs.

A interação entre ferro, zinco e cobre, bem como entre ferro e cálcio, deve ser levada em consideração na utilização de dosagens elevadas de quaisquer um desses nutrientes. Caso seja necessário o consumo de suplementos, que seja realizado entre as refeições, na tentativa de reduzir possíveis interações nutricionais. Essa conduta deverá ser repensada apenas se o paciente relatar algum desconforto gastrointestinal com sua utilização isolada.

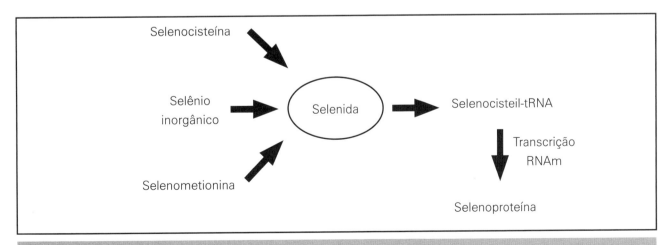

**Figura 6.5** – *Síntese de selenoproteínas. Fonte: adaptado de Burk et al., 2003.*

É interessante verificar a ingestão usual de um paciente, na investigação de eventuais deficiências nutricionais. A observação de alterações dérmicas (pele, cabelos, unhas e língua) em exames de rotina também contribui para a identificação de eventuais deficiências em minerais.

Nunca é demais assinalar que a ingestão a partir de alimentos adequados para suas necessidades energéticas e devida distribuição entre os macronutrientes assegura o consumo necessário de minerais. Indivíduos que se submetem à restrição alimentar severa, buscando padrão estético discrepante de sua estrutura corporal, bem como os que eliminam um grupo alimentar de sua dieta (p. ex.: vegetarianismo), ou por qualquer outra razão, merecem maior atenção dos profissionais da saúde que os acompanhem.

## BIBLIOGRAFIA CONSULTADA

Almeida JT. Uso e importância dos bens minerais [Internet]. Brasília (DF): Departamento Nacional de Produção Mineral, 2007. [acessado em 2011 Mar 10]. 43 p. Disponível em: http://www.dnpm.gov.br/mostra_arquivo.asp?IDBancoArquivoArquivo=2049.

American College of Sports Medicine, American Dietetic Association Dietitians of Canada Position Stand. Nutrition and athletic performance. Medicine Science in Sports and Exercise. 2009;41(3):709-31.

Amorim AG, Tirapegui J. Aspectos atuais da relação entre exercício físico, estresse oxidativo e magnésio. Rev Nutrição. 2008;21(5):563-75.

Ashton K, Hooper L, Harvey LJ, Hurst R, Casgrain A, Fairweather-Tait SJ. Methods of assessment of selenium status in humans-a systematic review. Am J Clin Nutr. 2009;89(6):2025S-2039S.

Brasil. Ministério da Saúde. Guia alimentar para a população brasileira: promovendo a alimentação saudável. Brasília: Ministério da Saúde, 2006. 210p.

Burk RF, Hill KE, Motley AK. Selenoprotein metabolism and function: evidence for more than one function for selenoprotein P. J Nutr. 2003;133(5 Suppl 1):1517S-20S.

Combs Jr GF. What's in a name? [Internet] 2006 [acessed in 2009 Sep 01] Available from: http://www.ars.usda.gov/News/docs.htm?docid=9242

Cook JD. Diagnosis and management of iron-deficiency anaemia. Best Practice and Research in Clinical Haematology. 2005;18(2):319-32.

Demigné C, Jacobs H, Moundras C, Davicco MJ, Horcajada MN, Bernalier A, Coxam V. Comparison of native or reformulated chicory fructans, or non-purified chicory, on rat cecal fermentation and mineral metabolism. Eur J Nutr. 2008;47(7):366-74.

Fairweather-Tait SJ, Harvey LJ, Collings R. Risk-benefit analysis of mineral intakes-case studies on copper and iron. Proc Nutr Soc. 2011;70(1):1-9.

Fleet JC, Replogle R, Salt DE. Systems genetics of mineral metabolism. J Nutr. 2011;141(3):520-5.

Flores CR, Puga MP, Wrobel K, Garay Sevilla ME, Wrobel K. Trace elements status in diabetes mellitus type 2: Possible role of the interaction between molybdenum and copper in the progress of typical complications. Diabetes Res Clin Pract. 2011;91(3):333-41.

Food and Nutrition Board, Institute of Medicine. Dietary Reference Intakes (DRIs): recommended dietary allowances and adequate intakes elements [Internet]. [acessed in 2011 Mar 03 a]. Available from: http://iom.edu/Activities/Nutrition/SummaryDRIs/~/media/Files/Activity%20Files/Nutrition/DRIs/RDA%20and%20AIs_Vitamin%20and%20Elements.pdf.

Food and Nutrition Board, Institute of Medicine. Dietary Reference Intakes (DRIs): tolerable upper intake levels elements [Internet]. [acessed in 2011 Mar 03 b]. Available from: http://iom.edu/Activities/Nutrition/SummaryDRIs/~/media/Files/Activity%20Files/Nutrition/DRIs/ULs%20for%20Vitamins%20and%20Elements.pdf.

Food and Nutrition Board, Institute of Medicine. Dietary reference intakes for water, potassium, sodium, chloride and sulfate. Washington: National Academy Press, 2005. 618p.

Food and Nutrition Board, Institute of Medicine. Mineral requirements for military personnel. Washington: National Academy Press, 2006. 496p.

Food and Nutrition Board. Standing Committee on the Scientific Evaluation of Dietary Reference Intake, Institute of Medicine. Dietary Reference Intakes for Calcium, Phosphorus, Magnesium, Vitamin D, Fluoride. Washington DC: National Academy Press, 1997.

Food and Nutrition Information Center. DRI Tables: dietary guidance [Internet]. [acessed in 2009 Oct 01]. Available from: http://fnic.nal.usda.gov/nal_display/index.php?info_center=4&tax_level=3&tax_subject=256&topic_id=1342&level3_id=5140&level4_id=0&level5_id=0&placement_default=0.

Freedman AM, Mak IT, Stafford RE, Dickens BF, Cassidy MM, Muesing RA et al. Erythrocytes from magnesium-deficient hamsters display an enhanced susceptibility to oxidative stress. American Journal of Physiology. 1992;262(6):1371-5.

Haas JD. The effects of iron deficiency on physical performance. In: Food and Nutrition Board, Institute of Medicine. Mineral requirements for military personnel. Washington: National Academy Press, 2006. p.451-61.

Harvey LJ, Ashton K, Hooper L, Casgrain A, Fairweather-Tait S. Methods of assessment of copper status in humans: a systematic review. Am J Clin Nutr. 2009;89(6):2009S-24S.

Huang HY, Caballero B, Chang S, Alberg A, Semba R, Schneyer C, et al. Multivitamin/Mineral Supplements and Prevention of Chronic Disease. Evidence Report/Technology Assessment No. 139. (Prepared by The Johns Hopkins University Evidence-based Practice Center under Contract No. 290-02-0018). AHRQ Publication No. 06-E012. Rockville: Agency for Healthcare Research and Quality, 2006. 321p.

Iyengar V, Pullakhandam R, Nair KM. Iron-zinc interaction during uptake in human intestinal Caco-2 cell line: kinetic analyses and possible mechanism. Indian Journal of Biochemistry and Biophysics. 2009;46(4):299-306.

Jen M, Yan AC. Syndromes associated with nutritional deficiency and excess. Clin Derm. 2010;28(6):669-85.

Kasama RK. Trace minerals in patients with end-stage renal disease. Semin Dial. 2010;23(6):561-70.

Lukaski HC. Vitamin and mineral status: effects on physical performance. Nutrition. 2004;20(7-8):632-644.

Maia CSC. O selênio e a glândula tireoide: um estudo em pacientes portadores de disfunções tireoidianas nos estados do Ceará e São Paulo [tese]. São Paulo: Universidade de São Paulo, Faculdade de Ciências Farmacêuticas, 2008. 117p.

Maio AO. Avaliação dos hábitos de ingestão nutricional em adolescentes [monografia de disciplina]. Porto: Universidade do Porto, Faculdade de Desporto, 2009. 109p.

Micheletti A, Rossi R, Rufini S. Zinc Status in Athletes Relation to Diet and exercise. Sports Medicine. 2001;31(8):577-82.

Moron C, Viteri FE. Update on common indicators of nutritional status: food access food consumption and biochemical measures of iron and anemia. Nutr Rev. 2009;67(Suppl 1):S31-5.

Palacios C. The role of nutrients in bone health from A to Z. Crit Rev Food Sci Nutr. 2006;46(8):621-8.

Prasad AS. Zinc-role in immunity oxidative stress and chronic inflammation. Current Opinion in Clinical and Nutrition and Metabolic Care. 2009;12(6):646-52.

Shah NC, Liu JP, Iqbal J, Hussain M, Jiang XC, Li Z et al. Magnesium deficiency results in modulation of serum lipids, glutathione and NOS synthase isozyme activation in cardiovascular tissues: relevance to de novo synthesis of ceramide, serum Mg2+ and atherogenesis. Int J Clin Exp Med. 2011;4(2):103-18.

Shander A, Cappellini MD, Goodnough LT. Iron overload and toxicity: the hidden risk of multiple blood transfusions. Vox Sang. 2009;97(3):185-97.

Soni MG, Thurmond TS, Miller ER 3rd, Spriggs T, Bendich A, Omaye ST. Safety of vitamins and minerals: controversies and perspective. Toxicol Sci. 2010;118(2):348-55.

Sutter ME, Thomas JD, Brown J, Morgan B. Selenium toxicity: a case of selenosis caused by a nutritional supplement. Ann Intern Med. 2008;148(12)970-1.

Tabela Brasileira de Composição de Alimentos/Nepa-Unicamp. Versão II. 2ª edição. Campinas: Nepa-Unicamp, 2006. 113p.

Theil EC. Iron homeostasis and nutritional iron deficiency. J Nutr. 2011;141(4):724S-8S.

Toxqui AP, Courtois V, Bastida S, Sánchez-Muniz FJ, Vaquero MAP. Deficiencia y sobrecarga de hierro; implicaciones en el estado oxidative y la salud cardiovascular. Nutr Hosp. 2010;25(3):350-65.

Tuerk MJ, Fazel N. Zinc deficiency. Current Opinion in Gastroenterology. 2009;25(2):136-43.

U.S. Department of Agriculture, Agricultural Research Service (USDA/ARS). USDA National Nutrient Database for Standard Reference, Release 22 [Internet]. Nutrient Data Laboratory, 2009. [acessed in 2009 Aug 10a]. Available from: http://www.ars.usda.gov/SP2UserFiles/Place/12354500/Data/SR22/nutrlist/sr22w301.pdf.

U.S. Department of Agriculture, Agricultural Research Service (USDA/ARS). 2009. USDA National Nutrient Database for Standard Reference, Release 22 [Internet]. Nutrient Data Laboratory, 2009. [acessed in 2009 Aug 15b]. Available from: http://www.ars.usda.gov/SP2UserFiles/Place/12354500/Data/SR22/nutrlist/sr22w317.pdf.

Weaver CM. Absorption mechanisms, bioavailability, and metabolism of calcium and magnesium. In: Food and Nutrition Board, Institute of Medicine. Mineral requirements for military personnel. Washington: National Academy Press, 2006. p.285-94.

# Recomendações nutricionais da ingestão de energia

Thaís Borges Cesar

## Introdução

As DRIs (*Dietary Reference Intakes* – Ingestões Dietéticas de Referência) para energia e macronutrientes foram concebidas pelo Comitê de Alimentos e Nutrição do Instituto de Medicina da Academia Nacional dos Estados Unidos em colaboração com o Ministério da Saúde do Canadá, sendo a última edição publicada em 2005.[1] O objetivo das DRIs foi apresentar, a partir da revisão sistemática de estudos disponíveis na literatura científica, os valores dietéticos de referência para a ingestão de macronutrientes (proteínas, lipídios e carboidratos) e energia dos alimentos. Os valores de referência estimados baseiam-se em valores médios de ingestão adequada de nutrientes por grupos de indivíduos saudáveis e, portanto, podem ser utilizados para avaliar ou recomendar níveis de ingestão segura para outras populações humanas. Todavia, em razão do rápido desenvolvimento de novos métodos científicos nos anos recentes, as DRIs não pretendem ser recomedações definitivas e, portanto, podem e devem ser revisadas periodicamente, adicionando novos conhecimentos e contribuições que possam melhorar essas estimativas.

Dessa forma, apresenta-se neste capítulo da nova edição deste livro os valores mais recentes das DRIs para as recomedações de energia.[1] É importante salientar que a energia dos alimentos é obtida a partir da ingestão de macronutrientes (proteínas, carboidratos e lipídios) e que eles são discutidos detalhadamente em outros capítulos deste livro. No capítulo de energia, o objetivo foi discutir os conceitos básicos e apresentar as equações preditivas para o cálculo da NEE (Necessidade Estimada de Energia, ou EER – *Estimated Energy Requirement*), que fornece valores de referência para avaliação da ingestão energética de indivíduos e de grupos populacionais. Isso é particularmente importante quando se evidencia no Brasil, bem como na América Latina e países ocidentais em geral, taxas tão alarmantes de sobrepeso e obesidade, que estão associados ao desequilíbrio energético da dieta. Isso ocorre em decorrência do uso frequente de alimentos de alta densidade calórica associado a um estilo de vida sedentário ou reduzida atividade física. É nesse contexto que se pretende colaborar com este capítulo sobre recomendações de energia, buscando apresentar um guia prático e didático para a aplicação dos valores de referência de energia na avaliação nutricional e recomendação para indivíduos e grupos da população.

## Por que é preciso ingerir alimentos que contêm energia diariamente?

Para sustentar as várias funções coporais, como respiração, circulação, trabalho físico, temperatura, concentração de gradientes, síntese e degradação de compostos essenciais. A energia necessária para manter essas funções é obtida pela oxidação dos nutrientes presentes nos alimentos, produzindo energia química que sustenta o metabolismo, a transmissão nervosa, a respiração, a circulação, o trabalho muscular e a temperatura corporal.

## Quais nutrientes são utilizados para a produção de energia?

Os carboidratos, as gorduras (lipídios) e as proteínas são os macronutrientes da dieta que produzem energia para as atividades vitais. O álcool das bebidas alcoólicas, apesar de não ser considerado um nutriente, quando ingerido também contribui com energia. As vitaminas e os sais minerais, denominados micronutrientes, não fornecem energia, embora muitos desempenhem papel importante no metabolismo energético.

A liberação da energia dos macronutrientes no organismo é obtida pela oxidação dos macronutrientes e do álcool, quando presente na dieta. Em laboratório é possível determinar a quantidade de energia dos componentes alimentares por combustão dos alimentos-fonte em bomba calorimétrica. Nesse sistema fechado, o alimento é consumido até a completa queima da matéria orgânica, restando apenas a matéria inorgânica (cinzas). A energia liberada pelo nutriente é conhecida como calor de combustão ou $\Delta H$ e representa a energia física contida nele. Já no organismo, a energia do alimento é obtida pela oxidação metabólica do nutriente, liberando energia e $CO_2$. A energia obtida metabolicamente denomina-se fator de Atwaker. Atwaker foi o pioneiro no estudo e na caracterização dos nutrientes e metabolismo e propôs usar os valores 4, 9 e 4 kcal/g para os carboidratos, gorduras e proteínas, respectivamente. Essa proposição é atualmente uniformizada na rotulagem e formulação dietética. A tabela 7.1 mostra os valores de $\Delta H$ e da oxidação metabólica (fator de Atwaker) de alguns carboidratos, gorduras, proteínas e álcool.

## Tabela 7.1. Calor de combustão e oxidação metabólica (fator de Atwaker) de carboidratos (amido, sacarose, glicose), gordura, proteína e álcool

| Macronutrientes | | $\Delta H^a$ | Fator de Atwaker[b] |
| | | kcal/g | kcal/g |
|---|---|---|---|
| Carboidratos | Amido | 4,18 | 4 |
| | Sacarose | 3,94 | 4 |
| | Glicose | 3,72 | 4 |
| Gordura | | 9,44 | 9 |
| Proteína[c] | Combustão | 5,6 | – |
| | Oxidação | 4,7 | 4 |
| Álcool[d] | | 7,09 | 7 |

[a] $\Delta H$, ou calor de combustão, representa a energia derivada da oxidação dos macronutrientes por combustão.

[b] Fator de Atwaker representa a energia derivada da oxidação dos macronutrientes pelo metabolismo.

[c] A energia produzida por oxidação da proteína (4,7 kcal/g) é menor do que a energia produzida por sua combustão (5,6 kcal/g), porque o produto final do nitrogênio nos mamíferos é a ureia (ou ácido úrico em répteis e aves), enquanto, na queima da proteína, o nitrogênio é convertido em óxido nítrico.

[d] O conteúdo de álcool em bebidas é descrito como porcentagem por volume. O calor de combustão do álcool é 5,6 kcal/mL (1 mL álcool pesa 0,789 g).

Fonte: modificado de NRC, 2005.

## QUAL É A CONTRIBUIÇÃO ENERGÉTICA DOS MACRONUTRIENTES DA DIETA E DO ÁLCOOL PARA O ORGANISMO?

A quantidade de energia produzida pela oxidação metabólica dos carboidratos, lipídios e proteínas é, respectivamente, 4, 9 e 4 kcal/g. O álcool produz 7 kcal/g ou 5,6 kcal/mL. O conteúdo de álcool (etanol) em bebidas é, em geral, referido como porcentagem por volume; por exemplo, a cerveja contém cerca de 4% a 5% de álcool por volume, enquanto a cachaça tem 40%.

## QUAIS SÃO AS UNIDADES DE MEDIDA UTILIZADAS PARA MENSURAR A ENERGIA?

A quantidade de energia liberada na oxidação metabólica dos macronutrientes (carboidratos, proteínas e lipídios) e do álcool é medida em cal (calorias) ou J (joules). Uma caloria é a quantidade de energia necessária para elevar a temperatura de um grama de água de 14,5°C para 15,5°C. Tradicionalmente, a energia é referida como kilocalorias ($10^3$ cal = 1 kcal), também denominada Calorias com "C" maiúsculo. Porém, no padrão estabelecido pelo Sistema Internacional de unidades, a energia deve ser referida em joules, cuja representação é "J". Como um joule é igual a 0,239 calorias, então é melhor descrever a energia alimentar como kJ (kilojoules) ou MJ (megajoules). A tabela 7.2 apresenta algumas transformações de kcal para kJ e MJ.

## Tabela 7.2. Relação entre unidades de energia, calorias e joules, utilizadas para descrever o teor energético dos alimentos e dietas

| | |
|---|---|
| | 1 kcal = 4,186 kJ = 0,004186 MJ |
| | 239 kcal = 1.000 kJ = 1,00 MJ |
| Exemplo 1 | 2.400 kcal = 10.046 kJ = 10,00 MJ |
| Exemplo 2 | 1.800 kcal = 7.535 kJ = 7,53 MJ |

## COMO É DEFINIDA A NECESSIDADE DE ENERGIA?

A NEE (Necessidade Estimada de Energia) é definida como a ingestão energética diária necessária para manter o balanço energético de um indivíduo adulto, de uma determinada idade, sexo, peso, altura e nível de atividade física, consistentes com uma boa saúde.[1]

Segundo a FAO/OMS/ONU (Food and Agriculture Organization/Organização Mundial de Saúde/Organização das Nações Unidas – 1985):[2] "A necessidade de energia é definida como o nível de ingestão de energia que irá compensar o gasto energético de uma pessoa com composição corporal e nível de atividade física consistente, com boa saúde por um longo período de tempo e que mantém atividade física economicamente necessária e socialmente desejável. Para um indivíduo adulto, a necessidade energética baseia-se no equilíbrio entre ingestão e gasto energético em relação ao tamanho, à composição corporal e ao nível de atividade física consistentes com a boa saúde. Para crianças, mulheres grávidas e lactantes, o requerimento de energia deve prever um gasto adicional, além da necessidade básica individual, em taxas consistentes com boa saúde. Para crianças e grávidas, o adicional de energia deverá suprir a síntese de novos tecidos. Para mulheres lactantes, o adicional é estimado em relação à produção e secreção do leite materno". Esta definição mostra que se um indivíduo saudável está em equilíbrio energético, sua necessidade diária de energia pode ser calculada por sua ingestão diária ou por medidas de seu gasto energético.

## O QUE SE ENTENDE POR BALANÇO ENERGÉTICO?

O balanço energético é o resultado entre a IE (ingestão energética) da dieta e o GET (gasto energético total), resultando em equilíbrio quando a ingestão e o gasto se equivalem. Entretanto, o balanço energético será positivo quando a ingestão for maior que o gasto, o que em médio e longo prazos resulta em ganho de peso, em razão da maior deposição de gordura. O balanço será negativo quando a ingestão for menor que o gasto, o que pode levar à perda de peso. Em ambos os casos, positivo ou negativo, diz-se que o balanço está em desequilíbrio. Em resumo:

- IE = GET → Equilíbrio energético → manutenção do peso corpóreo;
- IE > GET → Balanço energético positivo → aumento do peso;
- IE < GET → Balanço energético negativo → redução do peso.

## QUAIS SÃO OS COMPONENTES DO GET?

Metabolismo basal e de repouso, efeito térmico dos alimentos, regulação térmica corporal (termorregulação) e nível de atividade física.

## COMO É DEFINIDO O METABOLISMO BASAL E DE REPOUSO?

A TMB (taxa de metabolismo basal) é definida como o gasto energético de um indivíduo no estado pós-absortivo e após uma noite em jejum de 12 a 14 horas, em repouso, inativo, acordado e imóvel em ambiente com temperatura neutra. Esse estado metabólico padrão corresponde à situação na qual o alimento e a atividade física têm uma influência mínima sobre o metabolismo. A TMB reflete, portanto, a energia necessária para manter as atividades metabólicas

celulares e teciduais, mais a energia para manter a circulação sanguínea, a respiração, o processamento gastrointestinal e renal, isto é, apenas o custo basal para viver. De fato, a TMB inclui o gasto energético associado ao acordar, que é 5% a 10% maior do que a taxa de metabolismo com o indivíduo dormindo (taxa metabólica do sono).

Quando a TMB é extrapolada para 24 horas, ela é referida como GEB (gasto energético basal), expresso em kcal/24 horas ou kcal/dia. A TMR (taxa de metabolismo de repouso), ou gasto energético sob condições de repouso, tende a ser de 10% a 20% maior do que a TMB em virtude do aumento de energia causado pela ingestão recente de alimento, ou efeito térmico do alimento, ou ainda pelo efeito remanescente de uma atividade física realizada recentemente. Assim, é importante distinguir TMB de TMR e GEB de GER (gasto energético de repouso), que é a TMR extrapolada para 24 horas.

Os gastos energéticos basais no repouso e no sono estão relacionados com o tamanho corporal, sendo mais estritamente correlacionados com a quantidade de massa magra, ou massa sem gordura, que é o peso do corpo menos o peso de sua massa de gordura. O tamanho da massa magra é responsável por 70% a 80% da variância na TMR; é, portanto, o determinante primário desta. Outros fatores também afetam a TMR, como idade, gênero, composição corporal, estado nutricional, hereditariedade e ainda diferenças no estado endócrino, como, por exemplo, hipo ou hipertireoidismo.

O GEB pode ser calculado pela idade, pelo gênero e pelo tamanho corporal por meio de equações preditivas que foram desenvolvidas por Schofield,[3] que agrupou e analisou as medidas feitas em 7.393 pessoas. Uma recente reavaliação feita por Henry[4] levou a um novo conjunto de equações.

A tabela 7.3 apresenta a definição dos componentes do metabolismo energético TMB e TMR e do gasto energético GEB e GER.

## Tabela 7.3. Componentes do metabolismo e do gasto energético utilizados na estimativa da recomendação de energia

| TMB | Taxa de metabolismo basal | Gasto energético de um indivíduo no estado pós-absortivo e após uma noite em jejum de 12 a 14 horas, em repouso, inativo, acordado e imóvel em ambiente com temperatura neutra |
|---|---|---|
| TMR | Taxa de metabolismo de repouso | Gasto energético em repouso, incluindo o efeito térmico do alimento (10% a 20% maior que a TMB) |
| GEB | Gasto energético basal | É a TMB extrapolada para 24 horas, expressa como kcal/24 horas ou kcal/dia |
| GER | Gasto energético de repouso | É a TMR extrapolada para 24 horas, expressa como kcal/24 horas ou kcal/dia |

## O QUE É EFEITO TÉRMICO DOS ALIMENTOS?

O ETA (efeito térmico dos alimentos) é definido como o aumento do gasto energético provocado pelo consumo de alimento. A intensidade e a duração do ETA induzido por uma refeição são determinadas primariamente pela quantidade e composição dos alimentos consumidos em razão do custo metabólico para digerir, absorver e estocar os nutrientes ingeridos. A ativação do sistema nervoso simpático, causada pelos carboidratos dietéticos e pela estimulação sensorial, provoca um aumento modesto no gasto de energia. O aumento do gasto energético durante a digestão, acima do basal, dividido pelo conteúdo de energia do alimento consumido, varia de 5% a 10% para carboidratos, 0% a 5% para gorduras e 20% a 30% para proteínas. O elevado ETA para proteínas reflete o alto custo metabólico envolvido no processamento dos aminoácidos para a absorção das proteínas dietéticas, para a síntese proteica ou para a síntese de ureia e glicose. O consumo de uma mistura de nutrientes geralmente leva a um aumento no gasto energético equivalente a 10% da energia do próprio alimento. O ETA está incluído na TMR e no GER.

## QUAL É A RELAÇÃO ENTRE A REGULAÇÃO TÉRMICA CORPORAL (TERMORREGULAÇÃO) E O GASTO ENERGÉTICO?

A regulação da temperatura corporal dentro de limites muito estreitos é chamada de termorregulação, podendo levar a aumentos no gasto energético que são maiores quando a temperatura ambiente está abaixo da zona de termoneutralidade. A temperatura ambiente na qual o consumo de oxigênio e a taxa metabólica são menores é descrita como temperatura crítica ou zona de termoneutralidade. A termoneutralidade também pode ser atingida pelo uso de roupas adequadas e pelo controle da temperatura ambiente para o conforto das pessoas e, assim, o custo adicional de energia para a termorregulação raramente afeta o GET apreciavelmente. Portanto, a temperatura ambiente parece ter uma pequena influência no gasto de energia.

## COMO A ATIVIDADE FÍSICA AFETA O GASTO ENERGÉTICO?

A energia gasta para a AF (atividade física) é bastante variável entre os indivíduos, bem como dia após dia. Indivíduos sedentários dissipam menos da metade de seu gasto energético, quando muito, para sustentar a TMR em 24 horas (GER). Pessoas muito ativas, como trabalhadores braçais e atletas, podem duplicar o GER pelo gasto energético em 24 horas.

A eficiência com a qual a energia do alimento é convertida em trabalho físico é invariavelmente constante, quando medida sob condições nas quais o peso corporal é constante e a *performance* atlética não varia, como, por exemplo, sob a influência de exercício em bicicleta ergométrica. Nas atividades físicas que suportam o próprio peso corporal, o gasto é proporcional ao peso do corpo. Vários estudos determinaram o gasto energético induzido por uma caminhada ou tipos diversos de corrida. Caminhar em velocidade de 3 km/h corresponde a um grau suave de exercício e caminhar a velocidades de 5 a 6,5 km/hora corresponde a um grau moderado de exercício. Em geral, o aumento do gasto energético será de cerca de 40 kcal por km acrescido à velocidade do exercício para um indivíduo de 70 kg ou de 30 kcal para alguém de 57 kg. Esse aumento ocorre progressivamente em velocidades de 7 km/hora, alcançando 100 kcal/km a 8 km/hora. A partir dessa velocidade, o exercício é considerado como corrida.

Além de o exercício representar uma porcentagem considerável no gasto energético, ele induz a um pequeno aumento adicional no gasto energético imediatamente após a finalização do exercício. O excesso de consumo de oxigênio pós-exercício depende da intensidade e duração da atividade e aumenta em cerca de 15% o gasto energético. Por exemplo, o gasto energético de uma caminhada para um homem de 70 kg acrescido de um aumento de 15% passa a ser de 46 kcal/km (40 kcal/km × 1,15), e para uma mulher de 57 kg será de 34,5 kcal/km (30 kcal/km × 1,15). Levando em conta a dissipação de 10% da energia consumida na forma de efeito térmico dos alimentos, então caminhar 1 km/dia aumenta o gasto energético para 50,6 kcal/km (46 kcal/km × 1,1) em indivíduos com 70 kg ou cerca de 38 kcal/km (34,5 kcal/km × 1,1) em indivíduos com 57 kg. Desde que o custo de caminhar seja proporcional ao peso corporal, é conveniente considerar que o custo total de caminhar em intensidade moderada é aproximadamente de 0,7 kcal/km/kg do peso corporal ou 50,6 kcal/km/70 kg e 38 kcal/km/57 kg.

## QUAL É O EFEITO DO EXERCÍCIO SOBRE O GASTO ENERGÉTICO APÓS O EXERCÍCIO?

O exercício aumenta o consumo de oxigênio por até 24 horas após a atividade, o que leva a um aumento do gasto energético de repouso. Esse gasto depende da intensidade e da duração do exercício efetuado, bem como da temperatura ambiente, do estado de hidratação e do eventual grau de injúria muscular e óssea ocorrido durante a atividade.[5] A atividade física regular também provoca mudanças na composição corporal que se refletem no aumento da taxa metabólica de repouso do tecido muscular e estado neuroendócrino que, por sua vez, aumentam o gasto energético em indivíduos com diferentes níveis de preparo físico.[6,7]

## A ATIVIDADE FÍSICA ESPONTÂNEA AFETA O GASTO ENERGÉTICO TOTAL?

A atividade física espontânea pode aumentar o gasto energético de 100 a 700 kcal/dia, mesmo quando os indivíduos estão dentro de uma câmera calorimétrica de corpo todo.[8] Estar sentado em repouso ou se movimentando aumenta o gasto de energia de 4% a 54%, respectivamente, em comparação a estar deitado de costas (supino plano), enquanto permanecer parado ou se movimentando em pé aumenta o gasto energético de 13% a 94%, respectivamente.[9] O impacto de estar se movimentando foi positivamente correlacionado com o peso corporal quando se permanece em pé, mas não quando se está sentado. Porém, ainda não se conhece como a atividade espontânea é afetada pela atividade física intencional e por sua intensidade. Sugere-se que os efeitos do exercício sobre a atividade espontânea são altamente variáveis, incluindo a natureza dos exercícios (extenuante a moderado), a forma física inicial, composição corporal e do gênero de cada indivíduo.

## COMO É DEFINIDO O NAF (NÍVEL DE ATIVIDADE FÍSICA)?

O nível de atividade física é descrito como a razão entre o gasto energético total e o gasto basal diário (GET/GEB). Essa razão é conhecida como NAF (nível de atividade física) ou IAF (índice de atividade física). Descrever a atividade física em termos de NAF é uma generalização imprecisa por causa das variações no gasto energético induzidas pela maioria das atividades físicas nas quais o peso corporal é suportado contra a gravidade (isto é, andar, mas não pedalar em bicicleta ergométrica estacionária). Já o GEB é muito mais preciso porque é proporcional ao peso corporal.

## COMO É CALCULADO O GET?

O GET é a soma do GEB, que inclui um pequeno componente associado à vigília em comparação ao sono, o ETA, a atividade física, a termorregulação e a energia gasta para depositar novos tecidos e/ou produção de leite. Com os novos dados experimentais do GET, obtidos com o método da água duplamente marcada (ADM),[10] foi possível determinar o gasto energético em bebês, crianças e adultos de vida livre. Esses dados não incluem a energia dos constituintes teciduais depositados durante crescimento normal, gravidez ou produção de leite na lactação.

As medidas diretas do GET representam uma grande vantagem sobre as avaliações anteriores, baseadas no método fatorial, obtidas pela soma dos fatores estimados do GET, ou de dados da ingestão dietética, cuja exatidão é limitada pela inabilidade de determinar o custo da atividade física e da ingestão de nutrientes.

## EM QUE SE BASEIA A NEE?

O GEB obtido dos estudos com a ADM (água duplamente marcada) é a base para calcular a NEE. Além do GEB, a estimativa da NEE leva em conta a energia necessária para a deposição dos novos constituintes corpóreos oriundos do crescimento e gravidez e da produção de leite na lactação. O gasto de energia depende da idade e varia em função do tamanho corporal e da atividade física dos indivíduos. Portanto, as recomendações sobre a ingestão de energia, ou NEE, variam consequentemente, mas são calculadas para que o peso corporal permaneça estável e dentro de limites saudáveis.[1]

## COMO É CALCULADA A NEE PARA OS INDIVÍDUOS DE UMA POPULAÇÃO?

Para calcular a NEE, são utilizadas equações desenvolvidas a partir de dados sobre o gasto energético diário obtidos de grupos de indivíduos de 0 a 100 anos e com peso normal, ou seja, com IMC (índice de massa corpórea) entre 18,5 e 25 $kg/m^2$, em que:

$$IMC = \frac{peso\ (kg)}{altura^2\ (m)}$$

## COMO É DETERMINADO EXPERIMENTALMENTE O GET DIÁRIO DE UM INDIVÍDUO EM VIDA LIVRE?

O GET diário de um indivíduo, em inglês TEE (*Total Energy Expediture*), é medido com a técnica da ADM. Nesse experimento é administrada água a um indivíduo, marcada com dois isótopos estáveis: $H_2^{18}O$ e $^2H_2O$, e são monitoradas as taxas de desaparecimento dos isótopos dos fluidos corporais (urina e sangue) de acordo com as meias-vidas biológicas dos isótopos. Posteriormente, são medidos os produtos metabólicos marcados isotopicamente, obtendo-se uma estimativa muito precisa da produção de $CO_2$. A partir desse dado, é possível calcular o GEB de um indivíduo em diferentes condições experimentais.

## O QUE SIGNIFICA A TÉCNICA ADM UTILIZADA NA ESTIMATIVA DO GEB?

É o padrão de referência para medir o gasto energético em condições de vida livre. Em linhas gerais, ela pode ser assim descrita: um indivíduo recebe uma dose de água enriquecida com os isótopos estáveis: deutério ($^2H$) e oxigênio 18 ($^{18}O$). Uma amostra da urina é coletada imediatamente antes da administração da dose e outras amostras são coletadas em dias subsequentes. O período medido é, em geral, 14 dias em adultos, mas algumas vezes são usados períodos de sete a 21 dias.[6]

A razão isotópica das amostras de urina é analisada por espectrometria de massa para determinar a taxa de desaparecimento de cada isótopo do corpo. O deutério é perdido apenas na água ($^2H_2O$), enquanto o $^{18}O$ é perdido na água ($H_2^{18}O$) e no dióxido de carbono ($C^{18}O_2$). A taxa de desaparecimento do $H_2^{18}O$ reflete o fluxo de água mais a taxa de produção do $C^{18}O_2$, em razão do rápido equilíbrio da água corporal nos compartimentos corpóreos e da ação da anidrase carbônica, que utiliza o $^{18}O$ na produção de bicarbonato. Sabendo-se a composição da dieta e, portanto, a quantidade de energia gerada por oxidação metabólica, a diferença entre as duas taxas de desaparecimento resulta na produção de $CO_2$. O GET é então calculado pela produção de $CO_2$ aplicando as equações clássicas da calorimetria indireta. A figura 7.1 apresenta um gráfico hipotético da eliminação urinária da água duplamente marcada.

O princípio do método, o protocolo experimental, os detalhes da análise de espectrometria de massa e os cálculos podem ser encontrados na literatura.[7,10]

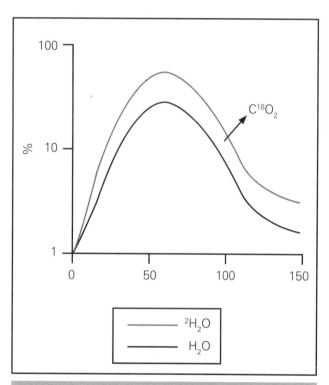

**Figura 7.1** – *Gráfico hipotético da eliminação urinária da água duplamente marcada com os isótopos estáveis $^2H$ ($^2H_2O$) e $^{18}O$ ($H_2^{18}O$). O $^2H_2O$ representa o fluxo total de água eliminada pela urina, pois o deutério permanece na molécula até sua eliminação. Entretanto, uma fração do $^{18}O$ da molécula $H_2^{18}O$ é transferida para o $CO_2$ por ação da anidrase carbônica. Assim, a taxa de desaparecimento do $H_2^{18}O$ reflete o fluxo de água mais a taxa de produção do $C^{18}O_2$. Portanto, a diferença entre as curvas de eliminação de $^2H_2O$ e $H_2^{18}O$ representa a formação do $C^{18}O_2$ a partir do $H_2^{18}O$.*

## QUAIS AS VANTAGENS E DESVANTAGENS DA TÉCNICA DA ADM NA ESTIMATIVA DO GET?

O método da água duplamente marcada fornece uma medida independente e objetiva do gasto energético e é fácil de ser aplicado em campo, pois não representa ônus aos sujeitos e não restringe suas atividades. Porém, ele requer um laboratório sofisticado e base analítica e é, atualmente, muito caro, portanto, não é um instrumento de rotina para a validação de dados experimentais.

A técnica da ADM tem sido validada por medidas simultâneas do gasto energético por troca gasosa respiratória em ampla variedade de indivíduos e em circunstâncias metabólicas diversas, como adultos sedentários, durante exercícios até a exaustão e nas pessoas em equilíbrio e em desequilíbrio energético. Sob condições bem controladas, a exatidão do método é da ordem de 1% a 3%, e a precisão é de 2% a 8%.[6]

## COMO É CALCULADA A NEE PARA CRIANÇAS, MULHERES GRÁVIDAS E LACTANTES?

Para crianças, mulheres grávidas e lactantes, a NEE inclui as necessidades associadas ao estoque de tecidos e secreção de leite em taxas consistentes com boa saúde.

## POR QUE NÃO EXISTE UMA RDA (*RECOMMENDED DIETARY ALLOWANCES* – INGESTÕES DIETÉTICAS RECOMENDADAS) PARA A NECESSIDADE DE ENERGIA?

Embora a variabilidade entre indivíduos seja considerada no cálculo da NEE, não existe RDA para energia porque a ingestão de energia acima da NEE resultaria em ganho de peso.

## EXISTE NÍVEL MÁXIMO DE TOLERÂNCIA PARA ENERGIA?

O conceito de nível máximo de tolerância (UL – *Tolerable Upper Intake*) não se aplica à energia, pois qualquer ingestão acima da NEE levaria ao ganho de peso indesejável, podendo provocar danos ao organismo.

## QUAIS SÃO OS FATORES QUE AFETAM O GASTO ENERGÉTICO E A NECESSIDADE ENERGÉTICA DOS INDIVÍDUOS?

Composição e tamanho corporal, crescimento, envelhecimento, genética, etnia, meio ambiente (p. ex.: clima e altitude), adaptação e adequação.

## QUAL É O EFEITO DA COMPOSIÇÃO E DO TAMANHO CORPORAL SOBRE O GASTO ENERGÉTICO?

O tamanho e o peso corporal afetam o gasto de energia, mas não é consenso se as diferenças na composição corporal afetam quantitativamente o gasto de energia. Homens e mulheres adultos que apresentam níveis moderados de gordura (20% a 30%) têm proporções relativas de massa magra e massa gorda que parecem não influir sobre o metabolismo energético no repouso ou enquanto realizam atividade física.[11]

A massa magra inclui os compartimentos metabolicamente ativos do corpo e o tamanho da massa magra é o principal parâmetro na determinação da TMB ou TMR. A contribuição das massas magra e gorda sobre a variabilidade da TMR foi examinada por metanálise com dados da literatura,[12] e a massa magra foi o único e melhor estimador para a TMR, sendo responsável por 73% da variabilidade, enquanto a massa gorda contribuiu com apenas 2%. Quando os dados são corrigidos para a massa magra, não há diferenças entre os sexos, mas entre indivíduos magros e obesos. O declínio da TMB com o aumento da idade ocorre como consequência das alterações no tamanho relativo dos órgãos e tecidos. O GET não é afetado pela massa gordurosa e é menor em mulheres do que em homens.

Uma questão relevante sobre a composição corporal e o gasto de energia é se os indivíduos obesos têm suas necessidades de energia aumentadas antes do desenvolvimento da obesidade, podendo contribuir potencialmente para o ganho de peso, ou após a estabilização da elevação do peso. Estudos têm mostrado que indivíduos obesos e com sobrepeso têm alta taxa absoluta de GER em relação aos não obesos. Isso decorre de uma alta TMR associada ao tamanho corporal e da influência do baixo gasto de energia em atividade física.[13] Em adultos extremamente obesos, o GET pode ser tão elevado quanto 4.500 kcal/dia, mesmo com uma atividade física muito baixa.

## QUAL É A CONTRIBUIÇÃO DA ATIVIDADE FÍSICA NO GASTO ENERGÉTICO?

O gasto energético para atividade física é o componente mais variável do GET. Dado que a taxa de consumo basal do oxigênio em adultos é de aproximadamente 250 mL/min e que atletas de elite, como maratonistas, podem manter taxas de consumo de $O_2$ de 5.000 mL/min, a escala da resposta metabólica ao exercício varia cerca de vinte vezes entre os indivíduos treinados e os não treinados. O aumento no gasto energético, evocado enquanto se realiza a atividade física, representa a maior parte do efeito da atividade física sobre o gasto energético total, que é produto da intensidade e da duração da atividade.[14]

## QUAL É O EFEITO DO SEXO SOBRE O GASTO ENERGÉTICO?

Existem dados substanciais sobre o efeito do sexo no gasto energético durante a vida. Em mulheres adultas na pré-menopausa, estudos mostram que a TMR, a TMB ou a TMS (taxa de metabolismo do sono) estão levemente aumentadas na fase lútea do ciclo menstrual comparada com a fase folicular. Por outro lado, a menopausa tem sido associada a um decréscimo da TMR e da GET e aumento da massa gorda em mulheres que não receberam terapia de suplementação hormonal.

Por causa dessas diferenças hormonais entre mulheres na pré e na pós-menopausa, foram feitos estudos comparando mulheres pré-menopausa a homens. Alguns resultados mostraram que o GET em mulheres foi menor em relação aos homens após ajuste para a massa magra e massa gorda. Assim, ainda não se sabe ao certo se as diferenças hormonais entre mulheres e homens são responsáveis pelas diferenças observadas no GET ou se essa é uma consequência secundária das diferenças na composição corporal. Sabe-se que diferentes tecidos corporais têm diferentes taxas metabólicas: o cérebro e os órgãos têm as taxas mais altas e os músculos e tecidos adiposos, as mais baixas.[2] Portanto, é possível que a menor TMR na mulher em comparação ao homem seja decorrente de um diferente balanço dos órgãos, cérebro e músculo esquelético, mais do que ao menor gasto energético por unidade individual dos tecidos. Estudos futuros são necessários para esclarecer essas questões.

Dado que as equações comumente usadas para estimar a TMB são baseadas somente no peso corporal,[3,4] as diferenças na TMB entre os gêneros são causadas por: 1) maior nível de gordura corporal nas mulheres; e 2) diferenças na relação TMR-massa magra. Essas diferenças são, em última instância, refletidas pelos menores coeficientes para altura e peso na mulher em comparação com o homem, nas várias equações preditivas do GEB, ou para peso e altura no homem quando ambas variáveis são consideradas para estimar o GEB e o GET.

## QUAIS FORAM OS CRITÉRIOS DE INCLUSÃO E EXCLUSÃO DOS INDIVÍDUOS PARA A CONFECÇÃO DO BANCO DE DADOS DA TMB E TMR?

Critérios de inclusão: os dados da tabela 7.4 incluíram bebês e crianças jovens de 0 a 2 anos de idade que estavam dentro do porcentual 3 a 97 do peso para altura, crianças de 3 a 18 anos de idade dentro do porcentual 5 a 85 das curvas de IMC e adultos de 19 anos ou mais com IMC de 18,5 a 25 kg/m². Todos os indivíduos estavam com boa saúde, em vida livre e peso corporal estável.[15]

Os critérios de exclusão incluíram: subnutrição, doenças agudas e crônicas, ingestão alimentar muito pequena ou muito grande e estilo de vida incomum, como alto nível de atividade física (atletas de elite, astronautas, treinamento militar e indivíduos com nível de atividade física maior que 2,5). Um subgrupo de dados da ADM foi formulado para mulheres grávidas e mulheres lactantes que se ajustavam aos critérios de inclusão e exclusão antes da gravidez.

O banco de dados incluiu 407 indivíduos adultos: de 169 homens adultos a origem étnica foi reportada: 94 caucasianos, sete afro-americanos e dois asiáticos, e entre 238 mulheres, 94 eram caucasianas, treze afro-americanas, três asiáticas e três hispânicas. A maioria dos estudos foi realizada nos Estados Unidos ou na Holanda, com alguns estudos feitos no Reino Unido, na Austrália e na Suécia. A ocupação não foi relatada pela maioria dos indivíduos (n = 307), entretanto, entre aqueles que reportaram a ocupação, os tipos mais comuns foram trabalhadores administrativos, seguidos por professores e estudantes, cientistas, médicos, trabalhadores e ocupações ativas (instrutor de ginástica aeróbica, policiais femininas, fisioterapeuta, treinador de cachorro, pedreiros, artistas e desempregados).

O banco de dados de crianças com peso normal (n = 525) incluiu 167 meninos; destes, 73 caucasianos, treze afro-americanos, 4 hispânicos e 62 índios americanos, e 358 meninas; destas, 197 caucasianas, 58 afro-americanas, 20 hispânicas, 10 asiáticas e 60 índias americanas. Todos os dados de crianças foram coletados nos Estados Unidos.

## COMO FOI CONSTITUÍDO O BANCO DE DADOS PARA OS INDIVÍDUOS COM SOBREPESO E OBESOS?

O banco de dados da ADM para crianças e adultos com sobrepeso e obesos é apresentado na tabela 7.5. Foram incluídas crianças e jovens de 3 a 18 anos de idade que estavam acima do porcentual para o IMC e adultos de 19 anos de idade ou mais com IMC igualou acima de 25 kg/m².[15] Estudos de intervenção com modificações dietéticas e exercício foram excluídos. Não houve dados suficientes para estabelecer o GEB para mulheres grávidas e lactantes com sobrepeso ou obesas.

**Tabela 7.4. Dados obtidos de experimentos com o método da ADM para homens e mulheres eutróficos (IMC ≥ 18,5; < 25 kg/m²) de acordo com a faixa etária e o gênero**

| Faixa etária (anos) | N | Peso médio (kg) | Altura média (m) | IMC médio (km/m²) | GEB[a,b] médio (kcal/dia) | GET médio (kcal/dia) | Nível de atividade física |
|---|---|---|---|---|---|---|---|
| Crianças | | | | | | | |
| 0 – 0,5 | 116 | 6,9 | 0,64 | 16,86 | – | 501 | – |
| 0,6 – 1 | 72 | 9 | 0,72 | 17,20 | – | 713 | – |
| 1 – 2 | 132 | 11 | 0,82 | 16,19 | – | 869 | – |
| Homens | | | | | | | |
| 3 – 8 | 129 | 20,4 | 1,15 | 15,42 | 1.035 | 1.441 | 1,39 |
| 9 – 13 | 28 | 35,8 | 1,44 | 17,2 | 1.320 | 2.079 | 1,56 |
| 14 – 18 | 10 | 58,8 | 1,70 | 20,37 | 1.729 | 3.116 | 1,80 |
| 19 – 30 | 48 | 71 | 1,80 | 22,02 | 1.769 | 3.081 | 1,74 |
| 31 – 50 | 59 | 71,4 | 1,78 | 22,5 | 1.675 | 3.021 | 1,81 |
| 51 – 70 | 24 | 70 | 1,74 | 22,95 | 1.524 | 2.469 | 1,63 |
| 71+ | 38 | 68,9 | 1,74 | 22,78 | 1.480 | 2.238 | 1,52 |
| Mulheres | | | | | | | |
| 3 – 8 | 227 | 22,9 | 1,20 | 15,63 | 1.004 | 1.487 | 1,48 |
| 9 – 13 | 89 | 36,4 | 1,44 | 17,38 | 1.186 | 1.907 | 1,60 |
| 14 – 18 | 42 | 54,1 | 1,63 | 20,42 | 1.361 | 2.302 | 1,69 |
| 19 – 30 | 82 | 59,3 | 1,66 | 21,42 | 1.361 | 2.436 | 1,80 |
| 31 – 50 | 61 | 58,6 | 1,64 | 21,64 | 1.322 | 2.404 | 1,63 |
| 51 – 70 | 71 | 59,1 | 1,63 | 22,18 | 1.226 | 2.066 | 1,70 |
| 71+ | 24 | 54,8 | 1,58 | 21,75 | 1.183 | 1.564 | 1,33 |

[a] Para adultos (19 anos de idade ou mais), o GEB observado foi usado para calcular o GEB médio. Para crianças, não foram usados o GEB e atividade física.

[b] O GEB de crianças foi estimado nas seguintes equações, baseadas em crianças de peso normal:

Meninos: GEB (kcal/dia) = 68 - 43,3 × idade (anos) + 712 × altura (m) + 19,2 × peso (kg).

Meninas: GEB (kcal/dia) = 189 -17,6 × idade (anos) + 625 × altura (m) + 7,9 × peso (kg).

# Recomendações nutricionais da ingestão de energia 113

### Tabela 7.5. Banco de dados obtidos de experimentos com o método da ADM para homens e mulheres com sobrepeso e obesos (IMC > 25 kg/m²) de acordo com a faixa etária e o gênero

| Idade (anos) | N | Peso médio (kg) | Altura média (m) | IMC médio (kg/m²) | GEB médio[a,b] (kcal/dia) | GET médio (kcal/dia) | Nível de atividade física |
|---|---|---|---|---|---|---|---|
| Homens | | | | | | | |
| 3 – 8 | 91 | 28,6 | 1,19 | 19,81 | 1.210 | 1.728 | 1,42 |
| 9 – 13 | 36 | 54,7 | 1,46 | 25,40 | 1.612 | 2.451 | 1,52 |
| 14 – 18 | (n.d.) | (n.d.) | (n.d.) | (n.d.) | (n.d.) | (n.d.) | (n.d.) |
| 19 – 30 | 11 | 98,5 | 1,82 | 29,62 | 1.970 | 3.599 | 1,85 |
| 31 – 50 | 68 | 98,3 | 1,78 | 30,82 | 1.955 | 3.598 | 1,85 |
| 51 – 70 | 54 | 90,4 | 1,75 | 29,55 | 1.722 | 2.946 | 1,72 |
| 71+ | 32 | 82,3 | 1,72 | 27,78 | 1.667 | 2.510 | 1,52 |
| Mulheres | | | | | | | |
| 3 – 8 | 123 | 30,5 | 1,22 | 20,27 | 1.149 | 1.669 | 1,45 |
| 9 – 13 | 56 | 55,8 | 1,5 | 24,72 | 1.443 | 2.346 | 1,63 |
| 14 – 18 | 13 | 73,9 | 1,64 | 27,58 | 1.596 | 2.798 | 1,75 |
| 19 – 30 | 37 | 82,3 | 1,66 | 29,82 | 1.524 | 2.677 | 1,77 |
| 31 – 50 | 51 | 88,3 | 1,66 | 31,91 | 1.629 | 2.895 | 1,79 |
| 51 – 70 | 79 | 79,7 | 1,62 | 30,37 | 1.380 | 2.176 | 1,59 |
| 71+ | 28 | 69,0 | 1,58 | 27,62 | 1.258 | 1.763 | 1,40 |

[a] Para adultos de 19 anos de idade ou maiores, o GEB observado foi usado para calcular o GEB médio.

[b] Para crianças, o GEB foi baseado nas equações preditivas para crianças e jovens com sobrepeso e obesos, de 3 a 18 anos, mostradas abaixo:

Meninos: GEB (kcal/dia) = 419,9 - 33,5 × idade (anos) + 418,9 × altura (m) + 16,7 × peso (kg).

Meninas: GEB (kcal/dia) = 515,8 - 26,8 × idade (anos) + 347 × altura (m) + 12,4 × peso (kg).

O banco de dados de indivíduos com sobrepeso e obesos foi constituído de 360 indivíduos adultos, 165 homens e 195 mulheres. Entre os homens foi reportada a origem étnica de 22 caucasianos e 21 afro-americanos, e entre as mulheres, 51 caucasianas, 34 afro-americanas e cinco hispânicas. A maioria dos estudos foi realizada nos Estados Unidos ou na Holanda, com alguns estudos feitos no Reino Unido, Austrália e Suécia. A profissão não foi relatada para a maioria dos indivíduos (n = 326), entretanto, entre aqueles que reportaram a ocupação (n = 34), os tipos mais comuns foram trabalhadores administrativos, seguidos por profissionais da área médica, donas de casa e ocupações ativas (instrutor de ginástica aeróbica, policiais femininas, fisioterapeuta, treinador de cães, pedreiros, artistas e desempregados).

## Quais são as categorias do NAF?

As categorias NAF foram definidas como sedentário (NAF ≥ 1 < 1,4), pouco ativo (NAF ≥ 1,4 < 1,6), ativo (NAF ≥ 1,6 < 1,9) e muito ativo (NAF ≥ 1,9 < 2,5). A tabela 7.6 apresenta as categorias de NAF e o equivalente em termos de caminhada. O gasto energético nos indivíduos sedentários reflete seu nível de GEB, o efeito térmico dos alimentos e as atividades físicas necessárias para a vida independente. Um estilo de vida pouco ativo (NAF = 1,5) de um adulto que pesa 70 kg representa um equivalente de caminhada de 3,5 km/dia em uma taxa de 4,8 a 6,4 km/hora, ou o equivalente em outras atividades somadas às atividades que são parte da vida independente. A atividade física exercida por indivíduos extremamente ativos com NAF de 1,75 seria em média equivalente a uma caminhada de 11,3 km/dia em uma taxa de 4,8 a 6,4 km/h, enquanto uma caminhada de 27,4 km/dia seria equivalente à soma das atividades feitas por um indivíduo muito ativo com NAF de 2,2.

A tabela 7.7 apresenta as categorias do NAF de homens e mulheres adultos de acordo com o GET, IMC e NAF para indivíduos eutróficos (IMC ≥ 18,5; < 25 kg/m²) e com sobrepeso e obesos (IMC ≥ 25 kg/m²).

## Tabela 7.6. Categorias de NAF e equivalência de caminhada

| Categorias NAF | NAF | Equivalência de caminhada (2,4 a 4,8 km/h)[a] |
|---|---|---|
| Sedentarismo | 1 a 1,39 | – |
| Baixa atividade | 1,4 a 1,59 | 1,8 a 3,5 km/dia para NAF = 1,5 |
| Ativo | 1,6 a 1,89 | 3,6 a 7 km/dia para NAF = 1,6 |
| | | 6,4 a 11 km/dia para NAF = 1,75 |
| Muito ativo | 1,9 a 2,5 | 9 a 17 km/dia para NAF = 1,9 |
| | | 15 a 27 km/dia para NAF = 2,2 |
| | | 20 a 37 km/dia para NAF = 2,5 |

[a] Adicionada à energia dispendida na atividade geral, que é parte da vida normal diária.

## Tabela 7.7. Categoria do NAF em adultos de acordo com o GET, o IMC e o NAF para indivíduos eutróficos (IMC ≥ 18,5; < 25 kg/m²) e com sobrepeso e obesos (IMC ≥ 25 kg/m²)

| IMC (kg/m²) | Sexo | Categoria NAF | N | GET (kcal/dia)[a] | IMC (kcal/m²)[a] | NAF medido[a] |
|---|---|---|---|---|---|---|
| 18,5 a 25 | Mulher | Sedentária | 35 | 1.567 ± 261 | 22,1 ± 1,7 | 1,23 ± 0,11 |
| | | Pouco ativa | 45 | 2.036 ± 252 | 22,1 ± 1,8 | 1,52 ± 0,05 |
| | | Ativa | 87 | 2.303 ± 288 | 21,8 ± 1,7 | 1,74 ± 0,09 |
| | | Muito ativa | 71 | 2.588 ± 348 | 21,2 ± 1,6 | 2,09 ± 0,16 |
| | | Total | 238 | 2.229 ± 447 | 21,7 ± 1,7 | 1,73 ± 0,31 |
| | Homem | Sedentário | 22 | 1.992 ± 263 | 23 ± 1,5 | 1,29 ± 0,1 |
| | | Pouco ativo | 36 | 2.500 ± 381 | 22,4 ± 1,5 | 1,51 ± 0,05 |
| | | Ativo | 76 | 2.892 ± 402 | 22,5 ± 1,5 | 1,74 ± 0,08 |
| | | Muito ativo | 35 | 3.338 ± 419 | 22,4 ± 1,6 | 2,06 ± 0,01 |
| | | Total | 169 | 2.784 ± 561 | 22,5 ± 1,5 | 1,7 ± 0,25 |
| ≥ 25 | Mulher | Sedentária | 39 | 1.788 ± 373 | 30,3 ± 5 | 1,25 ± 0,1 |
| | | Pouco ativa | 43 | 2.205 ± 344 | 30,2 ± 4,3 | 1,52 ± 0,06 |
| | | Ativa | 78 | 2.594 ± 452 | 31 ± 6,6 | 1,74 ± 0,08 |
| | | Muito ativa | 71 | 2.888 ± 347 | 28,9 ± 1,6 | 2,04 ± 0,11 |
| | | Total | 195 | 2.400 ± 545 | 30,3 ± 5,3 | 1,65 ± 0,27 |
| | Homem | Sedentário | 20 | 2.378 ± 546 | 30,3 ± 6,3 | 1,27 ± 0,09 |
| | | Pouco ativo | 36 | 2.719 ± 544 | 29,7 ± 6,5 | 1,5 ± 0,06 |
| | | Ativo | 58 | 3.142 ± 425 | 29,4 ± 4,1 | 1,73 ± 0,09 |
| | | Muito ativo | 35 | 3.821 ± 608 | 29,9 ± 4,2 | 2,1 ± 0,14 |
| | | Total | 165 | 3.174 ± 727 | 29,7 ± 5 | 1,74 ± 0,30 |

[a] Média ± desvio-padrão.

## Como foi estimada a equação do GET?

A partir dos dados obtidos com o método da ADM foram desenvolvidas equações preditivas do GET de acordo com idade, sexo, peso e altura, utilizando procedimento de regressão não linear.[1] Inicialmente, foram geradas equações específicas para idade e sexo nos diversos estágios de vida. A validade das equações do GET foi baseada em três suposições gerais: 1) os dados básicos analisados são representativos do fenômeno (GET); 2) o modelo descreve adequadamente o fenômeno (GET); e 3) as equações se ajustaram com precisão aos dados. O banco de dados utilizado, obtido com o método da ADM, foi considerado representativo do metabolismo energético de indivíduos sãos, com variação normal de idade, altura, peso e gasto energético. As análises excluíram indivíduos com treinamento físico muito intenso.

O modelo básico ajustado aos dados foi um modelo aditivo, com contribuições relativas e constantes de altura e peso para cada sexo. Por causa da dificuldade de estimar a atividade física em indivíduos de vida livre, categorias do NAF foram adicionadas ao modelo, modificando a contribuição total da altura e do peso na estimativa do GET. Foram ainda exploradas transformações dos dados e inclusões de termos multiplicativos, mas nenhum melhorou significativamente o modelo.

A análise do banco de dados ADM mostrou que o GET aumenta inicialmente com a idade até se estabilizar dos 20 aos 45 anos nas mulheres, seguido por um declínio. O GET máximo dos homens ocorre em torno dos 35 anos de idade e então declina. A figura 7.2 mostra a variação do GET com a idade em homens e mulheres eutróficos e a figura 7.3 mostra a variação do GET com a idade em homens e mulheres com sobrepeso e obesos. O GET aumenta com a altura (Fig. 7.4) e com o peso (Fig. 7.5) e é máximo quando esses valores forem máximos em homens e mulheres. Em adultos, o GET foi independente do IMC quando ajustado para a altura. A melhor estimativa do GET foi obtida quando os dados foram ajustados separadamente para adultos (19 anos ou mais), crianças e jovens (3 a 18 anos) e crianças jovens (0 a 2 anos). Não foram necessárias equações específicas para os sexos em crianças menores de 3 anos de idade. Todos os dados foram analisados com o programa computacional SPSS, versão 1.0.

## Qual é a equação geral do gasto energético total (GET)?

$$\text{GET (kcal/dia)} = A + B \times \text{idade (anos)} + AF \times (D \times \text{peso [kg]} + E \times \text{altura [m]})$$

Onde:

A = constante;

B = coeficiente etário;

AF = fator de atividade física;

D = coeficiente de peso; e

E = coeficiente de altura.

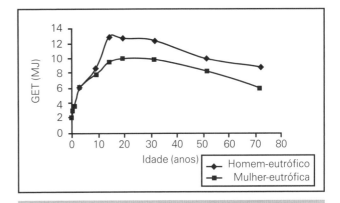

**Figura 7.2** – *Valores médios do GET em homens e mulheres eutróficos (IMC ≥ 18,5; < 25 kg/m²) de acordo com a idade.*

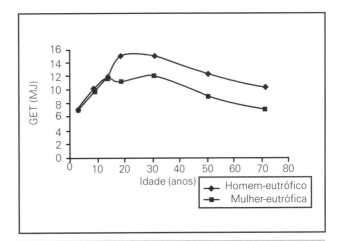

**Figura 7.3** – *Valores médios do GET em homens e mulheres com sobrepeso e obesos (IMC ≥ 25 kg/m²) de acordo com a idade.*

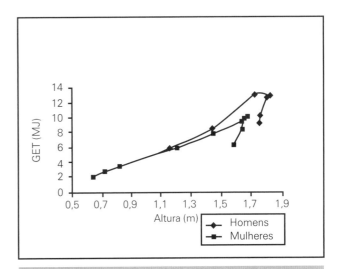

**Figura 7.4** – *Valores médios do GET em homens e mulheres de acordo com a altura.*

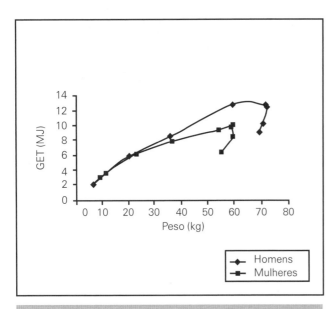

**Figura 7.5** – *Valores médios do GET em homens e mulheres de acordo com o peso.*

## Quais são as equações do GET para crianças com peso normal?

Equações preditivas do GET foram desenvolvidas para crianças de ambos os sexos, a partir de idade, altura, peso e categoria NAF (Tab. 7.6) usando técnicas de regressão não linear. As equações do GET foram baseadas nos dados observados do GEB com o método da ADM.

- Para meninos: GEB (kcal/dia) = 68 − 43,3 × idade (anos) + 712 × altura (m) + 19,27 × peso (kg).
- Para meninas: GEB (kcal/dia) = 189 − 17,6 × idade (anos) + 625 × altura (m) + 7,9 × peso (kg).

As equações preditivas do GET para crianças e jovens, meninos e meninas, com peso normal e idades de 3 a 18 anos, foram desenvolvidas usando idade, altura, peso e categoria NAF baseadas nas equações do GEB mostradas anteriormente. Equações do GET não foram derivadas para valores de NAF menores que 1 e maiores que 2,5.

## Quais são as NEEs para bebês e crianças de 0 a 2 anos?

Com base na análise da ADM para bebês e crianças jovens, uma única equação preditiva foi ajustada para o gasto energético envolvendo apenas o peso de todos os indivíduos (n = 320), independente do sexo. As variáveis idade, altura e peso foram independentemente correlacionadas com o GET; o peso foi o melhor estimador e os valores do GET, ajustados pelo peso, não foram correlacionados com idade ou altura. O sexo não foi um preditor estatisticamente significante do GET. Em virtude da pequena amostra e da limitada variação de atividade física, a categoria NAF não foi incluída na equação do GET. Em virtude da ausência das diferenças sexuais, foi decidido usar uma única equação para os indivíduos de 0 a 2 anos de idade. A equação do GET para bebês e crianças jovens de 0 a 2 é mostrada na tabela 7.8 (equação 7a).

Desde que os bebês e as crianças estão crescendo, um adicional de energia foi incorporado ao GET, derivando dessa adição a NEE para bebês e crianças jovens de 0 a 2 anos, mostrada na tabela 7.8 (equação 7b). De acordo com a faixa etária em meses, o estoque de energia varia, sendo igual a 175 kcal/dia entre 0 e 3 meses (equação 7c), 56 kcal/dia entre 4 e 6 meses (equação 7d), 22 kcal/dia dos 7 aos 12 meses (equação 7e) e 20 kcal/dia dos treze a 35 meses (equação 7f).

Os valores de NEE calculados por essas equações correspondem a aproximadamente 80% das recomendações para bebês.[2] As recomendações da FAO[2] foram baseadas em dados da ingestão energética de bebês, levantados da literatura entre 1940 a 1980. Dados mais recentes são 2% a 15% menores que aqueles usados pela FAO em 1985, que na época recomendou um adicional de 5% para corrigir a ingestão de energia subestimada.[2]

**Tabela 7.8. Equações do GET e da NEE para crianças de 0 a 2 anos**

| Equação | Idade (meses) | Sexo | Crianças |
|---|---|---|---|
| 7a | | M e F | GET (kcal/dia) = 89 × peso (kg) − 100 |
| 7b | | M e F | NEE (kcal/dia) = GET + estoque de energia |
| 7c | 0 a 3 | M e F | NEE = GET + 175 (kcal para estoque de energia) |
| 7d | 4 a 6 | M e F | NEE = GET + 56 (kcal para estoque de energia) |
| 7e | 7 a 12 | M e F | NEE = GET + 22 (kcal para estoque de energia) |
| 7f | 13 a 35 | M e F | NEE = GET + 20 (kcal para estoque de energia) |

## Qual é a contribuição energética do leite humano?

O leite humano é reconhecido como a melhor fonte de leite para bebês durante o primeiro ano de vida e é recomendado como a única fonte de leite para bebês nos primeiros 4 a 6 meses de vida. Bebês que recebem o leite humano nesse período têm uma ingestão de energia ao redor de 500 kcal/dia, de acordo com o volume de leite ingerido, que é em média de 0,78 L/dia, e com a densidade energética média do leite humano, que é de 650 kcal/L. Portanto, a recomendação de energia atual[1] é mais consistente com a ingestão de energia de bebês alimentados com leite humano do que as recomendações da FAO (1985);[2] entretanto, a NEE excede as 500 kcal/dia calculadas do leite humano para alguns bebês e crianças.

## QUAIS SÃO AS NEES PARA CRIANÇAS DE 3 A 8 ANOS?

Existe grande variabilidade entre meninos e meninas na NEE por causa da variação na taxa de crescimento e atividade física. Os dados ADM foram utilizados para desenvolver as equações, estimar o GET e a NEE, com base no sexo, na idade, na altura, no peso e na categoria NAF, adicionando-se 20 kcal/dia como estoque de energia. As equações preditivas para as crianças de 3 a 8 anos são mostradas na tabela 7.9, equação 8a. Da mesma forma que para crianças menores, em razão da taxa de crescimento dos 3 aos 8 anos, foi incorporado um adicional de energia de 20 kcal/dia, como mostrado na tabela 7.9, equação 8b para meninos e equação 8c para meninas.

O NAF para crianças de 3 a 8 anos é mostrado na tabela 7.9, equação 8d. Não há distinção entre os sexos para essa faixa etária.

### Tabela 7.9. Equações do GET e da NEE para crianças de 3 a 8 anos de acordo com o sexo e NAF

| Equação | Idade | Sexo | Crianças de 3 a 8 anos |
|---|---|---|---|
| 8a | 3 a 8 anos | M e F | NEE = GET + 20 (kcal para estoque energia) |
| 8b | 3 a 8 anos | M | GET (kcal/dia) = 88,5 - 61,9 x idade (anos) x NAF x (26,7 x peso [kg] + 903 x altura [m]) |
| 8c | 3 a 8 anos | F | GET (kcal/dia) = 135,5 - 30,8 x idade (anos) + NAF x (10 x peso [kg] + 934 x altura [m]) |
| 8d | 3 a 8 anos | M e F | NAF = 1,00 = sedentário<br>NAF = 1,16 = pouco ativo<br>NAF = 1,31 = ativo<br>NAF = 1,56 = muito ativo |

## QUAIS SÃO AS NEES PARA CRIANÇAS E ADOLESCENTES DE 9 A 18 ANOS?

As NEEs de adolescentes foram baseadas no gasto energético e nas necessidades energéticas geradas pelo crescimento. As necessidades energéticas de adolescentes levam em conta o nível de atividade física habitual e o estilo de vida consistente com a manutenção da saúde, crescimento e maturação ótima e as demandas sociais e econômicas.

As necessidades de energia variam muito entre os adolescentes pelo crescimento e pelos níveis de atividade física. O crescimento na adolescência é relativamente baixo até o arranco do crescimento, que varia consideravelmente em relação ao momento que ocorre e na magnitude entre os indivíduos. Atividades ocupacionais e recreacionais também afetam de forma variável as necessidades em outras idades.

As NEEs para crianças e adolescentes foram derivadas dos dados experimentais da ADM, que foram utilizados para desenvolver as equações preditivas da GET com base em sexo, idade, altura, peso e categoria NAF. Em média, 25 kcal/dia foram adicionados para o estoque de energia (Tab. 7.10, equação 9a). As equações do GET permitem quatro níveis de atividade, como mostrado pelas equações 9d para meninos e 9e para meninas. O NEE de referência para crianças de 9 a 18 anos é dado pelas equações 9b e 9c da tabela 7.10.

### Tabela 7.10. Equações do GET e da NEE para crianças e adolescentes de 9 a 18 anos de acordo com o sexo e NAF

| Equação | Idade | Sexo | Crianças de 9 a 18 anos |
|---|---|---|---|
| 9a | 9 a 18 anos | M e F | NEE = GET + 25 (kcal para estoque de energia) |
| 9b | 9 a 18 anos | M | GET (kcal/dia) = 88,5 - 61,9 x idade (anos) + NAF x (26,7 x peso [kg] + 903 x altura [m]) |
| 9c | 9 a 18 anos | F | GET (kcal/dia) = 135,5 - 30,8 x idade (anos) + NAF x (10 x peso [kg] + 934 x altura [m]) |
| 9d | 9 a 18 anos | M | NAF = 1,00 = sedentário<br>NAF = 1,13 = pouco ativo<br>NAF = 1,26 = ativo<br>NAF = 1,42 = muito ativo |
| 9e | 9 a 18 anos | F | NAF = 1,00 = sedentário<br>NAF = 1,16 = pouco ativo<br>NAF = 1,31 = ativo<br>NAF = 1,56 = muito ativo |

## QUAIS SÃO AS NEES PARA ADULTOS EUTRÓFICOS (IMC ≥ 18,5; < 25 KG/M$^2$) A PARTIR DE 19 ANOS?

Equações preditivas de NEE estimadas de acordo com o GET foram desenvolvidas para homens e mulheres adultos, segundo a idade, a altura, o peso e a categoria NAF, a partir dos GEBs individuais observados (Tab. 7.4). Os dados utilizados na derivação das equações NEE foram restritos a indivíduos com NAF maior que 1 e menor que 2,5 (Tab. 7.11, equações 10d e 10c).

# 118 Nutrição: Fundamentos e Aspectos Atuais

As NEEs para homens e mulheres adultos, a partir de 19 anos, com IMC entre 18,5 a 25 kg/m², são mostradas na tabela 7.11, nas equações 10a, 10b e 10c.

cional de energia só foi adicionada nos 2º e 3º trimestres de gestação (equações 11c e 11d).

### Tabela 7.11. Equações do GET e da NEE para adultos de 19 anos ou mais, de acordo com o sexo e NAF, com IMC entre 18,5 a 25 kg/m²

| Equação | Idade | Sexo | Adultos de 19 anos ou mais |
|---------|-------|------|----------------------------|
| 10a | | MF | NEE = GET |
| 10b | ≥ 19 anos | M | GET (kcal/dia) = 662 - 9,53 x idade (anos) + NAF x (15,91 x peso [kg] + 539,6 x altura [m]) |
| 10c | ≥ 19 anos | F | GET (kcal/dia) = 354 - 6,91 x idade (anos) + NAF x (9,36 x peso [kg] + 726 x altura [m]) |
| 10d | | M | AF = 1,00 = sedentário<br>AF = 1,11 = pouco ativo<br>AF = 1,25 = ativo<br>AF = 1,48 = muito ativo |
| 10c | | F | AF = 1,00 = sedentário<br>AF = 1,12 = pouco ativo<br>AF = 1,27 = ativo<br>AF = 1,45 = muito ativo |

## Quais são as NEEs para mulheres grávidas adolescentes e adultas?

Os dados experimentais da ADM de mulheres grávidas com IMC pré-gravidez de 18,5 a 25 kg/m² consistiram em medidas longitudinais do GET ao longo da gravidez e em muitos casos incluíram uma medida do GET antes da gravidez. Portanto, a alteração do GET médio por semana gestacional foi computada para cada mulher, sendo assumido que o valor médio desses dados representa a característica geral. A mudança média no GET foi de 8 kcal/sem gestacional com uma variação de 57 a 107 kcal/sem. Existiu uma grande variabilidade na média de alteração por semana do GET entre mulheres e entre estudos, embora poucos fatores preditivos tenham sido identificados. As alterações no GET não foram relacionadas com a idade maternal, peso e IMC pré-gravidez ou perda e ganho de peso durante a gravidez. A alteração no GET, entretanto, foi negativamente correlacionada com o NAF pré-gravidez.

O GET durante a gravidez foi derivado do somatório do NEE de mulheres não grávidas mais a variação média do gasto energético total, igual a 8 kcal/sem vezes o período considerado, mais o estoque de energia de 180 kcal/dia durante toda gravidez (Tab. 7.12, equações 11a-11h). Desde que o GET altere pouco e o ganho de peso seja menor durante o primeiro trimestre (equação 11b), uma ingestão adi-

### Tabela 7.12. Equações da NEE para adolescentes grávidas de 14 a 18 anos, para o 1º, 2º e 3º trimestre de gravidez

| Equação | Idade | Sexo | Gravidez |
|---------|-------|------|----------|
| 11a | | F | NEE = NEE adolescente + estoque de energia na gravidez |
| 11b | 14 a 18 anos | F | 1º Trimestre<br>$NEE_{1^o Tri}$ = NEE adolescente + 0 (estoque de energia) |
| 11c | 14 a 18 anos | F | 2º Trimestre<br>$NEE_{2^o Tri}$ = NEE adolescente + 160 kcal<br>(8 kcal/semana x 20 semanas) + 180 kcal |
| 11d | 14 a 18 anos | F | 3º Trimestre<br>$NEE_{3^o Tri}$ = NEE adolescente + 272 kcal<br>(8 kcal/semana x 34 semanas) + 180 kcal |
| 11e | 19 a 50 anos | F | NEE = NEE adulto + estoque de energia na gravidez |
| 11f | 19 a 50 anos | F | 1º Trimestre<br>$NEE_{1^o Tri}$ = NEE adulto + 0 (estoque de energia) |
| 11g | 19 a 50 anos | F | 2º Trimestre<br>$NEE_{2^o Tri}$ = NEE adulto + 160 kcal<br>(8 kcal/semana x 34 semanas) + 180 kcal |
| 11h | 19 a 50 anos | F | 3º Trimestre<br>$NEE_{3^o Tri}$ = NEE adulto + 272 kcal<br>(8 kcal/semana x 34 semanas) + 180 kcal |

## Quais são as NEEs para mulheres adolescentes e adultas lactantes?

Os dados experimentais foram obtidos pelo método da ADM em mulheres lactantes com IMC pré-gravidez de 18,5 a 25 kg/m², durante o 1º, 2º, 3º, 4º e 6º mês pós-parto. Análise dos dados da ADM mostrou uma pequena, mas significativa alteração no GET no período pós-parto. As comparações foram feitas entre o GET observado em mulheres lactantes e a NEE calculada por idade, altura, peso e NAF, usando as equações preditivas para as mulheres adultas (Tab. 7.11). No 1º mês pós-parto, o GET observado foi cerca de 200 kcal menor do que a estimativa e não foram detectadas diferenças nos meses posteriores. Para a estimativa da NEE, o GET da mulher lactante foi baseado na NEE de mulheres adultas com peso normal de acordo com a idade, altura e NAF.

## RECOMENDAÇÕES NUTRICIONAIS DA INGESTÃO DE ENERGIA **119**

A NEE durante a lactação foi estimada a partir do GET, adicionando o gasto com a produção de leite mais a mobilização da energia dos estoques de tecidos. Porque a adaptação do metabolismo basal e da atividade física não é evidente em mulheres bem nutridas, a necessidade de energia em mulheres lactantes é atingida primariamente pela dieta e secundariamente pela mobilização dos estoques teciduais. Nos primeiros seis meses pós-parto, as mulheres lactantes bem nutridas têm uma perda de peso de 0,8 kg/mês, que é equivalente a 170 kcal/dia (6.500 kcal/kg). O peso se estabiliza após seis meses do parto.

A taxa média de produção de leite é de 0,78 L/dia do nascimento aos seis meses e 0,6 L/dia dos sete aos 12 meses. Nos primeiros seis meses, a produção de 0,67 kcal/g de leite gasta cerca de 523 kcal/dia, ou aproximadamente 500 kcal/dia. No 2º semestre de lactação o gasto é de 402 kcal/dia ou cerca de 400 kcal/dia.

A tabela 7.13 apresenta as equações da NEE para mulheres lactantes adolescentes (equações 12a-12c) e adultas (equações 12d-12f).

### Tabela 7.13. Equações da NEE para lactantes adolescentes de 14 a 18 anos e adultas de 19 anos ou mais, durante o 1º e o 2º semestre de lactação

| Equação | Idade (anos) | Sexo | Lactação |
|---|---|---|---|
| *Mulheres lactantes adolescentes* | | | |
| 2a | 14 a 18 | F | NEE = NEE adolescente + energia para produção de leite – perda de peso |
| 2b | | F | 1º Semestre $NEE_{1^\circ Sem}$ = NEE adolescente + 500 (produção de leite) - 170 (perda de peso) |
| 2c | 14 a 18 | F | 2º Semestre $NEE_{2^\circ Sem}$ = NEE adolescente + 400 (produção de leite) - 0 (perda de peso) |
| *Mulheres lactantes adultas* | | | |
| 12d | 19 a 50 | F | NEE = NEE adulto + energia para produção de leite - perda de peso |
| 12e | 19 a 50 | F | 1º Semestre $NEE_{1^\circ Sem}$ = NEE adulto + 500 (produção de leite) -170 (perda de peso) |
| 12f | 19 a 50 | F | 2º Semestre $NEE_{2^\circ Sem}$ = NEE adulto + 400 (produção de leite) - 0 (perda de peso) |

## COMO É CALCULADO O GET PARA A MANUTENÇÃO DO PESO EM HOMENS E MULHERES ADULTOS COM SOBREPESO E OBESOS?

Os dados de homens e mulheres com sobrepeso e obesos (IMC $\geq$ 25 kg/m$^2$) obtidos com a técnica da ADM (Tab. 7.5) foram usados para gerar as equações do GET por regressão não linear, considerando idade, altura, peso e categoria de atividade física. Os dados utilizados na derivação das equações do GET foram restritos a indivíduos com NAF maior que 1 e menor que 2,5. Na tabela 7.14 são mostradas as equações do GET para indivíduos com sobrepeso e obesos para homens (equação 13a) e mulheres (equação 13b), e os respectivos coeficientes de atividade física (equações 13c e 13d).

### Tabela 7.14. Equações do GET para adultos de 19 anos ou mais de acordo com o sexo e o NAF, com IMC $\geq$ 25 kg/m$^2$

| Equação | Idade (anos) | Sexo | Adultos de 19 anos ou mais com sobrepeso e obesos |
|---|---|---|---|
| 13a | $\geq$ 19 | M | GET (kcal/dia) = 1086 - 10,1 x idade (anos) + AF x (13,7 x peso [kg] + 416 x altura [m]) |
| 13b | $\geq$ 19 | F | GET (kcal/dia) = 448 - 7,95 x idade (anos) + AF x (11,4 x peso [kg] + 619 x altura [m]) |
| 13c | $\geq$ 19 | M | AF = 1,00 = sedentário AF = 1,12 = pouco ativo AF = 1,29 = ativo AF = 1,59 = muito ativo |
| 13d | $\geq$ 19 | F | AF = 1,00 = sedentário AF = 1,16 = pouco ativo AF = 1,27 = ativo AF = 1,44 = muito ativo |

## POR QUE NÃO É ESTIMADA A NEE DE HOMENS E MULHERES ADULTOS COM SOBREPESO E OBESIDADE?

Desde que a necessidade de energia vise à manutenção da saúde por um longo período e os indivíduos com sobrepeso e obesidade tenham um peso maior do que aquele que é consistente com a boa saúde, não foram definidas estimativas de NEE para indivíduos com sobrepeso e obesidade.[1]

## COMO É CALCULADO O GET PARA A MANUTENÇÃO DO PESO DE CRIANÇAS E JOVENS, DE 3 A 18 ANOS, COM SOBREPESO E OBESIDADE?

Organizações internacionais consideram em risco de obesidade as crianças que se encontram com IMC dentro dos percentis 85 e 95, classificadas como sobrepeso, e aquelas que estão acima do percentil 95, classificado como obesidade.

As equações preditivas para cálculo do GET foram desenvolvidas para crianças e jovens de 3 a 18 anos, levando-se em conta idade, altura, peso e NAF. As equações específicas para meninos e meninas com sobrepeso e obesos são estatisticamente diferentes das destinadas às crianças normais, porém são derivadas das equações que combinam os valores de meninos e meninas normais e com sobrepeso e obesos. A tabela 7.15 apresenta as equações do GET para crianças e jovens com sobrepeso e obesos, do sexo masculino (equação 14a) e feminino (equação 14b), e os respectivos coeficientes de atividade física (equações 14c e 14d).

### Tabela 7.15. Equações do GET para crianças e jovens 3 a 18 anos, com sobrepeso e obesas, de acordo com o sexo e o NAF

| Equação | Idade (anos) | Sexo | Crianças e jovens de 3 a 18 anos com sobrepeso e obesos |
|---------|-------------|------|--------------------------------------------------------|
| 14a | 3 a 18 | M | GET (kcal/dia) = 114 - 50,9 x idade (anos) + AF x (19,5 x peso [kg] + 1161,4 x altura [m]) |
| 14b | 3 a 18 | F | GET (kcal/dia) = 389 - 41,2 x idade (anos) + AF x (15,0 x peso [kg] + 701,6 x altura [m]) |
| 14c | 3 a 18 | M | AF = 1,00 = sedentário<br>AF = 1,12 = pouco ativo<br>AF = 1,24 = ativo<br>AF = 1,45 = muito ativo |
| 14d | 3 a 18 | F | AF = 1,00 = sedentário<br>AF = 1,18 = pouco ativo<br>AF = 1,35 = ativo<br>AF = 1,60 = muito ativo |

## COMO PODE SER OBTIDA A REDUÇÃO DE PESO PARA CRIANÇAS E JOVENS DE 3 A 18 ANOS COM SOBREPESO?

É consenso que a redução do consumo energético, associada ou não ao aumento de atividade física, é suficiente para promover uma perda de peso. No entanto, o mecanismo de redução da ingestão de energia, com o intuito de promover um balanço energético negativo e consequente perda de peso, ainda não é inteiramente conhecido. Os dados disponíveis até agora não possibilitam descrever a relação entre a mudança na ingestão energética e a alteração da energia corpórea, com a subsequente perda de peso. Entretanto, se houver efetiva redução na ingestão energética, haverá uma redução no GET. A repercussão no excesso de peso de crian-

ças nessas condições se dará proporcionalmente às mudanças efetuadas na dieta e no valor energético estipulado.

## COMO PODE SER OBTIDA A REDUÇÃO DE PESO PARA ADULTOS COM SOBREPESO E OBESIDADE?

Quando indivíduos obesos precisam perder peso, o balanço energético negativo pode ser conseguido pela redução da energia ingerida e pelo incremento da energia gasta por meio da atividade física.[16] Geralmente, a combinação desses dois fatores é desejável para obter níveis altos de balanço energético negativo com significativa perda de peso. Vários estudos sugerem que a combinação de mudanças na dieta com aumento na atividade física seja igualmente efetiva para promover perda de peso, e seja também bem-sucedida para manter o peso perdido, talvez pela promoção de mudanças metabólicas favoráveis ou por melhorar a adequação da dieta.[17] É também pertinente considerar, nesse caso, que algumas pesquisas indicam que a energia gasta diminui quando a ingestão energética é reduzida, levando a uma menor perda de peso.

## QUE MODIFICAÇÕES METABÓLICAS OCORREM COM UMA INGESTÃO HABITUAL MUITO ELEVADA EM ENERGIA?

A habilidade dos indivíduos saudáveis de compensar aumentos na ingestão de energia elevando o gasto, seja pelo aumento da atividade física, seja pelo aumento do metabolismo de repouso, depende de fatores fisiológicos e comportamentais. Quando ocorre aumento de uma quantidade fixa de energia da dieta acima das necessidades, ocorre aumento de peso. Entretanto, durante várias semanas o gasto de energia também se eleva, aumentando principalmente o tamanho corporal e levando o peso a estabilizar-se em um patamar mais elevado. Uma redução da ingestão de energia produziria o efeito oposto.

Alguns estudos indicam que a magnitude da redução do gasto energético quando a ingestão é reduzida é maior que o aumento correspondente do gasto energético quando a ingestão de energia é aumentada. Assim, a redução da ingestão energética aumenta o gasto energético e, por outro lado, o aumento da ingestão energética reduz o gasto. Isso significa que o principal mecanismo para muitos indivíduos manterem o peso se dá muito mais pelo controle da ingestão de alimentos do que da atividade física.[18]

## QUAL É A RELAÇÃO ENTRE GANHO DE PESO CORPORAL E DOENÇAS CRÔNICAS?

O ganho de peso que leva o IMC a alcançar e superar 25 kg/m$^2$ está associado ao aumento do risco de mortalidade precoce. Estudos têm mostrado que o risco de morbidade para diabetes tipo 2, hipertensão, doença arterial coronariana, infarto, pedra de vesícula, osteoartrite e alguns tipos de câncer também se eleva com o aumento do IMC para 25 kg/m² ou acima desse valor.[19]

Dados obtidos com grande número de pessoas sugerem que o risco de doença começa a aumentar com níveis de IMC menores do que os associados ao aumento do risco de mortalidade. Assim, alguns investigadores têm recomendado que as pessoas tenham como objetivo manter um IMC de 22 kg/m² no final da adolescência. Esse nível garante uma margem de ganho de peso na meia-idade sem ultrapassar o limiar de 25 kg/m².

Por essas razões, a ingestão de energia associada ao risco adverso é definida como aquela que causa o ganho de peso para os indivíduos com peso corporal saudável (IMC de 18,5 a 25 kg/m²) e indivíduos com sobrepeso (IMC de 25 a 30 kg/m²). No caso dos obesos, que necessitam perder peso para melhorar sua saúde, a ingestão de energia que causa risco adverso é superior às necessidades para perder peso sem causar consequências negativas.

## Quais são as consequências da baixa ingestão de energia em crianças e adultos?

Quando a ingestão de energia é insuficiente para atingir as necessidades por um período prolongado, um quadro de desnutrição pode se instalar, levando a graves consequências no crescimento e desenvolvimento de crianças. A desnutrição pode ocorrer pela ingestão insuficiente, perda intestinal excessiva (diarreia ou infecções parasitárias) ou pela combinação desses fatores. Em crianças desnutridas, a redução da taxa de crescimento é o mecanismo mais importante para reduzir o déficit de energia. Se a condição de déficit energético persistir, haverá uma redução significativa no crescimento, podendo levar a baixa estatura e a baixo peso para idade, fenômeno conhecido como *stunting* ou desnutrição crônica. Os efeitos da desnutrição crônica em crianças incluem ainda redução do rendimento escolar, atraso no desenvolvimento ósseo e aumento da suscetibilidade às infecções.

Em adultos, a baixa ingestão de energia associada ao IMC menor que 17,5 kg/m² leva à redução da capacidade de trabalho e limitação para a atividade física voluntária pela menor quantidade de massa muscular. Além disso, o IMC inferior a 17 kg/m² está associado ao aumento da taxa de mortalidade. Em adultos, a desnutrição geralmente se associa a situações de dependência, como em idosos e doentes mentais, ou ainda no curso de infecções graves e estados de depressão.

A modificação fisiológica em resposta ao déficit energético crônico, seja em crianças, seja adultos, é denominada acomodação e visa à sobrevivência dos indivíduos afetados, mas com consequências de maior ou menor gravidade sobre a saúde e a função fisiológica.[1]

## A necessidade de energia de atletas é maior que a de indivíduos com atividade física moderada?

Com algumas exceções, as recomendações dietéticas para atletas não são diferentes dos indivíduos da população geral. A quantidade de energia alimentar deve ser ajustada para adquirir e manter um peso desejável de atletas competitivos e outros que efetuam atividades físicas com demandas semelhantes. Da mesma forma que na população geral, a necessidade de manter o balanço energético (ingestão e gasto) varia de acordo com o tamanho e a composição corporal e com o exercício físico. Enquanto alguns atletas são aptos a manter níveis extremamente elevados de gasto energético por dias ou semanas, esses esforços são episódicos e não podem ser mantidos indefinidamente. A recomendação para atletas é selecionar alimentos de acordo com o guia alimentar da população geral, ensinando práticas alimentares que são adequadas mesmo ao término de suas carreiras esportivas.[20]

## Referências bibliográficas

1. National Academy of Sciences, Food and Nutrition Board, Institute of Medicine. DR1 – Dietary Reference Intakes for energy, carbohydrates, fiber, fat, protein and amino acids (Macronutrients). Washington: National Academic Press, 2005. p.107-264.

2. FAO/OMS/ONU (Food and Agriculture Organization/World Health Organization/United Nations University). Energy and Protein Requirement. Report of a Joint FAO/WHO/UNU Expert Consultation. Technical Report Series. Geneva: World Health Organization, 1985.

3. Schofield WN. Predicting basal metabolic rate, new standards and review of previous work. Hum Nutr Clin Nutr. 1985;39(Suppl 1):5-41.

4. Henry CJ. Mechanisms of changes in basal metabolism during ageing. Eur J Clin Nutr. 2000;54(Suppl 3):577-91.

5. Bahr R, Ingnes I, Vaage O, Sejersted OM, Newsholme EA. Effect of duration of exercise on excess postexercise $O_2$ consumption. J Appl Physiol. 1987;62(2):485-90.

6. van Baak MA. Physical activity and energy balance. Public Health Nutr. 1999;2:335-9.

7. Webber J, Macdonald IA. Signalling in body-weight homeostasis: neuroendocrine efferent signals. Proc Nutr Soc. 200;59(3):397-404.

8. Ravussin E, Lillioja S, Anderson TE, Christin L, Bogardus C. Determinants of 24-hour energy expenditure in man. Methods and results using a respiratory chamber. J Clin Invest. 1986;78(6):1568-78.

9. Levine JA, Schuleusner SJ, Jensen MD. Energy expenditure of nonexercise activity. Am J Clin Nutr. 2000;72(6):1451-4.

10. Schoeller DA, Ravussin E, Schutz Y, Acheson KJ, Baertschi P, Jequier E. Energy expenditure by doubly labeled water: validation in humans and proposed calculation. Am J Physiol. 1986;250(5 Pt 2):R823-30.

11. Livingstone MBE, Black AE. Supplement: biomarkers of nutritional exposure and nutritional status markers of the validity of reported energy intake. J Nutr. 2003;133:8955-9205.

12. International Dietary Energy Consultative Group (IDECG). The Doubly-Labeled Water Method for Measuring Energy Expenditure. Technical Recommendations for Use in Humans, Prentice AM, ed. International Atomic Energy Authority, NAHRE5-4. Vienna, 1990.

13. Speakman JR. Doubly labeled water: theory and practice. London: Chapman & Hall, 1997.

14. Durnin JV. Energy requirements: general principles. Eur J Clin Nutr. 1996;50 Suppl 2:S2-9.
15. Nelson KM, Weinsier RL, Long CL, Schutz Y. Prediction of resting energy expenditure from fat-free mass and fat mass. Am J Clin Nutr. 1992;56(5):848-56.
16. Weinsier RL, Schutz Y, Bracco D. Reexamination of the relationship of resting metabolic rate to fat-free mass and to metabolically active components of fat-free mass in humans. Am J Clin Nutr. 1992;55(4):790-4.
17. Schoeller DA. The importance of clinical research: the role of thermogenesis in human obesity. Am J Clin Nutr. 2001;73(3):511-6.
18. Kuczmarski RJ, Ogden CL, Grummer-Strawn LM, Flegal KM, Guo SS, Wei R, et al. CDC growth charts: United States. Advance data from vital and health statistics n. 314. Hyattsville: National Center for Health Statistics, 2000. p.1-4.
19. NIH (National Institute of Health). The practical guide. Identification, evaluation and treatment of overweight and obesity in sdults. NIH Publication N. 00-4084. Bethesda: National Institute of Health, 2000.
20. Ballor DL, Keesey RE. A meta-analysis of the factors affecting exercises-induced changes in body mass, fat mass and fat-free mass in males and females. Int J Obes. 1991;15(11):717-26.

# Alimentação na gestação e na lactação

Patrícia Helen de Carvalho Rondó ● Natália Pinheiro de Castro
Miriam Coelho de Souza ● Verônica Luiza Vale Euclydes Colovati
Fernanda Agapito Simões

## INTRODUÇÃO

O estado nutricional materno está relacionado ao crescimento e desenvolvimento do feto. A gestante ou lactante que possui menores reservas nutricionais apresenta maior risco de o feto e o recém-nascido apresentarem ganho de peso e/ou comprimento insuficientes e, nos casos mais graves, apresentarem déficit do desenvolvimento neurocognitivo. Em contrapartida, a gestante obesa tem maior risco de aborto ou óbito fetal e de gerarem recém-nascidos macrossômicos – bebês com mais de 4 kg e com maior risco de desenvolverem doenças crônicas não transmissíveis quando adultos.

## EXISTE ALGUMA FASE DA GESTAÇÃO EM QUE A ALIMENTAÇÃO ADEQUADA É MAIS IMPORTANTE?

No passado, acreditava-se que as necessidades nutricionais da gestante se restringiam quase que exclusivamente ao terceiro trimestre da gestação. Atualmente sabe-se que a alimentação materna deve ser adequada antes mesmo da concepção.

O estado nutricional antes da gestação é chave para a saúde materna e para a redução dos riscos de defeitos no nascimento. Mulheres que desejam engravidar, por exemplo, devem consumir cerca de 400 $\mu$g/dia de ácido fólico além do ácido fólico oriundo da dieta. Essa suplementação reduz o risco de defeitos do tubo neural, além de outros problemas fetais. Mulheres vegetarianas também devem fazer suplementação de vitamina B12, uma vez que o estado nutricional desta vitamina também é fator de risco para

defeitos do tubo neural. A anemia, que atinge 29,4% das mulheres brasileiras em idade fértil e pode ser evitada com a suplementação, pode ocasionar restrição de crescimento intrauterino e prematuridade. Outros fatores que antecedem a concepção podem melhorar as chances da concepção e a lactação, como a manutenção do peso ideal[1].

Tradicionalmente, os requerimentos nutricionais na gestação têm sido baseados nos custos nutricionais, calculados com base no aparecimento de novos tecidos, no aumento da demanda metabólica e das reservas fetais. Sabe-se hoje que as recomendações nutricionais devem considerar, além da diversidade biológica da gestante (variação genética e adaptação fisiológica), fatores ambientais, culturais, econômicos e acessibilidade de alimentos, que definirão sua exata necessidade nutricional. Assim, as recomendações preconizadas em diferentes partes do mundo variam em quantidade e especificidade de nutriente recomendado, em razão da disponibilidade e interpretação dos dados científicos e pesquisas daquela população.

## COMO DEVE SER A SAÚDE DA MULHER QUE DESEJA ENGRAVIDAR?

O estado nutricional da mulher antes da concepção pode influenciar não somente seu grau de fertilidade e habilidade de conceber bebês saudáveis, mas também sua saúde após o parto e na fase posterior da idade reprodutiva.

A presença de desnutrição traz profundas influências na saúde, principalmente se ocorre durante os anos reprodutivos da mulher. A desnutrição, associada à privação de alimentos reduz a fertilidade, interrompe precocemente a menstruação e diminui a libido. O baixo peso da mulher na concepção faz com que o transporte de nutrientes e oxigênio para o feto seja insuficiente para seu crescimento, o que pode predispor a prejuízos no desenvolvimento neurológico e no sistema imunológico, além de sequelas no crescimento pós-natal.

Atualmente relaciona-se a obesidade materna à maior incidência de cesariana, pré-eclâmpsia, prematuridade, bebês pequenos e grandes para idade gestacional e morte perinatal.

A mulher em idade reprodutiva, e principalmente a que deseja engravidar deve:

- Assegurar a ingestão de uma dieta saudável, de boa qualidade nutricional, variada em alimentos e preparações com pelo menos três porções de frutas e três porções de legumes e verduras nas refeições diárias;
- aumentar o consumo de alimentos fontes de minerais e vitaminas, como frutas, verduras e legumes;
- consumir alimentos ricos em carboidratos complexos como cereais, pães, massas e amiláceos como batata, mandioca e cará, em vez de alimentos ricos em carboidratos simples (doce, açúcar, refrigerante, chocolate);
- reduzir o consumo de gorduras saturadas, principalmente as frituras, açúcar, sal e sódio;
- aumentar a ingestão de alimentos ricos em folato, como brócolis, feijões, lentilhas, ervilhas, arroz integral, nozes e castanhas. As frutas e verduras podem fornecer cerca de 40% das necessidades de folato em uma dieta normal e variada;
- moderar o consumo de álcool e bebidas com alto teor de cafeína, tipo café, chá e refrigerante a base de cola;
- manter uma atividade física programada, como caminhar, nadar, andar de bicicleta etc.;
- manter-se em uma faixa de peso saudável [peso (kg) dividido pela altura (m²) = IMC entre 18,5 e 24,99];
- não fumar; e
- sempre higienizar bem os alimentos e as mãos, para evitar as doenças transmitidas por alimentos.

## A GESTANTE DEVE AUMENTAR A QUANTIDADE DE CALORIAS EM SUA DIETA?

Além das necessidades normais da mulher, referentes ao seu tamanho e à atividade física, a gestação traz custos energéticos extras. O ganho de peso durante a gestação é o somatório do produto da concepção (feto, placenta e líquido amniótico), do crescimento extra de muitos tecidos maternos e do aumento do depósito de gordura materna. A necessidade energética durante a gestação foi definido por Butte e King[2] como "o nível de ingestão de energia dos alimentos que irá equilibrar o gasto energético, quando a mulher tiver tamanho e composição corporal e nível de atividade física consistentes com a boa saúde (...). Em mulheres grávidas, a necessidade de energia inclui as necessidades associadas à deposição de tecidos consistente com o desfecho positivo da gestação". Ainda segundo esses autores,[2] o custo energético de uma gestação completa, considerando-se 40 semanas gestacionais e ganho de peso de 12 kg, foi estimado em 325.031 kJ (77.687 kcal), das quais 144.784 kJ (34.604 kcal) são requisitados para o depósito de gordura, 14.109 kJ (3.372 kcal) para o depósito de proteínas e o restante, 136.590 kJ (32.646 kcal) e 29.548 kJ (7.062 kcal) são destinados ao aumento do metabolismo basal da gestante e à eficácia da utilização de energia, respectivamente.

O custo de energia da gestação não é igualmente distribuído durante os três trimestres. O depósito de energia na forma de proteína ocorre primariamente no segundo (20%) e terceiro trimestres (80%). A deposição de energia na forma de gordura é distribuída da seguinte forma: 11% no primeiro trimestre, 47% e 42% nos segundo e terceiro trimestres. Ou seja, estima-se que seja necessário um acréscimo médio de 375 kJ (90 kcal), 1.200 kJ (287 kcal) e 1.950 kJ (442 kcal) por dia nos primeiro, segundo e terceiro trimestres, respectivamente. Entretanto, poucas mulheres necessitam aumentar a ingestão calórica para alcançar esse valor, pois há uma adaptação no metabolismo energético, compensada por uma diminuição da atividade física. Esse conceito forma a base da recomendação para o consumo de energia estabelecido pela WHO/FAO (Tab. 8.1).[3]

## Tabela 8.1. Recomendações para consumo energético durante a gestação

| Recomendação | Trimestre | Incremento kcal/dia | Total da gestação (kcal) | Comentários |
| --- | --- | --- | --- | --- |
| FAO/WHO (2001) | 1º<br>2º<br>3º | 85<br>285<br>475 | 77.000 | Ganho de peso de 12 kg durante a gestação |
| Reino Unido (2011) | 3º | 190 | 17.000 | Mulheres abaixo do peso e ativas |
| Estados Unidos (2005) | 2º e 3º | 180 | 39.862 | Média da deposição de energia |
| Holanda (1987) | Todos | 244 | 68.310 | Mulheres saudáveis |

Fontes: FAO/WHO/UNU, 2001; SACN, 2011; Institute of Medicine, 2005; van Raaij JM et al., 1987.[3-6]

Melhor que tentar quantificar as necessidades energéticas em termos calóricos, não considerando os indivíduos separadamente, deve-se considerar o peso da gestante e seu respectivo ganho de peso durante a gestação.

Uma gestante que tenha peso pré-gestacional baixo também deve apresentar baixas reservas de nutrientes, necessitando, portanto, de um maior adicional de energia; aquela que apresenta um excesso de peso ou obesidade no período pré-gestacional não precisa se preocupar em aumentar a ingestão de calorias na dieta, voltando-se somente para a qualidade da dieta ingerida.

## Qual o ganho de peso ideal durante a gestação?

Nas últimas décadas ocorreram grandes mudanças em termos de recomendações para o ótimo ganho de peso materno. Inicialmente, pensava-se que restringindo a dieta da mulher durante a gestação, reduzir-se-ia o risco de ganho de peso excessivo, mas pouco se conhecia sobre os danos das restrições alimentares em nível de desenvolvimento fetal. Posteriormente, estabeleceu-se que o ganho de peso durante a gestação deveria ser controlado, evitando-se, no entanto, a restrição dietética radical. Atualmente, após a avaliação de inúmeras pesquisas epidemiológicas, o Institute of Medicine of the National Academy of Science estabelece que a relação peso/altura na fase pré-gestacional, expressa como IMC (índice de massa corporal), é um excelente índice para avaliar o peso gestacional. Assim, mulheres com baixo IMC devem ganhar mais peso que mulheres com IMC maiores. Um ganho excessivo de peso materno aumenta o risco de pré-eclâmpsia, diabetes gestacional, complicações no parto, obesidade após o parto e maior risco de falta de sucesso na amamentação (Tab. 8.2).

### Tabela 8.2. Ganho de peso recomendado de acordo com o IMC [peso (kg) por estatura$^2$ (m$^2$)]

| IMC | Ganho de peso (kg) recomendado |
|---|---|
| Baixo peso (< 18,5) | 12,5 a 18 |
| Normal (18,5 a 24,9) | 11,5 a 16 |
| Sobrepeso (> 25) | 7 a 11,5 |
| Obesidade (> 29) | 5 a 9 |

Fonte: Institute of Medicine, 2009.[7]

O reduzido ganho de peso, principalmente em gestante com peso pré-gestacional baixo, aumenta o risco de um recém-nascido com baixo peso (peso < 2.500 g) e de depleção dos depósitos nutricionais maternos. As mulheres que iniciam a gestação com baixo peso em relação à estatura devem ganhar mais peso que a média das outras gestantes, enquanto as mulheres obesas devem ganhar menos peso.

As mulheres que iniciam a gestação com um excesso de peso em relação à estatura, ou que ganham peso muito rapidamente no início da gestação, não devem restringir a dieta, pois podem apresentar deficiência de vitaminas e minerais. Essas mulheres devem, no entanto, adequar a proporção dos diferentes grupos de alimentos, principalmente diminuindo a quantidade de açúcar e gordura e aumentando a ingestão de frutas, verduras e legumes.

Uma gestante com estado nutricional marginal ou desnutrida compromete o desenvolvimento normal do bebê e sua própria saúde, pois limita as reservas de nutrientes do organismo. A carência nutricional materna faz com que a placenta não se desenvolva totalmente, o que levará a um prejuízo nutricional do feto. A placenta é um órgão metabolicamente ativo e, como qualquer outro tecido do organismo, necessita de nutrientes para seu perfeito funcionamento; como uma glândula, produz uma série de hormônios que manterão a gestação e prepararão o seio da mãe para a lactação. Somado a isso, evidências têm associado à restrição de nutrientes durante a gestação e a desnutrição materna ao desenvolvimento de diabetes, hipertensão e doenças cardiovasculares na vida adulta do concepto. Assim sendo, as gestantes com carências nutricionais graves produzirão bebês de baixo peso e com maior chance de apresentarem anormalidades ou malformações.

A obesidade, assim como a desnutrição materna, também está associada a um maior risco de nascimento de bebês com baixo peso e outras complicações para o recém-nascido, além de aumentar os riscos de complicações para a mãe. Em estudo realizado na Escócia, Bhattacharya et al. (2007)[8] observaram que o aumento do IMC materno estava relacionado à maior incidência de pré-eclâmpsia, hipertensão gestacional, macrossomia e partos induzidos.

## A manutenção do peso no após o parto predispõe à obesidade. A lactação e a ingestão de cálcio facilitam a perda de peso?

A lactação sabidamente facilita a perda de peso no período pós-parto. Quanto maior o período de lactação, maior a facilidade em perder a gordura corporal após o parto. A perda de peso materno no pós-parto é referida como maior entre quatro a seis meses de lactação nas mulheres que amamentam exclusivamente ao seio, em relação às que já introduziram alimentos sólidos para os bebês. Apesar de haver citação em alguns trabalhos da literatura a respeito da ingestão de cálcio como um facilitador da perda de peso corporal, trabalhos recentes não referem nenhum impacto da suplementação com cálcio no pós-parto na perda de peso corporal.

## A GESTANTE DEVE AUMENTAR A QUANTIDADE DE PROTEÍNAS NA SUA DIETA?

O aumento da necessidade da ingestão de proteínas durante a gestação é devido principalmente ao crescimento de novos tecidos (feto, placenta e tecidos maternos). Em uma gestação normal, cerca de 597 g são depositadas em decorrência do aumento de 12 kg de peso da mãe. Entretanto, a deposição proteica não é constante durante o decorrer da gestação, o incremento diário é de 0 g no início da gravidez para 5,1 g antes do parto. Considerando-se que 70% a 75% da proteína ingerida é utilizada, um adicional de 8 g de proteína/dia é necessário no período de maior requerimento. De acordo com a OMS – Organização Mundial da Saúde (1985),[9] a recomendação de 51 g/dia de proteínas supre as necessidades da gestante.

Dois grupos de mulheres podem apresentar deficiência de proteínas durante a gestação:

- Mulheres estritamente vegetarianas, por não obterem uma mistura apropriada de aminoácidos; e
- mulheres de baixo nível socioeconômico, que ingerem uma dieta pouco variada.

De maneira geral, as mulheres fora desses grupos de risco não precisam aumentar a quantidade de proteínas na dieta. Estudos de intervenção mostram que a suplementação proteica não oferece nenhum benefício adicional e que, mesmo em mulheres parcialmente desnutridas, a energia, em vez da proteína, é o fator limitante de nutrientes na dieta.

Assumindo-se que as mulheres em idade reprodutiva selecionam dietas que garantem uma ingestão média de proteínas ao redor de 70 g/dia, garante-se um valor acima das suas necessidades e do recomendado pela OMS (1985).[9]

## TODA MULHER DEVE INGERIR FERRO DURANTE A GESTAÇÃO?

Na gestação, é necessária uma quantidade extra de ferro para expansão da massa de células vermelhas, desenvolvimento do feto e da placenta e para reserva da perda de sangue durante o parto. Em circunstâncias normais, essas necessidades podem ser atingidas pelo aumento da absorção intestinal de ferro, redução das perdas, cessação da menstruação e mobilização dos depósitos de ferro maternos, fazendo com que nenhuma ingestão extra seja necessária. Entretanto, grande parte das mulheres inicia a gestação com baixa ingestão/depósitos inadequados de ferro, não estando aptas a satisfazer às necessidades desse mineral. No Brasil, estima-se que a anemia atinja 30% a 40% das gestantes e 30% das mulheres em idade reprodutiva. A anemia por deficiência de ferro pode prejudicar o crescimento do feto e aumentar o risco de baixo peso ao nascimento e parto prematuro.

Em ampla revisão bibliográfica realizada por Cortês et al. (2009),[10] aparentemente é no último trimestre que ocorre o maior requerimento de ferro pela gestante. Alguns estudos dessa revisão, realizados com gestantes brasileiras nas últimas quatro décadas, apontaram a prevalência da anemia com o avançar da idade gestacional. A necessidade de ingestão adicional de ferro aumenta ao longo da gestação variando de 0,8 mg até 10 mg nas últimas seis semanas.

Em estudo recente realizado no Reino Unido,[11] onde a suplementação de ferro (ingestão de medicamento contendo ferro) para as gestantes não é habitual, observou-se uma relação positiva entre a ingestão de ferro pela dieta e por suplementos no primeiro trimestre da gestação com o peso do neonato. Essa informação sugere que o ferro ingerido no primeiro trimestre da gestação exerce influência no desenvolvimento fetal. Apesar disso, a quantidade de ferro recomendada para gestantes pelo Institute of Medicine é de 27 mg/dia no segundo e terceiro trimestres da gestação, valor impossível de ser obtido exclusivamente com a dieta.

A OMS (2002)[12] aconselha, por medida de segurança, que a gestante seja suplementada com 100 mg/dia de sulfato ferroso a partir da segunda metade da gestação. No entanto, dosagens superiores são recomendadas nos seguintes grupos de gestantes:

- Ingestão crônica baixa de ferro;
- níveis de hemoglobina menores que 12 g/dL na fase inicial da gestação;
- história prévia de anemia;
- história de menstruação abundante;
- pequeno intervalo entre a gestação atual e última gestação;
- gestações múltiplas (p. ex.: gemelar); e
- fatores clínicos afetando a absorção de ferro (p. ex.: verminose).

## HÁ OUTROS MINERAIS IMPORTANTES NA GESTAÇÃO E NA LACTAÇÃO?

Vários micronutrientes são importantes durante a gestação e a lactação. As recomendações de micronutrientes em diferentes países são apresentadas nas tabelas 8.3 e 8.4.

A necessidade de cálcio, por exemplo, duplica durante a gestação e é particularmente alta nas últimas dez semanas, quando o cálcio é transferido para o esqueleto fetal. Surpreendentemente, nenhum aumento em termos dietéticos é necessário, pelas adaptações que ocorrem na absorção e no metabolismo do cálcio. O Reino Unido e a OMS não recomendam nenhum aumento extra no consumo de cálcio a gestantes, pois entendem que, durante a gestação, a mobilização dos depósitos de cálcio materno supre as necessidades, pois há um aumento da eficiência de absorção de cálcio. Porém, deve ser considerado um aporte extra de cálcio a gestantes adolescentes, porque a demanda por cálcio é aumentada competitivamente entre a gestante e o feto. Os Estados Unidos e o Canadá recomendam aumento de consumo preventivo de cálcio de 400 e 500 mg/dia, respectivamente (Tab. 8.3).

## Tabela 8.3. Recomendações de consumo diário de minerais e eletrólitos durante a gestação

| Recomendação | Trimestre gestacional | Ca (mg) | P (mg) | Mg (mg) | Na (mg) | K (mg) | Fe (mg) | Zn (mg) | I (µg) | Se (µg) | Cu (µg) |
|---|---|---|---|---|---|---|---|---|---|---|---|
| WHO/FAO (1988, 2002) | 1º | 1.000 | NR△ | 220 | NR | NR | 8[a] | 5,5[b] | 200 | 26 | NR△ |
| | 2º | 1.000 | | 220 | | | 43 | 7 | 200 | 28 | |
| | 3° | 1.300 | | 220 | | | 62 | 10 | 200 | 30 | |
| EURRECA* (média das recomendações dos países) | 1º | 1.000 | 883,3 | 320 | 1500 | 3.100 | 25 | 10,5 | 200 | 55 | 1,1 |
| | 2º | 1.000 | 883,3 | 320 | 1550 | 3.100 | 25 | 10,5 | 200 | 55 | 1,1 |
| | 3° | 1.000 | 883,3 | 320 | 1500 | 3.100 | 25 | 10,5 | 200 | 55 | 1,1 |
| Reino Unido (1991) | 1º | 700 | 550 | 270 | 1.600 | 3.500 | 14,5 | 7 | 140 | 60 | 1,2 |
| | 2º | 700 | 550 | 270 | 1.600 | 3.500 | 14,5 | 7 | 140 | 60 | 1,2 |
| | 3° | 700 | 550 | 270 | 1.600 | 3.500 | 14,5 | 7 | 140 | 60 | 1,2 |
| Estados Unidos (2001, 2005, 2010) | 1º | 1.000 | 700 | 350[c] | 2.300 | 4.700 | 27 | 11 | 220 | 60 | 1.000 |
| | 2º | 1.000 | 700 | 350 | 2.300 | 4.700 | 27 | 11 | 220 | 60 | 1.000 |
| | 3° | 1.000 | 700 | 350 | 2.300 | 4.700 | 27 | 11 | 220 | 60 | 1.000 |

* A Comissão Europeia fundou em 2007 o EURRECA (EURopean micronutrient RECommendations Aligned) para desenvolver e padronizar as metodologias utilizadas para formular as necessidades de micronutrientes em 17 países europeus. Acesso em junho de 2013.

△NR: nenhuma recomendação; [a] Mulheres em idade fértil; [b] Disponibilidade moderada, recomendação normativa; [c] Gestantes entre 19 e 30 anos.

Fontes: FAO/WHO, 2002; Beaton, 2000; EURRECA, acesso em junho de 2013; COMA, 1991; Institute of Medicine, 2010; Institute of Medicine, 2001; Institute of Medicine, 2005.[12-18]

Apesar da recomendação de cálcio da dieta não diferir entre as gestantes e não gestantes, a suplementação do cálcio na gestação tem sido estudada na prevenção de pré-eclâmpsia (condição marcada pela hipertensão materna, com perda de proteína pela urina).[19]

No caso das lactantes, sabe-se que o cálcio é diretamente transferido do plasma materno para o leite; a concentração de cálcio do leite materno independe da ingestão de cálcio da mãe, com exceção do consumo abaixo de 400 mg/dia de cálcio. A quantidade de cálcio secretada para o leite materno é de 36 mg/100 mL, podendo variar entre as lactantes. Uma mulher produz aproximadamente 750 mL de leite por dia, fazendo com que sejam secretados 280 mg de cálcio. Considerando as perdas de cálcio da lactante pela urina (100 mg/dia) e pela pele (60 mg/dia) e considerando ótima a absorção do cálcio (induzida pela prolactina – hormônio da gestação), as necessidades de ingestão desse micronutriente devem ficar em torno de 1.300 mg/dia, 300 mg além de sua necessidade normal. Se a dieta não fornecer a quantidade suficiente de cálcio para a produção do leite materno, há uma grande chance de que haja um comprometimento dos depósitos de cálcio do esqueleto, ocasionando desmineralização óssea a longo prazo. De qualquer maneira, assim como no caso do ferro, as necessidades aumentadas só podem ser atingidas se a ingestão e os depósitos de cálcio forem suficientes.

O Institute of Medicine preconiza que a ingestão de fósforo na gestação deve ser mantida, ou seja, tanto as gestantes como as mulheres não grávidas e as lactantes devem ingerir cerca de 700 mg de fósforo por dia. Essa relação é alterada quando a gestante é adolescente: nesse caso, a ingestão diária desse micronutriente deve ser de 1.250 mg.

Em relação ao magnésio, sabe-se que o bebê possui cerca de 1 g de magnésio ao nascer e que esse montante é adquirido da mãe, principalmente nos dois últimos trimestres de gestação, a uma taxa de 6 mg/dia. A absorção de magnésio da dieta é de 50%, portanto, um incremento extra de magnésio durante a gestação é de suma importância para cobrir as necessidades do feto e da mãe. O magnésio possui importante papel no desenvolvimento esquelético e na manutenção do potencial elétrico dos nervos e da membrana muscular. Atua como cofator enzimático em muitas reações do organismo, principalmente na produção de energia (ATP), na replicação do DNA e na síntese de RNA. Os Estados Unidos, a Comunidade Europeia e o Canadá recomendam ingestão extra de magnésio a gestantes (Tab. 8.3). No entanto, o Reino Unido afirma que as adaptações fisiológicas durante a gestação suprem as necessidades do feto e da gestante, não havendo necessidade de recomendação extra.

O leite materno contém cerca de 28 a 40 mg/L de magnésio, ou cerca de 30 mg em 750 mL/dia, de leite secretado. As recomendações de magnésio a lactantes estabelecem um adicional que varia de 50 a 75 mg/d além do normal recomendado às gestantes.

Quanto ao iodo, o incremento de 50 a 75 µg/dia para gestantes garantirá a demanda extra do feto e compensará a perda desse micronutriente pela urina, causado pelo aumento do *clearance* renal durante a gestação. O incremento de

50 $\mu$g/dia para lactantes se baseia na estimativa das necessidades do bebê e não nas perdas de iodo via leite materno.

A OMS estima que 20 milhões de pessoas em todo o mundo apresentem lesões cerebrais em consequência da deficiência materna de iodo.

O iodo, responsável pela formação dos hormônios tireoidianos, é um importante elemento na manutenção do metabolismo, no desenvolvimento e na maturação do cérebro. A deficiência materna de iodo pode ocasionar hipotireoidismo no feto, o denominado "cretinismo", alteração essa associada a um severo retardo mental. As manifestações do cretinismo incluem surdez, baixa estatura e espasticidade, dependendo do período da gestação em que o problema se instala. O cretinismo pode ser prevenido pela administração de iodo antes ou durante os três primeiros meses de gestação.

Alguns alimentos, como repolho, nabo, brócolis, mandioca, milho, broto de bambu, batata-doce e feijões tipo lima, contêm substâncias goitrogênicas, os cianoglicosídeos que, em excesso, podem inibir o transporte ativo de iodo.

Como forma de conter as doenças provocadas pela deficiência de iodo, o Ministério da Saúde estabeleceu, há aproximadamente 30 anos, o enriquecimento do sal de cozinha com 20 a 60 mg de iodo por kg de produto.[20]

O ferro no leite materno apresenta-se em uma concentração que varia de 0,2 a 0,9 mg/L, circulando junto com uma proteína chamada lactoferrina, que é sintetizada pelas células alveolares mamárias. Nos primeiros seis meses de aleitamento, a quantidade de ferro secretada no leite é de cerca de 50 mg, o equivalente a aproximadamente metade do que seria perdido de ferro com a menstruação em seis meses. As recomendações de ferro oscilam entre 9 e 30 mg, dependendo muito da dieta. Sugere-se às lactantes o aumento de consumo de cereais, carnes, peixes e verduras.

Geralmente, o consumo dietético de zinco é abaixo do recomendado para gestantes e lactantes, mesmo em países industrializados. A deficiência de zinco está associada à malformação do feto e ao baixo peso ao nascer. A suplementação de zinco é, portanto, recomendada a gestantes e lactantes que consomem dieta inadequada em alimentos fontes de zinco (p. ex.: carne, frango, leite e derivados), fumantes, dependentes de drogas e nos casos de gestação múltipla. Para compensar a pobre absorção de zinco da dieta (20% a 50%), é recomendado à gestante o consumo dietético de cerca de 3,4 a 20 mg/dia de zinco ao longo da gestação, dependendo da dieta. Há uma alta probabilidade de o baixo consumo de zinco da dieta estar associado a um inadequado consumo de proteínas e ferro. Entretanto, a suplementação de ferro também pode inibir a absorção de zinco, principalmente em níveis superiores a 30 mg/dia de ferro.

A concentração de zinco no início da lactação é alta (2 a 3 mg/L) decrescendo significativamente durante os três primeiros meses após o parto (0,9 mg/L). Alguns estudos em animais indicam que a absorção de zinco é aumentada durante a lactação, independentemente das reservas de zinco da mãe. As necessidades de zinco da nutriz podem ser supridas pela involução do útero e reabsorção óssea após o nascimento, associado ao zinco da dieta. Assim, a recomendação dietética de zinco para lactantes varia entre 12 a 19 mg/dia para os primeiros seis meses de lactação e de 12 a 17,5 mg/dia para os demais meses, dependendo da dieta.

Estudos epidemiológicos têm mostrado associação entre deficiência de zinco e sintomas de estresse e depressão. Em estudo recente, observou-se a redução dos níveis de estresse nos sintomas de depressão nas gestantes que ingeriram mais zinco pela dieta. No entanto, é necessário maior número de estudos com gestantes para estabelecer o papel do zinco como possível ferramenta de auxílio nos sintomas de depressão.

O selênio tem importante papel na formação da enzima glutationa peroxidase que, juntamente com a vitamina E, a catalase e a superóxido dismutase, são componentes indispensáveis ao sistema de defesa antioxidante do organismo. Por meio de um grupo de enzimas, as selenoproteínas, participa da síntese do hormônio tri-iodotironina, a partir da tiroxina. Quantidades plasmáticas reduzidas de selênio no final do primeiro trimestre de gestação foram associadas à ruptura precoce das membranas e ao nascimento do bebê prematuro.[21] A eficiência do organismo em absorver selênio da dieta é de cerca de 55% a 65%, porém os níveis de selênio no alimento dependem do solo e da região em que o alimento foi plantado.

A concentração de selênio no músculo esquelético é de cerca de 0,3 para 1,2 $\mu$g/g de proteína. Sabendo-se que durante a gestação há um aumento de proteínas, em consequência, há um aumento das necessidades de selênio. A OMS recomenda um incremento diário de selênio durante a gestação e a lactação equivalente a 4 e 16 $\mu$g à necessidade normal da gestante e lactante, respectivamente, ao longo do tempo.

O cobre faz parte de muitas enzimas do organismo, incluindo a citocromo oxidase e a superóxido dismutase, que estão envolvidas em reações metabólicas, como a utilização de oxigênio durante a respiração celular e a utilização de energia. Também faz parte da síntese de proteínas, principalmente dos tecidos conjuntivos do esqueleto e vasos sanguíneos, e da síntese de compostos neuroativos do sistema nervoso. É estimado que o organismo contenha cerca de 80 mg de cobre, com maiores concentrações no fígado e no cérebro. A concentração de cobre no fígado do recém-nascido é alta, para suprir os níveis de cobre necessários aos primeiros dois meses de vida pós-parto, quando a ingestão de leite materno é relativamente pequena.

Em razão da adaptação metabólica da gestante, não se considera que a gravidez aumente a necessidade dietética de cobre, porém se preconiza incremento diário nas dietas das lactantes para suprir a necessidade durante a fase de lactação (Tab. 8.4).

## Tabela 8.4. Recomendações de consumo diário de minerais e eletrólitos durante a lactação

| Recomendação | Ca (mg) | P (mg) | Mg (mg) | Fe (mg) | Zn (mg) | I (µg) | Se (µg) | Cu (µ) |
|---|---|---|---|---|---|---|---|---|
| WHO/FAO (2002) | 1.000 | NR | 270 | 15[a] | 9,5[A] 8,8[B] 7,2[C] | 200 | 35 42 | NR |
| EURRECA (média das recomendações dos países) | 1.100 | 930 | 330 | 15 | 12 | 200 | 65 | 1,3 |
| Reino Unido (1991) | 700 + 550 | 550 + 440 | 270 + 50 | NR | 7 + 6 7 + 2,5 | NR | 60 + 15 | 1,2 + 0,3 |
| Estados Unidos (2001, 2010) | 1.000 | 700 | 310* | 9 | 12 | 290 | 70 | 1.300 |

[A]: 0 a 3 meses; disponibilidade moderada; [B]: 3 a 6 meses; disponibilidade moderada; [C]: 6 a 12 meses; disponibilidade moderada; [a]: disponibilidade de 10%; *: mulheres entre 19 e 30 anos; NR: nenhuma recomendação.

Fontes: FAO/WHO, 2002; Beaton, 2000; EURRECA, acesso em junho de 2013; COMA, 1991; Institute of Medicine, 2010; Institute of Medicine, 2001.[12-17]

## AS NECESSIDADES DE VITAMINAS SÃO AUMENTADAS NA GESTAÇÃO E NA LACTAÇÃO?

Durante a gestação e a lactação, as concentrações de nutrientes circulantes são geralmente diminuídas por uma expansão do volume sanguíneo (principalmente do plasma), embora a quantidade total circulante possa estar aumentada. Em geral, as vitaminas hidrossolúveis e seus metabólitos estão presentes em menores quantidades em mulheres gestantes, em comparação com as não gestantes; o inverso ocorre em relação às vitaminas lipossolúveis (vitaminas A, D, E e K). As alterações metabólicas (induzidas por hormônios), as mudanças do volume plasmático, da função renal e dos padrões de excreção urinária fazem com que a avaliação das necessidades nutricionais na gestação seja um pouco complicada, embora se saiba que estejam aumentadas. As tabelas 8.5 e 8.6 apresentam as recomendações de vitaminas para gestantes e lactantes, de acordo com diferentes referências.

Durante a gestação, particularmente no último trimestre, existe uma utilização aumentada da vitamina C. Assim, para atender à demanda fetal, é preconizado o incremento de 10 mg de vitamina C, além da recomendação normal para a mulher adulta. O leite materno secreta 20 mg/dia de vitamina C, fazendo com que a necessidade dessa vitamina para a lactante esteja aumentada. Portanto, de acordo com as várias recomendações em diferentes países, isso perfaz uma variação de 40 a 95 mg/dia (Tab. 8.5). Estudos metabólicos sobre a tiamina (vitamina B1) mostram que há um aumento da excreção dessa vitamina durante a gestação. A recomendação de tiamina durante a gestação que está associada ao metabolismo energético varia entre 95 a 120 $\mu$g MJ$^{-1}$ (0,4 a 0,5 por 1.000 kcal). A necessidade extra de riboflavina durante a gestação é de cerca de 0,3 mg/dia para garantir o aumento da atividade da glutationa redutase eritrocitária. Apesar do ajuste fisiológico no aumento de conversão do triptofano à niacina, é recomendado um adicional de 2 mg/dia de niacina, em razão do aumento das necessidades de energia.

A necessidade de piridoxina (vitamina B6) é aumentada durante a gestação, particularmente no terceiro trimestre, e está relacionada com o aumento da necessidade de proteína, recomendando-se um adicional de 0,15 a 0,6 mg/dia. Também é recomendado um incremento de 0,2 a 0,4 $\mu$g de cobalamina (vitamina B12) para atender à demanda da gestação.

A elucidação das mudanças induzidas pela gestação nos hormônios calciotrópicos (responsáveis pelo equilíbrio do cálcio) deixa mais claro o papel da vitamina D. Na gestação, as mudanças no metabolismo da vitamina D, decorrentes principalmente da produção uterina de calcitriol, não parece alterar a necessidade materna dessa vitamina. Como a transferência de vitamina D da mãe para o feto é importante para manter o crescimento fetal, a suplementação não é desencorajada. Assim, para assegurar a adequada absorção de cálcio, é recomendado um incremento entre 2,5 a 10 $\mu$g/dia (ou 400 UI) de vitamina D.

Em virtude do aumento metabólico durante a gestação, podendo ocasionar aumento da produção de radicais livres, há necessidade de um incremento de vitamina E de cerca de 2 mg de alfatocoferol por dia, de acordo com a recomendação canadense.

Em razão da escassez de estudos em relação à necessidade dietética de vitamina K, adota-se a recomendação norte-americana de 65 $\mu$g/dia ou cerca de 1 $\mu$g/kg/dia para não gestantes, gestantes e lactantes (Tabs. 8.5 e 8.6).

Algumas mulheres talvez possam ingerir, através da alimentação, todas as vitaminas e minerais de que necessitam. No entanto, mulheres desnutridas, estressadas, fumantes, alcóolatras, adolescentes, portadoras de certas doenças crônicas e as que ingerem uma dieta não balanceada necessitam, obrigatoriamente, de suplementação com vitaminas e minerais. A gestante vegetariana, embora saudável, apresenta um risco maior de desenvolver anemia, secundária à deficiência de vitamina B12.

# 130 NUTRIÇÃO: FUNDAMENTOS E ASPECTOS ATUAIS

## Tabela 8.5. Recomendações de consumo diário de vitaminas durante a gestação

| Recomendação | Trimestre gestacional | Vit. A (ER[a]) | Vit. D (µg) | Vit. E (mg α-Te[b]) | Vit. K (µg) | Vit. C (mg) | Vit. B1 (mg) | Vit. B2 (mg) | Niacina (EN[d]) | Vit. B6 (mg) | Folato (µg/dia) | Vit. B12 (µg) |
|---|---|---|---|---|---|---|---|---|---|---|---|---|
| WHO/FAO (2002) | 1º | 800 | 5 | NR | 55 | 55 | 1,4 | 1,4 | 18 | 1,9 | 600 | 2,6 |
| | 2º | 800 | 5 | NR | 55 | 55 | 1,4 | 1,4 | 18 | 1,9 | 600 | 2,6 |
| | 3º | 800 | 5 | NR | 55 | 55 | 1,4 | 1,4 | 18 | 1,9 | 600 | 2,6 |
| EURRECA (média das recomendações dos países) | 1º | 800 | 10 | 10 | 60* | 85 | 1,4 | 1,55 | 17[c] | 1,9 | 500 | 2,6 |
| | 2º | 800 | 10 | 10 | 60 | 85 | 1,4 | 1,55 | 17 | 1,9 | 500 | 2,6 |
| | 3º | 800 | 10 | 10 | 60 | 85 | 1,4 | 1,55 | 17 | 1,9 | 500 | 2,6 |
| Reino Unido (1991, 2007) | 1º | 700 | 10 | NR | NR | 50 | 0,8 | 1,4 | 13 | 1,2 | 600 | 1,5 |
| | 2º | 700 | 10 | NR | NR | 50 | 0,8 | 1,4 | 13 | 1,2 | 200 | 1,5 |
| | 3º | 700 | 10 | NR | NR | 50 | 0,8 | 1,4 | 13 | 1,2 | 200 | 1,5 |
| Estados Unidos (2001, 2010) | 1º | 770 | 15 | 15 | 90 | 85 | 1,4 | 1,4 | 18[c] | 1,9 | 600 | 2,6 |
| | 2º | 770 | 15 | 15 | 90 | 85 | 1,4 | 1,4 | 18 | 1,9 | 600 | 2,6 |
| | 3º | 770 | 15 | 15 | 90 | 85 | 1,4 | 1,4 | 18 | 1,9 | 600 | 2,6 |

*: valores mínimos e máximos, quando a média não é fornecida pelo programa Nutri-RecQuest (EURRECA); [a] ER: equivalente em retinol; [b] α-Te: alfatocoferol; [c] mg/dia; [d] EN: equivalente em niacina (1 EN = 1 mg ou 60 mg de triptofano dietético).

Fontes: FAO/WHO, 2002; EURRECA, acesso em junho de 2013; COMA, 1991; Institute of Medicine, 2010; Institute of Medicine, 2001; Foods Standards Agency, 2007.[12,14-17,22]

## Tabela 8.6. Recomendações de consumo diário de vitaminas durante a lactação

| Recomendação | Vit. A (ER[a]) | Vit. D (µg) | Vit. E (mg α-Te[b]) | Vit. K (µg) | Vit. C (mg) | Vit. B1 (mg) | Vit. B2 (mg) | Niacina (EN[d]) | Vit. B6 (mg) | Folato (µg/dia) | Vit. B12 (µg) |
|---|---|---|---|---|---|---|---|---|---|---|---|
| WHO/FAO (2002) | 850 | 5 | NR** | 55 | 70 | 1,5 | 1,6 | 17 | 2 | 500 | 2,8 |
| EURRECA (média das recomendações dos países) | 1200 | 10 | 12 | 60* | 110 | 1,5 | 1,7 | 17[c] | 2 | 500 | 2,8 |
| Reino Unido (1991, 2007) | 600 + 350 | 10 | NR | NR | 40 + 30 | 0,8 + 0,2 | 1,1 + 0,5 | 13 + 2 | NR | 200 | 1,5 + 0,5 |
| Estados Unidos (2001) | 1300 | 5 | 19 | 90 | 120 | 1,4 | 1,6 | 17[c] | 2 | 500 | 2,8 |

*: valores mínimos e máximos, quando a média não é fornecida pelo programa Nutri-RecQuest (EURRECA); **NR: nenhuma recomendação; [a] ER: equivalente em retinol; [b] α-Te: alfatocoferol; [c] mg/dia; [d] EN: equivalente em niacina (1 EN = 1 mg ou 60 mg de triptofano dietético).

Fontes: FAO/WHO, 2002; EURRECA, acesso em junho de 2013; COMA, 1991; Institute of Medicine, 2010; Institute of Medicine, 2001; Foods Standards Agency, 2007.[12,14-17,22]

## DEVE-SE UTILIZAR A SUPLEMENTAÇÃO COM VITAMINA A NA GESTAÇÃO E NA LACTAÇÃO?

Durante a gestação e a lactação, a ingestão diária recomendada de vitamina A sofre um acréscimo de 37% a 67%, em relação à recomendação preconizada pela FAO/OMS (2002)[12] de 270 µg RE/dia para mulheres em idade reprodutiva.

Tanto a deficiência severa de vitamina A quanto o excesso podem provocar malformações do feto. Apesar de não existirem estudos conclusivos no homem, é contraindicada a ingestão de altas doses de vitamina A na gestação, ou mesmo da utilização tópica de vitamina A para tratamento de pele (vitamina A na forma de ácido retinoico). A isotretinoína, um dos retinoides mais utilizados para tratamento dermatológico de acne juvenil, apresenta, de acordo com alguns estudos, uma prevalência de 15% a 45% de teratogenicidade para o feto, afetando principalmente a face, o sistema nervoso central e o coração, além de provocar aborto espontâneo em 20% a 30% dos casos.

A vitamina A apresenta-se em produtos de origem animal (retinol) e vegetal (carotenoides). Os alimentos fontes de origem animal são fígado, óleo de fígado de peixes (p. ex.: tubarão, bacalhau etc.), manteiga, gema de ovo e queijo. Os alimentos fontes de origem vegetal incluem manga, mamão, buriti, óleo de palmeiras (p. ex.: óleo de dendê), cenoura, tomate, vegetais de folhas verde-escuras, batata doce etc. Sabe-se que um equivalente de retinol (ER) corresponde a 1 $\mu$g de retinol, 6 $\mu$g de betacarotenos e 12 $\mu$g de outros carotenoides (Quadro 8.1).

### Quadro 8.1. Equivalente de retinol

| |
|---|
| 1 ER = 1 $\mu$g de todos trans-retinóis [livres ou como componentes do retinil (retinil-éster)] |
| 1 ER = 3,33 UI de vitamina A ou 3,5 nmol de retinol ou retinil éster |
| 1 ER = 6 $\mu$g de todos trans-betacarotenos ou 12 $\mu$g de outros pró-vitaminas A carotenoides (10 UI de pró-vitaminas A carotenoides) |

Fonte: adaptado de Furr, 1998.[23]

As gestantes/lactantes que ingerem uma dieta balanceada, mesmo que vegetarianas, não necessitam de suplementação com vitamina A, desde que em seu cardápio constem alguns dos alimentos já citados. No Reino Unido, desde 1995, é contraindicado o consumo de fígado durante a gestação em virtude da elevada quantidade de vitamina A nesse alimento, considerando-se que a vitamina A em doses elevadas pode ser teratogênica para o feto. A OMS preconiza a utilização da suplementação de 200.000 UI de vitamina A para lactantes, que enriquecerá o leite materno e garantirá o aporte dessa vitamina nas áreas de risco (países onde a dieta sabidamente é bastante pobre em vitamina A).

## Por que em alguns países é enfatizada a importância do consumo de folato no período inicial da gestação?

A maioria das gestantes, tanto em países desenvolvidos como subdesenvolvidos, ingere de 200 a 250 $\mu$g de folato ao dia. No entanto, as necessidades diárias de folato durante a gestação são de 600 $\mu$g/dia (Tab. 8.5) segundo o Institute of Medicine e a FAO/OMS.

O folato é uma vitamina essencial para a divisão celular, precursor de vários e importantes cofatores enzimáticos e é um importante nutriente em toda a gestação. A deficiência crônica de folato resulta em anemia megaloblástica e foi associado ao sangramento no terceiro trimestre, aborto, descolamento da placenta, prematuridade, baixo peso do bebê ao nascer e hipertensão gestacional; sua prevenção é uma importante medida de saúde pública.

No Brasil, a fortificação de farinhas com ferro e ácido fólico, resolução RDC número 344 do Ministério da Saúde, de 13 de dezembro de 2002, estabelece que, a partir de dezembro de 2004, todos os alimentos produzidos com farinhas de trigo e milho serão obrigatoriamente enriquecidos.

Estudos mais recentes mostram que o folato é crucial na fase inicial da gestação. Uma ingestão inadequada de folato na fase de fechamento do tubo neural (em torno de 28 dias após a concepção) parece aumentar o risco de defeitos do tubo neural, como espinha bífida, anencefalia etc.

Em razão de o folato exercer uma importante influência no início da gestação, a necessidade dessa vitamina pode ocorrer antes mesmo que a mulher perceba que está grávida. Considerando-se que grande parte das gestações não é planejada (e essas gestações têm menor chance de serem diagnosticadas em uma fase precoce), alguns profissionais da área de saúde advertem que as mulheres em idade de procriação devem consumir uma quantidade suficiente de folato.

Os alimentos ricos em folato são os vegetais de folhas verdes, feijão, lentilha, soja e algumas frutas. Esses alimentos, em sua maioria, não são popularmente consumidos e, como o folato é facilmente destruído pela ação da fervura, a quantidade de folato que chega à mesa é questionável.

## É perigoso adquirir infecção alimentar durante a gestação? Que alimentos devem ser evitados?

Na gestação, existe risco para certas infecções transmitidas através da alimentação, como listeriose, salmonelose e toxoplasmose.

### Listeriose

Causada pela bactéria *Listeria monocytogenes*. As gestantes possuem uma chance 12 vezes maior de serem acometidas pela listeriose em relação à população em geral. Embora a gestante não manifeste sintomas preocupantes, as probabilidades de aborto e parto prematuro são grandes, em função da invasão da placenta pela bactéria atingindo o feto, que ainda não possui um sistema imunológico capaz de se defender do patógeno. Considera-se que 85% a 95% dos casos de listeriose são originários da contaminação alimentar, especialmente alimentos prontos para o consumo (contaminação acontece pelos equipamentos utilizados na indústria). As gestantes são aconselhadas a evitar alimentos com maior chance de conter a *Listeria*, como o leite não pasteurizado, queijos macios, vegetais crus e alimentos pré-cozidos, como flans, tortas etc.

## Salmonelose

A infecção pela salmonela pode ocasionar gastroenterite. A bactéria salmonela está presente em ovo cru consumido em sobremesas ou maioneses caseiras. As gestantes devem assegurar-se de que os ovos comprados sejam frescos, armazenados na geladeira e cozidos antes de consumidos.

## Toxoplasmose

Essa infecção resulta de um parasita encontrado nas fezes de gato, no solo, na carne crua e no leite não pasteurizado. Na gestação, ela pode resultar em anomalias fetais severas, incluindo retardo mental e cegueira. As medidas preventivas são a higiene alimentar, como lavagem de mãos, armazenamento adequado dos alimentos e prevenção da contaminação de alimentos.

## O DIABETES GESTACIONAL PODE OCASIONAR PROBLEMAS NO FETO?

A regulação dos níveis plasmáticos de glicose é de extrema importância para a gestante com *diabetes mellitus* ou com diabetes gestacional. Quando os níveis de glicose estão elevados (hiperglicemia), ocorre elevação dos níveis glicêmicos no feto, estimulando a secreção de insulina e aumentando as necessidades de oxigênio para metabolizar o excesso de glicose. Os baixos níveis de oxigênio, resultantes da oxidação de glicose, ocasionam um aumento do número de hemácias fetais.

A hiperglicemia nas seis a oito primeiras semanas de gestação é associada a um risco quatro a dez vezes maior de malformações congênitas; na fase final da gestação, é associada à hipoglicemia, ao aumento da mortalidade perinatal, à prematuridade e ao abortamento espontâneo. O aumento dos níveis de insulina fetal atua como um fator de crescimento, resultando em macrossomia (recém-nascido com peso maior que 4.000 g), e posteriormente em maior risco de apresentar obesidade e diabetes na adolescência e idade adulta.

Todos os problemas decorrentes da hiperglicemia no período gestacional podem ser evitados com um perfeito controle dos níveis plasmáticos de glicose através da dieta e da insulinoterapia. A utilização de hipoglicemiantes orais é contraindicada durante a gestação.

O ideal é que a glicemia (dosagem plasmática de glicose) seja determinada como rotina em todas as gestantes com idade gestacional entre 24 a 28 semanas.

## QUANDO EXISTE HISTÓRIA FAMILIAR DE HIPERTENSÃO ARTERIAL DURANTE A GESTAÇÃO, DEVE-SE RESTRINGIR O USO DE SAL NA DIETA?

A hipertensão arterial induzida pela gestação (hipertensão gravídica), previamente denominada toxemia gravídica, inclui a pré-eclâmpsia (hipertensão com perda de proteínas através da urina e/ou edema) e a eclâmpsia.

Vários estudos relacionam a hipertensão gravídica com fatores nutricionais, incluindo obesidade, alta ingestão de sódio e ingestão inadequada de vitamina B6, zinco, cálcio, magnésio e proteínas. No entanto, recentemente, a OMS (2011)[24] publicou recomendações para a prevenção e tratamento da pré-eclâmpsia e eclâmpsia, e considerou-se que não há evidências que justifiquem a restrição da ingestão de sal e as suplementações da vitamina D e C para prevenção da pré-eclâmpsia e suas complicações. Em contrapartida, em regiões nas quais a ingestão de cálcio é baixa, a suplementação de 1,5 a 2 g de cálcio por dia é recomendada para a prevenção de pré-eclâmpsia, principalmente nas mulheres que tem risco para o desenvolvimento da doença (pré-eclâmpsia em gestações anteriores, diabetes, pressão alta, doença renal, doenças autoimunes e gestações múltiplas).

## QUAL O MAIOR PERIGO EM INGERIR ÁLCOOL DURANTE A GESTAÇÃO?

A ingestão de álcool durante a gestação está relacionada ao aparecimento de uma síndrome no feto caracterizada por retardo de crescimento pré e pós-natal, anomalias do sistema nervoso central e/ou da face e outros defeitos ao nascimento.

A incidência dessa síndrome é de 10% em mulheres que consomem de 1,5 a 8 drinques/semana e de 30% a 40% nas que consomem mais que oito drinques/semana, definindo-se um drinque padrão como sendo aproximadamente 355 mL de cerveja, 148 mL de vinho ou 44 mL de outras bebidas alcoólicas.

Alguns pesquisadores desaconselham qualquer ingestão de álcool durante a gestação, alegando que, mesmo em baixas dosagens, o álcool pode ser nocivo ao feto.

## QUAL É A DIFERENÇA ENTRE AS NECESSIDADES ENERGÉTICAS NA GESTAÇÃO E LACTAÇÃO? O ESTADO NUTRICIONAL MATERNO AFETA A LACTAÇÃO? POR QUANTO TEMPO A MULHER DEVE AMAMENTAR SEU FILHO?

O custo energético da amamentação deve ser adicionado às necessidades energéticas da mulher, se a atividade física permanecer a mesma. Assim, as necessidades nutricionais na lactação são até mesmo maiores que na gestação. Em caso de amamentação exclusiva, os gastos energéticos da amamentação são de aproximadamente 626 calorias por dia, considerando a produção de 749 g de leite. A amamentação parcial, dos 6 aos 24 meses após o parto, seria de 461 calorias por dia, baseado em uma produção de 550 g de leite.

O acúmulo do tecido de gordura que ocorre durante a gestação irá cobrir parte dos gastos energéticos da lactação. No entanto, a mobilização das reservas energéticas na lactação não é regra e dependerá muito do estado nutricional materno antes da concepção e do ganho de peso durante a gestação. A mudança do peso materno é maior nos três primeiros meses de lactação e maior ainda nas mulheres que amamentam exclusivamente. Em mulheres bem nutridas, Butte e King (2005)[2] estimam que a perda mensal chega a 5.207 calorias.

Em relação à lactação, somente para as mães excessivamente desnutridas parece ocorrer um prejuízo. De maneira geral, o fracasso na lactação está mais relacionado a uma técnica inadequada de amamentação, falta de apoio educativo, fatores culturais, trabalho materno e ausência de creches.

Apesar das dificuldades em avaliar a quantidade de leite produzida diariamente durante a fase de amamentação, a maioria das mulheres produz cerca de 400 mL/dia nas primeiras semanas após o parto, podendo atingir 800 mL/dia nas semanas seguintes.

Em relação ao tempo em que a gestante deve amamentar seu filho, este parece depender mais de mecanismos hormonais do que propriamente de fatores nutricionais. Enquanto a criança estiver sugando os seios da mãe, ela produzirá leite. Entretanto, após os 6 meses, o aleitamento materno exclusivo não é suficiente, devendo-se introduzir outros alimentos na dieta infantil.

## QUANDO A CRIANÇA AMAMENTADA NÃO GANHA PESO, PODE-SE PENSAR QUE O LEITE É FRACO?

O crescimento da criança é uma medida indireta da quantidade e da qualidade do leite materno. No entanto, outros fatores estão envolvidos, incluindo-se a técnica de amamentação. Algumas crianças não conseguem sugar quantidades adequadas de leite materno por problemas na "pega" correta da auréola e do mamilo, apesar de a mãe estar produzindo quantidade adequada de leite.

Estudos referem que as crianças amamentadas exclusivamente ao seio durante os primeiros seis meses de vida mostram um crescimento adequado e menor prevalência de doenças do que as crianças em aleitamento artificial ou com aleitamento misto.

O ideal é que durante o pré-natal os seios sejam devidamente preparados para o aleitamento e as futuras mães, orientadas em relação a todo o processo da lactação, para que a ansiedade materna não venha a prejudicar o bem-estar da criança.

## O CAFÉ, QUANDO INGERIDO DURANTE A GESTAÇÃO, PODE AFETAR O CRESCIMENTO DO FETO?

A cafeína, quando ingerida durante a gestação, demora um maior número de horas para ser removida da corrente sanguínea materna, podendo persistir no feto por até 97 horas. O impacto da presença dessa substância no organismo fetal por um período prolongado de tempo ainda é desconhecido.

Os estudos relacionando abortamento, morte neonatal e baixo peso ao nascimento – BPN (prematuridade e/ou retardo de crescimento intrauterino) com a ingestão de cafeína durante a gravidez é controverso. Em estudo recente com 59.123 gestantes, verificou-se que a ingestão materna de cafeína foi consistentemente associada ao menor peso ao nascimento e a maior chance de nascimentos de bebês pequenos para idade gestacional.[25] Em estudo de revisão recente,[26] observou-se que a restrição materna da ingestão de cafeína durante os segundos e terceiros trimestres da gestação não teve efeito no peso ao nascimento e na idade gestacional. Apesar de controverso, é desaconselhado o consumo exagerado de cafeína durante a gestação, incluindo o café e determinados tipos de chás, refrigerantes à base de cola, chocolate e outras substâncias contendo cafeína durante a gestação, principalmente uma ingestão de cafeína acima ou igual a 600 mg/dia.

## ALGUNS ALIMENTOS DA DIETA MATERNA PODEM INFLUENCIAR O DESCONFORTO CAUSADO POR CÓLICAS NOS BEBÊS AMAMENTADOS COM LEITE MATERNO?

A cólica do bebê é responsável por 10 a 20% das visitas ao pediatra nas primeiras semanas de vida e pode levar à exaustão dos pais e ao estresse. Estudos tem mostrado que a dieta materna hipoalergênica pode reduzir a cólica dos bebês nos primeiros meses de vida. Hill et al. (2005)[27] observaram que a mudança da dieta materna controle para a hipoalergênica (eliminação de laticínios, ovos, amendoim, castanhas, nozes, trigo, soja e peixe) reduziu em 37% a cólica dos bebês amamentados. Em revisão sistemática realizada recentemente,[28] os autores confirmaram a importância da dieta hipoalergênica para a redução dos sintomas da cólica em bebês amamentados.

## NA GESTAÇÃO E NA LACTAÇÃO É COMUM OCORREREM NÁUSEAS, VÔMITOS, AZIA E CONSTIPAÇÃO INTESTINAL?

Em um período precoce da gestação podem ocorrer náuseas e vômitos, seguidos por um desaparecimento espontâneo dos sintomas e retorno do apetite. Pequenas refeições secas, frequentes, de carboidratos facilmente digeríveis e pobres em gorduras, são mais bem toleradas. Para obtenção de um alívio desses problemas, deve-se preconizar a ingestão de alimentos e líquidos em pequenas quantidades, várias vezes ao dia. Quando o vômito é prolongado e persistente (hiperemêse gravídica), a hospitalização é frequentemente indicada para reposição de líquidos e eletrólitos.

A azia é um sintoma comum no último trimestre da gestação, em razão da pressão do útero aumentado sobre o estômago, associada a um relaxamento do esfíncter inferior do esôfago. Para alívio da azia, deve-se comer devagar pequenas quantidades de alimento várias vezes ao dia, evitando-se deitar após as refeições.

As mulheres frequentemente desenvolvem constipação durante a gestação em virtude da diminuição da motilidade intestinal, inatividade física e pressão exercida pelo intestino sobre o útero aumentado. Para obtenção de alívio desse problema, deve-se aumentar a quantidade de fibras (p. ex.: pães, cereais e vegetais com fibras) e frutas secas na dieta. Em casos extremos, deve-se fazer uso de laxantes. Durante a lactação não ocorrem náuseas, vômitos, azia e constipação intestinal. No entanto, deve-se preconizar uma maior hidratação da lactante através da ingestão de água, sucos, leite etc. Normalmente, as próprias mulheres referem mais sede no período de amamentação.

## O ESTADO EMOCIONAL DA MÃE PODE AFETAR O ESTADO NUTRICIONAL DO FETO?

Estudos envolvendo animais demonstram uma associação entre estresse materno e baixo peso na prole. No entanto, só recentemente se observou um interesse no possível impacto do estresse materno na população humana. Uma relação direta entre estresse materno e baixo peso ao nascimento, prematuridade e retardo de crescimento intrauterino pode estar ligada à liberação de catecolaminas, resultando em hipoperfusão placentária e consequente restrição de oxigênio e nutrientes para o feto, ocasionando um prejuízo do crescimento fetal e/ou de parto prematuro. Uma elevação das concentrações de corticosteroides ou opiáceos aumenta a vulnerabilidade a doenças infectocontagiosas (particularmente corioamnionite), um maior grau de reatividade neuromuscular e aumento da secreção de ocitocina. A relação entre estresse materno e baixo peso ao nascimento, prematuridade e retardo de crescimento intrauterino pode ser indireta, considerando-se que mulheres estressadas podem fazer maior uso de cigarros, álcool e café. Existem escassos estudos prospectivos avaliando a associação entre estresse materno, e só um deles realizado no Brasil. A maioria desses estudos aponta que o estresse durante a gestação apresenta associação importante com o peso ao nascimento e com a IG (idade gestacional), mas não com o retardo de crescimento intrauterino (peso ao nascimento por IG menor ou igual ao percentil 10 da curva de Williams). Aparentemente, a mãe que apresenta estresse psicológico, particularmente no quinto ou/e sexto mês de gestação, está mais sujeita a dar à luz a um bebê com baixo peso ao nascimento (peso menor que 2.500 g) e a um bebê prematuro (IG menor que 37 semanas).

## REFERÊNCIAS BIBLIOGRÁFICAS

1. Ross AC, Caballero B, Cousins RJ et al. Modern nutrition in health and disease. Philadelphia: Lippincott Williams & Wilkins, 2012. 1616p.
2. Butte NF, King JC. Energy requirements during pregnancy and lactation. Public Health Nutr. 2005;8:1010-27.
3. World Health Organization. Report of a joint FAO/WHO/UNU Expert Consultation. Human Energy Requirements. Rome: WHO, 2001.
4. Scientific Advisory Committee on Nutrition. Dietary Reference Values for Energy. London: SACN, 2011.

5. Institute of Medicine. Dietary References Intakes for energy, carbohydrate, fiber, fatty acids, cholesterol, protein, and amino acids (macronutrients). Food and Nutrition Boards. Washington, DC: National Academic Press, 2005.
6. van Raaij JM, Vermaat-Miedema SH, Schonk CM. Energy requirements of pregnancy in The Netherlands. Lancet. 1987;2:953-5.
7. Institute of Medicine. Weight Gain During Pregnancy: Reexamining the Guidelines. Food and Nutrition Board and Board on Children, Youth and Families. Washington, DC: National Academic Press, 2009.
8. Bhattacharya S, Campbell DM, Liston WA et al. BMC Public Health. 2007;7:168.
9. World Health Organization. Report of a joint FAO/WHO/UNU Expert Consultation. Protein and amino acid requirements in human nutrition. Geneva: WHO, 1985.
10. Cortês MH, Vasconcelos IAL, Coitinho DC. Prevalência de anemia ferropriva em gestantes brasileiras: uma revisão dos últimos 40 anos. Rev Nutr. 2009;22:409-18.
11. Alwan NA, Greenwood DC, Simpson NA et al. Dietary iron intake during early pregnancy and birth outcomes in a cohort of British women. Hum Reprod. 2011;26(4):911-9.
12. World Health Organization. Report of a joint FAO/WHO Expert Consultation. Human vitamin and mineral requirements. Bangkok: WHO, 2002.
13. Beaton GH. Iron needs during pregnancy: do we need to rethink our targets? Am J Clin Nutr, 2000;72 (Suppl):265S-71S.
14. EURRECA. Nutri-RecQuest: Eurreca micronutrient database. European Micronutrient Recommendations Aligned. Acesso em: 09 de junho de 2011. Disponível em: http://www.serbianfood.info/eurreca/.
15. Committee of Medical Aspects of Food Policy (COMA). Dietery Reference Values for food energy and nutrients for the United Kingdom, 1991.
16. Institute of Medicine. Dietary Reference Intakes for Calcium and Vitamin D. Report Brief. Washington, DC: National Academies Press, 2010.
17. Institute of Medicine. Dietery Reference Intakes for Vitamin A, Vitamin K, Arsenic, Boron, Chromium, Copper, Iodine, Iron, Manganese, Molybdenum, Nickel, Silicon, Vanadium, and Zinc. Food and Nutrition Boards. Washington, DC: National Academies Press, 2001.
18. Institute of Medicine. Dietary Reference Intakes for Water, Potassium, Sodium, Chloride, and Sulfate. Food and Nutrition Boards. Washington, DC: National Academies Press, 2005.
19. Hofmeyr GJ, Duley L, Atallah A. Dietary calcium supplementation for prevention of pre-eclampsia and related problems: a systematic review and commentary. BJOG. 2007;114:933-43.
20. CGPAN. XIII Reunião Ordinária da Comissão Interinstitucional para Prevenção e Controle dos Distúrbios por Deficiência de Iodo. Ministério da Saúde. Brasília, DF: Coordenação-Geral da Política de Alimentação e Nutrição, 2010.
21. Mariath AB, Bergamaschi DP, Rondó PH et al. The possible role of selenium status in adverse pregnancy outcomes. Br J Nutr. 2011;22:1-11.
22. Foods Standards Agency. FSA nutrient and food based guidelines for UK institutions. London: 2007. Acesso em 8 de junho de 2013. Disponível em: http://www.food.gov.uk/multimedia/pdfs/nutrientinstitution.pdf.
23. Furr HC. Retinol physiology In: Sadler, Strain, Caballero, eds. Encyclopedia of Human Nutrition. London: Academic Press, 1998. p.1708-13.
24. World Health Organization. WHO recommendations for prevention and treatment of pre-eclampsia and eclampsia. Geneva: WHO, 2011.
25. Sengpiel V, Elind E, Bacelis J et al. Maternal caffeine intake during pregnancy is associated with birth weight but not with gestational length: results from a large prospective observational cohort study. BMC Med. 2013;11:42.
26. Jahanfar S, Jaafar SH. Effects of restricted caffeine intake by mother on fetal, neonatal and pregnancy outcome. Cochrane Database Syst Rev. 2013;2:CD006965.
27. Hill DJ, Roy N, Heine RG et al. Effect of a low-allergen maternal diet on colic among breastfed infants: a randomized, controlled trial. Pediatrics. 2005.116(5):e709-15.
28. Iacovou M, Ralston RA, Muir J et al. Dietary management of infantile colic: a systematic review. Matern Child Health J. 2012;16(6):1319-31.

# Alimentação na infância

Maysa Vieira de Sousa ● Miriam Coelho de Souza
Patrícia Helen de Carvalho Rondó

## Introdução

A alimentação exerce papel importante no primeiro ano de vida, em virtude do crescimento e desenvolvimento acelerados que aumentam as necessidades nutricionais. Já nos primeiros dias de vida a criança estabelece, por meio da amamentação relações culturais, familiares e emocionais com o alimento. Para o bebê, essa relação vai muito além do ato de se alimentar, envolvendo seu sentimento de proteção, interligado ao sentimento materno. A dimensão afetiva da alimentação engloba a criação e manutenção de formas de sociabilidade ricas e prazerosas, ou mesmo não prazerosas e catastróficas, que repercutirão futuramente, manifestando-se como um distúrbio alimentar e/ou comportamental. A relação inicial afetiva com o alimento, uma vez aprendida, será levada por toda vida. Entretanto, será a todo o tempo recriada de acordo com a pessoa e seu meio. A família tem grande importância na manutenção dessa relação emocional com o alimento e a nutrição da criança, estimulando a boa qualidade da dieta por meio de alimentos de diferentes sabores, consistência, aparência, que influencia diretamente no paladar, no gosto e, portanto, na saúde da criança. Nessa relação, aprendem-se valores que serão carregados por toda a vida do indivíduo, influenciando no desenvolvimento da própria personalidade, na possibilidade de conhecer e reconhecer outras pessoas e outros modos de viver iguais ou até diferentes dos seus. Fazer parte de um grupo, identificar-se com alguém, comer o que está na moda, é essencial para a criança, mas principalmente para o adolescente que está se diferenciando em seu desenvolvimento e precisa buscar nos amigos e nos grupos novos exemplos de comportamento e de ideias. O comportamen-

to alimentar, então, abrange procedimentos relacionados às práticas alimentares, como a quantidade que se come, como, quando, onde e com quem se come, interferem na seleção dos alimentos. Os atributos socioeconômicos e culturais também influenciam na formação dos hábitos alimentares da criança e do adolescente, cujos aspectos repercutirão no vigor e na saúde durante as fases adulta e senil.

## Quais são as características de cada estágio da infância?

Durante a fase de zero a 18 meses, recomenda-se o aleitamento materno exclusivo até o sexto mês de vida. O leite materno tem uma composição mais adequada e exige cuidados mais simples em relação aos outros tipos de leite, bem como possui anticorpos e outros fatores para proteger o lactente de infecções, além de fortalecer a relação entre mãe e filho. Após o sexto mês de vida, a dieta do bebê começa a variar, com a introdução gradual de novos alimentos. Nesse estágio, a criança cresce muito rapidamente, tem início o aparecimento dos primeiros cabelos, dos primeiros dentes, a criança começa a balbuciar sílabas e a dar os primeiros passos.

No período de 18 meses a 3 anos, ocorre o desenvolvimento gradual da fala e da linguagem. A velocidade de crescimento da criança diminui quando comparada à fase anterior. A criança corre curtas distâncias, se alimenta sem a ajuda de terceiros, fala palavras com significado (p. ex.: papai, mamãe, carro, entre outras) e desenvolve habilidades.

Dos 3 aos 9 anos de idade, a criança cresce lentamente, em contraste com o crescimento acelerado de outros períodos de seu desenvolvimento, e a partir dos 3 anos começa a desenvolver aspectos básicos de responsabilidade e de independência, preparando-se para o próximo estágio da infância. Nessa fase, as crianças constantemente exploram o mundo à sua volta e são, em geral, muito ativas. Dependendo do meio a que são expostas, se tornam menos egocêntricas à medida que compreendem melhor o mundo ao seu redor e, cada vez mais, identificam que suas ações podem afetar as pessoas com quem convivem; portanto, é uma fase marcada por intenso desenvolvimento psicológico, amadurecimento social, emocional e mental.

No Brasil, os municípios devem se incumbir de oferecer, gratuitamente, a Educação Infantil em creches ou instituições equivalentes para crianças de até 3 anos de idade, e também em pré-escolas, para as de 4 a 5 anos. A partir dessa idade, a criança ingressa no Ensino Fundamental, que é o segundo estágio da Educação Básica no Brasil e deve assegurar ao estudante o desenvolvimento da capacidade de aprender por meio das noções plenas da escrita, leitura e do cálculo. Geralmente nessa fase da vida a maioria das crianças já aprendeu as regras e os padrões dos comportamentos básicos da sociedade. Elas aprendem então a discernir se uma determinada ação é certa ou errada. A vida social da criança passa a ser cada vez mais importante e ela tem vários amigos.

Quanto à dentição da criança, os dentes de leite começam a cair a partir do sexto ano de vida, um por um, até a adolescência. Nesta fase, a velocidade de crescimento é baixa para ambos os sexos, que continuam a ter peso e altura semelhantes.

Embora uma parte da literatura defina a pré-adolescência como a fase final da infância, a OMS (Organização Mundial da Saúde) classifica o pré-adolescente como adolescente. A palavra "adolescência" vem do latim *adolescere*, que significa amadurecer.

A pré-adolescência, que abrange dos 9 aos 13 anos de idade, é um período de intensas mudanças físicas e psicológicas. É um período de transição, confusão, autoconsciência e crescimento, além de mudanças no corpo e na mente. É o início da puberdade, marcada principalmente pelo aumento do ritmo de crescimento corporal e pelo amadurecimento dos órgãos sexuais, com o aparecimento dos primeiros pelos pubianos e das axilas, seguido da primeira menstruação e do crescimento dos seios nas meninas. Nos meninos, a puberdade inicia-se somente mais tarde e é caracterizada por um alto índice de crescimento físico (altura, peso e força muscular), crescimento dos pelos pubianos e das axilas e engrossamento do timbre de voz. A puberdade é iniciada centralmente, sendo impulsionada pelo aumento do GNRH (fator liberador de gonadotrofina), que, por sua vez, estimula a secreção de gonadotrofina pituitária e a produção de hormônios sexuais. Dentre outros fatores, o estado nutricional adequado parece ser requisito central para a iniciação da puberdade. Também nessa fase, os jovens passam a ter mais responsabilidades, ao mesmo tempo que passam a querer e exigir mais respeito de outras pessoas – particularmente dos adultos. A participação em um grupo de amigos que possuem gostos em comum

passa a ser de maior importância. Começam as preocupações com a expectativa de serem aceitos por um grupo ou certas diferenças em relação a outros jovens da mesma faixa etária. Muitas vezes, pré-adolescentes sentem-se rejeitados pela sociedade, o que pode desencadear problemas psicológicos como depressão ou anorexia e outros transtornos. Vale ressaltar que os pré-adolescentes e adolescentes de hoje são conhecidos como geração "net", caracterizados por uma vida de muitos estímulos, oriundos de aparelhos digitais (p. ex.: computadores, *videogames*, celulares, tocadores de mp3, *smartphones*, entre outros), programas de comunição instantânea, tais como Skype, comunidades de relacionamento (p. ex.: Twitter e Facebook) e sites pessoais como blogs e fotoblogs que podem influenciar seu comportamento, suas interações pessoais e sua saúde física e emocional.

## QUANDO E COMO DEVE-SE INICIAR A ALIMENTAÇÃO DO BEBÊ?

A melhor forma de alimentar uma criança do nascimento aos seis meses é através do aleitamento materno exclusivo, não havendo necessidade da administração de água, chá, suco ou qualquer outro líquido. Nessa idade a criança deve ser amamentada de acordo com seu apetite, quantas vezes quiser, durante o dia e à noite, pelo menos oito vezes em 24 horas. Durante a fase exclusiva de aleitamento, o bebê recebe um aporte nutricional basicamente composto de altos teores de gorduras e açúcares, que são responsáveis pelo desenvolvimento físico e mental.

Conforme convenções adotadas pela Organização Mundial da Saúde (OMS) e reconhecidas no mundo inteiro (World Health Organization, 2007), o aleitamento materno costuma ser classificado em:

- Aleitamento materno exclusivo – quando a criança recebe somente leite materno, direto da mama ou ordenhado, ou leite humano de outra fonte, sem outros líquidos ou sólidos, com exceção de gotas ou xaropes contendo vitaminas, sais de reidratação oral, suplementos minerais ou medicamentos.

- Aleitamento materno predominante – quando a criança recebe, além do leite materno, água ou bebidas à base de água (água adocicada, chás, infusões), sucos de frutas e fluídos.

- Aleitamento materno – quando a criança recebe leite materno (direto da mama ou ordenhado), independentemente de receber ou não outros alimentos.

- Aleitamento materno complementado – quando a criança recebe, além do leite materno, qualquer alimento sólido ou semissólido com a finalidade de complementá-lo, e não de substituí-lo. Nessa categoria a criança pode receber, além do leite materno, outro tipo de leite, mas este não é considerado alimento complementar.

- Aleitamento materno misto ou parcial – quando a criança recebe leite materno e outros tipos de leite.

A maioria dos bebês não precisa receber alimentos complementares ao aleitamento materno até os seis meses de idade, entretanto, algumas vezes, entre quatro e seis meses, alguns bebês necessitam de complementação energética que é feita por meio da introdução de sucos e papinhas de frutas e/ou vegetais sem acréscimo de açúcar, sal ou amido. A dieta do bebê deve ser complementada somente quando for percebido que o aleitamento materno por si só não é suficiente para saciá-lo ou que o bebê não está aumentando de peso adequadamente em relação ao recomendado para a idade. A mãe pode continuar amamentando seu filho até 2 anos ou mais, depois da aleitação exclusiva dos seis meses. Aos seis meses, o bebê deve estar recebendo complementação alimentar adequada de uma a duas vezes ao dia após o aleitamento. Para evitar que o leite materno seja substituído, o aleitamento deverá ser oferecido durante essa fase, tantas vezes que a criança assim o desejar.

Deve-se oferecer à criança frutas em forma de purê ou amassadas com o garfo ou purês de legumes, como cenoura e batata cozida. Evitar engrossar desnecessariamente preparações com farinhas ou cereais somente porque a aparência da papinha é rala. A introdução precoce de uma dieta volumosa e rica em amido aumenta a ocorrência de obesidade. Estudos sugerem que a produção de amilase pancreática, responsável pela digestão dos carboidratos, começa a acontecer somente entre os seis e nove meses de idade. A introdução excessiva de carboidrato refinado, como o amido de milho, pode levar ao desenvolvimento de sintomas de gastroenterite em razão da menor digestão e absorção pela carência de amilase. Assim, deve-se oferecer à criança alimentos variados, como sucos e papas de frutas, ou de hortaliças com macarrão, ou cereais, ou tubérculos com pedacinhos de carne, ou frango ou peixe, em vez de mingaus à base de açúcar e amido tipo "maisena", que são obtidos do refino do milho.

Dos seis aos 12 meses, a quantidade de alimento é gradualmente aumentada. Se a criança continuar a ser amamentada até um ano, a alimentação complementar deverá ser oferecida três vezes ao dia, e se não houver aleitamento materno, a complementação alimentar passará a cinco vezes ao dia, incluindo de 500 a 900 mL de leite de vaca por dia para suprir as necessidades de cálcio da criança. Nessa fase, não se deve restringir calorias à criança e deve-se garantir o bom aporte de vitaminas A e D, nutrientes importantes para o metabolismo infantil.

Durante as principais refeições do dia (almoço e jantar), o bebê começa a receber uma papa à base de legumes e verduras (p. ex.: cenoura, chuchu, abobrinha, abóbora, beterraba, mandioquinha, espinafre e escarola) e leguminosas, como lentilha ou soja, com carne de frango ou vaca e macarrão. Não se deve liquidificar. Amassar com o garfo deixando a sopa espessa. Peixes, ovos (que devem ser muito bem cozidos) e queijos são introduzidos na alimentação entre os seis e nove meses, a fim de diversificar a dieta e fornecer nutrientes extras necessários ao desenvolvimento e à boa saúde infantil. Recomenda-se que se registre diariamente cada alimento que for adicionado à alimentação do bebê para monitorar qualquer efeito adverso que possa indicar alguma intolerância ou alergia alimentar. Nessa fase, a criança começa a ter habilidade para segurar os alimentos, podendo ser oferecido biscoitos, pães ou torradinhas e frutas, como a banana, que também auxilia na ruptura gengival durante o processo de dentição inicial.

Não se deve adicionar açúcar ou sal à alimentação preparada. O sal deve ser evitado ao máximo, pois o excesso pode causar desidratação do bebê. Vários estudos mostram o baixo consumo de micronutrientes em crianças com dietas de alta densidade energética, reportando que o consumo de alimentos ricos em açúcares é inversamente proporcional ao consumo de micronutrientes como cálcio, zinco e as vitaminas tiamina, riboflavina e niacina.

Nos primeiros anos de vida a criança necessita de energia para crescer e desenvolver. Deve-se evitar adoçantes artificiais ou bebidas "diet". Não há nenhuma necessidade de restringir calorias à criança, porém, não se deve encorajá-la a consumir alimentos que incluam em sua preparação aditivos e corantes artificiais em excesso. A melhor bebida a ser oferecida para a criança é o leite (500 a 900 mL/dia) e a água fervida. A partir de um ano de idade, a criança passa a alimentar-se como os demais membros da família, em termos de consistência e variedade de preparações e alimentos, além de sentar-se à mesa e participar do convívio familiar durante as refeições.

## A COMPOSIÇÃO DO LEITE MATERNO VARIA DE MÃE PARA MÃE?

Não existe leite materno fraco. Até uma mulher desnutrida produz leite materno de qualidade. O que acontece é que a mãe se desnutre para que seu leite possua uma composição ideal para nutrir seu bebê. Já foi provado que mães de bebês prematuros possuem leite mais rico em anticorpos que mães de bebês a termo.

Além disso, mães adotivas podem amamentar seus bebês adotivos utilizando-se de técnicas de promoção à lactação por meio da sucção do bebê ao peito materno. Inicialmente, o bebê é "enganado" utilizando-se de um tubinho muito fino com uma extremidade em um copo com leite materno e a outra no mamilo. Depois que o bebê começa a sugar, dentro de alguns dias a mulher começa a produzir leite. A amamentação é um ato psicossomático complexo.

## QUAIS AS VANTAGENS, DO PONTO DE VISTA NUTRICIONAL, DO LEITE MATERNO EM RELAÇÃO AO LEITE DE VACA?

O leite materno proveniente de uma mãe bem nutrida, consumido em quantidade adequada para satisfazer às necessidades calóricas, é capaz de preencher todas as recomendações necessárias para todos os nutrientes, havendo necessidade de suplementação somente em relação às vitaminas D e K.

No leite materno, a relação entre as proteínas presentes no soro e a caseína é de 60:40, enquanto no leite de vaca é de 20:80, denotando uma acentuada diferença entre os dois tipos de leite. O conteúdo proteico é mais elevado no colostro (leite dos três a cinco primeiros dias após o parto), diminuindo durante o resto da lactação. A quantidade de carboidratos (principalmente lactose) no leite materno é maior que no leite de vaca. A lactose favorece o crescimento de bactérias fermentativas no trato gastrointestinal em vez de putrefativas, diminuindo o pH e melhorando a absorção de minerais como o cálcio e o magnésio.

Embora a quantidade de gordura dos leites materno e de vaca sejam semelhantes, a gordura absorvida do leite materno é maior, em razão de vários fatores como: a) presença de lipase, ativa mesmo à baixa temperatura; b) maior grau de insaturação da gordura; c) diferença na posição do ácido palmítico ligado ao glicerol; d) maior quantidade de ácidos graxos essenciais; e e) maior teor de gordura ao final da mamada, possivelmente auxiliando a criança a regular sua ingestão calórica e reduzindo a incidência de ganho de peso excessivo na primeira infância.

O conteúdo de minerais do leite de vaca é maior que do leite materno e contém sete vezes mais fósforo, três vezes mais cálcio, magnésio e sódio e duas vezes mais potássio, enxofre, cloro, manganês, zinco, iodo e selênio. O leite materno possui mais cobre e a quantidade de ferro é aproximadamente a mesma nos dois leites. No entanto, cerca de 50% do ferro do leite materno é absorvido, comparado com 10% do ferro do leite de vaca, e de 50% a 70% do cálcio do leite materno é absorvido comparado com 10% a 55% do leite de vaca. A relação cálcio/fósforo é de 2:1 no leite materno, comparado a 1,2:1 no leite de vaca, explicando-se o fato de a tetania infantil ocorrer quase que exclusivamente nas crianças amamentadas com leite artificial.

O leite materno preenche todas as necessidades do recém-nascido em termos de vitaminas, com predominância das vitaminas A, C e E, enquanto que no leite de vaca predominam as vitaminas do complexo B. Além disso, tem a vantagem de ser livre de contaminação e não requerer preparação. Possui o "fator bífidus", que age como protetor intestinal, produzindo um meio ácido no trato gastrointestinal, que inibe o crescimento de organismos patogênicos. Outro fator de proteção do leite materno é a lisozima, cujo efeito é bactericida. A lactoferrina, uma proteína que se liga ao ferro no leite, inibe o crescimento de bactérias por não permitir que utilizem o ferro. Outra vantagem do leite materno é o fato de não provocar reações alérgicas.

O leite materno possui quatro vezes mais ácido linoleico (C18:2n-6) que o leite de vaca (0,4 g e 0,1 g/100 mL, respectivamente) além de prover ao recém-nascido ácido α-linolênico (C18:3n-3) e seus importantes metabólitos, como o AA (ácido araquidônico – C20:4n-6), o EPA (ácido eicosapentaenoico – C20:5n-3) e o DHA (ácido docosa-hexaenoico – C22:6n-3), que são componentes fundamentais do cérebro, retina e outros tecidos neurais, além de serem precursores de eicosanoides.

## FUMAR DURANTE A LACTAÇÃO INTERFERE NA SAÚDE INFANTIL?

Estudos mostram que crianças amamentadas por mães fumantes têm maiores chances de se tornarem fumantes durante a adolescência. O bebê adquire via leite materno uma variedade de substâncias provenientes do cigarro, além da nicotina, que estão associadas ao desenvolvimento de aromas e sabores que predispõem ao hábito de fumar na adolescência. A quantidade de nicotina transportada via leite disponível ao bebê decorrente da mãe fumante é de cerca de 7 µg/kg/d. A nicotina é convertida em cotinine no fígado durante seu metabolismo e o aumento dessa substância no sangue e na urina do infante tem correlação positiva com o desenvolvimento de doenças das vias respiratórias, como hipersensibilidade brônquica e asma, além de infecções de ouvido e exposição precoce a carcinógenos.

O aumento de cotinina no metabolismo infantil possui também efeitos negativos na concentração de micronutrientes como, por exemplo, a de vitamina C e carotenoides. Estudo populacional nos Estados Unidos investigou a concentração plasmática de carotenoides *versus* cotinina em 4.231 crianças de 6 a 16 anos. Observaram que a concentração de cotinina era inversamente proporcional às concentrações plasmáticas de alfacaroteno, betacaroteno e betacryptoxantina, alertando para um consumo dietético suplementar de antioxidantes durante a infância em crianças expostas ao tabaco.

Outra associação ao hábito de fumar materno relaciona-se com a diminuição significativa de iodo no leite materno predispondo a criança à deficiência de iodo. A falta de iodo na produção dos hormônios tireoidianos durante a fase fetal e os primeiros anos de vida infantil pode comprometer o desenvolvimento normal do cérebro, levando inclusive ao retardo mental do infante.

## É POSSÍVEL ARMAZENAR O LEITE MATERNO? POR QUANTO TEMPO?

O armazenamento do leite materno é seguro em uma temperatura de 15°C por 24 horas, enquanto em temperatura de 25°C é seguro somente por quatro horas. O leite não deve ser armazenado na temperatura de 38°C, mesmo durante um período relativamente curto. Durante o armazenamento do leite materno, as gorduras e as proteínas sofrem quebra. A lipólise evita o crescimento rápido de bactérias, enquanto a proteólise consegue manter suas estruturas por um período muito curto apenas.

O primeiro banco de leite humano do Brasil foi implantado no Rio de Janeiro em outubro de 1943, no então Instituto Nacional de Puericultura, hoje IFF (Instituto Fernandes Figueira), da Fiocruz (Fundação Oswaldo Cruz), cujo objetivo era coletar e distribuir leite humano com vistas a atender aos casos considerados especiais, como prematuridade, distúrbios nutricionais e alergias a proteínas heterólogas. O projeto cresceu e hoje funciona na Rede Brasileira de Bancos de Leite Humano, que tem como objetivo combater a mortalidade infantil, em particular a neonatal, e promover a saúde da mulher e da criança no âmbito de atuação dos Bancos de Leite Humano espalhados por todo Brasil. Os bancos de leite utilizam técnicas adequadas em seus procedimentos de rotina para garantir a qualidade do leite desde a triagem e seleção de doadoras (que devem ser nutrizes sadias que apresentam secreção lática superior às exigências de seu filho e que se dispõem a doar o excedente por livre e espontânea vontade) até seu processamento, armazenamento e distribuição. O leite materno ordenhado para o banco de leite deve ser pasteurizado à temperatura de 62,5°C por trinta minutos, resfriado à 5°C, rotulado e depois congelado à temperatura de -16°C por até seis meses. O leite materno cru ordenhado e armazenado em recipiente estéril, em condições sanitárias adequadas, pode ser estocado antes de ser submetido ao processo de pasteurização por até 15 dias. A pasteurização deve assegurar a qualidade higiênico-sanitária e o melhor aproveitamento das propriedades imunológicas e nutricionais do leite humano. O leite humano pasteurizado liofilizado pode ser estocado em temperatura ambiente por um ano, desde que acondicionado em atmosfera inerte. Importante lembrar que o dia 1º de outubro é o Dia Nacional de Doação do Leite Humano e a promoção do aleitamento materno é um dever de todos os cidadãos.

## Como melhorar os episódios de regurgitação, vômito e cólica após a alimentação?

A criança, principalmente o recém-nascido, possui uma tendência a apresentar regurgitações e até mesmo vômitos em razão da maior angulação do esôfago em relação ao estômago. Na regurgitação são perdidas pequenas quantidades de alimentos, enquanto no vômito ocorrem contrações bastante fortes do estômago, com eliminação de quantidades maiores de alimentos. A regurgitação pode ser evitada mantendo-se a criança em posição verticalizada após a alimentação, fazendo com que arrote. O vômito ocasional geralmente é causado pela superdistensão do estômago pela ingestão frequente e excessiva de alimentos ou pela deglutição de ar. Pode também ser causado pelo não balanceamento dos constituintes alimentares, sobretudo um excesso de gordura, que retarda o esvaziamento do estômago. O vômito persistente pode ser um sintoma de infecção, obstrução ou doenças graves, devendo ser imediatamente comunicado ao pediatra. A causa deverá ser determinada e a alimentação, ajustada.

A criança que chora fortemente após a alimentação provavelmente apresenta cólica. A cólica é decorrente de uma contração espasmódica grave, podendo ser provocada pela distensão do estômago pela deglutição de ar ou pelo gás formado por fermentação bacteriana de alimentos não digeridos, subalimentação ou excesso de alimentação, frio, excitação ou cansaço. Geralmente os episódios de cólica tendem a desaparecer em torno dos quatro meses de vida.

## Quais os cuidados a serem tomados no desenvolvimento da mastigação e dentição?

Normalmente, entre nove e 12 semanas de idade o reflexo de engolir é desenvolvido e os episódios de regurgitação são frequentes. É importante que a mãe preste atenção na posição correta de amamentar seu bebê para evitar casos de sufocamento e facilitar a respiração junto ao peito e sua deglutição. À medida que a criança cresce, desenvolve a habilidade de sugar e engolir e a regurgitação tende a diminuir. A chupeta é introduzida à criança com o intuito de acalmá-la e acalentá-la em períodos de choro e estresse. O uso de chupetas é controverso entre os pediatras e dentistas, e é sabido que o uso contínuo e prolongado pode comprometer a saúde bucal, causando má-formação da arcada dentária, palato ogivado, língua hipotônica, lábios entreabertos e, consequentemente, um vício respiratório bucal.

Outro cuidado que se deve ter nessa fase é referente ao hábito do infante de sugar o dedo. A sucção do dedo exerce pressão contra o céu da boca, podendo levar a uma projeção da arcada dentária superior para frente e da inferior para baixo, favorecendo a inadequação da postura de lábios e língua, o que acarretará problemas de respiração, deglutição e fala da criança.

A partir do quinto e sexto mês, os dentes começam a aparecer e o comportamento alimentar muda de sucção para "morder e mastigar". Nesse momento, com a introdução das primeiras papinhas, a criança é estimulada a desenvolver a mastigação. Cada alimento levado à boca, permite que a criança o mastigue e aprecie pelo tempo necessário para que ela consiga engolir e aprender a triturar os alimentos cuidadosamente. É desaconselhado o uso de mamadeiras antes, durante ou após as refeições, pois condicionam as crianças a engolirem facilmente e mais rápido, sem darem o devido cuidado à mastigação.

Dos seis aos nove meses, pedacinhos de alimentos, como legumes bem cozidos, complementam a dieta. Esses alimentos devem se desfazer facilmente aos primeiros movimentos da mastigação. As carnes e os alimentos mais fibrosos devem ser desfiados e oferecidos em pequenos pedaços, somente a partir do momento em que grande parte da dentição da criança estiver formada. Nesse período, a atenção materna deve ser constante, permitindo que a criança desenvolva seu próprio tempo de mastigação, que coma devagar, mastigando bem todos os alimentos e observando para que não engasgue.

Em virtude da facilidade de a criança engolir e mastigar, as dietas pastosas, sopinhas liquidificadas e mingaus são frequentemente adotadas, mesmo para crianças com dentição completa. Porém, tais dietas são desaconselhadas, visto que podem influenciar na mastigação e, consequentemente, no desenvolvimento adequado da arcada dentária e de toda a musculatura oral, que, por sua vez, é essencial ao desenvolvimento da fala.

## O QUE SE DEVE FAZER PARA INTRODUZIR BONS HÁBITOS ALIMENTARES À CRIANÇA?

Nos primeiros meses de vida, tão logo os alimentos sejam introduzidos na alimentação do bebê, a mãe deve se preocupar com a formação dos hábitos alimentares de seu filho. Nessa fase, o objetivo da introdução de alimentos é aumentar a densidade energética e de nutrientes na alimentação da criança para auxiliar o desenvolvimento e crescimento.

Deve-se aproveitar a introdução de chás de ervas (p. ex.: camomila) e sucos de frutas coados (p. ex.: laranja-lima) para implantar novos hábitos. Não esquecer da água, que deve ser incluída ao bom hábito alimentar. Oferecer pacienciosamente esses alimentos com uma colher de chá, para que a criança aprecie e saboreie. Evitar o uso de mamadeiras e chucas, ensinando-a a utilizar desde cedo a colher e o copo, mesmo que leve um pouco mais de tempo para alimentá-la. Escolher frutas frescas e doces, para que não haja a necessidade do acréscimo de açúcar. O hábito de consumo desnecessário ou excessivo de açúcar se estabelece nesse período. Assim sendo, deve-se oferecer à criança preparações com pouco ou mesmo sem açúcar, a fim de educá-la a conhecer os diversos sabores dos alimentos, pois ainda desconhece a intensidade do sabor doce.

Do quarto ao sexto mês de idade, alimentos sólidos são acrescentados à alimentação infantil e os mesmos cuidados adotados em relação ao açúcar deverão ser considerados com o sal. A dieta infantil tende a ser mais diversificada em alimentos e preparações, sendo importante que se ofereça alimentos em pequenas combinações para que a criança aprenda a diferenciar além dos respectivos sabores, os odores específicos dos alimentos. A partir daí, a dieta infantil começa a ficar mais próxima dos demais membros da família.

O principal ensinamento para hábitos alimentares sadios baseia-se no próprio exemplo familiar, que, por meio de atitudes positivas em relação aos alimentos consumidos diariamente, estabelece padrões e introduz uma variedade de alimentos e preparações saudáveis fortalecendo conceitos que irão acompanhar a criança pela vida, além de prevenir tendências alimentares que possam comprometer a boa saúde na fase adulta.

## QUAL O APORTE ENERGÉTICO NA INFÂNCIA?

O requerimento energético na infância está associado à taxa de deposição de tecido para o crescimento e desenvolvimento infantil. O requerimento energético para a manutenção do crescimento é relativamente baixo, com exceção do primeiro mês de vida, e o custo energético de crescimento decresce proporcionalmente entre 35% no primeiro mês para 3% no 12º mês, continuando baixo até a puberdade quando do retorno do estirão do crescimento. O infante dobra seu peso de nascimento em seis meses e o triplica em 12 meses de idade. A gordura corporal é de cerca de 11% do peso ao nascer, aumentando progressivamente nos meses conforme o aumento do peso infantil até os seis meses, chegando a 31%. Após esse período, há um declínio progressivo e ao 12º mês o infante possui em média 27% de gordura corporal, não havendo distinção entre sexos. Durante a infância, as meninas crescem menos que meninos e possuem pouco mais gordura corporal. Na puberdade, a composição corporal é mais acentuada e diferenciada entre meninos e meninas pelas diferenças sexuais, as meninas adolescentes continuam a depositar mais gordura corporal que os meninos adolescentes. O desenvolver da estatura prolonga-se até 20 ou 25 anos de idade em ambos os sexos e a menina tende a crescer menos após a menarca. O estirão de crescimento na adolescência dura de 2 a 3 anos e é variável entre os 10 e 13 anos na maioria das crianças.

O gasto energético do infante entre 0 e 2 anos é de cerca de 43 a 60 kcal/kg/dia. O custo energético do crescimento varia entre 2,4 a 6 kcal/g de peso e a energia gasta para a produção de tecido no período é de 175 kcal/dia (até o terceiro mês), 60 kcal/dia (do quarto ao sexto mês) e de 20 kcal/dia (do sétimo ao 35º mês). A TMB (taxa de metabolismo basal) durante essa fase é influenciada pela idade e modo de amamentação, os meninos possuem maior TMB que as meninas e, nesse período, o efeito térmico da alimentação (termogênese) à base de mamadeira é maior que o da amamentação.

Para estimar as NEs (necessidades energéticas) e de nutrientes do infante de zero a 35 meses foram estabelecidos DRIs (*Dietary Reference Intakes* – Ingestões Dietéticas de Referência) para energia, macronutrientes e micronutrientes conforme consenso científico internacional com Food Nutrition Board, Institute of Medicine e FAO/WHO. Para estabelecer as necessidades nutricionais do infante, as DRIs baseiam-se na qualidade energética e nutricional do leite materno em manter o aporte ideal de nutrientes e energia ao infante nos primeiros seis meses de vida. O infante em aleitamento materno exclusivo (volume médio consumido de 780 mL/dia) tem aporte energético de cerca de 500 kcal/dia nos primeiros seis meses. A densidade calórica média do leite materno estabelecida foi de 650 kcal/L.

## O QUE FAZER PARA AUMENTAR O APETITE DA CRIANÇA? DEVE-SE FORÇAR A CRIANÇA A INGERIR TODA A REFEIÇÃO?

Há fases na vida da criança em que o crescimento é acelerado, como no primeiro ano de vida e na adolescência, quando ocorrem alterações significativas do apetite. As quantidades de alimentos ingeridos devem se ater às necessidades de energia e nutrientes da criança, variando de acordo com o seu tamanho, peso, constituição física e nível de atividade.

Forçar uma criança a ingerir alimentos que ela não deseja, é prática errada e leva muitas vezes a reforçar hábitos indesejados a longo prazo e/ou fazendo com que a criança passe a desgostar do alimento ora forçada a ingerir.

O apetite da criança geralmente diminui ao redor de um ano, podendo oscilar se a criança estiver em um período de crescimento rápido ou não. É perfeitamente normal uma criança ter apetite muito bom em um dia e, no outro, rejeitar. Assim sendo, permita que a criança siga seu próprio apetite quando na decisão de quanto comer.

O melhor é introduzir cada alimento servindo pequenas porções à criança, encorajando-a a experimentar ou mesmo mostrando alimentos e preparações da mesa familiar, estimulando a própria criança a se servir, e escolher alimentos a exemplo dos demais membros da família. Os alimentos mostrados um a um de forma atrativa estimulam a atenção por meio de suas cores, formas, apresentações e odores.

A seguir, outras estratégias para alimentar a criança:

1. Realizar as refeições sempre em boa atmosfera e com pelo menos um integrante da família;

2. caso a criança rejeite algum alimento uma vez, não a force para provar, ofereça-o em um outro dia;

3. as crianças estão mais abertas a novos alimentos/preparações que eles próprios ajudaram a fazê-lo;

4. introduzir em pequenas quantidades os alimentos que a criança costuma recusar;

5. conhecer as suas preferências alimentares;

6. colocar a criança sentada e sentar-se de frente para ela; e

7. permitir que a criança explore os alimentos, sua textura, cheiro, paladar, com suas próprias mãos.

## EM QUE FASE DA INFÂNCIA A ANEMIA POR DEFICIÊNCIA DE FERRO (ANEMIA FERROPRIVA) É MAIS COMUM?

O ferro encontra-se presente em sua maior porcentagem na hemoglobina e em menores porcentagens no baço, fígado, rins, medula óssea, músculos e algumas enzimas.

O recém-nascido a termo apresenta boa reserva de ferro, sendo que aproximadamente 25% do ferro total de seu organismo encontra-se armazenado nos depósitos (fígado). A elevada concentração de hemoglobina do recém-nascido diminui durante as primeiras seis a oito semanas de vida, atingindo cerca de 11 g/dL. A redução dos níveis de hemoglobina está diretamente relacionada ao período de duração dos glóbulos vermelhos que foram sintetizados antes do nascimento. Em razão da limitada formação de novos glóbulos vermelhos, o ferro proveniente dos glóbulos vermelhos destruídos é reaproveitado entrando temporariamente nos depósitos do fígado. Com o aumento de ferro dos depósitos, ocorre menor absorção intestinal. Em torno dos dois a quatro meses, a diminuição na concentração de hemoglobina é revertida, ocorrendo um aumento da produção de glóbulos vermelhos, elevando a hemoglobina até 12,5 g/dL, que permanecerá com esses teores até o final do primeiro ano de vida. Os depósitos de ferro da criança a termo são utilizados para satisfazer grande parte das necessidades de ferro durante esse estágio. Após quatro meses de vida, ocorre maior dependência do ferro proveniente da dieta, pois os depósitos tendem a se esgotar pela taxa de crescimento rápido da criança e pelo baixo teor de ferro do leite materno. A anemia ferropriva é prevalente entre 6 meses a 2 ou 3 anos de idade (podendo se prolongar até os 5 anos), e deve ser investigada principalmente durante essa fase da vida. Um fator que predispõe à anemia ferropriva em crianças é a infestação por helmintos, provavelmente pelo efeito que exerce estimulando a resposta imune inflamatória com efeito deletério no metabolismo de proteínas e na eritropoiese. No Brasil, estudos mostram que as infecções por *T. trichiura*, *A. lumbricoides*, *S. mansoni* e ancilostomídeos são importantes fatores de risco para a anemia ferropriva.

Nas crianças com BPN (baixo peso ao nascimento – peso < 2.500 g), os depósitos de ferro são menores. Essas crianças apresentam uma taxa de crescimento maior e seus depósitos são esgotados em um período anterior, tornando-se deficientes em ferro ao redor dos três meses de idade.

A ingestão diária recomendada de ferro é de 1,5 mg/kg no primeiro ano de vida. A Academia Americana de Pediatria recomenda 1 mg/kg/dia (máximo de 15 mg/dia) com início aos quatro meses, prolongando-se até os 3 anos de idade.

Tanto o leite materno quanto o de vaca contém pequena quantidade de ferro. No entanto, 50% do ferro presente no leite materno é absorvido, em comparação com 10% a 12% do leite de vaca. Normalmente, podem ocorrer perdas de sangue quando se administra leite de vaca. Os alimentos ricos em ferro são: carnes (principalmente fígado), gema de ovo, vegetais de folhas verde-escuras e algumas frutas secas como passas, damasco e ameixa. A biodisponibilidade de ferro (quantidade absorvida) em produtos de origem animal é bem maior que nos de origem vegetal.

Não só crianças desnutridas ou com baixo peso estão em risco de deficiência de ferro. O *National Health and Nutrition Examination Survey III* (1988-1994) correlacionou o IMC (índice de massa corporal) de crianças de 2 a 16 anos com as concentrações plasmáticas de ferro em termos de saturação de transferrina, de protoporfirina eritrocitária e de ferritina plasmática, e observou que a prevalência de deficiência de ferro se elevava conforme aumentava o peso das crianças, salientando que as com risco de sobrepeso e com sobrepeso apresentavam duas vezes mais deficiência que as eutróficas. Outro fator de correlação positiva para deficiência de ferro e aumento de IMC na infância está relacionado ao uso da mamadeira. Os alimentos adicionados na mamadeira tendem a apresentar alta densidade energética e são pobres em ferro, favorecendo o ganho de peso.

## DEVE-SE ADMINISTRAR SUPLEMENTOS VITAMÍNICOS PARA TODA CRIANÇA?

Nos lactentes, as necessidades diárias de vitaminas e minerais podem ser preenchidas pelos leites materno ou de vaca, consumidos em uma quantidade de aproximadamente

850 mL/dia, com exceção das vitaminas D, K e E (vitaminas lipossolúveis), C e ácido fólico (vitaminas hidrossolúveis).

O leite materno preenche todas as necessidades nutricionais em termos de vitaminas, com exceção das vitaminas D e K. As crianças amamentadas com leite humano ou com leite de vaca *in natura* ou em pó devem receber cerca de 400 UI de vitamina D/dia, geralmente após o quinto dia de vida, com exceção daquelas que fazem uso de leite fortificado com vitamina D. Geralmente os medicamentos que possuem vitamina D também são acrescidos de vitamina A. A deficiência de vitamina K é evitada tanto nas crianças amamentadas ao seio quanto nas que fazem uso de leite de vaca por meio da administração de uma única dose intramuscular de 0,5 a 1,0 mg de fitilmenaquinona (vitamina K) após o nascimento ou suplementação oral.

O teor de vitamina E no leite materno é adequado, enquanto no leite de vaca é insuficiente, devendo haver suplementação. A grande maioria das fórmulas de leite em pó é fortificada com vitamina E, fornecendo 1,3 mg de vitamina por 100 mL (Tab. 9.1). As vitaminas C e o ácido fólico são fatores limitantes para as crianças amamentadas com leite de vaca *in natura* e em pó, pois, quando o leite é fervido, grande parte dessas vitaminas é perdida. As fórmulas infantis contêm geralmente 50 mg de ácido áscorbico (vitamina C) e 100 $\mu$g de ácido fólico por litro de fórmula preparada.

As crianças que não fazem uso exclusivo do leite materno ou do leite de vaca (geralmente após os seis meses de vida) não necessitam de ingestão extra de vitaminas por meio da suplementação ou fortificação, desde que incluam nas suas dietas uma boa variedade de alimentos (leite e derivados, vegetais, cereais, ovos, frutas e carnes). As crianças que fazem uso de dieta estritamente vegetariana com frequência apresentam deficiência de vitamina B12, devendo receber suplementação (Tab. 9.2).

## Quanto de macronutrientes uma criança precisa?

As recomendações de macronutrientes, as DRIs, para o infante foram estabelecidas partindo-se do princípio que o leite materno fornece a quantidade adequada de carboidrato, gordura e proteína que supre as necessidades energéticas para o crescimento e desenvolvimento de bebês entre zero e seis meses de idade. É introduzido nesse contexto o termo da AI (*Adequate Intake* – ingestão adequada). Para crianças maiores, esses dados foram amparados em estudos científicos observacionais e experimentais, determinando-se assim a AI ou EAR (*Estimated Average Requirement* – médias de estimativa de consumo) e RDA (*Recommended Dietary Allowance* – Ingestão Dietética Recomendada) conforme a faixa etária e o sexo. A RDA é estabelecida para cobrir as necessidades nutricionais de 97% a 98% das crianças de uma determinada população. Assim, ao usar o AI ou RDA, se estabelecem metas para o consumo individual. Na tabela 9.2 são apresentadas apenas AI e RDA para crianças de 0 a 18 anos.

É importante salientar que a quantidade mínima de carboidrato (açúcares e amido) recomendada é determinada pela necessidade do cérebro por aporte de glicose. O cérebro usa quase que exclusivamente a glicose como provisão energética celular. Estudos mostram que o requerimento de glicose é de cerca de 110 a 140 g/dia em um homem sadio, e as DRIs estabelecem esse nível como ingestão dietética recomendada para indivíduos acima de um ano de idade.

As recomendações de fibra da dieta baseiam-se nos benefícios que exercem sobre a saúde e na prevenção de doenças crônicas. A fibra total engloba a fibra dietética (carboidrato não digerível e lignina) e a fibra funcional (carboidrato não digerível que possui efeito fisiológico como as pectinas e gomas). As DRIs para crianças e adolescentes foram estabelecidas como AI a partir de dados de estudos com adultos que mostram que 14 g/1.000 kcal reduz o risco de doenças cardiovasculares. As recomendações para o consumo de fibras foram estabelecidas em função do consumo de energia.

A gordura total como forma de aporte energético auxilia na absorção de vitaminas lipossolúveis e outros componentes, como os carotenoides. Entretanto, não há nenhum estabelecimento de AI ou RDA para gordura total porque não há dados científicos suficientes que defina níveis de consumo de gordura em risco de inadequação ou que previna doenças crônicas. Assim, são estabelecidos níveis percentuais aceitáveis de gordura que oscilam entre 20% e 35% do total de energia. O n-6 (ácido linoleico) e n-3 (ácido alfalinolênico) são ácidos graxos essenciais importantes para o desenvolvimento infantil e foram estabelecidos como AI (Tab. 9.3). E tanto o n-6 quanto o n-3 possuem também percentuais aceitáveis em relação ao total de energia representando 5% a 10% e 0,6% a 1,2% respectivamente.

As recomendações de proteínas a partir de sete meses foram estabelecidas como RDA amparadas por estudos que mediram a relação entre o consumo de aminoácidos (em uma dieta adequada) e o balanço de nitrogênio para a avaliação do metabolismo proteico.

## O que fazer no caso de alergia/intolerância alimentar?

Um grande número de doenças na infância pode ser causado por alergia ou intolerância alimentar, cujas manifestações clínicas incluem: enxaqueca, eczema, asma, rinite, urticária, angioedema, anafilaxia, epilepsia, distúrbios de comportamento, diarreia, cólica etc. Somente uma pequena proporção das crianças com alergia/intolerância alimentar se beneficiarão da dieta. O diagnóstico e controle dependerão da eliminação de determinados alimentos consumidos, precisando de uma cuidadosa supervisão dietética. É necessário certificar-se de que o afastamento de determinado tipo de alimento seja menos prejudicial à saúde que a manutenção do alimento no cardápio da criança, considerando-se a

## Tabela 9.1. Conteúdo de energia, macronutrientes e alguns micronutrientes do colostro, leite materno, leite modificado e leite de vaca (em 100 mL)

| Nutriente | Colostro | Leite materno | Leite[a] modificado | Leite de vaca |
|---|---|---|---|---|
| Energia (kcal) | 56 | 69 | 60-85 | 67 |
| Proteína (g) | 2,0 | 1,3 | 1,2-1,95 | 3,2 |
| Lactose (g) | 5,3 | 7,2 | 7,2 | 4,7 |
| Gordura (g)** | 2,6 | 4,1 | 2,1-4,2 | 3,9 |
| AG saturados (g) | 1,1 | 1,8 | 1,92 | 2,4 |
| AG Mono-insaturados (g) | 1,1 | 1,6 | – | 1,1 |
| AG Poli--insaturados (g) | 0,3 | 0,5 | – | 0,1 |
| Colesterol (mg) | 31 | 16 | – | 14 |
| Carboidrato (g) | 6,6 | 7,2 | 4,6-9,1 | 4,8 |
| Cálcio (mg) | 28 | 34 | 33 | 115 |
| Fósforo (mg) | 14 | 15 | 15-20 | 92 |
| Sódio (mg) | 47 | 15 | 13-39 | 55 |
| Potássio (mg) | 70 | 58 | 39-94 | 140 |
| Zinco (mg) | 0,6 | 0,3 | 0,33-0,98 | 0,4 |
| Ferro (mg) | 0,07 | 0,07 | 0,33-0,98 | 0,06 |
| Cobre (mg) | 0,05 | 0,04 | 60[d] | – |
| Magnésio (mg) | 3 | 3 | 4 | 11 |
| Vit. A (retinol) (μg) | 155 | 58 | 39-117 | 52 |
| Vit. B1 (mg) | – | 0,02 | 40[e] | 0,03 |
| Vit. B2 (mg) | 0,03 | 0,03 | 60[e] | 0,17 |
| Niacina (NE)[c] (mg) | 0,1 | 0,2 | – | 0,1 |
| Vit. D (mg) | – | 0,04 | 0,65-1,63 | 0,03 |
| Vit. E (μg) | 1,3 | 0,34 | 1,3 | 0,1 |
| Vit. K (μg) | – | 0,2 | 5[b] | – |
| Vit. B12 (μg) | 0,1 | – | 1,0 | 0,4 |
| Vit. C (mg) | 7 | 4 | 5,2 | 1 |
| Folato (μg) | 2 | – | 3-5 | 6 |

Recom: recomendação diária; [a]: leite modificado, fórmula infantil; [b]: 4 mg de vitamina K por 100 kcal; [c]: NE = equivalente de niacina (1 NE = 1 mg ou 60 mg de triptofano dietético); [d]: mg por 100 kcal; [e]: mg por 100 kcal; ** fórmula infantil deve conter níveis superiores a 300 mg por 100 cal de ácido linoleico.

Fonte: adaptado Gurr, 1981; Morgan, 1998; FAO/WHO, 1994.

## Tabela 9.2. Recomendação de energia e micronutrientes de crianças de 0 meses a 3 anos de idade

| Nutrientes | 0-6 meses | 7-12 meses | 1-3 anos |
|---|---|---|---|
| Energia (calorias) | 520-570 | 676-743 | 992-1046 |
| Vitamina A (μg RE) | 400 | 500 | 300 |
| A vitamina D (μg) | 10 | 10 | 15 |
| A vitamina E (alfa-mg TE) | 4 | 5 | 6 |
| Vitamina K (μg) | 2 | 2,5 | 30 |
| Tiamina (mg) | 0,2 | 0,3 | 0,5 |
| Riboflavina (mg) | 0,3 | 0,4 | 0,5 |
| Niacina (mg NE) | 2 | 4 | 6 |
| Ácido pantotênico | 1,7 | 1,8 | 2 |
| Vitamina B6 (mg) | 0,1 | 0,3 | 0,5 |
| Folato (μg) | 65 | 80 | 150 |
| Vitamina B12 (μg) | 0,4 | 0,5 | 0,9 |
| Colina (mg) | 125 | 150 | 200 |
| Biotina (μg) | 5 | 6 | 8 |
| Vitamina C (mg) | 40 | 50 | 15 |
| Cálcio (mg) | 200 | 260 | 700 |
| Fósforo (mg) | 100 | 275 | 460 |
| Magnésio (mg) | 30 | 75 | 80 |
| Ferro (mg) | 0,27 | 11 | 7 |
| Zinco (mg) | 2 | 3 | 3 |
| Iodo (μg) | 110 | 130 | 90 |
| Selênio (μg) | 15 | 20 | 20 |
| Cobre (μg) | 200 | 220 | 340 |
| Manganês (mg) | 0,003 | 0,6 | 1,2 |
| Cromo (μg) | 0,2 | 5,5 | 11 |
| Potássio (mg) | 400 | 700 | 3,000 |
| Sódio (mg) | 120 | 370 | 1,000 |

Fonte: Institute of Medicine, 1998-2010.

# 144 Nutrição: Fundamentos e Aspectos Atuais

## Tabela 9.3. Recomendações nutricionais para crianças e adolescentes de 0 a 18 anos

| Idade | Proteína (g/d) | Carboidrato (g/d) | Gordura total (g/d) | Ácido linoleico (g/d) | Ácido alfalinolênico (g/d) | Fibra (g/d) |
|---|---|---|---|---|---|---|
| 0 – 6 meses | 9,1<br>1,52 g/kg/d[a] | 60 | 31 | 4,4 | 0,5 | NR |
| 7 – 12 meses | 13,5*<br>1,5 g/kg/d | 95 | 30 | 4,6 | 0,5 | NR |
| 1 – 3 anos | 13*<br>1,10 g/kg/d | 130* | NR | 7 | 0,7 | 19 |
| 4 – 8 anos | 19*<br>0,95 g/kg/d | 130* | NR | 10 | 0,9 | 25 |
| Meninos<br>9 – 13 anos | 34*<br>0,95 g/kg/d | 130* | NR | 12 | 1,2 | 26 |
| Meninos<br>14 – 18 anos | 52*<br>0,85 g/kg/d | 130* | NR | 16 | 1,6 | 38 |
| Meninas<br>9 – 13 anos | 34* ou<br>0,95 g/kg/d | 130* | NR | 10 | 1,0 | 26 |
| Meninas<br>14 – 18 anos | 46*<br>0,85 g/kg/d | 130* | NR | 11 | 1,1 | 31 |

NR: não possui recomendação.

Os dados em * são apresentados como RDA. Os demais dados foram estabelecidos em AI.

[a]: proteína diária estimada por kg de peso.

Fonte: adaptada de Institute of Medicine, 2002.

remissão espontânea da maior parte dos casos de alergia/intolerância alimentar. O aleitamento materno exclusivo por quatro a seis meses, seguido pelo desmame parcial, protege as crianças do risco de desenvolvimento de doenças alérgicas. A administração de leite de cabra ou de soja não contribui para a eliminação do problema.

## A DIETA VEGETARIANA É MAIS SAUDÁVEL QUE A DIETA NÃO VEGETARIANA PARA A CRIANÇA?

De modo geral, a composição das dietas vegetarianas é considerada adequada em macronutrientes. Em termos de energia, essas dietas se comparam com a dos não vegetarianos ou onívoros, porém é muito difícil que crianças, principalmente abaixo dos 5 anos de idade, consigam ingerir o volume de alimentos necessários para suprir suas necessidades nutricionais.

A quantidade de proteína fornecida pela dieta vegetariana é bem menor que a dos onívoros, sendo que a qualidade proteica em relação aos alimentos de origem animal é também inferior, pois alguns aminoácidos integrantes da composição da proteína vegetal apresentam-se em quantidade limitada ou até mesmo ausente, principalmente quando comparada à proteína do ovo. Assim, a deficiência de um aminoácido em um determinado alimento só pode ser considerada insignificante se a dieta for variada e diver-

sificada, havendo uma compensação através da combinação proteica de cereais do tipo do arroz com leguminosas como os feijões, que se completam em termos dos aminoácidos lisina, metionina e cisteína, assemelhando-se à proteína animal. Porém, mesmo assim, a quantidade a ser consumida dessa combinação é bem maior que o equivalente a uma porção de carne.

Em relação à proporção energética derivada de gordura, a dieta vegetariana é considerada de baixo teor quando comparada à não vegetariana, e certamente depende do hábito de consumo de leite e derivados e ovos. A dieta vegetariana é pobre em gordura saturada e rica em gordura poli-insaturada, principalmente ácido linoleico, que é um componente importante da membrana celular e auxilia na absorção de vitaminas lipossolúveis, como as vitaminas A, E e K.

A diferença mais importante entre ambas dietas é o maior consumo de vegetais, frutas e cereais integrais pelos vegetarianos, que garante adequação em muitas vitaminas e fibras. Assim sendo, o consumo de micronutrientes provenientes dessas dietas, como vitaminas B1, folato, C, A e E, tende a ser maior que nos onívoros; porém a vitamina B12, ferro e cálcio disponíveis tendem a ser marginais. Estudos mostram que a dieta vegetariana leva à deficiência de vitamina B12 comprometendo o crescimento infantil e levando à anemia perniciosa. Além disso, causa a hiper-homocisteinemia que, por sua vez, é responsável pela falência renal e deficiência cardíaca em crianças com severa deficiência de vitamina B12.

O excesso de fibras na dieta pode influenciar a absorção de minerais, especialmente de ferro, zinco e cálcio, porém a presença de altos teores de vitamina C, provenientes de uma dieta vegetariana variada e adequada em energia, pode auxiliar na absorção do ferro disponível.

Os cereais integrais devem ser consumidos sob alerta devido ao seu elevado teor de ácido fítico, oxalatos e fitatos que são agentes antinutricionais e que alteram a fixação do cálcio, precipitam o ferro e impedem a absorção do zinco e magnésio. Muitos desses agentes antinutricionais são inativados pela apropriada temperatura de cozimento ou, no caso do ácido fítico, pela fermentação (no preparo de pão), exigindo-se moderação no caso do consumo de cereais matinais integrais. O hábito da inclusão de vegetais folhosos à dieta infantil é saudável e a FAO (*Food and Agriculture Organization* – Organização das Nações Unidas para Agricultura e Alimentação) preconiza a adição de 100 g de vegetais folhosos à dieta de crianças de até 6 anos de idade, principalmente em países em desenvolvimento, para suprir as necessidades das vitaminas A, C, folato, cálcio e ferro, 15% da vitamina B e 15% de proteína.

## Há diferenças no crescimento e desenvolvimento de uma criança vegetariana e uma criança não vegetariana (onívora)?

Parece não haver diferença no crescimento e desenvolvimento de crianças vegetarianas comparadas com crianças onívoras. Porém, alguns trabalhos científicos mostram que, nos primeiros anos de vida, crianças alimentadas com dietas vegetarianas restritas ou com dietas macrobióticas, ou seja, dietas que não incluem nem carnes nem alimentos derivados de leite e ovos, possuem taxa de crescimento inferior que as crianças onívoras. Os mesmos estudos mostram que a diferença de estatura se torna insignificante aos 10 anos de idade, quando a criança vegetariana atinge a mesma altura da criança onívora, pois, a partir dessa idade, a criança tende a aumentar o apetite e passa a conseguir ingerir o volume energético necessário para garantir aporte proteico adequado. Mesmo assim, as crianças vegetarianas tendem a ser mais magras e leves para suas referidas idades e alturas. Casos severos de desnutrição são relatados na literatura em crianças alimentadas inadequadamente com dieta vegetariana restrita. Portanto, é recomendado que crianças vegetarianas incluam em sua dieta alimentos derivados do leite e ovos.

## Quais os cuidados que se deve ter com os alimentos para que a criança tenha uma boa saúde bucal?

A higienização bucal infantil no primeiro ano de vida é indiscutivelmente de suma importância e deve ser iniciada desde os primeiros dias de vida, antes mesmo do aparecimento dos dentes. A limpeza do céu da boca e dos lábios da criança deve ser diária, utilizando um pedacinho de algodão embebido em água morna previamente fervida, para proteger contra a formação de placas bacterianas pelo acúmulo de resíduos de leite.

Com a vinda dos primeiros dentinhos, a escovação se torna importante na rotina da higienização diária da criança, a fim de prevenir a formação de placas bacterianas e o desenvolvimento precoce de cáries. O maior "vilão" das cáries em crianças é a mamadeira adoçada oferecida durante a noite ou o hábito de amamentar várias vezes ao longo da noite ou de deixar a criança dormir no peito para mamar a todo momento. O açúcar acrescentado à mamadeira, ou à lactose do leite, fermenta e produz cárie. Recomenda-se que a escovação dos dentes ocorra após as refeições, ao acordar e dormir.

À medida que a criança cresce e diversifica a alimentação, novos alimentos e hábitos são introduzidos. Ela passa a consumir diferentes tipos de alimentos, entre eles bolachas, pirulitos, balas e bebidas fermentadas, e a substituir as tradicionais refeições caseiras por *fast-food* e lanches. A substituição de uma dieta tradicional rica em fibras e nutrientes (frutas, legumes e verduras) pelo alimento industrializado rico em gorduras e carboidratos refinados (açúcares e farinhas), tipo *snacks*, bolachas e salgadinhos expandidos, que fermentam e facilitam a proliferação bacteriana na boca, propiciam o aumento da incidência de cáries em crianças em fase pré-escolar.

A saliva é a arma natural de prevenção contra as cáries, pois, além das enzimas que facilitam a digestão, ela contém anticorpos que combatem as bactérias e outras substâncias que reequilibram o pH da boca, evitando a desmineralização dos dentes. Toda vez que se acaba de comer, a saliva leva cerca de vinte minutos para reequilibrar o pH da boca, significando que, quanto menor o espaçamento entre as refeições, menor será a ação protetora da saliva em relação ao pH bucal. Assim, o ideal seria escovar os dentes após ingerir qualquer refeição.

Os refrigerantes, além do açúcar apresentam um pH ácido, que favorece a desmineralização dos dentes, propiciando o aparecimento de placa bacteriana. Mesmo os sucos de frutas ácidas e bebidas fermentadas, tipo iogurtes, que são excelentes fontes de nutrientes a saúde, por seu pH ácido e teor de açúcares, geram o mesmo tipo de problema. Comparado com os líquidos açucarados, o açúcar consumido associado às farinhas, como em bolachas, bolos e biscoitos, permanece muito mais tempo na boca aderido aos dentes e, portanto, sendo nocivo. Pais e professores devem insistir para que a criança adquira o hábito da escovação em casa e na escola, visto que durante o período que a criança está na escola, o consumo de merendas ricas em açúcar e carboidratos e alimentos de pH ácidos é uma constante.

Os ortodontistas sugerem que a gordura de alguns alimentos, tais como leite, queijo, presunto, ovo, amendoim, e as sementes oleaginosas, tais como as nozes, avelãs, castanhas de caju etc., possuem ação e proteção anticárie. O queijo, por exemplo, possui várias substâncias protetoras, que reduzem a acidez da boca e sua proteína ajuda na formação de uma película em torno dos dentes com o poder de dificultar a adesão de bactérias. Assim, a volta da tradicional lancheira escolar contendo lanche à base de queijo e pouca manteiga, leite e fruta, associado à boa escovação, podem ser grandes aliados, não somente no combate às cáries, mas também na prevenção da obesidade e de muitas deficiências nutricionais que acometem as crianças durante a fase escolar.

## As crianças devem receber suplementação com cálcio durante a fase de crescimento?

Na infância, a deficiência de cálcio, especialmente quando acompanhada pelas deficiências de proteína e vitamina D, pode resultar em prejuízo do crescimento, má-formação e baixa qualidade dos ossos, além de problemas dentários, como cáries. No entanto, existem mecanismos de controle da concentração sanguínea de cálcio. Quando os valores sanguíneos diminuem, o hormônio da paratireoide é secretado, fazendo com que os ossos sejam reabsorvidos. Quando esses valores no sangue aumentam, a calcitonina, hormônio secretado pela glândula tireoide, faz com que o cálcio seja rapidamente depositado nos ossos.

Na dieta, a relação ideal entre cálcio e fósforo é de 1:1, com exceção da infância, em que essa relação é de 2:1. De maneira geral, as crianças que fazem uso de uma dieta balanceada em alimentos contendo cálcio, associada à exposição ao sol (que ativa o precursor da vitamina D), não precisam receber suplementação com cálcio, com exceção dos recém-nascidos a termo ou com baixo peso ao nascimento – peso < 2.500g (recém-nascido pré-termo e/ou pequeno para a idade gestacional), independentemente de receberem leite materno. As principais fontes de cálcio são o leite e seus derivados (p. ex.: queijo, iogurte e bebidas fermentadas à base de leite). Outras fontes incluem os vegetais de folhas verdes (exceto os com altas doses de ácido oxálico), ervilha, feijão seco, soja, grão de bico, peixes enlatados como sardinhas, salmão etc.

A ingestão diária de cálcio recomendada para crianças de 3 a 10 anos de idade é a mesma que a de adultos (800 mg). Essas se elevam na adolescência, gestação, lactação e senil.

Existem vários fatores da dieta que podem interferir na absorção de cálcio, são eles: flúor, vitamina D e lactose (aumentam a absorção), fósforo, proteína, presença de fibras na dieta e produção hormonal (diminuem a absorção). O flúor provavelmente previne a retirada de cálcio dos ossos, mais frequentemente em indivíduos idosos. A vitamina D aumenta a calcificação dos ossos, quando presente em quantidade adequada. A lactose aumenta a absorção de cálcio em 15% a 20% e essa é a razão pela qual o leite é tão boa fonte de cálcio. Uma quantidade aumentada de fósforo na dieta pode ocasionar uma aceleração da reabsorção óssea, aumentando, portanto, as necessidades de cálcio. Dietas ricas em proteínas interferem na absorção de cálcio, aumentando as necessidades desse mineral. Uma dieta rica em fibras, como os cereais, possui grande porcentagem de ácido oxálico e ácido fítico, os quais se unem ao cálcio, prejudicando sua absorção.

## Existe maior chance de uma criança apresentar determinado tipo de doença ligada à dieta quando existir história familiar da doença?

Há algumas evidências de associação entre o estado nutricional e a dieta na infância com doenças na idade adulta, retratada na teoria de Barker. Crianças com baixo peso ao nascimento, retardo de crescimento intrauterino e grandes para a idade gestacional parecem mais propensas a apresentar hipertensão, diabetes e obesidade na idade adulta quando comparadas às crianças com peso adequado para a idade gestacional. Considerando-se a maior propensão de certas doenças a apresentarem uma agregação familiar, também parece bastante sensato o reconhecimento de que quando um membro da família apresentar determinado tipo de doença ligada à dieta (p. ex.: hipertensão, hiperlipidemia, cálculos na vesícula etc.), outros membros, incluindo-se crianças, devem estar em alerta no sentido de adaptarem suas dietas visando a prevenção dessas doenças.

Em 1981, a OMS, com base em estudos realizados na Inglaterra, estabeleceu que a prevenção, particularmente das doenças cardiovasculares, deveria se iniciar na infância, através da utilização de dietas e práticas adequadas. Portanto, é extremamente importante que toda a família se adapte a uma dieta balanceada, rica em vegetais e frutas e baixa em gorduras e carboidratos refinados, visando a prevenção precoce de determinadas doenças familiares. No entanto, deve-se considerar que as crianças em fase de crescimento precisam de maiores quantidades de macro e micronutrientes por quilo de peso corporal quando comparadas aos adultos. Provavelmente, a prevenção precoce da doença, quando iniciada durante a infância, favorecerá o não aparecimento da doença ou a sua manifestação mais tardia.

## A criança obesa será um adulto obeso?

A obesidade infantil, principalmente entre 6 e 11 anos, tem apresentado aumento significativo em todas as regiões industrializadas, principalmente nas áreas urbanas das grandes cidades.

Muitos distúrbios crônico-degenerativos, como a obesidade, têm mostrado ter elo significativo com os hábitos e padrões alimentares durante a fase de desenvolvimento da criança. Estudos mostram que crianças obesas apresentam maiores chances de se tornarem adultos obesos (14%) que as crianças com peso adequado para a idade (7%).

Um estudo de coorte envolvendo 5.362 crianças inglesas que foram acompanhadas por 36 anos, mostrou que 21% das pessoas obesas aos 36 anos eram também até os 11 anos de idade. A quantidade de gordura corpórea em uma criança não aumenta linearmente com o peso, mas ocorre em diferentes estágios do crescimento e desenvolvimento da criança. É sugerido que o excesso de gordura depositado nesses períodos críticos são os mais prováveis de persistirem até a fase adulta. Se a obesidade não for corrigida até os 12 anos, a chance de a criança se tornar um adulto obeso é de 4:1; se a obesidade persistir por toda a adolescência, a chance será de 28:1. Portanto, independentemente do período de início da obesidade infantil, quanto mais tempo uma criança for obesa, maior será o risco de essa criança desenvolver obesidade na idade adulta.

Durante os primeiros anos de vida, a habilidade de a criança aumentar o gasto energético pelo aumento da atividade física é quase limitado e qualquer excesso de energia consumida tende a ser armazenada na forma de gordura. Assim, o estabelecimento de hábitos corretos, incluindo a escolha dos alimentos na alimentação da criança, é de suma importância.

Crianças a partir de 2 e 3 anos tendem a incorporar preferências e hábitos alimentares da família e, apesar de se acreditar que o excesso de consumo de alimentos é maior em crianças obesas comparado com crianças com peso normal, muitos estudos mostram que não há diferenças no total energético da dieta consumida entre ambos os grupos.

Sem dúvida, o estilo de vida sedentário é o principal fator para determinar a obesidade infantil. A criança obesa tende a ser menos ativa e, à medida que se torna mais velha, a porcentagem energética diária usada para seu crescimento diminui e, consequentemente, seu gasto energético diário diminui. Poucas pré-escolas incluem em seu currículo educação física e atividades recreativas intensas que demandem um gasto energético significativo da criança. O sedentarismo em casa e as horas despendidas em frente à televisão aumentam a incidência de obesidade, representando cerca de 2% por hora gasta assistindo à TV. O alto consumo de *snacks*, tipo salgadinhos extrusados, e alimentos açucarados, tipo gomas de mascar, balas, bolachas e chocolates, também têm correlação direta com o desenvolvimento da obesidade em crianças. Nos Estados Unidos, o tempo médio que a criança em idade escolar gasta em frente à TV é de 26 horas semanais, e esse estudo sugere que os hábitos alimentares infantis são influenciados pelos anúncios e comerciais que modulam preferências e hábitos pelos produtos divulgados, desfavorecendo a escolha por uma alimentação balanceada e variada.

## O EXCESSO DE FRUTOSE AUMENTA O PESO?

A frutose é um monossacarídeo encontrado em frutas, cereais, vegetais e no mel. É comercialmente extraída de alimentos para ser usada em preparações industrializadas. O consumo de frutose pela população mundial tem aumentado muito nos últimos anos, acompanhando o aumento da epidemia da obesidade em países desenvolvidos e em desenvolvimento. Esse aumento da ingestão de frutose é associado ao maior consumo de produtos industrializados

como refrigerantes, doces, geleias, sucos, cereais matinais, alimentos pré-preparados e até leites industrializados destinados à população infantil. Quando ingerida e excedida a capacidade de armazenamento e oxidação, esse carboidrato é convertido em gordura pelo processo de lipogênese, sintetizando moléculas de ácido graxo a partir de precursores não lipídicos (substratos que durante o catabolismo produzem acetil-CoA), como os carboidratos. Esse processo ocorre predominantemente no fígado e no tecido adiposo ativado por uma dieta rica em carboidratos, principalmente açúcares. A regulação hepática tem papel fundamental no equilíbrio energético corporal e o fígado é o local onde ocorre o metabolismo de carboidratos (glicólise e síntese do glicogênio) e síntese de triglicerídeos (lipogênese). A lipogênese é regulada por enzimas controladas pela insulina e pela presença de glicose. Assim, o excesso de carboidrato aumenta a disponibilidade de glicose, que ativa a insulina, que, por consequência, ativa enzimas lipogênicas e glicolíticas a promover maior estoque de triglicerídeos. O aumento da síntese de gordura e seu depósito intra-hepático estão estreitamente ligados à resistência à insulina. O metabolismo da frutose e da glicose diferem, pois a frutose é convertida em ácidos graxos no fígado de forma mais rápida que a glicose. E, ao contrário da glicose, a frutose não estimula a secreção de insulina nem de leptina, que é o hormônio da saciedade e reduz a supressão do apetite estimulado pela grelina (hormônio da fome), diminuindo a percepção da obtenção energética e a compensação para ingerir mais alimentos. A frutose metabolizada no fígado é convertida em ácidos graxos que são VLDL (lipoproteínas de muito baixa densidade) e transportadas para a corrente sanguínea, elevando os níveis plasmáticos de triglicerídeos. O consumo de frutose, aumenta ainda a concentração sanguínea de LDL (lipoproteína de baixa densidade) e diminui a da HDL (lipoproteína de alta densidade), considerados os maiores fatores de risco para aterosclerose. Portanto, deve-se ter a preocupação com o hábito alimentar de crianças e adolescentes quanto ao consumo diário de refrigerantes, sucos, geleias, doces e outros produtos adoçados com frutose, bem como educar pais e professores quanto à adoção de alimentos saudáveis, como leites e sucos naturais sem adição de frutose/ou açúcares, e advertir o público do uso indiscriminado de frutose e suas causas.

## QUANDO SE DEVE PREOCUPAR COM A OBESIDADE NA INFÂNCIA?

As seguintes crianças são normalmente selecionadas para tratamento de obesidade:

- Qualquer criança com excesso de peso que deseje se submeter a tratamento, ou cujos pais solicitem os cuidados médicos;
- criança obesa de pais não obesos;
- criança com outra doença, para a qual a obesidade é uma problema associado;

- obesidade mórbida ou presença de outras complicações à saúde, como síndrome de Pickwick;
- história familiar de diabetes ou doença cardiovascular;
- qualquer criança que esteja com problemas psicológicos causados pela obesidade; e
- hipertensão.

Talvez o melhor critério para seleção de crianças para tratamento de obesidade seja o desejo genuíno de perder peso. Normalmente, as crianças com pais obesos são as mais resistentes ao tratamento, havendo a necessidade de criar programas familiares para mudanças do hábito dietético de toda a família. As crianças com pais não obesos apresentam boa resposta ao tratamento, desde que a criança ou os pais estejam motivados. Entre os fatores etiológicos da obesidade, encontram-se os genéticos e os ambientais. Entre os fatores ambientais destacam-se os hábitos alimentares inapropriados e, talvez o mais importante, a inatividade física. Crianças de pais não obesos apresentam 10% de chance de se tornarem obesos, contra 40% a 80% de pais obesos.

Os três componentes essenciais do tratamento da obesidade são: dieta, apoio psicológico e exercícios físicos. Qualquer um desses componentes, quando visto isoladamente, não apresentará um resultado adequado.

## COMO ALTERAR A ALIMENTAÇÃO DA CRIANÇA NA FASE ESCOLAR?

Durante a fase escolar, o crescimento e o desenvolvimento da criança quanto ao peso e à altura é mais lento, aumentando cerca de cinco a oito centímetros a mais na altura e cerca de 15 a 20 kg no peso. O início das atividades escolares se estabelece com grande mudança na rotina diária infantil. A criança passa a levantar mais cedo e a ter seus horários de refeições alterados. Nesse momento o estabelecimento de padrões, procedimentos e disciplina alimentar é de suma importância. É certo que muitas crianças ao acordarem não terão grande apetite para o café da manhã e rejeitarão qualquer alimento. Deve-se observar então a quantidade de alimento ingerida antes de dormir. Crianças que se alimentam muito antes de dormir tendem a ter menos apetite ao se levantar. É importante que o café da manhã seja uma refeição variada e composta de alimentos como o leite e seus derivados, pão e frutas, para suprir energia e nutrientes necessários para iniciar o dia.

Ao ir à escola, a criança passa a desenvolver novos esquemas alimentares e a convivência com outras crianças tende a influenciar os moldes alimentares adotados em casa. Nesse momento, os pais começam a enfrentar um grande obstáculo na educação alimentar de seus filhos. Não menos culpados em criar maus hábitos alimentares entre crianças, as lanchonetes e cantinas escolares são responsáveis por oferecer em seus estabelecimentos alimentos de valores altamente calóricos, como salgadinhos extrusados, doces e balas, alimentos ricos em gordura saturada, como frituras e hambúrgueres, passando a não contar com os alimentos tradicionais, como sanduíches naturais à base de queijo e saladas, frutas e leite, comprometendo o aporte adequado de vitaminas e minerais à criança.

É de suma importância que o bom hábito alimentar seja mantido em casa, em relação ao consumo frequente de frutas, legumes e verduras, carne, leite e ovos, a fim de reforçar os preceitos alimentares e a adequação da dieta infantil. Deve-se também questionar e pressionar mudanças nas escolas, juntamente com o apoio dos professores, no tocante à adequação do menu escolar a ser fornecido pelas cantinas e lanchonetes escolares para que se adequem na batalha da boa nutrição infantil.

## O APARECIMENTO DE TRANSTORNOS ALIMENTARES TEM RELAÇÃO COM CRIANÇAS QUE SOFRERAM *BULLYING*?

O desenvolvimento cognitivo da criança segundo Piaget passa por duas etapas: 1) sensório-motora, que vai do nascimento aos 2 anos de idade, em que a criança se utiliza basicamente dos sentidos para conhecer o mundo. Nessa fase, um dos reflexos da criança é levar tudo à boca; e 2) pré-operacional, que vai dos 2 aos 6 anos, em que a criança começa a adquirir noções de tempo e espaço. Ainda não há raciocínio lógico e as ações para ela ainda são irreversíveis. Uma criança que morde o amiguinho até 2 anos de idade não pode ser rotulada como agressiva, pois ela ainda não sabe usar a linguagem verbal e a linguagem corporal acaba sendo mais eficiente. Nesse período, o adulto deve observar o comportamento e interferir quando necessário, impondo limites para evitar que se machuque, explicando à criança que sua atitude não é correta.

A partir dos 2 anos o adulto deve ficar atento, pois o desenvolvimento do comportamento agressivo da criança pode ser fruto do meio ambiente em que está exposta (família, escola e outros), além de fatores individuais, inatos, como sexo e hereditariedades, que requerem cuidados. Muitas crianças recebem apelidos relacionados a aspectos físicos e desempenho (p. ex.: gordinho, vara, pau, poste, burro, chato etc.) e é essencial identificar e trabalhar com esses aspectos evitando que se repitam. A personalidade da criança forma-se até os 6 anos de idade e, por isso, toda sua experiência e qualidade da relação humana vivida nessa fase é de fundamental importância, e a repressão com diálogo na hora certa, bem como elogios, afeto, prazer e compreensão, tem bons resultados e são menos estressantes do que bronca, castigo, sofrimento e indiferença. Separação dos pais, morte de um ente querido, acidente, mudança de casa ou cidade, abusos psicológicos e sexuais são fatos marcantes para a criança, que podem causar alguma espécie de trauma ou frustração. Portanto, detectar e combater o comportamento agressivo ainda na primeira infância ajuda no desenvolvimento infantil, pois quando a criança não encontra obstáculos ou alguém que a alerte mostrando que não é um comportamento adequado, ela percebe que consegue liderar e tirar proveito de situações e no futuro certamente se tornará um agente do *bullying* e muito provavelmente um adulto violento. O *bullying* (do inglês *bully*, pessoa que usa força e poder para coagir outro) refere-se a todo tipo de comportamento agressivo que ocorre sem nenhuma razão aparente, e é caracterizado por ações repetitivas e desequilíbrio emocional. Crianças que são alvo de *bullying* são ansiosas, deprimidas, não querem participar de momentos de socialização, isolam-se e não querem ir à escola, entre outros sintomas. A criança agressiva, que pratica *bullying*, torna-se um adolescente e adulto agressivo, que insulta outros, intimida com abuso e agressão física, psicológica, racista, difamatória e recorre a ações diversas para agredir o outro (p. ex.: *cyberbullying*), com sérios problemas de relacionamento.

Muitos estudos têm mostrado que jovens que sofrem com transtornos alimentares já sofreram *bullying* na infância. Os transtornos alimentares geralmente apresentam as suas primeiras manifestações na infância e podem se manifestar de diversas formas, intensidades e gravidades, mas sempre relacionados à perda ou ganho de peso corporal e as dificuldades emocionais. Primeiro, os transtornos que ocorrem precocemente na infância representam alterações da relação da criança com a alimentação. Essas condições parecem não estar associadas a uma preocupação com o peso e/ou a forma corporal, sendo uma dificuldade em se alimentar adequadamente levando a uma perda ponderal ou a uma falha em ganhar peso de forma apropriada, iniciando-se antes dos 6 anos de idade e que pode interferir no desenvolvimento infantil. Nessa fase, encontra-se o transtorno da alimentação da primeira infância, a pica, que é a ingestão persistente de substâncias não nutritivas – como terra, cabelo, alimentos crus, unhas e fezes de animais – e o transtorno de ruminação caracterizado por episódios de regurgitação ou "remastigação" repetidos. O segundo grupo de transtornos tem o seu aparecimento mais tardio e é constituído pelos transtornos alimentares propriamente ditos: a anorexia nervosa (alterações/ausência do apetite e perturbações da imagem corporal) e a bulimia nervosa (ciclo de compulsão alimentar – purgação/vômito autoinduzido) incluindo o TCAP (transtorno da compulsão alimentar periódica). Todos esses transtornos são considerados doenças psicossomáticas, pois são provocados por distúrbios emocionais. O TCAP é caracterizado pela ingestão de grande quantidade de alimentos em um período de tempo delimitado (até duas horas), acompanhado da sensação de perda de controle sobre o quê ou o quanto se come, compulsão alimentar, associados a algumas características de perda de controle e não acompanhados de comportamentos compensatórios dirigidos para a perda de peso. Essa compulsão alimentar é acompanhada por sentimentos de angústia, vergonha, nojo e/ou culpa. A maioria dos pacientes com TCAP é obesa, pois não desenvolvem purgação.

Assim, o acompanhamento do desenvolvimento do comportamento e estado psicológico nos primeiros anos de vida serve como indicador de prevenção e promoção da qualidade de vida do futuro adulto. A orientação dietética adequada nesses casos deve ser associada à psicoterapia cognitivo-comportamental e à orientação medicamentosa específica, quando necessária.

## COMO AVALIAR A COMPOSIÇÃO CORPORAL DAS CRIANÇAS?

A avaliação da altura e do peso não diz a proporção de massa gorda e de tecido magro. Para um determinado peso ou índice de massa corporal, uma criança pode ter uma grande variação de adiposidade e da massa livre de gordura. Essas variações podem ter um impacto significativo na necessidade energética da criança, bem como em seu estado de saúde a longo prazo. É muito provável que a criança com elevada massa magra venha a ter maior necessidade energética, enquanto aquela com aumento da massa gorda terá alto risco para as complicações metabólicas da obesidade.

A avaliação do estado nutricional de uma criança em particular ou de grupos de crianças requer o uso de padrões de referência específicos para a idade e o sexo. Para que o diagnóstico nutricional apresente utilidade prática, é necessário que os índices sejam comparados com uma referência antropométrica. O NCHS (National Center for Health Statistics) desenvolveu um padrão de referência de crescimento para lactentes e crianças, que tem sido recomendado pela OMS e pela Unicef (United Nations Children's Fund – Fundo das Nações Unidas para a Infância – Figs. 9.1 e 9.2). Essas curvas de avaliação do crescimento foram revisadas pelo CDC (Centers for Disease Control and Prevention) e atualmente encontram-se disponíveis no site www.cdc.gov/growthcharts. Tais dados estão disponíveis em curvas de manuseio bastante simples, abrangem a faixa etária de 0 a 19 anos de idade e incluem: peso/idade, altura/idade, peso/estatura, IMC/idade e circunferência cefálica/idade de ambos os sexos. As curvas também encontram-se disponíveis no site do Ministério da Saúde na versão em português: http://nutricao.saude.gov.br/sisvan.php?conteudo=curvas_cresc_oms.

As tabelas e gráficos considerando o IMC definem o risco para sobrepeso quando o IMC se situa entre os percentis > 85 e < 97, e sobrepeso/obesidade quando esse índice está acima do percentil 97.

O IMC é a forma mais utilizada de relacionar peso e estatura. Um dos inconvenientes de relacionar o peso à estatura por meio desses índices de corpulência é que eles acabam refletindo não só a adiposidade, mas também a massa de tecido magro, constituída basicamente por músculo e osso. Por isso, a medida de pregas cutâneas feita com adipômetros reflete com mais precisão o grau de adiposidade em adolescentes do que o IMC. A gordura subcutânea é o maior componente da gordura corpórea total e há fórmulas que permitem estimá-la por meio de aferições combinadas de pregas cutâneas de vários locais do corpo. As medidas das pregas tricipital e subescapular são as mais utilizadas e refletem a adiposidade dos membros (prega tricipital) e do tronco (prega subescapular), sendo a subescapular adotada como padrão de referência para identificar adolescentes com excesso de adiposidade. Por isso, a interpretação do estado nutricional de crianças e adolescentes que estão em constante crescimento deve ser cautelosa e, quando possível, outras medidas antropométricas devem ser associadas.

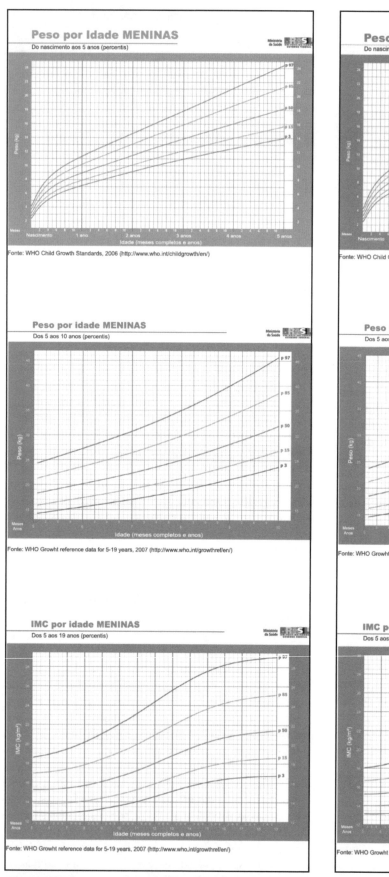

**Figura 9.1** – *Curvas de crescimento de meninas de 0 a 19 anos.*

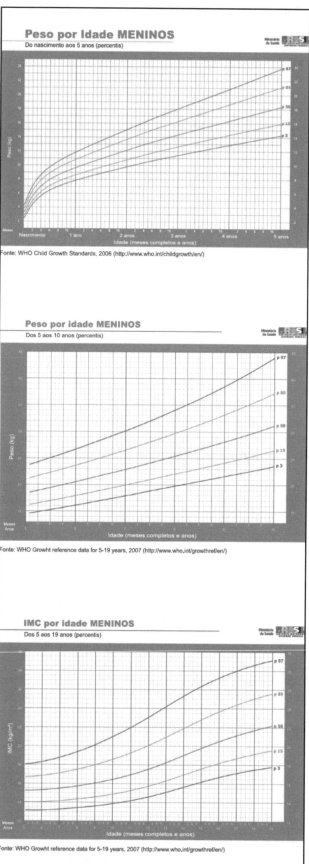

**Figura 9.2** – *Curvas de crescimento de meninos de 0 a 19 anos.*

Em geral crianças com classificação de risco de sobrepeso (percentis > 85 e < 97) não precisam perder massa corpórea, pois, com o avançar da idade, esta se ajustará à estatura. Tais ajustes serão possivelmente observados após alguns meses ou anos de tratamento que envolvam práticas alimentares saudáveis e estilo de vida mais ativo, não havendo necessidade de intervenção medicamentosa. Dependendo do grau de obesidade (percentil > 97) e de outras complicações associadas apresentadas pela criança, será indicada a redução de sua massa corpórea.

As técnicas utilizadas para tomada de peso e estatura de crianças estão ilustradas nas figuras 9.3 e 9.4.

## Peso – crianças até 2 anos

1. Instalar a balança em local firme, sem declives, afastada da parede e em uma altura que permita boa visualização;
2. colocar a criança despida, deitada ou sentada, bem no centro da balança; e
3. de preferência a avaliação dessa medida deve ser feita no mesmo horário e sempre antes das mamadas ou refeições.

## Comprimento – criança até 2 anos

1. Tirar os sapatos, as meias e acessórios da criança;
2. colocar a criança em cima da mesa antropométrica, deitada em decúbito dorsal, encostando a cabeça no anteparo fixo;
3. outra pessoa segura firmemente a cabeça da criança, na linha vertical de Frankfurt, a fim de que ela não volte a cabeça para o lado (Fig. 9.4, foto 1);
4. firmar o joelho da criança, de modo que a panturrilha fique bem assentada na mesa;
5. apoiar a planta dos pés ao anteparo móvel do medidor de modo que os pés formem um ângulo reto com as pernas (Fig. 9.4, foto 2);
6. ler a medida nessa posição; e
7. registrar a medida no gráfico de crescimento.

## Peso – crianças acima de 24 meses

1. Colocar a criança com o mínimo de roupa possível, sem sapatos, com os pés posicionados no centro da plataforma, braços estendidos ao longo do corpo e cabeça ereta;
2. as crianças devem ser pesadas com vestes leves (sem casacos ou paletós) e sem sapatos, permanecendo apenas com calcinha ou cueca ou então shorts (de tecido leve);
3. retirar todos os objetos presentes nos bolsos da roupa utilizada pela criança; e
4. ler e registrar a medida no gráfico de crescimento.

## Comprimento – criança acima de 24 meses

1. Tirar os sapatos, as meias e acessórios da criança;
2. colocar a criança em pé sobre a superfície plana do estadiômetro;

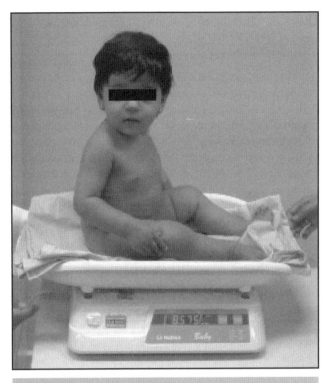

**Figura 9.3** – *Técnica utilizada para tomada de peso de crianças até 2 anos.*

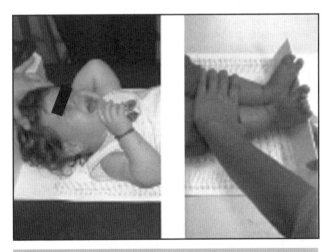

**Figura 9.4** – *Técnica utilizada para tomada de estatura de crianças até 2 anos.*

3. a cabeça da criança deverá estar posicionada na linha horizontal de Frankfurt. As costas e a parte posterior dos joelhos da criança deverão estar encostadas à parede;
4. o examinador deverá segurar firmemente o queixo do examinado com a mão esquerda e com a mão direita manipular o esquadro;
5. registrar a estatura em centímetros e posicioná-la no gráfico de crescimento; e
6. pode ser utilizada uma fita métrica, afixada na parede a 50 cm do chão, e um esquadro.

## Quais os componentes de gasto energético de uma criança?

O requerimento energético de uma criança inclui vários componentes, que estão apresentados no Quadro 9.1. A maior parte (60% a 70%) é a TMB (taxa metabólica basal). O dispêndio energético na atividade física é variável, mas geralmente é responsável por 30% a 40% do GET (gasto enérgico total), sendo o restante destinado ao gasto de energia para o crescimento. Em adultos, embora não se tenha uma demanda adicional de energia para o crescimento, as exigências energéticas são similares, a menos que a puberdade esteja atrasada ou durante período de rápido ganho de peso.

### Quadro 9.1. Definições dos componentes de gasto energético de uma criança

Necessidade energética é a quantidade de energia oriunda dos alimentos necessária para equilibrar o gasto energético a fim de manter o tamanho e a composição corporal e um nível necessário e desejável de atividade física compatível com a boa saúde.

GET é a energia gasta, em média, em um período de 24 horas por um indivíduo. Reflete a quantidade de energia gasta em um dia típico.

TMB é a taxa mínima de consumo de energia compatível com a vida. Este é medido em condições-padrão de repouso, jejum, imobilidade, termoneutralidade e relaxamento mental. Esse é o maior componente da necessidade energética de um indivíduo. O GER (gasto energético em repouso) é outra medida realizada em condições basais padronizadas para que esteja o mais próximo possível da TMB. Essa medida pode ser citada em muitas publicações em vez do TMB.

Energia gasta na atividade física é o componente mais variável do gasto energético e inclui a energia gasta em atividades da vida diária, além de lazer e exercício físico.

Resposta metabólica ao alimento (termogênese induzida pela dieta/efeito térmico da alimentação) é a energia necessária para os processos envolvidos no ato de comer e digerir o alimento e na bioquímica dos nutrientes.

O $E_c$ (custos da energia para o crescimento) têm dois componentes: a energia necessária para a construção de novos tecidos e energia depositada nos tecidos.

Massa magra compreende o componente corporal isento de massa gorda. Isso inclui água, proteínas (principalmente musculares) e minerais (principalmente o osso).

NEE (Necessidade Energética Estimada) é a média de um conjunto de dados referente à exigência de nutrientes para um grupo de indivíduos. A NEE pode, portanto, ser usada para descrever a necessidade total de energia e de cada nutriente.

O GER entre os indivíduos varia em grande parte em razão das diferenças de estatura e composição corporal. Os jovens possuem alto GER em virtude do processo de crescimento e este tende a ser maior nos meninos que nas meninas. O gasto de energia para a síntese de novos tecidos diminui com a idade e isso explica em parte as diferenças do GER entre adultos e jovens. A criança grande, por exemplo, tem um GER maior quando comparada à de estrutura pequena. A diferença no GER entre dois indivíduos é determinada principalmente pela quantidade massa magra. Embora a massa magra englobe os órgãos e o sistema musculosquelético, em uma criança saudável a massa dos órgãos é metabolicamente mais ativa que o sistema musculosquelético. Assim, a massa dos órgãos tem maior contribuição no GER.

Quanto à resposta metabólica ao alimento, a criança com subnutrição, quando em processo de ganho ponderal, tem aumento do gasto energético após a refeição quando comparada às que não obtiveram acréscimo de peso ou às com pouco ganho de peso.

## Qual a quantidade de energia dispendida e estocada em crianças?

A energia armazenada em novos tecidos pode ser estimada por meio da medição da quantidade e dos tipos de tecidos adquiridos, considerando a massa adiposa e magra. Uma criança no primeiro ano de vida com a velocidade de crescimento linear de 20 cm/ano, tem um depósito energético de 50 kcal/dia, que representa 9% da NEE (necessidade energética estimada). Já o adolescente na fase do estirão pubertário, com velocidade de crescimento de 10 cm/ano, apresenta depósito tecidual diário de 32 kcal/dia, representando 1% da NEE. O $E_c$ tem dois componentes: a energia utilizada para sintetizar novos tecidos e a depositada no tecido recém-adquiridos (energia estocada).

Para o cálculo das necessidades nutricionais, o peso da criança deverá ficar situado entre os percentis 10 e 97 da curva de crescimento peso/idade. As necessidades nutricionais da criança variam de acordo com a idade, sexo e estilo de vida e foram estabelecidas de acordo com consenso científico para atender os requerimentos dessa fase (Institute of Medicine, 2002). Essa necessidade energética aumenta com a idade e é maior nos meninos. Nessa fase da vida, a energia utilizada para o crescimento e desenvolvimento da criança está entre 2,4 a 6 kcal/g de peso corporal. A NEE de uma criança é igual à soma do GCT (gasto calórico total) mais o adicional energético para formação de tecido $E_c$.

$$NEE = GCT + E_c$$

A energia gasta para formação de tecido é maior nos primeiros meses de vida:

- De zero a três meses: 175 kcal/dia;
- de quatro a seis meses: 60 kcal/dia; e
- de sete a 35 meses: 20 kcal/dia.

## Faixa etária

- 0 a 3 meses:

  NEE = [89 × P (kg) - 100] + 175 kcal (adicional energético para formar tecido)

- 4 a 6 meses:

  NEE = [89 × P (kg) - 100] + 56 kcal (adicional energético para formar tecido)

- 7 a 12 meses:

  NEE = [89 × P (kg) - 100] + 22 kcal (adicional energético para formar tecido)

- 13 a 35 meses:

  NEE = [89 × P (kg) - 100] + 20 kcal (adicional energético para formar tecido)

- Meninos: 3 a 8 anos

  NEE = 88,5 - 61,9 × idade (anos) + AF × [26,7 × peso (kg) + 903 × altura (m)] + 20 (adicional energético para formar tecido)

- Meninas: 3 a 8 anos

  NEE = 135,3 - 30,8 × idade (anos) + AF × [10,0 × peso (kg) + 934 × altura (m)] + 20 (adicional energético para formar tecido)

- Meninos: 9 a 18 anos

  NEE = 88,5 - 61,9 × idade (anos) + AF × [26,7 × peso (kg) + 903 × altura (m)] + 25 (adicional energético para formar tecido)

- Meninas: 9 a 18 anos

  NEE = 135,3 - 30,8 × idade (anos) + AF × [10,0 × peso (kg) + 934 × altura (m)] + 25 (adicional energético para formar tecido)

## AF (coeficiente de atividade física)

- Meninos:

  AF = 1,00 se nível de FAF ≥ 1,0 < 1,4 (sedentário)

  AF = 1,13 se nível de FAF ≥ 1,4 < 1,6 (baixa atividade)

  AF = 1,26 se nível de FAF ≥ 1,6 < 1,9 (ativo)

  AF = 1,42 se nível de FAF ≥ 1,9 < 2,5 (muito ativo)

- Meninas

  AF = 1,00 se nível de FAF ≥ 1,0 < 1,4 (sedentário)

  AF = 1,16 se nível de FAF ≥ 1,4 < 1,6 (baixa atividade)

  AF = 1,31 se nível de FAF ≥ 1,6 < 1,9 (ativo)

  AF = 1,56 se nível de FAF ≥ 1,9 < 2,5 (muito ativo)

  FAF: fator de atividade física

### Como estimar o gasto energético da atividade física em crianças?

Isso varia consideravelmente e é principalmente determinado pelas atividades diárias e não necessariamente pela quantidade de esporte praticado pela criança. A quantidade de energia gasta na atividade física é muitas vezes referida como FAF (fator de atividade física). Existe uma gama considerável de FAF em crianças, especialmente adolescentes. Aqueles com estilo de vida sedentário, que fazem uso principalmente de transporte motorizado, têm um FAF em torno de 1,3 a 1,5. Aqueles que praticam esportes variados, andam de bicicleta ou andam a pé distâncias moderadas diariamente podem ter um FAF de aproximadamente 2,7.

A mensuração da atividade física é inerentemente difícil pelas variações diárias, mas é possível estimá-la por vários dias com o uso de acelerômetros, frequencímetros ou diários para registros de atividade física.

### Fator de atividade física para crianças

Os dados de mensuração de dispêndio energético em crianças são muito limitados quando comparados aos dados de adultos. A tabela 9.4 apresenta dados de gasto calórico de crianças expressas como múltiplos da TMB de acordo com o sexo e a idade.

A tabela 9.4 apresenta a quantidade de energia gasta em uma caminhada realizada na intensidade de 2,5 mph. Os valores de gasto calórico apresentados nessa tabela foram subdivididos em quatro categorias de atividade física: sedentário, pouco ativo, ativo e muito ativo. Os dados dessa tabela mostram que tanto o gasto energético basal (GCB MET kcal/kg/min) quanto o gasto energético da caminhada a 2,5 mph (kcal/kg/min) diminui com a idade. Assim, o gasto calórico da caminhada a 2,5 mph diminui de 0,09 a 0,05 kcal/kg/min da infância até adolescência, o valor do MET (múltiplo da taxa metabólica basal) não é constante e aumenta com a idade, passando de dois para três. Ainda nas últimas colunas, a quantidade de minutos de caminhada da categoria de sedentário para pouco ativo, ativo e muito ativo aumentam 120 minutos, 230 minutos, 400 minutos, respectivamente. Dessa forma, o nível de atividade física de uma criança que participa de eventos cujas atividades sejam moderadas ou intensas e que se aproximem ou reflitam os valores apresentados na tabela 9.5 poderia ser categorizado como ativas ou muito ativas, respectivamente.

Sendo assim, o cálculo de energia de uma criança de 4 anos, do sexo feminino, que permanece em período integral na pré-escola desenvolvendo atividades de classe e de recreação, com estatura de 105 cm, pesando 17 kg e localizado entre os percentis 50 a 85 da curva de crescimento peso/idade, seria de:

| Cálculo das NEEs da criança |
| --- |
| AF = 1,29 |
| NEE = 135,3 - 30,8 × 4 + 1,16 × (10,0 × 17 + 934 × 1,05 m) + 20 kcal |
| NEE = 1.367 kcal |

**154** NUTRIÇÃO: FUNDAMENTOS E ASPECTOS ATUAIS

## Tabela 9.4. Gasto calórico total de crianças

| Idade (anos) | Peso (kg) | Altura (m) | GCB[a] (kcal/dia) | GCB/METs (kcal/kg/min)[b] | GCB/METs (kcal/kg/h) | GCT (kcal/dia) Sedentário (FAF) | GCT Pouco ativo (FAF) | GCT Ativo (FAF) | GCT Muito ativo (FAF) | FAF[c] Pouco ativo (FAF) | FAF Ativo (FAF) | FAF Muito ativo (FAF) | NE (kcal/dia)[d] Pouco ativo x sedentário | NE Ativo x sedentário | NE Muito ativo x sedentário | Diferença comparativa Sedentário (FAF) | Pouco ativo (FAF) | Ativo (FAF) | Muito ativo (FAF) |
|---|---|---|---|---|---|---|---|---|---|---|---|---|---|---|---|---|---|---|---|
| **Meninos** | | | | | | | | | | | | | | | | | | | |
| 3 | 14,3 | 0,95 | 889 | 0,043 | 2,59 | 1.142 | 1.304 | 1.465 | 1.663 | 1,47 | 1,65 | 1,87 | 162 | 323 | 521 | 1.162 | 1.324 | 1.485 | 1.683 |
| 4 | 16,2 | 1,02 | 935 | 0,040 | 2,40 | 1.195 | 1.370 | 1.546 | 1.763 | 1,47 | 1,65 | 1,89 | 175 | 351 | 568 | 1.215 | 1.390 | 1.566 | 1.783 |
| 5 | 18,4 | 1,09 | 985 | 0,037 | 2,23 | 1.255 | 1.446 | 1.638 | 1.874 | 1,47 | 1,66 | 1,90 | 191 | 383 | 619 | 1.275 | 1.466 | 1.658 | 1.894 |
| 6 | 20,7 | 1,15 | 1.030 | 0,035 | 2,07 | 1.308 | 1.515 | 1.722 | 1.977 | 1,47 | 1,67 | 1,92 | 207 | 414 | 669 | 1.328 | 1.535 | 1.742 | 1.997 |
| 7 | 23,1 | 1,22 | 1.084 | 0,033 | 1,95 | 1.373 | 1.597 | 1.820 | 2.095 | 1,47 | 1,68 | 1,93 | 224 | 447 | 722 | 1.393 | 1.617 | 1.840 | 2.115 |
| 8 | 25,6 | 1,28 | 1.132 | 0,031 | 1,84 | 1.433 | 1.672 | 1.911 | 2.205 | 1,48 | 1,69 | 1,95 | 239 | 478 | 772 | 1.453 | 1.692 | 1.931 | 2.225 |
| 9 | 28,6 | 1,34 | 1.187 | 0,029 | 1,73 | 1.505 | 1.762 | 2.018 | 2.334 | 1,48 | 1,70 | 1,97 | 257 | 513 | 829 | 1.530 | 1.787 | 2.043 | 2.359 |
| 10 | 31,9 | 1,39 | 1.240 | 0,027 | 1,62 | 1.576 | 1.850 | 2.124 | 2.461 | 1,49 | 1,71 | 1,98 | 274 | 548 | 885 | 1.601 | 1.875 | 2.149 | 2.486 |
| 11 | 35,9 | 1,44 | 1.303 | 0,025 | 1,51 | 1.666 | 1.960 | 2.254 | 2.615 | 1,50 | 1,73 | 2,01 | 294 | 588 | 949 | 1.691 | 1.985 | 2.279 | 2.640 |
| 12 | 40,5 | 1,49 | 1.376 | 0,024 | 1,42 | 1.773 | 2.088 | 2.403 | 2.792 | 1,52 | 1,75 | 2,03 | 315 | 630 | 1.019 | 1.798 | 2.113 | 2.428 | 2.817 |
| 13 | 45,6 | 1,56 | 1.471 | 0,022 | 1,34 | 1.910 | 2.251 | 2.593 | 3.013 | 1,53 | 1,76 | 2,05 | 341 | 683 | 1.103 | 1.935 | 2.276 | 2.618 | 3.038 |
| 14 | 51,0 | 1,64 | 1.578 | 0,021 | 1,29 | 2.065 | 2.434 | 2.804 | 3.258 | 1,54 | 1,78 | 2,06 | 369 | 739 | 1.193 | 2.090 | 2.459 | 2.829 | 3.283 |
| 15 | 56,3 | 1,70 | 1.669 | 0,021 | 1,23 | 2.198 | 2.593 | 2.988 | 3.474 | 1,55 | 1,79 | 2,08 | 395 | 790 | 1.276 | 2.223 | 2.618 | 3.013 | 3.499 |
| 16 | 60,9 | 1,74 | 1.734 | 0,020 | 1,19 | 2.295 | 2.711 | 3.127 | 3.638 | 1,56 | 1,80 | 2,10 | 416 | 832 | 1.343 | 2.320 | 2.736 | 3.152 | 3.663 |
| 17 | 64,6 | 1,75 | 1.764 | 0,019 | 1,14 | 2.341 | 2.771 | 3.201 | 3.729 | 1,57 | 1,81 | 2,11 | 430 | 860 | 1.388 | 2.366 | 2.796 | 3.226 | 3.754 |
| 18 | 67,2 | 1,76 | 1.777 | 0,018 | 1,10 | 2.358 | 2.798 | 3.238 | 3.779 | 1,57 | 1,82 | 2,13 | 440 | 880 | 1.421 | 2.383 | 2.823 | 3.263 | 3.804 |
| **Meninas** | | | | | | | | | | | | | | | | | | | |
| 3 | 13,9 | 0,94 | 879 | 0,044 | 2,63 | 1.060 | 1.223 | 1.375 | 1.629 | 1,39 | 1,57 | 1,85 | 163 | 315 | 569 | 1.080 | 1.243 | 1.395 | 1.649 |
| 4 | 15,8 | 1,01 | 910 | 0,040 | 2,40 | 1.113 | 1.290 | 1.455 | 1.730 | 1,42 | 1,60 | 1,90 | 177 | 342 | 617 | 1.133 | 1.310 | 1.475 | 1.750 |
| 5 | 17,9 | 1,08 | 943 | 0,037 | 2,20 | 1.169 | 1.359 | 1.537 | 1.834 | 1,44 | 1,63 | 1,94 | 190 | 368 | 665 | 1.189 | 1.379 | 1.557 | 1.854 |
| 6 | 20,2 | 1,15 | 979 | 0,034 | 2,02 | 1.227 | 1.431 | 1.622 | 1.941 | 1,46 | 1,66 | 1,98 | 204 | 395 | 714 | 1.247 | 1.451 | 1.642 | 1.961 |
| 7 | 22,8 | 1,21 | 1.014 | 0,031 | 1,85 | 1.278 | 1.495 | 1.699 | 2.038 | 1,47 | 1,68 | 2,01 | 217 | 421 | 760 | 1.298 | 1.515 | 1.719 | 2.058 |
| 8 | 25,6 | 1,28 | 1.056 | 0,029 | 1,72 | 1.340 | 1.573 | 1.790 | 2.153 | 1,49 | 1,70 | 2,04 | 233 | 450 | 813 | 1.360 | 1.593 | 1.810 | 2.173 |
| 9 | 29,0 | 1,33 | 1.094 | 0,026 | 1,57 | 1.390 | 1.635 | 1.865 | 2.248 | 1,49 | 1,70 | 2,05 | 245 | 475 | 858 | 1.415 | 1.660 | 1.890 | 2.273 |
| 10 | 32,9 | 1,38 | 1.139 | 0,024 | 1,44 | 1.445 | 1.704 | 1.947 | 2.351 | 1,50 | 1,71 | 2,06 | 259 | 502 | 906 | 1.470 | 1.729 | 1.972 | 2.376 |
| 11 | 37,2 | 1,44 | 1.193 | 0,022 | 1,34 | 1.513 | 1.788 | 2.046 | 2.475 | 1,50 | 1,72 | 2,07 | 275 | 533 | 962 | 1.538 | 1.813 | 2.071 | 2.500 |
| 12 | 41,6 | 1,51 | 1.253 | 0,021 | 1,26 | 1.592 | 1.884 | 2.158 | 2.615 | 1,50 | 1,72 | 2,09 | 292 | 566 | 1.023 | 1.617 | 1.909 | 2.183 | 2.640 |
| 13 | 45,8 | 1,57 | 1.306 | 0,020 | 1,19 | 1.659 | 1.967 | 2.256 | 2.737 | 1,51 | 1,73 | 2,10 | 308 | 597 | 1.078 | 1.684 | 1.992 | 2.281 | 2.762 |
| 14 | 49,4 | 1,60 | 1.337 | 0,019 | 1,13 | 1.693 | 2.011 | 2.309 | 2.806 | 1,50 | 1,73 | 2,10 | 318 | 616 | 1.113 | 1.718 | 2.036 | 2.334 | 2.831 |
| 15 | 52,0 | 1,62 | 1.351 | 0,018 | 1,08 | 1.706 | 2.032 | 2.337 | 2.845 | 1,50 | 1,73 | 2,11 | 326 | 631 | 1.139 | 1.731 | 2.057 | 2.362 | 2.870 |
| 16 | 53,9 | 1,63 | 1.352 | 0,017 | 1,05 | 1.704 | 2.034 | 2.343 | 2.858 | 1,50 | 1,73 | 2,11 | 330 | 639 | 1.154 | 1.729 | 2.059 | 2.368 | 2.883 |
| 17 | 55,1 | 1,63 | 1.340 | 0,017 | 1,01 | 1.685 | 2.017 | 2.328 | 2.846 | 1,51 | 1,74 | 2,12 | 332 | 643 | 1.161 | 1.710 | 2.042 | 2.353 | 2.871 |
| 18 | 56,2 | 1,63 | 1.327 | 0,016 | 0,98 | 1.665 | 1.999 | 2.311 | 2.833 | 1,51 | 1,74 | 2,13 | 334 | 646 | 1.168 | 1.690 | 2.024 | 2.336 | 2.858 |

[a]GCB = gasto calórico basal; [b]MET = equivalente metabólico calculado a partir do GCB/peso (kg)/1.440 min (1 dia); [c]FAF = fator de atividade física, definido como a razão entre GCT/GCB;

## Tabela 9.5. Gasto calórico de crianças andando em uma intensidade de 2,5 mph

| Idade (anos) | Peso (kg) | Altura (m) | GCB[a] (kcal/dia) | Gasto calórico da caminhada a 2,5 mph[b] (kcal/kg/min) | MET da caminhada a 2,5 mph | Equivalente da caminhada (min)[c] | | |
|---|---|---|---|---|---|---|---|---|
| | | | | | | Pouco ativo a sedentário | Ativo a sedentário | Muito ativo a sedentário |
| Meninos | | | | | | | | |
| 3 | 14,3 | 0,95 | 889 | 0,092 | 2,13 | 123 | 246 | 396 |
| 4 | 16,2 | 1,02 | 935 | 0,089 | 2,23 | 121 | 242 | 392 |
| 5 | 18,4 | 1,09 | 985 | 0,087 | 2,34 | 119 | 239 | 387 |
| 6 | 20,7 | 1,15 | 1.030 | 0,084 | 2,44 | 118 | 237 | 383 |
| 7 | 23,1 | 1,22 | 1.084 | 0,082 | 2,52 | 118 | 236 | 381 |
| 8 | 25,6 | 1,28 | 1.132 | 0,079 | 2,59 | 118 | 235 | 380 |
| 9 | 28,6 | 1,34 | 1.187 | 0,077 | 2,67 | 117 | 233 | 377 |
| 10 | 31,9 | 1,39 | 1.240 | 0,074 | 2,76 | 115 | 231 | 373 |
| 11 | 35,9 | 1,44 | 1.303 | 0,072 | 2,85 | 114 | 228 | 367 |
| 12 | 40,5 | 1,49 | 1.376 | 0,069 | 2,94 | 112 | 224 | 362 |
| 13 | 45,6 | 1,56 | 1.471 | 0,067 | 2,99 | 112 | 224 | 361 |
| 14 | 51,0 | 1,64 | 1.578 | 0,064 | 3,00 | 112 | 225 | 363 |
| 15 | 56,3 | 1,70 | 1.669 | 0,062 | 3,01 | 113 | 227 | 366 |
| 16 | 60,9 | 1,74 | 1.734 | 0,059 | 3,01 | 115 | 230 | 371 |
| 17 | 64,6 | 1,75 | 1.764 | 0,057 | 3,00 | 117 | 234 | 377 |
| 18 | 67,2 | 1,76 | 1.777 | 0,054 | 2,96 | 120 | 241 | 388 |
| Meninas | | | | | | | | |
| 3 | 13,9 | 0,94 | 879 | 0,095 | 2,16 | 124 | 239 | 432 |
| 4 | 15,8 | 1,01 | 910 | 0,091 | 2,28 | 123 | 237 | 428 |
| 5 | 17,9 | 1,08 | 943 | 0,088 | 2,40 | 121 | 234 | 423 |
| 6 | 20,2 | 1,15 | 979 | 0,085 | 2,51 | 119 | 231 | 418 |
| 7 | 22,8 | 1,21 | 1.014 | 0,081 | 2,63 | 117 | 228 | 411 |
| 8 | 25,6 | 1,28 | 1.056 | 0,078 | 2,72 | 117 | 226 | 408 |
| 9 | 29,0 | 1,33 | 1.094 | 0,074 | 2,84 | 114 | 220 | 398 |
| 10 | 32,9 | 1,38 | 1.139 | 0,071 | 2,96 | 111 | 215 | 388 |
| 11 | 37,2 | 1,44 | 1.193 | 0,068 | 3,04 | 109 | 212 | 382 |
| 12 | 41,6 | 1,51 | 1.253 | 0,064 | 3,07 | 109 | 212 | 383 |
| 13 | 45,8 | 1,57 | 1.306 | 0,061 | 3,07 | 110 | 214 | 387 |
| 14 | 49,4 | 1,60 | 1.337 | 0,058 | 3,06 | 112 | 217 | 392 |
| 15 | 52,0 | 1,62 | 1.351 | 0,054 | 3,00 | 116 | 224 | 405 |
| 16 | 53,9 | 1,63 | 1.352 | 0,051 | 2,91 | 121 | 234 | 422 |
| 17 | 55,1 | 1,63 | 1.340 | 0,047 | 2,81 | 127 | 246 | 445 |
| 18 | 56,2 | 1,63 | 1.327 | 0,044 | 2,68 | 135 | 261 | 472 |

[a]GCB = gasto calórico basal; [b]: determinado a partir de teste em esteira; [c]: calculado por meio da divisão do gasto calórico a partir do sedentário (kcal/dia) (Tab. 9.1)/gasto calórico da caminhada a 2,5 mph (kcal/kg/min) × peso (kg).

Fonte: adaptado de Institute of Medicine, 2002.

## Como avaliar se o balanço energético de uma criança está adequado?

O balanço energético positivo ocorre quando o consumo excede o gasto e está associado ao armazenamento de energia, deposição de tecido, ganho de peso e crescimento linear normal. Já o balanço energético negativo está associado à depleção de tecido e, portanto, à perda de peso e, se prolongada, pode ocasionar perda linear de crescimento. Porém ainda existe uma lacuna quanto à aplicação dessa abordagem nas crianças com diferentes condições de saúde por consequência de um quadro patológico agudo ou crônico. Assim, são necessárias mais informações das relações entre gasto energético, estoques energéticos, composição corporal e doenças associadas ao suporte nutricional para atender às demandas metabólicas.

A avaliação cuidadosa dos efeitos da intervenção nutricional é essencial para permitir a adaptação da receita médica para a criança e evitar potenciais danos, tais como o aumento da adiposidade em relação à massa magra ou perda exacerbada de massa magra. Dessa forma, a monitoração por meio de simples medições antropométricas como peso e altura, devem ser feitas antes e durante o tratamento e, se possível, com uma avaliação mais detalhada, incluindo medidas de pregas cutâneas, circunferências, bioimpedância, entre outras. A discussão dessas informações junto à equipe multiprofissional garantirá que os pacientes recebam apoio nutricional adequado, facilitando a recuperação da doença e otimizando o crescimento a longo prazo.

## Qual o gasto energético da criança doente?

As doenças de ordem agudas ou crônicas podem afetar o estado nutricional e, consequentemente, o crescimento. Doenças agudas podem resultar em efeitos reversíveis na taxa de ganho ponderal. Já as doenças crônicas podem prejudicar o ganho de peso e da estatura, com potenciais efeitos a longo prazo, incluindo diminuição da resposta ao tratamento e baixa estatura na idade adulta. A elevação do dispêndio energético tem sido relacionada com baixo crescimento acompanhado de doença e acredita-se que essa elevação na taxa metabólica (hipermetabolismo), seja acompanhada de aumento da inflamação.

Na prática clínica, não é incomum para as crianças a oferta de 120% a 150% da cota energética para assegurar o crescimento adequado particularmente durante a recuperação de uma doença aguda ou crônica. No caso das doenças de má absorção e com aumento das exigências energéticas, como a fibrose cística, na qual há aumento do trabalho respiratório em consequência de doença pulmonar crônica, a oferta de 150% de energia pode ser apropriada. No entanto, quando esses fatores não estão presentes, essa conduta pode predispor a criança ao excesso de adiposidade.

No tocante às infecções agudas, a diminuição do apetite, da ingestão de nutrientes e da atividade física são comuns. A perda de peso também é evidente, e quando aparente em crianças saudáveis, sugere que a necessidade energética não está sendo suprida, podendo ser resultado da menor ingestão energética ou do aumento do GER.

## A febre aumenta o gasto energético?

Em adultos, a febre aumenta o GER em aproximadamente 13% por cada grau Celsius de elevação acima da temperatura corporal normal. Porém, em crianças na condição febril os estudos não são muito claros, pois tanto a estabilidade quanto o aumento do GER foram observados nas doenças de origem infecciosa. Isso é de grande relevância clínica porque determina o tipo de intervenção nutricional a ser adotado para crianças com baixa ingestão alimentar associada a doenças infecciosas.

## Qual o principal determinante do ganho de peso em crianças?

Para o desenvolvimento da obesidade, é fundamental uma desregulação de longo prazo do balanço energético, no qual o consumo excede o dispêndio. A alta ingestão calórica é o principal determinante do ganho de peso em crianças e adultos. A ingestão energética média acima das NEEs, associada ao sedentarismo, favorece o ganho de peso. Além disso, há evidências crescentes de que fatores genéticos predispõem à obesidade. Recentes descobertas de estudos de genética populacional têm mostrado a importância de mutações de genes como FTO e MC4R, que influenciam o consumo de energia favorecendo a obesidade. Outros genes expressos no sistema nervoso central que controlam a saciedade e o apetite podem levar à hiperfagia. Além disso, a transmissão cultural do comportamento obesogênico pode ser passado de pais para filhos.

## Como definir se a criança tem síndrome metabólica?

A diretriz da IDF (International Diabetes Federation) atribui a circunferência da cintura como um critério obrigatório para a definição da SM (síndrome metabólica) além de outros dois fatores de risco. Essa medida reflete a deposição de gordura na região visceral, que poderá desencadear doenças metabólicas, sendo de fácil aplicação na prática clínica.

A definição da SM em jovens é dividida de acordo com grupos etários: de 6 a 10 anos, de 10 a 16 e de 16 ou mais, como demonstrado a seguir. Essa definição pode ser adquirida pelo site http://www.idf.org/webdata/docs/Mets_definition_children.pdf.

## Faixa etária de 6 a 10 anos

- Percentil de obesidade > 90, avaliada pela circunferência da cintura;
- a SM ainda não pode ser diagnosticada, mas outras medições devem ser feitas se houver histórico familiar de SM, *diabetes mellitus* tipo 2, dislipidemia, doença cardiovascular, hipertensão ou obesidade; e
- a IDF também sugere uma forte orientação visando à redução de peso àqueles com obesidade abdominal.

## Faixa etária de 10 a 16 anos

- Percentil de obesidade > 90, avaliada pela circunferência da cintura, e pelo menos dois dos seguintes critérios:
- triglicerídeos > 150 mg/dL;
- HDL < 40 mg/dL;
- pressão arterial > 130 mmHg para sistólica ou 85 mmHg para diastólica e
- glicose > 100 mg/dL (recomenda-se também o teste de tolerância oral à glicose) ou dois parentes com *diabetes mellitus* tipo 2.

## Idade acima de 16 anos: utilizar o critério da IDF para adultos

- Obesidade central* mais dois dos seguintes critérios:
- Aumento da concentração de TG: > 150 mg/dL (1,7 mmol/L), ou específico para essa anormalidade lipídica;
- redução da concentração de HDL: < 40 mg/dL (1,03 mmol/L) para sexo masculino e < 50 mg/dL (1,29 mmol/L) para sexo feminino, ou específico para essa anormalidade lipídica;
- aumento da pressão arterial: > 130 mmHg para sistólica ou 85 mmHg para diastólica ou tratamento para hipertensão arterial previamente diagnosticado; e
- hiperglicemia de jejum > 100 mg/dL (5,6 mmol/L) ou diabetes previamente diagnosticado.

    * Se o IMC é > 30 kg/m², obesidade central pode ser assumida e a circunferência da cintura não precisa ser aferida.

## QUAL A PREVALÊNCIA DA OBESIDADE INFANTIL E SUAS COMPLICAÇÕES?

O aumento da prevalência de obesidade na infância tem sido observado em todo o mundo, em países desenvolvidos e em desenvolvimento. A obesidade na infância e na adolescência está associada a uma série de complicações médicas, sendo fatores de riscos metabólicos para doença aterosclerótica vascular futura, resistência à insulina, hiperglicemia, hipertensão e dislipidemia. A obesidade infantil – um resultado da supernutrição – tornou-se um grave problema de saúde pública nas últimas décadas no mundo inteiro. O relatório de 2003 da IOTF (International Obesity Task Force) para a OMS estima que aproximadamente 10% dos indivíduos entre 5 e 17 anos apresentam excesso de gordura corporal, dos quais 2% a 3% são obesos. Isso corresponderia, no ano 2000, a 155 milhões de crianças com excesso de peso e de 30 a 45 milhões de crianças obesas em todo o mundo. O Brasil não difere do restante do mundo em relação à prevalência de obesidade, como revela a segunda etapa da Pesquisa de Orçamentos Familiares, realizada pelo IBGE (Instituto Brasileiro de Geografia e Estatística), na qual se constatou excesso de peso em 40,6% da população adulta brasileira. Na faixa etária pediátrica, estudos nacionais demonstram prevalências de excesso de peso que variam entre 10,8% a 33,8% em diferentes regiões.

Nos Estados Unidos, no ano de 1960 por exemplo, 4,2% dos jovens entre 6 e 11 anos e 4,6% dos jovens entre 12 e 19 anos de idade eram obesos. Tais estimativas aumentaram para 19,6% e 18,1%, respectivamente, no período de 2007 a 2008.

Além das complicações supracitadas, o excesso de adiposidade também pode influenciar vários aspectos do desenvolvimento puberal, tais como o momento de início da puberdade e os parâmetros hormonais da puberdade.

Por exemplo, a puberdade prematura em meninas pode estar associada ao maior risco de problemas psicológicos, comportamentos de risco e até futuro câncer de mama. A obesidade na transição da puberdade também pode promover o desenvolvimento da síndrome dos ovários policísticos na adolescência.

## QUAIS ALTERAÇÕES HORMONAIS OCORREM NA PUBERDADE?

Ainda na infância, a pulsatilidade do LH (hormônio luteinizante), pela inferência do GNRH, torna-se evidente, com baixa frequência e amplitudes dos pulsos detectados durante o sono. Entretanto, essa baixa secreção de gonadotrofina é inadequada para a produção dos hormônios esteroides gonadais. O início da puberdade é caracterizado pelo aumento acentuado do GNRH (hormônio liberador de gonadotrofina) e da secreção de gonadotrofina. No início da puberdade, essa amplificação pulsátil aumenta no decorrer do sono gradualmente, com relativo repouso durante o dia, sendo acompanhada por picos de hormônios esteroides (p. ex.: estradiol e testosterona) pela manhã. Com o avançar da puberdade, a secreção pulsátil da gonadotrofina aumenta gradualmente durante o dia e um padrão adulto é estabelecido. Ao término da puberdade, nos meninos, o GNRH e a secreção de gonadotrofina permanecem razoavelmente constantes. Já nas meninas, tais secreções são dinâmicas e relacionadas com o ciclo menstrual.

A maturação da secreção de gonadotrofinas nas meninas promove o desenvolvimento folicular ovariano, a produção de estradiol e a ovulação. Nos meninos, o aumento das gonadotrofinas promove o alargamento testicular e a secreção de testosterona.

O aumento da produção de esteroides sexuais continua ao longo da puberdade, promovendo o aparecimento dos sinais clínicos desse período (p. ex.: as características sexuais secundárias). Essas alterações morfológicas da puberdade começam tipicamente entre 8 e 12 anos nas meninas e entre 9 e 14 anos nos meninos, embora o início da puberdade seja influenciado por uma série de fatores, incluindo os aspectos genéticos, como raça e etnia.

A adrenarca é um termo utilizado para se referir ao aumento da produção adrenocortical de andrógenos em ambos os sexos e geralmente se inicia aos 6 ou 7 anos, antes dos sinais clínicos da puberdade. Esse processo é caracterizado pelo aumento da espessura da zona reticular adrenal, alterações das atividades enzimáticas adrenais e aumento da concentração dos esteroides. Nesse período, os sinais clínicos mais evidentes são aparecimento de pelos pubianos (pubarca), pelos axilares, acne e odor adulto. Os fatores responsáveis pela maturação adrenal, são parcialmente dependentes da secreção hipofisária de ACTH (hormônio adrenocorticotrófico). Embora a pubarca esteja frequentemente associada ao início da puberdade (p. ex.: telarca nas meninas e gonadarca nos meninos), ela pode ser temporariamente independente da produção de gonadotrofinas. Portanto, a pubarca não é uma condição que represente dependência de gonadotrofina.

O GH (hormônio do crescimento) e o IGF-1 (fator de insulina símile 1) também aumentam acentuadamente na puberdade. Juntamente com os hormônios esteroides (em especial, o estradiol), são os responsáveis pelo estirão pubertário (Fig. 9.5). A secreção de GH e de IGF-1 se correlaciona positivamente com a produção dos esteroides endógenos nos jovens de ambos os sexos. A administração de testosterona nos meninos nas fases pré e peripubertal aumenta e estimula a secreção de GH com concomitante elevação dos valores basais e aumento de IGF-1 por estímulo de GH. Nas meninas, a produção de GH aumenta com a terapia de estrogênio exógeno. Entretanto, com a administração de estrogênio exógeno na fase pós-puberal em meninas, a produção de IGF-1 estimulado por GH diminui, diferentemente da resposta observada com a terapia de testosterona em meninos nessa mesma fase.

## A OBESIDADE NA INFÂNCIA ACELERA A PUBERDADE?

A obesidade na infância pode dar origem a sinais precoces da puberdade nas meninas (telarca) e atraso nos meninos. As meninas com obesidade têm maior risco de hiperandrogenemia em razão do aumento da produção de testosterona total e redução de SHBG (hormônio sexual ligado à globulina). O desenvolvimento precoce da mama pode, em parte, refletir a maior ativação periférica dos androgênios adrenais no tecido adiposo. A resistência à insulina provavelmente contribui nessa associação, estimulando a suprarrenal e/ou produção de andrógenos. A hiperandrogenemia na adolescência pode promover o desenvolvimento da síndrome do ovário policístico na fase adulta, juntamente com seu potencial de complicações metabólicas e cardiovasculares.

A obesidade também está associada ao crescimento linear acelerado durante a puberdade, possivelmente pela estrogenização precoce e pela ação da insulina sobre o receptor de IGF-1, entre outros mecanismos potenciais.

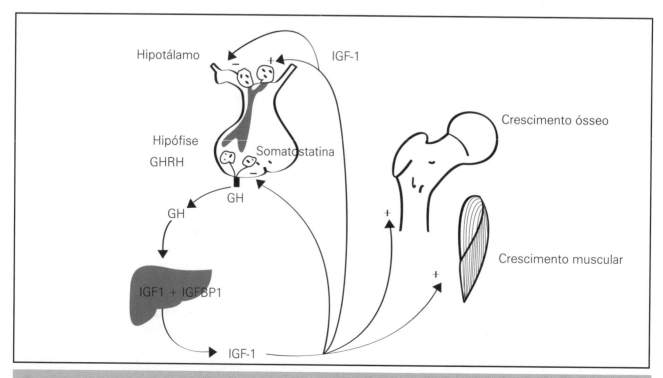

**Figura 9.5** – *Interação dos hormônios responsáveis pelo estirão pubertário.*

## QUAL A RECOMENDAÇÃO DE ATIVIDADE FÍSICA PARA CRIANÇAS?

Segundo o CDC, é recomendado que crianças e adolescentes na faixa etária entre 6 e 17 anos pratiquem sessenta minutos ou mais de atividade física diariamente. É importante incentivar crianças e jovens a participarem de atividades físicas variadas, divertidas e apropriadas para suas idades. A prescrição das atividades físicas deve ser adequada ao sexo e à idade, associando-se atividades aeróbias e outras visando ao fortalecimento muscular e ósseo (Quadro 9.2).

### Quadro 9.2. Recomendação de atividade física para crianças e adolescentes de 6 a 17 anos

Atividades aeróbias: é recomendado que jovens pratiquem no mínimo 60 minutos de atividades aeróbias, de intensidade moderada (como uma rápida caminhada) a intensa (como as corridas), pelo menos três vezes por semana. Correr, pedalar, pular corda, nadar, dançar, entre outras, são exemplos de atividades aeróbias. Essas atividades melhoram a aptidão cardiorrespiratória.

Atividades de fortalecimento muscular: como parte dos sessenta minutos ou mais do programa diário de atividade física, tais como ginástica e flexões, realizar trabalhos musculares com carga acima do habitual. Recomenda-se que crianças e adolescentes pratiquem essas atividades de fortalecimento muscular com frequência mínima de três vezes por semana. Exemplos de outras atividades: escalar árvores, brincadeiras em parques (*playgrounds*) utilizando cordas ou outro equipamento que promova trabalho muscular ou exercícios resistidos, como levantamento de peso, ginásticas ou exercícios localizados.

Atividades de fortalecimento ósseo: como parte dos sessenta minutos ou mais do programa diário de atividade física, tais como saltos e corridas, objetivando a produção de força sobre os ossos e promovendo crescimento e resistência óssea. Recomenda-se que crianças e adolescentes pratiquem essas atividades de fortalecimento ósseo com frequência mínima de três vezes por semana. A força é originada do impacto com o solo. Correr, pular corda, saltar, basquete, vôlei, tênis, amarelinha são exemplos de atividades de fortalecimento ósseo.

Fonte: CDC, 2011.

Este guia de atividade física do CDC está disponível no site: http://www.cdc.gov/physicalactivity/everyone/guidelines/children.html

## POR QUE TÊM SURGIDO CASOS DE DEFICIÊNCIA DE VITAMINA D NA INFÂNCIA? COMO EVITÁ-LA?

A vitamina D é um pró-hormônio essencial para a absorção do cálcio no intestino e sua deficiência está associada ao raquitismo nas crianças e à osteomalácia em adultos. Com a industrialização, o raquitismo se tornou uma doença endêmica, até que foi descoberto que a exposição à luz solar e o óleo de fígado de bacalhau poderiam preveni-la e tratá-la.

Com a identificação da vitamina D e o desenvolvimento de suplementos alimentares no século XX, o raquitismo nutricional praticamente desapareceu nos países industrializados. No entanto, tem havido um ressurgimento do raquitismo por deficiência da vitamina D nas últimas décadas como resultado de vários fatores que favorecem a diminuição da síntese de vitamina D, tais como a pigmentação da pele; os agentes físicos que bloqueiam a exposição aos RUV (raios ultravioleta), dentre eles protetores solares, roupas, sombra; os aspectos geográficos como latitude, estações do ano, poluição do ar, nebulosidade, altitude; a baixa ingestão nutricional de vitamina D; a diminuição dos estoques maternos de vitamina D; o aleitamento materno exclusivo (crianças negras que recebem aleitamento materno exclusivo e recém-nascidos de mães deficientes em vitamina D durante a gravidez podem ter um risco significativamente elevado); doenças de má absorção (p. ex.: doença celíaca, insuficiência pancreática – fibrose cística – e obstrução biliar) e diminuição da síntese ou aumento da degradação de 25(OH)VitD (por influência de doença hepática crônica e de drogas tais como a rifampicina, isoniazida e anticonvulsivantes).

Embora o leite humano seja a melhor fonte de nutrição para bebês nascidos a termo, seu conteúdo em vitamina D é insuficiente para atender à necessidade nutricional desta vitamina. A quantidade média de vitamina D no leite materno é de aproximadamente 0,55 $\mu$g/L com intervalo entre 0,375 a 1,25 $\mu$g/ L em mulheres com estado suficiente de vitamina D. Assumindo um consumo médio de 750 mL/dia, bebês com aleitamento exclusivo e sem exposição ao sol estão longe de alcançar a quota mínima recomendada de 5 $\mu$g/L (conversão: 1 UI = 0,025 $\mu$g ou 1 mg = 4000 UI de vitamina D3). Além do mais, a quantidade de vitamina D presente no leite materno varia em relação à cor da pele, com menores concentrações nas mulheres negras comparadas às brancas. Assim, a exposição da pele à radiação UV-B (ultravioleta B) e a suplementação alimentar com vitamina D são medidas favoráveis para a complementação das necessidades nutricionais de vitamina D de mães e bebês.

As fontes naturais de vitamina D incluem peixes gordurosos, como salmão, cavala e sardinha; óleo de fígado de bacalhau, fígado e vísceras (que possuem elevado teor de colesterol) e gema de ovo. O modo de preparo pode interferir significativamente no teor de vitamina D dos alimentos. Por exemplo, fritar o peixe reduz a forma ativa da vitamina D em 50%, enquanto assá-lo não afeta o conteúdo da vitamina D. Além disso, peixes criados em cativeiro podem apresentar maiores quantidades de vitamina D que o peixe de vida livre. Como esses alimentos não são consumidos habitualmente por crianças, a fortificação alimentar com vitamina D faz-se necessária em especial naquelas com exposição solar inadequada.

Quanto à fortificação de alimentos, recomenda-se que as fórmulas infantis contenham de 40 a 100 UI de vitamina D por 100 kcal, sendo suficiente para atender à necessidade diária recomendada para a maioria das crianças. Assim segue para outros alimentos, como leite, margarina e suco de laranja, que vêm sendo fortificados com vitamina D em vários países.

## Quais os benefícios dos probióticos para as crianças?

As crianças alimentadas com leite materno desenvolvem uma microbiota intestinal rica em probióticos quando comparada aos lactentes que recebem fórmulas infantis. Crianças amamentadas têm uma microflora dominada por espécies de *Bifidobacterium*. As crianças que frequentam a creche e que ingerem probióticos reduzem a incidência de infecções. No estudo multicêntrico, duplo-cego, controlado e randomizado de Weisman et al. (2005), bebês saudáveis (n = 201) nascidos a termo entre quatro a dez meses de idade receberam fórmula suplementada com BB-12 (*Bifidobacterium lactis*) e *Lactobacillus reuteri* (grupo suplementado com probióticos) ou nenhum probiótico (grupo controle) por 12 semanas. Os bebês do grupo controle apresentaram mais episódios de febre e diarreia quando comparado ao grupo suplementado. Não obstante, os probióticos também podem prevenir nas crianças infecções pós-vacinação e hospitalares, otites, alergias de ordem alimentar, rinite alérgica, diarreias agudas, entre outras infecções do trato gastrointestinal pela melhora da microbiota e dos parâmetros imunológicos. Além dessas doenças, os probióticos ainda favorecem o crescimento e desenvolvimento de bebês e crianças.

## Bibliografia consultada

American Academy of Pediatrics. Breastfeeding and the use of human milk. Section on breastfeeding. Pediatrics. 2012;129:3.

American Academy of Pediatrics. Breastfeeding and the use of human milk executive summary. Pediatrics. 2012;129(3):827-41.

Ashworth AA, Millward PJ. Catch-up growth in children. Nutr Rev. 1986;44(5):157-63.

Ballard O, Morrow AL. Human milk composition nutrients and bioactive factors. Pediatric Clinics of North America. 2013;60:49-74.

Barker DJP. Mothers, babies and diseases later in life. London: British Medical Journal Publishing Group, 1994.

Brasil. Ministério da Saúde. Dez passos para uma alimentação saudável: guia alimentar para crianças menores de dois anos. Brasília: Ministério da Saúde; Organização Pan-Americana de Saúde, 2002.

Brasil. Ministério da Saúde. Saúde da Criança: nutrição infantil; aleitamento materno e alimentação complementar. Caderno de Atenção Básica, n. 23. Brasília: MS, 2009.

Brito LL, Barreto ML, Silva RCR, Assis AMO, Reis MG, Parraga I, et al. Fatores de risco para anemia por deficiência de ferro em crianças e adolescentes parasitados por helmintos intestinais. Rev Pan Salud Publica/Pan Am J Pub Health. 2004;14(6):422-31.

Caballero B. Nutritional requirements of school children In: Sadler MJ, Strain JJ, Caballero B (eds.). Encyclopedia of Human Nutrition. London: Academic Press London, 1998. p.350-7. v. 1.

Caballero B. Obesity. In: Avery ME, First L (eds.). Textbook of Pediatric Medicine. Baltimore: Williams & Wilkins, 1993.

CEC Draft Commission Directive on processed cereal based foods and baby foods for infants and young children. III/5886/94-EN. Brussels/U3/UNICI/04/03/00/BM/dm, 1994.

Comité Mixto FAO/OMS de Fuxpertos. Necesidades de ácido ascórbico, vitamina D, vitamina B12, folato y hierro. Ginebra: Organización Mundial de la Salud, 1970. nº 452. (Série de Informes Técnicos).

Comité Mixto FAO/OMS de Expertos. Necesidades de cálcio. Roma: Organización Mundial de la Salud, 1962. nº 230. (Série de Informes Técnicos).

Comité Mixto FAO/OMS de Expertos. Necesidades de vitaminas. Roma: Organización Mundial de la Salud, 1967. nº 362. (Série de Informes Técnicos).

Commission of the European Communities. Directive on infant formula and follow-on formula 91/321/EEC. Of J Eur Comm. 1991;L175:35-49.

Dekker MJ, Su Q, Baker C, Rutledge AC, Adeli K. Fructose: a highly lipogenic nutrient implicated in insulin resistance, hepatic steatosis, and the metabolic syndrome. Am J Physiol Endocrinol Metab. 2010;299(5):E685-94.

DHSS. The composition of mature milk. Report on health and social. In: Dietz WH Jr, Gortmaker SL. Do we fatten our children at the television set? Obesity and television viewing in children and adolescents. Pediatrics. 1985;75(5):807-12.

Emmett PM, Rogers IS. Properties of human milk and their relationship with maternal nutrition. Early Hum Dev. 1997;49 Suppl:S7-28.

Ford ES, Gillespie C, Ballew C, Sowell A, Mannino DM. Serum carotenoid concentrations in US children and adolescents. Am J Clin Nutr. 2002;76(4):818-27.

Genzel-Boroviczény O, Wahle J, Koletzko B. Fatty acid composition of human milk during the 1st month after term and preterm delivery. Eur J Pediatr. 1997;156(2):142-7.

Gini G, Pozzoli T. Association between bullying and psychosomatic problems: a meta-analysis. Pediatrics. 2009;123(3):1059-65.

Gurr MI. Review of the progress of dairy science: human and artificial milks for infant feeding. J Dairy Res. 1981;48(3):519-54.

Hamosh M, Ellis LA, Pollock DR, Henderson TR, Hamosh P. Breastfeeding and the working mother: effect of time and temperature of short-term storage on proteolysis, lipolysis, and bacterial growth in milk. Pediatrics. 1996;97(4):492-8.

Hamosh M. Protective function of proteins and lipids in human milk. Biol Neon. 1998;74(2):163-76.

Institute of Medicine. Dietary Reference Intakes for calcium, phosphorus, magnesium, vitamin D and fluoride. Washington: National Academy Press, 1997.

Institute of Medicine. Dietary Reference Intakes for thiamin, riboflavin, niacin, vitamin B6, folate, vitamin B12, pantothenic acid, biotin and choline. Washington: National Academies Press, 1998.

Institute of Medicine. Dietary Reference Intakes for vitamin C, vitamin E, selenium and carotenoids. Washington: National Academy Press, 2000.

Institute of Medicine. Dietary Reference Intakes for energy, carbohydrate, fiber, fat, fatty acids, cholesterol, protein and aminoacids. Washington: National Academies Press, 2002.

Institute of Medicine. Dietary Reference Intakes (DRIs): Recommended Dietary Allowances (RDAs) and Adequate Intakes (AIs), Food & Nutrition Board, Washington: National Academies of Sciences (NAS), 1998-2010.

Joint FAO/WHO Food Standards Programme Codex Alimentarius Commission Foods for Special Dietary Uses (Including Foods for Infant and Children). 2nd ed. Rome: World Health Organization, 1994. v. 4.

Lorenc T, Brunton G, Oliver S, Oliver K, Oakley A. Attitudes to walking and cycling among children, young people and parents: a systematic review. J Epidemiol Community Health. 2008;62(10):852-7.

Malik VS, Popkin BM, Bray GA, Després J, Hu F. Sugar-sweetened beverages, obesity, type 2 diabetes mellitus and cardiovascular disease risk. Circulation. 2010;121(11):1356-64.

Mennella JA, Beauchamp GK. Smoking and the flavor of breast milk. N Eng J Med. 1998;339(21):1559-60.

McLaren DS, Burman D, Belton NR, Williams AF. Textbook of pediatric nutrition. London: Churchill Livingstone, 1991.

McMurray RG, Andersen LB. The influence of exercise on metabolic syndrome in youth: a review. Am J Lif Med. 2010;4(2):176-86.

Minocha A. Probiotics for preventive health. Nutr Clin Pract. 2009;24(2):227-41.

Misra M, Pacaud D, Petryk A, Collett-Solberg PF. Vitamin D deficiency in children and its management: review of current knowledge and recommendations. Pediatrics. 2008;122(2):398-417.

Morgan JB. Milk-feeding and weaning. In: Sadler MJ, Strain JJ. Caballero B (eds.). Encyclopedia of Human Nutrition. London: Academic Press London, 1998. p.1101-8. v. 2.

Nead KG, Halterman JS, Kaczorowski JM, Auinger P, Weitzman M. Overweight children and adolescents: a risk group for iron deficiency. Pediatrics. 2004;114(1):104-8.

Nicklas TA, Dwyer J, Mitchell P, Zive M, Montgomery D, Lytle L, et al. Impact of fat reduction on micronutrient density of children's diets: the CATCH study. Prev Med. 1996;25(4):478-85.

Obarzanek E, Hunsberger SA, Van Horn L, Hartmuller VV, Barton BA, Stevens VJ, et al. Safety of a fat-reduced diet: the dietary intervention study in children (DISC). Pediatrics. 1997;100(1):51-9.

Organización Panamericana de la Salud, Oficina Regional de la OMS. Requirementos y recomendaciones nutricionales para niños de 0 a 5 años de edad. Borrador Correspondente al libro "Nutrición y alimentación del niño en los primeros anos de vida" (en imprenta). Washington: División de promoción y protección de la salud – Programa de alimentación y nutrición, 1991.

Poskitt EM. Nutrition – Problems of preschool children. In: Sadler MJ, Strain JJ, Caballero B (eds.). Encyclopedia of Human Nutrition. London: Academic Press London, 1998. p.340-9. v. 1.

Organização de Alimentação e Agricultura das Nações Unidas, Agência Internacional de Energia Atômica. Elementos traços na nutrição e saúde humanas. São Paulo: Roca, 1998.

Organização de Alimentação e Agricultura das Nações Unidas, Agência Internacional de Energia Atômica. Elementos traços na nutrição e saúde humanas. São Paulo: Roca, 1998.

Rauh VA, Whyatt RM, Garfinkel R, Andrews H, Hoepner L, Reyes A, et al. Developmental effects of exposure to environmental tobacco smoke and material hardship among inner-city children. Neurotoxicol Teratol. 2004;26(3):373-85.

Relato da junta de Conselho de Especialistas FAO/WHO/UNU. Necessidade de Energia e Proteína. São Paulo: Roca e Organização Mundial da Saúde, 1998. nº 724. (Série de Relatos Técnicos).

Saavedra JM. Use of probiotics in pediatrics. Rationale, mechanisms of action and practical aspects. Nutr Clin Pract. 2007;22(3):351-65.

Sanders TAB. Vegetarian diets and children. Pediatr Clin North Am. 1995;42(4):955-65.

Stabler SP, Allen RH. Vitamin B12 deficiency as a worldwide problem. Annual Reviews of Nutrition. 2004;24:299-326.

Stoltzfus R, Chway HM, Montresor A, Tielsch JM, Jape JK, Albonico M, et al. Low dose daily iron supplementation improves iron status and appetite but not anemia, whereas quarterly anthelminthic treatment improves growth, appetite and anemia in Zanzibari preschool children. J Nutr. 2004;134(2):348-56.

Burt Solorzano CM, McCartney CR. Obesity and the pubertal transition in girls and boys. Reproduction. 2010;140(3):399-410.

Standing Committee on Nutrition. British Paediatric Association. Vegetarian weaning. Nutrition Standing Committee of the British Pediatric Association. Arch Dis Child. 1988;63(10):470-8.

Strasburger VC, Victor C, Jordan AB, Donnerstein E. Health effects of media on children and adolescents. Pediatrics. 2010;125(4):756-67.

Tappy L, Le K. Metabolic effects of fructose and the worldwide increase in obesity. Physiol Rev. 2010;90(1):23-46.

Tonstad S, Refsum H, Sivertsen M, Christophersen B, Ose L, Ueland PM. Relation of total homocisteine and lipid levels in children to premature cardiovascular death in male relatives. Pediatr Res. 1996;40(1):47-52.

van Dusseldorp M, Schneede J, Refsum H, Ueland PM, Thomas CM, de Boer E, et al. Risk of persistent cobalamin deficiency in adolescents fed a macrobiotic diet in early life. Am J Clin Nutr. 1999;69(4):664-71.

Vernberg EM, Biggs BK. Preventing and treating bullying and victimization. JAMA. 2010;304:2301.

Weizman Z, Asli G, Alsheikh A. Effects of a probiotic infant formula on infections in child care centers: comparison of two probiotic agents. Pediatrics. 2005;115:5-9.

World Health Organization/ The United Nations Children's Fund (WHO/Unicef). Baby Friendly Hospital Iniciative. Geneva: WHO/Unicef, 1993.

World Health Organization (WHO). Evidence on long-term effects of breastfeeding. Systematic Reviews and Meta-analysis. Genebra: WHO, 2007.

# Nutrição, exercício e envelhecimento

Sandra Maria Lima Ribeiro • José Donato Junior • Julio Tirapegui

## INTRODUÇÃO

Dados recentes do censo populacional brasileiro demonstram, no decorrer dos anos, um aumento da esperança de vida ao nascer, assim como do número de indivíduos idosos. Isso resulta no envelhecimento da população, similar ao que tem ocorrido nas demais regiões do mundo, e desperta a necessidade de se compreender o envelhecimento sob suas diferentes dimensões.

## QUAL O LIMITE DO ENVELHECIMENTO, ISTO É, QUANTO TEMPO VIVE UM SER HUMANO?

O tempo que uma pessoa vai viver diz respeito, basicamente, à conjunção de dois fatores: a genética e as condições de vida. No que diz respeito à genética, o ser humano é capaz de viver por cerca de 120 anos, o que constitui o ciclo biológico. Por sua vez, as condições de vida culminam na chamada esperança de vida ao nascer. De uma forma geral, em países onde as condições econômicas e sociais são ruins, a esperança de vida é baixa, enquanto em países mais desenvolvidos ela aumenta significativamente. Alguns exemplos são o Japão, onde a esperança de vida ao nascer é de 81,5 anos, e Moçambique, onde esse índice é de 38 anos.

## QUANDO E POR QUE UM SER HUMANO ENVELHECE?

Pode-se afirmar que o envelhecimento se inicia no nascimento, mas é na maturidade que seus efeitos tornam-se mais notáveis. Várias funções fisiológicas e metabólicas são alteradas, e estas acabam por refletir na saúde como um todo. Resumidamente, podem ocorrer alterações na composição corporal, no metabolismo ósseo, na fisiologia bucal, nos órgãos dos sentidos, nas concentrações de nutrientes no plasma e nos tecidos, na secreção de enzimas e hormônios, entre outros.

De forma geral, começa-se a definir velhice por volta dos 65 anos. Porém, em alguns países como o Brasil, costuma-se considerar o indivíduo como idoso a partir dos 60 anos. A despeito da idade, a entrada na velhice varia de uma pessoa para outra, dependendo de fatores como: hábitos de vida (p. ex.: alimentação, hábito de fumar, consumo de álcool ou outras substâncias intoxicantes e atividade física), presença de doenças agudas e crônicas, além de aspectos relacionados ao trabalho, afetividade, entre outros.

A velhice está relacionada a fatores biológicos, psicológicos e sociais, e, na tentativa de um melhor entendimento desses fatores, existem diversas teorias sobre o envelhecimento. Uma leitura de grande parte dessas teorias aponta que elas são, de alguma forma, inter-relacionadas, o que denota a complexidade de fatores que emergem na velhice.

Algumas teorias afirmam que os seres vivos nascem programados para envelhecer, para que determinadas espécies não se acumulem na natureza mais do que outras. As teorias do erro genético (ou teoria do acúmulo de erros) explicam essa programação genética afirmando que, na velhice, começa a surgir uma série de "erros" nas moléculas de DNA, originando como consequência células "defeituosas",

## 164 NUTRIÇÃO: FUNDAMENTOS E ASPECTOS ATUAIS

que modificam a função dos diferentes sistemas orgânicos. Essas teorias têm dado especial atenção à mitocôndria, por conta de alterações no metabolismo energético.

Outros autores atribuem o envelhecimento ao início de produção de substâncias químicas danosas às celulas. Fatores externos, como poluentes ambientais, alimentação e atividade física, interfeririam na maior ou menor produção dessas substâncias. Ainda, algumas teorias mencionam o termo "desequilíbrio gradual", e associam à senescência desequilíbrios homeostáticos, que acarretam modificações endócrinas, imunológicas e do sistema nervoso central.

Finalmente, muitos estudos, antigos e recentes, discutem a relação entre envelhecimento e ingestão calórica. Em linhas gerais, os defensores dessa teoria afirmam que a restrição na ingestão energética é capaz de proporcionar maior longevidade. Várias explicações são propostas para essa teoria, tais como: redução do metabolismo basal e consequente diminuição na formação de radicais livres, redução do tecido adiposo, menor insulinemia e redução da inflamação sistêmica, entre outras. Embora até o presente não se tenha uma comprovação definitiva, as evidências mantêm constantemente acesas as discussões a respeito da prática ou não da restrição energética em humanos. É importante ressaltar que a maioria dos estudos a respeito é desenvolvida em animais de experimentação. A tabela 10.1 enumera, a partir de resultados relacionados à restrição energética em animais, os resultados esperados em seres humanos.

### Tabela 10.1. Efeitos da restrição calórica crônica sobre possíveis marcadores de envelhecimento em animais e resultados possíveis em humanos[1]

| Marcadores | Roedores | Primatas | Esperado em humanos |
|---|---|---|---|
| DHEAS (deidroepiandrosterona sulfato) | ? | ↑ | ↑ |
| Insulina | ↓ | ↓ | ↓ |
| Temperatura corporal | ↓ | ↓ | ↓ |
| Gasto energético | ↓ | ↓ | ↓ |
| Gasto energético total ajustado à massa magra | S/E | S/E | ↓ |
| Gasto energético de repouso ajustado à massa magra | ↓ | ↓ | ↓ |
| Atividades voluntárias | ↑ | S/E | ↓ |
| Estresse oxidativo | ↓ | ↓ | ↓ |
| Tecido adiposo | ↓ | ↓ | ↓ |
| Gordura visceral | ↓ | ↓ | ↓ |
| Leptina[2] | ↓ | ↓ | ↓ |
| Lipídios intramiocelulares | ? | ? | ↓ |
| Sensibilidade à insulina | ↑ | ↑ | ↑ |
| IGF-1 (fator de crescimento mediado pelo hormônio de crescimento) | ↓ | ↓ | ↓ |
| Eixo tireoidiano | ↓ | ↓ | ↓ |
| Eixo adrenal | ↑ | ? | ↓ |
| Eixo gonadotrófico | ↓ | S/E | ↓ |
| Eixo somatotrófico | ↓ | ? | ↓ |
| Eixo simpático | ↓ | ? | ↓ |

[1] Dados obtidos de quatro estudos, dois com roedores e dois com primatas.

[2] A leptina parece exercer papel-chave na regulação da atividade neuroendócrina, que poderia estar relacionada com a manutenção somática.

?: efeito desconhecido.

S/E: sem efeito.

Fonte: modificado de Heilbronn e Ravussin, 2003.

## O PESO CORPORAL É MODIFICADO COM O ENVELHECIMENTO? ISTO INTERFERE NA SAÚDE DO IDOSO?

O peso corporal tende a aumentar discretamente com o avanço da idade. Um estudo longitudinal conduzido junto à população italiana (ILSI – *Italian Longitudinal Study on Ageing*) apresentou importantes resultados sobre o peso corporal, que podem servir como parâmetro de comparação para análise da população brasileira:

- Aumento de peso decorrente do envelhecimento, que é mais notado no sexo feminino; e
- a partir da idade aproximada de 75 anos, há uma tendência de reversão, ou seja, essa seria a idade crítica, a partir da qual começa a ocorrer perda de peso e maior risco de desnutrição.

Um fato importante relacionado à perda de peso com a velhice é a redução da massa corporal magra (também denominada sarcopenia). A perda progressiva de massa corporal magra pode culminar em consequências extremas, como, por exemplo, a síndrome da fragilidade. Define-se fragilidade como um estado de maior vulnerabilidade em resposta a estressores desde as idades mais jovens, que gradativamente envolve as reservas fisiológicas, desregulando os sistemas corporais. A fragilidade não é facilmente diagnosticada e possivelmente só seja identificada a partir do momento que a perda de funcionalidade ou a dificuldade para lidar com estressores tornam-se nítidos.

Fried et al. (2001) propõem a identificação da fragilidade a partir de critérios que envolvem testes físicos como caminhada, pressão palmar, entre outros (Quadro 10.1).

### Quadro 10.1. Critérios para identificação de fragilidade biológica

| |
|---|
| Perda de peso não intencional igual ou superior a 4,5 kg ou a 5% do peso corporal no ano anterior. |
| Fadiga avaliada por autorrelato (evocado por duas questões de uma escala para rastreio de depressão). É considerada manifestação de fadiga a afirmação de que em três dias ou mais da semana o idoso sentiu que precisou fazer muito esforço para dar conta das tarefas diárias ou simplesmente não conseguiu levar adiante as suas tarefas habituais. |
| Baixa força de preensão manual medida com dinamômetro. |
| Baixo dispêndio de energia (avaliado a partir de autorrelato de exercícios físicos e trabalhos domésticos desempenhados nos últimos sete dias). |
| Baixa velocidade da marcha. |

Fonte: adaptado de Fried et al., 2001.

Entre as causas da redução da massa muscular estão: sedentarismo, alteração no estado hormonal, má nutrição, estresse oxidativo e aumento da atividade de citocinas. Tem-se destacado o fato de que a perda de fibras musculares pode ser decorrente da diminuição do número de motoneurônios, quando parte das fibras musculares perde a sinalização neuronal necessária para a manutenção de uma atividade muscular mínima, resultando em atrofia e morte celular.

## O ESTADO NUTRICIONAL DE UM IDOSO ESTÁ COMPROMETIDO?

As alterações fisiológicas decorrentes do envelhecimento podem ser desfavoráveis à manutenção de um estado nutricional adequado. Com a idade, a mucosa intestinal perde a elasticidade e os movimentos de contração, diminuindo a motilidade e causando, consequentemente, constipação e prejuízos à absorção intestinal. Há diminuição das secreções gástricas (hipocloridria), o que pode levar a um processo de inflamação bacteriana da mucosa, com comprometimento dos processos digestivos (gastrite atrófica). Com isso, a digestão de nutrientes, especialmente vitamina B12, tiamina, ferro, além das proteínas, fica prejudicada. A perda dentária e doenças da gengiva são comuns com o envelhecimento, e as cáries não tratadas podem resultar em periodontites. A utilização de próteses nem sempre consegue ser um processo eficiente e, normalmente, o indivíduo passa a limitar o consumo de determinados alimentos. Algumas dificuldades para locomoção, visão, paladar e olfato trazem complicações à alimentação, desde a aquisição de alimentos até o prazer relacionado à ingestão. Finalmente, fatores psicológicos, como depressão por solidão após a perda de entes queridos ou familiares, ou mesmo a institucionalização, podem colaborar para o comprometimento do estado nutricional.

## COMO SE AVALIA O ESTADO NUTRICIONAL DE IDOSOS?

Sempre que se deseja um acompanhamento nutricional apropriado, deve-se buscar um protocolo adequado de avaliação nutricional. Como se sabe, na avaliação nutricional buscam-se dados a respeito de parâmetros da dieta, antropométricos, bioquímicos e clínicos. Dados socioeconômicos e outras investigações sobre o estilo de vida contribuem para a análise.

Como indicador do estado de saúde, pode-se citar a avaliação da massa corporal, que requer apenas a utilização de balanças, sendo, portanto, simples e útil. Ainda no processo de investigação do estado nutricional, é importante questionar o histórico de peso para avaliar perda ou ganho significativo recente.

Ao avaliar a massa corporal do idoso, deve-se também levar em consideração que muitas vezes o idoso encontra-se impossibilitado de se locomover, como é o caso de idosos internados ou institucionalizados. Balanças adaptadas ao leito ou plataformas de balanças adaptadas à cadeira de rodas são boas opções, porém bastante caras. Por isso, foram desenvolvidas fórmulas preditivas para essas situações. As fórmulas propostas por Chumlea et al. (1998) são citadas pela Organização Mundial de Saúde (OMS, 1995) e são apresentadas no quadro 10.2. A medida da altura ou comprimento do joelho é feita com o indivíduo deitado e o joelho flexionado a 90°, a partir da sola do pé até a superfície superior do joelho (Fig. 10.1).

Alterações decorrentes principalmente da desmineralização óssea podem comprometer a medida da estatura de indivíduos idosos, conforme demonstrado na figura 10.2.

Considerando alterações na postura, devem ser buscadas alternativas para a tomada da estatura de idosos. Existem na literatura diferentes propostas, mas certamente a mais citada é a utilização de fórmulas que também se utilizam do comprimento ou altura do joelho, por considerar que a medida em membros inferiores não é afetada pela diminuição das dimensões ósseas. Para desenvolvimento dessas equações, utilizou-se uma amostra estratificada por gênero e raça a partir do NHANES III (*National Health and Nutrition Examination Surveys III*), com 4.750 indivíduos, sendo 1.369 homens não hispânicos brancos, 1.472 mulheres não hispânicas brancas, 474 homens não hispânicos negros e 481 mulheres não hispânicas negras, além de 497 homens américo-mexicanos e 457 mulheres américo-mexicanas. Portanto, esse estudo procurou avaliar uma amostra bastante representativa de todas as diferenças raciais da população americana. Os resultados são traduzidos nas fórmulas descritas na tabela 10.2.

### Quadro 10.2. Equações preditivas do peso corporal de idosos ou indivíduos sem possibilidade de serem medidos em pé

| | |
|---|---|
| Homens | (0,98 x comprimento da panturrilha) + (1,16 x altura do joelho) + (1,73 x CMB) + (0,37 x DCSE) - 81,69 |
| Mulheres | (1,27 x comprimento da panturrilha) + (0,87 x altura do joelho) + (0,98 x CMB) + (0,4 x DCSE) - 62,35 |

CMB: circunferência muscular do braço

DCSE: dobra cutânea subescapular.

Fonte: Chumlea et al., 1988.

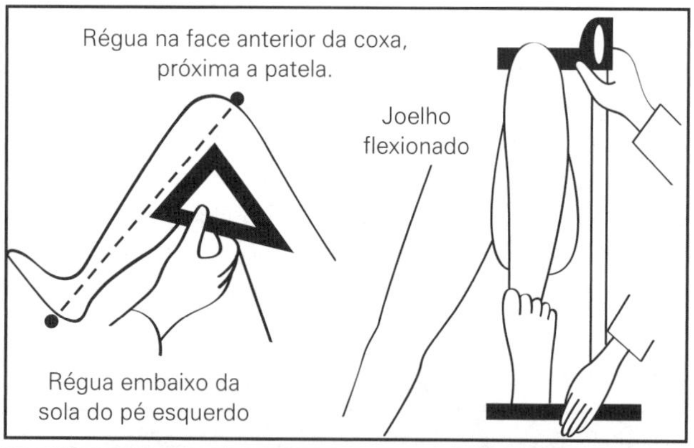

**Fig. 10.1** – *Técnica para tomada de medida da altura ou comprimento do joelho. Fonte: adaptada de Gibson, 1992.*

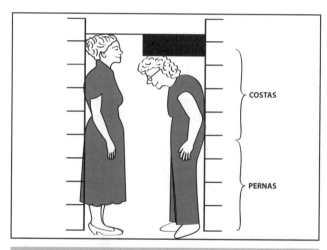

**Figura 10.2** – *Esquema demonstrando a redução de estatura, especialmente na região superior do corpo, possivelmente em decorrência do comprometimento da densidade mineral óssea.*

### Tabela 10.2. Fórmulas preditivas da estatura

| Sexo | Raça | Equação (altura) | $R^2$ | Erro padrão |
|---|---|---|---|---|
| Homens | Não hispânicos brancos | 78,31 + (1,94 x altura do joelho) - (0,14 x idade) | 0,69 | 3,74 |
| | Não hispânicos negros | 79,69 + (1,85 x altura do joelho) - (0,14 x idade) | 0,70 | 3,81 |
| | México-americanos | 82,77 + (1,83 x altura do joelho) - (0,16 x idade) | 0,66 | 3,69 |
| Mulheres | Não hispânicas brancas | 82,21 + (1,85 x altura do joelho) - (0,21 x idade) | 0,64 | 3,98 |
| | Não hispânicas negras | 89,58 + (1,61 x altura do joelho) - (0,17 x idade) | 0,63 | 3,83 |
| | México-americanas | 84,25 + (1,82 x altura do joelho) - (0,26 x idade) | 0,65 | 3,78 |

Fonte: Chumlea et al., 1998.

Embora os estudos sobre estimativas de estatura tenham oferecido uma grande contribuição às técnicas antropométricas para avaliação do estado nutricional em idosos, o erro dessa análise ainda é bastante considerável e, portanto, sugere-se a adoção dessas medidas apenas quando outras alternativas não forem possíveis. Outro ponto que se deve levar em consideração é a relação entre essas medidas e a realidade dos idosos brasileiros, uma vez que é desconhecida a relação proporcional entre todas as populações.

## O IMC (ÍNDICE DE MASSA CORPORAL) PODE SER UTILIZADO NA AVALIAÇÃO DA OBESIDADE EM IDOSOS? OS PONTOS DE CORTE PODEM SER OS MESMOS QUE EM INDIVÍDUOS ADULTOS?

Por conta da diferente distribuição da gordura corporal e da massa magra em idosos, a classificação dos valores do IMC não poderia ser utilizada da mesma forma para idosos e jovens. A partir dos dados coletados no Projeto SABE, um estudo multicêntrico da América Latina incluindo o Brasil, a OPAS (Organização Panamericana de Saúde) indicou a seguinte classificação: < 23 kg/m$^2$ = baixo peso; 23 a 28 kg/m$^2$ = peso normal; 28 a 30 kg/m$^2$ = sobrepeso; > 30 kg/m$^2$ = obesidade. Por sua vez, a classificação do IMC adotada pelo SISVAN (Sistema de Vigilância Alimentar e Nutricional), do Ministério da Saúde do Brasil, classifica as informações recebidas das Unidades de Saúde a partir da proposta do Nutrition Screening Iniciative (Estados Unidos). Os valores são: < 22 = baixo peso; 22 a 27 = eutrofia; > 27 = sobrepeso.

## É IMPORTANTE AVALIAR A DISTRIBUIÇÃO DA GORDURA CORPORAL E DA MASSA MAGRA EM IDOSOS?

Sim. Da mesma forma que para as demais faixas etárias, a gordura localizada na região abdominal está muito mais relacionada ao risco de doenças cardíacas. Dessa forma, é importante o estabelecimento de parâmetros de normalidade especificamente para essa população.

Adicionalmente, a análise da composição da massa corporal reflete de forma sensível as modificações corporais. Na investigação da massa corporal magra, deve-se lembrar que ela é constituída pelas massas musculares: esquelética e lisa, pela massa óssea e também pela água corporal. A redução da massa magra (ou sarcopenia) consiste de certa forma na substituição de massa proteica por gordura e tecido conectivo no músculo, e por isso esse processo pode ser ocultado em medidas antropométricas simples. Diagnósticos por imagem como RMI (ressonância magnética por imagem), TC (tomografia computadorizada) ou mesmo o DEXA (*dual-energy X-ray absorptiometry*) são capazes de detectar com precisão a perda e alterações estruturais na massa magra.

O estabelecimento de medidas antropométricas para avaliação do estado muscular e o estado nutricional de idosos tem sido objeto de diferentes estudos. Várias publicações buscaram estabelecer referências de medidas antropométricas para idosos. As mais recentes foram obtidas a partir de dados do NHANES III. Foram avaliados 5.700 indivíduos acima de 60 anos de idade. As tabelas 10.3 e 10.4 apresentam os dados de IMC, circunferência do braço, dobra cutânea tricipital e circunferência muscular do braço a partir desse estudo. Cabe ainda lembrar que o comitê de especialistas da OMS recomenda que, em países onde não existam estudos locais, os dados do NHANES III sejam utilizados.

Considerando-se que a perda de massa muscular concentra-se principalmente em membros inferiores, tem havido uma tendência em apontar a circunferência da panturrilha como uma medida antropométrica sensível da massa muscular. Nesse contexto, Rolland et al. (2003), em estudo realizado na França, compararam as medidas da circunferência da panturrilha com um diagnóstico por imagem, DEXA, em 1.458 indivíduos saudáveis acima de 70 anos, sem histórico de fraturas. Os autores concluíram que a circunferência da panturrilha, embora não possa ser usada como diagnóstico da sarcopenia, fornece informações importantes sobre incapacidades relativas à musculatura e função física. Esses mesmos autores apontaram que uma medida de circunferência da panturrilha menor que 31 cm pode ser relacionada à perda de capacidades.

## O QUE É OSTEOPOROSE, QUAIS AS SUAS CAUSAS E COMO ELA PODE SER AVALIADA/DETECTADA?

De acordo com a OMS (1976), osteoporose significa um valor de dois e meio desvios-padrão abaixo da densidade mineral óssea correspondente ao valor mediano (P50) de uma população de referência. Valores entre um e dois e meio desvios-padrão abaixo da média são classificados como osteopenia

Vários fatores genéticos, alimentares e relacionados ao estilo de vida estão associados à diminuição da massa óssea. A densidade óssea nas idades avançadas está relacionada, além das perdas com a idade, com a massa óssea adquirida durante toda a vida. Por isso, a prevenção deve ocorrer desde a infância. As modulações dietéticas na prevenção da osteoporose podem ser relacionadas:

- Controle na ingestão de cálcio desde os anos iniciais de vida. Estudos sobre consumo alimentar de idosos, de forma geral, apontam para uma ingestão muito baixa de cálcio. Assim, estratégias para aumentar o consumo de cálcio devem ser pensadas.

- Considerando a intolerância à lactose relativamente frequente nessa população, deve-se estimular a ingestão de outros alimentos ricos em cálcio: vegetais verde-escuros, tofu, ovos, mariscos, frutas oleaginosas, sardinha e salmão.

- Deve ser dada especial atenção aos fatores que aumentam a absorção de cálcio (vitamina D, lactose e quantidades moderadas de gordura) e aos fatores que diminuem sua absorção (deficiência de vitamina D e alguns medicamentos).

- Deve ser avaliada a possibilidade de reposição hormonal para mulheres pós-menopausa ou de suplementação com vitamina D.

- Comprovadamente, além da dieta, é importante que uma carga adequada de atividade física seja aplicada ao indivíduo, principalmente em mulheres. Essa recomendação é feita pelo Colégio Americano de Medicina Esportiva.

Além de toda a preocupação com o cálcio, deve-se considerar que a ingestão de proteínas é fundamental, pois são incorporadas à matriz orgânica do osso para a formação de colágeno, antes da mineralização. Além disso, as proteínas participam na regulação da absorção de cálcio.

Outros minerais, como magnésio, flúor, zinco, cobre, ferro, selênio e as vitaminas A, C, D, K e folato, também colaboram para um metabolismo ósseo normal.

Além disso, deve-se adequar a ingestão de energia e lipídios, sem os quais o metabolismo ósseo é alterado, possivelmente por modificações causadas em diferentes eixos endócrinos.

Finalmente, é de extrema importância o desenvolvimento de programas educativos voltados para a população idosa que estimulem todos os fatores de prevenção e tratamento da osteoporose.

## Tabela 10.3. Índice de massa corporal, circunferência do braço, dobra cutânea tricipital e circunferência muscular do braço de homens de 70 anos ou mais avaliados no NHANES III (1988-1994)

| Grupo etário | n | Média ± DP | Percentis selecionados | | | | | | |
|---|---|---|---|---|---|---|---|---|---|
| | | | P10 | P15 | P25 | P50 | P75 | P85 | P90 |
| IMC | | | | | | | | | |
| 60 – 69 | 1.175 | 27,3 ± 0,18 | 21,9 | 23,1 | 24,4 | 27,1 | 30,0 | 31,7 | 32,8 |
| 70 – 79 | 875 | 26,7 ± 0,21 | 21,5 | 22,3 | 23,8 | 26,1 | 29,3 | 30,7 | 31,7 |
| > 80 | 699 | 25,0 ± 0,22 | 19,8 | 21,1 | 22,4 | 25,0 | 27,1 | 28,7 | 29,5 |
| CB | | | | | | | | | |
| 60 – 69 | 1.126 | 32,8 ± 0,15 | 28,4 | 29,2 | 30,6 | 32,7 | 35,2 | 36,2 | 37,0 |
| 70 – 79 | 832 | 31,5 ± 0,17 | 27,5 | 28,2 | 29,3 | 31,3 | 33,4 | 35,1 | 36,1 |
| > 80 | 642 | 29,05 ± 0,19 | 25,5 | 26,2 | 27,3 | 29,5 | 31,5 | 32,6 | 33,3 |
| DCT | | | | | | | | | |
| 60 – 69 | 1.122 | 14,2 ± 0,25 | 7,7 | 8,5 | 10,1 | 12,7 | 17,1 | 20,2 | 23,1 |
| 70 – 79 | 825 | 13,4 ± 0,28 | 7,3 | 7,9 | 9,0 | 12,4 | 16,0 | 18,8 | 20,6 |
| > 80 | 641 | 12,0 ± 0,28 | 6,6 | 7,6 | 8,7 | 11,2 | 13,8 | 16,2 | 18,0 |
| CMB | | | | | | | | | |
| 60 – 69 | 1.119 | 28,3 ± 0,13 | 24,9 | 25,6 | 26,7 | 28,4 | 30,0 | 30,9 | 31,4 |
| 70 – 79 | 824 | 27,3 ± 0,14 | 24,4 | 24,8 | 25,6 | 27,2 | 28,9 | 30,0 | 30,5 |
| > 80 | 639 | 25,7 ± 0,16 | 22,6 | 23,2 | 24,0 | 25,7 | 27,5 | 28,2 | 28,8 |

CB = circunferência do braço.

DCT = dobra cutânea tricipital.

CMB = circunferência muscular do braço.

Fonte: adaptado de Kuczmarski et al., 2000.

## Tabela 10.4. Índice de massa corporal, circunferência do braço, dobra cutânea tricipital e circunferência muscular do braço de mulheres de 70 anos ou mais avaliadas no NHANES III (1988-1994)

| Grupo etário | n | Média ± DP | Percentis selecionados | | | | | | |
|---|---|---|---|---|---|---|---|---|---|
| | | | P10 | P15 | P25 | P50 | P75 | P85 | P90 |
| IMC | | | | | | | | | |
| 60 – 69 | 1.172 | 27,6 ± 0,27 | 20,9 | 21,8 | 23,5 | 26,6 | 30,8 | 33,6 | 35,7 |
| 70 – 79 | 985 | 26,9 ± 0,28 | 20,7 | 21,4 | 22,6 | 25,9 | 29,9 | 32,1 | 34,5 |
| > 80 | 788 | 25,2 ± 0,26 | 19,3 | 20,3 | 21,7 | 25,0 | 28,4 | 30,0 | 31,4 |
| CB | | | | | | | | | |
| 60 – 69 | 1.122 | 31,7 ± 0,21 | 26,2 | 26,9 | 28,3 | 31,2 | 34,3 | 36,5 | 38,3 |
| 70 – 79 | 914 | 30,5 ± 0,23 | 25,4 | 26,1 | 27,4 | 30,1 | 33,1 | 35,1 | 36,7 |
| > 80 | 712 | 28,5 ± 0,25 | 23,0 | 23,8 | 25,5 | 28,4 | 31,5 | 33,2 | 34,0 |
| DCT | | | | | | | | | |
| 60 – 69 | 1.090 | 24,2 ± 0,37 | 14,5 | 15,9 | 18,2 | 24,1 | 29,7 | 32,9 | 34,9 |
| 70 – 79 | 902 | 22,3 ± 0,39 | 12,5 | 14,0 | 16,4 | 21,8 | 27,7 | 30,6 | 32,1 |
| > 80 | 705 | 18,6 ± 0,42 | 9,3 | 11,1 | 13,1 | 18,1 | 23,3 | 26,4 | 28,9 |
| CMB | | | | | | | | | |
| 60 – 69 | 1.090 | 23,8 ± 0,12 | 20,6 | 21,1 | 21,9 | 23,5 | 25,4 | 26,6 | 27,4 |
| 70 – 79 | 898 | 23,4 ± 0,14 | 20,3 | 20,8 | 21,6 | 23,0 | 24,8 | 26,3 | 27,0 |
| > 80 | 703 | 22,7 ± 0,16 | 19,3 | 20,0 | 20,9 | 22,6 | 24,5 | 25,4 | 26,0 |

CB = circunferência do braço

DCT = dobra cutânea tricipital

CMB = circunferência muscular do braço.

Fonte: adaptado de Kuczmarski et al., 2000.

## O ENVELHECIMENTO AUMENTA A POSSIBILIDADE DE SE DESENVOLVER DOENÇAS CRÔNICAS NÃO TRANSMISSÍVEIS?

Grande parte das doenças crônicas não transmissíveis tem relação com o sedentarismo e com o aumento da adiposidade, condições típicas do envelhecimento. O excesso de peso pode ser responsável por um aumento na resistência periférica à insulina, fator determinante para o desenvolvimento de diabetes tipo 2. Além disso, com o envelhecimento ocorre um aumento médio da glicemia, em cerca de 1,5 mg/dL a cada decênio.

A diminuição das atividades hormonais, principalmente as que ocorrem após a menopausa, pode comprometer a absorção de cálcio e o anabolismo ósseo, o que aumenta significativamente a incidência de osteoporose.

Outro dado relacionado a doenças crônicas e envelhecimento é a diminuição da elasticidade dos vasos sanguíneos, que propicia maior probabilidade de desenvolvimento de hipertensão arterial.

Alguns indicadores antropométricos obtidos em estudos de populações de idosos, no Brasil e em países como Estados Unidos e Itália, confirmam esse risco de desenvolvimento de doenças. Os valores da circunferência da

# 170 NUTRIÇÃO: FUNDAMENTOS E ASPECTOS ATUAIS

cintura ou da relação C/Q (cintura/quadril) encontram-se elevados em idosos, significando maior risco de doenças cardiovasculares.

## O QUE É A ARTRITE E POR QUE OS IDOSOS SÃO SUJEITOS A ESSA DOENÇA? EXISTE ALGUMA ESTRATÉGIA NUTRICIONAL PARA SEU TRATAMENTO OU PREVENÇÃO?

As articulações entre os ossos são sempre cobertas por tecido cartilaginoso e pequenas bolsas fluidas que agem como lubrificantes. Com o envelhecimento, aumenta o risco de desenvolvimento de artrite, processo em que há um desgaste dos tecidos ósseo e cartilaginoso, tornando os movimentos dolorosos.

Dentre várias estratégias nutricionais que vêm sendo testadas, a ingestão de ácidos graxos do tipo ômega-3 e de antioxidantes tem apresentado resultados positivos na atenuação dos sintomas de dor e na diminuição da necessidade de terapia medicamentosa.

É importante destacar que o peso excessivo pode comprometer ainda mais o quadro de artrite. Por isso, a manutenção do peso adequado também é um fator importante a ser considerado.

## EXISTE UMA FORMA DE DETERMINAR A QUANTIDADE DE ENERGIA DIÁRIA QUE UM IDOSO DEVE INGERIR?

À luz das atuais DRIs (*Dietary Reference Intakes* – Ingestões Dietéticas de Referência), "necessidade energética" deve ser definida como a quantidade de energia necessária para manter o peso corporal constante, propiciar um nível adequado de atividade física e permitir a manutenção da saúde. A necessidade energética diária é obtida a partir do somatório de três fatores: gasto energético basal, termogênese induzida pela dieta e termogênese da atividade física, esta última envolvendo o gasto com as atividades ocupacionais e com o exercício físico sistematizado.

Tem sido determinado que o gasto energético diminui cerca de 2% a 4% por decênio de vida, a partir dos 30 anos de idade. Esse declínio é atribuído principalmente à diminuição da massa magra e da atividade física.

Assim como nas demais faixas etárias, costuma-se determinar as necessidades energéticas a partir de fórmulas preditivas. A quase totalidade delas utilizou, como metodologia para o estabelecimento das equações de regressão, a calorimetria indireta ou espirometria. Dados mais recentes, abordados com profundidade pelas DRIs, propõem a determinação dessas predições a partir de estudos com ADM (água duplamente marcada, ou DLW, *doubled-labeled water*). A partir de alguns estudos desse tipo, as fórmulas preditivas para gasto energético são:

- Homem: NE = 662 - 9,53 × idade (anos) × PA × [15,91 × peso (kg) + 539,6 × estatura (m)]; e
- Mulher: NE = 354 - 6,91 × idade (anos) × PA × [9,36 × peso + 726 × estatura (m)], onde:

NE = necessidade energética.

PA = coeficiente para atividade física, da seguinte forma:

- PA = 1 se o nível de atividade física está entre 1 e 1,4 (sedentário);
- PA = 1,12 se o nível de atividade física está entre 1,4 e 1,6 (baixa atividade);
- PA = 1,27 se o nível de atividade física está entre 1,6 e 1,9 (ativo); e
- PA = 1,45 se o nível de atividade física está entre 1,9 e 2,5 (muito ativo).

Levando-se em conta a diminuição do gasto energético com o avanço da idade, propõe-se que, para cada ano acima de 30 anos, subtraia-se 7 kcal/dia para mulheres e 10 kcal/dia para homens.

As fórmulas descritas não são definitivas, uma vez que ainda não existem estudos populacionais significativos, a partir da utilização de ADM. Mais estudos precisam ser desenvolvidos com indivíduos idosos para se chegar a um maior conhecimento sobre o gasto energético.

## DE UMA FORMA RESUMIDA, QUAIS NUTRIENTES MERECEM ATENÇÃO ESPECIAL QUANDO SE ABORDA O ENVELHECIMENTO?

Considerando-se a necessidade de uma dieta que garanta a saúde e, consequentemente, a qualidade de vida, todos os nutrientes reconhecidamente essenciais devem ser considerados na elaboração de um plano alimentar a idosos. A seguir, alguns que merecem destaque:

- Água: ocorre uma perda normal de água com o envelhecimento, pela diminuição da capacidade renal de retenção hídrica e pela sensação diminuída de sede.
- Energia: a diminuição da massa magra, bastante comum nessa faixa etária, provoca a redução do consumo de oxigênio e, consequentemente, da taxa metabólica basal. Assim, deve-se considerar a diminuição na ingestão de energia.
- Proteínas: não há indícios de que as necessidades de proteína sofram alguma alteração com a velhice. Entretanto, é importante lembrar que, se a ingestão energética for inadequada, o organismo passa a utilizar parte da proteína disponível para gerar energia, podendo prejudicar o processo de síntese proteica e agravando ainda mais a diminuição de massa muscular.
- Carboidratos e fibras: como em todas as recomendações para as demais faixas etárias, a ingestão adequada de alimentos ricos em carboidratos contribui com o balanço proteico, ao poupar as proteínas para sua função ana-

bólica. É importante lembrar que alimentos com teor elevado de fibras, como legumes e cereais integrais, colaboram para a minimização dos efeitos da constipação intestinal, comum nesse grupo populacional. Além disso, os alimentos integrais e os vegetais também colaboram para a elevação na ingestão de micronutrientes e para o controle da glicemia.

- Gorduras: o percentual em relação à ingestão energética e, principalmente, o tipo de gordura a ser ingerido, são fatores importantes a serem considerados. Como recomendação geral, a ingestão de gorduras totais não deve ultrapassar os 30% do total de energia consumida. Além disso, não mais que 10% da energia ingerida diariamente deve ser derivada de gorduras saturadas.
- Vitaminas e minerais: por todos os problemas fisiológicos decorrentes do envelhecimento, a absorção e a metabolização de alguns nutrientes podem ficar diminuídas e, consequentemente, a ingestão de vitaminas e minerais deve ser monitorada com atenção.

A ingestão de cálcio e vitamina D merece um cuidado especial, pela diminuição da densidade mineral óssea que geralmente acompanha o envelhecimento. Parece haver diminuição da síntese dessa vitamina pela pele, bem como sua ingestão costuma ser inadequada.

A necessidade de vitamina B12 aumenta principalmente nos portadores de gastrite atrófica. A digestão no estômago, durante um processo inflamatório, fica prejudicada e,

além disso, as bactérias presentes utilizam a vitamina B12, reduzindo sua disponibilidade para o organismo.

Assim como nas demais faixas etárias, a ingestão de ferro pode estar prejudicada na população idosa, principalmente pela diminuição na ingestão de alimentos e pela possível dificuldade na sua absorção, na existência de problemas gástricos.

Características como diminuição do paladar e dermatites são comuns na velhice, que podem estar relacionadas ao estado nutricional do zinco.

## Considerando-se os cuidados especiais com nutrientes, que tipos de alimentos poderiam ser incluídos na alimentação, na perspectiva de permitir um envelhecimento saudável?

Atualmente, a ciência da nutrição mostra os benefícios de nutrientes considerados como funcionais na prevenção e até mesmo no controle de doenças, em especial as doenças crônicas não transmissíveis, bastante relacionadas ao envelhecimento. A tabela 10.5 enumera aspectos funcionais de alguns alimentos.

É importante salientar que a diminuição da água corporal, juntamente com a diminuição na percepção da sede, aumenta as chances de desidratação. Por isso, os cuidados com a ingestão de água são fundamentais.

## Tabela 10.5. Alimentos considerados funcionais e seus benefícios à saúde

| Alimento | Componentes funcionais | Benefícios atribuídos |
|---|---|---|
| Oleaginosas e sementes (castanhas, nozes, semente de linhaça) | Ácidos graxos poli-insaturados, vitamina E | Controle do estresse oxidativo, integridade das membranas celulares |
| Gordura de peixe, óleos vegetais | Ácidos graxos poli-insaturados, principalmente dos tipos ômega-3 e ômega-6 | Controle do estresse oxidativo, integridade das membranas celulares, modulação do sistema imunológico, integridade do sistema nervoso, proteção cardiovascular |
| Azeite de oliva | Ácidos graxos monoinsaturados | Elevação das lipoproteínas do tipo HDL, que colaboram com a diminuição da formação de placas de ateroma |
| Leite e derivados | Cálcio e ácido linoleico conjugado | Manutenção da densidade mineral óssea e possível controle da formação de tecido adiposo subcutâneo |
| Tomate e vegetais vermelhos | Carotenoides do tipo licopeno | Prevenção de alguns tipos de câncer, especialmente de próstata |
| Vegetais amarelos e verde-escuros | Carotenoides do tipo betacaroteno | Prevenção de vários tipos de câncer, controle do estresse oxidativo |
| Vegetais verdes e alimentos integrais | Fibras alimentares insolúveis | Estímulo ao peristaltismo, controle da absorção de gorduras alimentares |
| Frutas, verduras e legumes | Fibras alimentares solúveis | Diminuição dos lipídios plasmáticos, melhora do funcionamento intestinal pelo aumento do bolo fecal |
| Vinho tinto ou uvas escuras, chá verde | Polifenóis | Antioxidantes relacionados com a prevenção de várias doenças e, possivelmente, do envelhecimento |

## 172 NUTRIÇÃO: FUNDAMENTOS E ASPECTOS ATUAIS

Por outro lado, a ingestão de alguns alimentos ou nutrientes contribui para o desenvolvimento de doenças. Dentre vários, é importante citar gorduras de origem animal – que contêm colesterol e ácidos graxos saturados –, alguns aditivos alimentares que são relacionados com alguns tipos de câncer, álcool, alimentos refinados e açúcares simples.

Atualmente, nota-se uma tendência a modificações nos guias alimentares comumente aceitos para orientar uma dieta equilibrada para a população em geral. Observa-se que, no caso dos idosos, fica mais pronunciada a necessidade da compreensão da relação entre alimentos e doenças crônicas.

## EXISTEM RECOMENDAÇÕES QUANTITATIVAS DE NUTRIENTES PARA A POPULAÇÃO IDOSA?

As atuais DRIs estabelecem intervalos de consumo para homens e mulheres nas seguintes faixas etárias: 51 a 70 anos e acima de 70 anos. A tabela 10.6 destaca alguns nutrientes com relevância na alimentação do idoso. São também feitos alguns comentários com relação à sua especial importância no envelhecimento.

## A POPULAÇÃO IDOSA DEVE INGERIR SUPLEMENTOS NUTRICIONAIS?

Existe discussões quanto a ingestão de alguns tipos de suplementação pela população idosa, especificamente no que diz respeito à vitamina B12, em razão da diminuição comprovada da capacidade de absorção intestinal, e vitamina D, pela diminuição de sua síntese pela pele. Entretanto, para os demais nutrientes, da mesma forma que a população em geral, os idosos têm sido constantemente assediados por propagandas de suplementos nutricionais que garantem um envelhecimento mais sadio e a prevenção de doenças. Há pouca comprovação desses efeitos, a menos que seja constatada uma deficiência anterior do nutriente. Os possíveis benefícios relacionados com a suplementação muitas vezes são decorrentes da normalização de uma deficiência anterior causada por um consumo alimentar inadequado. Cabe lembrar que hábitos alimentares e de vida saudáveis, adaptados às modificações fisiológicas dos idosos, garantem uma qualidade de vida adequada.

A avaliação nutricional detalhada pode fornecer maiores esclarecimentos quanto à real necessidade do indivíduo e à melhor escolha entre um planejamento alimentar ou a prescrição de suplementos.

## O EXERCÍCIO AJUDA A DIMINUIR OS SINTOMAS DO ENVELHECIMENTO?

O exercício físico praticado regularmente consegue retardar ou até mesmo neutralizar diversos sintomas característicos do envelhecimento, entre os principais:

- Redução da força muscular: as principais causas são a inatividade física e a redução da massa muscular, sendo, essa última, também uma consequência do sedentarismo. Dessa forma, o exercício físico pode reverter de maneira satisfatória a redução de força muscular que acomete boa parte dos idosos;

- diminuição da taxa metabólica basal e do gasto energético diário: o exercício físico, ao promover um aumento da massa magra, especialmente de tecido muscular, ajuda a prevenir a redução da taxa metabólica basal que acompanha o avanço da idade. Além disso, o fato de o idoso praticar uma atividade física também eleva o gasto energético diário, em virtude do dispêndio de energia com a própria atividade. O aumento do gasto energético é importante para prevenir um balanço energético positivo (consumo calórico maior que o gasto), evitando-se o acúmulo de gordura corporal, cuja consequência é a tendência de o idoso tornar-se mais obeso e propenso a uma série de comorbidades associadas ao excesso de gordura corporal;

- redução da capacidade funcional do organismo: o organismo deve ser capaz de realizar uma série de funções a fim de garantir a sobrevivência, como digestão dos alimentos, síntese proteica, trabalho cardiorrespiratório e ação do sistema imunológico. Um idoso que pratica exercícios físicos regularmente mantém essas capacidades funcionais mais preservadas do que um idoso sedentário; e

- prevenção e tratamento de doenças crônicas não transmissíveis associadas ao envelhecimento: muitas vistas como próprias do envelhecimento são, na verdade, decorrentes de doenças que surgem com mais frequência na velhice. O exercício físico é bastante útil na prevenção e no tratamento dessas doenças: osteoporose, sarcopenia, síndromes metabólicas (p. ex.: diabetes tipo 2, hipertensão arterial, obesidade, dislipidemia, estados pró-inflamatório e protrombótico), acidente vascular cerebral, alguns tipos de câncer, entre outras.

## O EXERCÍCIO PODE SER UMA ESTRATÉGIA PARA DIMINUIÇÃO DA SARCOPENIA?

Sim. Algumas alternativas farmacológicas para o tratamento da sarcopenia estão sendo testadas, como a administração de fatores tróficos (anabólicos), como GH (hormônio do crescimento), testosterona e DHEA (di-hidroepiandrosterona). Entretanto, a melhor intervenção atualmente na prevenção e reversão da sarcopenia é a prática sistemática de exercícios de contrarresistência muscular ou musculação. Essa modalidade de exercícios físicos tem como principais respostas o aumento da força e da massa muscular, justamente as características que são reduzidas com a sarcopenia. A prescrição geral do treinamento é a mesma para indivíduos que estão buscando hipertrofia muscular, mas com os cuidados especiais em relação aos indivíduos idosos. Dessa forma, recomenda-se a prática de exercícios para cada grande grupamento muscular: duas a três vezes por semana,

# Tabela 10.6. DRIs propostas para indivíduos acima de 50 anos e alguns comentários sobre nutrientes em particular

| Nutriente | Comentário | Faixa etária (anos) | | | |
| --- | --- | --- | --- | --- | --- |
| | | Homens | | Mulheres | |
| | | 51 a 70 | > 70 | 51 a 70 | > 70 |
| Proteínas (g/dia) (RDA) | Com a idade, diminui a quantidade de proteínas na massa muscular. A ingestão adequada de proteínas pode colaborar para a manutenção do estado nutricional | 56 | 56 | 46 | 46 |
| Ácido linoleico (g/dia) (AI) | Componente estrutural de membranas; precursor de eicosanoides | 14 | 14 | 11 | 11 |
| Ácido linolênico (g/dia) (AI) | Importante como precursor de eicosanoides, na prevenção de doenças vasculares, arritmias e trombose | 1,6 | 1,6 | 1,1 | 1,1 |
| Vitamina A ($\mu$g/dia) (RDA) | Vitaminas importantes nos processos antioxidantes | 900 | 900 | 700 | 700 |
| Vitamina C (mg/dia) (RDA) | | 90 | 90 | 75 | 75 |
| Vitamina E (mg/dia) (RDA) | | 15 | 15 | 15 | 15 |
| Tiamina (mg/dia) (RDA) | As vitaminas do complexo B colaboram para o adequado metabolismo de nutrientes, para a integridade do sistema nervoso e para a produção de glóbulos vermelhos do sangue | 1,2 | 1,2 | 1,1 | 1,1 |
| Riboflavina (mg/dia) (RDA) | | 1,3 | 1,3 | 1,1 | 1,1 |
| Niacina (mg/dia) (RDA) | | 16 | 16 | 14 | 14 |
| Vitamina B (mg/dia) (RDA) | | 1,7 | 1,7 | 1,5 | 1,5 |
| Folato ($\mu$g/dia) (RDA) | | 400 | 400 | 400 | 400 |
| Vitamina B12 ($\mu$g/dia) (EAR) | | 2,4 | 2,4 | 2,4 | 2,4 |
| Ferro (mg/dia) (RDA) | As deficiências são agravadas por perdas sanguíneas e diminuição da acidez estomacal. A acidez estomacal é necessária para a absorção desse nutriente. O uso de antiácidos agrava a deficiência. A vitamina C aumenta a absorção | 8 | 8 | 8 | 8 |
| Selênio ($\mu$g/dia) (RDA) | Mineral importante nos processos antioxidantes mediados por enzimas | 55 | 55 | 55 | 55 |
| Zinco (mg/dia) (RDA) | Sua necessidade parece diminuir. Entretanto, a ingestão de fontes alimentares desse nutriente também diminui. A deficiência de zinco reduz o apetite e o paladar | 11 | 11 | 8 | 8 |
| Fósforo (mg/dia) (RDA) | Relacionado com o metabolismo do cálcio | 700 | 700 | 700 | 700 |
| Cálcio (mg/dia) (AI) | A ingestão geralmente é baixa e a osteoporose é incidente. Os desconfortos estomacais pela ingestão de leite são comuns, o que torna necessária a substituição de fontes alimentares de cálcio | 1.200 | 1.200 | 1.200 | 1.200 |
| Vitamina D ($\mu$g/dia) (AI) | Necessária para os processos de absorção de cálcio no tecido ósseo | 10 | 15 | 10 | 15 |

RDA: *Recommended Dietary Allowances* – correspondente à média da ingestão populacional acrescida de dois desvios-padrão.

EAR: média da ingestão populacional.

AI: dados que não correspondem a estudos populacionais.

Fonte: os valores foram obtidos a partir das tabelas disponíveis em: http://ods.od.nih.gov/Health_Information/Dietary_Reference_Intakes.aspx. Acesso em: 17 Jun, 2013.

# 174 Nutrição: Fundamentos e Aspectos Atuais

em duas a cinco séries, cada série consistindo de oito a 12 repetições, em uma intensidade equivalente de 60% a 80% do valor da carga obtida no teste de uma repetição máxima.

## Qual é o papel do exercício físico na manutenção da densidade óssea e na prevenção da osteoporose?

Um estímulo importante para o aumento ou manutenção da estrutura óssea é a "tensão" que o osso recebe. O exercício físico pode aumentar o estímulo para a síntese óssea, ao fazer com que o osso receba parte da força a que o aparelho locomotor (osso, articulação e músculo) é exposto durante a realização de um movimento. Por exemplo, esse papel é evidente durante a ausência de gravidade a que astronautas ficam expostos, comprometendo severamente a qualidade óssea desses indivíduos.

Para que o exercício físico promova aumento da síntese óssea não é necessário, muito menos recomendado, que seja uma atividade que cause grande impacto ao aparelho locomotor. A própria alavanca entre as articulações é capaz de submeter o osso ao estresse necessário para a prevenção ou tratamento da osteoporose. Entre os tipos de exercício mais recomendados, as atividades de resistência muscular localizada ou musculação são as que oferecem os melhores resultados, além de expor o indivíduo a um baixo risco. Ao contrário do que se pensa, diversas atividades realizadas no meio líquido podem não trazer os benefícios esperados.

## Quais cuidados devem ser tomados durante o exercício físico para o idoso?

O idoso requer alguns cuidados especiais em relação ao exercício físico. Basicamente, devem ser levados em conta:

- O nível de aptidão física;
- a existência de doenças que podem limitar de alguma forma certos aspectos do exercício. Muitos idosos podem estar sob o efeito de medicamentos que alteram a fisiologia do exercício (p. ex.: betabloqueadores) ou apresentar limitações sobre a frequência cardíaca máxima que podem atingir sem risco à saúde;
- o idoso pode ser mais suscetível a acidentes por perdas funcionais (p. ex.: comprometimento do equilíbrio e da propriocepção, menor força muscular e resistência aeróbica) e sensoriais (p. ex.: menor capacidade auditiva e visual); e
- é de extrema importância a inclusão de um período de aquecimento antes da atividade física e também de volta à calma que permita uma adequada recuperação. Nesse sentido, cada uma dessas etapas deve ter duração de 10 a 15 minutos (conforme a aptidão física do indivíduo) e pode consistir em exercícios leves, além de alongamento e relaxamento.

Finalmente, o idoso não precisa ser tratado de maneira excessivamente cuidadosa. Tal como um adulto, o idoso também consegue executar qualquer atividade tomando-se os cuidados adequados. A adoção de exercícios extremamente leves pode não ser motivante e também não promover as adaptações desejadas com a prática de exercício físico.

## Qual o tipo de exercício ideal para os idosos?

O exercício físico ideal para os idosos deve contemplar cinco aspectos, expostos a seguir.

Desenvolvimento da força muscular: conforme citado anteriormente, idosos podem apresentar um comprometimento da força muscular, limitando até atividades básicas do cotidiano. Dessa maneira, esse aspecto deve ser contemplado em um programa de exercício físico com a inclusão de atividades que desenvolvam essa aptidão. Exercícios de resistência muscular localizada, independentemente se forem trabalhados em aparelhos, pesos livres, sem sobrecarga ou em uma piscina, podem ser uma alternativa interessante.

Aprimoramento da capacidade aeróbica: a capacidade de resistência aeróbica é um parâmetro importante de nível de condicionamento físico. Além disso, atividades que desenvolvem essa característica também promovem diversas adaptações positivas no organismo, especialmente na prevenção ou no tratamento de doenças crônicas não transmissíveis.

Aprimoramento da capacidade de alongamento articular: muitos idosos possuem uma amplitude articular de movimento que compromete a execução de tarefas básicas, como amarrar os cadarços dos calçados e tomar banho. É característica do avanço da idade e do sedentarismo a redução da capacidade de alongamento. Dessa forma, esse tipo de exercício tem como finalidade promover condições para que idosos consigam realizar de maneira satisfatória suas atividades do cotidiano, além de prevenir o risco de lesões, quedas e problemas da coluna (p. ex.: dor nas costas).

Desenvolvimento de habilidades funcionais ou motoras: é comum encontrar idosos que possuem uma grande deficiência em habilidades que exijam equilíbrio, propriocepção e movimentos mais complexos. Dessa forma, é muito interessante a inclusão de atividades que consigam desenvolver essas características. Muitas vezes, essas atividades são necessárias antes mesmo que o indivíduo seja capaz de desenvolver outras capacidades físicas, em razão da inépcia na execução dos exercícios necessários. Como exemplo, muitos idosos não são capazes de andar em uma esteira ou se manter em uma bicicleta ergométrica por falta de equilíbrio e coordenação motora.

Inclusão de aspectos cognitivos, afetivos e de socialização: não devem ser negligenciados os aspectos sociais e afetivos durante o exercício físico. Para muitos idosos que vivem sozinhos, é justamente durante a atividade física, na companhia de outras pessoas, que pode ocorrer o momento de maior integração social. Esse aspecto também é importante em termos motivacionais. Dessa maneira, a escolha de atividades em grupo, não necessariamente composto unicamente por idosos, deve ser incentivada.

Assim, o exercício físico para o idoso deve procurar abranger todas essas características, o que pode ser desenvolvido em programas de atividade física focados para essa faixa etária. Muitas vezes, dizer que o idoso deve fazer apenas uma caminhada é negligenciar todo o potencial positivo que uma atividade física pode proporcionar.

Quando não for possível a adesão a programas de exercício físico específicos para idosos, seja por falta de condições financeiras, seja pela inexistência de programas desse tipo disponíveis, qualquer tipo de atividade física pode ser recomendado para o idoso, como para um adulto, desde que os cuidados adequados para essa faixa etária sejam considerados. Nesse sentido, o mais importante é focar em um objetivo específico e buscar atividades que consigam desenvolver o aspecto em questão. Por exemplo, se o idoso possui osteoporose ou grande redução da massa muscular, devem ser priorizados exercícios de resistência muscular localizada, em vez de uma caminhada. Já se o objetivo é melhorar os sintomas característicos da síndrome metabólica, exercícios aeróbicos são mais indicados (p. ex.: caminhada, natação, andar de bicicleta, esportes coletivos etc.).

## O AUMENTO DA INGESTÃO DE PROTEÍNAS NA DIETA, JUNTAMENTE COM O EXERCÍCIO FÍSICO, PODE DIMINUIR OS EFEITOS DA PERDA DE MASSA MUSCULAR COM O ENVELHECIMENTO?

Não há comprovação de que o aumento das proteínas acima dos valores recomendados tenha efeito na perda de massa muscular. Welle e Thornton compararam refeições com alto teor de proteína (28%) contra uma proporção normal (14%), em duas situações: 1) com exercício físico e, 2) sem exercício. As duas dietas proporcionaram efeitos similares no estímulo à síntese proteica, tanto na situação 1 quanto na situação 2. A constatação foi feita em mulheres e homens idosos.

## IDOSOS RESPONDEM DA MESMA MANEIRA QUE INDIVÍDUOS MAIS JOVENS À INGESTÃO DE AMINOÁCIDOS?

Sim. Paddon-Jones et al. compararam um grupo de idosos a um grupo de jovens em relação à ingestão de 15 g de aminoácidos essenciais. Os idosos aumentaram a síntese proteica de maneira similar a indivíduos jovens. Em ambos os casos, houve aumento da taxa de síntese proteica na mesma magnitude.

## A ADIÇÃO DE CARBOIDRATOS A UMA MISTURA PROTEICA PRODUZ UM EFEITO FAVORÁVEL NO ESTÍMULO À SÍNTESE PROTEICA EM IDOSOS?

A ingestão de carboidratos em combinação com proteínas tem mostrado em indivíduos jovens efeitos positivos, principalmente em função da hiperinsulinemia gerada. Entretanto, alguns estudos apontam uma diferença nesse quadro quando se trata de indivíduos idosos. Existem algumas evidências de que, nesses indivíduos, a adição de carboidratos a misturas de aminoácidos prejudica o efeito anabólico. Para testar essa hipótese, Volpi et al. forneceram uma mistura com 40 g de glicose + 40 g de aminoácidos (na mesma proporção contida na carne) para jovens (média de 30 anos) e idosos (média de 72 anos). Em ambos os casos, a mistura conseguiu aumentar o balanço proteico, porém em uma menor proporção nos idosos. Esse resultado se deve ao estímulo à síntese proteica que foi aumentada nos jovens e não sofreu alteração nos idosos, ao passo que a degradação proteica foi reduzida na mesma proporção em ambos os grupos. Os autores argumentam que a hiperinsulinemia promovida pela combinação de carboidratos e aminoácidos, de alguma maneira, poderia ter um efeito negativo na síntese proteica em resposta à ingestão nos idosos.

Embora esses dados sejam recentes e ainda mereçam maiores discussões, eles apontam para uma possível diferenciação no planejamento dietético entre idosos e jovens.

## O MOMENTO EM QUE OCORRE A INGESTÃO DE UMA REFEIÇÃO OU SUPLEMENTO, APÓS O TÉRMINO DA ATIVIDADE FÍSICA, TEM IMPORTÂNCIA EM IDOSOS?

Após um exercício físico, ocorre uma "janela de opotunidade", na qual o organismo está mais sensível para responder a uma ingestão alimentar, aumentando a síntese proteica. É como se o exercício criasse as condições para o anabolismo proteico, mas isso só vai ocorrer quando o indivíduo se alimentar. Nesse sentido, Esmarck et al. (2001) estudaram o efeito do momento da ingestão de uma mistura contendo 10 g de proteína, 7 g de carboidrato e 3 g de gordura em idosos (média de 74 anos), imediatamente após o término de exercícios de contrarresistência (TO) ou duas horas após o término (T2), durante 12 semanas, três vezes por semana. Foi encontrado aumento significativo da área do músculo quadríceps e da área média das fibras musculares apenas no grupo TO. Além disso, houve aumento significativo de 46% e 15%, respectivamente, na força dinâmica e isocinética no grupo TO, contra aumento apenas da força dinâmica (36%) no grupo T2. Dessa forma, foi concluído que a ingestão de uma refeição ou suplemento deve ocorrer o mais breve possível do término do exercício físico para otimizar os efeitos do treinamento.

## BIBLIOGRAFIA CONSULTADA

Abate M, Di Iorio A, Di Renzo D, Paganelli R, Saggini R, Abate G. Frailty in the elderly: the physical dimension. Eura Medicophys. 2007;43(3):407-15.

American College of Sports Medicine position stand. Osteoporosis and exercise. Med Sci Sports Exerc. 1995;27(4):i-vii.

Barzilai N, Gupta G. Revisiting the role of fat mass in the life extension induced by caloric restriction. J Gerontol A Biol Sci Med Sci. 1999;54(3):B89-69.

Bauer JM, Sieber CC. Sarcopenia and frailty: a clinician's controversial point of view. Exp Gerontol. 2008; 43(7):674-8.

Beckman KB, Ames BN. The free radical theory of aging matures. Physiol Rev. 1998;78(2):547-81.

Bryant RJ, Cadogan J, Weaver CM. The new dietary reference intakes for calcium: implications for osteoporosis. J Am Coll Nutr. 1999;18(5 Suppl):4065-125.

Burnet M. Intrinsic mutagenesis: a genetic approach for aging. New York: Wiley & Sons, 1974.

Chernoff R. Meeting the nutritional needs of the elderly in institutional setting. Nutrition Reviews. 1994;52(4):132-6.

Chumlea WC, Guo S. Equations for predicting stature in white and black elderly individuais. J Gerontol. 1992;47(6):M197-203.

Chumlea WC, Guo S, Wholihan K, Cockram D, Kuczmarski RJ, Johnson CL. Stature prediction equations for elderly non-Hispanic white, non-Hispanic black, and Mexican-American persons developed from NHANES III data. J Am Diet Assoc. 1998;98(2):137-42.

Clark DM, Wahlqvist ML, Strauss BJ. Undereating and undemutrition in old age: integrating bio-psychosocial aspects. Age Ageing. 1998;27(4):527-34.

Cristofalo VJ. An overview of the theories of biological aging. In: Biren JE, Bergsten VL (eds.). Emergent theories of aging. New York: Springer, 1988. p.188-27.

de Onis M, Habicht JP. Anthropometric reference data for international use: recommendations from a World Health Organization Expert Committee. Am J Clin Nutr. 1996;64(4):650-8.

Doherty TJ. Aging and sarcopenia. J Appl Physiol. 2003;95(4):1717-27.

DRI: Dietary Reference Intakes. [acessed in 2013 Jun 17]. Available from: http://ods.od.nih.gov/Health_Information/Dietary_Reference_Intakes.aspx.

Esmarck B, Andersen JL, Olsen S, Richter EA, Mizuno M, Kjaer M. Timing of postexercise protein intake is important for muscle hypertrophy with resistance training in elderly humans. J Physiol. 2001;535(Pt 1):301-1.

Farinatti PTV. Teorias biológicas do envelhecimento: do genético ao estocástico. Rev Bras Med Esp. 2002;8(4):129-38.

Finch CE. The regulation of physiological changes during mammalian aging. Q Rev Biol. 1976;51(1):49-83.

Fried LP, Tangen CM, Walston J, Newman AB, Hirsch C, Gottdiener J, et al. Frailty in older adults: evidence for a phenotype. J Gerontol A Biol Sci Med Sci. 2001;56(3):M146-56.

Gibson R. Principles of nutritional assessment. Oxford: Oxford University Press, 1990. 691p.

Grigliatti TA. Programmed cell death and aging in *Drosophila melanogaster*. In: Woodhead AD, Thompson KH (eds.). Evolution of longevity in animals: a comparative approach. New York: Plenum Press, 1987. p.193-208.

Wang YC, Colditz GA, Kuntz KM. Forecasting the obesity epidemic in the aging US population. Obesity. 2007;15(11):2855-65.

Healthy People 2000: National Health Promotion and disease prevention objectives. Washington: US Department of Health and Human Services, 1990.

Heilbronn LK, Ravussin E. Calorie restriction and aging: review of the literature and implications for studies in humans. Am J Clin Nutr. 2003;78(3):361-9.

Instituto Brasileiro de Geografia e Estatística. Dados coletados do censo realizado pelo IBGE através do site do Instituto [Internet]. [acessado em 2008 Mar 10]. Disponível em: http://www.censo.ibge.gov.br

Ilich JZ, Brownbill RA, Tamborini L. Bone and nutrition in elderly women: protein, energy, and calcium as main determinants of bone mineral density. Eur J Clin Nutr. 2003;57(4):554-65.

Jensen GL, Bistrian B, Roubenoff R, Heimburger DC. Malnutrition syndromes: a conundrum vs continuum. JPEN J Parenter Enteral Nutr. 2009;33(6):710-6.

Kamel HK. Sarcopenia and aging. Nutr Rev. 2003;61(5 pt 1):157-67.

Kant AK, Block G. Dietary vitamin B6 intake and food sources in the US population: NHANES II, 1976-1980. Am J Clin Nutr. 1990;52(4):707-16.

Kehayias JJ. Aging and body composition: possibilities for future studies. J Nutr. 1993;123(2 Suppl):454-8.

Kennedy ET, Ohls J, Carlson S, Fleming K. The healthy eating index: design and applications. J Am Diet Assoc. 1995;95(10):1103-8.

Kremer JM, Jubiz W, Michalek A, Rynes RI, Bartholomew LE, Bigaouette J, et al. Fish-oil fatty acids supplementation in active rheumatoidarthritis: a double-blind, controlled crossover study. Annals of Internal Medicine. 1987;106(4):497-503.

Kuczmarski MF, Kuczmarski RJ, Najjar M. Descriptive anthropometric reference data for older Americans. J Am Diet Assoc. 2000;100(1):59-66.

Kumanyika S, Tell GS, Fried L, Martel JK, Chinchillo VM. Picture-sort method for administering a food frequence questionnaire to older adults. J Am Diet Assoc. 1996;96(2):137-44.

Kwok T, Whitelaw MN. The use of armspan in nutritional assessment of the elderly. J Am Ger Soc. 1991;39(5):342-6.

Lebrão ML, Duarte YAO. Organização Pan-Americana de Saúde (OPAS/OMS), Saúde, Bem-Estar e Envelhecimento (SABE). O Projeto Sabe no município de São Paulo: uma abordagem inicial. São Paulo: Athalaia Bureau, 2003.

Lesourd B, Decarli B, Dirren H. Longitudinal changes in iron and protein status of elderly Europeans. Eur J Clin Nutr. 1996;50(Suppl 2):516-24.

Lesourd BM, Mazari L, Ferry M. The role of nutrition in immunity in the aged. Nutr Rev. 1998;56(l):S113-25.

Lipschitz DA. Screening for nutritional status in the elderly. Primary Care. 1994;21(1):55-67.

Masoro EJ. Caloric restriction and aging: an update. Exp Gerontol. 2000;35(3):199-305.

Masoro EJ. Possible mechanisms underlying the antiaging actions of caloric restriction. Toxicol Pathol. 1996;24(6):738-41.

McKay C, Crowell M, Maynard L. The effect of retarded growth upon the length of life and upon ultimate size. J Nutr. 1935;10:63-79.

Meydani SN, Barklund MP, Liu S, Meydani M, Miller RA, Cannon JG, et al. Vitamin E supplementation enhances cell-mediated immunity in healthy elderly. Am J Clin Nutr. 1990;52(3):557-63.

Miguel J. An integrated theory of aging as the result of mitochondrial-DNA mutation in differentiated cells. Arch Gerontol Geriatrics. 1991;12(2-3):99-117.

Miller RA. The biology of aging and longevity. In: Murasko DM, Bernstein ED. Immunology of aging. In: Hazzard WR, Blass JP, Ettinger WH, Halter JB, Ouslander JG (eds.). Principles of geriatric medicine and gerontology. 4th ed. New York: McGraw Hill, 1999. p.3-19.

Ministério da Saúde – Sistema de Vigilância Alimentar e Nutricional. Orientações básicas para a coleta, o processamento, a análise de dados e a informação em serviços de saúde. Brasília: Ministério da Saúde, 2004. (Série A. Normas e Manuais Técnicos).

Mitchel CO, Lipschitz DA. Arm length as an alternative to height in nutritional assessment of the elderly. JPEN J Parenter Enteral Nutr. 1982;6(3):226-9.

Mitchel CO, Lipschitz, DA. Arm lenght as na alternative to height in nutritional assessment of the elderly. J Parenter Enteral Nutr. 1982;6:226-9.(a)

Mitchel CO, Lipschitz DA. The effect of age and sex on the routinely used measurements to assess the nutritional status of hospitalized patients. Am J Clin Nutr. 1982;36(2):340-9.(b)

Orgel LE. The maintenance of the accuracy of protein synthesis and its relevance to aging. Proc Natl Acad Sci. 1963;49:517-21.

Paddon-Jones D, Sheffield-Moore M, Zhang X-J, Volpi E, Wolf SE, Aarsland A, et al. Amino acid ingestion improves muscle protein synthesis in young and elderly. Am J Physiol Endocrinol Metab. 2004;286(3):E321-8.

Perissinotto E, Pisent C, Sergi G, Grigoleto F, Enzi G. Anthropometric measurements in the elderly: age and gender differences. B J Nutr. 2002;87(2):177-86.

Puca AA, Daly MJ, Brewster SJ, Matise TC, Barret J, Shea-Drinkwater M, et al. A genome-wide scan for linkage to human exceptional longevity identifies a locus on chromosome 4. Proc Natl Acad Sci USA. 2001;98(18):10505-8.

Ramos LR, Toniolo J, Cendorogio MS, Garcia JT, Najas MS, Perracini M, et al. Two-year follow-up study of elderly residents in S. Paulo, Brazil: methodology and preliminary results. Rev Saúde Pública. 1998;32(5):397-407.

Rennie KL, Hughes J, Lang R, Jebb SA. Nutritional management of rheumatoid arthritis: a review of the evidence. J Hum Nutr Dietet. 2003;16(2):97-109.

Roebothan BV, Chandra RK. Relationship between nutritional status and immune function of elderly people. Age Ageing. 1994;23(1):49-53.

Rolland Y, Lauwers-Cances V, Cournot M, Nourhashémi F, Reynish W, Rivière D, et al. Sarcopenia, calf-circumference and physical function of elederly women: a cross sectional study. J Am Ger Soc. 2003;51(8):1120-4.

Rose MR, Graves JL. What evolutionary biology can do for gerontology. J Gerontol. 1989;44(2):B27-9.

Roth GS, Ingram DK, Lane MA. Calorie restriction in primates: will it work and how will we know? J Am Geriatr Soc. 1999;47(7):896-903.

Roubenoff R, Rall LC. Humoral mediation of changing body composition during aging and chronic inflmmation. Nutr Rev. 1993;51(1):1-11.

Roussel AM, Ferry M. Stress oxydant et vieillissement oxidative stress, nutrition and aging. Nutr Clin Metabol. 2002;16:285-91.

Shahar D, Fraser D, Shai I, Vardi H. Development of a food frequency questionnaire (FFQ) for an elderly population based on a population survey. J Nutr. 2003;133(11):3625-9.

Singh MA. Combined exercise and dietary intervention to optimize body composition in aging. Ann N Y Aead Sci. 1998;854:378-93.

Sohal RS, Dubey A. Mitochondrial oxidative damage, hydrogen peroxide release, and aging. Free Rad Biol Med. 1994;16(5):921-6.

Spirduso WW. Physical dimensions of aging. Champaign: Human Kinetics, 1995.

Sullivan D, Lipschitz D. Evaluating and treating nutritional problems in older patients. Clin Geriatr Med. 1997;13(4):753-68.

Swanson CA, Mansourian R, Dirren H, Rapin CH. Zine status of elderly adults: response to supplements. Am J Clin Nutr. 1998;48(2):343-9.

Tada T. Nutrition and the immune system in the aging: an overview. Nutr Rev. 1992;50(12):360.

Trumbo P, Schlieker S, Yates AA, Poos M. Dietary reference intakes for energy, carbohydrate, fiber, fat, fatty acids, cholesterol, protein and amino acids. J Am Diet Assoc. 2002;102(2):1621-30.

Trumbo P, Yates AA, Schlicker S, Poos MD. Dietary Reference Intakes: vitamin A, vitamin K, arsenic, boron, chromium, copper, iodine, iron, manganese, molybdeium, nickel, silicon, vanadium and zinco J Am Diet Assoc. 2001;101(3):294-301.

Volpi E, Mittendorfer B, Rasmussen BB, Wolfe RR. The response of muscle protein anabolism to combined hyperaminoacidemia and glucose-induced hyperinsulinemia is impaired in the elderly. J Clin Endoerinol Metab. 2000;85(12):4481-90.

Walker D, Beauchene RE. The relashionship of loneliness, social isolation and physical health to dietary adequacy of independently living elderly. J Am Diet Assoc. 1991;91(3):300-4.

Weindruch R, Walford R. The retardation of aging and disease by dietary restriction. Springfield: Thomas, 1988.

Welle S, Thornton CA. High-protein meals do not enhance myofibrillar synthesis after resistance exercise in 62- to 75-year-old men and women. Am J Physiol. 1998;274(4 Pt 1):E677-83.

World Health Organization. Physical status: the use and interpretation of anthropometry. Report of a WHO Expert Committee. World Health Organ Tech Rep Ser. 1995;854:1-452.

World Health Organization. Assessment of frature risk and its application to screening for postmenopausal osteoporosis. Report of a WHO Study Group. World Health Organ Tech Rep Ser. 1994;843:1-129.

Velthuis-te Wierik EJ, van der Berg H, Schaafsma G, Hendriks HF, Brouwer A. Energy restriction, a useful intervention to retard human ageing? Results of a feasibility study. Eur J Clin Nutr. 1994;48(2):138-48.

Yarasheski KE. Exercise, aging, and muscle protein metabolism. J Gerontol. 2003;58(10):918-22.

# Nutrição e atividade esportiva

Mariana Rezende Gomes • Marcelo Macedo Rogero • Julio Tirapegui

## INTRODUÇÃO

Um atleta tem alimentação diferenciada dos demais indivíduos em função do gasto energético relevantemente elevado e da necessidade de nutrientes, que varia de acordo com o tipo de atividade, a fase de treinamento e o momento de ingestão.

De forma geral, os atletas necessitam de uma ingestão de carboidratos superior àquela de indivíduos não atletas, pois os carboidratos repõem o glicogênio muscular, que é o principal substrato energético utilizado durante o exercício físico. Pelo fato de os estoques musculares e hepáticos de glicogênio serem limitados, a reposição desses deve ser feita de forma constante, mesmo durante a atividade, para garantir bom rendimento do atleta. A ingestão de proteínas pode variar de acordo com o tipo de atividade, porém mantendo a proporção máxima de 15% em relação ao valor calórico total da dieta para garantir sua propriedade plástica, enquanto o percentual de ingestão de lipídios diminui em função do percentual de ingestão de carboidratos. Todavia, cabe ressaltar que essas condutas são generalizadas, haja vista que cada esporte implica necessidades diferenciadas e cada momento do dia do atleta exigirá um determinado nutriente predominantemente.

Em relação à alimentação de um atleta, deve-se ressaltar a ingestão de alimentos que contenham vitaminas e minerais com funções antioxidantes, ou seja, que participam da neutralização de radicais livres gerados pela atividade física, tanto aeróbia quanto anaeróbia. Os radicais livres podem lesar diversas estruturas celulares (p. ex.: carboidratos, lipídios, proteínas e DNA), as quais podem ser protegidas principalmente pelas vitaminas C, E e betacaroteno e minerais como selênio, zinco, cobre e magnésio. O aumento da ingestão de vitaminas do complexo B por meio da dieta se faz necessário por causa de um aumento do consumo de alimentos glicídicos, uma vez que são os principais cofatores nas reações de geração de energia provenientes da degradação de carboidratos.

A reidratação do atleta é de extrema relevância, uma vez que seu rendimento esportivo decresce significativamente sem a reposição adequada de líquidos. Em determinadas situações, o consumo de água não é suficientemente eficaz para promover uma adequada reidratação, fazendo-se necessária a reposição também de alguns minerais.

## OS ATLETAS PRECISAM DE UMA ALIMENTAÇÃO DIFERENCIADA?

Sim. As recomendações de ingestão energética para pessoas sedentárias ou que praticam uma atividade física de forma moderada são insuficientes para atletas. Estes fazem do esporte sua profissão e, por isso, sua necessidade energética é elevada. Partindo desse princípio, o gasto energético de um atleta pode ser até quatro vezes maior em relação a um indivíduo sedentário ou moderadamente ativo. Contudo, não basta oferecer mais energia: é preciso oferecer energia com qualidade, ou seja, por meio de alimentos variados em quantidades adequadas, para obter todos os nutrientes necessários, não só para a geração de energia como também para o melhor aproveitamento dessa energia.

## COMO SE CALCULA O GASTO ENERGÉTICO DE UM ATLETA?

Uma das maneiras de determinar o gasto calórico é por meio do consumo do oxigênio em litros por minuto. Sabe-se que cada litro de oxigênio consumido equivale a um gasto de aproximadamente 5 kcal e, a partir de um teste espirométrico (análise de gases expirados), pode-se conhecer o $VO_2$ (volume de oxigênio consumido) no repouso e auxiliado por um ergômetro (bicicleta ou esteira) pode-se medir esse consumo durante a atividade motora. Fazendo a relação $CO_2$ expirado/$O_2$ consumido, pode-se encontrar números que variam entre 0,7 e 1 e para cada número desse existe um valor correspondente das calorias gastas por litro de oxigênio, bem como o substrato energético oxidado predominantemente. Por exemplo, quanto mais próximo o número for de 0,7, maior a contribuição dos lipídios na geração de energia naquele momento, e quanto mais próximo de 1, maior a participação dos carboidratos (Tab. 11.1). Essa relação é chamada de quociente respiratório e seu conhecimento torna a determinação do gasto calórico, assim como a do substrato predominantemente utilizado, mais fidedigna.

Existem outras maneiras de chegar ao valor energético gasto por um indivíduo, geralmente baseadas em fórmulas predefinidas, porém, como partem de uma estimativa, podem apresentar resultados menos confiáveis. No caso de sedentários ou pessoas moderadamente ativas, o erro acumulado pela estimativa pode não afetar significativamente o delineamento alimentar a ser traçado, fazendo o indivíduo atingir as metas desejadas mesmo sem uma maior precisão de cálculos. Em atletas essa precisão é relevante, levando em conta as diferentes modalidades esportivas e as necessidades específicas de cada uma delas. Quanto mais próxima das necessidades reais for a prescrição da alimentação e mais individualizada, maiores são as chances de um melhor desempenho por parte do atleta.

## COMO FAZER NA IMPOSSIBILIDADE DE EXECUTAR ESSES TESTES?

Não resta outra solução senão estimar as necessidades energéticas. A melhor forma continua sendo baseada no consumo de $O_2$, porém, como dito, estimado, ou seja, adquirido de forma indireta. Para tal cálculo utilizam-se comumente as chamadas METs (unidades de metabolismo basal) que equivalem a um consumo de 3,6 mL/kg/min de oxigênio em repouso. Existem tabelas que relacionam a intensidade do exercício em METs, por exemplo, caminhar equivale de 2 a 3 METs, caminhar rápido, 6 a 7 METs ou correr, 10 a 12 METs. As METs trazem o consumo de oxigênio de forma relativa (mL/kg/min) e basta multiplicar o número de METs pelo peso e os minutos de exercício que se encontra o volume de oxigênio consumido.

Ex.: um indivíduo de 70 kg correndo (10 METs) por trinta minutos:

$$1 \text{ MET} = 3,6 \text{ mL } O_2/\text{kg/min} \times 10 = 36 \text{ mL } O_2 \times 70 \text{ kg} \times 30 \text{ minutos} = 75.600 \text{ mL } O_2 = 75,6 \text{ L } O_2$$

Para achar as calorias, basta multiplicar esse valor por 5 (1 L $O_2$ = 5 kcal):

$$75,6 \text{ L } O_2 \times 5 = 378 \text{ kcal}$$

Dessa forma, pode-se estimar o gasto calórico em cada sessão de exercício ou até mesmo do dia inteiro desde que se conheça os valores dos METs para cada atividade diária. Atividades cotidianas como estudar, dirigir, cozinhar, assistir TV, entre outras, também possuem valores de METs específicos que serão multiplicados pelo número de horas que o indivíduo permanece em cada uma delas e, ao totalizar as atividades realizadas em 24 horas, chega-se ao valor energético despendido no dia.

## Tabela 11.1. Equivalentes térmicos do oxigênio para o quociente respiratório não proteico, incluindo o percentual de calorias e gramas derivado de carboidratos e gorduras

| QR | Kcal por litro de $O_2$ | Percentual de kcal derivado de | | Gramas por litro de $O_2$ consumido | |
|---|---|---|---|---|---|
| | | Carboidrato | Gordura | Carboidrato | Gordura |
| 0,707 | 4,686 | 0 | 100 | 0,000 | 0,496 |
| 0,82 | 4,825 | 40,3 | 59,7 | 0,454 | 0,313 |
| 0,93 | 4,961 | 77,4 | 22,6 | 0,921 | 0,125 |
| 1,00 | 5,047 | 100 | 0 | 1,231 | 0,000 |

Fonte: McArdle, 1998.

## Quais são as recomendações de energia para os atletas?

As necessidades energéticas sofrem influência de fatores como sexo, idade, peso, composição corporal, genética, condicionamento e tipo físico, intensidade, duração e modalidade de treino. De uma forma geral, o gasto calórico médio de um atleta encontra-se entre 30 a 50 kcal/kg/dia. Existem atualmente diversas publicações que oferecem tabelas com gasto energético estimado por minuto de prática de atividade, assim como o método dos METs esclarecido anteriormente, e a partir desses cálculos estabelecem-se as recomendações de energia individualizadas, que podem variar em média entre 3.000 e 5.000 kcal/dia.

Deve-se ressaltar que o consumo alimentar abaixo de 30 kcal/kg/dia por um atleta de qualquer modalidade representa um grave risco para seu desempenho e saúde, uma vez que a perda de massa magra se acentua, há diminuição da atividade do sistema imunológico e aumento do risco de lesões. A diminuição das reservas de gordura diante das restrições calóricas severas também podem provocar alterações hormonais e comportamentais graves nos atletas, sobretudo nas mulheres, que poderão sofrer disfunções no ciclo menstrual e tornam-se alvo da perda de massa óssea precocemente.

## Qual a melhor forma de consumir mais energia de forma qualitativa?

Respeitando as proporções entre os macronutrientes. A maior parte da dieta de um indivíduo atleta ou não atleta deve ser composta por alimentos fontes de carboidrato. A necessidade de carboidrato aumenta conforme aumentam o volume e a frequência de treinamento físico. A ingestão de proteínas aumenta de forma absoluta, mas mantém a mesma proporção perante os demais nutrientes. A ingestão de lipídios diminui proporcionalmente em função da maior presença de carboidratos.

## Quais são as vias de geração de energia durante o exercício?

Existem quatro vias que fornecem energia durante o exercício, de acordo com suas intensidade e duração (Fig. 11.1).

O sistema ATP-CP (adenosina trifosfato-creatina fosfato) é um mecanismo estimulado pela hidrólise do ATP no início do exercício, principalmente de maior intensidade (Fig. 11.2). A reserva de ATP (molécula energética) muscular é extremamente pequena e esgota-se nos primeiros três segundos de exercício. Para que ele seja ressintetizado rapidamente, o composto CP (creatina fosfato), que nada mais é do que um reservatório de fosfatos de alta energia, transfere um fosfato para reconstituir o ATP que foi hidrolisado em ADP + Pi, em ATP novamente. Essa via é a única que possui a capacidade de fornecer energia de forma imediata, porém se esgota rapidamente, havendo a necessidade do aumento gradual da participação das demais vias de fornecimento de energia.

A via glicolítica se divide em anaeróbia e aeróbia. A primeira é estimulada simultaneamente à mobilização do sistema ATP-CP, e a segunda, no momento em que o exercício necessita de uma quantidade maior de energia, podendo ser somente fornecida pelo metabolismo oxidativo (Fig. 11.3).

A lipólise é a mobilização de lipídios, uma vez iniciado o metabolismo oxidativo (aeróbio), e é a via capaz de fornecer mais energia, em termos quantitativos, em relação às demais vias de fornecimento de energia.

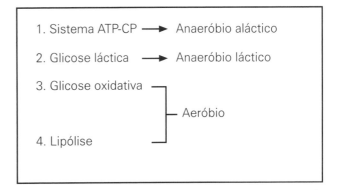

**Figura 11.1** – *Vias de fornecimento de energia durante o exercício.*

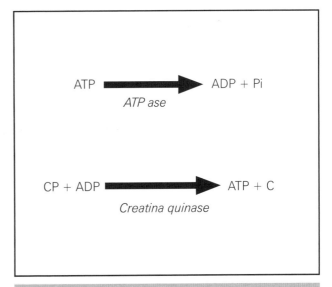

**Figura 11.2** – *Hidrólise do ATP e ressíntese pela creatina.*

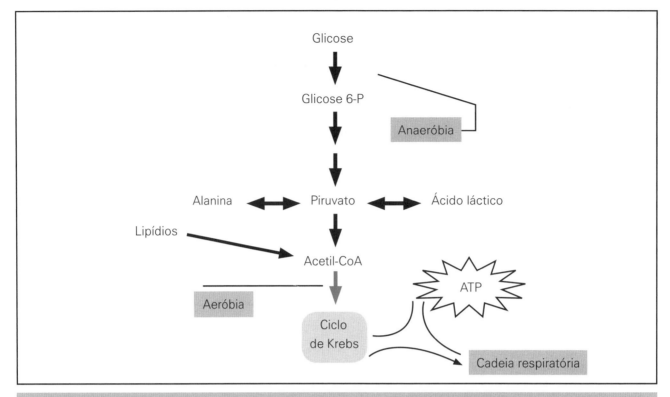

**Figura 11.3** – *Gicólise aeróbia e anaeróbia.*

Exercícios de curtíssima duração e alta intensidade utilizam praticamente apenas o sistema ATP-CP como fonte de energia e, quando a duração se estende por mais tempo, a glicose começa a ser utilizada até a formação de ácido lático. Essas duas vias características dos exercícios de curta duração e alta intensidade fazem parte do metabolismo anaeróbio, no qual não há utilização do oxigênio consumido durante o exercício e a energia produzida é pequena, condizente com a demanda exigida por esses tipos de atividades. Já para os exercícios de longa duração e menor intensidade, a via preferencial é a aeróbia, que utiliza o oxigênio para oxidar os substratos energéticos na célula (carboidratos e lipídios) e produzir energia. A energia liberada por essas vias é muito maior que nas citadas anteriormente, porém mais lenta no que concerne à produção de ATP por unidade de tempo.

As vias anaeróbias recrutam fibras musculares do tipo II, as chamadas fibras brancas – predominantemente glicolíticas –, que apresentam principalmente reservas de glicogênio e de creatina fosfato. As vias aeróbias, por sua vez, recrutam fibras do tipo I, vermelhas, predominantemente oxidativas, que possuem principalmente reservas de lipídios e de glicogênio. Dessa forma, as fibras musculares utilizadas durante os exercícios vão sendo alternadas de acordo com o tipo de metabolismo predominante e, dependendo da proporção de fibras tipos I e II, estabelecidas geneticamente, os indivíduos terão melhor desempenho para uma determinada modalidade de esporte do que outras.

## Quais os efeitos da intensidade e da duração do exercício sobre o substrato predominantemente oxidado durante o exercício físico?

Estudos realizados no início do século XX demonstraram, por meio do quociente respiratório ($CO_2/O_2$), que alterações na intensidade do exercício induzem alterações na utilização de substratos. A porcentagem de energia derivada a partir da oxidação de carboidratos aumenta concomitantemente ao aumento da intensidade do exercício, ao mesmo tempo que a contribuição relativa da oxidação de lipídios para o gasto energético total diminui.

Durante o exercício de baixa intensidade (25% a 40% $VO_2$máx), a taxa de captação de ácidos graxos livres é suficiente para manter a maior parte da gordura metabolizada. Todavia, durante o exercício mais intenso (65% $VO_2$máx), ocorre uma pequena diminuição da quantidade de ácidos graxos livres captados. A oxidação de lipídios é aproximadamente 40% mais alta a 65% $VO_2$máx, quando comparada com o exercício a 25% $VO_2$máx. Portanto, a realização de exercícios a 65% $VO_2$máx promove maior utilização de triacilgliceróis intramusculares para a oxidação total de lipídios em relação a exercícios de baixa intensidade. Nessa intensidade de exercício, lipídios e carboidratos contribuem similarmente em relação ao gasto calórico da atividade.

Contudo, durante exercícios realizados em intensidades superiores (85% $VO_2$máx), verifica-se diminuição da oxidação total de lipídios. Nessa intensidade de esforço físico, a oxidação de lipídios não é suficiente para atender à demanda energética e, desse modo, outros substratos energéticos são predominantemente mobilizados (glicogênio muscular e glicose sanguínea).

Os ácidos graxos livres plasmáticos respondem por 50% a 60% do total dos ácidos graxos livres oxidados durante os primeiros sessenta minutos de exercício a 65% $VO_2$máx. Durante o exercício prolongado (uma a duas horas), de intensidade moderada (65% $VO_2$máx), tem sido demonstrado que os ácidos graxos livres plasmáticos representam o substrato energético predominante e a quantidade utilizada é aumentada nessa condição em indivíduos em jejum.

Exercícios mais intensos (85% $VO_2$máx), que não podem ser mantidos nessa intensidade por períodos prolongados, utilizam preferencialmente carboidratos como substrato energético. Esse fato é o resultado da alteração do recrutamento de fibras musculares do tipo I e IIa para fibras musculares do tipo IIb nessa intensidade. Todavia, uma substancial quantidade de energia (25% a 30%) ainda é derivada da oxidação de lipídios.

## Qual a intensidade de exercício em que se pode obter a mais alta taxa de oxidação de lipídios?

Em indivíduos treinados, a intensidade de exercício que propicia uma máxima taxa de oxidação de lipídios é de aproximadamente 64% do $VO_2$máx, com uma taxa máxima de oxidação de lipídios de 0,60 ± 0,07 g/min (Fig. 11.4).

Cabe destacar que a máxima taxa de oxidação de lipídios pode ser influenciada por alguns fatores como o treinamento, uma vez que a comparação entre homens moderadamente treinados ($VO_2$máx = 58 mL × $kg^{-1}$ × $min^{-1}$) e homens altamente treinados ($VO_2$máx = 72 mL × $kg^{-1}$ × $min^{-1}$) demonstrou uma taxa máxima de oxidação de lipídios de 0,48 e 0,56 g/min, respectivamente (Fig. 11.5).

O gênero também representa um outro fator relevante em relação à taxa máxima de oxidação de lipídios. Um estudo verificou que mulheres apresentaram uma maior taxa máxima de oxidação de lipídios em relação aos homens (8,18 ± 0,13 *versus* 7,14 ± 0,16 mg × $kg^{-1}$ × $min^{-1}$, respectivamente); este resultado ocorreu em uma intensidade de exercício ligeiramente superior em mulheres (52 ± 1 *versus* 45 ± 1 do $VO_2$máx, respectivamente – Fig. 11.6).

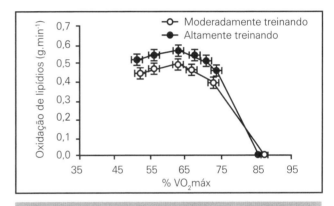

**Figura 11.5** – *Taxas de oxidação de lipídios* versus *intensidade de exercício expressa como porcentagem do $VO_2$máx determinada em homens moderadamente e altamente treinados.*

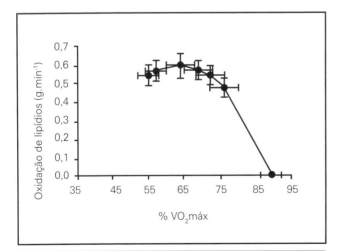

**Figura 11.4** – *Taxas de oxidação de lipídios* versus *intensidade de exercício expressa como porcentagem do $VO_2$máx determinada em homens moderadamente treinados.*

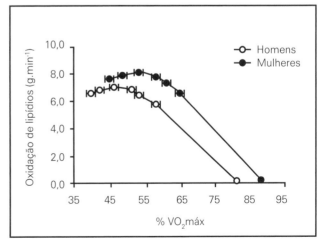

**Figura 11.6** – *Taxas de oxidação de lipídios* versus *intensidade de exercício expressa como porcentagem do $VO_2$máx determinada em homens e mulheres.*

## QUAL O EFEITO DO TREINAMENTO DE *ENDURANCE* SOBRE A UTILIZAÇÃO DOS SUBSTRATOS ENERGÉTICOS DURANTE O EXERCÍCIO?

O exercício de *endurance* praticado de forma regular induz a profundas adaptações em muitos sistemas fisiológicos, como, por exemplo, cardiovascular, muscular e endócrino. Um efeito relevante dessas adaptações é a modificação das taxas de utilização de diferentes substratos energéticos durante o exercício. Especificamente, quando comparados com indivíduos não treinados, observa-se que indivíduos submetidos a treinamento de *endurance* oxidam menos carboidratos e mais lipídios durante o exercício de mesma intensidade absoluta, ou seja, a mesma taxa de captação de oxigênio ($VO_2$) e, possivelmente, ainda durante o exercício realizado na mesma intensidade relativa, ou seja, mesma porcentagem de captação de oxigênio máxima ($VO_2máx$). Além disso, o treinamento reduz o quociente respiratório durante o exercício, o que pode indicar maior participação do metabolismo de lipídios em detrimento do metabolismo de carboidratos, em relação ao fornecimento de energia durante o esforço físico. Além disso, o treinamento de *endurance* aumenta a oxidação de lipídios durante o exercício submáximo por diversos fatores, como aumento da densidade mitocondrial no músculo esquelético, aumento da capacidade oxidativa de lipídios, proliferação de capilares dentro do músculo esquelético – o que acarreta aumento do fornecimento de ácidos graxos para o músculo –, aumento da concentração da enzima carnitina palmitoil transferase – que facilita o transporte de ácidos graxos através da membrana mitocondrial – e aumento da concentração de proteínas ligadoras de ácidos graxos, que regulam o transporte de ácidos graxos na célula muscular.

Corroborando que o treinamento em atividades de *endurance* acarreta um aumento do metabolismo de lipídios ao mesmo tempo que demonstra um efeito poupador do metabolismo de carboidratos, um estudo demonstrou que o gasto energético total durante duas horas de exercício em ciclo ergômetro a 64% $VO_2máx$ foi 35% e 57% derivados da oxidação de lipídios antes e após o período de treinamento, respectivamente. Desse modo, após um período de treinamento, uma parte da energia obtida a partir dos carboidratos é substituída pelos ácidos graxos derivados da mobilização de lipídios. Além disso, o treinamento de *endurance* diminui em 30% o *turnover* e a oxidação da glicose plasmática durante o exercício prolongado. Acredita-se que esse fato seja responsável por aproximadamente metade da diminuição total da oxidação de carboidratos provocada pelo treinamento de *endurance*.

## CARBOIDRATOS

### Quais os mecanismos pelos quais os carboidratos podem melhorar a *performance*?

Existem diversos mecanismos pelos quais a ingestão de carboidratos pode promover o aumento de *performance* em exercícios de *endurance*. Dentre os principais mecanismos, destacam-se: manutenção da glicemia, efeito poupador do glicogênio hepático e muscular, manutenção de altas taxas de oxidação de carboidratos ao longo do exercício, síntese de oxaloacetato (cujo fato favorece a oxidação de ácidos graxos) e um efeito sobre o sistema nervoso central.

### Qual a necessidade de carboidratos para a atividade física?

Pode-se dividir a recomendação da ingestão de carboidratos por intensidade de treino e individualizar por quilo de peso. Aqueles atletas que treinam de cinco a seis horas por dia em uma intensidade moderada a alta devem consumir cerca de 10 a 12 g de carboidrato/kg de peso corporal. Dentro do mesmo intervalo de intensidade, porém com duração entre uma hora e meia e cinco horas, a ingestão deve ser entre 7 e 10 g/kg de peso corporal. Uma a quatro horas de treino leve a moderado exigem 5 a 7 g/kg de peso corporal. Esses valores absolutos acabam totalizando 500 a 600 g de carboidratos por dia, o que representa de 60% a 70% do valor energético total da dieta de atletas.

O último consenso da Sociedade Brasileira de Medicina do Esporte em 2009 sugere que, para otimizar a recuperação muscular, o consumo de carboidrato deve estar entre 5 e 8 g/kg/dia, e em atividades de longa duração e/ou treinos intensos, a necessidade pode chegar até 10 g/kg/dia

### Qual o melhor momento para oferecer carboidrato: antes ou durante os treinos e as competições?

A ingestão de uma refeição rica em carboidrato (200 a 300 g) após um jejum noturno ou duas a quatro horas antes do exercício físico pode repor as reservas endógenas de glicogênio e melhorar a *performance*. Em períodos próximos ao exercício, como uma hora antes, pode-se consumir cerca de 1 g/kg de massa corporal.

Quando as sessões de exercício apresentam uma duração superior a uma hora, é necessário oferecer carboidrato durante o treino ou competição porque os estoques de glicogênio atingem níveis críticos e podem precipitar a fadiga do atleta. O recomendado seria de 30 a 60 g de carboidrato a cada hora de atividade ou cerca de 0,5 a 1,0 g/kg/hora.

Quando esse carboidrato é oferecido na forma de solução, deve-se respeitar a concentração de 6 a 8%.

Essas concentrações foram assim definidas para garantir que a bebida não tivesse um esvaziamento gástrico lento, não causasse distúrbios gastrointestinais e ao mesmo tempo mantivesse a glicemia e poupasse o conteúdo de glicogênio muscular. Constata-se que a diminuição da glicemia é o maior estímulo para a degradação do glicogênio e, uma vez mantendo a glicemia, a degradação de glicogênio dar-se-á de forma menos acelerada.

## Como ocorre a captação de glicose durante o período pós-exercício?

Os efeitos estimulatórios do exercício físico sobre a captação de glicose muscular podem persistir após o término do exercício. Durante o exercício, a glicose que é captada pela célula muscular é direcionada para a oxidação no intuito de gerar energia, ao passo que no período pós-exercício ou no repouso, a glicose que está dentro dessa célula é destinada à ressíntese de glicogênio. A repleção do glicogênio muscular pós-exercício ocorre em duas fases distintas. Na primeira fase (trinta a sessenta minutos pós-exercício), tanto a permeabilidade da membrana plasmática da célula muscular à glicose quanto a atividade da enzima glicogênio sintetase apresentam-se elevadas e, consequentemente, a ressíntese de glicogênio ocorre rapidamente. É relevante salientar que a primeira fase, que se inicia imediatamente após o término do exercício, é caracterizada por mecanismos independentes de insulina. Diferentemente, a segunda fase é muito mais lenta, é dependente de insulina e prossegue até que a concentração dc glicogênio esteja próxima dos valores normais (geralmente dentro de 24 horas). Portanto, na segunda fase, a captação de glicose não é tão elevada na ausência de insulina; essa fase é caracterizada pelo significativo aumento da ação da insulina.

## De que modo se pode favorecer a ressíntese de glicogênio pós-exercício?

Para uma rápida recuperação dos estoques de glicogênio muscular, é recomendado que 75 a 90 g de carboidratos sejam ingeridos imediatamente após o término do exercício. A quantidade ingerida também pode ser calculada de modo relativo, ou seja, 0,7 a 1,5g de carboidrato/kg de massa corporal. Após duas horas do término do exercício, a taxa de ressíntese de glicogênio diminui em cerca de 50%, o que faz do período imediato ao término do exercício o momento mais favorável à recuperação de glicogênio.

Se um atleta termina o treino ou competição com seus estoques de glicogênio depletados, outra indicação é que ele consuma de 0,6 a 1,0 g/kg de carboidratos nos primeiros trinta minutos (preferencialmente de alto índice glicêmico) e novamente a cada duas horas por um período de quatro a seis horas. No entanto, as reservas de glicogênio musculares e hepáticas levam cerca de 24 horas para se restabelecerem completamente e dependerão também da ingestão diária de carboidratos adequada, como já discutido.

## Quais os tipos de carboidratos que devem ser consumidos antes, durante e após o exercício físico?

Nas horas que antecedem o evento, os carboidratos consumidos podem estar nas formas complexa (p. ex.: arroz, cereais, macarrão e pães) e simples (p. ex.: frutas, doces, mel e açúcar). Próximo à atividade, ou seja, até uma hora antes da prova, deve-se evitar a ingestão de alimentos de alto índice glicêmico para que não ocorra hipoglicemia reativa no início da prova. Esse fato pode ocorrer em função de um aumento repentino da glicemia e consequente secreção de insulina que, por sua vez, retira de forma brusca a glicose do sangue provocando hipoglicemia. Este também é mais um motivo para evitar bebidas superconcentradas (acima de 10%) em carboidratos durante os exercícios. Em alguns casos, os carboidratos complexos administrados muito próximos ao início da atividade podem não provocar picos glicêmicos, mas, por outro lado, podem provocar o desconforto estomacal, como azia, queimação e náuseas, diminuindo a *performance* do atleta.

A frutose seria uma boa alternativa para o fornecimento de energia sem gerar pico de insulina, porém existem estudos que indicam que, em excesso (25 a 30 g), esse açúcar pode provocar distúrbios gastrointestinais. Após o treino, a frutose é indicada como repositor prioritário de glicogênio hepático, pois a maior parte de sua quantidade é retida no fígado, enquanto a glicose é direcionada para a ressíntese de glicogênio muscular. O ideal, durante a atividade, seria fornecer as soluções compostas por vários tipos de carboidratos e não somente um tipo de açúcar, como só glicose, por exemplo.

Cabe ressaltar que a ingestão de carboidratos com cadeias carbônicas em tamanhos diferentes não provoca a estimulação aguda e intensa de insulina e ainda evita a saturação dos transportadores de glicose no intestino. Dependendo da extensão da cadeia carbônica, o intestino leva mais ou menos tempo para absorver os carboidratos que precisam estar na forma de monossacarídeos, e esse tempo irá variar de acordo com a ação enzimática (hidrólise) da cadeia glicídica. Se uma solução contiver glicose + sacarose + maltodextrina, por exemplo, a glicose será absorvida rapidamente mas, como não estará em quantidade grande, promoverá menor estímulo da secreção de insulina. Enquanto isso, a sacarose se quebra em glicose + frutose e a maltodextrina, mais lentamente, em várias moléculas de glicose. Dessa forma, a glicose vai sendo absorvida gradualmente com menos competição pelo transportador. A competição entre as moléculas de glicose pelo transportador celular pode retardar a absorção da mesma, mas, se a glicose for liberada lentamente para o enterócito ou se outros tipos de monossacarídeos que dependam de outros transportadores estiverem presentes no lúmen intestinal, essa competição diminui.

Ao terminar o exercício físico, principalmente de alta intensidade, o carboidrato simples é o mais indicado, pois, nesse caso, o pico glicêmico é benéfico, provocando grande liberação de insulina, que promoverá a captação de glicose de forma rápida para o músculo. A sacarose (açúcar) pode ser largamente utilizada por conter glicose + frutose, fato que diminuirá a competição e a saturação pelos transportadores, visto que cada qual possui um transportador específico. Ao mesmo tempo, a sacarose estimula a secreção de insulina em função da grande concentração de glicose presente nela. Nesse momento, o músculo que foi exercitado estará ávido por glicose pela maior atividade das enzimas relacionadas à síntese de glicogênio associada à translocação do transportador de glicose muscular, denominado GLUT 4.

## Qual a taxa máxima de oxidação do carboidrato ingerido (exógeno) durante o exercício físico?

A glicose exógena é oxidada em uma taxa máxima de aproximadamente 1 g/min, enquanto os outros dois monossacarídeos, frutose e galactose, são oxidados em taxas muito inferiores durante o exercício. Esse fato é consequência de a frutose e a galactose serem convertidas em glicose no fígado antes que esses açúcares possam ser metabolizados. Desse modo, a oxidação do carboidrato ingerido oralmente pode ser ótima em uma taxa próxima a 1 e 1,2 g/min. Isso implica que atletas devem receber uma ingestão de carboidratos de aproximadamente 60 a 70 g/hora para uma ótima oferta de carboidratos. A ingestão superior a esses valores não resulta em maiores taxas de oxidação do carboidrato ingerido e, por outro lado, provavelmente seja associada a desconforto intestinal.

As taxas de oxidação de carboidratos exógenos, como maltose, sacarose e maltodextrina, são comparáveis àquela da glicose. O amido, com uma quantidade relativamente alta de amilopectina, é rapidamente digerido e absorvido, enquanto aquele com um elevado conteúdo de amilose apresenta uma taxa relativamente baixa de hidrólise. Portanto, a amilopectina ingerida é oxidada em altas taxas (similar à glicose), enquanto a amilose é oxidada em muito baixas taxas.

Em síntese, carboidratos exógenos podem ser divididos em duas categorias de acordo com a taxa pela qual esses são oxidados durante o exercício físico: um grupo é oxidado em taxas relativamente altas, de aproximadamente 1 g/min, e o outro grupo é oxidado em taxas menores, com valores em torno de 0,6 g/min.

## A ingestão prévia de carboidratos ao exercício físico pode influenciar a taxa de oxidação de lipídios?

Estudos demonstram que a ingestão de carboidratos antes e durante o exercício pode resultar em marcante diminuição na oxidação de ácidos graxos. A magnitude do efeito que o carboidrato ingerido exerce depende de diversos fatores, incluindo o tipo e a quantidade de carboidrato. Outro importante fator é o tempo de ingestão, ou seja, se o carboidrato é ingerido nas horas que antecedem o exercício, a partir do início do exercício ou em algum momento determinado do exercício. Quando o carboidrato é ingerido antes do início, o quociente respiratório é significativamente mais alto do que durante a condição de jejum. Além disso, a supressão da oxidação de lipídios decorrente da ingestão prévia de carboidratos é constatada em diversas intensidades de exercício. Conforme pode ser observado na figura 11.7, em um estudo realizado com onze homens moderadamente treinados, observou-se que a taxa de oxidação de lipídios foi diminuída em cerca de 30%, a partir de 50% até 70% do VO$_2$máx.

O efeito da ingestão de carboidratos após o início do exercício sobre a oxidação de lipídios depende da intensidade do exercício. Durante o exercício de intensidade leve a moderada, a ingestão de carboidratos tem demonstrado uma redução na oxidação de lipídios, comparada com a condição de jejum, em uma extensão similar àquela quando o carboidrato é ingerido antes do exercício. Durante o exercício de alta intensidade, contudo, a maioria dos estudos não relata diferenças na oxidação de lipídios entre os estados alimentado e em jejum.

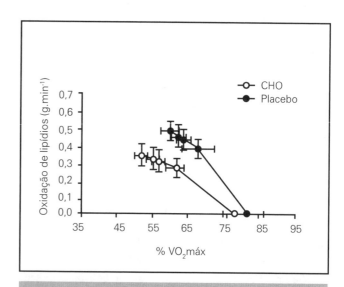

**Figura 11.7** – *Taxas de oxidação de lipídios versus intensidade de exercício expressa como porcentagem do VO$_2$máx determinado em ciclistas moderadamente treinados após um jejum noturno e 45 minutos após a ingestão de 75 g de glicose.*

## A forma na qual o carboidrato é ingerido pode influenciar no desempenho físico?

A forma na qual o carboidrato é oferecido durante o exercício (sólido ou líquido) não parece influenciar em seu potencial ergogênico. Um estudo avaliou o efeito da ingestão de uma barra energética contendo carboidrato sobre o desempenho e observou uma melhora de 46% na capacidade de *sprint* após quatro horas de exercício em relação ao grupo placebo. Outros estudos também relataram que a utilização de carboidratos na forma líquida ou sólida propicia aumentos de desempenho similares.

## O QUE SIGNIFICA DIETA DE SUPERCOMPENSAÇÃO DE GLICOGÊNIO?

O objetivo da dieta de supercompensação de glicogênio é aumentar a concentração de glicogênio no período pré-competição. Essa manipulação nutricional é realizada na última semana de treinamento que antecede a competição. Durante os seis dias que antecedem a competição, o tempo de treinamento é de noventa minutos, quarenta minutos, quarenta minutos, vinte minutos, vinte minutos e repouso, respectivamente, sendo a intensidade de treinamento de aproximadamente 75% $VO_2$máx. Nos primeiros três dias do protocolo de supercompensação, a ingestão de carboidratos é reduzida para 250 a 300 g/dia – considerando um indivíduo de 70 kg – e, nos dias subsequentes, a ingestão de carboidratos é aumentada para 600 g/dia.

Essa manipulação nutricional permite um aumento de 20% a 40% no conteúdo de glicogênio muscular, o que promove uma melhora do rendimento em exercícios de intensidade média a alta. No entanto, essa prática foi descontinuada porque na relação custo-benefício havia mais prejuízos para o atleta do que benefícios. Por conta do período com restrição de carboidratos, o acúmulo de metabólitos provenientes da degradação das proteínas e lipídios gerava alterações metabólicas, fadiga e lesões musculares, comprometendo o desempenho do atleta na competição.

## Quais os benefícios trazidos pelo aumento do conteúdo de glicogênio muscular?

Inúmeros estudos demonstram que atletas que iniciaram o exercício físico com concentrações aumentadas de glicogênio obtiveram um melhor desempenho, caracterizado por aumento do tempo de atividade até a exaustão, ou seja, retardando a fadiga periférica (falta de substrato energético), diminuição da velocidade de degradação do próprio glicogênio e maior estímulo à lipólise em comparação com atletas que mostravam concentrações baixas de glicogênio muscular. Em suma, concentrações elevadas desse substrato pré-exercício garantem um maior tempo de tolerância ao esforço e à manutenção da intensidade.

## O que acontece durante a restrição prolongada de carboidratos?

Na ausência de carboidrato, o organismo utiliza proteínas teciduais para restabelecer seus estoques de glicogênio e fornecer energia aos tecidos. Como não há estoques proteicos no corpo humano, a maioria das proteínas do organismo está presente em estruturas – constituindo tecidos – ou na forma de hormônios, enzimas e outros diversos compostos. Portanto, a utilização de proteínas com finalidade energética pode promover alterações estruturais e funcionais no organismo.

Além da mobilização inapropriada de proteínas, diminui-se a mobilização de lipídios, o que acentuaria ainda mais a degradação proteica. É necessário o mínimo de carboidrato para que haja o estímulo à degradação de lipídios (ou lipólise) no interior da célula muscular. Esse mecanismo pode ser observado na figura 11.8.

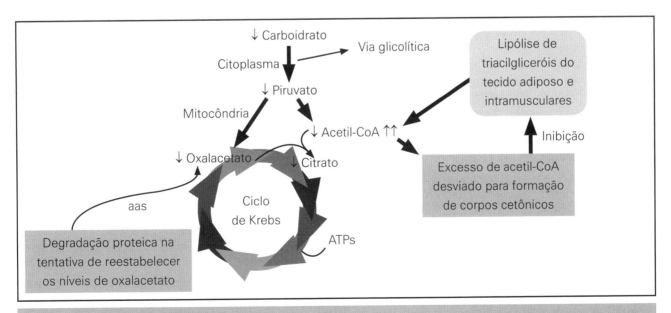

**Figura 11.8** – *Metabolismo proteico e lipídico na restrição de carboidrato.*

Pode-se dizer que a glicose é precursora tanto de acetil-CoA quanto de oxaloacetato a partir do piruvato. Porém, na ausência de glicose, os lipídios fornecem o acetil-CoA, mas, se não houver oxaloacetato nas mesmas proporções, não ocorre a condensação de ambos e, consequentemente, a formação de citrato. A diminuição da concentração de citrato reduz a atividade do ciclo de Krebs que, por sua vez, é o maior responsável pela geração de ATP no processo oxidativo. Em contrapartida, a única maneira de o organismo manter as concentrações adequadas de oxaloacetato é por meio da proteólise, uma vez que alguns aminoácidos também são precursores de oxaloacetato.

Contudo, a demanda de aminoácidos não equivale à de glicose na formação de oxaloacetato e, desse modo, ele se mantém diminuído, o que acarreta um menor aproveitamento do acetil-CoA proveniente dos lipídios. Tal fato provoca redução da lipólise, ao mesmo tempo em que promove o desvio do acetil-CoA em excesso para a formação de corpos cetônicos, cujo aumento da concentração no sangue implica maior toxicidade e diminuição do desempenho do atleta.

## PROTEÍNAS

### Qual a recomendação de proteínas para a atividade motora?

Ainda é bastante discutida a recomendação proteica para atletas, mas já é estabelecido que ela é superior à recomendada para indivíduos sedentários, ou seja, 0,8 g/kg de peso corporal/dia.

Uma grande variedade de fatores interage para aumentar a necessidade proteica de indivíduos que se exercitam regularmente. Atualmente se preconiza o consumo de 1,2 a 1,6 g de proteína/kg de massa corporal para indivíduos engajados com treinamento de *endurance* com sessões de quatro a seis vezes por semana e duração maior que uma hora. Apesar desse aumento das necessidades de ingestão de proteínas para atletas de *endurance*, verifica-se que as quantidades necessárias de proteína são obtidas por meio de uma dieta mista, adequada em energia e que contenha de 10% a 15% do valor calórico total na forma de proteínas. Por exemplo, uma ingestão energética de aproximadamente 3.500 kcal/dia propiciaria a ingestão de cerca de 87,5 g (10%) de proteínas, ou aproximadamente 1,25 g de proteína/kg de peso corporal/dia considerando um indivíduo de 70 kg. Para garantir a obtenção desse aumento de ingestão proteica, é relevante o consumo de uma dieta que contenha adequado valor calórico total e seleção de alimentos fontes de proteína de alto valor biológico.

Contudo, o exercício de *endurance* de intensidade leve e moderada não afeta a necessidade diária de proteínas. No início de um programa de treinamento de *endurance* ou durante um aumento na demanda de treinamento, ocorre um aumento transitório na necessidade proteica. Todavia, o organismo rapidamente se adapta para o aumento da necessidade por meio da elevação da eficiência proteica corporal.

O consumo de e 1,6 a 1,7 g de proteína/kg de massa corporal é recomendado para indivíduos que se dedicam a um programa de treino de força vigoroso. No início de um treinamento de força, a atividade contrátil aumenta as respostas anabólicas, tanto que o treinamento habitual torna o metabolismo proteico mais eficiente diante da ingestão de proteínas, ou seja, a necessidade proteica de atletas de força, com longo período de treinamento e engajados na manutenção da massa muscular pode diminuir. Recomendações de 1,4 g/kg de massa corporal podem ser indicadas para a manutenção da massa muscular adquirida nos treinamentos.

É fundamental ressaltar que a ingestão de proteínas em excesso não implica maior síntese proteica. Um estudo investigou os efeitos da ingestão de proteína na dieta sobre a força e a composição corporal em indivíduos treinados e sedentários. Ambos os grupos ingeriram 0,86, 1,4 e 2,4 g de proteína/kg/dia durante 13 dias, com um período de oito dias de *washout*. Os atletas de força apresentaram maior necessidade proteica (1,4 g/kg/dia), contudo o aumento da ingestão proteica (2,4 g/kg/dia) não acarretou aumento da síntese proteica. Embora esse resultado demonstre uma maior necessidade de ingestão de proteínas em atletas de força, também se observa um platô para o aumento da taxa de síntese proteica, apesar do aumento da ingestão de proteínas pela dieta. Normalmente, a ingestão maior que 2,4 g/kg/dia não traz resultados adicionais à síntese proteica e, além disso, pode gerar prejuízo às funções renais e hepáticas dos indivíduos.

De acordo com as recomendações citadas, tanto para indivíduos engajados em exercícios de *endurance* quanto de força, é relevante ressaltar que essas quantidades proteicas podem ser obtidas a partir de uma dieta mista, que contenha de 10% a 15% de energia na forma de proteína. Aliado a este fato, o aumento do gasto energético imposto pelo exercício acarreta aumento da ingestão calórica total, o que favorece o consumo de proteínas em valores superiores aos recomendados para indivíduos sedentários.

### Em quais momentos os alimentos proteicos devem ser consumidos?

Os alimentos proteicos não devem ser consumidos muito próximo ao início da atividade por terem uma digestão mais demorada e, com isso, podem provocar desconforto estomacal durante o exercício. Além disso, o substrato que deve estar predominantemente disponível durante o exercício é a glicose, fazendo das refeições pré-exercício importantes momentos para consumir mais carboidratos e menos proteínas.

Muitos estudos têm sugerido que a adição de proteína à suplementação ou refeição rica em carboidrato pós-exercício pode promover maior ressíntese de glicogênio muscular, minimizar a degradação proteica e os danos musculares.

Nessa perspectiva, propõe-se que 0,2 a 0,5 g/kg de massa corporal de proteína seja acrescido à refeição em uma porção de 3:1 ou 4:1 de CHO:PTN (carboidrato:proteína), priorizando as proteínas de alto valor biológico.

No caso das proteínas predominarem sobre os carboidratos na refeição pós-exercício, os aminoácidos oriundos da digestão e absorção dessas proteínas, que deveriam ser direcionados para sintetizar massa muscular, serão degradados e sua cadeia carbônica pode ser aproveitada na gliconeogênese (formação de glicose) e incorporada ao glicogênio (em função da prioridade de se estabelecer as reservas de glicose), enquanto o grupo amina ($NH_2$) transforma-se em amônia ($NH_3$) e é detoxificado no fígado, incorporando-se à ureia que vai ser excretada pela urina.

## O QUE PODE GERAR O EXCESSO DE INGESTÃO DE PROTEÍNA?

Em uma situação em que há excesso de ingestão de proteína, os aminoácidos sofrem transaminação, cujo processo favorece a utilização das cadeias carbônicas para a gliconeogênese, enquanto o nitrogênio excedente será excretado pela urina. A excreção aumentada de nitrogênio se dá à custa de maior necessidade de água, uma vez que ele é incorporado à ureia e esta à urina. Isso, em longo prazo, pode sobrecarregar os rins e, de forma aguda, causar desidratação. Grandes ingestões de proteínas devem ser acompanhadas de maior ingestão de água.

O aumento da massa muscular não se dá pela ingestão isolada de proteína. São necessários estímulos que consistem em treinamento de força que induzam a hipertrofia muscular aliado à adequada ingestão de proteína, bem como suficiente aporte energético, principalmente proveniente de carboidratos. Além de o músculo necessitar de energia para hipertrofiar, um conteúdo adequado de glicogênio é fundamental para preservar a propriedade plástica da proteína; em outras palavras, garantir seu direcionamento para a síntese proteica e não para a geração de energia e/ou gliconeogênese. Além disso, o consumo elevado de alimentos proteicos pode provocar maior perda de cálcio, o que pode favorecer a ocorrência de desmineralização óssea (osteoporose).

### A suplementação de proteínas é necessária?

Dificilmente não se obtém as necessidades de ingestão de proteína por meio dos alimentos; entretanto, existe um certo consenso entre atletas que, quanto maior a ingestão proteica, maior a massa muscular e o desempenho físico. Atletas e fisiculturistas consomem mais proteína do que precisam e facilmente ultrapassam suas necessidades diárias de ingestão de proteínas.

Muitos estudos vêm sendo feitos, principalmente no âmbito dos benefícios da suplementação de aminoácidos de cadeia ramificada e poucos resultados são observados no que diz respeito ao retardo da fadiga e ao ganho de massa muscular. A questão da fadiga é muito discutida, pois se trataria de uma fadiga central em que os AACRs (aminoácidos de cadeia ramificada) competiriam com o aminoácido triptofano na forma livre pelos transportadores localizados na barreira hematoencefálica. Um maior influxo no sistema nervoso central de AACR em detrimento do triptofano impediria a síntese de serotonina originada por esse aminoácido. A serotonina, ou 5-hidroxitriptamina, é um neurotransmissor responsável pelo estado de letargia condizente com a fadiga e, portanto, determina a fadiga central. Contudo, a questão da competição pelos mesmos transportadores ainda é controversa. Há estudos demonstrando que esses elementos não necessariamente dependem de um mesmo transportador e a literatura se divide claramente entre aqueles que acreditam na hipótese da fadiga central e aqueles que argumentam que ela é decorrente de uma fadiga periférica. Um ponto comum de desvantagem da suplementação de AACR é o aumento da produção de amônia plasmática, que poderia também permear a barreira hematoencefálica e provocar o adiantamento da fadiga.

Nesse contexto, verifica-se ainda que os AACRs podem atuar como precursores da síntese intramuscular de glutamina, que, ao ser liberada do tecido muscular para o sangue, melhoraria a resposta imunológica, uma vez que esse aminoácido é fundamental para a funcionalidade das células do sistema imune. Sendo assim, tem sido estudada a hipótese de que, durante o exercício intenso e prolongado, a demanda sobre o músculo esquelético e outros órgãos por glutamina é aumentada, acarretando diminuição do fornecimento desse aminoácido para as células do sistema imune, o que temporariamente afeta sua funcionalidade. Deste modo, fatores que direta ou indiretamente influenciam a síntese e liberação de glutamina poderiam influenciar a imunocompetência. Aliado a esse fato, verifica-se que a concentração plasmática e tecidual de glutamina diminui significativamente após o exercício intenso e prolongado, fato esse que tem sido sugerido como um possível mecanismo de imunossupressão. Contudo, outros estudos são necessários para validar a hipótese que o declínio na função imune é causado pela diminuição na concentração plasmática de glutamina.

### É possível ganhar massa muscular com suplementos proteicos?

O maior estímulo para o ganho de massa muscular é o treinamento de força. O desenvolvimento muscular está relacionado a uma questão genética responsável pela caracterização e distribuição das fibras musculares. No caso da hipertrofia, o músculo deve conter em maior quantidade as fibras do tipo II, principalmente IIb. O treinamento associado a um aumento da ingestão proteica promove aumento da massa muscular, mas a ingestão proteica deve estar dentro das recomendações absolutas e dos 10% a 15% do valor energético total da dieta, para preservar a propriedade plástica da proteína, ou seja, priorizar a síntese proteica e não a liberação de energia.

## LIPÍDIOS

### Os atletas devem diminuir a ingestão de lipídios?

Nem sempre a atividade motora está associada a uma menor ingestão lipídica, a não ser quando se pratica atividade física com o intuito de perda de gordura corporal. No caso dos atletas, esse quesito deve ser o último a ser considerado, com exceção das modalidades que exigem determinado peso corporal para que os indivíduos se encaixem nas categorias definidas, como judô, karatê e demais artes marciais.

Para atletas que participam de provas ou mesmo realizam treinos de longa duração, a presença de lipídios na dieta é importante para atingir o total energético necessário e poupar o glicogênio muscular. Em atividades mais curtas e com componente anaeróbio predominante, os lipídios devem ser diminuídos não só pela menor necessidade orgânica, mas também em função de um aporte glicídico maior.

### Qual a necessidade de gordura de um atleta?

A porcentagem de lipídios em relação ao VET (valor energético total) da dieta de atletas varia de acordo com o porcentual glicídico. Partindo do princípio que os carboidratos devem ocupar de 60% a 70% do VET e as proteínas, 10% a 15%, os lipídios responderiam entre 15% e 30%. Da mesma forma que as proteínas, os lipídios podem aumentar em valor absoluto em função do tipo de atividade motora, contudo, devem manter essa proporção.

### A suplementação com lipídios é necessária?

A ingestão de triacilgliceróis de cadeia longa (uma a quatro horas antes do exercício) e de triacilgliceróis de cadeia média (uma hora antes do exercício) tem sido relacionada à redução da degradação dos estoques intramusculares de glicogênio e ao aumento da capacidade de *endurance*. Contudo, estudos têm demonstrado que a ingestão de refeições contendo triacilgliceróis de cadeia longa antes do exercício tem pouco ou nenhum efeito sobre o metabolismo, além de não promover alteração da *performance* em relação ao exercício subsequente. Similarmente, a ingestão de triacilgliceróis de cadeia média antes do exercício físico não tem demonstrado efeito ergogênico, embora esse fato possa estar relacionado com as pequenas quantidades de triacilgliceróis de cadeia média que podem ser ingeridas e que não causam desconforto gastrointestinal.

Além disso, a ingestão de óleo de peixe tem demonstrado melhorar a deformabilidade de hemácias, facilitando a passagem delas pelos capilares e melhor perfusão para o músculo, porém esses efeitos não influenciam o $VO_2$máx ou a *performance* no exercício.

## VITAMINAS

### Atletas necessitam de mais vitaminas que pessoas sedentárias?

Dependendo do tipo de esforço físico, sim. Atividades muito prolongadas aumentam a produção de radicais livres, que são responsáveis pela destruição de células do organismo. Existem trabalhos demonstrando que um aumento da ingestão de vitaminas, principalmente C e E, promove diminuição dos efeitos deletérios dos radicais livres sobre as membranas celulares (Figs. 11.9 e 11.10).

As DRIs (*Dietary Reference Intakes* – Ingestões Dietéticas de Referência) não avaliam o estresse oxidativo que acomete os atletas e, portanto, não há recomendações especiais de vitaminas para esse grupo. Contudo, existe uma recomendação descrita pelo United States Olympic Committee de consumo de 3 a 20 mg/dia de betacaroteno, 250 a 1.000 mg/dia de vitamina C e 150 a 400 DI de vitamina E, superando os 4,8 a 6 mg/dia de betacaroteno, 90 mg/dia de vitamina C e 12 a 15 DI de vitamina E propostos pelas RDAs (*Recommended Dietary Allowance* – Ingestão Dietética Recomendada).

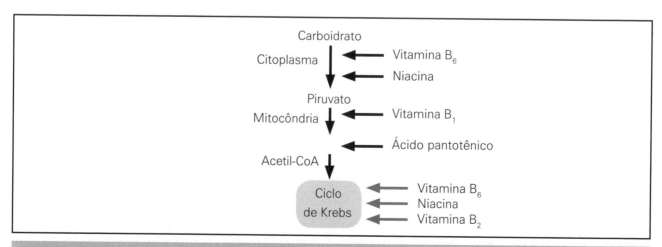

**Figura 11.9** – *Participação das vitaminas na geração de energia.*

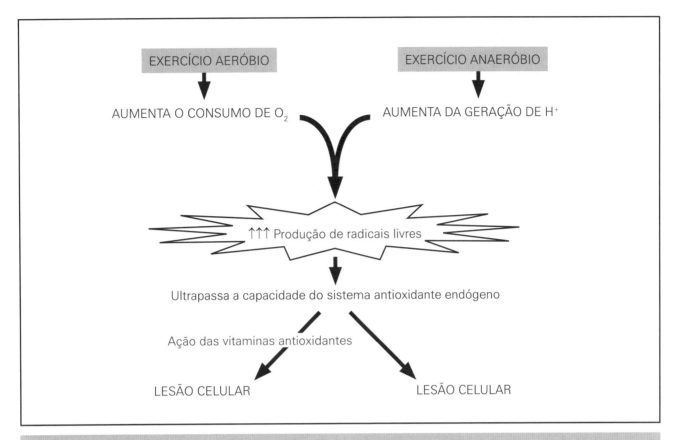

**Figura 11.10 –** *Estresse oxidativo no exercício.*

Existe ainda um consenso sobre o aumento da ingestão de vitaminas do complexo B quando há um aumento do consumo de carboidratos decorrente da participação dessas vitaminas como cofatores de enzimas da via glicolítica e do ciclo de Krebs. A referência da ingestão das vitaminas do complexo B passa a ser relacionada com o total energético da dieta, por exemplo, as vitaminas B1, B2 e niacina devem ser consumidas em quantidades iguais a 0,5, 0,6 e 6,6 mg/1.000 kcal, respectivamente.

## Por que o aumento da ingestão de vitaminas controlaria o estresse oxidativo provocado pelo exercício?

É estabelecido que, a cada 25 moléculas de oxigênio reduzidas pela respiração normal, um radical livre é produzido. Sabendo-se que o consumo de oxigênio durante o exercício aumenta em 10 a 15 vezes e o influxo de oxigênio para a fibra muscular em até cem vezes, torna-se fácil entender a razão do maior número de lesões celulares ocasionadas pelos radicais livres durante o exercício. Por outro lado, os radicais livres também podem ser produzidos a partir da maior geração de íons $H^+$ provenientes de exercícios anaeróbios intensos, demonstrando que, independentemente do tipo de atividade, seja por maior influxo de oxigênio, seja por maior produção de $H^+$, há uma grande formação de radicais livres responsáveis pela lesão de membranas celulares.

O sistema antioxidante do organismo, composto por diversas enzimas antioxidantes, consegue neutralizar apenas 5% dos radicais livres produzidos na reação de redução do oxigênio. Durante o exercício, esses antioxidantes endógenos não são suficientes para neutralizar a grande quantidade de radicais livres gerados e necessitam dos chamados antioxidantes exógenos. Os antioxidantes exógenos nada mais são do que as próprias vitaminas, principalmente as C, E e a pró-vitamina A (betacaroteno).

A vitamina E é tida como protetora das membranas celulares pelo fato de ser lipossolúvel, impedindo a lipoperoxidação. A vitamina C age conjuntamente com a vitamina E auxiliando na eliminação dos radicais livres por ser hidrossolúvel. É importante salientar que a eficácia no combate aos radicais livres depende da presença de todas as vitaminas com essas propriedades, assim como dos minerais que compõem o sistema antioxidante endógeno.

## A deficiência de vitaminas pode reduzir o desempenho físico?

A deficiência de vitaminas pode prejudicar o desempenho físico (Fig. 11.9). Carências vitamínicas mais comuns na população, como de vitamina A e de vitaminas do complexo B, podem diminuir a *performance* de atletas. A vitamina A é importante para a ótima função do sistema imune e, como atletas de elite podem apresentar redução da imunocompetência, a falta dessa vitamina poderia agravar o quadro. As vitaminas do complexo B estão intrinsecamente ligadas ao metabolismo oxidativo energético e ao sistema nervoso central. Logo, na ausência delas, o desempenho do atleta estaria comprometido em função de alguns acontecimentos como fraqueza muscular, dores musculares, sensação de falta de energia, confusão mental, redução do rendimento aeróbio, falta de firmeza em esportes que exijam controle motor fino, náuseas, perda de apetite, depressão e anemia.

As demais vitaminas (C, D, E e K) apresentam baixo índice de carência na população; contudo, a ausência de vitamina C poderia levar a quadros de fraqueza e anemia; a vitamina D, à perda de massa óssea; a vitamina E, perda de capacidade aeróbia, distrofia muscular e anemia e a vitamina K, a hemorragias. Acrescenta-se que diminuição da ingestão das vitaminas antioxidantes agravaria os danos causados pelos radicais livres nas células, ou seja, lesão de tecido.

## A suplementação de vitaminas pode aprimorar o desempenho?

Não. Apesar de existirem estudos que demonstram que a suplementação com as vitaminas C, E e betacaroteno atuam na prevenção de lesões celulares, sabe-se que a suplementação vitamínica não promove aumento de *performance*. A suplementação de vitaminas do complexo B, apesar de estar envolvida na oxidação de substratos energéticos, não aumenta a capacidade aeróbia e, contrariamente, pode acelerar a degradação do glicogênio muscular, como é o caso da vitamina B6, causando diminuição de rendimento durante o exercício.

Deve haver muita cautela ao se suplementar vitaminas lipossolúveis (A, D, E e K), pois elas se acumulam com mais facilidade nos tecidos corporais – hipervitaminose – e podem trazer problemas às vezes mais sérios que os de sua ausência.

## MINERAIS

## Qual a importância dos minerais para a atividade motora?

Dos minerais dependem a integridade óssea, a manutenção da frequência cardíaca normal, a contração muscular, a captação de oxigênio, a condução do impulso nervoso, o balanço acidobásico dos fluidos corporais e a estrutura de diferentes proteínas, como enzimas. Sem a presença dos minerais, a atividade motora não pode ser realizada eficientemente.

As deficiências mais comuns na população são dos minerais cálcio e ferro, que possuem um papel relevante durante a realização do exercício físico. Os demais minerais,

incluindo os eletrólitos (sódio, potássio e C1⁻), dificilmente faltam na alimentação e, em situações que acarretam grandes perdas, como é o caso dos atletas, existem formas práticas de repô-los.

A carência de cálcio leva à desmineralização óssea, ou seja, diminuição da reabsorção desse mineral na massa óssea para manter a calcemia (concentração de cálcio no sangue), tomando os ossos mais suscetíveis à fratura. Esse quadro é denominado osteoporose e atinge, principalmente, mulheres após a menopausa ou, no caso de atletas, pode ocorrer independentemente da ingestão de cálcio, quando crianças ou jovens que, por excesso de treinamento ou iniciação precoce no esporte, diminuem drasticamente o conteúdo de gordura corporal, tornando-se amenorreicas. A amenorreia é a interrupção do ciclo menstrual, que ocasiona diminuição nos níveis endógenos do hormônio estrogênio, principal fator de preservação da massa óssea. Além disso, o cálcio é essencial para o processo de contração muscular; em sua ausência, não é possível fazer a ligação entre as pontes de actina e miosina (proteínas miofibrilares), resultando no encurtamento do músculo.

O ferro é o mineral encontrado na hemoglobina e na mioglobina, responsável por tomar estas proteínas quimicamente reativas capazes de captar e liberar o oxigênio do sangue para os tecidos. Em casos de anemia, a capacidade aeróbia diminui em razão do menor aproveitamento do oxigênio respirado.

## O que é a anemia do atleta?

Primeiro, esse não é o melhor termo para definir uma redução no total de hemoglobina encontrada em alguns atletas, principalmente em praticantes de esportes de *endurance*. A anemia não necessariamente existe quando há redução das proteínas plasmáticas. O que ocorre é uma hemodiluição consequente ao treinamento prolongado, o que significa um aumento de plasma sanguíneo (parte líquida) em relação à parte sólida, composta pelas células sanguíneas. O aumento do volume sanguíneo não acompanhado de um aumento no número de células causa, então, a chamada pseudoanemia dilucional, que reflete um mecanismo adaptativo do treinamento aeróbio e não é prejudicial ao atleta. Esse quadro era anteriormente justificado por perdas de ferro na transpiração e rompimento de hemácias durante os treinos (hemólise por impacto), mas hoje essas hipóteses são descartadas em função de a perda de ferro no suor ser insignificante. Se ocorresse hemólise por impacto durante a atividade, observaria-se nos atletas urina de coloração vermelha.

A anemia verdadeira pode ser causada por apenas um fator: a má nutrição. Da mesma forma que em indivíduos não atletas, as dietas pobres em ferro podem levar à anemia ferropriva e nos atletas isso também ocorre se a alimentação não estiver balanceada. Todavia, a forma de detecção da anemia verdadeira para atletas é diferente de pessoas sedentárias ou moderadamente ativas. Deve-se levar em consideração a hemodiluição normal quando se observar o hemograma desses indivíduos. A anemia verdadeira traz sintomas como músculos pesados, "queimando", fraquezas, náuseas e queda de rendimento. Uma das formas mais fidedignas de se detectar a carência de ferro é observando a concentração plasmática de ferritina, que reflete as reservas teciduais de ferro disponível. Se estiver normal, a anemia não existe, mesmo com valores diminuídos de hemoglobina (Tab. 11.2 e Fig. 11.11).

### Tabela 11.2. Valores plasmáticos de referência para hemoglobina

| Valores de hemoglobina (g/dL) | Homens | Mulheres |
|---|---|---|
| Controles normais | 14 | 12 |
| Esportistas moderados | 13,5 | 11,5 |
| Atletas aeróbios de elite | 13 | 11 |

### Quanto se perde de sais minerais pelo suor?

Um litro de suor equivale a cerca de 3 g de NaCl (sal) e, durante a atividade motora, esse valor pode chegar a 8 g/hora de atividade intensa, o que corresponderia a cerca de 2,5 L de suor. Nesses graus, é imprescindível a reposição hidroeletrolítica. O sódio ajuda a reter água no plasma, a perda de água pelo suor carrega consigo grandes quantidades de sódio e é acentuada em dias mais quentes e em exercícios aeróbios prolongados.

Contudo, a água não carrega somente o sódio, mas também potássio e cloro, e a diminuição do primeiro pode levar a cãibras durante a atividade. Além disso, a perda de eletrólitos provoca um desbalanço iônico no plasma, podendo precipitar a fadiga, sem citar a desidratação, que é o principal fator de redução de rendimento em exercícios praticados em temperaturas elevadas.

### Como preparar a solução salina a ser administrada para repor os minerais perdidos?

Pode-se acrescentar entre 1 e 2 g de sal em um litro de água para obter uma solução entre 0,1% e 0,2% de sal a ser administrada a cada vinte minutos a fim de repor as perdas. Essas concentrações podem ser adicionadas às próprias bebidas glicosiladas isotônicas, repondo assim a glicose, os sais e a água, como uma maneira de prorrogar a fadiga.

As perdas de potássio, magnésio e cálcio são facilmente supridas com um copo de suco de laranja ou de tomate.

## REIDRATAÇÃO

### Onde está a água do organismo humano?

A água representa de 40% a 60% da massa corporal de um indivíduo e cerca de 62% estão presentes nos compartimentos extracelulares (sangue e líquido intersticial) e 38% nos compartimentos intracelulares (tecidos). O músculo esquelético é o tecido que mais contém água, sendo que a água representa por volta de 75% do peso muscular total. Uma das principais razões para isso se verifica com a grande quantida-

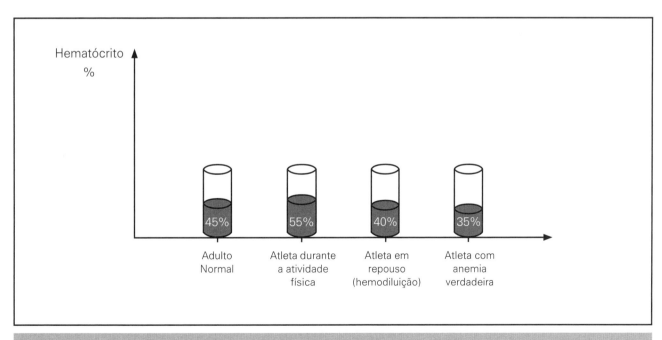

**Figura 11.11** – *Concentração plasmática de hematócrito em diferentes estados fisiológicos.*

de de glicogênio armazenada nas fibras musculares, em que cada 1 g de glicogênio retém consigo 2,7 g de água.

## Qual a necessidade de água dos atletas?

Um indivíduo sedentário normalmente necessita de cerca de 2,5 L de água e um atleta pode chegar a triplicar essa necessidade. Isso não quer dizer que se precisa ingerir essas quantidades na forma de água pura ou líquidos, mesmo porque seria incompatível com a capacidade do organismo humano em absorvê-la e a vontade constante de urinar traria muito desconforto no dia a dia. A água está presente nos alimentos e também é produzida pelo metabolismo humano.

## Como se perde água?

Perde-se água por meio de respiração, suor, urina e fezes. No atleta, a via mais acentuada de perda de água é o suor, que pode chegar a representar de 5% a 7% do peso corporal, mais comum uma diminuição de 4%. O processo de desidratação inicia-se com a perda de 2% do peso corporal e torna-se prejudicial acima de 5%, causando desde a perda da regulação metabólica até o colapso arterial por extrema diminuição da volemia (volume de sangue), como na perda de até 10% do peso corporal em água.

A produção intensa de suor durante a atividade motora responde por aumento significativo da produção de calor. Os músculos ativos podem gerar até cem vezes mais calor que os músculos inativos e, se o organismo não dissipasse esse calor através da água, a temperatura interna aumentaria 1°C a cada cinco a oito minutos, resultando em hipertermia e colapso em 15 a 20 minutos.

A capacidade máxima de produzir suor pelas glândulas sudoríparas é de 30 g/min ou 1.800 mL/hora. Em exercícios intensos e prolongados, pode-se estimar a perda máxima de água por volta de 2 L/hora para prever a reposição hídrica. Em termos de calor, cada grama de suor libera 0,6 kcal, o que auxilia também no cálculo do gasto energético. Por exemplo, um jogador de futebol pode perder até três litros de água em uma partida de uma hora e meia e isso equivaleria a 1.800 kcal, contudo esse cálculo só deve ser utilizado quando se tem o controle preciso da transpiração para evitar a superestimação.

A água é um ótimo condutor de calor: quanto mais quente e úmido for o ambiente, maior será o aumento da temperatura interna, pois a umidade transfere o calor para o corpo e, consequentemente, aumenta a sudorese. Se o ambiente está frio e úmido, a tendência é a temperatura interna diminuir e reduzir a transpiração.

## Como determinar a perda?

Para evitar a superestimação dos cálculos indiretos, existe um modo clássico de determinar a sudorese, que leva em conta o peso corporal perdido durante a atividade, o total de líquido ingerido e urina excretada (Tab. 11.3).

## Como repor a perda?

A ingestão de água pura pode diluir o plasma sanguíneo e estimular os rins, fazendo o atleta ter vontade de urinar. Visto isso, não é interessante administrar água para atletas durante atividades prolongadas, mas, se não houver possibilidade de fornecer bebidas contendo carboidratos e sais minerais, é melhor oferecer água em vez de deixá-lo sem opção (Tab. 11.4). Outra desvantagem da administração de água é o tempo prolongado para restabelecer o balanço hídrico em comparação com bebidas isotônicas.

A reposição ideal consiste em fornecer eletrólitos e glicose adicionados à água; isso vai fazer com o volume de sangue seja aumentado, mas não fique diluído, obrigando os rins a excretar água para concentrá-lo. Além disso, a glicose disponível mantém a glicemia para garantir o fornecimento de carboidrato nos momentos finais da atividade. Para compensar grandes perdas de sal, a concentração de NaCl nessas bebidas deveria ser maior que a encontrada nas bebidas disponíveis no mercado, porém o acréscimo aumentado de sal diminui a palatabilidade da solução e o atleta rejeita, substituindo-a, às vezes, por refrigerantes. Estes quase não contêm sódio e ainda são superconcentrados em carboidratos simples, principalmente sacarose e frutose, o que vai provocar um "roubo" de água dos fluidos intracelulares para diluir os líquidos extracelulares que ficaram muito concentrados. Isso ocorre na tentativa de promover um equilíbrio hidroeletrolítico entre os dois compartimentos (osmose). A superconcentração de

## Tabela 11.3. Controle da perda hídrica durante o exercício

| | | Peso corporal (kg) | | | | | | | |
| A | B | C | D | E (g) | F (mL) | G (mL) | H (mL) | I (min) | J (H/l) |
|---|---|---|---|---|---|---|---|---|---|
| Nome | Data | Antes do exercício | Depois do exercício | Peso perdido (C - D) | Volume ingerido | Volume de urina | Suor perdido (E + F - G) | Tempo de exercício | Relação sudorese |
| L. G. M. | 15/09 | 61,7 | 60,3 | 1.400 | 420 | 90 | 1.730 | 90 | 19 mL/min |

Fonte: adaptado de Zucas, 1998.

## Tabela 11.4. Ideal de isotônico para reidratação

|  | Recomendado |
|---|---|
| Carboidrato | 60 a 80 g/L |
| NaCl | Máx. 2 g/L |
| Osmolalidade | < 500 mOsm/L |
|  | > 180 mOsm/L |
| Fontes de carboidrato | Máxima quantidade para evitar a hipertonicidade |
| Frutose | 35 g/L |
| Glicose | 55 g/L |
| Sacarose | 100 g/L |
| Maltose | 100 g/L |
| Maltodextrina | 100 g/L |
| Amido | 100 g/L |

Fonte: adaptado de Brouns, 1993.

carboidratos dos refrigerantes seria benéfica logo após o exercício no intuito de acelerar a reposição de glicogênio e melhorar o quadro de tonturas e fraqueza consequentes de uma queda da glicemia ao final da atividade.

Outro fato a ser levado em consideração é a pressão intragástrica, que depende do volume de líquido ingerido. Grandes quantidades de líquido podem aumentar a pressão intragástrica e retardar seu esvaziamento, além de causar desconforto estomacal. Para a manutenção da pressão intragástrica, um volume equivalente a 23 mL/kg/hora é considerado alto, enquanto 17 mL/kg/hora, moderado, e 11,5 ml/kg/hora, baixo, é mais recomendado. Este último corresponderia, por exemplo, a cerca de 800 mL/hora para um indivíduo de 70 kg, administrados em três vezes de 260 mL (a cada 15 a 20 minutos), e ainda estaria compatível com o volume de líquido necessário para atingir uma concentração adequada de carboidrato, conforme discutido anteriormente.

A concentração de solutos de até 10% na solução a ser ingerida é devida à baixa osmolalidade nela presente. Acima desse valor, a osmolalidade aumenta e o esvaziamento gástrico diminui, prejudicando a hidratação durante o exercício. Esses 10% também não devem ser compostos somente de carboidratos simples e sim conter oligossacarídeos associados a eles, pois, quanto maior o número de partículas livres em solução, maior a osmolalidade e menor o esvaziamento gástrico.

Forma caseira de preparo: solução a 8% de carboidrato e 0,15% de NaCl = 80 g de carboidrato + 1,5 g de sal em um litro de água.

A temperatura também influi no esvaziamento gástrico: o líquido oferecido deve estar entre 6 e 22°C (gelado).

## BIBLIOGRAFIA CONSULTADA

Achten J, Jeukendrup AE. Optimizing fat oxidation through exercise and diet. Nutrition. 2004;20(7-8):716-27.

Ainsworth BE, Haskell WL, Whitt MC, Irwin ML, Swartz AM, Strath SJ, et al. Compendium of physical activities: an update of activity codes and MET intensities. Med Sci Sports Exerc. 2000;32(9 Suppl):S498-516.

American Dietetic Association; Dietitians of Canada; American College of Sports Medicine, Rodriguez NR, Di Marco NM, Langley S. American College of Sports Medicine position stand. Nutrition and athletic performance. Med Sci Sports Exerc. 2009;41(3):709-31.

Barr SI, Rideout CA. Nutritional considerations for vegetarian athletes. Nutrition. 2004;20(7-8):696-703.

Braun WA, Von Duvillard SP. Influence of carbohydrate delivery on the immune response during exercise and recovery from exercise. Nutrition. 2004;20(7-8):645-50.

Brouns F. Nutritional needs of athletes. Chichester: John Wiley & Sons, 1993. 162p.

Murray B. Hydration and physical performance. J Am Coll Nutr. 2007;26(5):542S-8S.

Burke LM, Kiens B, Ivy JL. Carbohydrates and fat for training and recovery. J Sports Sci. 2004;22:15-30.

Clarkson PM. Micronutrients and exercise: anti-oxidants and minerals. J Sports Science. 1995;13(Suppl):S11-24.

Clarkson PM. Nutrition for improved sports performance. Current issues on ergogenic aids. Sports Med. 1996;21(6):393-401.

Coyle EF. Fluid and fuel intake during exercise. J Sports Sci. 2004;22(1):39-55.

Eichner ER. The anemias of athletes. Phys Sports Med. 1986;14:122-30.

Gleeson M, Nieman DC, Pedersen BK. Exercise, nutrition and immune function. J Sports Sci. 2004;22(1):115-25.

Gomes MR, Tirapegui J. Relação entre fator de crescimento semelhante à insulina (IGF-l) e atividade física. Rev Bras Ativ Fís Saúde. 1998;3:66-76.

Gonzales-Alonso J, Heaps CL, Coyle EF. Rehydration after exercise with commom beverages and water. Int J Sports Med. 1992;13(5):399-406.

Green H, Coates J, Sutton J, Jones S. Time course changes in blood volume and hematology during extreme endurance training. Med Sci Sports Exerc. 1988;20(Suppl 2):77-83.

Hargreaves M, Hawley JA, Jeukendrup A. Pre-exercise carbohydrate and fat ingestion: effects on metabolism and performance. J Sports Sci. 2004;22(1):31-8.

Hawley JA, Brouns F, Jeukendrup A. Strategies to enhance fat utilization during exercise. Sports Med. 1998;25(4):241-57.

Ivy JL. Glycogen resynthesis after exercise: effects of carbohydrate intake. Int J Sports Med. 1998;19(Suppl 2):5142-5.

Jeukendrup AE, Aldred S. Fat supplementation, health, and endurance performance. Nutrition. 2004;20(7-8):678-88.

Jeukendrup AE, Saris WHM, Wagenmarkers AJM. Fat metabolism during exercise: a review – part III: effects of nutritional interventions. Int J Sports Med. 1998;19(6):371-9.

Jeukendrup AE. Carbohydrate intake during exercise and performance. Nutrition. 2004;20(7-8):669-77.

Kanter M. Free radicals, exercise and antioxidant supplementation. Proc Nutr Soc. 1998;57(1):9-13.

Karlic H, Lohninger A. Supplementation of L-carnitine in athletes: does it make sense? Nutrition. 2004;20(7-8):709-15.

Kerksick C, Harvey T, Stout J, Campbell B, Wilborn C, Kreider R, et al. International Society of Sports Nutrition position stand: nutrient timing. J Int Soc Sports Nutr. 2008;5:17.

Lemom PWR. Do athletes need more protein and amino acids? Int J Sport Nutr. 1995;(5 Suppl):539-61.

Lukaski HC. Vitamin and mineral status: effects on physical performance. Nutrition. 2004;20(7-8):632-44.

Maughan RJ, King DS, Lea T. Dietary supplements. J Sports Sci. 2004;22(1):95-113.

Maughan RJ, Owen JH, Shirreffs SM, Leiper JP. Post-exercise rehydration in man: effects of electrolyte addition to ingested fluids. Eur J Appl Physiol. 1994;69(3):209-15.

Maughan RJ. Fluid and electrolyte loss and replacement in exercise. J Sports Sci. 1991;9 Spec No:117-142.

Maughan RJ. The sports drink as a functional food: formulations for successful performance. Proc Nutr Soc. 1998;57(1):15-23.

McArdle WD, Katch FI, Katch VL. Medida do consumo energético humano. In: McArdle WD, Katch FI, Katch VL. Fisiologia do exercício, 4ª ed. Rio de Janeiro: Guanabara Koogan, 1998. p.134-45.

Meyer F, O'Connor H, Shirreffs SM; International Association of Athletics Federations. Nutrition for the young athlete. J Sports Sci. 2007;25 Suppl 1:S73-82.

Millward DJ. Protein and amino acid requirements of athletes. J Sports Sci. 2004;22(1):143-4.

National Research Council. Food and Nutricional Board, National Academy of Seiences: Recommended Dietary Allowances (RDA). Washington: National Research Council, 1989.

Nose H, Mack GW, Shi X, Nadel ER. Role of osmolality and plasma volume during rehydratation. J Appl Physiol. 1988;65(1):325-31.

Panza VP, Coelho MSPH, Di Pietro PF, Assis MAA, Vasconcelos FAG. Consumo alimentar de atletas: reflexes sobre recomendações nutricionais, hábitos alimentares e métodos para avaliação do gasto e consumo energéticos. Rev Nutr. 2007;20(6):681-92.

Phillips SM. Protein requirements and supplementation in strength sports. Nutrition. 2004;20(7-8):689-95.

Powers SK, DeRuisseau KC, Quindry J, Hamilton KL. Dietary antioxidants and exercise. J Sports Sci. 2004;22(1):81-94.

Rowland TW, Deisroth, MB, Green GM, Kelleher JF. The effect of iron therapy on the exercise capacity of nonanemic iron deficient adolescent runner. AM J Dis Child. 1988;142(2):165-9.

Roy BD, Tarnopolsky MA. Influence of differing macronutrient intakes on muscle glycogen resynthesis after resistance exercise. J Appl Physiol. 1998;84(3):890-6.

Sahlin K, Sallstedt E-K, Bishop D, Tonkonogi. Turning down lipid oxidation during heavy exercise – What is the mechanism? J Physiol Pharmacol. 2008;59(Suppl 7):19-30.

Shirreffs SM, Armstrong LE, Cheuvront SN. Fluid and electrolyte needs for preparation and recovery from training and competition. J Sports Sci. 2004;22(1):57-63.

Sociedade Brasileira de Medicina do Esporte. Modificações dietéticas, reposição hídrica, suplementos alimentares e drogas: comprovação de ação ergogênica e potenciais riscos para a saúde. Rev Bras Med Esp. 2009;15:3-12.

Tarnopolsky M. Protein requirements for endurance athletes. Nutrition. 2004;20(7-8):662-8.

Tipton KD, Wolfe RR. Protein and amino acids for athletes. J Sports Sci. 2004;22(1):65-79.

Tirapegui J. Nutrição, metabolismo e suplementação na atividade física. 2ª ed. São Paulo: Atheneu, 2012. 455p.

Tirapegui J, Ribeiro SML. Avaliação do estado nutricional: teoria e prática. Rio de Janeiro: Guanabara Koogan, 2009. 348p.

Volek JS, Rawson ES. Scientific basis and practical aspects of creatine supplementation for athletes. Nutrition. 2004;20(7-8):609-14.

Von Duvillard Sp, Braun WA, Markofski M, Beneke R, Leithauser R. Fluids and hydration in prolonged endurance performance. Nutrition. 2004;20(7-8):651-6.

Wardlaw GM, Insel PM, Seyler MF. Nutrition: athletics and fitness. In: Wardlaw GM, Insel PM, Seyler MF (eds.). Contemporary nutrition. 2nd ed. St. Louis: Mosby, 1994. p.351-78.

Weber JM. Metabolic fuels: regulating fluxes to select mix. J Exp Biol. 2011;214(Pt 2):286-94.

Williams MH. Nutrition for fitness & sport. 4th ed. Madison: Brown & Benchmark, 1995. 464p.

Yeo WK, Carey AL, Burke L, Spriet LL, Hawley JA. Fat adaptation in well-trained athletes: effects on cell metabolism. Appl Physiol Nutr Metab. 2011;36(1):12-22.

Zoller H, Vogel W. Iron supplementation in athletes – first do no harm. Nutrition. 2004;20(7-8):615-9.

# Suplementos ergogênicos e atividade física

Marcelo Macedo Rogero • Mariana de Rezende Gomes
Luciana Rossi • Renata Mendes • Julio Tirapegui

## INTRODUÇÃO

No início da era esportiva, a vantagem obtida pelos atletas de ponta era considerada uma barreira intransponível. Atualmente, a distância entre atletas de elite nas competições tem sido tão mínima, que um pequeno aperfeiçoamento na *performance* pode resultar em um grande salto na classificação geral. Esse fato tem induzido atletas, técnicos e cientistas a buscarem, além das técnicas de treinamento, diferentes métodos de otimizar o desempenho, ou seja, são os chamados *ergogenic aids*, ou auxílios ergogênicos. Os auxílios ergogênicos, ou simplesmente ergogênicos, derivam da palavra greda *ergon* = produzir e *gennan* = trabalho, isto é, algo que produz ou melhora a realização do trabalho motor.

Pode-se classificar tais métodos em diversas categorias, entre elas:

- Métodos mecânicos, como, por exemplo, equipamentos esportivos mais leves, equipamentos ciclísticos com *design* aerodinâmico e depilação pré-competição a fim de obter melhor hidrodinâmica entre os nadadores;
- métodos psicológicos, como hipnose, controle de estresse e ansiedade;
- métodos farmacológicos, como a cafeína, esteroides anabólicos androgênicos e eritropoetina;
- métodos fisiológicos, como o bicarbonato de sódio, o citrato de sódio e infusão de sangue; e
- métodos nutricionais, como carboidratos, proteínas, vitaminas e hidratação.

Embora os métodos farmacológicos tenham sido os mais utilizados no passado, a gravidade de seus riscos à saúde restringiu seu uso, levando diversos atletas a procurarem alternativas legais, particularmente os suplementos nutricionais. Muitos dos métodos farmacológicos e fisiológicos são considerados *doping* pelo COI (Comitê Olímpico Internacional), como, por exemplo, os esteroides anabólicos, mas esse não é o caso dos suplementos nutricionais. Os suplementos nutricionais no Brasil obedecem ao Regulamento Técnico sobre Alimentos para Atletas da Anvisa (Agência Nacional de Vigilância Sanitária), a RDC n. 18, de 27 de abril de 2010.

Este capítulo tem como objetivo fornecer informações atualizadas sobre a função dos suplementos nutricionais na atividade física, com o intuito de fornecer subsídio para a compreensão de suas ações nesse processo.

## QUAIS SÃO AS CLASSES DE ALIMENTOS PARA ATLETAS APROVADOS ATUALMENTE PELA ANVISA?

A classificação para os alimentos para atletas aprovados para comercialização pela Anvisa está distribuída em seis classes:

- Suplemento hidroeletrolítico para atletas;
- suplemento energético para atletas;
- suplemento proteico para atletas;
- suplemento para substituição parcial de refeições de atletas;
- suplemento de creatina para atletas; e
- suplemento cafeína para atletas.

A resolução ainda salienta que outras substâncias podem ser autorizadas, desde que a segurança de uso, eficácia da finalidade de uso para atendimento das necessidades específicas e de desempenho no exercício sejam cientificamente comprovadas.

## QUAIS PROFISSIONAIS SÃO HABILITADOS A PRESCREVER ALIMENTOS/SUPLEMENTOS PARA ATLETAS? A QUEM SE DESTINAM?

Segundo a resolução da Anvisa, desde 2003 a prescrição é atividade privativa apenas de nutricionistas e médicos, sendo vetada a outros profissionais de áreas afins ou não. A Anvisa ainda indica no texto sobre esses suplementos que devem ser direcionados a atletas ou "praticante de exercício físico com especialização e desempenho máximos com objetivo de participação em esporte com esforço muscular intenso". Para a classe de desportistas ou indivíduos fisicamente ativos que praticam atividade física com finalidade de saúde, lazer, estética, entre outros, sem finalidade competitiva, fica a recomendação da Diretriz Sociedade Brasileira de Medicina do Esporte de 2009, intitulada "Modificações dietéticas, reposição hídrica, suplementos alimentares e drogas: comprovação de ação ergogênica e potenciais riscos para a saúde". Essa Diretriz evidencia que "para os indivíduos que praticam exercícios físicos sem maiores preocupações com o desempenho, uma dieta balanceada, que atenda às recomendações dadas à população em geral, é suficiente para a manutenção da saúde e possibilita bom desempenho físico".

## CREATINA

### O que é creatina?

A Cr (creatina) é um composto nitrogenado derivado dos aminoácidos glicina, arginina e metionina, encontrado principalmente no músculo esquelético. Identificada em 1835 por Chevreu, a creatina teve suas funções discutidas durante muitos anos, porém, apenas no início do século passado, por meio do estudo realizado por Chanutin (1926), essa substância deixou de ser considerada um mero subproduto metabólico e passou a ser considerada um importante fator no processo de contração muscular.

Atualmente, afirma-se que, tanto em sua forma livre quanto fosforilada, a creatina exerce função relevante na regulação da homeostase do metabolismo energético muscular, sendo considerada de caráter indispensável à contração muscular.

### Qual é a participação da creatina na contração muscular?

A Cr, quando fosforilada, faz parte do sistema do fosfagênio (ATP-CP). Esse sistema é caracterizado pelo rápido fornecimento de energia durante os primeiros cinco a oito segundos de exercício físico (Fig. 12.1). Essa energia rapidamente fornecida é proveniente da quebra de compostos ricos em energia, como o ATP (trifosfato de adenosina) e a CP (creatina fosfato), da seguinte maneira: o ATP é a forma universal de 85 g de ATP que são estocados no organismo e por esse motivo é preciso que seja constantemente ressintetizado a fim de fornecer a energia necessária para o trabalho biológico. Uma parte da energia necessária para a ressíntese de ATP é obtida direta e rapidamente através de um outro composto rico em energia, denominado CP. Esse composto é similar ao ATP, pois uma quantidade significativa de energia é liberada quando essa substância é rompida, formando creatina e fosfato. Portanto, a mobilização de energia proveniente do *pool* de fosfatos, de ATP e de CP, é importante na determinação da habilidade de um indivíduo em gerar e sustentar o exercício de máxima intensidade em intervalo de tempo relativamente curto.

### Como se dá o processo de síntese de creatina?

A síntese de creatina é realizada no fígado, nos rins e no pâncreas e tem como precursores três aminoácidos distintos: arginina, glicina e metionina. O processo de síntese tem início a partir da arginina da seguinte maneira: o grupo amino da arginina é transferido para a glicina, formando guanidinoacetato e ornitina, por meio de uma reação mediada pela enzima glicina transaminase. Em seguida, o guanidinoacetato é metilado pela s-adenosil-metionina, pela ação da enzima guanidinoacetato N-metil transferase, formando, finalmente, a creatina (Fig. 12.2).

As taxas de biossíntese de creatina são mais altas sob condições anabólicas, em indivíduos que apresentem um bom suprimento alimentar e ótimos níveis séricos de insulina, somatotrofina, tiroxina e testosterona.

Além da síntese de creatina no organismo, a alimentação fornece cerca de 1 g de creatina/dia, principalmente por meio de carnes, peixes e outros produtos de origem animal; em vegetais, quantidades insignificantes são encontradas. A ingestão de creatina parece exercer uma função no controle de sua síntese endógena, por meio de um mecanismo de retroalimentação negativa, ou *feedback*.

### Como a creatina é transportada do local de síntese até o local de utilização?

O transporte da creatina até os locais de utilização é realizado por uma substância específica, conhecida por CreaT. Um processo de captação dependente de sódio e cloro, saturável e de alta afinidade, capaz de transportar a creatina contra um gradiente de concentração, vem sendo estudado em alguns tecidos e tipos de células. A proteína transportadora de creatina, CreaT, responsável pela captação da creatina pelas células, foi recentemente clonada, facilitando o conhecimento de seus componentes genéticos, o que é considerado uma das chaves do quebra-cabeça que é a regulação do metabolismo da creatina celular.

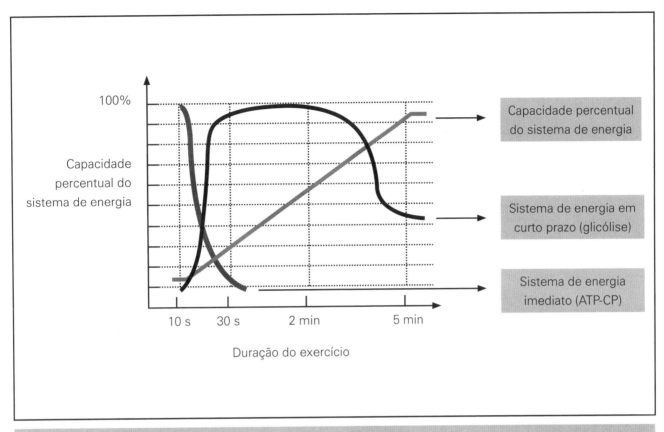

**Figura 12.1** – *Fontes de energia utilizadas nas diferentes etapas do exercício físico. Fonte: adaptado de McArdle et al., 1992.*

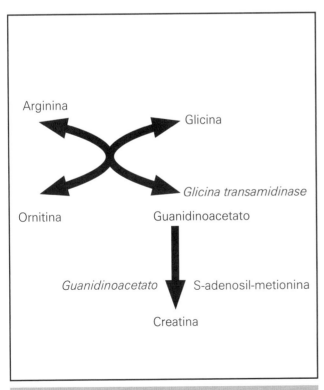

**Figura 12.2** – *Biossíntese da creatina a partir da arginina. Fonte: adaptado de Feldman, 1999.*

## Existem compostos capazes de influenciar o processo de captação de creatina pelas células musculares?

Sim. Recentes estudos vêm demonstrando que existem diversos fatores capazes de influenciar a captação de creatina pelas células. Observou-se que as catecolaminas podem estimular a captação de creatina, principalmente por meio dos betarreceptores, provavelmente via mecanismo dependente de AMP-cíclico (adenosina-monofosfato).

Além desses hormônios, também já se demonstrou que a insulina (em concentrações supra fisiológicas) e o fator de crescimento semelhante à insulina ou IGF-I (*insulin-like growth factor-I*) também podem estimular a captação de creatina.

Ao se constatar a influência da insulina sobre a captação de creatina, diversos estudos passaram a ser realizados com o intuito de investigar os efeitos da ingestão de CHO (carboidratos) no acúmulo de Cr durante o período de suplementação em humanos. Como resultado, detectou-se que a administração de CHO aumenta o transporte de creatina até o músculo, aumentando, assim, a retenção muscular de creatina. Acredita-se que a insulina estimule a enzima $Na^+$-$K^+$-ATPase, promovendo o "cotransporte" de $Na^+$-Cr, otimizando o acúmulo muscular de Cr.

Outro fator interveniente na captação de creatina é a sua concentração muscular no período que antecede a suplementação. Indivíduos que, por razões diversas, apresentam originalmente níveis elevados de creatina, quando comparados a indivíduos com níveis normais de creatina muscular, respondem menos intensamente à suplementação de creatina. Por esse motivo é que a captação máxima de creatina é dada nos primeiros dias de suplementação com altas doses. A partir do momento que esse indivíduo começa a apresentar concentrações mais elevadas de creatina muscular, em virtude da própria suplementação, a captação de creatina passa a ser realizada de forma mais atenuada.

## Como é organizado o estoque corpóreo de creatina?

O *turnover* diário da creatina é de aproximadamente 2 g em um homem de 70 kg. Sua concentração plasmática apresenta-se entre 40 e 100 $\mu$mol/L.

Com o início dos procedimentos de biópsia, em 1968, permitiu-se que se obtivessem dados que quantificassem o conteúdo de creatina no músculo. Verificou-se que existe um *pool* de 120 a 140 g de creatina no organismo, em que 95% estão estocados no músculo. Foi comprovado também que somente 30% da creatina muscular encontra-se em estado livre e, desse montante, a maioria se encontra na forma de creatina fosfato. Existe um equilíbrio entre as concentrações de Cr e PCr (creatina fosfato) no músculo, pois, após a captação celular, a creatina é transformada em fosfocreatina por meio da reação mediada pela enzima creatinaquinase. Em repouso, aproximadamente 60% da creatina presente no músculo encontra-se na forma de PCr (Fig. 12.3).

Estudos de diversos autores sugerem que o músculo humano apresenta um limite máximo de acúmulo de Cr entre 150 e 160 mmol/kg de músculo seco. Esse fato sugere que a ingestão crônica de creatina promove uma diminuição da síntese de CreaT, a fim de prevenir um acúmulo excessivo de Cr intramuscular. Dessa forma, essa regulação negativa da CreaT pode ser interpretada como um indesejável efeito adverso da suplementação prolongada de creatina.

As concentrações de Cr e PCr estão correlacionadas com os tipos de fibras musculares, observando-se que as fibras dos tipos IIa e IIb apresentam maiores concentrações em relação às fibras do tipo I. Além dos tipos de fibras, outros fatores também parecem influenciar a concentração de Cr e PCr muscular, como idade, treinamento e doenças, porém, aparentemente, não há influência por gênero sexual.

## Como se dá o processo de excreção de creatina?

Ainda no tecido muscular, tanto a creatina quanto a fosfocreatina (creatina fosforilada) sofrem reações irreversíveis de ciclização e desidratação, formando aproximadamente 2 g de creatinina/dia. Em seguida, a creatinina sintetizada é transportada através da corrente sanguínea e rapidamente excretada pelos rins. Não existe um limiar para a excreção renal de creatinina (Fig. 12.3).

## Por que a creatina vem sendo utilizada tão frequentemente por atletas e até por indivíduos apenas simpatizantes por atividade física?

A disponibilidade de fosfocreatina é provavelmente uma das maiores limitações para a *performance* muscular durante exercícios curtos de alta intensidade, porque a depleção de PCr resulta em uma inabilidade de ressintetizar ATP nas quantidades necessárias.

A fosfocreatina intramuscular exerce relevantes funções na regulação do metabolismo energético durante a contração do músculo esquelético, exercício físico e repouso. Ou seja, ela é parcialmente responsável pela síntese de ATP a partir do ADP (difosfato de adenosina) durante exercícios de alta intensidade e curta duração, via reação mediada pela creatinaquinase:

$$ADP + PCr + H^+ \leftrightarrow ATP + Cr$$

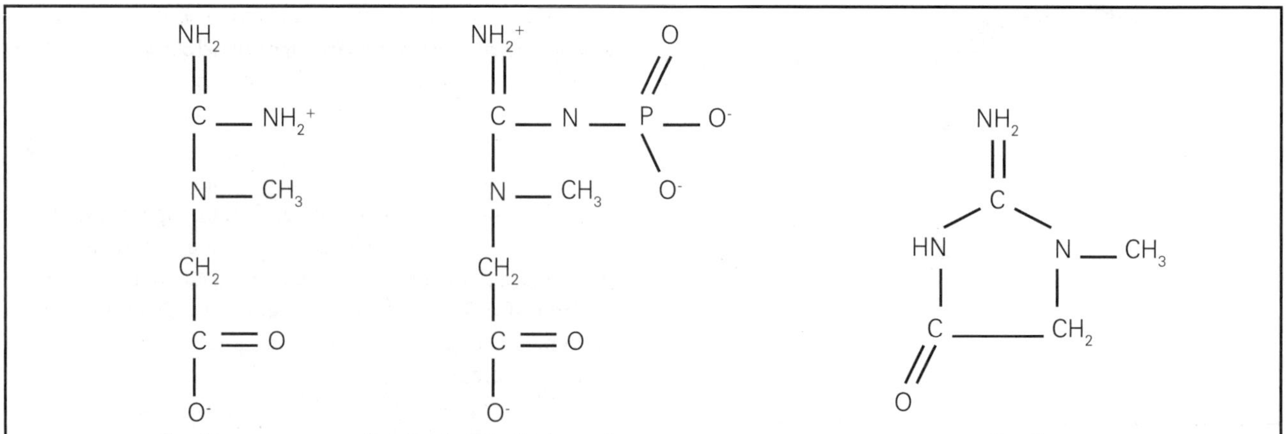

**Figura 12.3** – *Fórmulas estruturais da creatina, fosfocreatina e creatinina.*

Estudos recentes demonstram que a ingestão de creatina pode aumentar significativamente a quantidade de trabalho a ser produzida durante exercícios repetitivos e supramáximos. Acredita-se que os efeitos ergogênicos provocados pela suplementação de creatina sejam atribuídos ao aumento do conteúdo total de creatina muscular, acelerando a ressíntese de PCr no intervalo dos exercícios. Como resultado, a taxa de refosforilação de ADP requerida pode ser mantida durante a contração. Essa sugestão vem sendo reforçada, em diversos estudos, por um menor acúmulo de amônia e hipoxantina, observada durante os exercícios realizados após a suplementação com creatina.

Quando os estoques de PCr são depletados, observa-se uma redução da capacidade de ressíntese de ATP e, consequentemente, da produção de energia. Por isso, a disponibilidade de PCr para contração muscular vem sendo considerada um fator limitante para a *performance* de exercícios supramáximos, já comentados anteriormente. Isso leva a crer que um aumento na concentração de creatina total no músculo pode amenizar a depleção de estoques de PCr durante exercícios musculares intensos, limitando também o declínio da taxa de ressíntese de ATP por meio do aumento da taxa de fosforilação do ADP.

Os possíveis benefícios desse mecanismo têm sido a justificativa para a frequente administração de creatina oral para atletas competitivos realizada atualmente em todo o mundo, inclusive no Brasil.

Ainda falando sobre as funções da PCr, atualmente vem sendo proposto que tal substância funcione como uma "lançadeira" para o transporte de fosfatos de alta energia da mitocôndria para os diferentes locais de utilização dentro das células do músculo esquelético.

Depoimentos informais indicam que suplementos de creatina foram utilizados nos Jogos Olímpicos de 1992, realizados em Barcelona, Espanha. O uso de creatina pelos atletas profissionais, particularmente no ano de 1998 na liga profissional de beisebol americana, bem como pelos praticantes de esporte, tem despertado particular atenção entre os principais órgãos da imprensa mundial.

Para que a suplementação de creatina tenha efeito sobre o desempenho esportivo, é preciso que seja capaz de aumentar os estoques intramusculares de creatina ou fosfocreatina, pois são esses estoques aumentados que vão regular a produção de ATP durante o exercício.

Investigações recentes têm estudado os efeitos de suplementações orais de creatina em curto prazo nas concentrações musculares de Cr e PCr, por meio da análise de amostras de músculos, obtidas por técnicas de biópsia. Estudos clássicos, em que se realizam seis dias de suplementação com 20 g de creatina/dia e mais 28 dias de suplementação com 3 g/dia, demonstram ocorrer cerca de 20% de aumento na concentração total de Cr muscular, porém, como já foi citado neste capítulo, diversos fatores podem influenciar na captação da creatina pelo tecido muscular.

## A suplementação de creatina otimiza qualquer tipo de exercício físico em qualquer tipo de indivíduo?

Esta é a maior polêmica existente entre os diversos grupos de pesquisadores sobre o assunto.

Existe uma certa unanimidade entre os estudos que afirmam que a suplementação de creatina é capaz de otimizar a realização de exercícios repetitivos de alta intensidade e curta duração em indivíduos sedentários ou apenas fisicamente ativos. Porém, tal resultado não vem sendo demonstrado quando se trata de indivíduos altamente treinados, o que sugere que tais indivíduos não sejam beneficiados pela suplementação.

Resultados pouco animadores têm sido obtidos por meio de estudos envolvendo exercícios únicos, ou seja, de um único *sprint* sem intervalos, e exercícios de *endurance*. Alguns estudos sugerem a possibilidade de a suplementação de creatina otimizar o exercício de *endurance* em momentos anaeróbios, nos quais se aumentam a velocidade e a intensidade da atividade, como nas retas finais das competições de maior duração. Nesses momentos, a reserva aumentada de fosfocreatina muscular poderia proporcionar um melhor desempenho para o atleta, porém se trata apenas de uma hipótese não confirmada.

Diante de tais informações, acredita-se que a ação da suplementação de creatina pode tomar diferentes proporções de acordo com o tipo de exercício a ser praticado, com a população a que se destina, entre outros.

## Existe algum composto capaz de inibir o efeito da suplementação de creatina sobre a *performance*?

Até o presente momento, pouco se conhece sobre esse assunto. Porém, alguns estudos apontam a cafeína como um potente inibidor da ação da creatina. Entretanto, os mecanismos da ação inibitória da cafeína sobre os efeitos da creatina ainda permanecem obscuros.

## A suplementação de creatina pode causar aumento de massa corpórea?

Os efeitos da suplementação de creatina sobre a massa corpórea vêm sendo muito discutidos em diferentes estudos. Frequentemente, menciona-se que a ingestão oral de creatina, em curto prazo, é acompanhada por um aumento da massa corpórea, principalmente entre atletas do sexo masculino, cujo ganho gira em torno de 0,7 a 2 kg de peso após uma a duas semanas de suplementação com altas doses (20 a 25 g/dia). Esse ganho de peso tem sido explicado pela retenção hídrica, visto que, no mesmo período, tem-se observado um volume urinário diminuído, mas a possibilidade de um aumento da taxa de síntese de proteínas contráteis também vem sendo sugerida. A segunda hipótese é reforçada pelo fato de que animais alimentados com ácido betaguanidinopropiônico sofreram anormalidades em suas estruturas musculares, como perda de miofilamentos e hipotrofia das fibras musculares do tipo IIb. Esse ácido consiste em um análogo da creatina que induz a uma depleção na Cr intramuscular.

A creatina também vem sendo apontada como um estimulador da biossíntese de proteínas miofibrilares e da captação de aminoácidos pelas proteínas contráteis. Além disso, a suplementação de creatina vem demonstrando induzir um aumento do diâmetro das fibras musculares do tipo II e da massa magra. Outras investigações, por outro lado, não têm demonstrado efeito da creatina sobre a síntese proteica, permanecendo ainda essa controvérsia entre os diferentes pesquisadores da área.

Recentemente tem sido demonstrado que o tempo para "eliminação" da creatina captada pelo músculo durante uma suplementação clássica de 5 dias é de, no máximo, 28 dias. Esse período não é suficiente para induzir um crescimento da massa muscular, considerando-se que o processo de hipertrofia muscular seja relativamente lento. Porém, um aumento de massa corpórea tem sido observado após esses tipos de protocolos. Portanto, com base nesse fato, reforça-se a hipótese de que o ganho de massa corpórea observado após suplementações de cinco dias seja decorrente da retenção hídrica. O declínio do volume urinário observado no início da ingestão de Cr, em recentes estudos, também colabora para tal hipótese.

## Quais são as recomendações para a suplementação de creatina? Quais os requisitos especiais para a comercialização de suplementos de creatina para atletas?

Poucos trabalhos objetivando quantificar a dosagem ideal de creatina capaz de promover melhores desempenhos esportivos, sem acarretar danos à saúde de seus consumidores, encontram-se disponíveis na literatura até o presente momento.

A creatina tem sido recomendada a atletas que praticam provas curtas, repetitivas, de máxima intensidade. A dose inicial recomendada a atletas, durante uma semana, é de 15 a 30 g/dia, ingeridos oralmente em uma grande variedade de formas e fracionamento. Após esse período de sobrecarga, 2 a 5 g são recomendados para a manutenção. Alguns atletas profissionais são aconselhados a continuar a suplementação durante três meses e, então, parar por um mês, o tempo necessário para regredir aos níveis de creatina pré-suplementação. Após esse mês, denominado *washout period* (lavagem muscular), os atletas podem recomeçar a suplementação no mesmo esquema, ou seja, período de sobrecarga seguido de período de manutenção. Não existem dados sobre o que acontece com a *performance* no período de lavagem.

Diversos estudos recomendam uma dose diária de 0,3 g/kg de massa corporal, por um período de cinco a seis dias, seguidos de uma dosagem diária de manutenção de 0,03 g/kg de massa corporal. É desaconselhável o consumo de creatina por períodos superiores a três meses. Deve-se fazer um intervalo de um mês entre os períodos de suplementação.

A RDC n. 8, de 27/04/10, que liberou a comercialização de suplementos de creatina para atletas, estabelece que esses produtos no mercado devem atender aos seguintes requisitos específicos:

I. O produto pronto para consumo deve conter de 1,5 a 3 g de creatina por porção;

II. deve ser utilizada na formulação do produto creatina monoidratada com grau de pureza mínima de 99,9%;

III. este produto pode ser adicionado de carboidratos; e

IV. este produto não pode ser adicionado de fibras alimentares.

E como requisitos gerais, nos rótulos de suplementos de creatina para atletas devem constar as seguintes advertências em destaque e negrito:

I. "O consumo de creatina acima de 3 g ao dia pode ser prejudicial à saúde"; e

II. "Este produto não deve ser consumido por crianças, gestantes, idosos e portadores de enfermidades".

## A suplementação de creatina possui efeitos colaterais?

Inúmeros estudos têm sido realizados a fim de demonstrar os efeitos ergogênicos da suplementação de creatina em atividades de curta duração e alta intensidade, porém poucos têm sido realizados no sentido de avaliar possíveis efeitos adversos da suplementação crônica de creatina sobre as funções hepática, renal e cardíaca.

Nos estudos clássicos, em que tradicionalmente se realizam suplementações com altas doses durante uma semana ou baixas doses em seis semanas, nenhum efeito negativo tem sido associado. Porém, os efeitos de suplementações crônicas não têm sido estabelecidos. Sintomas como cãibras musculares, rompimentos, distensões, desidratação, distúrbios gastrointestinais, náuseas e tonturas vêm sendo mencionados por usuários de creatina, porém não existem dados publicados que confirmem tais correlações.

De acordo com alguns casos registrados, mas não confirmados, foi especulada uma possível correlação entre utilização de creatina e crises nefróticas em indivíduos com alterações renais prévias. Portanto, aconselha-se maior precaução por parte de indivíduos portadores de alterações renais ao utilizar a suplementação de creatina.

Com relação à suplementação crônica, pouquíssimos estudos encontram-se disponíveis na literatura atual, dos quais nenhum aponta alterações renais ou hepáticas por parte dos indivíduos suplementados com creatina. Contudo, sugere-se a realização de novos estudos para que se possa afirmar que a suplementação de creatina não possui efeitos colaterais.

De qualquer forma, o órgão oficial americano relacionado com a fiscalização de drogas e alimentos, o FDA (Food and Drug Administration), aconselha os consumidores a procurarem orientação especializada antes de usar creatina, o mesmo ocorrendo no Brasil segundo as orientações da Anvisa, que obrigam que seja informado no rótulo de suplementos de creatina para atletas que a prescrição deve ser feita por nutricionistas ou médicos.

## ACRs (AMINOÁCIDOS DE CADEIA RAMIFICADA)

### Proteínas e aminoácidos

#### *Qual a recomendação de consumo proteico para indivíduos sedentários e atletas de diferentes modalidades esportivas?*

A RDA (*Recommended Dietary Allowance* – Ingestão Dietética Recomendada, 1989) de consumo proteico para a maioria dos indivíduos adultos é de $0,8 \text{ g} \times \text{kg}^{-1} \times \text{dia}^{-1}$. Nessa mesma população, o consumo de proteínas em países desenvolvidos pode variar de 1 a $2 \text{ g} \times \text{kg}^{-1}$ peso $\times \text{dia}^{-1}$, o que representa de 10% a 20% do VCT (valor calórico total). Em indivíduos com peso adequado, um alto consumo proteico representa a ingestão maior ou igual a $1,6 \text{ g} \times \text{kg}^{-1}$ peso $\times \text{dia}^{-1}$, enquanto $2,4 \text{ g} \times \text{kg}^{-1}$ peso $\times \text{dia}^{-1}$ representava um consumo extremamente alto.

Para atletas de força (p. ex.: praticantes de musculação, levantadores de peso, velocistas etc.), a ingestão proteica já foi documentada entre 4 a $6 \text{ g} \times \text{kg}^{-1}$ peso $\times \text{dia}^{-1}$, o que claramente representa um excesso. Segundo Rossi et al. (2007), nas artes marciais e esportes de luta e combate, não há uma recomendação de ingestão proteica específica, porém o consumo de atletas de alto nível pode chegar a $3,56 \pm 1,26$ e $1,64 \pm 0,23 \text{ g} \times \text{kg}^{-1} \times \text{dia}^{-1}$ para homens e mulheres, respectivamente. Segundo Lemon, a recomendação proteica para atletas de força é de 1,4 a $1,8 \text{ g} \times \text{kg}^{-1} \times \text{dia}^{-1}$, podendo chegar a $2 \text{ g} \times \text{kg}^{-1} \times \text{dia}^{-1}$, e para atletas de resistência ou provas de longa duração (p. ex.: maratonistas, ciclistas, nadadores etc.) é de 1,2 a $1,4 \text{ g} \times \text{kg}^{-1} \times \text{dia}^{-1}$. Ainda, o mesmo autor afirma que um consumo acima de $2,4 \text{ g} \times \text{kg}^{-1} \times \text{dia}^{-1}$ aumenta a oxidação de aminoácidos sem adicional efeito na síntese proteica ou quaisquer outros benefícios.

No Brasil, a Diretriz da Sociedade Brasileira de Medicina do Esporte de 2009 acrescenta que, para aqueles atletas que têm por objetivo aumento de massa muscular, sugere-se o consumo entre 1,6 e $1,7 \text{ g} \times \text{kg}^{-1}$ peso $\times \text{dia}^{-1}$; já para os esportes em que o predomínio é a resistência, as proteínas teriam um papel auxiliar no fornecimento de energia e o consumo recomendado seria entre 1,2 e $1,6 \text{ g} \times \text{kg}^{-1}$ peso $\times \text{dia}^{-1}$. Nessa mesma Diretriz, há a recomendação de que os atletas devem ser conscientizados de que o aumento do consumo proteico, além dos valores preconizados, mesmo que pela ingestão dietética, não implica aumento adicional da massa magra.

#### *Quais seriam as razões para recomendar a suplementação proteica e principalmente de aminoácidos isolados ou em combinação, como os aminoácidos de cadeia ramificada (ACR ou BCAA) para indivíduos que fazem atividade física regularmente?*

Durante muito tempo no campo da atividade física, a proteína, bem como seus precursores, os aminoácidos, teve papel relegado a um segundo plano. Porém, a partir dos anos 1970 e 1980, surgiu a tendência de que o exercício físico afeta o metabolismo de proteínas/aminoácidos, e que estes contribuem com uma parcela significativa no rendimento durante o exercício físico prolongado. Desde então, tem-se renovado o interesse dos possíveis efeitos da suplementação dos ACRs sobre a atividade física, principalmente sobre a hipótese da fadiga central, porém outras hipóteses também vêm surgindo nas últimas décadas, expostas a seguir.

### Hipótese da fadiga central

A fadiga é definida como o conjunto de manifestações produzidas por trabalho, ou exercício prolongado, que tem como consequência a diminuição da capacidade funcional de manter ou continuar o rendimento esperado. Ela é dividida em dois componentes, a fadiga periférica (muscular) e a central (sistema nervoso central). Para cada um desses componentes há fatores metabólicos, muitas vezes relacionados a ambas (Fig. 12.4).

O triptofano é um aminoácido aromático essencial, tanto para homens quanto para animais. Sua essencialidade não se restringe apenas à sua contribuição no crescimento normal e síntese proteica, mas também na regulação de importantes mecanismos fisiológicos. Entre suas diversas funções encontra-se: precursor do neurotransmissor serotonina (5-hidroxitriptamina: 5-HT) e sua influência no sono, comportamento, fadiga, ingestão alimentar, entre outras. Além disso, o triptofano é precursor da niacina (vitamina B3) e é um dos aminoácidos que estimulam a secreção de insulina e hormônio do crescimento. No plasma, o triptofano circula livre (10%), mas principalmente ligado a uma proteína de transporte: a albumina (90%). Na barreira hematencefálica, o TRP (triptofano livre), compete com outros cinco aminoácidos (AN – aminoácidos neutros) para seu transporte e consequente síntese de serotonina cerebral. Os cinco aminoácidos competidores pela passagem através da barreira hematencefálica são os ACRs, além de tirosina e fenilalanina (aminoácidos aromáticos – Fig. 12.5A). Entre os cinco aminoácidos competidores, o que possui a menor concentração plasmática é o triptofano (50 $\mu$M). É estimado que a razão entre TRP:AN seja de 1:100.

Desde que o grupo de Eric Newsholme, em 1987, propôs a chamada hipótese da fadiga central durante atividades de longa duração, o triptofano como precursor da serotonina e os ACRs têm recebido especial atenção por pesquisadores da área. Segundo essa hipótese, o aumento na atividade serotoninérgica cerebral teria consequência no desenvolvimento de fadiga precoce em atletas. Nessas atividades, dois eventos contribuem para o maior influxo de triptofano pela barreira hematencefálica. Primeiro, os ACRs seriam captados pelo músculo esquelético para serem oxidados para fins energéticos, isso concomitantemente à queda da glicemia, efeito comum durante tais eventos. Com a redução da competição na barreira hematencefálica, aumentaria a captação de triptofano e seu influxo cerebral. Em segundo lugar, com o prosseguimento do exercício, o organismo também começa a mobilizar, para fins energéticos os AGL (ácidos graxos) do tecido adiposo. Os AGLs competem pelo transporte com o triptofano e essa competição pelos locais de ligação da albumina faz com que ocorra maior disponibilidade de triptofano livre. O sinergismo entre deslocamento da parcela livre, mediada por AGL, e menor competição, mediada pela redução plasmática dos ACR, teria como consequência maior produção de serotonina cerebral e desencadeamento de fadiga central precoce (Fig. 12.5B).

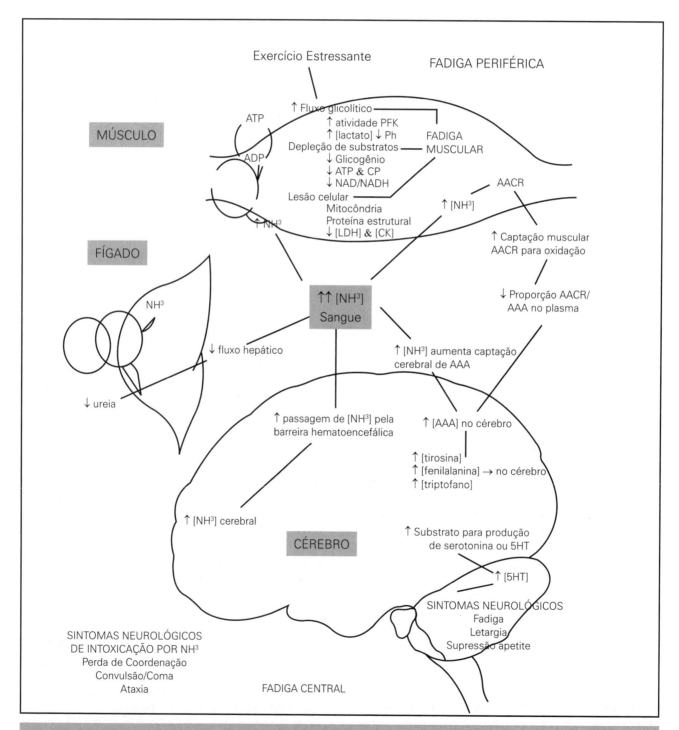

**Figura 12.4** – *Mecanismos metabólicos das fadigas central e periférica.*

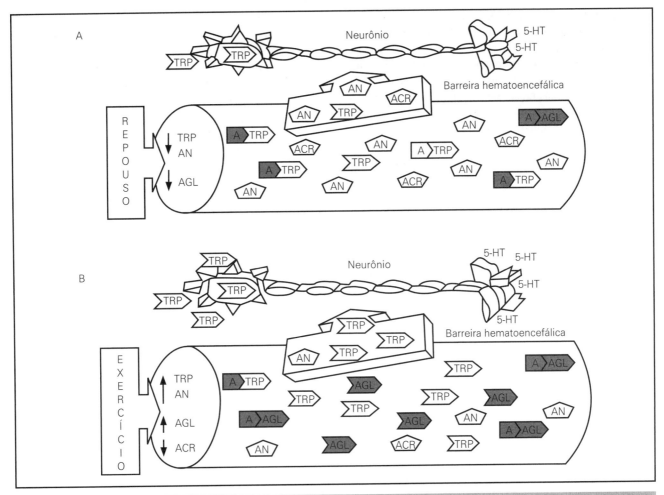

**Figura 12.5** – *A) Captação de triptofano e metabolismo de serotonina no repouso (A: albumina; AGL: ácido graxo livre; ACR: aminoácidos de cadeia ramificada; NA: aminoácidos neutros; TRP: triptofano; 5-HT: serotonina) e B) Captação de triptofano e metabolismo de serotonina durante exercício de longa duração hipótese de fadiga central (A: albumina; AGL: ácido graxo livre; ACR: aminoácidos de cadeia ramificada; NA: aminoácidos neutros; TRP: triptofano; 5~HT: serotonina).*

### Modulação dietética da serotonina cerebral

Com respeito à fadiga central, algumas estratégias nutricionais têm sido experimentalmente empregadas nesta área. Elas basicamente envolvem a suplementação com ACR e/ou carboidratos durante o exercício. Na suplementação com carboidratos, o foco é atenuar o aumento na concentração plasmática de AGL induzido pelo exercício e elevação dos hormônios contrarregulatórios (catecolaminas). Os AGLs possuem maior afinidade pela albumina do que o triptofano, assim seu aumento disponibilizaria mais triptofano livre para a passagem pela barreira hematencefálica. Durante a atividade física, há queda na concentração de insulina. Para não haver aumento em sua secreção pancreática, soluções com até 12% de carboidrato são oferecidas. Uma concentração maior teria como efeito hipoglicemia e interrupção do exercício. A maioria dos estudos na área utiliza soluções de 6% de glicose. Na suplementação com ACR, o objetivo é manter a concentração aminoacídica dos competidores do triptofano. Estudos tanto realizados em ratos quanto em seres humanos têm demonstrado boas evidências para reduzir os sintomas de fadiga central. No laboratório dos autores deste capítulo, ratos Wistar treinados por seis semanas em natação e suplementados na ração com 50% a mais de ACR foram submetidos a teste de exaustão. O grupo suplementado teve tempo médio até a exaustão de 345 minutos, que foi 29% maior do que o controle. Esse mesmo grupo apresentou, no momento da exaustão, concentração de serotonina cerebral 33,3% menor, confirmando o efeito positivo da suplementação no rendimento e retardo da fadiga central. Embora os experimentos utilizando animais indiquem o grande potencial da hipótese da fadiga central, estudos laboratorialmente controlados com humanos não têm confirmado a hipótese e várias questões metodológicas são apontadas para resultados negativos a respeito, o que demonstra que mais estudos nesta área devam ser conduzidos nos próximos anos.

## Hipótese da maior disponibilidade de substratos energéticos em atividades motoras prolongadas (efeito "poupador" de glicogênio)

Durante a atividade motora prolongada, o músculo capta os aminoácidos de cadeia ramificada da corrente sanguínea para oxidá-los na geração de energia, o que permite essa pronta utilização é o fato de que os músculos esqueléticos possuem enzimas responsáveis pela remoção do nitrogênio desses aminoácidos, e sua transferência para outros compostos (transaminação), liberando sua cadeia carbônica para a produção de energia. O treinamento também promove uma "adaptação" dessas enzimas, o que reflete na melhora da utilização dos aminoácidos de cadeia ramificada como substrato energético durante a atividade física. Logo, a ingestão de ACRs poderia resultar em um aumento de rendimento por oferecer ao músculo substratos que diminuem a necessidade da quebra do glicogênio.

## Os efeitos ergogênicos da suplementação de ACR, discutidos neste capítulo, têm sido confirmados na prática?

Os resultados obtidos por diversos estudos ainda são contraditórios. Os aminoácidos de cadeia ramificada estão relacionados principalmente com a hipótese da fadiga central. Muitos estudos conduzidos com humanos falharam ao tentar demonstrar um aumento do tempo de exercício até a fadiga com a suplementação de ACR e concordaram ao descrever um aumento significativo da amônia circulante. Ainda, os níveis plasmáticos desses aminoácidos aumentam com a suplementação, mas isso não reflete necessariamente um aumento da captação deles pela célula muscular e menor degradação proteica.

Não há também evidências científicas suficientes para relacionar o ganho de massa magra com o aumento da ingestão de ACR, porém, para investigar um pouco mais essa hipótese, conduziu-se no laboratório dos autores deste capítulo um estudo com suplementação proteica e de ACR em atletas de alto nível de karatê. Durante duas semanas, os atletas foram submetidos a uma dieta com restrição moderada de energia ($33,4 \pm 2,1$ kcal $\times$ kg$^{-1}$ peso $\times$ dia$^{-1}$) e hiperproteica ($1,9 \pm 0,1$ g $\times$ kg$^{-1}$ peso $\times$ dia$^{-1}$), com finalidade de redução ponderal para competição. Ao final do experimento, ocorreu a redução ponderal média de $1,35 \pm 0,41$ kg ($2,2 \pm 0,8\%$ do peso corporal inicial), assim como do porcentual de gordura. Ao que parece, a massa magra dos atletas foi preservada em razão das características da dieta, porém mais estudos ainda precisam ser conduzidos nesse sentido.

Pelo fato da não comprovação científica da suplementação com aminoácidos de cadeia ramificada, ou BCAA (*branched chain amino acids*), a Anvisa em 2010 retirou do regulamento técnico a classe de Aminoácidos de Cadeia Ramificada, permanecendo temporariamente dispensados da obrigatoriedade de registro, e podendo ser comercializados, enquanto não contemplados em regulamentação específica, obedecendo os seguintes requisitos:

I. Cumprir os procedimentos previstos na Resolução n. 23, de 15/03/2000, e suas atualizações para produtos dispensados de registro;

II. não ser indicados para atletas e não conter indicação de uso para atletas na sua designação, rotulagem ou qualquer que seja o material promocional do produto;

III. utilizar a designação de Aminoácidos de Cadeia Ramificada; e

IV. cumprir as exigências estabelecidas em outros itens específicos da Resolução n. 18, de 24/04/2010.

## O que são os BCAAs ou ACRs? Como são metabolizados pelo organismo? Qual o interesse atual no estudo dos ACRs ou BCAAs?

Os BCAA, ou do inglês *branched chain amino acids*, são os ACRs (aminoácidos de cadeia ramificada): leucina, isoleucina e valina. São assim chamados em virtude da ramificação em suas cadeias carbônicas (Fig. 12.6).

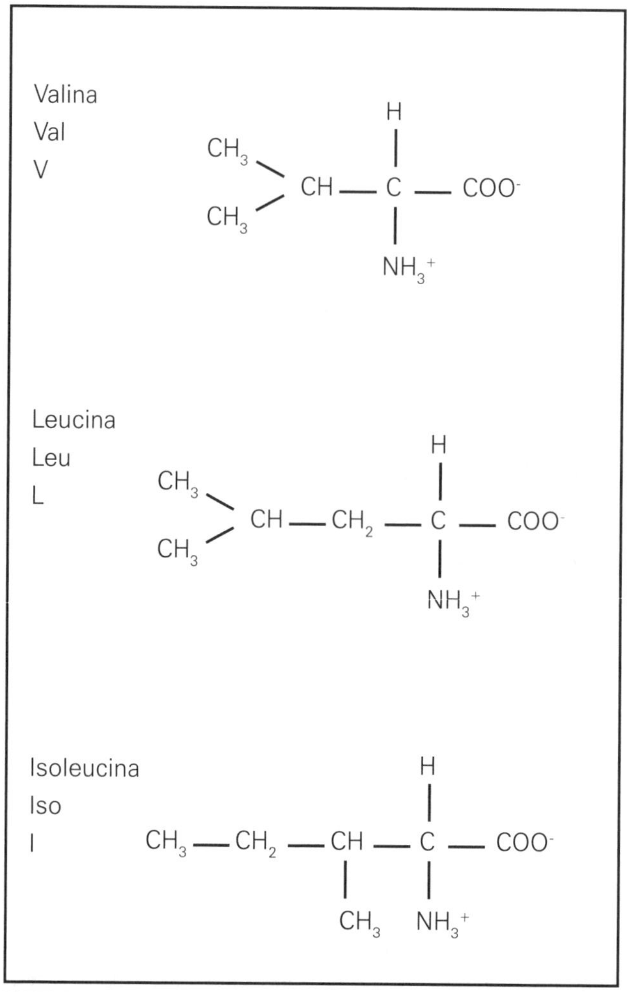

**Figura 12.6** – *Estrutura dos ACR (valina, leucina e isoleucina).*

Os ACRs compartilham as três primeiras reações para sua degradação. A primeira reação de seu catabolismo consiste em uma transaminação reversível, catalisada pela enzima ATCR (aminotransferase de cadeia ramificada). O segundo passo é a irreversível descarboxilação oxidativa dos KCRs (alfacetoácidos de cadeia ramficada), que são produtos da transaminação pelo complexo enzimático DαCR (desidrogenase de alfacetoácido de cadeia ramificada). As reações subsequentes envolvem uma série de reduções e oxidações, resultando em produtos que podem entrar no ciclo de Krebs (Fig. 12.6A). As enzimas necessárias para a oxidação dos ACRs estão distribuídas ubiquitariamente, porém não uniformemente no organismo. No fígado de ratos alimentados, mais de 97% do complexo DαCR está ativo, porém no músculo esquelético essa ativação não chega a 20%. A distribuição não uniforme entre os órgãos das enzimas transaminase e desidrogenase obriga a uma cooperação entre os mesmos para a oxidação dos ACRs. Sendo assim, há uma cooperatividade interorgânica entre fígado e músculo (Fig. 12.6B). Ao contrário dos outros aminoácidos, os ACRs são primariamente metabolizados pelos tecidos periféricos, principalmente os músculos, em vez de serem utilizados diretamente pelo fígado.

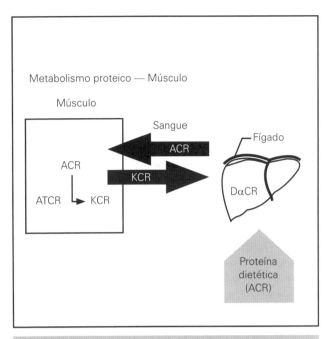

**Figura 12.6B** – *Cooperatividade interorgânica para oxidação dos ACR.*

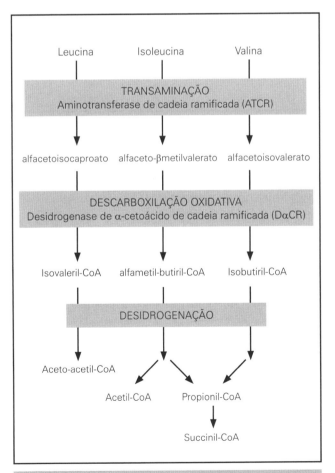

**Figura 12.6A** – *Metabolismo dos aminoácidos de cadeia ramificada.*

Atualmente, tem-se despertado especial interesse para a chamada "hipótese da fadiga central". Nela, destaca-se o papel dos ACRs (leucina, isoleucina e valina) e dos aminoácidos precursores de certos neurotransmissores cerebrais (p. ex.: triptofano precursor da serotonina). Supõe-se que, sob condições de exercício físico intenso e prolongado, esses neurotransmissores influenciem nos sistemas monoaminérgicos e no desenvolvimento de fadiga. Ainda pouco se sabe a respeito dos mecanismos que envolvem esses processos (mecanismo de "caixa-preta"), mas com certeza essas descobertas renovaram o interesse pelo papel dos diversos aminoácidos em relação à atividade física.

### Existem hipóteses contrárias à suplementação de ACR?

Sim. Estudos recentes descreveram um aumento significativo da concentração sanguínea de amônia durante o exercício em ratos suplementados com ACRs. O aumento da concentração plasmática de amônia pode levar a um aumento do influxo de amônia no cérebro durante o exercício, ocasionando a fadiga central por mecanismos ainda não totalmente esclarecidos (Fig. 12.4).

## GLUTAMINA

### O que é glutamina?

A glutamina é um L-alfa-aminoácido, sendo nutricionalmente classificado como um aminoácido dispensável. Todavia, diversas situações catabólicas acarretam a diminuição das concentrações plasmática e tecidual de glutamina, aliada ao aumento marcante do metabolismo desse aminoácido. Essas características indicam que a classificação da glutamina de um aminoácido dispensável para um nutriente indispensável deva ser considerada.

## Qual é a distribuição tecidual e plasmática da glutamina livre no organismo?

A glutamina é o mais abundante aminoácido livre no músculo e no plasma humano e também é encontrada em concentrações relativamente altas em vários tecidos do corpo. No músculo, seu conteúdo intracelular corresponde de 50% a 60% do total de aminoácidos livres. Aproximadamente 80% da glutamina corporal encontra-se no músculo esquelético e essa concentração é trinta vezes superior à do plasma. No plasma, a glutamina constitui aproximadamente 20% do total de aminoácidos livres. Após um jejum noturno, a concentração plasmática encontra-se entre 500 e 750 $\mu$mol/L. Esta é dependente do balanço entre a liberação e captação de glutamina pelos vários órgãos e tecidos do corpo.

## Quais são as principais funções da glutamina no organismo?

A glutamina está envolvida tanto em funções anabólicas quanto catabólicas em diversos tecidos do organismo. Esse aminoácido está envolvido na transferência de nitrogênio entre órgãos, detoxificação de amônia, manutenção do balanço acidobásico durante a acidose, possível ação reguladora direta da síntese e degradação proteica e precursor de nitrogênio para a síntese de nucleotídeos. É necessário para o crescimento e diferenciação celular, transporte de cadeia carbônica entre os órgãos e fornecimento de energia para células de rápida proliferação, como enterócitos e células do sistema imune. Age como precursor da ureogênese e gliconeogênese hepática e de mediadores como o GABA e glutamato, promove melhora na permeabilidade e integridade intestinal, eleva a resistência à infecção por aumento da função fagocitária e fornece energia aos fibroblastos, aumentando a síntese de colágeno.

## Quais são as enzimas envolvidas na síntese e na hidrólise da glutamina?

Glutamina sintetase e glutaminase são as duas principais enzimas intracelulares envolvidas no metabolismo da glutamina. A enzima glutamina sintetase é responsável pela reação que sintetiza glutamina a partir de amônia e glutamato, na presença de ATP (Fig. 12.7), enquanto a enzima glutaminase é responsável pela hidrólise da glutamina, convertendo-a em glutamato e amônia (Fig. 12.8).

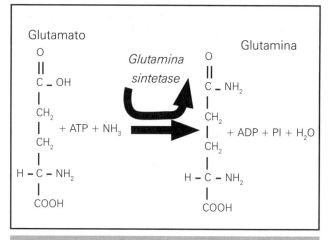

**Figura 12.7** – *Reação de síntese de glutamina.*

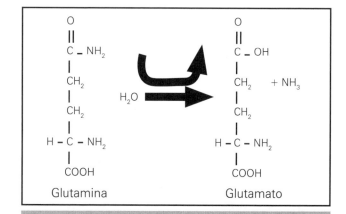

**Figura 12.8** – *Reação de hidrólise de glutamina.*

## Quais são os tecidos e órgãos envolvidos no metabolismo da glutamina?

Em relação ao metabolismo da glutamina, verifica-se que, dentre os tecidos e órgãos envolvidos na sua síntese, incluem-se o músculo esquelético, os pulmões, o fígado, o cérebro e possivelmente o tecido adiposo, que contêm atividade da enzima glutamina sintetase.

Por outro lado, células da mucosa intestinal, leucócitos e células do túbulo renal, que contêm elevada atividade da enzima glutaminase, são tecidos primariamente consumidores de glutamina. Sob certas condições, tal como reduzida ingestão de carboidratos, o fígado pode tornar-se um sítio consumidor de glutamina.

Cabe ressaltar que, quantitativamente, o principal tecido de síntese, estoque e liberação de glutamina é o tecido muscular, que é capaz de aumentar a velocidade de liberação e de síntese de glutamina em resposta ao aumento da demanda por outros órgãos e tecidos do organismo. Por outro lado, o epitélio intestinal representa o principal tecido de captação e metabolismo de glutamina do organismo.

## O exercício de alta intensidade e de curta duração altera a concentração plasmática de glutamina?

Estudos *in vivo* com humanos têm demonstrado que o exercício de alta intensidade e curta duração aumenta a concentração plasmática de glutamina, fato esse decorrente inicialmente da liberação acelerada desse aminoácido a partir da musculatura esquelética. Esse aumento da glutaminemia está relacionado ao aumento da síntese de amônia intramuscular durante o exercício que, juntamente com o glutamato, na reação catalisada pela enzima glutamina sintetase, forma glutamina. O aumento da concentração intramuscular de amônia durante o exercício de alta intensidade e curta duração está relacionado principalmente à degradação de nucleotídeos de adenina, fato que antecede a ocorrência de fadiga. Além disso, a ocorrência de hemoconcentração pode também representar um fator relevante no aumento da concentração plasmática de glutamina durante o exercício intenso.

## Qual o efeito do exercício prolongado e intenso sobre as concentrações plasmática e tecidual de glutamina?

Durante e após o exercício físico prolongado e intenso ocorre diminuição das concentrações plasmática e intramuscular de glutamina. Dentre os possíveis mecanismos relacionados a esse fato, observa-se que, durante o exercício físico prolongado, ocorre aumento da concentração do hormônio cortisol, que estimula tanto o efluxo de glutamina muscular quanto a captação de glutamina pelo fígado. Desse modo, a maior oferta de glutamina no fígado, aliada à diminuição dos estoques de glicogênio hepático e ao aumento da concentração de cortisol, promove maior estímulo da neoglicogênese hepática a partir do aminoácido glutamina.

Outro mecanismo implicado na diminuição da glutaminemia durante o exercício físico prolongado refere-se ao aumento da concentração de lactato sanguíneo, que altera o pH do sangue (acidose metabólica) e, consequentemente, acarreta maior captação de glutamina pelos rins. A eliminação de íons $H^+$ pelos rins envolve o fornecimento de amônia oriunda da glutamina. A amônia formada a partir da glutamina escapa das células do túbulo renal por um processo de difusão passiva e une-se a prótons $H^+$ formando íons amônio ($NH_4^+$). Desse modo, a perda de íons de hidrogênio auxilia na manutenção do balanço acidobásico. Além desses fatos, o aumento da captação de glutamina por células do sistema imune, principalmente quando ativadas, pode colaborar para a diminuição da glutaminemia induzida pelo exercício físico.

## Qual o efeito do treinamento físico sobre a glutaminemia?

O treinamento físico provoca aumento relativo da concentração de glutamina de repouso em atletas, quando comparada a valores clinicamente normais ou àqueles de não atletas. Contudo, a concentração plasmática de glutamina pode diminuir significativamente durante períodos de treinamento intenso ou em atletas com síndrome de *overtraining*.

## Qual a relação entre suplementação com glutamina, sistema imune e exercício físico?

A glutamina representa um substrato essencial para diversas subclasses de células do sistema imune, incluindo neutrófilos, linfócitos e macrófagos. Desse modo, tem sido sugerido que a diminuição da glutaminemia possa contribuir para o aumento da suscetibilidade a infecções do trato respiratório superior em atletas após o exercício exaustivo ou durante períodos de treinamento intenso.

Contudo, a maioria dos estudos relacionados à suplementação com glutamina demonstra pouco ou nenhum efeito positivo sobre a imunocompetência de indivíduos submetidos a treinamento exaustivo ou exercício intenso e prolongado.

## A suplementação com glutamina promove aumento de *performance*?

Outro possível papel da suplementação com glutamina refere-se à capacidade de esse aminoácido aumentar a concentração intramuscular de intermediários do ciclo de Krebs durante os primeiros minutos do exercício e, consequentemente, aumentar a capacidade de geração de energia pela via oxidativa, atuando desse modo sobre a *performance* de atletas. Essa hipótese foi verificada em um estudo por meio da suplementação com glutamina (0,125 g/kg de massa corporal), que foi administrada uma hora antes de uma sessão de exercício em ciclo ergômetro a 70% $VO_2$máx. A suplementação promoveu aumento do *pool* de intermediários do ciclo de Krebs após dez minutos de exercício, provavelmente em decorrência da entrada de carbonos provindos da glutamina na forma de alfacetoglutarato. Entretanto, não houve alteração da *performance*, da concentração de fosfocreatina depletada ou do acúmulo de lactato em relação ao grupo placebo.

Outro estudo avaliou o efeito da suplementação com glutamina sobre o aumento de *performance* em praticantes de levantamento de peso que ingeriram solução de glutamina (0,2 g/kg de massa corporal), glicina (0,2 g/kg de massa corporal) ou placebo. O protocolo de exercício foi realizado uma hora após a administração das suplementações e nenhuma diferença quanto ao número médio de repetições realizadas em exercícios de *leg press* (200% da massa corporal) ou *bench press* (100% da massa corporal) foi observada entre os grupos estudados. Esses resultados indicam que a ingestão aguda de glutamina não aumenta o desempenho de praticantes de levantamento de peso.

## HMB (BETA-HIDROXI-BETAMETILBUTIRATO)

### O que é o HMB?

O HMB significa beta-hidroxi-betametilbutirato, que é um metabólito do aminoácido de cadeia ramificada leucina. Além da síntese endógena, o HMB é encontrado naturalmente, em quantidades pequenas, no peixe bagre, em várias frutas cítricas e no leite materno.

### Como o HMB é formado no organismo?

De acordo com a figura 12.9, no tecido muscular o aminoácido leucina é transaminado com o alfacetoglutarato em uma reação catalisada pela enzima TAACR (transaminase de aminoácidos de cadeia ramificada), a qual forma glutamato e KIC (alfacetoisocaproato). Cabe ressaltar que essa reação de transaminação da leucina pode ocorrer tanto no citosol quanto no citoplasma do tecido muscular. Contudo, a maioria da oxidação do KIC ocorre no tecido hepático. Na mitocôndria de hepatócitos, o KIC é irreversivelmente oxidado para isovaleril-CoA por meio da reação catalisada pela enzima DCACR (desidrogenase de cetoácidos de cadeia ramificada). Posteriormente a essa reação, no compartimento mitocondrial, outras reações ocorrem, permitindo a formação de acetil-CoA e acetoacetato.

Contudo, aproximadamente 5% do KIC formado a partir da leucina segue uma outra via metabólica, ou seja, o KIC é oxidado no citosol para formar o HMB por meio da enzima KIC dioxigenase. O principal destino metabólico do HMB parece ser a sua conversão para HMG-CoA (beta-hidroxi-betametilglutaril-CoA), enquanto 10% a 40% do HMB são excretados na urina.

### Quais os possíveis mecanismos de ação e efeitos relacionados à suplementação com HMB em indivíduos fisicamente ativos ou atletas?

Apesar de o mecanismo de ação do HMB ser desconhecido, a hipótese relacionada à suplementação com HMB propõe que esse metabólito propicie um maior ganho de massa magra e de força durante o treinamento de força. Esse efeito seria decorrente ao fato de o HMB diminuir tanto a proteólise muscular (papel anticatabólico) quanto a lesão muscular causada pelo estresse induzido por exercício físico intenso.

Em relação ao papel anticatabólico do HMB, cabe ressaltar que o conteúdo de proteína tecidual é o saldo resultante das taxas de síntese e degradação e, desse modo, a ocorrência de hipertrofia muscular reflete um aumento da síntese proteica ou a diminuição da degradação proteica ou a combinação de ambos. Sendo assim, o HMB poderia influenciar o aumento de massa magra e o desenvolvimento de força associado ao treinamento de força por meio da diminuição da degradação proteica.

Um dos possíveis mecanismos de ação do HMB estaria relacionado à melhora da integridade celular por meio da maior disponibilidade de colesterol, obtido a partir dos precursores fornecidos pelo HMB. Tal hipótese tem sido sugerida, uma vez que, em condições de estresse, as células musculares não são capazes de sintetizar concentrações suficientes de HMG-CoA e, consequentemente, de colesterol, necessários para a síntese de novas membranas ou para a regeneração de membranas lesadas. Desse modo, a síntese de colesterol no tecido muscular pode ser favorecida pela suplementação com HMB (Fig. 12.10).

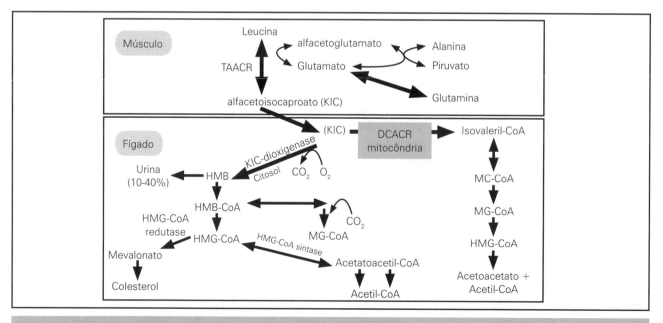

**Figura 12.9** – *Via geral do metabolismo da leucina, do KIC e do HMB.*

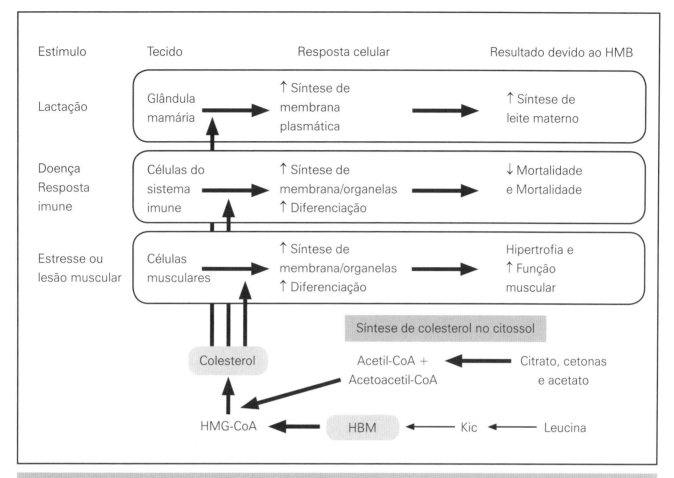

**Figura 12.10** – *Modelo proposto de ação do HMB na glândula mamária, sistema imune e no tecido muscular. Este modelo teoricamente descreve o HMB como um precursor relevante do metabolismo do colesterol nesses tecidos. Em períodos de rápido crescimento, síntese ou reparação, a suplementação com HMB poderia ser utilizada como um precursor de HMG-CoA para a subsequente síntese de colesterol nesses tecidos. Fonte: modificado de Nissen e Abumrad, 1997.*

## Quais os efeitos da suplementação com HMB em indivíduos engajados em treinamento de força?

Estudos envolvendo suplementação com HMB em indivíduos sedentários em início de treinamento de força têm demonstrado resultados satisfatórios em relação ao ganho de massa magra e de força. Medidas diretas da integridade da membrana da célula muscular não têm sido realizadas, porém a ingestão com HMB tem demonstrado reduzir as concentrações sanguíneas de creatinaquinase durante o treinamento de força em indivíduos não treinados. Além disso, tem sido observada nesses indivíduos diminuição da excreção urinária de 3-metil-histidina, que representa um parâmetro indicativo de proteólise muscular.

Todavia, a suplementação com HMB em indivíduos treinados e atletas de força não parece aumentar a massa corporal magra, a força ou a capacidade anaeróbica. O HMB também parece não afetar os parâmetros bioquímicos indicativos de catabolismo ou integridade da membrana muscular em indivíduos bem treinados.

## CARNITINA

### O que é carnitina?

A carnitina é um elemento fundamental para o transporte de ácidos graxos de cadeia longa para serem oxidados na mitocôndria. É sintetizada no fígado, nos rins e no cérebro, mas também pode ser consumida em alimentos de origem animal, principalmente a carne vermelha. Sua maior concentração endógena está no músculo esquelético. Sua forma ativa é a L-carnitina.

### Como se dá o processo de captação de ácidos graxos de cadeia longa pela mitocôndria?

No citoplasma, os ácidos graxos de cadeia longa se unem a uma molécula de acil-CoA (coenzima A) que é impermeável à membrana mitocondrial, necessitando, então, da carnitina para formar um complexo permeável (acilcarnitina) pela ação da enzima CPT I (carnitina palmitoil transferase I). No interior da mitocôndria, esse complexo é desfeito e o grupo acil é ligado a uma coenzima A mitocondrial pela enzima CPT II (carnitina palmitoil transferase II), regenerando a molécula de acil-CoA. A molécula de acil-CoA, por sua vez, é levada à matriz mitocondrial para então ser oxidada na betaoxidação e dar origem ao acetil-CoA para o ciclo de Krebs, com a finalidade de obter energia em condições aeróbias (Fig. 12.11).

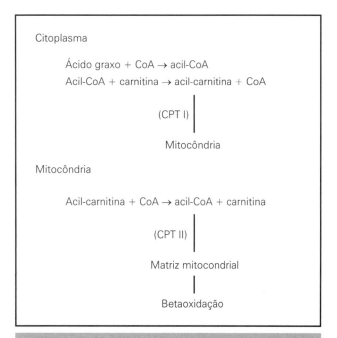

**Figura 12.11** – *Transporte de ácidos graxos mediado pela carnitina.*

## Qual seria o mecanismo dos possíveis efeitos ergogênicos da suplementação de carnitina?

A trajetória da carnitina no metabolismo oxidativo levanta a hipótese de que ela promova um possível efeito ergogênico durante o exercício, principalmente os de longa duração, aumentando a taxa de oxidação de ácidos graxos de cadeia longa e poupando glicogênio. A lipólise começa a se tornar realmente importante quando o exercício ultrapassa quatro horas de duração, com uma intensidade abaixo de 70% do VO$_2$máx. Logo, a suplementação de carnitina seria indicada para esportes de *ultraendurance*, como, por exemplo, as corridas de longa distância (maratonas).

## A carnitina ingerida é altamente biodisponível?

A biodisponibilidade da carnitina ingerida é cerca de 10% a 15%, ou seja, apenas 10% a 15% do que é ingerido realmente é absorvido e utilizado. Os estoques corporais estão estimados em 128 mmol ou 20 g em um indivíduo de 70 kg. Uma dose oral de 2 g/dia pode aumentar 0,12 g diária no *pool* de carnitina e a suplementação de oito semanas pode resultar em um aumento apenas de 8% desse *pool*.

Tem sido observado que a ingestão de L-carnitina aumenta suas concentrações plasmáticas, mas sua captação pelo músculo não é influenciada pela concentração plasmática. Isto pode ser explicado pelo fato de que os níveis plasmáticos de carnitina são cerca de cem vezes menores que os musculares, logo a captação de carnitina ocorre contra um gradiente de concentração. A concentração plasmática de carnitina encontra-se entre 40 e 60 mmol/L, enquanto a muscular é de 3 a 4 mmol/L, demonstrando que, se a suplementação promove um aumento da concentração plasmática, os níveis musculares podem se manter inalterados. A maioria dos estudos não descreve efeitos positivos na utilização de substratos ou *performance* com administração oral ou intravenosa de L-carnitina.

## A suplementação de carnitina diminui o estoque de gordura corporal?

No que diz respeito à modificação na utilização de substratos energéticos durante o exercício, uma redução da RER (razão de troca respiratória) causada pela suplementação de carnitina indicaria um maior consumo de triglicerídeos, principalmente intramusculares, e diminuição da necessidade de glicogênio, poupando esses estoques e retardando a fadiga. Contudo, estudos recentes não encontraram resultados significativos sobre o efeito poupador de glicogênio em ratos submetidos a treinamento de corrida e suplementados.

Não existe nenhum trabalho que descreva que a suplementação de carnitina promova de forma significativa a mobilização de ácidos graxos do tecido adiposo, principalmente subcutâneo, para maior oxidação deles, mesmo porque 95% da L-carnitina do organismo humano encontra-se na musculatura esquelética. O aumento da ingestão de L-carnitina eleva os níveis musculares dessa substância, logo, os ácidos graxos a serem transportados por ela são provenientes dos triglicerídeos intramusculares.

## A suplementação de carnitina aumenta o VO$_2$máx (volume máximo de oxigênio inspirado) durante o exercício físico?

Muitos estudos foram feitos mensurando a capacidade de aumento no VO$_2$máx dada pela suplementação de carnitina como parâmetro para avaliar alterações no metabolismo oxidativo. Alguns deles demonstram um aumento do VO$_2$máx com dosagens de carnitina de 2 g, uma hora antes do exercício, 3 g por três semanas e até 4 g por duas semanas, sendo os dois últimos realizados com atletas competitivos de *endurance*. Porém, outros estudos detectaram que dosagens como 3 g de carnitina, ministradas durante uma semana, ou 2 g ministradas por duas semanas, não produzem qualquer efeito sobre a captação máxima de oxigênio durante o exercício.

Portanto, pode-se perceber que se trata de um mecanismo ainda pouco esclarecido na literatura científica, devendo ser mais especificamente investigado.

## CAFEÍNA

### Qual é o mecanismo de ação da cafeína?

A cafeína é uma substância beta-2-agonista que consegue penetrar todas as células do organismo, principalmente as pertencentes ao SNC (sistema nervoso central) e ao tecido muscular. É difícil identificar separadamente os efeitos centrais e periféricos.

Existem três hipóteses que poderiam explicar o mecanismo de ação da cafeína descritas na literatura.

A primeira seria o efeito direto da cafeína sobre o SNC, que reduziria a percepção de esforço durante o exercício e/ou a propagação de sinais do cérebro para a junção neuromuscular.

A segunda seria o efeito direto da cafeína sobre a célula muscular, inibindo a enzima fosfodiesterase, responsável pela conversão de AMPc em 5'AMP, causando um acúmulo de AMPc e constante ativação das reações em cascata (o AMPc dá início a uma série de reações em cascata fosforilando uma primeira enzima que então fosforilará outras na sequência para ativar na célula determinada função e produzir o efeito final desejado: lipólise, estado de alerta etc.).

A terceira diz respeito ao aumento da oxidação de lipídios e à redução da oxidação de carboidratos indiretamente por aumento na circulação de catecolaminas, ou diretamente por bloquear os receptores de adenosina que normalmente inibem a mobilização de ácidos graxos.

### Quais são as dosagens mais indicadas para obter efeitos ergogênicos?

Há um consenso de que a dosagem ideal para ter um aumento de rendimento é entre 3 a 6 mg/kg para esportes tanto aeróbicos como anaeróbicos, inclusive estando dentro dos valores de segurança permitidos. Acima disso, parece não apresentar resultados e trazer efeitos colaterais (Tab. 12.1).

Estudos demonstram que doses de 3 mg/kg de peso produzem efeito sobre a adrenalina, estimulando a lipólise, e que doses de 6 mg/kg de peso estimulam a lipólise, mas não via adrenalina (não se conhece o mecanismo), ambas com melhora de *performance* associada. Dosagens acima de 9 mg/kg de peso não produzem efeito adicional significativo sobre a lipólise e resultados positivos no desempenho do atleta.

Sabe-se que 0,5% a 3% da dose ingerida de cafeína é excretado através da urina e o restante, metabolizado no fígado. Devido aos resultados controversos de aumento de *performance*, a cafeína foi retirada na lista de substâncias restritas no esporte. Dosagens acima de 10 a 15 mg/kg elevam os valores séricos de cafeína a um nível tóxico (200 mM) e podem acarretar arritmias, distúrbios gastrointestinais, alucinações e ansiedade.

## Tabela 12.1. Concentração de cafeína em diferentes produtos comerciais

| Bebidas | Mg |
| --- | --- |
| Café (5 Oz) | 64 a 124<br>110 a 150 |
| Chá (5 Oz) | 9 a 25 |
| Pepsi-cola (300 mL) | 38 |
| Coca-cola (300 mL) | 46 |

### Em que momento a cafeína deve ser ingerida?

A cafeína é rapidamente absorvida e apresenta seu pico de concentração sanguínea uma hora após a ingestão, portanto, deve ser ingerida uma hora antes das provas.

### A ingestão de cafeína possui efeitos colaterais?

Além dos efeitos colaterais anteriormente descritos, a ingestão prolongada de cafeína promove um estímulo constante da lipólise, aumentando o número de ácidos graxos circulantes. Se o indivíduo é sedentário, essa gordura circulante pode se depositar nos vasos, precipitando o desenvolvimento de arteriosclerose.

## BICARBONATO DE SÓDIO

### Qual é o mecanismo de ação do bicarbonato de sódio na atividade física?

Durante o exercício, há um aumento da captação de $O_2$ e, consequentemente, maior produção de $CO_2$ em função do aumento da ventilação pulmonar. Quanto maior a intensidade do exercício, maior a contribuição da glicose como substrato energético e a produção de $CO_2$ pode exceder 5.000 mL/min. Contudo, altas taxas de glicólise levam a um acúmulo de ácido láctico no sangue, associado a um aumento da concentração dos íons $H^+$ na célula (excedendo 300 a 400 mmol/L), reduzindo o pH do meio intracelular (maior que 6,5), o que ocasionaria a inativação de enzimas e consequente fadiga periférica.

A fadiga está associada a esforços de alta intensidade durante um período de trinta segundos a três minutos, no qual há grande acúmulo de ácido láctico no sangue ou depleção de ATP e fosfocreatina. A alta concentração de $H^+$, dissociado do ácido lático, inibe a atividade de enzimas como a fosfofrutoquinase e fosforilase, que são críticas para regulação da glicólise e ressíntese de ATP. A falta de ATP se torna um fator limitante para a contração muscular, assim como a redução de pH diminui a capacidade de ligação do cálcio com a troponina, necessária para a formação do complexo proteico actina-miosina no mecanismo da contração muscular.

O bicarbonato de sódio é responsável pela regulação do pH sanguíneo, por meio do tamponamento dos íons $H^+$ dissociados no plasma, da seguinte forma:

$$\text{Ácido lático} + NaHCO_3 \rightarrow \text{Lactato de Na} + H_2CO_3 \leftrightarrow H_2O + CO_2$$

$$H^+ + HCO_3 \leftrightarrow H_2CO_3 \leftrightarrow H_2O + CO_2$$

O aumento da capacidade desse sistema-tampão, ou seja, o aumento da concentração plasmática de bicarbonato, poderia proteger o organismo contra a acidose metabólica e retardar a fadiga durante os exercícios com um componente anaeróbio predominante. A forma de aumentar essa capacidade de tamponamento seria a suplementação de bicarbonato de sódio para os praticantes desses exercícios.

## A suplementação de bicarbonato de sódio é realmente efetiva?

Os estudos são unânimes em demonstrar que a suplementação de $NaHCO_3$ promove um aumento da concentração plasmática de lactato, bicarbonato, unidades de pH e efluxo de íons $H^+$ e lactato do meio intracelular, mas poucos demonstram um aumento de desempenho relacionando a normalização do pH sanguíneo e a prorrogação da fadiga. Enfim, o bicarbonato como substância ergogênica para exercícios aeróbios de intensidade constante pode ter um potencial limitado.

## Qual a dosagem recomendada a fim de se obter efeito ergogênico?

As dosagens mais comumente utilizadas nos estudos estão entre 0,2 a 0,3 g/kg, mas também há relatos de dosagens mais altas, porém causando sérios distúrbios gastrointestinais, principalmente em dosagens agudas. As dosagens de 0,3 g/kg promovem efeitos positivos mais significativos, ou seja, maior capacidade de tamponamento do ácido lático sanguíneo em comparação às dosagens de 0,15 e 0,2 g/kg, e pode resultar em um aumento de 4 a 5 mmol/L na concentração de bicarbonato e 0,03 a 0,06 unidades de pH no plasma venoso de duas a três horas após a administração.

## Existem fatores capazes de influenciar a ação do bicarbonato de sódio?

Sim. O efeito ergogênico da suplementação de bicarbonato é suscetível a algumas variáveis, como dosagens, tipos e intensidades dos exercícios praticados. Entretanto, sabe-se que, em exercícios anaeróbios, o estresse máximo da via glicolítica ocorre por volta dos dois minutos de atividade (*déficit* máximo de oxigênio acumulado), logo, este seria o momento em que ocorreria uma produção aguda de ácido lático com aumento da capacidade do sistema tampão.

Portanto, sugere-se que, para obter um efeito ergogênico significativo da suplementação de bicarbonato, esta deve ser feita em caso de exercícios que se aproximem ou excedam dois minutos.

## Qual é a relação entre bicarbonato de sódio e citrato de sódio?

O citrato metaboliza-se a bicarbonato com a vantagem de causar menos distúrbios gastrointestinais.

Comparando-se a suplementação de bicarbonato de sódio com a de citrato de sódio, não foram encontradas diferenças no que diz respeito às concentrações de $H^+$ e $NaHCO_3$ e acúmulo de lactato dados pelos dois suplementos. Isso veio indicar que os efeitos em exercícios curtos de ambos os suplementos na homeostase acidobásica são indistinguíveis.

## O bicarbonato de sódio apresenta efeitos ergogênicos em exercícios prolongados (*endurance*)?

Não. Apesar de a alcalose metabólica favorecer uma redução da concentração sanguínea de $H^+$, não há melhora no desempenho físico em nenhum momento durante o exercício que entra em *steady state* e termina com aumento da intensidade até a exaustão.

## A suplementação de bicarbonato de sódio diminui a mobilização de ácidos graxos?

Teoricamente sim, pois o aumento da concentração de lactato no sangue, induzida pela maior presença de bicarbonato, é inversamente proporcional aos níveis plasmáticos de ácidos graxos livres, isso porque o lactato possui um forte efeito inibitório sob a lipase hormônio-sensível do tecido adiposo, diminuindo a mobilização dos ácidos graxos para o sangue. Porém, estudos recentes não têm verificado diferentes níveis sanguíneos de ácidos graxos entre os grupos que ingeriram bicarbonato ou placebo, bem como a alcalose metabólica induzida não tem repercutido em aumento de *performance*.

# CROMO

## O que é cromo e quais são suas principais fontes?

O cromo é um mineral, traço essencial envolvido no metabolismo de carboidratos, lipídios e proteínas, mais especificamente na captação da glicose e aminoácidos pelas células. As principais fontes são: oleaginosas, aspargos, cogumelos, ameixa, cereais integrais, carnes, vísceras, leguminosas e vegetais.

## Como se dá a ação do cromo sobre o metabolismo dos macronutrientes?

Esse mineral age potencializando a ação da insulina e é, portanto, fundamental para a manutenção da função desse hormônio. O mecanismo pelo qual o cromo potencializa a ação da insulina ainda não está totalmente esclarecido na literatura, mas existem evidências de que ele pode aumentar a fluidez da membrana celular, facilitar a ligação da insulina com seu receptor e sua internalização. Seu papel no metabolismo lipídico parece estar relacionado com o aumento das HDLs (lipoproteínas de alta densidade) e a redução do colesterol total e das LDLs e VLDLs (lipoproteínas de baixa densidade e lipoproteínas de densidade muito baixa) em indivíduos com valores inicialmente elevados. Durante o exercício, o cromo é mobilizado de seus estoques orgânicos para aumentar a captação de glicose pela célula muscular, mas sua secreção é muito mais acentuada em presença de insulina. Um aumento da concentração de glicose sanguínea induzida pela dieta estimula a secreção de insulina, que, por sua vez, provoca maior liberação de cromo.

## Como se dá a excreção do excesso de cromo no organismo?

O cromo plasmático em excesso não pode ser reabsorvido pelos rins, logo, é excretado na urina. É muito comum observar níveis aumentados de cromo na urina após grande ingestão de carboidratos, principalmente simples.

O exercício aeróbio agudo eleva as perdas urinárias de cromo, pois, neste momento, ocorre aumento das perdas teciduais sem que haja restabelecimento das reservas através da maior absorção intestinal de cromo.

## Por que inserir o suplemento de cromo no meio esportivo?

O interesse em colocar o cromo como suplemento dentro do meio esportivo se deve ao fato de que ele poderia estar favorecendo a via anabólica por meio do aumento da sensibilidade à insulina que, por sua vez, estimularia a captação de aminoácidos e, consequentemente, a síntese proteica. Isso levaria a um aumento do componente corporal magro por ganho de massa muscular. Ainda existe a especulação de um efeito lipolítico causado pelo cromo, porém os resultados de estudos em humanos ainda são muito controversos, mas podem ser validados pelos estudos em animais.

Atletas diabéticos podem se beneficiar com a ingestão aumentada de cromo, mas ainda não existem dados suficientes na literatura de estudos feitos com esse tipo de população. É necessária a realização de mais estudos com o intuito de verificar tais efeitos.

## Os possíveis efeitos da suplementação de cromo vêm sendo confirmados pelos estudos práticos?

Sim, porém esses resultados parecem ser obtidos somente pela associação entre altas dosagens (400 mg/dia) e duração prolongada (aproximadamente um mês).

Parece que dosagens entre 200 e 800 mg/dia em curto espaço de tempo não produzem efeitos positivos no que diz respeito à perda de massa gorda e ganho de massa magra.

Por outro lado, a maioria dos estudos disponíveis consiste em experimentos com dosagens em torno de 200 mg/dia, dentro do preconizado pela OMS (Organização Mundial de Saúde), não relatando efeitos significativos no que diz respeito a alterações de composição corporal.

## Qual a dosagem recomendada de cromo?

As dosagens mais comumente recomendadas e consideradas seguras quanto à toxicidade são de aproximadamente 200 mg/dia. A OMS não determina um valor seguro para a ingestão de cromo, mas relata que dosagens de 125 a 200 mg/dia, além da dieta habitual, podem reverter a hipoglicemia e intolerância à glicose, além de melhorar o perfil lipídico e os níveis plasmáticos de insulina. Dessa forma, a dosagem máxima, dentro de um limite de segurança, poderia estar acima de 250 mg/dia, o que chegaria a ser dez vezes maior que a necessidade basal aproximada (25 mg/dia), que, acrescida de 30%, representaria as necessidades normativas de ingestão de cromo por dia (33 mg/dia) para a população.

Existem estudos que administram doses maiores de cromo, que alcançam até 800 mg/dia, porém ainda não se tem conhecimento exato sobre os efeitos colaterais de altas dosagens de cromo e a partir de qual dosagem eles ocorrem.

## Quais as formas de comercialização do cromo?

As formas mais comuns de cromo comercializadas são picolinato de cromo > nicotinato de cromo > cloreto de cromo, em uma escala de potencialidade, mesmo porque as duas primeiras consistem em formas orgânicas e são mais bem absorvidas.

## Os estoques de cromo no período denominado "pré-suplementação" podem influenciar a sua captação?

Acredita-se que sim. Alguns dos estudos que não encontraram efeitos ergogênicos na suplementação de cromo justificam que isso pode ser dado pelo fato de que nenhum dos indivíduos participantes sofria de deficiência de cromo e isso seria um fator limitante para o melhor aproveitamento do cromo exógeno. Pelo fato de ser altamente hidrossolúvel e não ser reabsorvido pelos rins, sua excreção urinária é aumentada quando os estoques corporais não precisam ser preenchidos.

## CONSIDERAÇÕES FINAIS

Como se pôde observar, o uso dos suplementos descritos neste capítulo ainda permanece bastante controverso, pois os estudos disponíveis não esclarecem totalmente seus mecanismos de ação, bem como as dosagens recomendadas e os possíveis efeitos adversos.

Dessa forma, recomenda-se que tanto atletas quanto indivíduos apenas ativos ou até sedentários consumam uma alimentação equilibrada, descrita no Capítulo 1 deste livro, pois, assim, garante-se o fornecimento de todos os nutrientes necessários para a realização do trabalho biológico com a vantagem de não se correr o risco de um possível efeito colateral.

Para aqueles que realmente se interessam pelo uso dos suplementos, é aconselhável que sua utilização seja realizada com muita cautela, sob orientação de profissionais especializados.

Enfim, de acordo com os comitês esportivos de todo o mundo, os suplementos nutricionais são considerados auxílios ergogênicos legalizados, quanto à utilização em treinamentos e competições. A decisão de usar a creatina como um meio de otimizar a *performance* esportiva fica a critério das respectivas federações esportivas e de cada atleta.

## BIBLIOGRAFIA CONSULTADA

Aaserud P, Gramvik P, Olsen SR, Jensen J. Creatine supplementation delays onset of fatigue during repeated bouts of sprint runnig. Scand J Med Sci Sports. 1998;8(5 Pt 1):247-51.

Almada A, Mitchell T, Earnest C. Impact of chronic creatine supplementation on serum enzyme concentrations. FASEB J. 1996;10:A791.

Alon T, Bagchi D, Preuss HG. Supplementing with betahydroxy-beta-methylbutyrate (HMB) to build and maintain muscle mass: a review. Res Commun Mol Pathol Pharmacol. 2002;111(1-4):139-51.

Anderson RA. Effects of chromium on body composition and weight loss. Nutr Rev. 1998;56(9):266-70.

Antonio J, Sanders MS, Kalman D, Woodgate D, Street C. The effects of high-dose glutamine ingestion on weightlifting performance. J Strength Cond Res. 2002;16(1):157-60.

Antonio J, Street C. Glutamine: a potentially useful supplement for athletes. Can J Appl Physiol. 1999;24(1):1-14.

Anvisa (Agência Nacional de Vigilância Sanitária): Resolução n. 18 de 27/04/2010: Alimentos para atletas. Acessado em: 11/11/2010. Disponível em: http://bvsms.saude.gov.br/saudelegis/anvisa/res0018_27_04_2010.html.

Ball D, Greenhaff PI, Maughan RJ. The acute reversal of a diet induced metabolic acidosis does not restore endurance capacity during high-intensity exercise in man. Eur J Appl Physiol. 1996;73(1-2):105-12.

Bassit RA, Sawada LA, Bacurau RF, Navarro F, Martins EJr, Santos RV et al. Branched-chain amino acid supplementation and the immune response of long-distance athletes. Nutrition. 2002;18(5):376-9.

Bolotte CE Creatine supplementation in athletes: benefits and potential risks. La State Med Soc. 1998;150(8):325-7.

Bowtell JL, Bruce M. Glutamine: an anaplerotic precursor. Nutrition. 2002;18(3):222-4.

Bowtell JL, Gelly K, Jackman ML, Patel A, Simeoni M, Rennie MJ. Effect of oral glutamine on whole body carbohydrate storage during recovery from exhaustive exercise. J Appl Physiol. 1999;86(6):1770-7.

Brannon TA, Adams GR, Conniff CL, Baldwin KM. Effects of creatine loading and training on running performance and biochemical properties of rat skeletal muscle. Med Sci Sports Exer. 1997;29(4):489-95.

Brass EP, Hiatt WR. The role of carnitine supplementation during exercise in man and in individuals with special need. J Am Coll Nutr. 1998;17(3):207-15.

Burke LM, Kiens B, Ivy JL. Carbohydrates and fat for training and recovery. J Sports Sci. 2004;22(1):15-30.

Calder PC, Yaqoob P. Glutamine and the immune system. Amino Acids. 1999;17(3):227-41.

Calders P, Matthys DM, Derave W, Pannier JL. Effect of branchedchain amino acids (BCAA), glucose, and glucose plus BCAA on endurance performance in rats. Med Sci Sports Exerc. 1999;31:583-7.

Calders P, Pannier JI, Matthys DM, Lacroix EM. Pre-exercise branched-chain amino acids administration increases endurance performance in rats. Med Sei Sports Exerc. 1997;29(9):1182-6.

Castell L. Glutamine supplementation *in vitro* and *in vivo*, in exercise and in immunodepression. Sports Med. 2003;33(5):323-45.

Castell LM, Newsholme EA. Glutamine and the effects of exhaustive exercise upon the immune response. Can J Physiol Pharmacol. 1998;76(5):524-32.

Castell LM. Can glutamine modify the apparent immunodepression observed after prolonged, exhaustive exercise? Nutrition. 2002;18(5):371-5.

Clark JF. Creatine and phosphocreatine: a review of their use in exercise and sport. J Athletic Training. 1997;32(1):45-51.

Clarkson PM. Effects of exercise on chromium levels: Is supplementation required? Sports Med. 1997;23(6):341-9.

Cooke WH, Barnes WS. The influence of recovery duration on high-intensity exercise performance after oral creatine supplementation. Can J Appl Physiol. 1997;22(5):454-67.

Coyle EF. Fluid and fuel intake during exercise. J Sports Sci. 2004;22(1):39-55.

Decombaz J, Bury A, Hager C. HMB meta-analysis and the clustering of data sources. J Appl Physiol. 2003;95(5):2180-2.

Earnest CP, Almada AL, Mitchell TL. Influence of chronic creatine supplementation on hepatorenal function. FASEB J. 1996;10:A790.

Earnest CP, Almada AL, Mitchell TL. Effects of creatine monohydrate ingestion on intermediate duration anaerobic treadmill running to exhaustion. Stren Com Res. 1997;11:234-8.

Engelhardt M, Neumann G, Berbalk A, et al. Creatine supplementation in endurance sports. Med Sci Sports Exercise. 1998;30(7):1123-9.

Feldman EB. Creatine: a dietary supplement and ergogenic aid. Nutr Rev. 1999;57(2):45-50.

Field CJ, Johnson I, Pratt VC. Glutamine and arginine: immunonutrients for improved health. Med Sci Sports Exerc. 2000;32(7 Suppl):S377-88.

Gallagher PM, Carrithers JA, Godard MP, Schulze KE, Trappe SW. Beta-hydroxy-beta-methylbutyrate ingestion, part I: effects on strength and fat free mass. Med Sci Sports Exerc. 2000;32(12):2109-15.

Gallagher PM, Carrithers JA, Godard MP, Schulze KE, Trappe SW. Beta-hydroxy-beta-methylbutyrate ingestion, part II: effects on hematology, hepatic and renal function. Med Sci Sports Exerc. 2000;32(12):2116-9.

Galloway SDR, Maughan RJ. The effects of induced alkalosis on the metabolic response to prolonged exercise in humans. Eur J Appl Physiol. 1996;74(4):384-9.

Glace, B. Carnitine as an ergogenic aid in health and disease. J Am Coll Nutr. 1998;17(3):203-4.

Gleeson M, Nieman DC, Pedersen BK. Exercise, nutrition and immune function. J Sports Sci. 2004;22(1):115-25.

Granier PL, Dubouchaud H, Mercier BM, Mercier JG, Ahmaid S, Préfaut CG. Effect of $NaHCO_3$ on lactate kinetics in forearm muscles during leg exercise in man. Med Sci Sports Med. 1996;28(6):692-7.

Grant KE, Chandler RM, Castle AL, Ivy JL. Chromium and exercise training effect on obese women. Med Sci Sport Exerc. 1997;29(8):992-8.

Guezennec CY, Abdelmalki A, Serrurier B, Merino D, Bigard X, Berthelot M, et al. Effects of prolonged exercise on brain ammonia and amino acids. Int J Sports Med. 1998;19(5):323-7.

Hargreaves M, Hawley JA, Jeukendrup A. Pre-exercise carbohydrate and fat ingestion: effects on metabolism and performance. J Sports Sci. 2004;22(1):31-8.

Hargreaves M, Mckenna MJ, Jenkins DG, Warmington SA, Li JL, Snow RJ, et al. Muscle metabolites and performance during high-intensity, intermittent exercise. J Appl Physiol. 1998;84(5):1687-91.

Haub MD, Potteiger JA, Nau KL, Webster MJ, Zebas CJ. Acute L-glutamine ingestion does not improve maximal effort exercise. J Sports Med Phys Fitness. 1998;38(3):240-4.

Heck KL, Potteiger JA, Nau KL, Schroeder JM. Sodium bicarbonate ingestion does not attenuate the $VO_2$ slow component during constant-load exercise. Int J Sport Nutr. 1998;8(1):60-9.

Hiscock N, Pedersen BK. Exercise-induced immunodepression-plasma glutarnine is not the link. J Appl Physiol. 2002;93(3):813-22.

Jacobs I, Bleue S, Goodman J. Creatine ingestion increases anaerobic capacity and máximum accumulated oxygen deficit. Can. J Appl Physiol. 1997;22(3):231-43.

Jowko E, Ostaszewski P, Jank M, Sacharuk J, Zieniewicz A, Wilczak J, et al. Creatine and beta-hydroxy-beta-methylbutyrate (HMB) additively increase lean body mass and muscle strength during a weight-training program. Nutrition. 2001;17(7-8):558-66.

Knitter AE, Panton L, Rathmacher JA, Petersen A, Sharp R. Effects of beta-hydroxy-beta-methylbutyrate on muscle damage after a prolonged run. J Appl Physiol. 2000;89(4):1340-4.

Kreider RB. Dietary supplements and the promotion of muscle growth with resistance exercise. Sports Med. 1999;27(2):97-110.

Krieger. JW, Crowe M, Blank SE. Chronic glutamine supplementation increases nasal but not salivary IgA during 9 days of interval training. J Appl Physiol. 2004;97(2):585-91.

Krzywkowski K, Petersen EW, Ostrowski K, Kristensen JH, Boza J, Pedersen BK. Effect of glutamine supplementation on exercise-induced changes in lymphocyte function. Am J Physiol Cell Physiol. 2001;281(4):C1259-65.

Krzywkowski K, Petersen EW, Ostrowski K, Link-Amster H, Boza J, Halkjaer-Kristensen J, et al. Effect of glutamine and protein supplementation on exercise-induced decreases in salivary IgA. J Appl Physiol. 2001;91(2):832-8.

Lambert EY, Hawley J, Goedecke J, Noakes TD, Dennis SC. Nutritional strategies for promoting fat utilization and delaying the onset of fatigue during prolonged exercise. J Sports Sci. 1997;15(3):315-24.

Maughan RJ, King DS, Lea T. Dietary supplements. J Sports Sci. 2004;22(1):95-113.

Mendes RR, Pires I, Oliveira A, Tirapegui J. Effects of creatine supplementation on the performance and body composition of competitive swimmers. J Nutr Biochem. 2004;15(8):473-8.

Mendes RR, Tirapegui J. Creatine: the nutritional supplement for exercise – current concepts. Arch Latinoam Nutr. 2002;52():117-27.

Millward DJ. Protein and amino acid requirements of athletes. J Sports Sci. 2004;22(1):143-4.

Mittleman KD, Ricci MR, Bailey SP. Branched-chain amino acids prolong exercise during heat stress in men and woman. Med Sci Sports Exerc. 1998;30(1):83-91.

Mujika I, Padilla S. Creatine supplementation as an ergogenic aid for sports performance in highly trained athletes: a critical review. Int J Sports Nut. 1997;18(7):491-6.

Nissen S, Abumrad N. Nutritional role of the leucine metabolite ß-hydroxy ß-metylbutyrate (HMB). Nutr Bioch. 1997;8:300-11.

Nissen S, Sharp RL, Panton L, Vukovich M, Trappe S, Fuller JC Jr. Beta-hydroxy-beta-methylbutyrate (HMB) supplementation in humans is safe and may decrease cardiovascular risk factors. J Nutr. 2000;130(8):1937-45.

Nissen SL, Sharp RL. Effect of dietary supplements on lean mass and strength gains with resistance exercise: a meta-analysis. J Appl Physiol. 2003;94(2):651-9.

O'Connor DM, Crowe MJ. Effects of beta-hydroxy-beta-methylbutyrate and creatine monohydrate supplementation on the aerobic and anaerobic capacity of highly trained athletes. J Sports Med Phys Fitness. 2003;43(1):64-8.

Odland LM, Macdougall JD, Tarnopolsky MA, Elorriaga A, Borgmann A. Effect of oral creatine supplementation on muscle (PCr) and short-term máximum power output. Med Sci Sports Exercise. 1997;29():216-9.

Ontiveros ML, Wallimann T. Creatine supplementation in health and disease. Effects of chronic creatine ingestion in vivo: down-regulation of the expression of creatine transporter isoforms in skeletal muscle. Mol Cell Biochem. 1998;184(1-2):427-37.

Paddon-Jones D, Keech A, Jenkins D. Short-term beta-hydroxy-beta-methylbutyrate supplementation does not reduce symptoms of eccentric muscle damage. Int J Sport Nutr Exerc Metab. 2001;11(4):442-50.

Panton LB, Rathmacher JA, Baier S, Nissen S. Nutritional supplementation of the leucine metabolite beta-hydroxy-beta-methylbutyrate (hmb) during resistance training. Nutrition. 2000;16(9):734-9.

Peyrebrune M, Nevill M, Donaldson FJ, Cosford DJ, et al. The effects of oral creatine supplementation on performance in single and repeated sprint swimming. J Sports Sci. 1998;16(3):271-9.

Powers SK, DeRuisseau KC, Quindry J, Hamilton KL. Dietary antioxidants and exercise. J Sports Sci. 2004;22(1):81-94.

Prevost MC, Nelson AG, Morris GS. Creatine supplementation enhances intermittent work performance. Res Q Exerc Sport. 1997;68(3):233-40.

Pritchard N, Kaira P. Renal dysfunction accompanying oral creatine supplements. Lancet. 1998;351(9111):1252-3.

Ransone J, Neighbors K, Lefavi R, Chromiak J. The effect of beta-hydroxy beta-methylbutyrate on muscular strength and body composition in collegiate football players. J Strength Cond Res. 2003;17(1):34-9.

Rennie MJ, Bowtell JL, Bruce M, Khogali SE. Interaction between glutamine availability and metabolism of glycogen, tricarboxylic acid cycle intermediates and glutathione. J Nutr. 2001;131(9 Suppl):2488S-90S.

Rogero MM, Tirapegui J. Aspectos nutricionais sobre glutamina e exercício físico. Nutrire. 2003;25:101-26.

Rogero MM, Tirapegui J, Pedrosa RG, Castro IMA, Pires IS. Plasma and tissue glutamine response to acute and chronic supplementation with L-glutamine and L-alanyl-L-glutamine in rats. Nutr Res. 2004;24:261-70.

Rogero MM, Tirapegui J. Overtraining – Excesso de treinamento: conceitos atuais. Nutr Pauta. 2003;11(60):23-30.

Rossi L, Tirapegui J. Aspectos atuais sobre exercício físico, fadiga e nutrição. Rev Paul Educ Fís. 1999;13(1):67-82.

Rossi L, Silva RC, Tirapegui J. Avaliação nutricional de atletas de karatê. Rev Apef. 1999;14(1):40-9.

Rossi L, Tirapegui J. Aminoácidos: bases atuais para sua suplementação na atividade física. Rev Bras Ciên Farm. 2000;36(1):37-51.

Rossi L, Castro IA, Tirapegui J. Suplementação com aminoácidos de cadeia ramificada e alterações na concentração de serotonina cerebral. Nutrire. 2003;26:1-10.

Rossi L, Tirapegui J. Implicações do sistema serotoninérgico no exercício. Arq Bras Endocrinol Metab. 2004;48(2):227-33.

Rossi L, Tirapegui J, Castro IA. Restrição moderada de energia e dieta hiperproteica promovem redução ponderal em atletas de elite de karatê. Rev Bras Cien Mov. 2004;12(2):69-73.

Rubin MA, Miller JP, Ryan AS, Treuth MS, Patterson KY, Pratley RE, et al. Acute and chronic resistive exercise increase urinary chromium excretion in men as measured with an enriched chromium stable isotope. J Nutr. 1998;128(1):73-8.

Russel LB. Interstitial nephritis in a patient taking creatine. New Engl J Med. 1999;340(10):814-5.

SBME (Sociedade Brasileira de Medicina do Esporte). Diretriz sobre modificações dietéticas, reposição hídrica, suplementos alimentares e drogas: comprovação de ação ergogênica e potenciais riscos para a saúde. Rev Bras Med Esporte. 2009;15:1-12.

Schneider D, McDonough P, Fadel P, Berwick JP. Creatine supplementation and the total work performed during 15-s and 1-min bouts of maximal cycling. Aust J Sci Med Sport. 1997;29(3):65-8.

Shirreffs SM, Armstrong LE, Cheuvront SN. Fluid and electrolyte needs for preparation and recovery from training and competition. J Sports Sci. 2004;22(1):57-63.

Slater G, Jenkins D, Logan P, Lee H, Vukovich M, Rathmacher JA, et al. Beta-hydroxy-beta-methylbutyrate (HMB) supplementation does not affect changes in strength or body composition during resistance training in trained men. Int J Sport Nutr Exerc Metab. 2001;11(3):384-96.

Slater GJ, Jenkins D. Beta-hydroxy-beta-methylbutyrate (HMB) supplementation and the promotion of muscle growth and strength. Sports Med. 2000;30(2):105-16.

Smith AS, Montain SJ, Matott RP, Zientara GP, Jolesz FA, Fielding RA. Creatine supplementation and age influence muscle metabolism during exercise. J Appl Physiol. 1998;85(4):1349-56.

Someren KV, Fulcher K, McCarthy J, Moore J, Horgan G, Langford R. An investigation into the effects of sodium citrate ingestion on high-intensity exercise performance. Int J Sports Nutr. 1998;8(4):356-63.

Swart I, Rossouw J, Loots JM, Kruger MC. The effects of L-carnitine supplementation on plasma carnitine levels and various performance parameters of male marathon athletes. Nutr Res. 1997;17:405-14.

Tanaka H, West KA, Duncan GE, Basserr DR Jr. Changes in plasma tryptophan/branched-chain amino acid ratio in responses to training volume variation. Int J Sports Med. 1997;18(4):270-5.

Thomson JS. Beta-Hydroxy-beta-Methylbutyrate (HMB) supplementation of resistance trained men. Asia Pac J Clín Nutr. 2004;13(Suppl):S59.

Tipton KD, Wolfe RR. Protein and amino acids for athletes. J Sports Sci. 2004;22(1):65-79.

van Hall G, Saris WH, van de Schoor PA, Wagenmakers AJ. The effect of free glutamine and peptide ingestion on the rate of muscle glycogen resynthesis in man. Int J Sports Med. 2000;21(1):25-30.

Vanderberghe K, Goris M, Van Hecke P, Van Leemputte M, Vangerven L, Hespel P. Long-term creatine intake is beneficial to muscle performance during resistance training. J Appl Physiol. 1997;83(6):2055-63.

Verbítsky O, Mizrahi J, Levin M, Isakov E. Effect of ingested sodium bicarbonate on muscle force, fatigue, and recovery. J Appl Physiol. 1997;83(2):333-7.

Volek JS, Kraemer WJ, Bush JA, Boetes M, Incledon T, Clark KL, et al. Creatine supplementation enhances muscular performance during high-intensity resistance exercise. J Am Diet Assoc. 1997;97(7):765-70.

Vukovich MD, Dreífort GD. Effect of beta-hydroxy beta-methylbutyrate on the onset of blood lactate accumulation and $VO_2$ peak in endurance-trained cyclists. J Strength Cond Res. 2001;15(4):491-7.

Vukovich MD, Sharp RL, Kels LD, Schaulis DL, King DS. Effects of low-dose amino acid supplement on adaptations to cycling training in untrained individuals. Int J Sports Nutr. 1997;7(4):298-309.

Vukovich MD, Slater G, Macchi MB, Turner MJ, Fallon K, Boston T, et al. Beta-hydroxy-beta-methylbutyrate (HMB) kinetics and the influence of glucose ingestion in humans. J Nutr Biochem. 2001;12(11):631-9.

Williams MH, Branch JD. Creatine supplementation and exercise performance: an update. J Am Coll Nutr. 1998;17(3):216-34.

# Estresse oxidativo e alimentação

Vinicius Fernandes Cruzat • Julio Tirapegui

## Introdução

A teoria da evolução é sem dúvida um dos assuntos mais discutidos no âmbito científico. Utilizando modelos experimentais, cientistas constantemente tentam explicar sua origem. Uma das teorias mais aceitas para explicar a capacidade humana de gerar energia sob a forma de ATP (trifosfato de adenosina) foi descrita por Lynn Margulis. A endossimbiose entre células anaeróbias, ou seja, que são capazes de produzir ATP por meio de enzimas no citoplasma e as mitocôndrias, as quais são capazes de produzir ATP por meio de reações com o oxigênio ($O_2$) é considerada uma etapa fundamental na evolução das espécies vivas na Terra. Essa importância está ligada, provavelmente, a todas as reações e vias metabólicas corporais, bem como à diversidade celular e aproveitamento de nutrientes.

Concomitantemente à evolução humana, células tornaram-se cada vez mais capazes de sintetizar substâncias anfibólicas, que tanto participam de processos anabólicos quanto catabólicos e, dentre elas, estão as espécies reativas do oxigênio, o que inclui os radicais livres. Esses compostos participam de processos adaptativos, sendo importantes estimuladores dos sistemas de defesa corporal, tais como os sistemas antioxidante e imunológico, aumentando a resistência. Por outro lado, as espécies reativas do oxigênio também podem promover lesões ou aumentar seu número e gravidade.

Para atenuar ou neutralizar os efeitos das espécies reativas oxidantes, o sistema de defesa antioxidante corporal, que pode ser dividido em enzimático e não enzimático, deve ser mantido por fatores que incluem principalmente a nutrição. Um exemplo dessa relação está ligado ao fato de que existem nutrientes com atividades antioxidantes essenciais para a defesa de radicais livres do organismo que devem ser ingeridos diariamente. Entretanto, a partir da dieta pode-se consumir alimentos ricos em compostos oxidados, tais como os óxidos de colesterol ou ainda facilmente suscetíveis à oxidação, tais como os ácidos graxos poli-insaturados. Este capítulo aborda tanto os diferentes processos de síntese de espécies reativas, sua ação em sistemas biológicos e o possível efeito de estresse oxidativo, discutindo a lesão oxidativa como causa ou consequência de doenças humanas, quanto os sistemas que as contrapõem, conhecido como sistema de defesa antioxidante, sua manutenção corporal e relação com os nutrientes.

## O que são radicais livres?

Por definição, radicais livres são qualquer espécie química, átomos ou moléculas capazes de existir de maneira independente, apresentando um ou mais elétrons não pareados (Fig. 13.1) ocupando orbitais atômicos ou moleculares. Em geral, essas espécies são instáveis, têm uma meia-vida muito curta, podendo variar de nanossegundos a alguns minutos (Tab. 13.1), reagindo rapidamente com diversos compostos ou alvos celulares, tais como membranas.

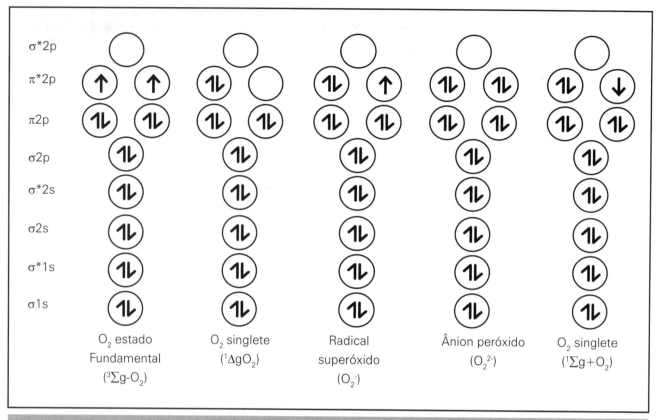

**Figura 13.1** – *Estrutura eletrônica do oxigênio e suas espécies reativas. O ânion radical superóxido é um radical livre porque apresenta um elétron livre na orbital π\*2p. O oxigênio no estado fundamental é um birradical. O oxigênio singlete é uma espécie excitada do oxigênio.*

## Qual a diferença entre radicais livres e espécies reativas do oxigênio e nitrogênio?

Espécies reativas do oxigênio e espécies reativas do nitrogênio, por definição, são qualquer espécie oxidante reativa formada por pelo oxigênio ou pelo nitrogênio, o que inclui os compostos classificados como radicais livres. Os termos espécies reativas tanto do oxigênio quanto do nitrogênio são consideradas mais corretas pela literatura científica, uma vez que diversos compostos possuem propriedades de reação, sejam elas com maior ou menor poder de oxidação, contudo, não apresentam um ou mais elétrons não pareados nas suas orbitais. Nesse sentido não podem ser chamadas de radicais livres. Alguns exemplos de espécies reativas que não são radicalares incluem o peróxido de hidrogênio ($H_2O_2$) e o ozônio ($O_3$ – Tab. 13.1). No interior da mitocôndria, por exemplo, o $H_2O_2$, se não reduzido pelas enzimas antioxidantes, pode reagir com o ferro, formando radicais hidroxilas ($OH^-$), que, por sua vez, oxidam a membrana da mitocôndria e posteriormente da célula. Outro exemplo está no oxigênio que origina diversas espécies reativas, seja por absorção de energia, seja por transferência de elétrons. Quando o oxigênio no estado fundamental absorve energia, formam-se as espécies eletronicamente excitadas denominadas $^1\Delta O_2$ (oxigênio singlete delta) e sigma, as quais possuem 22,4 e 37,5 kcal, respectivamente, a mais que o oxigênio no estado fundamental e maior poder oxidante.

## Qual é a importância das espécies reativas do oxigênio e nitrogênio?

A maioria dos estudos científicos aborda as espécies reativas do oxigênio e do nitrogênio como fator causal de doenças e enfermidades. No intuito de evitar efeitos deletérios, tais como o envelhecimento precoce e o câncer, entre as décadas de 1980 e 1990 houve um aumento exacerbado no consumo de vários suplementos com vitaminas e minerais que prometiam, dentre outros efeitos, aumentar o sistema antioxidante e reduzir os efeitos nocivos das espécies reativas. Esse tipo de solução nutricional acarretou um aumento no número de casos por intoxicação, hipervitaminoses e desequilíbrio na homeostasia absortiva e renal, entre outros. Além disso, o excesso de vitaminas e minerais não promoveu aumento eficaz do sistema antioxidante corporal. Ao contrário do esperado, aumentou os efeitos das espécies reativas. Nesse sentido, embora seja correto afirmar que as espécies reativas têm efeitos deletérios de oxidação de membranas celulares, estas fazem parte do metabolismo e, consequentemente, são importantes para uma série de funções orgânicas.

## Tabela 13.1. Principais espécies reativas do oxigênio e nitrogênio radicalares e não radicalares

| | ERO (espécies reativas de oxigênio) | Símbolo | Meia-vida |
|---|---|---|---|
| Radicais livres | Ânion superóxido | $O_2^{\bullet-}$ | $10^{-5}$ seg |
| | Hidroxila | $OH^{\bullet}$ | $10^{-9}$ seg |
| | Alcoxila | $RO^{\bullet}/LO^{\bullet}$ | $10^{-6}$ seg |
| | Peroxila | $ROO^{\bullet}/LOO^{\bullet}$ | 7 seg |
| | Hidroperoxila | $HO_2^{\bullet}$ | |
| | Óxido nítrico | $NO^{\bullet}$ | 3 a 60 seg |
| | Dióxido nítrico | $NO_2^{\bullet}$ | 1 a 10 seg |
| Compostos não radicalares | Peróxido de hidrogênio | $H_2O_2$ | Estável |
| | Ácido hipocloroso | $HOCL$ | Estável |
| | Ozônio | $O_3$ | Estável |
| | Oxigênio singlete | $^1\Delta O_2$ | 1 $\mu$seg |
| | Peróxidos lipídicos | $LOOH$ | |
| | Peroxinitrito | $ONOOH$ | $0,05^{-1}$ seg |

Alguns exemplos que podem ser citados da importância das espécies reativas incluem o NO⁻ (óxido nítrico), responsável pela dilatação e perfusão sanguínea nos tecidos e pela capacidade de oxidar membranas celulares de patógenos, o que imunologicamente é importante para o sistema de defesa do organismo. Ou seja, o prejuízo causado pelo aumento das espécies reativas pode resultar em danos aleatórios a proteínas, lipídios e DNA (ácido desoxirribonucleico). Um aumento nos níveis de espécies reativas pode também constituir um sinal de estresse ao ativar proteínas específicas redox-sensíveis e vias de sinalização (p. ex.: fator nuclear kappa B - NFκB). Uma vez ativados, essas diversas vias de sinalização podem ser tanto potencialmente prejudiciais quanto ter funções protetoras. A produção de espécies reativas é fundamental para os sistemas de defesa corporal, equilíbrio e, consequentemente, para a saúde (Fig. 13.2). Cabe salientar que atualmente o meio mais eficaz de aumentar as defesas corporais é a maior síntese gradativa das espécies reativas por meio da realização de exercícios físicos.

## COMO AS ESPÉCIES REATIVAS REAGEM?

As reações radicalares ocorrem em três etapas, denominadas iniciação, propagação e término (Fig. 13.3). A etapa de iniciação é quando o radical livre reage com uma molécula orgânica gerando outro radical livre. Na propagação, o primeiro radical livre formado reage com uma segunda molécula orgânica, gerando um segundo radical livre. Já na terminação, dois radicais livres reagem entre si, finalizando a reação radicalar.

Dessa forma, as espécies reativas são assim consideradas pois, em virtude de sua configuração instável de elétrons, promovem a atração de novos elétrons de outras moléculas, resultando na formação de outros radicais livres que, por sua vez, podem reagir com outras células ou moléculas. Essa reação em cadeia, quando relacionada a ácidos graxos poli-insaturados, por exemplo, é conhecida como processo de peroxidação lipídica. A velocidade dessa reação a partir de um único processo iniciado de peroxidação lipídica pode oxidar e lesar cerca de duzentas a quatrocentas moléculas de lipídios antes que a reação seja neutralizada entre dois radicais, o que os torna estáveis. Com o objetivo de obter uma estrutura quimicamente mais estável, espécies reativas podem oxidar todos os componentes das células, incluindo proteínas, ácidos nucleicos, carboidratos e minerais, principalmente o ferro e o cobre.

## O QUE É ESTRESSE OXIDATIVO?

Por definição, quando existe um desequilíbrio entre a síntese de espécies reativas do oxigênio ou do nitrogênio e a capacidade antioxidante, cria-se uma situação que se denomina estresse oxidativo. Esse desequilíbrio entre a formação e a remoção das espécies reativas no organismo pode ocorrer em razão da diminuição dos antioxidantes corporais, como a menor formação deles. Ainda em relação aos antioxidantes, seu elevado consumo via dieta, por exemplo, também pode interagir com as espécies reativas de forma descontrolada e promover estresse oxidativo. A síntese aumentada de espé-

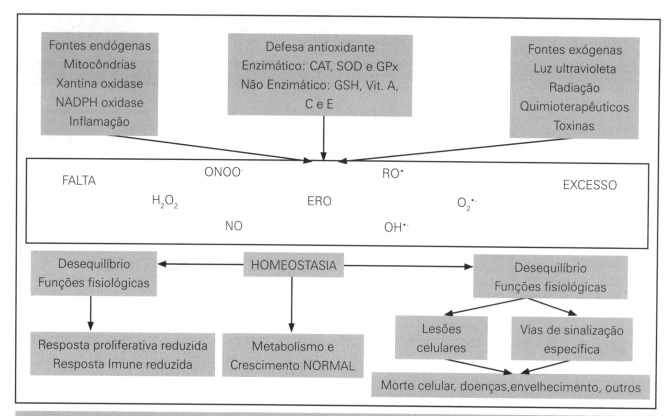

**Figura 13.2** – *Fontes e respostas celulares à ERO. As EROs fazem parte do metabolismo celular. Algumas fontes podem ser potencialmente mais perigosas, uma vez que aumentam sua síntese no organismo, o que inclui a radiação, luz ultravioleta, entre outros. Também existem processos metabólicos capazes de sintetizar EROs, dentre os quais as mitocôndrias, o processo de xantina oxidase e a inflamação. O organismo dispõe do sistema de defesa antioxidante corporal para contrapor os efeitos das espécies reativas e manter a homeostasia fisiológica. Baixos níveis de EROs podem promover uma menor resposta fisiológica, alterando a capacidade proliferativa celular e sua defesa. De forma similar, a síntese aumentada de ERO promove a morte celular ou um acelerado processo de envelhecimento e suas consequências patológicas.*

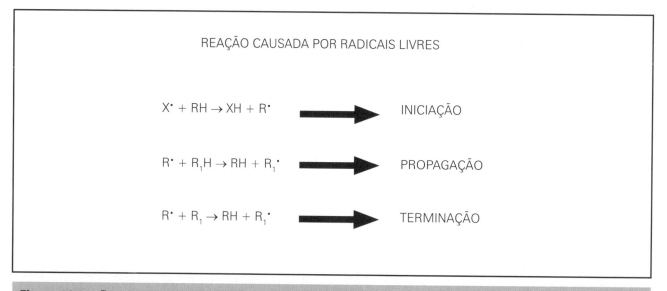

**Figura 13.3** – *Reações promovidas pelos radicais livres. Etapas de iniciação, propagação e término. RH = Lipídios, açúcares, proteínas, DNA.*

cies reativas promove um estado pró-oxidante, que favorece a ocorrência de lesões oxidativas em macromoléculas e estruturas celulares. Ou seja, o estresse oxidativo pode ocorrer em situações nas quais há desequilíbrio entre os níveis de compostos antioxidantes e pró-oxidantes, sendo na maioria das vezes deste último (Fig. 13.4).

## Quais são os efeitos do estresse oxidativo?

As espécies reativas, o que inclui os radicais livres, têm sido implicadas em um grande número de doenças que afetam o ser humano, promovendo ou determinando a continuidade e as complicações presentes nos processos patológicos. O estresse oxidativo crônico está envolvido com as mais diferentes doenças, incluindo câncer, doença de Parkinson, úlceras e aterosclerose (Fig. 13.5). Algumas doenças podem ser causadas ou influenciadas pelo estresse oxidativo. Radiações ionizantes, por exemplo, produzem radicais HO• (hidorperoxil) por homólise da molécula de $H_2O$ (água). O DNA pode ser modificado pela ação de HO•, o que é conhecido como uma importante causa de carcinogênese induzida pela radiação.

O estresse oxidativo também favorece a oxidação de lipoproteínas. A LDL (lipoproteína de baixa densidade) oxidada é rapidamente captada por macrófagos nas artérias, convertendo-os em células espumosas, que formam as estrias gordurosas, precursoras da placa aterosclerótica. As espécies radicalares participam tanto das reações inflamatórias quanto dos mecanismos de transdução de sinal, atuando como segundos mensageiros para manter diversas funções celulares. Na artrite reumatoide, as espécies reativas produzidas por neutrófilos presentes no fluido sinovial podem contribuir para a lesão nas articulações provocada pela doença. A frequente realização de exercícios físicos de alta intensidade ou extenuantes ou de longa duração, comumente praticados por atletas, também pode promover estresse oxidativo crônico, o que resulta em lesões de membrana das células musculares, contribuindo para o catabolismo e a fadiga muscular.

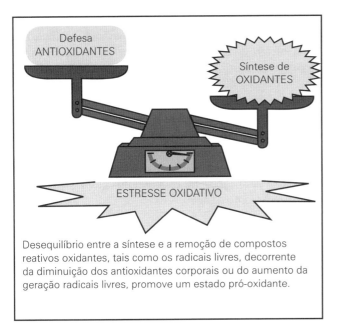

**Figura 13.4** – *Esquema representativo do desequilíbrio entre compostos oxidantes e antioxidantes que ocorre no estresse oxidativo.*

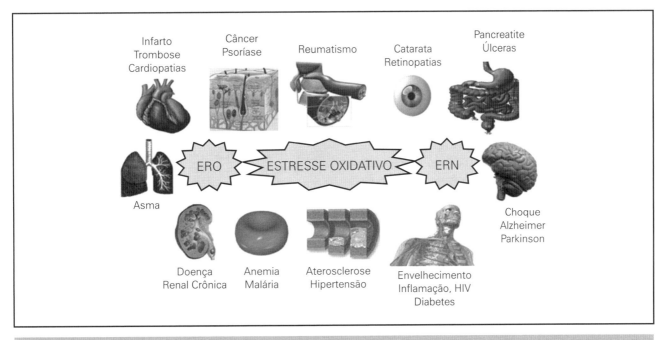

**Figura 13.5** – *Sendo causa ou consequência, as EROs e as ERNs (espécies reativas do nitrogênio) estão envolvidas com as mais diversas patologias.*

Outro mecanismo está relacionado ao exercício físico intenso e prolongado, que pode desencadear uma redução dos níveis de antioxidantes, o que promove um aumento dos marcadores da peroxidação lipídica em tecidos-alvo e sangue. Em todas as células, espécies reativas são capazes de provocar lesões do tipo oxidativas em várias moléculas celulares ou membranas, fato que pode acarretar perda parcial ou total da função celular. Assim, a diminuição dos sistemas de defesa antioxidantes, ou o aumento da geração de radicais livres e outras espécies oxidantes, pode resultar em lesões oxidativas em macromoléculas e diversas estruturas celulares que, se não forem reparadas, alterarão a funcionalidade das células de tecidos e órgãos, tendo como consequência envelhecimento e doenças.

## O ESTRESSE OXIDATIVO É CAUSA OU CONSEQUÊNCIA DAS DOENÇAS?

A maioria das condições clínicas patológicas tem sido relacionada ao estresse oxidativo (Fig. 13.5). Em alguns casos, como cardiomiopatias induzidas pela deficiência de selênio ou síndrome de Keshan, a diminuição da GPx (glutationa peroxidase) resulta em menor remoção de $H_2O_2$ (peróxido de hidrogênio) e peróxidos lipídicos, que podem oxidar e lesar as fibras cardíacas. Em relação aos tumores, foi demonstrado que as lesões ao DNA por espécies reativas são peça-chave na fase de iniciação da carcinogênese e na fase de promoção tumoral pela ação de tais espécies no controle da proliferação celular. Considera-se que, nesses casos, as espécies reativas são a causa primária da lesão e desenvolvimento da patologia.

Pesquisas, entretanto, demonstram que o aumento da formação de espécies reativas oxidantes, radicalares ou não, pode ser mais uma consequência da atividade da doença, representando apenas um epifenômeno. Por exemplo, a infiltração e a ativação de um grande número de leucócitos em um foco inflamatório promove a síntese de grandes quantidades de radical superóxido e peróxido de hidrogênio, resultando em estresse oxidativo local. Esse efeito em cascata contribui para a lesão tecidual, independente do que tenha causado essa resposta inflamatória. Em outros casos, como lesões traumáticas do cérebro e da coluna vertebral, ocorre aumento da disponibilidade de ferro para a catálise da formação de radicais livres iniciadores da peroxidação lipídica, fato que contribui para a degeneração dos tecidos. O aumento da peroxidação lipídica nos músculos de pacientes com distrofia muscular pode ser apenas uma consequência da lesão tissular promovida por outros mecanismos.

É importante saber se o aumento da geração de espécies reativas oxidantes é a causa ou a consequência de uma determinada doença. Embora em muitas patologias as espécies reativas sejam consideradas consequências de mecanismos diversos, em última instância o metabolismo humano as sintetiza normalmente e, ao longo do tempo, é considerada uma causa natural do envelhecimento com possíveis patologias associadas.

## COMO AS ESPÉCIES REATIVAS PODEM SER FORMADAS?

As espécies reativas, tais como os radicais livres, podem ser formadas pela perda ou adição de um único elétron a um composto que não apresentava tal característica em sua ultima camada eletrônica, ou seja, era um composto não radicalar. Esses processos de dissociação de compostos envolvem reações aplicadas nas mais diferentes áreas do conhecimento, o que inclui a indústria (refinamento do petróleo) e as áreas da saúde (redução do oxigênio nas mitocôndrias), abordados nos próximos tópicos deste capítulo.

Essas reações de dissociação podem formar espécies reativas radicalares na fissão homolítica de uma ligação química covalente, que é caracterizada pelo compartilhamento de um ou mais pares de elétrons entre átomos ($A^{\bullet\bullet}B$), desde que cada um dos elétrons compartilhados na ligação permaneça em cada um dos átomos ($A^{\bullet} + B^{\bullet}$), como no exemplo a seguir:

$$A^{\bullet\bullet}B \rightarrow A^{\bullet} + B^{\bullet}$$

Sendo o ponto ($^{\bullet}$) utilizado para representar a formação de uma espécie reativa radicalar, no exemplo verifica-se a síntese de dois radicais livres ($A^{\bullet} + B^{\bullet}$). Cabe salientar que em outros processos de dissociação, tais como na fissão heterolítica, não são formados compostos reativos radicalares, pois um dos átomos recebe ambos os elétrons quando ocorre a quebra da ligação covalente. Como no exemplo a seguir, o elétron extra confere ao composto A uma carga negativa, ficando o átomo B com uma carga positiva, que são ânion e cátion, respectivamente. A água pode dissociar-se desta forma:

$$A^{\bullet\bullet}B \rightarrow A^{\bullet\bullet-} + B^{+}$$
$$H_2O \rightarrow OH^{-} + H^{+}$$

É importante recordar que reações de redução implicam ganho de elétrons, e as de oxidação, perda. Em sistemas biológicos, os radicais livres derivados do $O_2$ (oxigênio molecular) podem formar radicais superóxido ($O_2^{\bullet-}$). O $O_2$ é composto por dois elementos O (oxigênio), sendo cada um com distribuição de dois elétrons solitários. Para formar o oxigênio molecular ($O_2$), os dois elétrons solitários do subnível $\pi^*2p$ (Fig. 13.1) de um elemento oxigênio fazem intercâmbio com os dois elétrons de outro elemento oxigênio igual, o que confere ao oxigênio molecular características de um composto estável. No entanto, o oxigênio tem forte tendência de receber um elétron de cada vez, ou seja, reduzido de forma univalente, ganhando um elétron, formando o radical superóxido, considerado instável por possuir número ímpar de elétrons na última camada.

$$O_2 + e^{-} \rightarrow O_2^{\bullet-}$$

## O oxigênio pode formar espécies reativas?

As espécies reativas de oxigênio são formadas no citoplasma, nas mitocôndrias, no retículo endoplasmático, na membrana celular e até no núcleo de todas as células aeróbias, ou seja, capazes de utilizar o oxigênio. Um dos principais mecanismos de formação de EROs ocorre na mitocôndria e consiste na redução unieletrônica do oxigênio à água. Nesta, a entrada de quatro elétrons na molécula de oxigênio (em quatro etapas de um elétron) promove o aparecimento do radical $O_2^{•-}$ (superóxido), do $H_2O_2$ e do radical $OH^{•}$ (hidroxila).

## Quais são as principais fontes de síntese de espécies reativas?

Em sistemas biológicos, a síntese de espécies reativas tanto do oxigênio quanto do nitrogênio ocorre em diversos locais, dentre os quais pode-se destacar a mitocôndria (cadeia transportadora de elétrons), os processos de isquemia e reperfusão tecidual do oxigênio e a resposta imunológica inflamatória. Algumas das fontes de espécies reativas podem ser consideradas mais importantes do que outras, variando de acordo com o órgão ou tecido estudado, tempo específico de análise ou ainda de acordo com o metabolismo predominantemente envolvido. Além disso, as fontes de espécies reativas podem estar ativadas simultaneamente. Na literatura científica existe um maior número pesquisadores que acreditam que as mitocôndrias possam representar a maior fonte de síntese de espécies reativas, entretanto isso ainda é controverso.

## Como a mitocôndria sintetiza espécies reativas?

A partir da energia de elétrons, captada pelo ADP (difosfato de adenosina), ocorre a formação do composto ATP, fenômeno conhecido como fosforilação oxidativa. A oxidação de substratos ocorre no ciclo de Krebs e na cadeia de transporte de elétrons, também denominada cadeia respiratória, sendo o oxigênio um aceptor universal de elétrons. No entanto, como já mencionado, o oxigênio molecular é um birradical contendo dois elétrons livres. Estima-se que cerca de 95% de todo o oxigênio consumido deve ser reduzido à água por transferência de quatro elétrons, por meio do complexo da citocromo oxidase e catalisado pela coenzima Q. Geralmente nesse processo formam-se duas moléculas de $H_2O$. A coenzima Q condiciona a reação a ocorrer em uma única etapa, sem a formação de intermediários instáveis (Fig. 13.6).

Evidências indicam que o oxigênio possui uma tendência de ser reduzido de forma monomérica, ou seja, recebe um elétron por vez. Nesse sentido, estima-se que de 2% a 5% de todo o oxigênio consumido irá formar intermediários como o ânion radical $O_2^{•-}$, o $H_2O_2$ e o $OH^{•}$, principalmente em decorrência da redução da coenzima $Q_{10}$ ($CoQH_2$) nos complexos um e três da cadeia respiratória. A redução do oxigênio se processa em quatro etapas, resumida a seguir:

(1) $O_2 + e^- \rightarrow O_2^{•}$ (radical superóxido)

(2) $O_2^{•-} + H_2O \rightarrow OH^{•} + HO_2^{•}$ (radical hidroperoxil)

(3) $HO_2^{•} + e^- + H \rightarrow H_2O_2$ (peróxido de hidrogênio)

(4) $H_2O_2 + e^- \rightarrow OH^- + OH^{•}$ (radical hidroxila)

É importante salientar que, embora possa ser considerada baixa, a quantidade de espécies reativas formadas durante a redução do oxigênio na mitocôndria é dependente do aumento da tensão e da pressão parcial de oxigênio à qual o organismo é submetido. Tanto pelo aumento do volume de oxigênio de ar inspirado, quanto pelo aumento da pressão total do oxigênio e temperatura corporal, o percentual de síntese de espécies reativas pode ser multiplicado por diversas vezes. Isso é observado durante a realização de exercícios físicos, bem como em indivíduos hipermetabólicos. Dessa forma, a maior quantidade de espécies reativas pode resultar em lesões oxidativas celulares em diversos órgãos e tecidos.

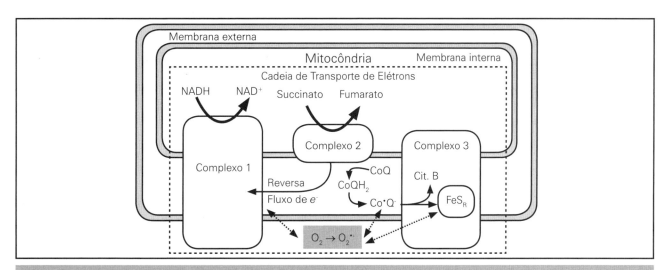

**Figura 13.6** – *Representação esquemática da síntese mitocondrial de espécies reativas.*

## O OXIGÊNIO PODE SER TÓXICO?

A partir do oxigênio formam-se diversas espécies reativas que podem reagir com diversas biomoléculas, principalmente a bicamada fosfolipídica, lesando diferentes estruturas celulares. Nesse sentido, poderia-se considerar o oxigênio um composto tóxico. Entretanto, enzimas antioxidantes dentro e fora das mitocôndrias têm a função de remover ou impedir que as espécies reativas do oxigênio sejam tóxicas. Assim, em condições de homeostasia, a concentração dessas espécies reativas dentro das células é baixa.

## COMO A RESPOSTA IMUNOLÓGICA E INFLAMATÓRIA SINTETIZA ESPÉCIES REATIVAS?

Embora sejam independentes, a ativação da resposta inflamatória normalmente decorre de um processo lesivo celular em algum órgão ou tecido. Essa lesão promove a síntese e liberação de fatores quimiotáticos, incluindo prostaglandinas, TNF-alfa (fator de necrose tumoral alfa), IL-1-beta (interleucina-1-beta) e IL-6, fatores que estimulam a ativação de células inflamatórias circulantes. Inicialmente, neutrófilos e, posteriormente, monócitos e linfócitos, são recrutados para o local de lesão ou inflamação, onde produzem enzimas proteolíticas (lisozimas) e espécies reativas tanto do oxigênio quanto do nitrogênio, no intuito de limpar e reparar o tecido lesado. Por exemplo, após eventos esportivos, como uma maratona, a concentração de neutrófilos pode aumentar em mais de quatro vezes a de repouso e de 1,4 vez a capacidade de geração de radicais de oxigênio por neutrófilos.

Tanto neutrófilos quanto macrófagos são capazes de sintetizar radicais superóxido pela atividade das enzimas NADPH (nicotinamida adenina dinucleotídeo fosfato oxidase) e MPO (mieloperoxidase), a partir da redução univalente do oxigênio. Além disso, o $H_2O_2$ pode ser sintetizado pela ação da enzima SOD (superóxido dismutase) utilizando duas moléculas de ânion superóxido. A enzima MPO está presente nos grânulos azurófilos intracelulares dos neutrófilos e é uma enzima que compõe o sistema conhecido como "peróxido de hidrogênio-MPO-hialida", convertendo o $H_2O_2$, em presença de uma hialida, tal como o $Cl^-$ (cloreto) em $HOCl^-$ (hipocloreto – Fig. 13.7). O $HOCl^-$ é um poderoso oxidante e agente antibactericida. Além disso, a MPO isolada pode usar nitrito como substrato para transferir $NO_2$ (dióxido nítrico) para resíduos de tirosina de proteínas, como as proteínas de membrana, e iniciar a oxidação concomitante de fosfolipídios de membrana (peroxidação lipídica).

As espécies reativas sintetizadas por neutrófilos e outras células do sistema imune, durante a resposta inflamatória, são consideradas fundamentais na remoção de proteínas lesadas e na redução de processos infecciosos. Entretanto, uma vez que essa resposta não ocorre de maneira específica, pode levar à lesão de células consideradas saudáveis adjacentes ao local lesado por meio do processo de peroxidação lipídica. Essa lesão é considerada secundária, pois acontece durante o período de recuperação tanto de infecções e processos patológicos quanto após exercícios físicos.

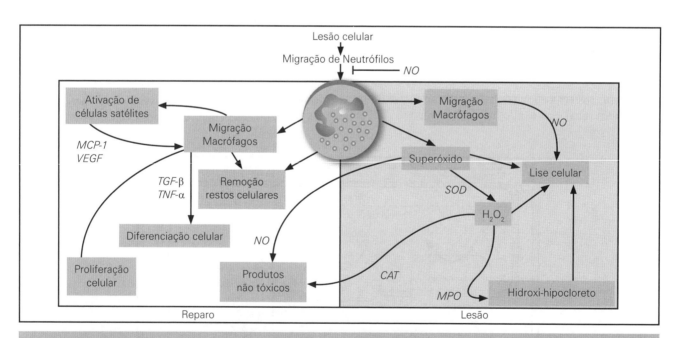

**Figura 13.7** – *Interação esquemática dos potenciais mediadores de células inflamatórias. Neutrófilos apresentam potencial papel tanto na promoção de novas lesões celulares quanto no reparo de tecidos. NO: óxido nítrico; TGF-β: fator de crescimento e transformação-beta; TNF-α: fator de necrose tumoral-alfa; MCP-1: proteína de quimioatração de monócitos-1; VEGF: fator de crescimento vascular endotelial; SOD: superóxido dismutase; MPO: mieloperoxidase; CAT: catalase.*

## Como ocorre a síntese de espécies reativas no processo de isquemia e repercussão?

O processo conhecido como isquemia e reperfusão representa uma potencial fonte de espécies reativas radicalares e não radicalares. Esse mecanismo ocorre normalmente após intervenções cirúrgicas, choques ou em indivíduos com hipoperfusão sanguínea, além de exercícios físicos predominantemente anaeróbios ou mistos, com contrações do tipo isométricas ou ainda de explosão.

Durante o processo isquêmico, o fluxo sanguíneo torna-se reduzido, o que cria uma situação conhecida como hipóxia. Durante esse processo, a enzima xantina desidrogenase é convertida em xantina oxidase, participando da síntese de ácido úrico a partir da degradação de ATP, ADP e AMP (monofosfato de adenosina). Imediatamente após o processo isquêmico, os tecidos em estado de hipóxia recebem grandes quantidades de oxigênio, momento que é conhecido como estado de reperfusão tecidual do oxigênio. Nesse momento, a reação entre oxigênio e hipoxantina, catalisada pela enzima xantina oxidase, promove a síntese de ânion $O_2^{\bullet-}$ e $H_2O_2$. Posteriormente a essa reação, a hipoxantina é convertida a xantina e, em seguida, a ácido úrico (Fig. 13.8).

Outras reações que envolvem a formação de espécies reativas durante o processo de isquemia e reperfusão ocorrem. Tem sido proposto que a conversão da enzima xantina desidrogenase à sua forma oxidada – xantina oxidase – mediante proteases intracelulares ativadas por $Ca_2^+$ (cálcio) utiliza oxigênio, que aceita elétrons, tornando-se instável. Além disso, durante a reperfusão sanguínea podem ser formados simultaneamente radicais $OH^\bullet$ e o $NO^\bullet$. Esses radicais reagem entre si formando $ONOO^{\bullet-}$ (peroxinitrito), que é um potente oxidante.

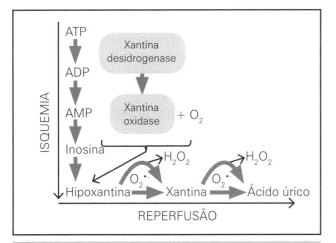

**Figura 13.8** – *Síntese de espécies reativas radicalares e não radicalares no processo de isquemia e reperfusão sanguínea a partir da reação entre oxigênio e hipoxantina, catalisada pela enzima xantina oxidase.*

## Os metais podem ser potenciais agentes pró-oxidantes?

Íons de metais de transição, como o ferro e o cobre, desempenham papéis importantes na homeostasia celular e sistema imunológico. O $Fe^+$ (ferro) possui papel central na síntese de transportadores de oxigênio pela circulação (hemoglobina) e no músculo esquelético (mioglobina). O ferro ligado à transferrina e lactoferrina, em pH fisiológico, não participa da geração de espécies reativas, como o radical hidroxila. Entretanto, o ferro contido na ferritina (proteína de armazenamento intracelular de ferro) e o cobre possuem a capacidade de transferir ou doar elétrons e catalisarem reações de oxirredução ou de auto-oxidação, uma vez que possuem valências variáveis, apresentando um elétron não pareado em sua última camada de valência, o que os permite interagir com outras moléculas, abstraindo elétrons. Dessa forma, os metais de transição, com exceção do zinco, são caracterizados como potenciais agentes pró-oxidantes.

Na reação de Fenton, por exemplo, que se processa em dois tempos, o $Fe^{+3}$ (íon férrico) é reduzido a $Fe^{+2}$ (íon ferroso) pela interação com o ânion $O_2^{\bullet-}$ (reação 2, etapa 1). Posteriormente, o íon ferro sofre oxidação pelo $H_2O_2$, formando duas hidroxilas (reação 2, etapa 2). A reação de Waber-Weiss, que se processa em uma única etapa, é um exemplo de interação entre o $H_2O_2$ e o ânion $O_2^{\bullet-}$ na presença de traços de Fe ou Cu, resultando na formação de radicais OH (reação 2, etapa 3). Outras espécies oxidantes que podem ser formadas pela interação do ferro com o radical superóxido são as espécies $FeO_2^+$ (ferril) e $Fe^{3+}O_2^-$ (perferril). Estas e os radicais hidroxila são extremamente reativos, ou seja, uma vez formados têm uma meia-vida muito curta e reagem rápida e inespecificamente com possíveis alvos celulares mais próximos, o que inclui DNA, proteínas, carboidratos, lipídios e fosfolipídios.

$$Fe^{3+} + O_2^{\bullet-} \quad\quad Fe^{2+} + O_2 \quad (1)$$
$$Fe^{2+} + H_2O_2 \quad\quad Fe^{3+} + OH^\bullet + OH^- \quad (2)$$
$$O_2^{\bullet-} + H_2O_2 \quad\quad O_2 + OH^\bullet + OH^- \quad (3)$$

Reação de Fenton (1 e 2) e reação de Waber-Weiss (3).

Os metais de transição, sobretudo o ferro e o cobre, em condições fisiológicas, são armazenados e transportados ligados a proteínas específicas, incluindo a ferritina, a transferrina, a alcomitase, a hemoglobina e a mioglobina. Em diversas condições de doenças ou atletas que realizam exercícios físicos, sobretudo os de maior intensidade e duração, promove a desestruturação dessas proteínas, o que libera os metais de transição. Uma vez liberados, podem se difundir através da membrana celular e promover o início do processo de peroxidação lipídica.

## A DILATAÇÃO DOS VASOS SANGUÍNEOS DEPENDE DA SÍNTESE DE ESPÉCIES REATIVAS?

Identificado primeiro como um EDRF (fator de relaxamento derivado do endotélio) e posteriormente como um radical livre, o NO• é produzido por alguns tipos de células, especialmente as endoteliais e os monócitos. Uma família de enzimas controla a síntese de NO• a partir do aminoácido L--arginina, denominadas NOS (óxido nítrico sintases). Apesar de ser alvo de muitas pesquisas, desde o final da década de 1980 e início da 1990, o NO• se tornou muito popular em virtude tanto dos suplementos alimentares para esportistas quanto de fármacos envolvidos na disfunção erétil. Em ambos os casos, a permeabilidade do sangue é aumentada em virtude do aumento da capacidade de dilatação dos vasos sanguíneos (Fig. 13.9). Contudo, o NO• participa de muito mais funções e reações químicas, que envolvem tanto o sistema imunológico e toxinas em inúmeros processos patológicos quanto em mecanismos de sinalização inter e intracelular ou, ainda, na secreção de insulina.

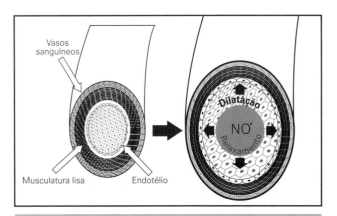

**Figura 13.9** – *Efeito da síntese de NO• em células do endotélio vascular. O NO• promove aumento da capacidade de dilatação dos vasos sanguíneos.*

## COMO O ÓXIDO NÍTRICO É FORMADO NO ORGANISMO?

Catalisando a oxidação de um nitrogênio guanidínico do aminoácido L-arginina para formar NO• e citrulina, a família de enzimas NOS (óxido nítrico sintases) controla a síntese de NO• (Fig. 13.10). Há três isótipos de NOS e o número de cada uma delas se refere à sua ordem de descoberta. O NO• sintetizado pela *nNOS* ou NOS1 (NOS neuronal constitutiva), que é encontrado principalmente no sistema nervoso central, age como um neurotransmissor. O NO• sintetizado pela *eNOS* ou NOS3 (NOS endotelial constitutiva), em células endoteliais, regula o tônus vascular e o fluxo sanguíneo. A *iNOS* ou NOS2 (NOS induzível) é amplamente distribuída em muitos tipos de células, incluindo macrófagos, células musculares lisas, miócitos cardíacos, hepatócitos e megacariócitos. Tanto a NOS1 como a NOS3, presentes nas células do tecido nervoso nas células endoteliais, respectivamente, requerem cálcio e calmodulina como cofatores, sendo críticas para a homeostasia corporal. Já a ativação da NOS2, ou seja, a forma induzível, ocorre quando células são estimuladas por citocinas, normalmente associadas a lesões ou endotoxinas. O NO• produzido pela NOS2 pode tanto ter papel protetor ao hospedeiro contra o agente agressor, em virtude de sua ação citotóxica e citostática, quanto ter participação na destruição de células saudáveis. Adicionalmente, a NOS2 se diferencia das outras duas isoformas por não requerer cálcio e calmodulina como cofatores.

## COMO O ÓXIDO NÍTRICO ATUA NOS VASOS SANGUÍNEOS?

A atividade das NOS é regulada por fatores transcricionais e pós-transcricionais redox regulados. As vias mais comuns de sinalização de vasodilatadores endógenos, o que inclui o NO•, as prostaglandinas e peptídios natriuréticos, envolvem nucleotídeos cíclicos (p. ex.: adenilato monofosfato cíclico [cAMP] e guanilato monofosfato cíclico [cGMP]). Estes, por sua vez, são produzidos pela ativação da adenilato ciclase e guanilato ciclase.

Quando produzido, o NO• interage com o grupo heme da guanilato ciclase, que está ligada à membrana, que sintetiza cGMP, e, subsequentemente, ativa a cGMP-quinase. A ativação da cGMP-quinase ativa canais de potássio, que está em elevada concentração dentro da célula e, ao mesmo tempo, bloqueia os canais de cálcio. Esse mecanismo permite a saída do potássio da célula, que se torna, em sua superfície de membrana interna, muito eletronegativa. Concomitantemente, ocorre a inibição da entrada de cálcio do meio extracelular. Uma vez que a contração muscular depende da disponibilidade de cálcio intracelular, a inibição de entrada do cálcio resulta no relaxamento endotelial e, consequentemente, em uma maior vasodilatação (Fig. 13.10). Dentre algumas substâncias que promovem a vasodilatação por meio desse mecanismo estão a acetilcolina, a serotonina, a bradicinina, a fosfodiesterase, entre outras.

## O ÓXIDO NÍTRICO PODE GERAR COMPOSTOS DELETÉRIOS AO ORGANISMO?

Por ser um radical livre de grande reatividade, pois é rapidamente oxidado a $NO_2^-$ (nitritos) ou $NO_3^-$ (nitratos) do oxigênio de fluidos biológicos, o óxido nítrico pode gerar compostos de ação deletéria às células e ao organismo como um todo. Durante processos inflamatórios ocorre uma elevada síntese de iNOS, o que eleva a produção de óxido nítrico. Contudo, o processo inflamatório estimula macrófagos e neutrófilos a produzirem ânion superóxido (radical livre), que reage com o óxido nítrico formando $ONOO^-$. Esse efeito – além de elevar a síntese de espécies reativas e a oxidação de proteínas essenciais à homeostasia celular, peroxidação

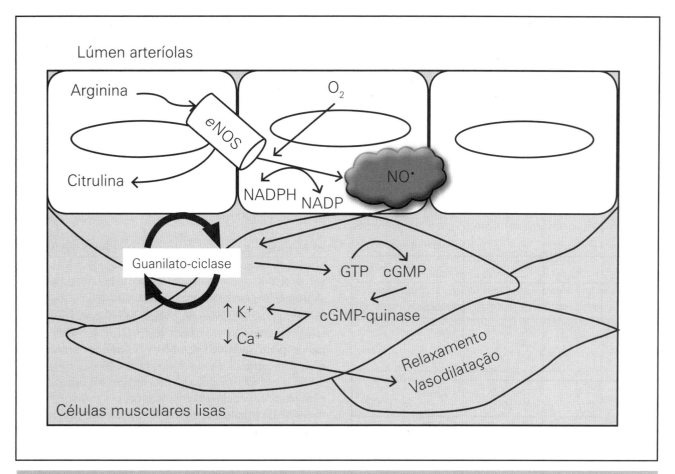

**Figura 13.10** – *Esquema de síntese e efeito do óxido nítrico por meio da óxido nítrico sintase endotelial sobre o relaxamento do vaso sanguíneo.*

lipídica e, consequentemente, estresse oxidativo – promove a inativação do óxido nítrico e suas funções fisiológicas. O $ONOO^-$ pode reagir com radicais hidroxila, formando $NO_2^-$ e, subsequentemente, $NO_3^-$ (Fig. 13.11). O óxido nítrico pode também se decompor e formar outras espécies reativas do nitrogênio com elevada reatividade e reação com biomoléculas (Tab. 13.2). Cabe salientar que frequentemente, por serem subprodutos da decomposição do óxido nítrico, nitrito e nitrato são utilizados como indicadores da produção endógena de óxido nítrico.

## O QUE É UM ANTIOXIDANTE?

Todos os organismos aeróbios possuem mecanismos de defesa antioxidante que têm por objetivo remover e, consequentemente, proteger as células contra agressões promovidas pelas espécies reativas tanto do oxigênio quanto do nitrogênio. Uma ampla definição de antioxidante é "qualquer substância que, presente em baixas concentrações quando comparada à do substrato oxidável, reduz ou inibe a oxidação desse substrato de maneira eficaz". Neste caso, por exemplo, entende-se substrato como sendo macromoléculas ou estruturas celulares.

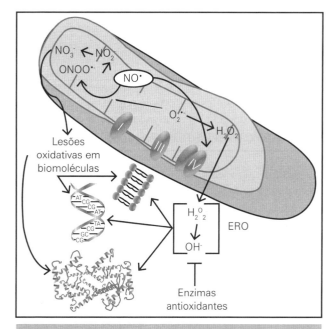

**Figura 13.11** – *Formação de EROs que envolvem a redução incompleta do oxigênio na cadeia respiratória e sua interação com o óxido nítrico.*

## Tabela 13.2. Óxidos de nitrogênio biologicamente importantes

| Símbolo | Estado oxidativo | Nome | Ação |
|---------|------------------|------|------|
| $NO^-$ | +1 | Ânion nitroxil | Relaxante dos músculos lisos |
| $N_2O$ | +1 | Óxido nitroso | Anestésico |
| $NO^•$ | +2 | Óxido nítrico | Vasodilatador, antagonista da agregação plaquetária e neurotransmissor |
| $NO^+$ | +3 | Cátion nitrosil | Espécie nitrosiladas |
| $NO_2^-$ | +3 | Nitrito | Produto final da oxidação |
| $N_2O_3$ | +3 | Trióxido de dinitrogênio (anidrido de ácido nitroso) | Oxidante |
| $NO_2^•$ | +4 | Dióxido de nitrogênio | Oxidante |
| $N_2O_4$ | +4 | Tetraóxido de dinitrogênio | Espécies nitrosiladas |
| $ONOO^-$ | +5 | Peroxinitrito | Oxidante e antimicrobiano |
| $NO_2^+$ | +5 | Cátion nitrilo (nitrônio) | Oxidante e espécie sulfonítrica |
| $NO_3^-$ | +5 | Nitrato | Produto final da oxidação |

## TODOS OS ANTIOXIDANTES SÃO IGUAIS?

O sistema de defesa antioxidante pode ser constituído por enzimas, ou seja, denominado sistema antioxidante enzimático e por substâncias não enzimáticas, denominado sistema antioxidante não enzimático (Tab. 13.3). O sistema antioxidante não enzimático pode ser ainda subdividido em endógeno (Tab. 13.4) e exógeno, também conhecido como dietético (Tab. 13.5). Além destas características, os antioxidantes são classificados por sua ação em sistemas biológicos. Alguns antioxidantes, como os enzimáticos e as proteínas transferrina e ceruloplasmina, que transportam ferro e cobre, respectivamente, constituem a primeira linha de defesa do sistema antioxidante corporal, uma vez que impedem a geração de espécies reativas ou as sequestram. Essa ação bloqueia a etapa de iniciação da cadeia radicalar e evita que metais como o ferro ou cobre sejam liberados e posteriormente oxidados. Quando oxidados, esses metais podem ser catalisadores da formação de espécies oxidantes e substâncias não enzimáticas como urato, ascorbato, albumina, bilirrubina e carotenoides, que sequestram radicais superóxido e hidroxila ou eliminam oxigênio singlete.

Na etapa de propagação da cadeia radicalar, o sistema de defesa antioxidante secundário, formado geralmente por compostos fenólicos ou aminas aromáticas, atua sequestrando radicais intermediários, como o peroxil ou o alcoxil, e a etapa de propagação é bloqueada. Fazem parte dessa classe os tocoferóis (vitamina E), tocotrienóis, flavonoides, entre outros. Uma vez que espécies reativas também podem promover lesões oxidativas ao DNA, proteínas e lipídios, uma terceira linha de defesa antioxidante é importante. Esta é constituída por proteases e fosfolipases, que removem as lesões ou remoldam proteínas.

## QUAIS SÃO AS ENZIMAS ANTIOXIDANTES?

Todas as células eucarióticas possuem enzimas antioxidantes. As três principais enzimas antioxidantes são: a SOD, a CAT (catalase) e a GPx (Tab. 13.3). Por meio da ação dos antioxidantes enzimáticos, as espécies reativas radicalares ou não radicalares produzidas pelo metabolismo celular são mantidas em baixas concentrações intracelulares ($O_2^-$ - $10^{-11}$M e $H_2O_2$ - $10^{-8}$ M).

## Tabela 13.3. Localização, ação e alvos dos antioxidantes enzimáticos

| | Antioxidante | Localização | Ação | Alvo |
|---|---|---|---|---|
| Enzimáticos | Mn-SOD | Mitocôndria | Catalisa a dismutação $O_2^{•-}$ em $H_2O_2$ e $O_2$ | $O_2^{•-}$ e ONOOH |
| | Cu-Zn-SOD | Citosol e mitocôndria | Catalisa a dismutação $O_2^{•-}$ em $H_2O_2$ e $O_2$ | $O_2^{•-}$ e ONOOH |
| | CAT | Peroxisomos, citosol e mitocôndria | Catalisa a conversão de $H_2O_2$ em $H_2O$ | $H_2O_2$ |
| | GPx | Citosol e mitocôndria | Catalisa a redução de $H_2O_2$ e de hidroperóxidos orgânicos à $H_2O$ e a alcoóis | $H_2O_2$ e ONOOH |

## Tabela 13.4. Localização, ação e alvos dos antioxidantes não enzimáticos endógenos

| | Antioxidante | Localização | Ação | Alvo |
|---|---|---|---|---|
| | Glutationa | Meio aquoso | Substrato para a GPx e regeneração das vitaminas E e C | $^1O_2$ - $OH^•$ |
| | Ácido úrico | Meio aquoso | Sequestro de íons pró-oxidantes ($Fe^{2+}$, $Fe^{3+}$, $Cu^{2+}$) | ROOH - $OH^•$ - $O_3$ - HOCL - ONOOH |
| | Coenzima $Q_{10}$ | Membrana interna da mitocôndria | Regeneração das vitaminas C e E e proteção do LDL | $ROO^•$ |
| | Ferritina | Meio aquoso | Utilização de íons ferro livres | |
| Endógenos | Albumina | Meio aquoso | Capta elétrons de RL e sequestro do $Cu^{2+}$ | |
| | Ceruloplasmina | Meio aquoso | Capta elétrons de RL e sequestro do $Cu^{2+}$, $Fe^{2+}$, $Fe^{3+}$ | |
| | Bilirrubina | Meio aquoso | Capta elétrons de RL, inibe a peroxidação lipídica e protege a membrana de eritrócitos | |
| | HSP | Meio aquoso | Proteção de proteínas diversas dentro das células | |

## Tabela 13.5. Localização, ação e alvos dos antioxidantes não enzimáticos exógenos ou dietéticos

| | | Antioxidante | Localização | Ação | Alvo |
|---|---|---|---|---|---|
| | | Vitamina E (alfatocoferol) | Lipídios e membrana celular e mitocondrial | Inibe a peroxidação lipídica e mantém estáveis membranas celulares | ROOH - $^1O_2$ |
| | | Carotenoides | Lipídios e membrana celular | Atenua a peroxidação lipídica | $^1O_2$ - ROOH |
| Não enzimáticos | Exógenos (dietéticos) | Vitamina C | Meio aquoso, citosol e líquidos extracelulares | Regeneração da vitamina E e proteção do LDL | $OH^•$ - $O_2^{•-}$ |
| | | Zinco | Meio aquoso | Cofator da SOD (Cu-Zn-SOD), proteção de grupamentos sulfidrilas da LDL e inibição da síntese de RL | |
| | | Cobre | Meio aquoso | Cofator da SOD (Cu-Zn-SOD) | |
| | | Selênio | Meio aquoso | Cofator da GPx | |

## QUAL É A FUNÇÃO DA ENZIMA SUPERÓXIDO DISMUTASE?

A SOD constitui uma família de três classes de enzimas que catalisam a dismutação do radical ânion $O_2^{•-}$ em $H_2O_2$ e oxigênio (Fig. 13.12). Essa função da SOD foi descoberta em 1969 por McCord e Fridovich, fato que proporcionou um grande avanço das pesquisas na área da toxicidade do oxigênio. A distribuição da SOD é ubíqua, estando presente em todos os organismos aeróbios. A família da SOD é composta pela Fe-SOD (ferro superóxido dismutase), a CuZn-SOD (cobre zinco superóxido dismutase) e a Mn--SOD (manganês superóxido dismutase). A CuZn-SOD e a Mn-SOD encontram-se em eucariotos e a Fe-SOD, apenas em procariotos.

No citosol de células eucariotas verifica-se a presença da SOD dependentes da ligação com cobre e zinco. A CuZn-SOD citossólica possui duas subunidades, cada uma contendo um átomo de cobre e um átomo de zinco. Contudo, a CuZn-SOD também está presente em fluidos extracelulares, onde é secretada pelas células endoteliais, tendo forma tetramérica, ou seja, com quatro átomos de cobre e quatro átomos de zinco em cada molécula (EC-

-SOD). Dentro das mitocôndrias de células humanas, encontra-se a Mn-SOD. Esta é uma enzima mitocondrial tetramérica, apresentando um átomo de manganês por subunidade.

A SOD é vastamente distribuída pelos diversos órgãos, tais como – em ordem de atividade específica –: fígado, cérebro, testículos, rins, coração, estômago, pulmão e pâncreas. Os eritrócitos apresentam elevada atividade de CuZn-SOD em comparação às plaquetas e ao plasma. Em relação à concentração de seu substrato, o radical ânion superóxido, a concentração de SOD em todos os tecidos é elevada. Entretanto, sua atividade pode variar de acordo com sua localização em um mesmo tecido ou órgão estudado. Em músculos esqueléticos, por exemplo, entre 65% e 85% da atividade total dessa enzima apresenta-se no citosol, enquanto na mitocôndria essa presença está entre 15% e 35%. O tipo de fibra muscular também apresenta valores distintos. Em fibras musculares oxidativas (tipo I), a SOD apresenta maior atividade se comparada a fibras glicolíticas (tipo IIa ou II), muito provavelmente em razão da elevada síntese de radicais ânion superóxido sintetizados em fibras predominantemente oxidativas.

## Qual é a função da enzima catalase?

Presente em todas as células, a CAT é uma hemeproteína que contém quatro grupos heme e está localizada principalmente em peroxissomos do fígado e rins e em microperoxissomos de outras células, não atuando sobre peróxidos orgânicos. Nesse processo, a CAT converte $H_2O_2$ em água e oxigênio na presença de um composto tóxico como o etanol, fenol e ácido fórmico (Fig. 13.12). Para manter a atividade catalítica, a CAT requer ferro férrico ($Fe^{3+}$) como cofator. De forma semelhante à SOD, a atividade da CAT é maior em fibras oxidativas se comparada a fibras glicolíticas. Contudo, por ter baixa afinidade pelo peróxido de hidrogênio, em comparação à GPx, a CAT é mais importante em condições nas quais ocorre a formação de altas concentrações de $H_2O_2$.

## Como atua a enzima glutationa peroxidase?

A GPx é um é um tetrâmero com um átomo que tem selênio como cofator (Se-GPx) por subunidade. A GPx reduz o $H_2O_2$ e hidroperóxidos orgânicos e inorgânicos a água ou álcoois (Fig. 13.12). Para essa função, a GPx utiliza a GSH (glutationa reduzida) como doadora de hidrogênio, o que resulta na formação de GSSG (dissulfeto de glutationa). A GSSG pode ser enzimaticamente reconvertida a GSH pela enzima GR (glutationa redutase), utilizando NADPH (nicotinamida adenina dinucleotídeo). A continuidade desse ciclo catalítico da GPx depende da redução da GSSG pela enzima glutationa redutase utilizando o NADPH que é formado pela via das pentoses.

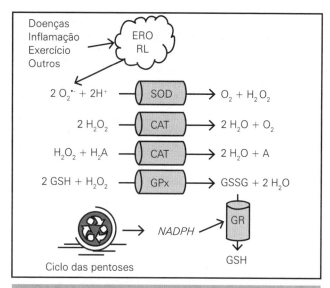

**Figura 13.12** – *Dismutação do ânion $O_2^{\cdot-}$ em $H_2O_2$ e $O_2$ realizada pela SOD. Posteriormente, o $H_2O_2$ é convertido em $H_2O$ e $O_2$, podendo ainda detoxificar substâncias (A), ambas funções realizadas pela CAT. Alternativamente, o $H_2O_2$ pode ser reduzido a $H_2O$ pela GPx.*

A GPx nas células tem cerca de ⅔ de sua atividade localizada no citoplasma e cerca de ⅓, nas mitocôndrias. Essa atividade varia de acordo com o órgão, na seguinte ordem decrescente: fígado, rins, pâncreas, cérebro, coração, pulmão, baço e músculos esqueléticos. A atividade da GPx no citosol de fibras glicolíticas IIa é de aproximadamente 45%, ao passo que na mitocôndria é de aproximadamente 55%. Quando comparada a fibras glicolíticas do tipo IIa, fibras do tipo I apresentam maior atividade da GPx. É provável que essa maior concentração da GPx seja decorrente da maior capacidade de fibras do tipo I sofrerem elevado estresse oxidativo. Tanto a GPx quanto a CAT possuem a mesma função de reduzir o $H_2O_2$. Entretanto, sob condições de menor presença de EROs, a CAT parece ser mais ativada, ao passo que, em situações de elevada síntese de EROs, a GPx mostra ser mais ativada.

## Existe diferença entre GSH e GPx?

Embora tenham nomes similares, a GPx faz parte dos antioxidantes enzimáticos, uma vez que é uma enzima. Diferentemente, o tripeptídio γ-L-glutamil-L-cisteinilglicina, também denominado GSH é o mais importante e em maior concentração antioxidante celular não enzimático do organismo.

Composto por resíduos de cisteína, ácido glutâmico e glicina, a GSH é encontrada em elevadas concentrações nas células. A GSH pode reagir diretamente com espécies reativas do oxigênio, principalmente sequestrando radicais hidroxila e oxigênio singlete, em reações não enzimáticas, bem como pode atuar como doadora de elétrons na redução de peróxidos catalisada pela enzima GPx. De acordo com o tipo celular e o mecanismo envolvido, a GSH protege a membrana das células, mantendo a concentração de muitas proteínas e seus grupamentos -SH (sulfidrilas) na forma reduzida, que são necessários para a síntese antioxidante. Dessa forma, deficiências na síntese de GSH nas células animais têm consequências sérias, como, por exemplo, a lise de eritrócitos.

A GSH também participa do conjunto de ação antioxidante reduzindo o radical tocoferoxil diretamente ou indiretamente pela redução do radical semidihidroascorbato. Como cofator de várias enzimas, a GSH participa em diferentes vias metabólicas, incluindo glioxilase, maleilacetoacetato isomerase e prostaglandina endoperóxido isomerase, além de participar da detoxificação de xenobióticos pela ação da glutationa-S-transferase e remoção de peróxidos via GPx.

Quantitativamente, o fígado é o principal órgão de síntese de GSH, sendo responsável por cerca de 90% do suprimento da GSH circulante em condições fisiológicas. A elevada concentração de GSH hepática é devida, principalmente, à alta atividade da glutationa redutase nesse órgão. No fígado, a presença de compostos que são transformados em ácidos mercaptúricos, como o paracetamol, diminui a concentração de GSH e, consequentemente, a capacidade do fígado em eliminar peróxidos pela ação da GPx também diminui. Dessa forma, a geração de grandes quantidades de peróxido de hidrogênio pelas células pode promover um acúmulo de GSSG. A autoxidação da GSH pode ser catalisada também por íons de ferro ou cobre, levando à formação do radical tiil como intermediário e à posterior geração de GSSG, radical $O_2^{\cdot-}$, $OH^{\cdot}$ e $H_2O_2$, como produtos. Essas espécies reativas podem estar envolvidas em alguns efeitos tóxicos da GSH observados *in vitro*.

Em situações de doença ou exercícios físicos prolongados, o fígado exporta GSH para o plasma sob influência hormonal, em especial de glucagon, vasopressina e catecolaminas. O tecido muscular é responsável pela elevada captação de GSH do plasma, principalmente com a finalidade de compensar o aumento da produção de espécies reativas. No entanto, a síntese de GSH depende da concentração de cisteína, glicina e principalmente do glutamato (Fig. 13.13). O glutamato representa a primeira e provavelmente a mais importante etapa na síntese dos compostos integrantes da GSH e este, por sua vez, é dependente da disponibilidade e transporte de glutamina para dentro da célula. É importante salientar que alternativas de aumentar a concentração de GSH corporal por meio de sua suplementação ou de glutamato são pouco eficazes e podem ser tóxicas. Estudos demonstram que a suplementação com glutamina pode representar uma opção eficaz, além da gradual e regular realização de exercícios físicos.

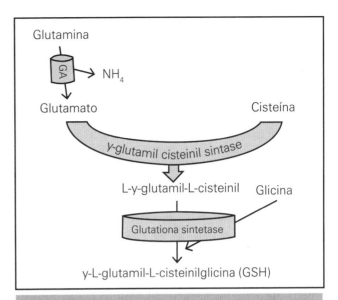

**Figura 13.13** – *A via de síntese da GSH envolve três aminoácidos como precursores.*

## Qual o papel da vitamina C no sistema antioxidante?

A vitamina C é uma vitamina hidrossolúvel que possui funções antioxidantes, principalmente em fluidos extracelulares, embora também tenha papel essencial no citosol de células. Em tecidos nos quais a síntese de espécies reativas é mais elevada, a concentração de vitamina C é comumente mais abundante.

O ácido ascórbico é necessário *in vivo* como cofator de enzimas, o que inclui as hidroxilases de prolina e lisina, envolvidas na biossíntese do colágeno e a dopamina-beta-hidroxilase, que converte a dopamina em adrenalina. Por seu baixo potencial redutor, o ascorbato reage como um antioxidante com a maior parte dos compostos reativos radicalares formados em sistemas biológicos. Em fluidos extracelulares, a vitamina C pode neutralizar espécies reativas, principalmente radicais hidroxila ($OH^{\cdot}$), ânion $O_2^{\cdot-}$, $LOO^{\cdot}$ (peroxilas) e $RO^{\cdot}$ (alcoxilas). No citosol, a vitamina C tem ação conjunta com a vitamina E e a GSH, regenerando esses compostos de sua forma oxidada após a interação com as espécies reativas.

A oxidação unieletrônica do ascorbato resulta na formação do radical ascorbil. Essa ação antioxidante do ascorbato é importante para regenerar o radical tocoferil a alfatocoferol, preservando a capacidade antioxidante desse último nas membranas biológicas. Cabe salientar que, alternativamente ao ascorbato, o betacaroteno também pode ser efetivo contra a peroxidação lipídica e contra a lesão produzida pelo estresse oxidativo ao DNA, interagindo com o radical alfatocoferil. O radical ascorbil é um radical relativamente estável e atóxico, podendo ser inativado pela GSH (Fig. 13.14). Nessa reação, o radical ascorbil pode sofrer uma dismutação com a formação de ascorbato ou deidroascorbato. Esse último pode ser novamente reduzido a ascorbato pela enzima deidroascorbato redutase em diversas espécies (Fig. 13.14). Em leucócitos, por exemplo, o radical ascorbil interage com o radical -S• (tiil) e combina-se com o ácido hipocloroso, potente oxidante produzido pela enzima MPO (mieloperoxidase) em leucócitos ativados durante processos inflamatórios.

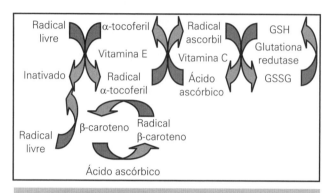

**Figura 13.14** – *Ação sinérgica entre antioxidantes.*

## Como a vitamina C é absorvida?

As plantas e várias espécies animais são capazes de sintetizar a vitamina C a partir da glicose, mas o homem, durante sua evolução, perdeu uma das enzimas necessárias para a sua síntese, devendo obtê-la a partir da dieta. Em alimentos, a vitamina C pode estar sob duas formas biologicamente ativas, o ácido ascórbico e o ácido deidroascorbato. Após a ingestão de alimentos contendo tanto ácido ascórbico quanto ácido deidroascorbato, ambos são absorvidos pelo trato gastrointestinal. A membrana luminal dos enterócitos apresenta um cotransporte de sódio-ascorbato e uma via de difusão facilitada para o ácido deidroascorbato. O transportador de sódio-glicose (SGLT 1) permite a entrada rápida de glicose, o que estimula a absorção de ácido ascórbico a partir do lúmen intestinal. Já o ácido deidroascorbato, após ser absorvido para o compartimento citosólico dos enterócitos, é reduzido para ascorbato pela enzima deidroascorbato redutase. Por meio de transportador específico, ainda pouco conhecido, os enterócitos liberam o ascorbato para a corrente sanguínea (Fig. 13.15).

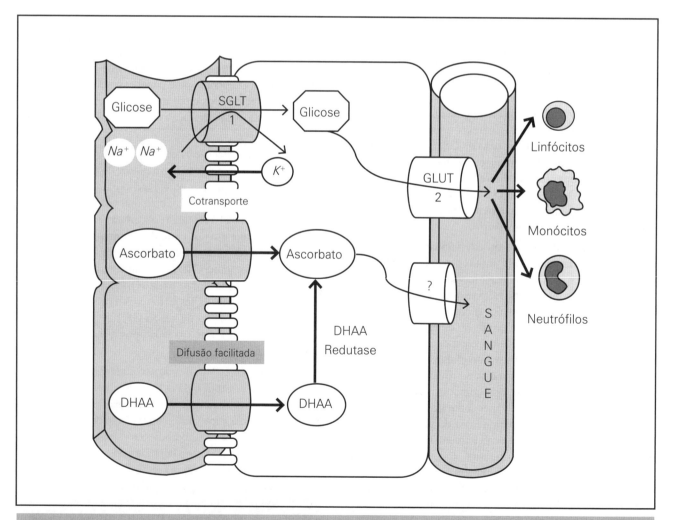

**Figura 13.15** – *Modelo de transporte de vitamina C em enterócitos.*

## A VITAMINA C INTERAGE COM METAIS?

A natureza exata da reação química e bioquímica de Fenton com intermediários metabólicos é estudada e discutida há bastante tempo. Íons metais de transição, tais como o cobre e o ferro, facilmente podem catalisar a oxidação do ácido ascórbico em soluções aquosas, gerando espécies reativas.

Pela reação de Fenton, o AscH$^-$ (ascorbato) reage com íons $Fe^{3+}$ produzindo íons $Fe^{2+}$ e radicais Asc$^{•-}$ (ascorbato). Posteriormente, o $Fe^{2+}$ reage com $H_2O_2$, formando novamente $Fe^{3+}$ e dois radicais OH$^•$ (Fig. 13.16A).

O mecanismo da reação do ácido ascórbico com íons metais, entretanto, pode diferir quando em fluido extracelular comparado ao sangue. Em fluidos extracelulares, a molécula de ácido ascórbico doa um elétron ao $Fe^{3+}$, produzindo $Fe^{2+}$ e radical Asc$^{•-}$. Esse complexo doa então um elétron ao oxigênio molecular, formando ânion $O_2^{•-}$, que, consequentemente, irá sofrer dismutação e promover a síntese de $H_2O_2$. Dessa forma, cabe salientar que a associação de ácido ascórbico com metais de transição deve ser evitada e sua elevada ingestão pode promover estresse oxidativo. No sangue, a mesma reação é tamponada ou inibida. Por exemplo, a síntese de radicais ascorbato é inibida por proteínas ligantes de eritrócitos ou proteínas abundantes no plasma e que não se difundem no espeço extracelular. Enzimas presentes nos eritrócitos, tais como a glutationa peroxidase e a catalase, eliminam o $H_2O_2$ de tal forma que esse não é detectável no sangue. Contudo, esse mecanismo ainda é pouco esclarecido (Fig. 13.16B).

## A VITAMINA E É UM ANTIOXIDANTE?

A vitamina E é composta por uma família de oito compostos lipossolúveis, com elevada capacidade antioxidante. Os membros da família da vitamina E se diferenciam estruturalmente em quatro tocoferóis ($\alpha, \beta, \gamma, \delta$) e quatro tocotrienóis ($\alpha, \beta, \gamma, \delta$ – Fig. 13.17). As duas séries de compostos com estruturas químicas diferentes da vitamina E que compreendem os tocóis e os trienóis se distinguem pelo grau de saturação da cadeia lateral. A palavra tocoferol origina-se do grego *tokos*, que significa parto. As primeiras citações da palavra datam do início do século, durante estudos relacionando nutrição e fertilidade, nos quais foi demonstrado que a vitamina E restaurava a fertilidade de animais com deficiência dessa vitamina por causa de uma dieta contendo lipídios peroxidados.

Pelo fato de serem lipossolúveis, os tocoferóis, principalmente o alfatocoferol, que é a forma mais ativa, eficaz e abundante da família da vitamina E, acumula-se no interior das membranas celulares e mitocondriais, protegendo-as contra possíveis processos de peroxidação lipídica. Neste exemplo, a peroxidação lipídica pode ser inibida ou atenuada pela reação direta do alfatocoferol com o oxigênio singlete e o ânion superóxido. Estas propriedades do alfatocoferol se devem ao fato da posição orto dos seus grupos metílicos, o que o torna um melhor doador de hidrogênio (Fig. 13.18).

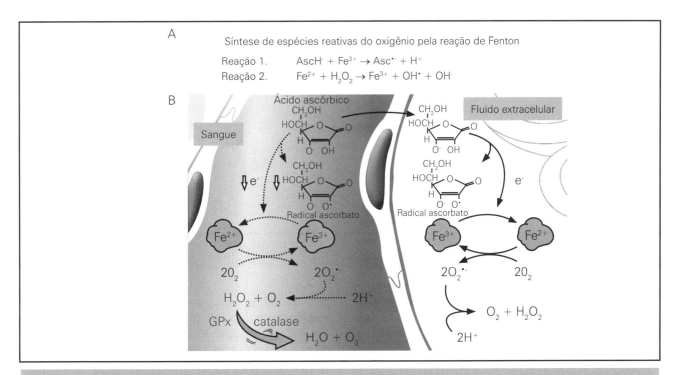

**Figura 13.16** – *Reação de Fenton envolvida com o ácido ascórbico. (A) Mecanismos propostos da formação de radicais ascorbato e peróxido de hidrogênio tanto em fluidos extracelulares quanto no sangue (B). Fonte: adaptado de Chen et al. (2007).*

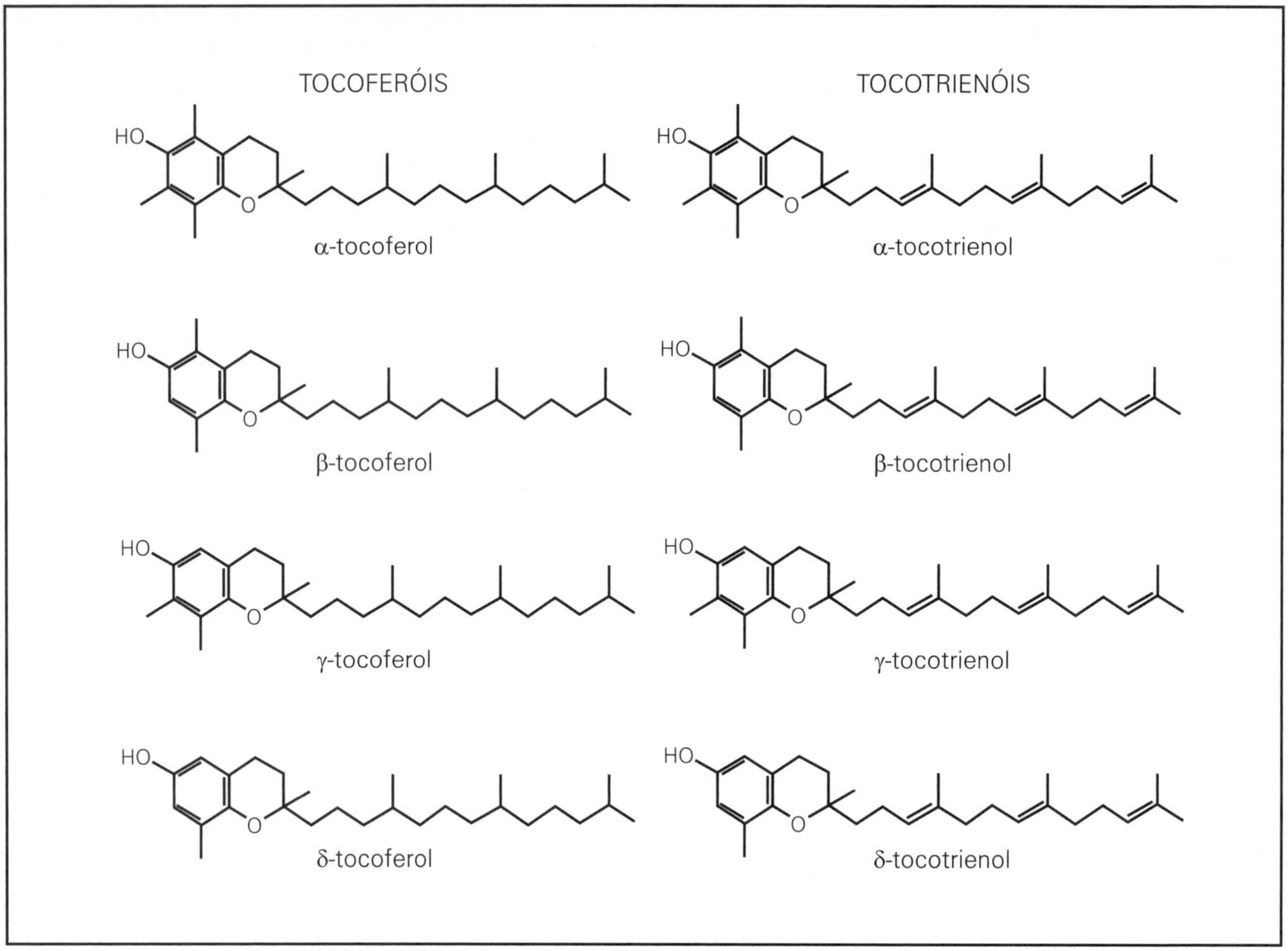

**Figura 13.17** – *Estruturas químicas dos tocoferóis e dos tocotrienóis.*

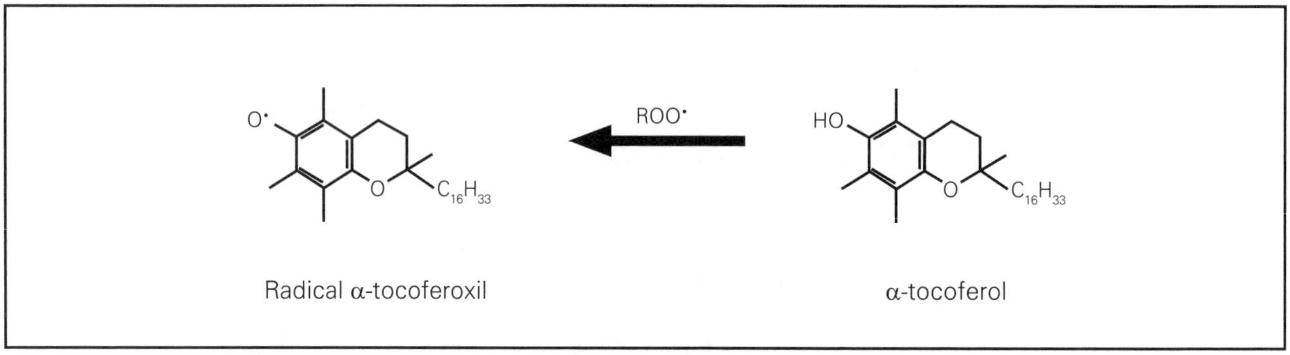

**Figura 13.18** – *Oxidação do alfatocoferol com um radical ROO• (peroxila), tornando-se o radical alfatocoferoxil.*

No plasma sanguíneo, os tocoferóis são transportados por lipoproteínas, principalmente pela LDL. As membranas mitocondriais contêm, em média, uma molécula de alfatocoferol por 2.100 moléculas de fosfolipídios. Isso é importante, uma vez que a estrutura molecular da vitamina E permite o bloqueio do processo de iniciação da peroxidação lipídica evitando a formação de oxigênio singlete, radicais superóxido e hidroxilas advindas da oxidação da LDL em membranas e no sangue. Apesar disso, o principal efeito antioxidante da vitamina E em membranas biológicas é a interrupção da fase de propagação da peroxidação lipídica. Neste, a vitamina E doa um átomo de hidrogênio para os radicais peroxila e alcoxila derivados da oxidação dos ácidos graxos, o que impede a propagação da cadeia radicalar. A tabela 13.6 apresenta ainda outros efeitos protetores importantes da vitamina E em lipoproteínas e diferentes tipos celulares envolvidos com o processo de aterogênese.

## Tabela 13.6. Efeitos da vitamina E ligados ao processo de aterogênese

| Alvo | Função biológica |
| --- | --- |
| LDL | Inibe a oxidação |
| Lipoproteínas | Inibem a formação da trombina |
| Células endoteliais | Potencializam a síntese de prostaciclinas |
| | Regulam a expressão citosólica da fosfolipase A2 e ciclo-oxigenases |
| | Reduzem a expressão de moléculas de adesão induzidas pela oxidação da LDL |
| | Inibem os agosnistas que promovem a adesão de monócitos |
| Células musculares lisas | Inibem a proliferação |
| Plaquetas | Inibem a adesão, a agregação e a reação de liberação de plaquetas |
| Neutrófilos | Reduzem a síntese de leucotrienos |
| Monócitos | Reduzem adesão de monócitos |

Uma vez tendo perdido o hidrogênio, a vitamina E passa para sua forma oxidada, como radical tocoferil, que necessita da interação com outros diversos antioxidantes que têm a capacidade de neutralizar a reação e regenerar a vitamina E de sua forma oxidada. O radical tocoferil é pouco reativo e não oxida os ácidos graxos das membranas. Porém, se o processo de peroxidação lipídica for muito intenso, o alfatocoferol da membrana será completamente convertido ao radical tocoferil, perdendo sua ação antioxidante. Dessa forma, o radical tocoferil deve ser regenerado por substâncias como o ácido ascórbico, a GSH, o betacaroteno ou ácido lipoico, que o reduzem novamente a alfatocoferol.

Em razão do importante papel antioxidante, a deficiência de vitamina E em tecidos de animais promove maior índice de peroxidação lipídica e os animais tornam-se mais sensíveis à ação tóxica do oxigênio. Entretanto, a deficiência de alfatocoferol por períodos curtos na dieta de humanos adultos não promove sinais agudos de doenças, provavelmente pela ação de outros mecanismos de proteção antioxidante ou pela regeneração do alfatocoferol das membranas pela vitamina C. A depleção dos depósitos de vitamina E no organismo pode ocorrer, em adultos, em casos de anormalidades na absorção intestinal de gorduras e distúrbios do metabolismo lipídico (abetalipoproteinemia). O que também promove um desequilíbrio e aumenta a necessidade da ingestão da vitamina E é uma dieta com alto teor de ácidos graxos poli-insaturados.

## O que são os tocotrienóis?

Os tocotrienóis, que diferem dos tocoferóis por apresentarem uma cadeia lateral poli-insaturada (Fig. 13.17), estão presentes normalmente em diversos cereais, o que inclui a cevada, aveia e óleos vegetais. Esses compostos atuam principalmente como antioxidantes e podem inibir a síntese do colesterol.

## Existem evidências positivas da suplementação com vitamina E?

Uma vez que a vitamina E é um dos antioxidantes mais abundantes na natureza e tem capacidade de proteger membranas celulares contra a peroxidação lipídica ou mesmo pode influenciar a expressão gênica de proteínas que regulam o estado redox celular e, consequentemente, o estresse oxidativo, estudos têm avaliado o efeito da suplementação com alfatocoferol tanto na doença como no exercício.

Estudos epidemiológicos demonstraram uma relação entre a elevada ingestão de vitamina E e um risco mais baixo para o desenvolvimento de doenças cardíacas coronarianas. Isso pode ser decorrente do fato de a vitamina E e de outros antioxidantes lipossolúveis inibirem o oxidação da LDL, o que atenuaria o processo aterogênico dessa lipoproteína. Em estudos experimentais de indução de lesão oxidativa por processo de isquemia e reperfusão, a vitamina E tem mostrado efeitos benéficos antioxidantes. Uma vez que os níveis plasmáticos de vitamina E em neonatos prematuros são frequentemente baixos, a suplementação com vitamina E tem mostrado resultados positivos principalmente na síndrome hemolítica da prematuridade, assim como na redução da de retinopatias.

Em estudos envolvendo modelos experimentais submetidos a exercícios físicos, a suplementação com alfatocoferol tem reduzido as concentrações de hidroperóxidos lipídicos e outros indicadores de estresse oxidativo, tal como o MDA (malondialdeído) no plasma e nas fibras musculares tanto predominantemente oxidativas quanto glicolíticas. Esse efeito também pode ser verificado em humanos suplementados por diversas semanas com alfatocoferol. Nestes, a suplementação reduziu por até 24 horas após exercício de corrida em elevada intensidade a concentração plasmática de MDA.

Ainda que pareça uma solução para reduzir o estresse oxidativo, seja ele induzido por exercícios ou em doenças, outros estudos com a suplementação de vitamina E não observaram os mesmos efeitos benéficos e antioxidantes. Adicionalmente, alguns trabalhos verificaram efeitos pró-oxidantes decorrentes da suplementação com alfatocoferol. Tal fato pode ser explicado pela própria ação antioxidante desse composto, em que o alfatocoferol temporariamente se torna radical alfatocoferol. Assim, na ausência ou menor ação de outro antioxidante, como o ácido ascórbico, o radical alfatocoferol adquire efeito pró-oxidativo.

A ingestão de altas doses de vitamina E por via oral, embora não recomendada, não parece ter efeitos tóxicos, provavelmente pelo fato de a maior parte ser eliminada pelas fezes. Entretanto, foi demonstrado *in vitro*, que concentrações muito altas ou muito baixas de vitamina E podem diminuir a capacidade dos leucócitos de fagocitar bactérias pela inibição da produção de radicais superóxido, importantes para oxidar a membrana de patógenos (*burst* oxidativo).

## EXISTEM EFEITOS NÃO ANTIOXIDANTES DA VITAMINA E?

Muitos estudos com vitamina E demonstram interesse em verificar efeitos antioxidantes dessa vitamina, entretanto, o papel da vitamina E não se restringe à sua ação antioxidante. Diversos grupos de pesquisa têm estudado intensamente os efeitos da vitamina E sobre a sinalização celular, especialmente em relação à PKC (proteína quinase C). A PKC é o nome dado a uma família de proteínas quinase (função enzimática) intracelular. A ativação ou desativação de uma variedade de funções celulares é decorrente de fosforilações e sinalizações dependentes da PKC. O alfatocoferol parece inibir a proliferação de células musculares lisas, diminuindo a atividade da PKC e controlando a expressão de genes da alfatropomiosina. Cabe salientar que essas funções não estão relacionadas aos efeitos antioxidantes da vitamina E. Os efeitos do alfatocoferol na inibição da PKC têm sido observados tanto em plaquetas e monócitos de humanos quanto rins de modelos experimentais diabéticos.

O mecanismo da inibição da PKC promovida pelo alfatocoferol é atribuído em parte por atenuar a síntese de diacilglicerol na membrana de células. O diacilglicerol é um lipídio que promove translocação e ativação da PKC. Novamente, é importante ressaltar que esse efeito não é diretamente relacionado à capacidade antioxidante do alfatocoferol, embora ocorra sua interação com a membrana ou estruturas ligadas a ela. Os efeitos não antioxidantes do alfatocoferol, sejam eles ligados à PKC ou outras proteínas, como a fosfolipase A2 e ciclo-oxigenases, elevam a capacidade de vasodilatação e reduzem a adesão plaquetária, o que é importante em indivíduos com risco cardíaco.

## O QUE SÃO CAROTENOIDES?

Os carotenoides são pigmentos presentes nos tecidos fotossintéticos de vegetais e alguns micro-organismos, conferindo-lhes coloração brilhante amarela, laranja ou vermelha. Geralmente os carotenoides são tetraterpenoides de quarenta átomos de carbono (Fig. 13.19). Por não serem sintetizados por animais, devem ser adquiridos pelo organismo humano através da dieta, principalmente pela ingestão de frutas e legumes. Os carotenoides são classificados como: 1) carotenoides hidrocarbonetos com terminações específicas; e 2) carotenoides oxigenados, conhecidos como xantofilas.

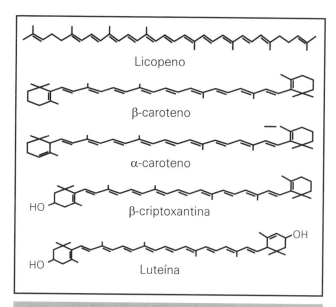

**Figura 13.19** – *Estrutura de alguns principais carotenoides.*

São exemplos de carotenoides hidrocarbonetos o licopeno, com dois grupos terminais acíclicos, e o betacaroteno, com dois grupos cicloexenos. São exemplos de xantofilas a luteína, a zeaxantina, a espiriloxantina e as quinonas. É importante ressaltar que o betacaroteno é considerado o mais potente dos carotenoides, ao passo que os demais, como o licopeno e a luteína, embora apresentem interessantes funções antioxidantes, não têm a mesma atividade.

Cerca de seiscentos carotenoides já foram identificados na natureza, quarenta deles estão presentes na dieta de seres humanos. Porém somente 14 carotenoides podem ser encontrados no sangue e tecidos humanos, seja na forma como foi ingerido, seja como metabólito. Estudos epidemiológicos têm associado a elevada ingestão de carotenoides à redução da incidência de doenças crônicas. Entretanto, os mecanismos desses efeitos ainda são pouco conhecidos, isso porque alguns carotenoides podem ser convertidos a retinoides, tal como a pró-vitamina A, e outros têm ação na modulação da atividade enzimática de lipo-oxigenases, envolvidas no processo inflamatório e sistema imunológico. Outros, além ter propriedades similares à pró-vitamina A, têm efeitos na ativação e expressão de genes envolvidos com a produção da proteína conexina 43, que é um integrante de junções de hiato (*gap junctions*) necessárias na comunicação celular. Cabe salientar que os estudos epidemiológicos que demonstram esses diversos efeitos protetores dos carotenoides envolvem o consumo de frutas e legumes por seres humanos, o que não configura necessariamente um efeito isolado do nutriente, mas talvez do alimento como um todo. A tabela 13.7 lista algumas das principais fontes alimentares de carotenoides.

## Tabela 13.7. Principais fontes de carotenoides

| Carotenoide | Fonte |
| --- | --- |
| Licopeno | Tomate e derivados do tomate |
| | Melancia |
| | Mamão |
| | Goiaba |
| Betacaroteno | Cenoura |
| | Damasco |
| | Pimenta vermelha |
| | Couve |
| | Espinafre |
| | Brócolis |
| Alfacaroteno | Cenoura |
| | Couve |
| | Abóbora |
| | Milho |
| | Pimentão amarelo |
| Luteína com zeaxantina | Couve |
| | Espinafre |
| | Brócolis |
| | Ervilha |
| | Alface |
| | Milho |
| | Gema de ovo |
| Alfacriptoxantina | Abacate |
| | Laranja |
| | Mamão |
| | Maracujá |
| | Pimenta |
| | Caqui |

Fonte: modificado de Voutilainen et al., (2006).

O carotenoide precursor de retinol possui pelo menos um anel de betaionona não substituído, com cadeia lateral poliênica e com um mínimo de 11 carbonos (Fig. 13.20). A conversão do betacaroteno para vitamina A (retinol) é catalisada pela enzima 15'15'-dioxigenase nas células intestinais e hepáticas, sendo esse carotenoide o mais abundante em alimentos e o que apresenta a maior atividade de vitamina A. Essa conversão tem como primeiro intermediário o retinal, o qual pode ser convertido de forma reversível a retinol (vitamina A) ou irreversível a ácido retinoico (Fig. 13.21). Essa clivagem ocorre no centro da molécula do betacaroteno e é conhecida como clivagem simétrica. Outra forma de conversão é por meio da clivagem assimétrica, em que são formados beta-apocarotenais, que podem ser convertidos posteriormente a retinal.

Uma vez que a conversão de betacaroteno à vitamina A é controlada por um mecanismo homeostático que limita a conversão a retinol, pessoas que ingerem alimentos ricos em vitamina A, tais como leite e derivados, a taxa de conversão de betacaroteno à vitamina A é mais baixa. Os carotenoides mais hidrofóbicos, como o betacaroteno e o licopeno, são transportados no plasma pelas lipoproteínas LDL, VLDL (lipoproteína de muito densidade baixa) e HDL (lipoproteína de baixa densidade), enquanto os carotenoides mais polares, como a luteína e a zeaxantina, são transportados por outras proteínas. A distribuição dos carotenoides e tocoferóis também difere entre as diversas subfrações das lipoproteínas. Os carotenoides transportados pelas lipoproteínas concentram-se principalmente nos tecidos com maior número de receptores da LDL, como o fígado, as glândulas adrenais e os testículos. Os carotenoides polares concentram-se mais na retina, principalmente na mácula, onde têm como função suprimir espécies excitadas de oxigênio, tal como o oxigênio singlete, geradas pela luz, protegendo as células fotorreceptoras da retina.

## QUAL É A AÇÃO ANTIOXIDANTE DOS CAROTENOIDES?

As ações antioxidantes dos carotenoides são baseadas na sua capacidade de suprimir o oxigênio singlete e sequestrar radicais livres, principalmente peroxilas. Esse efeito se deve à capacidade dos carotenoides de dissipar a energia recém-adquirida por meio de várias interações com solventes, assim, regenerando o carotenoide original excitado, que pode ser reutilizado para novos ciclos de sequestro de oxigênios singlete.

A capacidade antioxidante dos carotenoides depende do número de duplas ligações na molécula, mas também é influenciada em menor extensão pelos grupos terminais (cíclico ou acíclico) presentes nos carotenoides ou pela natureza de seus substitutos contendo grupamentos cíclicos. Dentre os carotenoides, o licopeno, que possui 11 duplas ligações conjugadas e duas não conjugadas, é o composto mais eficiente em sequestrar oxigênios singletes. Esse papel do licopeno é considerado essencial na redução da peroxidação lipídica. Já o betacaroteno é um eficiente sequestrador de radicais peroxilas, principalmente em condições de baixa tensão de oxigênio, observadas em condições fisiológicas. Esse efeito também pode ser observado em outros carotenoides, mas com menor atividade, o que reduz a peroxidação lipídica tanto de membranas quanto de lipoproteínas.

**240** Nutrição: Fundamentos e Aspectos Atuais

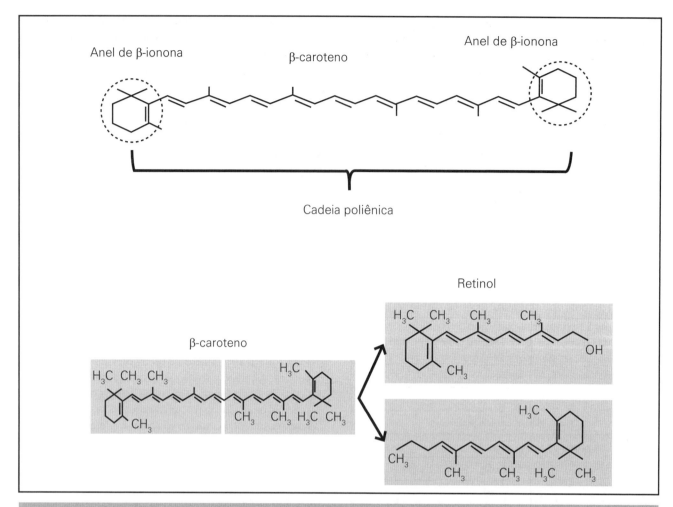

**Figura 13.20** – *Estrutura química e clivagem do betacaroteno.*

**Figura 13.21** – *Clivagem simétrica e assimétrica do betacaroteno.*

A interação dos carotenoides com radicais peroxilas pode ocorrer mesmo via radicais de betacaroteno. Esses radicais de betacaroteno têm demonstrado ser estáveis e relativamente não reativos, posteriormente reagindo com outros radicais livres. Diferentemente da vitamina E, o betacaroteno não altera a produção de radical superóxido pelas células fagocíticas. O efeito anticarcinogênico dos carotenoides foi constatado em diversos sistemas *in vitro* e em modelos experimentais com animais. No entanto, a relação entre as funções antioxidantes dos carotenoides e seus efeitos em diversos modelos experimentais de carcinogênese ainda deve ser elucidada, podendo outros mecanismos de ação estar envolvidos.

## AS UBIQUINONAS SÃO ANTIOXIDANTES?

As ubiquinonas são compostos lipofílicos cuja principal função é atuar como componentes redox dos sistemas de transporte de elétrons transmembrana, como na cadeia respiratória mitocondrial. Entretanto, as ubiquinonas nas suas formas reduzidas, ubiquinóis, podem atuar como antioxidantes, seja *in vivo*, seja *in vitro*. Em membranas biológicas, os ubiquinóis com cadeias isoprenoides curtas, $Q_1$-$Q_4$ respectivamente, são inibidores muito mais potentes da peroxidação lipídica do que os homólogos com cadeias mais longas, $Q_5$-$Q_{10}$. As diferenças no poder antioxidante dos ubiquinóis nas membranas depende principalmente das diferenças de partição entre as membranas, da mobilidade intramembrana e da distribuição não uniforme nas membranas. O ubiquinol 10, que é a forma reduzida da coenzima $Q_{10}$, encontra-se distribuído tanto na membrana plasmática quanto nas membranas intracelulares, sendo também um antioxidante importante para a proteção das lipoproteínas, inclusive da LDL.

Conhecida como coenzima $Q_{10}$ ($CoQ_{10}$), pode atuar também sobre radicais peroxil. De forma indireta, a $CoQ_{10}$ está envolvida na regeneração das vitaminas C e E dentro da célula. Os efeitos antioxidantes da $CoQ_{10}$ têm sido encontrados em doenças cardiovasculares, câncer e processos apoptóticos celulares.

## O ZINCO TEM PAPEL ANTIOXIDANTE?

O papel do zinco na proteção antioxidante celular deve-se ao fato de esse mineral, assim como o Cu, ser um importante cofator da enzima SOD. Além disso, o zinco exerce função catalítica ou estrutural em mais de duzentas enzimas em mamíferos. Muitas enzimas que são influenciadas pelo zinco participam do metabolismo de macronutrientes e divisão celular. O zinco também desempenha função antioxidante por meio de sua capacidade de competição com o Fe e o Cu, ambos metais redox reativos, ligando-se a sítios específicos de proteínas nas membranas das células. A síntese de proteínas, conhecidas como metalotioneínas, depende da disponibilidade de zinco. Esse efeito também é classificado como antioxidante, pois impede o sequestro de elétrons desses substratos e a propagação da peroxidação lipídica.

Em membranas, principalmente de eritrócitos, a disponibilidade de zinco está relacionada à fluidez, canais de transporte de sódio e de cálcio e balanço hídrico e osmótico celular. Esse efeito exercido pelo zinco tem sido explicado pela sua capacidade de manter grupamentos SH (sulfidrilas) em sua forma reduzida, o que contribui para a proteção antioxidante, tal como a GSH.

## O QUE SÃO AS METALOTIONEÍNAS?

A síntese de uma família de proteínas, conhecidas como metalotioneínas, depende da disponibilidade de zinco. As metalotioneínas possuem baixo peso molecular (6.000 a 7.000 kDa) e são ricas em resíduos de cisteína (25% a 30%), sem ligações dissulfeto e com capacidade de ligação de cinco a sete átomos de zinco por molécula. Verifica-se presença das metalotioneínas tanto no citoplasma e no núcleo celular, principalmente no fígado, quanto nos rins e no intestino.

As metalotioneínas são proteínas ricas em cisteína e têm a capacidade de ligar íons metálicos como $Zn^{2+}$ (zinco), $Cu^{2+}$ (cobre), $Cd^{2+}$ (cádmio) e $Hg^{2+}$ (mercúrio), pela associação desses íons com os grupos $^-$SH (tiol) da cisteína. Esse efeito inibe reações de propagação de espécies reativas, uma vez que competem pela ligação seletiva dos íons metais pró-oxidantes. Assim, as metalotioneínas impedem que o oxigênio singlete, o radical superóxido e o radical hidroxila interajam com íons cobre ou mesmo a membrana celular e nuclear. A indução das metalotioneínas em animais diminui a toxicidade de alguns compostos como a adriamicina e aumenta a resistência aos efeitos da radiação ionizante. Outras funções propostas para as metalotioneínas incluem o armazenamento de metais pesados sob forma não tóxica e a regulação do metabolismo celular do cobre e zinco, assim como da absorção intestinal desses metais.

Cabe salientar que alimentos de origem animal, ricos em proteínas de alto valor biológico, são importantes fontes de zinco biodisponível. A baixa ingestão de alimentos ricos em zinco ou mesmo uma quantidade elevada de fitatos em cereais, leguminosas e oleaginosas podem diminuir a absorção intestinal de zinco, fato que tem ocasionado a necessidade da suplementação, principalmente em atletas ou indivíduos idosos. Contudo, quantidades muito elevadas ou por período prolongado podem ter efeitos tóxicos e reduzir a absorção de outros minerais, além de não promover maior aumento das metalotioneínas.

## OS ANTIOXIDANTES ESTÃO SOMENTE DENTRO DAS CÉLULAS?

Os antioxidantes não estão somente dentro das células, eles estão também em fluidos extracelulares como o plasma sanguíneo, fluido cefalorraquidiano, fluido sinovial e plasma seminal (Fig. 13.22). Em meios extracelulares, a atividade da catalase, superóxido dismutase e glutationa peroxidase é bai-

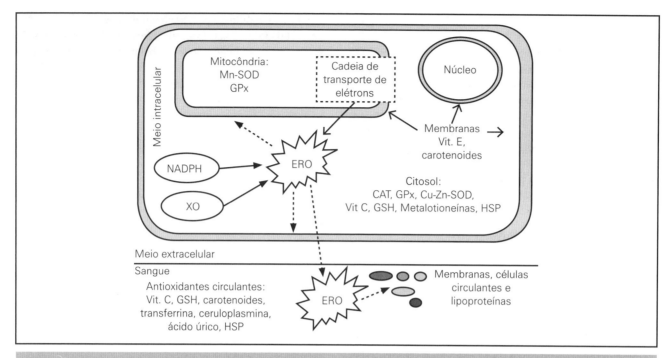

**Figura 13.22** – *Principais sítios de síntese de espécies reativas, suas possíveis interações com membranas celular, nuclear e mitocondrial. Localização de antioxidante nos diferentes compartimentos celulares e no sangue.*

xa, assim como é baixa a concentração de GSH. No sangue, principalmente a formação do radical OH•, pode ser inibida por substâncias que quelam metais de transição, o que evita a ocorrência da reação de Fenton. As proteínas plasmáticas com maior importância antioxidante e que têm sítios ligantes para metais são a transferrina e a ceruloplasmina.

A transferrina plasmática tem apenas de 20% a 30% dos seus sítios ligantes ocupados pelo $Fe^{3+}$, significando que em condições normais não ocorre a presença de $Fe^{3+}$ livre no plasma. O ferro ligado à transferrina ou à lactoferrina, secretada pelas células fagocíticas, não catalisa a formação do radical hidroxila e não promove peroxidação lipídica. Por outro lado, a hemoglobina, em algumas condições, pode estimular a peroxidação lipídica, seja por sua decomposição e liberação de ferro, seja por interação direta de peróxidos com a proteína. O grupo heme também pode catalisar a peroxidação lipídica. A ligação da hemoglobina livre à haptoglobina e do heme à hemopexina diminui a possibilidade de o ferro presente nesses compostos estimular a peroxidação lipídica.

## A ALBUMINA TEM AÇÃO ANTIOXIDANTE?

Uma vez que possui sítios de ligação para os íons cobre, o que inibe a peroxidação lipídica e a formação do radical hidroxila, a albumina tem ação antioxidante. A molécula de albumina pode ser alterada pelas reações radicalares que ocorrem em sua superfície, principalmente pela interação com grupos sulfidrilas. A albumina também atua como sequestrador do ácido hipocloroso liberado pela atividade da mieloperoxidase de leucócitos, o que reduz a interação desse agente altamente oxidante com alvos mais importantes, tais como a alfa-l-antiprotease (alfa-l-antitripsina) ou mesmo células adjacentes saudáveis. Entretanto, a concentração plasmática de albumina é elevada e seu *turnover* é rápido, o que torna seus efeitos pouco significativos biologicamente. Esse efeito antioxidante direto da albumina é verificável *in vitro*. Porém, a hipoalbuminemia pode aumentar o estresse oxidativo, não em razão do efeito antioxidante da albumina, mas por sua participação na síntese da GSH, que necessita de grupamentos tióis contidos na albumina. Ainda outros mecanismos, independentes dessa nova síntese de GSH, são influenciados pelos tióis da albumina, mas esses mecanismos ainda são pouco conhecidos.

## O QUE É A BILIRRUBINA E QUAL SUA AÇÃO ANTIOXIDANTE?

A bilirrubina é uma proteína biliar produzida a partir do metabolismo heme da hemoglobina. O grupamento heme livre, que é tóxico, é degradado mediante a clivagem por HO (hemeoxigenases). Existem duas formas principais de HO: a primeira é a HO1 (heme-oxigenase-1), que ocorre em muitos tecidos, mas é mais abundante no baço, onde é ativada por heme advindo da degradação de eritrócitos. Já a HO2 (heme-oxigenase-2) é constitutiva e está em maior concentração no cérebro e testículos. Nesses locais, a formação de monóxido de carbono promove a abertura do anel heme gerando a biliverdina, que é rapidamente reduzida à bilirrubina. Embora possa reagir e inativar espécies reativas, a concentração de bilirrubina em tecidos (aproximadamente de 20 a 50 nM) é muito inferior à síntese de espécies reativas, tendo sua maior participação antioxidante no sangue, longe dos principais sítios de síntese de espécies reativas. Entretanto, a albumina, que na circulação sanguínea transporta ácidos graxos livres, pode sofrer oxidação de agentes iniciadores da peroxidação lipídica. Acredita-se que a bilirrubina ligada à albumina seja importante para evitar essa interação oxidativa.

## O ÁCIDO ÚRICO TEM ATIVIDADE ANTIOXIDANTE?

O ácido úrico é o produto final do metabolismo das purinas em células humanas. Mediante estímulos de estresse, o ácido úrico tem sua concentração plasmática aumentada. Alguns estudos demonstram que o ácido úrico representa grande parte (> 50%) da capacidade antioxidante plasmática. Dentre as funções exercidas por esse antioxidante está a proteção da oxidação de membranas celulares, especialmente de eritrócitos e DNA. Quando disponível no plasma ou em células musculares, o ácido úrico pode sequestrar radical hidroxila, radicais peroxila, oxigênio singlete, ozônio e ácido hipocloroso, tendo ainda a capacidade de quelar cobre e ferro. Assim como o ascorbato e a GSH, o ácido úrico forma radicais livres menos reativos ao reagir com o radical hidroxila.

## QUAL A ATIVIDADE ANTIOXIDANTE DO SELÊNIO?

Pesquisando agentes tóxicos no ano de 1817, o químico sueco Jons Jakob Berzelius identificou um mineral durante uma fase da oxidação do ácido sulfúrico que, posteriormente, foi dado o nome de selênio. Mais de um século depois, pesquisadores descobriram que o selênio era essencial para células e para a saúde animal, uma vez que pequenas quantidades do mineral apresentavam uma ação protetora em ratos com necrose hepática e deficiência de vitamina E. O selênio está envolvido em diversas funções metabólicas, incluindo a conversão de hormônios da tireoide, a síntese de eicosanoides, a redução da ativação de fatores de transcrição envolvidos com o processo inflamatório e a participação no sistema antioxidante.

O selênio é incorporado em uma classe de moléculas conhecidas como selenoproteínas, na forma de selenocisteínas. As selenoproteínas auxiliam a ressíntese de GSSG à GSH por meio das SH-. No sistema antioxidante enzimático, as selenoproteínas influenciam a síntese da GPx e de outras enzimas, tais como a tiorredoxina redutase e a metionina sulfóxido redutase. Nesse contexto, estudos *in vivo* e *in vitro* demonstram que a deficiência de selênio diminui a atividade tecidual de enzimas antioxidantes, o que aumenta o estresse oxidativo e permite maior susceptibilidade a lesões oxidativas. A maioria das funções diversas exercidas pelo selênio envolve as selenoproteínas, entretanto, seus mecanismos ainda necessitam de mais estudos. Tanto outros oligoelementos, tais como o cobre e o magnésio, quanto o zinco e o selênio, estão interligados na defesa citosólica contra as espécies reativas, uma vez que as enzimas antioxidantes como CuZn-SOD catalisam a dismutação do ânion $O_2^{\cdot-}$ em $H_2O_2$ e oxigênio. O $H_2O_2$ e ainda outros hidroperóxidos são posteriormente neutralizados pela GPx.

## COMO AS LESÕES PROMOVIDAS POR ESPÉCIES REATIVAS PODEM SER REPARADAS?

Apesar da presença dos vários componentes do sistema de defesa antioxidante, as lesões induzidas por espécies reativas, radicalares ou não radicalares, podem ocorrer *in vivo*. Essas lesões oxidativas devem ser removidas das macromoléculas pelos sistemas de reparo para evitar alterações das funções celulares e morte celular. Dentro desse sistema de reparo, as proteínas de choque térmico, que exercem função de remodelamento (função chaperona), têm grande destaque.

## O QUE SÃO AS PROTEÍNAS DE CHOQUE TÉRMICO?

As proteínas de choque térmico (HSPs – *Heat Schock Proteins*) são famílias de polipeptídios agrupadas de acordo com seu peso molecular, cujo principal fator indutor de sua expressão é o acúmulo de proteínas desnaturadas no meio intracelular. Isso ocorre principalmente com variações na temperatura corporal, processo inflamatório e estresse oxidativo. Essas proteínas são assim denominadas, pois células de glândulas salivares da mosca *Drosophila* foram acidentalmente incubadas a uma temperatura elevada por um pesquisador chamado Ritossa em 1962. Posteriormente, o mesmo pesquisador observou que, ao baixar a temperatura, os genes dessas proteínas diminuíam sua expressão. Nesse sentido, tais proteínas foram chamadas de sensíveis à temperatura, ou seja, proteínas de choque térmico.

Na realidade, as HSPs também poderiam se chamar mais apropriadamente de proteínas sensíveis ao estresse, uma vez que pesquisas subsequentes do próprio Ritossa mostraram que diversos agentes ou condições metabólicas estressoras estimulam as HSPs. Agrupadas em seis subfamílias, as HSPs são classificadas de acordo com sua sequência de aminoácidos e peso molecular, em kDa (quilodaltons). Dentre as famílias de HSPs mais estudadas e conhecidas estão as grandes HSPs (100 a 110 kDa), a família das HSPs de 90, 70, 60 e 40 kDa e a família das pequenas HSPs (18 a 30 kDa – Tab. 13.8). Em cada família de HSPs há diferentes proteínas, por exemplo, HSP-72 (HSP de 72 kDa) e HSP-73 (HSP de 73 kDa), na família das HSP-70 (HSPs de 70 kDa).

## Tabela 13.8. Lista de HSPs que estão caracterizadas de alguma forma, suas funções e localização

| Nome | Sinônimos e relações | Função principal |
|---|---|---|
| HSPs de baixo peso molecular | | |
| HSP-10 | Também chamada de chaperonina 10 (Cpn10) ou fator de gravidez precoce | Remodelamento de proteínas, controle do crescimento celular e desenvolvimento embrionário. |
| HSP-25/27 | Estruturalmente relacionada a cristalinas αA e αB. HSP-25 encontrada em roedores e HSP 27 em primatas | Formas grandes de oligômeros em células normais para auxiliar o remodelamento de proteínas e sua estabilidade da actina no citoesqueleto pode servir de proteína estrutural nas lentes visuais dos olhos. |
| HSP-30 | Encontrada em peixes | Não conhecida. |
| HSPs de médio peso molecular | | |
| HSP-40 | Homóloga de bactérias e leveduras DnaJ, SCJ1, Sec63/NPI1, YDJ1 e SIS1 | Modula a ligação de remodelamento da atividade da HSP-70. |
| HSP-47 | Coliguina, gp46 | Facilita o enovelamento do pró-colágeno no retículo endoplasmático rugoso. |
| HSP-60/65 | DnaK, Cpn60 | Em bactérias, é homóloga da HSC/HSP-70. A HSP-65 é encontrada em microbactérias. Em eucariotos, funcionam como chaperonas na matriz mitocondrial. São produzidas de forma constitutiva e induzidas por estresse. |
| HSP-70 | HSP-72 | Ausente ou em baixa concentração em células na homeostasia. Sintetizada em elevada quantidade por células sob estresse. Evita a agregação de proteínas inapropriadas e seu desdobramento no citoplasma e no núcleo celular. |
| HSC-70 | HSP-73, HSC-73 | Proteína produzida constitutiva e moderadamente sintetizada por estresses. Promove o modelamento de proteínas recém-sintetizadas presentes no citoplasma, remove vesículas revestidas de clatrina, renaturação de proteínas danificadas, translocação de proteínas citoplasmáticas para a mitocôndria e lisossomos ou para a superfície celular. |
| HSPs de elevado peso molecular | | |
| HSP-90 | HSP-82, HSP-83, HSP-84, HSP-86, HSP-89 | Produzida constitutivamente sendo uma das proteínas mais abundantes no citoplasma de células. Possui duas isoformas, a HSP-90α e a HSP-90β. Forma dímeros. Mantém a ligação de hormônios esteroides a seus devidos receptores, atua como chaperona na sinalização de proteínas transcricionais e apanha pequenas sequências de proteínas defeituosas para manter as funções celulares estáveis. |
| HSP-110 | HSP-105 | Possui homologia parcial com a HSC-70, mas não tem atividade de ATPase. É encontrada no citoplasma e no núcleo. Suas funções são pouco conhecidas, mas é superexpressa com o calor, assim como a HSP-70. |

## As HSPs são antioxidantes?

As HSPs estão presentes em seres vivos dos mais diversos tipos, incluindo plantas, bactérias, insetos, roedores e células de seres humanos. De fato, a HSP-70 de seres humanos possui cerca de 50% de homologia com a HSP-70 encontrada na bactéria *Escherichia coli* e 85% na encontrada na mosca *Drosophila*. Essa elevada similaridade entre as espécies leva a crer que a HSP-70, por exemplo, é filogeneticamente antiga, devendo ser essencial e básica para funções diversas em todos os organismos vivos. Nesse sentido, são diversas as funções exercidas pelas HSPs.

Uma das funções mais conhecidas envolve a proteção da célula em condições de estresse. Eventos diversos podem induzir a expressão de HSPs, tais como exposição a metais pesados, radiação ultravioleta, análogos de aminoácidos, infecções bacterianas ou virais, inflamação, inibidores da ciclo-oxigenase (incluindo ácido acetilsalicílico), estresse oxidativo, drogas citostáticas (anticâncer), fatores de crescimento, diferenciação e desenvolvimento celular. Patológicos ou fisiológicos, todos esses fatores ativam fortemente a transcrição do principal fator eucariótico de choque térmico (HSF-1 – *Heat Shock Factor*), levando à expressão da HSP-70.

O HSF-1 é um fator transcricional encontrado na sua forma inativa, ou seja, não ligado ao DNA. A ativação do HSF-1 se dá por meio de uma variedade de estímulos de estresse que desencadeiam a fosforilação de monômeros latentes inativos desse fator transcricional, encontrados no citoplasma da célula. Quando fosforilados, esses monômeros se combinam, convertendo-se em um oligômero homotrímero. Os homotrímeros do HSF-1, ao serem ativados, se translocam para o núcleo da célula e se ligam a locais específicos da região promotora dos genes das HSPs, denominados HSEs (elementos de choque térmico). Esse mecanismo permite que sinais específicos iniciem o processo de síntese, transcrição e tradução do RNAm (RNA mensageiro) das HSPs (Fig. 13.23).

Durante exercícios físicos, por exemplo, a síntese de espécies reativas aumenta no tecido muscular e em outros tipos celulares, o que estimula a expressão de HSPs. Estudos demonstram que essas condições promovem estresse oxidativo e, dessa forma, as vias antioxidantes necessitam ser complementadas pela síntese de HSPs. Contudo, mesmo em situações em que o estresse oxidativo não é caracterizado, tais como sessões agudas de exercício em baixa intensidade, a expressão de HSPs também é estimulada. Quando estimuladas, as HSPs no meio intracelular têm efeito citoprotetor, principalmente pelo seu efeito inibitório sobre o NFκB. Essa proteína, quando ativada por espécies reativas ou por lesões celulares, migra ao núcleo celular em forma de dímero e transcreve genes ligados à inflamação. Estudos demonstram que o efeito protetor das HSPs pode estar envolvido com diversas patologias que de alguma forma envolvem o processo inflamatório, tais como o diabetes e a sepse.

As HSPs, embora não sejam antioxidantes, representam um importante mecanismo de proteção celular, sendo consideradas vitais na proteção de proteínas lesadas por espécies reativas. Tendo aproximadamente 2,5 bilhões de anos de idade, acredita-se que as HSPs sejam fundamentais para a vida de seres vivos. Os diversos mecanismos e funções dessas proteínas ainda precisam de mais estudos.

## A GLUTAMINA TEM EFEITOS ANTIOXIDANTES?

A glutamina é o aminoácido livre mais abundante no plasma e no tecido muscular, sendo também encontrada em concentrações elevadas em outros diversos tecidos corporais, tal como no fígado. Em todas as células, a glutamina pode ceder átomos de nitrogênio para a síntese de purinas, pirimidinas e aminoaçúcares.

Um dos papéis mais relevantes verificados em estudos diversos é sua capacidade de modular a ativação das HSPs, que estão relacionadas à resposta antiapoptótica celular. A ativação dessas proteínas corresponde a uma das principais vias de sinalização que contribuem para o aumento da capacidade da célula de sobreviver a alterações em sua homeostasia em decorrência da exposição a agentes estressores, como radiação ultravioleta, calor, agentes infecciosos e espécies reativas de oxigênio. Além disso, no meio intracelular, a glutamina pode sofrer hidrólise e elevar a disponibilidade de glutamato, que é essencial para a síntese de GSH.

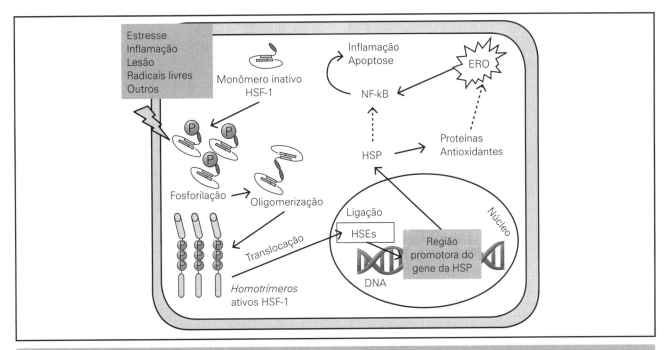

**Figura 13.23** – *Esquema representativo do mecanismo de transcrição, tradução e expressão de HSPs, por meio da ativação do HSF-1. Estresses celulares estimulam a síntese de HSPs, que, embora não sejam antioxidantes, atuam remodelando proteínas e antioxidantes importantes para a defesa, além de terem efeitos anti-inflamatórios por inibir a ativação do NFκB (fator kappa B nuclear).*

Uma via alternativa de estimular a síntese proteica e, consequentemente, favorecer a síntese de GSH é dependente do tipo de transporte da glutamina para dentro das células. Ao ser transportada para dentro da célula, a glutamina promove, concomitantemente à absorção Na+ (sódio) e de água com liberação de K+ (potássio), fato que aumenta o estado de hidratação e influencia o volume celular (Fig. 13.24). O aumento no volume celular pode estimular a síntese proteica, o que é considerado um sinal anabólico celular.

## A CREATINA TEM EFEITOS ANTIOXIDANTES?

A síntese da creatina ocorre no fígado, rins e pâncreas, tendo como precursores três aminoácidos distintos: arginina, glicina e metionina. Além da síntese endógena, a creatina pode ser fornecida pela alimentação especialmente através do consumo de produtos de origem animal, tais como carnes bovinas e peixes. Cerca de 95% da creatina corporal está estocada no tecido muscular, onde mais de 70% está na forma fosforilada.

Embora diversos estudos abordem a relação da creatina com o ganho de força e de massa muscular, pesquisas têm sido realizadas com o objetivo de encontrar outros benefícios relevantes da creatina, incluindo alguns efeitos sobre o estresse oxidativo celular e na recuperação de lesões do tecido muscular, seja em indivíduos submetidos a exercícios físicos ou acamados. Em alguns trabalhos, a creatina demonstra reduzir a quantidade de radicais ânion $O_2^{\bullet-}$ e $OONO^{\bullet-}$. Esse efeito se deve ao fato de a creatina, assim como a glutamina, depender de transporte em conjunto com íons sódio, o que aumenta o volume da célula (Fig. 13.24). Apesar disso, não é consenso que sua utilização possa reduzir a peroxidação lipídica, sendo seus efeitos considerados ainda limitados.

## AS LESÕES OXIDATIVAS NO DNA PODEM SER REPARADAS?

Dentro do núcleo celular, o DNA está envolvido e protegido por uma série de outras proteínas. Sua organização no meio nuclear é mantida principalmente por complexos proteicos chamados de histonas. As histonas auxiliam na proteção do DNA contra lesões produzidas por espécies reativas. Alguns cálculos teóricos estimam que podem ocorrer cerca de 1.000 eventos lesivos, mediados por agentes oxidantes, sobre o DNA de cada célula do organismo humano por dia. As lesões do tipo oxidativas ao DNA ocorridas por espécies reativas, tais com radicais $OH^{\bullet}$, têm implicações no desenvolvimento do câncer, mutagênese e envelhecimento. Um dos mecanismos mais relevantes parece ser a contínua e elevada exposição a espécies reativas e sua interação com fatores que acetilam ou desacetilam histonas. Esse processo pode, por exemplo, aumentar a transcrição de genes envolvidos com o câncer.

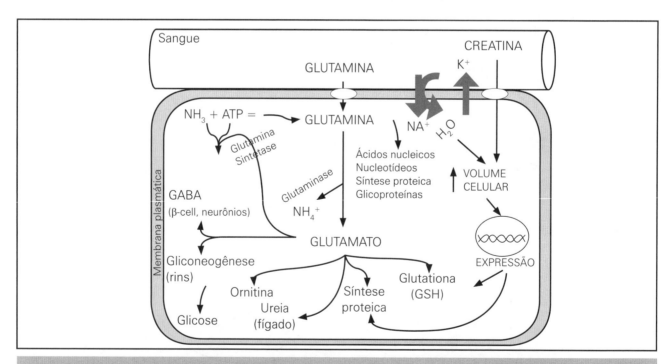

**Figura 13.24** – *Destinos e funções da glutamina. A partir da glutamina, o glutamato é sintetizado por meio da ação da enzima glutaminase. O glutamato pode ser convertido no aminoácido GABA (gama-aminobutírico), glicose, ornitina, ureia, síntese de outros AAs (aminoácidos) e glutationa. Quando associada à NH3 (amônia) e ATP, sob a ação da enzima glutamina sintetase, o glutamato converte-se novamente em glutamina. Tanto a glutamina quanto a creatina tem influência no volume celular. $NH_4^+$ = íon amônio; Na+ = sódio; K+ = potássio.*

Radicais hidroxila, por exemplo, ligam-se às duplas ligações heterocíclicas das bases de DNA, abstraindo um átomo de hidrogênio do grupamento metil da timina e de cada um dos cinco átomos de carbonos da 2-desoxirribose (Fig. 13.25). Reações múltiplas e adicionais promovidas por radicais hidroxila também reagem com outras bases de DNA, contudo, na presença de oxigênio, esses radicais se difundem sequestrando outros hidrogênios e formando radicais ROO•. As espécies reativas também abstraem elétrons dos açúcares fosfato do DNA clivando-os, o que é uma reação não reversível *in vivo*, tendo esta que ser degradada para não aumentar o dando oxidativo.

Os mecanismos envolvidos na remoção das lesões produzidas principalmente pela interação do radical hidroxila com o DNA atuam por meio do reparo por excisão de base. Dependendo da lesão inicial, são necessárias cerca de três a quatro etapas enzimáticas para reparar o dano. A enzima DNA glicosilase remove bases lesadas por clivagem das ligações base-desoxirribose, deixando sítios apurínicos ou AP (apirimidínicos). Posteriormente, uma DNA-AP endonuclease cliva a fita de DNA no sítio AP e o fragmento é formado, por meio da síntese de DNA, ligando-se à fita de DNA pela ação da DNA ligase. As quebras de fita do ADN também resultam na ativação da poli (ADP-ribose) sintetase, que também atua no mecanismo de reparo. O resultado é uma molécula de DNA intacta, com um pequeno reparo ou remendo. Entretanto, se os locais danificados forem de ordem múltipla, uma ruptura dupla pode ocorrer no DNA.

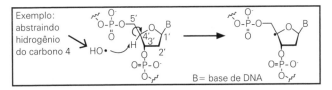

**Figura 13.25** – *Abstração de hidrogênio de bases do DNA.*

## QUAL O DESTINO DAS PROTEÍNAS OXIDADAS NO ORGANISMO?

O processo de oxidação de proteínas promove modificações envolvendo resíduos de histidina, prolina, arginina e lisina, dentre outros aminoácidos, originando compostos carbonílicos e outros produtos. Do ponto de vista biológico, essas oxidações representam passos marcantes no *turnover* proteico e estão implicadas também no acúmulo de proteínas alteradas durante o envelhecimento e em várias condições patológicas. As proteínas irreversivelmente lesadas por oxidação são degradadas em uma velocidade maior que as proteínas não modificadas, por meio da ação de enzimas proteolíticas presentes no citoplasma e nas mitocôndrias. Esses sistemas proteolíticos, chamados de proteassomos, reconhecem especificamente as proteínas modificadas oxidativamente, em razão de suas alterações conformacionais, degradando-as e fornecendo aminoácidos para a síntese de novas proteínas, impedindo o acúmulo de proteínas não funcionais nas células (Fig. 13.26).

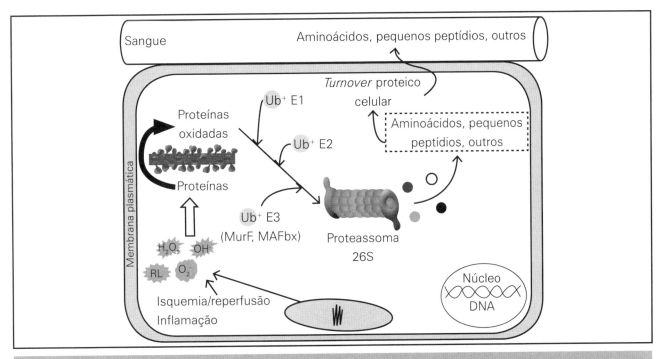

**Figura 13.26** – *Destino de proteínas oxidadas por espécies reativas. Contribuição importante para o* turnover *proteico celular por meio da atividade enzimática das ubiquitinas ligase e posterior degradação feita pelo proteassoma.*

Em situações catabólicas, a via da ubiquitina-proteassoma é considerada um dos mais importantes mecanismos envolvidos na degradação de proteínas. Esse sistema é constituído por três componentes distintos: E1 – proteínas ativadoras da ubiquitina; E2 – proteínas carreadoras da ubiquitina ativada; E3 – conhecidas como ubiquitina-ligases. Essa última é responsável por transferir o conjugado ubiquitina para resíduos de lisina na proteína-alvo e, ao fim da ubiquitinação, a proteína-alvo é então degradada no complexo 26S do proteassoma.

## Qual é a importância das espécies reativas na aterosclerose?

As primeiras observações de lesões ateroscleróticas promovidas localmente no revestimento de artérias foram descritas por Ross et al. em 1973. Desde então, verifica-se que a patogenia da aterosclerose é uma inflamação promovida por lesões multifatoriais, em que a formação da placa de ateroma é o estimulo principal. A hipertensão, a elevada concentração de LDL, a dislipidemia, o diabetes e a obesidade são fatores que estimulam a inflamação vascular (Fig. 13.27).

Embora a aterosclerose envolva diversos tipos de leucócitos, tais como neutrófilos, linfócitos e plaquetas, são os monócitos os principais promotores da iniciação lesiva da parede vascular. Uma vez recrutados ao local da lesão, os monócitos se instalam no espaço subendotelial, por meio de um processo chamado diapedese, onde se diferenciam em macrófagos, secretando diferentes citocinas e sintetizando elevadas quantidades de espécies reativas, tanto do oxigênio quanto do nitrogênio. Uma vez no tecido, monócitos amadurecem e se transformam em macrófagos, que têm um elevado *turnover* lipídico e, portanto, ingerem grandes quantidades de lipídios, principalmente ésteres de colesterol, sendo chamadas de células espumosas. Nesse contexto, o aumento do colesterol LDL é um fator de risco importante para o desenvolvimento da aterosclerose, visto que essa lipoproteína contribui para a distribuição do colesterol aos diversos tecidos do organismo. A LDL penetra nas células através da endocitose mediada por receptores B/E presentes na superfície celular, que reconhecem lipoproteínas contendo as apolipoproteínas B ou E. Após a endocitose da LDL, a partícula é degradada por enzimas lisossômicas e o colesterol é liberado para o citoplasma da célula.

Estudos *in vitro* demonstram que a LDL nativa não induz à transformação de macrófagos em células espumosas, indicando que a apolipoproteína B pode sofrer alterações pós-transcricionais e ser endocitada por outros receptores. Verifica-se que a LDL modificada por acetilação (acetil-LDL) é captada pelos macrófagos por vias alternativas por meio de um receptor diferente do receptor B/E, que foi denominado receptor *scavenger*. A captação da LDL modificada por receptores *scavenger* de macrófagos em cultura induz à sua transformação em células espumosas (Fig. 13.28). A modificação oxidativa da LDL resulta em alterações de suas características físico-químicas, que conferem a essa partícula modificada várias propriedades. Biologicamente, um tipo importante de modificação da LDL seria sua oxidação mediada por metais de transição, principalmente cobre e ferro e espécies reativas de oxigênio ou nitrogênio geradas por células endoteliais, macrófagos, células de músculo liso, monócitos e neutrófilos ativados. A oxidação da LDL ocorre predominantemente no espaço subendotelial, embora não se exclua a possibilidade de esse processo ocorrer também no compartimento plasmático.

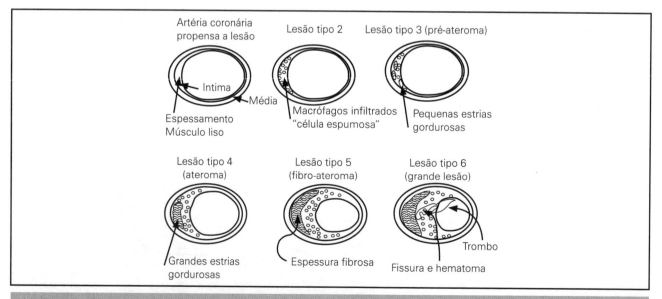

**Figura 13.27** – *Os diversos estágios do processo de aterosclerose, iniciando de uma pequena lesão de vaso e terminando na formação da placa e sua ruptura associada à trombose.*

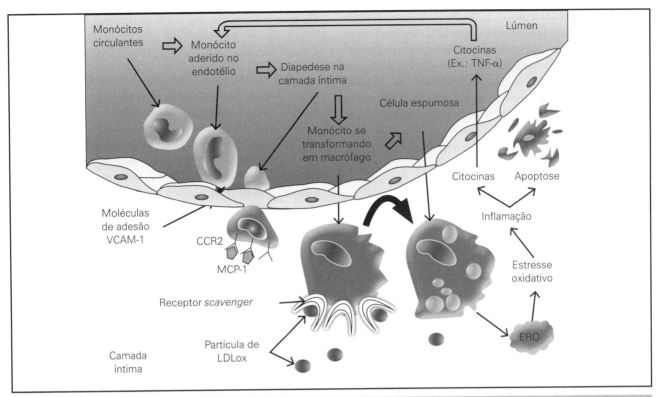

**Figura 13.28** – *Esquema da participação da LDL oxidada no processo de aterogênse. Quando células endoteliais estão inflamadas, sintetizam várias moléculas de adesão de leucócitos, como a VCAM-1 (molécula de adesão vascular). Quimiocinas como a MCP-1 (proteína de atração quimiotáxica de monócito) participam da atração e diferenciação de monócitos em macrófagos e esses fagocitam partículas de LDLox. O processo é cíclico e envolve a síntese de espécies reativas e produção de estresse oxidativo, o que aumenta mais a inflamação.*

Além da ativação do sistema inflamatório produzida pela oxidação da LDL, em condições fisiológicas a formação de trombos por plaquetas é dependente de reações redox. O estresse oxidativo, principalmente pela síntese de $H_2O_2$ e de ânion $O^{\cdot-}$ no endotélio vascular, promove maior ativação de plaquetas. Os mecanismos dessa ativação não estão totalmente elucidados, contudo, acredita-se que o eicosanoide tromboxano, a partir do ácido araquidônico, esteja envolvido.

## Qual é a relação entre espécies reativas e envelhecimento?

O processo de envelhecimento tem sido estudado há bastante tempo e diversos mecanismos estão envolvidos na sua natureza. Nas últimas décadas, desde 1950, a teoria dos radicais livres e demais espécies reativas na promoção do estresse oxidativo crônico tem ganhado cada vez mais suporte científico em se correlacionar ao envelhecimento. Existem duas principais linhas teóricas que tentam explicar o envelhecimento. Uma dessas teorias considera o envelhecimento como um processo geneticamente programado, já a outra o considera como resultante do acúmulo de lesões no organismo ao longo do tempo. Cabe salientar que, embora exista um potencial máximo de longevidade para as espécies, o período de vida de um ser vivo pode fortemente sofrer influência e ser alterado por condições ambientais. Há também evidências de uma correlação inversa entre as taxas metabólicas basais de animais e seu período de vida, e, de forma geral, animais de maior porte que consomem menos oxigênio por unidade de massa corpórea, em relação aos animais de pequeno porte, têm maior potencial de longevidade.

A teoria do envelhecimento geneticamente programado propõe que esse processo ocorra por uma sequência proposital de eventos codificados pelo genoma. Evidências que suportam essa teoria são encontradas, por exemplo, em relação às síndromes de envelhecimento precoce (Hutchinson-Gilford e Werner), nas quais alguns genes têm efeito importante sobre o envelhecimento. Observou-se uma forte correlação positiva entre a eficiência dos processos de reparo do DNA e a longevidade das espécies, o que, juntamente com outras evidências, pode indicar a existência de genes determinantes da longevidade. As espécies com maior potencial de longevidade apresentam melhores mecanismos de defesa antioxidante, comparadas às espécies com menor longevidade.

As teorias relacionadas ao acúmulo de lesões postulam que esse efeito é progressivo em razão dos mecanismos de reparo tornarem-se insuficientes para manter a sobrevivência das células. Nessa linha, encontra-se a teoria dos radicais livres como promotores de estresse oxidativo. Cronicamente, as espécies reativas, radicalares ou não, resultam no estresse oxidativo, que promove lesões diversas em tecidos. Com o passar dos anos, além do aumento do potencial de síntese de espécies reativas, uma menor produção de antioxidantes pode ocorrer. Sob outro ponto de vista, as espécies reativas do oxigênio, que são produzidas normalmente pelo metabolismo celular, podem não ser sequestradas em sua totalidade pelos sistemas de defesa antioxidante, promovendo peroxidação lipídica, lesões e morte celular, por exemplo.

Alguns estudos demonstram que as defesas antioxidantes de alguns tecidos são suficientes apenas para protegê-los contra taxas normais de geração de espécies reativas, mas que seriam insuficientes em casos de produção exacerbada. Assim, podem ocorrer lesões progressivas muito lentas que não seriam detectadas precocemente. As evidências para esse mecanismo se relacionar com o envelhecimento são obtidas em diversos estudos com modelos experimentais, sendo indicadas pelo acúmulo de lipofuscina (pigmento) nos neurônios e pelo aumento exponencial de proteínas oxidadas em diversas células. Isso ocorre em função da idade e tem relação direta entre a atividade da SOD e a longevidade potencial da espécie, que é inversamente proporcional às taxas metabólicas basais dos animais e às longevidades das respectivas espécies. Ou seja, quanto mais rápido for o consumo de oxigênio em um organismo, maior será a probabilidade de geração de espécies reativas de oxigênio, considerando que a mitocôndria seja o sítio de maior contribuição para a síntese dos compostos oxidantes. Muitas são as controvérsias a respeito dessa relação, principalmente para algumas espécies, tais como pássaros e primatas, e cuidados na análise de estudos são necessários a fim de não promover relações equivocadas. Sobre a diminuição das defesas antioxidantes com a idade, existem indicações de que algumas enzimas, assim como os sistemas de reparo que eliminam proteínas oxidadas, diminuem com a idade.

Apesar de diversas evidências científicas, a teoria de relação da diminuição dos sistemas de defesa antioxidante promover ou se relacionar com o processo de envelhecimento ainda é controversa. Não existem estudos prospectivos abrangentes em humanos e que demonstrem essa relação de causa e efeito. Além disso, células *in vitro* com menor exposição ao oxigênio tendem a se proliferar menos. Contribuindo para a paradoxal relação de espécies reativas e envelhecimento, o gradativo aumento da taxa metabólica, com aumento de síntese de espécies reativas, promove adaptação favorável ao sistema antioxidante corporal. Esse efeito, por exemplo, é observado em muitos estudos por meio da realização de exercícios físicos crônicos e adequados, aumentando a longevidade e promovendo diversos efeitos benéficos à saúde.

## Qual a relação entre as espécies reativas e o diabetes?

Muitos trabalhos científicos têm verificado que durante a hiperglicemia ocorre elevada síntese de espécies reativas do oxigênio, o que promove estresse oxidativo celular em diversos tecidos. Na ausência ou inapropriada reação de compensação, feita por antioxidantes, o sistema fica sobrecarregado e com desequilíbrio redox celular, o que ativa respostas sinalizadoras sensíveis a estresse e seus mecanismos de defesa. Uma das consequências mais graves é a ativação de genes que promovem respostas de lesão e inflamação envolvidos mais tardiamente com as complicações do diabetes.

O diabetes tipo 2 é caracterizado pela resistência das células à insulina, o que promove uma entrada mais baixa e lenta da glicose para dentro das células, causando hiperglicemias no sistema circulatório e, cronicamente, tendo efeitos devastadores, como necrose e amputação de membros, edemas, cegueira e insuficiência renal. A deterioração do controle da glicose sanguínea também pode ocorrer em razão da reduzida secreção de insulina ou ainda por ambos, cujos graves efeitos são os mesmos. O desenvolvimento do diabetes tipo 2 é multifatorial, e envolve componentes genéticos e ambientais, com participação tanto do metabolismo da glicose quanto do metabolismo de lipídios. Fatores como obesidade, estilo de vida sedentário e excesso de hormônios contribuem para o desenvolvimento do diabetes tipo 2.

Quando em maior concentração, a glicose eleva a síntese de espécies reativas na mitocôndria e sua auto-oxidação. Já os ácidos graxos livres em elevada quantidade promovem maior desacoplamento mitocondrial e estímulos à betaoxidação, que aumentam a síntese de espécies reativas e inibem algumas etapas da via glicolítica, resultando em menor captação de glicose sanguínea "ciclo de Randle (1963)". Além disso, tanto a glicose quanto os lipídios em elevada concentração aumentam a ativação de proteínas intracelulares sensíveis ao estresse, como o NFκB, a p38 MAPK (proteína quinase p38 ativada por mitógenos), a PKC, entre outras (Fig. 13.29). Essas proteínas estão envolvidas com o processo inflamatório, o que cronicamente reduz a sensibilidade à insulina. Estudos demonstram que quando células são expostas a elevadas concentrações de glicose, na presença de inibidores de espécies reativas como desacopladores mitocondriais, os efeitos sobre a ativação de proteínas sinalizadoras como o NFκB são menores. Isso demonstra o papel exercido pela glicose sobre a síntese de espécies reativas (Fig. 13.30).

O diabetes tipo 1 é uma doença caracterizada por ser autoimune e progressiva, ocorrendo em cerca de 10% da população mundial. Embora o diabetes tipo 1 também promova desequilíbrios glicêmicos e, quando não controlado tenha efeitos semelhantes aos da diabetes tipo 2, sua etiologia difere bastante. As respostas imunes que promovem o diabetes tipo 1 ocorrem por interações genéticas e alguns

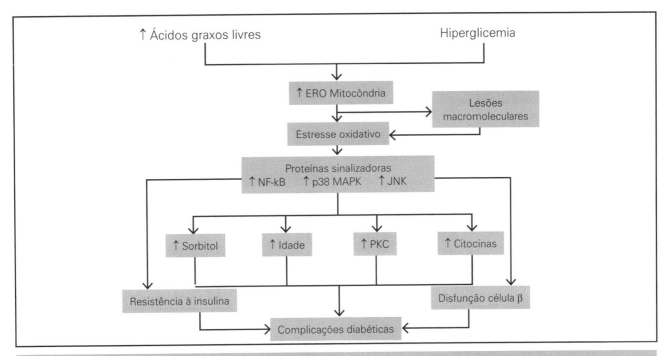

**Figura 13.29** – *Mecanismo proposto de como os ácidos graxos e a hiperglicemia estão envolvidos na síntese de EROs, estresse oxidativo e o consequente desequilíbrio na homeostasia da glicose.*

fatores ambientais. Sua prevalência é maior em crianças e adolescentes, contudo, a nomenclatura de diabetes infantil, juvenil ou insulino-dependente tem sido abandonada, uma vez que nem todo diabetes tipo 1 ocorre em fases precoces da vida ou adolescência, bem como necessariamente requer absoluta utilização de insulina como tratamento. Nesse tipo de diabetes, as células produtoras de insulina, as células betapancreáticas, são alvos das células imunológicas. Essas respostas imunes são mediadas por linfócitos T auxiliares (*T-Helper*) do tipo 1 (Th1) e seus mediadores inflamatórios como o TNF-α (fator de necrose tumoral-alfa), a IL-2 (interleucina 2) e o IFN-γ (interferon gama). O resultado dessa ativação é um prevalecimento das respostas Th1 sobre as respostas Th2 e um aumento desequilibrado de eventos intracelulares, que culminam em uma inflamação (insulite) e destruição das células betapancreáticas (Fig. 13.31). Cabe salientar que o diabetes tipo 1 é uma doença que atualmente é tratada com a administração de insulina exógena, contudo, essa solução não tem efeito sobre a evolução da doença autoimune.

A patogênese do diabetes tipo 1 tem recebido atenção em razão do estresse oxidativo promovido por células do sistema imune (monócitos) recrutadas ao local da inflamação, ou seja, nas células betapancreáticas. Uma vez diferenciados em macrófagos, esses leucócitos entram em contato com os linfócitos e iniciam a síntese de citocinas e radicais livres, como o NO•, o $H_2O_2$ e o ânion $O_2^{•-}$. Essas espécies reativas promovem a peroxidação lipídica das células betapancreáticas. Os mecanismos ativados pelas espécies reativas nas células betapancreáticas envolvem o NFκB, que ativa a enzima iNOS-2, produzindo mais radicais livres e aumentando a oxidação da GSH (Fig. 13.31). É importante salientar que, em situações fisiológicas, a iNOS-2 na célula beta não está ativa na mesma intensidade.

Estudos *in vitro* demonstram que a utilização de antioxidantes em ilhotas pode atenuar o estresse oxidativo e reduzir sua destruição, bem como a resolução da inflamação ocorrida nelas. Além disso, em indivíduos diabéticos tipo 1, verifica-se um desequilíbrio na quantidade de antioxidantes, se comparados a indivíduos saudáveis. Em crianças diabéticas tipo 1, por exemplo, verifica-se uma redução na GSH e GPx de eritrócitos, bem como de alfatocoferol e betacaroteno plasmáticos. Adicionalmente, as células betapancreáticas apresentam menor expressão de antioxidantes enzimáticos como a CAT e a GPx.

A utilização de aminoácidos, tais como a glutamina, que fornece substrato para antioxidantes (p. ex.: GSH) e aumenta a expressão de HSPs, tem sido investigada. A arginina também tem sido alvo de pesquisas, uma vez que influencia a síntese de enzimas responsáveis pela produção de óxido nítrico. Outra tentativa de solucionar a inflamação e o estresse oxidativo em células betapancreáticas tem sido a realização de exercícios físicos por diabéticos tipo 1. Cronicamente, o exercício físico aumenta a capacidade antioxidante e a síntese de HSPs do organismo, o que tem um efeito protetor sobre as células betapancreáticas. Essa área de pesquisa, embora intensa, ainda deve esclarecer melhor as soluções, efeitos e mecanismos do diabetes tipo 1, que, na comparação com o diabetes tipo 2, acomete em uma menor quantidade de pessoas por todo mundo, entretanto tem crescido cada vez mais.

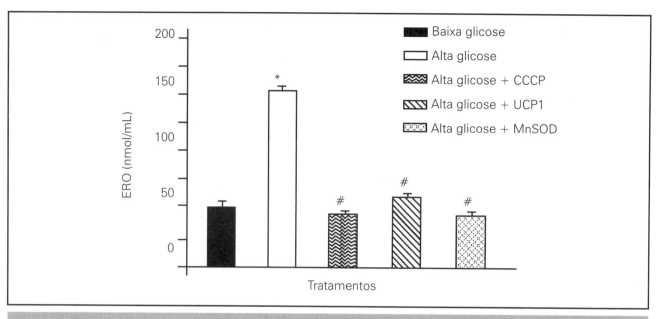

**Figura 13.30** – *Hiperglicemia induzindo à síntese de EROs e os efeitos dos desacopladores mitocondriais. Célula endotelial aórtica incubada por duas horas a 5 mM (baixa) e 30 mM (alta) de glicose com CCCP (carbonilcianeto m-clorofenil-hidrazona), UCP-1 (proteína desacopladora 1) e manganês SOD.*

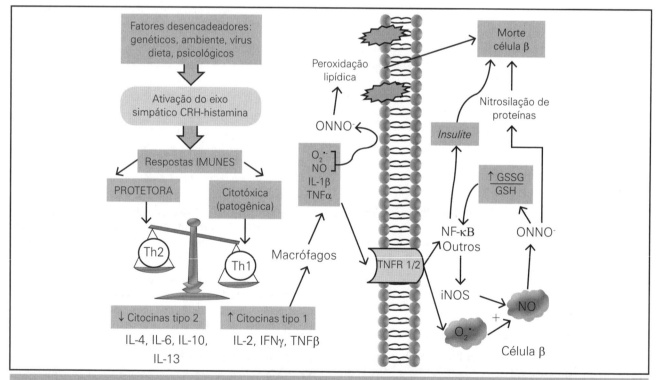

**Figura 13.31** – *Alguns mecanismos envolvidos no desenvolvimento do diabetes autoimune. Diferentes estímulos estressores podem ativar o eixo do sistema nervoso simpático com liberação do hormônio liberador de CRH-histamina (corticotropina-histamina), o que desencadeia um aumento de respostas do tipo Th1. Essa resposta se sobrepõe às respostas Th2, o que estimula a migração de monócitos (macrófagos) com síntese de ONNO-. A ativação do NFκB desempenha papel central na maior síntese de óxido nítrico pela iNOS, o que contribui para o desequilíbrio do estado redox celular, com aumento da nitrosilação de proteínas vitais, além de promover maior inflamação insulínica "insulite".*

## BIBLIOGRAFIA CONSULTADA

Ambrósio CLB, Campos FACS, Faro ZP. Carotenoides como alternativa contra a hipovitaminose A. Rev Nutr Campinas. 2006;19(2):233-3.

Atalay M, Oksala NKJ, Laaksonen DE, Khanna S, Nakao C, Lappalainen J, et al. Exercise training modulates heat shock protein response in diabetic rats. J Appl Physiol. 2004;97(2):605-11.

Beutler E. Nutritional and metabolic aspects of glutathione. Ann Rev Nutrition. 1989;9:287-302.

Bloomer RJ, Goldfarb AH. Anaerobic exercise and oxidative stress: a review. Can J Appl Physiol. 2004;29(3):245-63.

Burton GW. Vitamin E: molecular and biological function. Pro Nutr Soc. 1994;53(2):251-62.

Chen Q, Espey MG, Sun AY, Lee JH, Krishna MC, Shacter E, et al. Ascorbate in pharmacologic concentrations selectively generates ascorbate radical and hydrogen peroxide in extracellular fluid in vivo. PNAS. 2007;104(21):8749-54.

Cooper CE, Giulivi C. Nitric oxide regulation of mitochondrial oxygen consumption II: molecular mechanism and tissue physiology. Am J Physiol Cell Physiol. 2007;292(6):C1993-C2003.

Cruzat VF, Petry ÉR, Tirapegui JO. Glutamina: aspectos bioquímicos, metabólicos, moleculares e suplementação. Rev Bras Med Esporte. 2009;15(5):392-7.

Cruzat VF, Rogero MM, Borges MC, Tirapegui J. Aspectos atuais sobre estresse oxidativo, exercícios físicos e suplementação. Rev Bras Med Esporte. 2007;13(5):336-42.

Cruzat VF, Rogero MM, Tirapegui J. Effects of supplementation with free glutamine and the dipeptide alanyl-glutamine on parameters of muscle damage and inflammation in rats submitted to prolonged exercise. J Cell Biochem Funct. 2010;28(1):24-30.

Cruzat VF, Tirapegui J. Effects of oral supplementation with glutamine and alanyl-glutamine on glutamine, glutamate, and glutathione status in trained rats and subjected to long-duration exercise. Nutrition. 2009;25(4):428-35.

Dalton TP, Qingwen L, Bittel D, Liang L, Andrews GK. Oxidative stress activates metal-responsive transcription factor-binding activity. J Biol Chem. 1996;271(42):26233-41.

Diplock AT, Charleux JL, Crozier-Willi G, Kok FJ, Rice-Evans C, Roberfroid M, et al. Functional food science and defence against reactive oxidative species. Br J Nutr. 1998;80(Suppl 1):S77-112.

Domínguez CRE, Gussinye M, Carrascosa A. Oxidative stress at onset and in early stages of type I diabetes in children and adolescents. Diabetes Care. 1998;21(10):1736-42.

Dröge, W. Free radicals in the physiological control of the cell function. Physiol Rev. 2002;82(1):47-95.

Ferderbar S, Pereira EC, Apolinário E, Bertolami MC, Faludi A, Monte O, et al. Cholesterol oxides as biomarkers of oxidative stress in type 1 and type 2 diabetes mellitus. Diabetes Metab Res Rev. 2007;23(1):35-42.

Finaud J, Lac G, Filaire E. Oxidative stress: relationship with exercise and training. Sports Medicine. 2006;36(4):327-58.

Finkel T, Holbrook NJ. Oxidants, oxidative stress and the biology of ageing. Nature. 2000;408(6809):239-47.

Fläring UB, Rooyackers OE, Wernerman J, Hammarqvist F. Glutamine attenuates post-traumatic glutathione depletion in human muscle. Clin Sci. 2003;104(3):275-82.

Freedman JE, Farhat JH, Loscalzo J, Keaney JFJ. Alpha-tocopherol inhibits aggregation of human platelets by a protein kinase C-dependent mechanism. Circulation. 1996;94(10):2434-40.

Gabai VL, Sherman MY. Interplay between molecular chaperones and signaling pathways in survival of heat shock. J Appl Physiol. 2002;92(4):1743-8.

Gerster H. Anticarcinogenic effects of common carotenoids. Internat J Vit Nutr Res. 1993;63(2):93-121.

Ghofrani HA, Pepke-Zaba J, Barbera JA, Channick R, Keogh AM, Gomez-Sanchez MA, et al. Nitric oxide pathway and phosphodiesterase inhibitors in pulmonary arterial hypertension. J Am Coll Cardiol. 2004;43(12 Suppl S):68S-72S.

Goldfarb AH, McIntosh MK, Boyer BT, Fatouros J. Vitamin E effects on indexes of lipid peroxidation in muscle from DHEA-treated and exercised rats. J Appl Physiol. 1994;76(4):1630-5.

Gutierrez LLP, Maslinkiewicz, A, Curi R, Bittencourt Jr PIH. Atherosclerosis: A redox-sensitive lipid imbalance suppressible by cyclopentenone prostaglandins. Biochem Pharmacol. 2008;75(12):2245-62.

Gutteridge JMC. Free radicais in disease processes: a compilation of cause and consequence. Free Rad Res Comms. 1993;19(3):141-58.

Halliwell B, Gutteridge JMC, Cross CE. Free radicals, antioxidants, and human diseases: where are we now? J Lab Clin Med. 1991;119(6):598-620.

Halliwell B, Gutteridge JMC. Free radicais in Biology and Medicine. 3rd ed. Oxford: Oxford University Press, 1999. 936p.

Halliwell B. Oxidative stress, nutrition and health. Experimental strategies for optimization of nutritional antioxidant intake in humans. Free Rad Res. 1996;25(1):57-74.

Heck TG, Scholer CM, de Bittencourt PI. HSP70 expression: does it a novel fatigue signalling factor from immune system to the brain? Cell Biochem Funct. 2011;29(3):215-26.

Hitchler MJ, Domann FE. An epigenetic perspective on the free radical theory of development. Free Rad Biol Med. 2007;43(7):1023-36.

Klotz LO, Krönke KD, Buchczyk DP, Sies H. Role of copper, zinc, selenium and tellurium in the cellular defense against oxidative, and nitrosative stress. J Nutr. 2003;133(5 Suppl 1):1448S-51S.

Kobayashi Y. The regulatory role of nitric oxide in proinflammatory cytokine expression during the induction and resolution of inflammation. J Leukoc Biol. 2010;88(6):1157-62.

Koury JC, Donangelo CM. Zinco, estresse oxidativo e atividade física. Rev Nutr Campinas. 2003;6(4):433-41.

Krause MS, de Bittencourt PI Jr. Type 1 diabetes: can exercise impair the autoimmune event? The L-arginine/glutamine coupling hypothesis. Cell Biochem Funct. 2008;26(4):406-33.

Lawler JM, Barnes WS, Wu G, Song W, Demaree S. Direct antioxidant properties of creatine. Biochem Biophys Res Commun. 2002;290(1):47-52.

Levine M, Padayatty SJ, Espey MG. Vitamin C: A concentration-function approach yields pharmacology and therapeutic discoveries. Adv Nutr. 2011;2(2):78-88.

Lukaski HC. Magnesium, zinc, chromium nutriture and physical activity. Am J Clin Nutr. 2000;72(2 Suppl):585S-93S.

Margulis L, Chapman M, Guerrero R, Hall J. The last eukaryotic common ancestor (LECA): acquisition of cytoskeletal motility from aerotolerant spirochetes in the Proterozoic Eon. Proc Natl Acad Sci USA. 2006;103(35):13080-5.

Murrell GAC, Phil D, Dolan MM, Jang D, Szabo C, Warren RF, Hannafin JA. Nitric oxide: an important articular free radical. J Bone Joint Surg Am. 1996;78(2):265-74.

Newsholme P, Bittencourt Jr PIH, Hagan CO, De Vito G, Murphy C, Krause MS. Exercise and possible molecular mechanisms of protection from vascular disease and diabetes: the central role of ROS and nitric oxide. Clin Sci. 2010;118(5):341-9.

Nohl H, Jordan W. The mitochondrial site of superoxide formation. Biochem Biophys Res Commun. 1986;138(2):533-9.

Powers SK, Jackson MJ. Exercise-induced oxidative stress: cellular mechanisms and impact on muscle force production. Physiol Rev. 2008;88(4):1243-76.

Radak Z, Sasvari M, Nyakas C, Pucsok J, Nakamotot H, Goto S. Exercise preconditioning against hydrogen peroxide-induced oxidative damage in proteins of rat myocardium. Arch Biochem Biophys 2000;376(2):248-51.

Ricciarelli R, Tasinato A, Clement S, Ozer NK, Boscoboinik D, Azzi A. α-Tocopherol specifically inactivates cellular protein kinase C alpha by changing its phosphorylation state. Biochem J. 1998;334(Pt 1):243-9.

Rosen GM, Pou S, Ramos CL, Cohen MS, Britigan BE. Free radicais and phagocytic cells. FASEB J. 1995;9(2):200-9.

Sagun KC, Carcamo JM, Golde DW. Vitamin C enters mitochondria via facilitative glucose transporter 1 (GLUT1) and confers mitochondrial protection against oxidative injury. FASEB J. 2005;19(12):1657-67.

Sato M, Bremner I. Oxygen free radicais and metallothionein. Free Rad Biol Med. 1993;14(3):325-37.

Schneider CD, Barp J, Ribeiro JL, Belló-Klein A, Oliveira AR. Oxidative stress after three different intensities of running. Can J Appl Physiol. 2005;30(6):723-34.

Silveira EMS, Rodrigues MF, Krause MS, Vianna DR, Almeida BS, Rossato JS, et al. Acute exercise stimulates macrophage function: possible role of NF-kB pathways. Cell Biochem Funct. 2007;25(1):63-73.

Stocker R, Keaney JF Jr. Role of oxidative modifications in atherosclerosis. Physiol Rev. 2004;84(4):1381-478.

Tidball JG, Berchenko E, Frenette J. Macrophage invasion does not contribute to muscle membrane injury during inflammation. J Leukoc Biol. 1999;65(4):492-8.

Tidball JG. Inflammatory processes in muscle injury and repair. Am J Phyiol Reg Integr Comp Physiol. 2005;288(2):R345-53.

Tytell M, Hooper PL. Heat shock proteins: new keys to the development of cytoprotective therapies. Expert Opin Ther Targets. 2001;5(2):267-87.

Valencia E, Marin A, Hardy G. Glutathione: nutritional and pharmacological viewpoints: part VI. Nutrition. 2002;18(3):291-2.

Valencia E, Marin A, Hardy G. Impact of L-glutamine on glutathione, glutamine and glutamate in blood levels in volunteers. Nutrition. 2002;18(5):367-70.

Vicedo B, Hidalgo Correas FJ. Antioxidants: the therapy of the future? Nutr Hosp. 1997;12(3):108-20.

Viña J. Decreasing xanthine oxidase-mediated oxidative stress prevents useful cellular adaptations to exercise in rats. J Physiol. 2005;567(Pt 1):113-20.

Voutilainen S, Nurmi T, Mursu J, Rissanen TH. Carotenoids and cardiovascular health. Am J Clin Nutr. 2006;83(6):1265-71.

Wischmeyer PE. Glutamine: the first clinically relevant pharmacological regulator of heat shock protein expression? Curr Opin Clin Nutri Metab Care. 2006;9(3):201-6.

Yabunaka N, Ohtsuka Y, Watanabe I, Noro H, Fujisawa H, Agishi Y. Elevated levels of heat-shock protein 70 (HSP70) in the mononuclear cells of patients with non-insulin-dependent diabetes mellitus. Diabetes Res Clin Pract. 1995;30(2):143-7.

Zhang WJ, Frei B. Albumin selectively inhibits TNFα-induced expression of vascular cell adhesion molecule-1 in human aortic endothelial cells. Cardiovasc Res. 2002;55(4):820-9.

# 14

# Interações entre fármacos e nutrientes

Alexsandro Macedo Silva • Fabiana Poltronieri

## Introdução

As interações entre fármacos e nutrientes (medicamentos *versus* alimentos) podem ocasionar efeitos adversos e interferir tanto na biodisponibilidade do nutriente quanto no efeito farmacológico do fármaco, que, por sua vez, é a substância farmacologicamente ativa capaz de interagir com o nutriente. Várias possibilidades de interações podem ser observadas – fármaco × nutriente, fármaco × fármaco, nutriente × nutriente, ou ainda, nutriente × fármaco – e, portanto, independente de quais forem, seu conhecimento é muito importante para o sucesso da terapia medicamentosa e o adequado estabelecimento da saúde do indivíduo, já que a administração de fármacos via oral é ferramenta terapêutica fundamental na prática clínica.

## O que é interação medicamentosa?

A interação medicamentosa pode ser definida como um evento capaz de interferir na ação de um fármaco no organismo e pode ser mediada pela presença de outro fármaco, alimentos ou bebidas, podendo resultar em aumento ou diminuição do seu efeito terapêutico ou na sua toxicidade. São conhecidos exemplos clássicos dessas interações, como o sangramento observado em pacientes que fazem uso de varfarina, um fármaco com ação anticoagulante, concomitantemente com o ácido acetilsalicílico, que, embora seja um AINE (anti-inflamatório não esteroide), apresenta a ação antiplaquetária como efeito secundário. No caso da interação nutriente × fármaco, talvez a mais citada seja aquela relacionada com o cálcio presente em alimentos, especialmente leite e produtos derivados, e o antibiótico tetraciclina. Esse mineral pode diminuir a absorção do antibiótico, pois o consumo conjunto e concomitante permite a formação de complexos insolúveis no meio, fazendo com que o referido fármaco seja excretado pelas fezes sem produzir o efeito antimicrobiano esperado e, portanto, comprometendo a prescrição do medicamento.

## Qual a importância do conhecimento sobre interações medicamentosas?

As interações medicamentosas são eventos adversos que resultam da interação entre fármacos e nutrientes, por exemplo, e interferem na biodisponibilidade de ambos. Portanto, o estado nutricional de um indivíduo doente ou são pode ser alterado, bem como a ação terapêutica esperada de um fármaco. O uso contínuo de medicamentos pode influenciar o estado nutricional de um indivíduo, principalmente crianças e idosos, pois os fármacos são capazes de interferir em diferentes processos, tais como a ingestão, a absorção, o transporte, o armazenamento, a função e a excreção de nutrientes. O contrário também é verdadeiro: o nutriente pode interferir na farmacocinética, comprometendo sua ação farmacológica e, consequentemente, o sucesso do tratamento destinado ao paciente.

A figura 14.1 traz um esquema simplificado que ilustra as diferentes etapas da farmacocinética indicando onde pode ocorrer uma interação, ou seja, a biodisponibilidade dos fármacos e seu percurso até ser excretado. Cada etapa pode ser influenciada por algum fator que irá interferir na ação do fármaco, aumentando ou diminuindo seu efeito fisiológico.

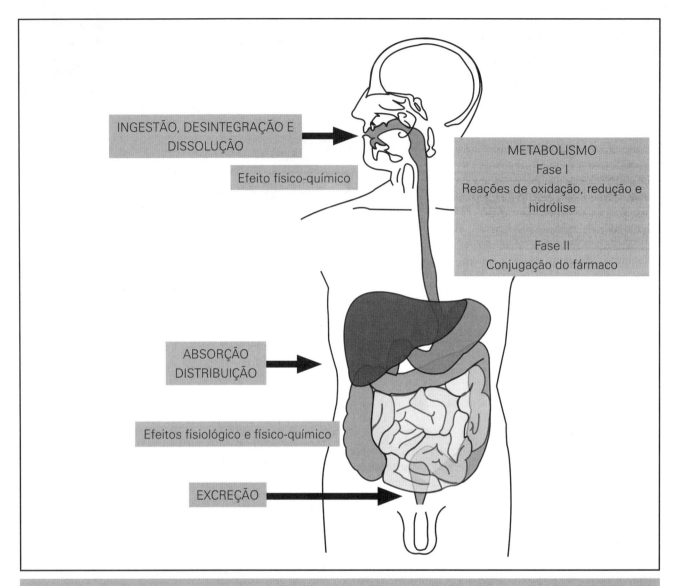

**Figura 14.1** – *O processo de absorção de um fármaco e as fases onde podem acontecer interações prejudicando sua farmacocinética.*

É certo que tanto as interações medicamentosas são capazes de interferir na qualidade de vida quanto no estado de saúde do indivíduo. No entanto, é importante ressaltar que o efeito desse evento pode ser minimizado quando se tem o conhecimento sobre as interações fármaco-nutriente. Isso reforça a necessidade de uma equipe transdisciplinar de profissionais da saúde, atentos, esclarecidos e cuidadosos, capazes de prevenir, corrigir e adequar a prescrição medicamentosa e dietoterápica para que ambas atinjam seus objetivos terapêuticos de modo eficiente.

## Como ocorrem as interações entre fármacos e nutrientes?

As interações entre fármacos e nutrientes são classificadas em farmacocinéticas e farmacodinâmicas. As interações farmacocinéticas são as mais frequentes e estão relacionadas aos processos de absorção, distribuição, metabolismo ou eliminação do fármaco. As farmacodinâmicas estão relacionadas especificamente à ação farmacológica sobre o organismo. Os processos fisiológicos ou bioquímicos podem ser modificados, interferindo na concentração sanguínea e na ação do fármaco.

Os nutrientes são capazes de alterar a velocidade de absorção, distribuição, biotransformação e excreção do fármaco, alterando parâmetros cinéticos como concentração sérica máxima, área sob a curva, relação tempo-concentração, meia-vida, quantidade do fármaco excretado e velocidade de sua eliminação. Os fármacos também podem exercer os mesmos efeitos e influência sobre os nutrientes. As interações farmacocinéticas podem ocorrer em função de diferentes fatores, conforme relacionado no quadro 14.1.

## Quadro 14.1 – Fatores que interferem na farmacocinética

| Farmacocinética | Fatores |
|---|---|
| Absorção | Alteração no pH gastrointestinal<br>Adsorção, quelação ou complexação<br>Alteração na motilidade gastrointestinal<br>Má absorção causada por fármacos ou nutrientes |
| Distribuição | Competição na ligação a proteínas plasmáticas por fármacos e nutrientes<br>Hemodiluição com diminuição de proteínas plasmáticas |
| Biotransformação | Indução enzimática<br>Inibição enzimática |
| Excreção | Alteração no pH urinário<br>Alteração na excreção ativa tubular renal<br>Alteração no fluxo sanguíneo renal<br>Alteração na excreção biliar e ciclo êntero-hepático. |

Os idosos representam a parcela da população com as maiores chances de sofrer as interações farmacocinéticas, em função das mudanças fisiológicas no organismo que ocorrem com o avanço da idade e que colaboram para o aumento do aparecimento de doenças e, portanto, para o aumento do uso de medicamentos. O quadro 14.2 indica os efeitos farmacocinéticos diante das mudanças fisiológicas de um individuo.

As interações farmacodinâmicas acontecem nos locais onde agem os fármacos, interferindo nos seus mecanismos de ação. Esse evento resulta em efeitos agonistas e antagonistas, ou seja, estimula a receptividade do receptor celular ou inibe as enzimas que são capazes de inativar ou alterar o sítio de ação do fármaco. O efeito terapêutico do fármaco pode diminuir ou aumentar, comprometendo a terapia medicamentosa e a saúde do indivíduo. Por outro lado, algumas interações são desejadas, como, por exemplo, aquelas observadas com o uso de trimetropima e sulfametoxazol que, juntos, aumentam o espectro de ação antibacteriano, pois atuam em etapas diferentes da mesma via metabólica, garantindo a eficácia na quimioterapia antimicrobiana de uma infecção.

As interações medicamentosas também podem ocorrer por meio de reações físico-químicas, quando os medicamentos, geralmente na forma líquida, são misturados. Esses eventos podem ser denominados incompatibilidades medicamentosas e acontecem quando dois ou mais medicamentos são misturados em uma seringa, soro fisiológico, ou, ainda, sonda nasogástrica. Quando se verificam tais incompatibilidades, a mistura de medicamentos deve ser descartada. As interações físico-químicas podem provocar:

- Alterações sensoriais – evidenciadas como mudanças de cor, consistência, opalescência, turvação, formação de cristais, floculação, precipitação;

- diminuição da atividade dos fármacos originalmente presentes nos medicamentos misturados;

## Quadro 14.2. Principais efeitos farmacocinéticos dos fármacos antimicrobianos decorrentes das alterações fisiológicas

| Alterações fisiológicas | Efeitos farmacocinéticos |
|---|---|
| **Absorção**<br>Elevação do pH gástrico | Diminuição da absorção do fármaco pH-dependente |
| Diminuição da superfície intestinal | Diminuição da absorção |
| Diminuição do fluxo sanguíneo intestinal | Diminuição ou retardo da absorção |
| Diminuição da motilidade intestinal | Diminuição da absorção |
| **Distribuição**<br>Aumento da proporção de tecido adiposo | Elevação da meia-vida dos fármacos lipossolúveis |
| Diminuição da água corpórea total | Elevação da concentração de fármacos hidrossolúveis |
| Diminuição da albumina sérica | Elevação da concentração dos fármacos livres |
| **Metabolismo**<br>Diminuição da atividade do citocromo P-450 | Elevação da meia-vida dos fármacos metabolizados pela via do citocromo P-450 |
| Diminuição do fluxo sanguíneo hepático | Diminuição do metabolismo dos fármacos |
| **Eliminação**<br>Diminuição do fluxo sanguíneo renal e da filtração glomerular | Elevação da meia-vida dos fármacos que são eliminados pela via renal. |

Fonte: adaptado de Guimarães, 2005.

- inativação de um ou mais fármacos presentes na mistura de medicamentos;
- formação de um novo composto que pode ser ativo, inócuo ou tóxico; e
- aumento da toxicidade de um ou mais dos fármacos presentes na mistura de medicamentos.

É importante destacar que a ausência de alterações sensoriais não garante a inexistência de incompatibilidade medicamentosa, podendo causar danos à saúde do paciente ou até a morte. Talvez esse evento seja o mais perigoso de todos, pois não é previsto por meio dos ensaios clínicos. Afinal, os medicamentos líquidos, especialmente os injetáveis, são elaborados para serem administrados individualmente e não misturados, como ocorre na prática hospitalar. Muitas reações adversas e tóxicas dessas misturas são observadas quando administradas no paciente.

## O ESTADO NUTRICIONAL PODE INTERFERIR NA BIODISPONIBILIDADE DOS FÁRMACOS?

O estado nutricional do indivíduo interfere na biodisponibilidade dos fármacos, pois a falta de nutrientes, por exemplo, alterará a sua absorção, distribuição, biotransformação e excreção. Desse modo, a resposta terapêutica não será a esperada, comprometendo a ação farmacológica. A ingestão elevada de proteínas e reduzida de carboidratos é capaz de aumentar a velocidade do metabolismo dos fármacos. O efeito contrário é observado quando se ingerem pequenas quantidades de proteínas e elevadas de carboidrato.

Tanto a proteína quanto outros nutrientes podem interferir na atividade do citocromo P-450 hepático, influenciando diretamente na meia-vida do fármaco ou aumentando sua concentração plasmática. Nesse último caso, o paciente pode sofrer intoxicação medicamentosa, inclusive com risco de morte.

Sabe-se que micronutrientes, tais como zinco, magnésio, ácido ascórbico e riboflavina são de grande importância na biotransformação hepática dos fármacos. Sendo assim, a falta desses nutrientes pode comprometer a metabolização dos fármacos, aumentando o risco de intoxicação.

## QUAIS SÃO OS FATORES QUE INFLUENCIAM DIRETAMENTE NA BIODISPONIBILIDADE DOS FÁRMACOS?

Os fármacos, em sua maioria, são absorvidos por difusão passiva e os nutrientes, por meio de transporte ativo. A princípio, um não seria capaz de interferir na biodisponibilidade do outro, o que não é o observado, em razão da possibilidade de ocorrência de reações físico-químicas, alterações de pH e no peristaltismo intestinal. Por oportuno, existem outros fatores relacionados ao próprio fármaco e ao indivíduo que podem influenciar diretamente na biodisponibilidade e estão relacionados no quadro 14.3.

### Quadro 14.3. Fatores que interferem na biodisponibilidade dos fármacos

| Características do fármaco | Características do indivíduo |
|---|---|
| Solubilidade | Idade |
| Tamanho da partícula | Ingestão de líquidos |
| Forma farmacêutica | Ingestão de alimentos |
| Efeitos do fluido gastrointestinal | Tempo do trânsito intestinal |
| Metabolismo pré-sistêmico | Microbiota intestinal |
| pKa do fármaco | Metabolismo intestinal e hepático |
| Natureza química | Doenças gastrointestinais |
| Velocidade de liberação | pH gastrointestinal |
| Circulação êntero-hepática | |

Fonte: adaptado de Moura e Reyes, 2002.

## É POSSÍVEL PREVER E CONTROLAR A INTERAÇÃO MEDICAMENTOSA?

Partindo do princípio de que sempre haverá a prescrição médica para o tratamento da doença que acomete um paciente, a interação medicamentosa pode ser prevista. Analisando a prescrição, é possível identificar interações entre fármaco-fármaco, caso seja indicado o uso de mais de um medicamento. A literatura já identificou várias interações entre fármaco-nutriente, portanto, prever essa interação é factível. No entanto, ela pode não acontecer em função do bom estado nutricional e da alimentação do paciente. A equipe multiprofissional deve monitorar os parâmetros bioquímicos que deflagram a interação e permitem rápida tomada de decisão para rever a farmacoterapia ou a alimentação do paciente.

Caso se identifique a interação medicamentosa pela análise da prescrição médica pelos exames clínicos ou laboratoriais, os seguintes passos devem ser realizados para tomada de decisão:

1. Identificar a natureza da interação;
2. entender o modo de ação da interação;
3. identificar o potencial ou real efeito clínico para o paciente; e
4. monitorar e realizar o seguimento para as potenciais interações.

Com a identificação da interação medicamentosa, a tomada de decisão tem que ser rápida e decidida pela equipe multidisciplinar. As ações que devem ser aplicadas são:

1. Se possível, interromper a administração do medicamento que causa interação ou que seja afetado pela interação. Uma alternativa seria a diminuição da dose ou mudar o horário de administração do medicamento;
2. rever todos os medicamentos e verificar se são realmente necessários para o tratamento do paciente e se seria possível usar a menor dose sem perder a efetividade do fármaco;

3. considerar a substituição do medicamento suspeito por outro medicamento de similar eficácia, mas com menor potencial de provocar interações;

4. solicitar monitoramento da concentração sérica do fármaco quando possível, com a frequência baseada na sua farmacocinética;

5. decidir, se for o caso, interromper o uso do medicamento e não propor a administração de novos medicamentos;

6. indicar fármacos com base científica e com parâmetros clínicos viáveis e seguros, em vez de indicar porque é necessário;

7. uma vez escolhido o medicamento, observar o paciente pelo tempo suficiente até ele alcançar o equilíbrio desejado; e

8. documentar e comunicar a equipe de saúde das ações tomadas para gerenciar a interação medicamentosa, garantindo a continuidade do tratamento do paciente.

A equipe de profissionais de saúde, particularmente farmacêuticos, médicos e nutricionistas, é importante pois combinam os diversos conhecimentos para garantir os cuidados necessários que permitem a farmacoterapia adequada, minimizando os riscos de interações medicamentosas.

## COMO OS FÁRMACOS PODEM INTERFERIR NO ESTADO NUTRICIONAL?

A ingestão de um fármaco é capaz de interferir nos processos de ingestão, absorção, transporte, armazenamento, função e excreção de um nutriente, afetando o estado nutricional dos indivíduos que fazem uso contínuo de medicamentos, particularmente os idosos.

Há vários exemplos de medicamentos que interferem na ingestão de alimentos, aumentando ou diminuindo o apetite, afetando o estado nutricional do indivíduo. Os antineoplásicos (p. ex.: aldesleucina, citarabina, metotrexato, entre outros) induzem à anorexia, náuseas e vômitos, podendo provocar aversão aos alimentos, além de disgeusia. Também os de ação cardiovascular (p. ex.: acetazolamida e quinidina), podem provocar anorexia, náuseas e vômitos. Estimulantes, como a anfetamina e a fentermina, diminuem o apetite, colaborando para a redução da ingestão de alimentos. Anti-histamínicos (p. ex.: clemastina e cloridrato de hidroxizina), antidepressivos tricíclicos (p. ex.: amitriptilina e doxepina) e corticosteroides (p. ex.: cortisona, beclometasona e fluodrocortisona) aumentam o apetite, podendo elevar o peso corporal. Os anestésicos (p. ex.: lidocaína e benzocaína) podem provocar alterações no paladar. A diminuição do apetite pode ser desejada, como, por exemplo, no caso de fármacos anorexígenos (p. ex.: dextroanfetamina, levodopa e naloxona) usados no tratamento da obesidade, e, portanto, seu efeito é primário. Ou, como efeito secundário, constituindo-se em efeito adverso não desejado, com diferentes mecanismos envolvidos.

De todo modo, é preciso tomar cuidado com a redução da ingestão de alimentos por conta da diminuição do apetite, náuseas, vômitos ou outro efeito indesejável qualquer, pois o paciente poderá ter seu peso corporal diminuído e desenvolver deficiências nutricionais, prejudicando seu estado de saúde.

Os quimioterápicos antineoplásicos podem lesar a mucosa intestinal em função de seus efeitos mitóticos e por isso afetam negativamente a absorção de nutrientes. Os antibióticos ou quimioterápicos antimicrobianos de amplo espectro diminuem a microbiota intestinal, contribuindo para a redução da síntese de vitaminas, o que pode contribuir para um quadro carencial. Os efeitos de alguns antibióticos sobre o estado nutricional também são bem relatados. As penicilinas aumentam a excreção de potássio na urina, causando hipocalemia, o cloranfenicol diminui a síntese proteica, as tetraciclinas estão relacionadas à absorção diminuída de cálcio, ferro, magnésio e aumento da excreção de vitamina C, riboflavina, nitrogênio, ácido fólico e niacina, a gentamicina aumenta a excreção urinária de magnésio e potássio, a viomicina pode causar hipomagnesemia, hipocalemia, hipocalcemia, alcalose e a cefalosporina pode causar hipocalemia ou deficiência de vitamina K, com prolongação do tempo de protrombina.

Vários fármacos podem influenciar o estado nutricional relativo a vitaminas e minerais. Esse efeito tende a ser lento, mas nem por isso pode ser negligenciado pelos profissionais da saúde, que devem monitorar adequadamente as interações. Os antiácidos, por exemplo, aumentam o pH gástrico, diminuindo a biodisponibilidade de vitaminas e minerais. Nessa condição, vitamina A, carotenoides e tiamina têm sua absorção prejudicada. Além disso, a niacina é instável em pH alto. No caso do folato, sua absorção é reduzida quando o pH do jejuno é aumentado, e o uso prolongado de fármacos quimioterápicos, como o metotrexato, antibacterianos, como a trimetoprima, e antimaláricos, como a pirimctamina, podem causar sua depleção, além das drogas antiepilépticas. Os fármacos podem interferir na biotransformação e na absorção das vitaminas lipossolúveis e hidrossolúveis, alterando o estado nutricional relativo a esses nutrientes. Os anticoagulantes cumarínicos provocam deficiência de vitamina K e a vitamina A tem sua absorção impedida por óleo mineral, neomicina e colestiramina.

Algumas interações fármaco × nutriente e nutriente × fármaco estão resumidas nos quadros 14.4 e 14.5, respectivamente. Mas seu conteúdo, obviamente, não esgota as interações possíveis de ocorrer.

## EXISTEM INTERAÇÕES COM MEDICAMENTOS FITOTERÁPICOS?

Sim. Os medicamentos fitoterápicos são definidos como os obtidos com emprego exclusivo de matérias-primas ativas vegetais. Não se considera medicamento fitoterápico aquele que inclui em sua composição substâncias ativas isoladas, sintéticas ou naturais, nem as associações dessas com extratos vegetais. Mas, independentemente de serem considerados naturais, podem oferecer riscos para a saúde humana, além de serem suscetíveis às interações.

# 260 NUTRIÇÃO: FUNDAMENTOS E ASPECTOS ATUAIS

## Quadro 14.4. Influência dos fármacos na absorção de nutrientes

| Fármacos | Nutrientes perdidos | Como ocorre |
|---|---|---|
| Antiácidos | | |
| Hidróxido de alumínio, carbonato de cálcio, bicarbonato de sódio, trisilicato de magnésio | Lipídios, folatos, potássio, cálcio e fósforo | Aumento de pH, modificando a solubilidade; complexação, diminuindo a absorção |
| Laxativos | | |
| Óleo mineral | Caroteno, vitaminas A, D, K e lipídios | Forma uma barreira para absorção; solubiliza os nutrientes aumentando o trânsito intestinal |
| Fenolftaleína | Vitaminas A, E, K, D, lipídios e cálcio | Aumento do trânsito intestinal; diminuição das microvilosidades intestinais; diminuição da absorção |
| Bisacodil | Lipídios, sódio, potássio e cálcio | Estimula a motilidade intestinal, diminuindo absorção no cólon |
| Antibióticos | | |
| Neomicina isoniazida | Lipídios, sódio, potássio, cálcio, ferro, vitaminas B12 e B6 | Danifica a mucosa, diminuindo as vilosidades intestinais; precipita sais biliares, provocando esteatorreia |
| Tetraciclinas | Cálcio e ferro | Diminui a absorção por ligações com os íons, formando quelatos |
| Agentes hipocolesterolêmicos | | |
| Colestiramina, colestipol, clofibrato | Lipídios, ferro, vitaminas A, K, D e B | Provoca a diminuição do apetite, liga-se a ácidos biliares e nutrientes, diminuindo a absorção |

Fonte: adaptado de Moura e Reyes, 2002.

## Quadro 14.5. Influência da alimentação ou dos nutrientes na absorção dos fármacos

| Alimentação/nutrientes | Fármacos | Como ocorre |
|---|---|---|
| Antimicrobianos | | |
| Refeição regular | Rifampicina, eritromicina, ampicilina, isoniazida, cefalosporinas | Retarda o esvaziamento gástrico, diminui a absorção |
| Leite, iogurte e alimentos ricos em ferro, magnésio, zinco e cálcio | Ciprofloxacina, tetraciclina | Diminui a absorção por complexação com cátions divalentes |
| Dieta hiperlipídica | Griseofulvina | Aumenta a excreção de sais biliares; aumenta a solubilidade e a absorção |
| Cardiovasculares e diuréticos | | |
| Refeição regular | Digoxina Captopril | Altera o tempo do trânsito gastrointestinal e a motilidade diminuindo a absorção |
| | Hidralazina | Diminui o metabolismo de primeira fase, bloqueando a biotransformação enzimática no trato gastrointestinal e diminuindo a absorção |
| Dieta hiperlipídica | Nifedipina | Aumenta a velocidade e a extensão da absorção e aumenta a incidência de reações adversas |
| Dieta hiperproteica | Propranolol | Diminui o metabolismo de primeira fase; diminui o fluxo sanguíneo esplâncnico diminuindo a absorção |

(Continua)

## Quadro 14.5. Influência da alimentação ou dos nutrientes na absorção dos fármacos (Continuação)

| Alimentação/nutrientes | Fármacos | Como ocorre |
|---|---|---|
| *Broncodilatadores* | | |
| Dietas hiperproteicas e hipoglicídicas | Teofilina | Aumento da atividade do citocromo P-450, diminuindo a meia-vida do fármaco, que diminui o tempo do efeito farmacológico |
| Café, chá e bebidas com cafeína | Teofilina | A cafeína pode ser convertida em teofilina e aumentar sua concentração, promovendo a saturação enzimática e alterando a biotransformação e eliminação |
| *Antiparkinsonianos* | | |
| Dieta hiperproteica | Levodopa | Ocorre competição entre o fármaco e aminoácidos pela absorção na mucosa intestinal |
| Antipiréticos, analgésicos e anti-inflamatórios | | |
| Refeição regular, leite e vegetais | Ácido acetilsalicílico | Altera o pH gástrico; diminui a solubilidade e a velocidade da absorção |
| Refeição regular | Ibuprofeno | Retarda a absorção |
| Dietas hiperlipídicas | Paracetamol | Diminui a liberação e a dissolução do fármaco, reduzindo a velocidade de sua absorção |
| *Anticonvulsivantes* | | |
| Refeição regular e dieta hiperlipídica | Fenitoína | Retarda o esvaziamento gástrico; aumenta a produção de bile e favorece a dissolução e a absorção do fármaco |

Fonte: adaptado de Moura e Reyes, 2002.

Diante do uso cada vez maior de medicamentos fitoterápicos por parte da população brasileira e do aumento significativo de sua prescrição, torna-se importante alertar que seu uso deve ser adequadamente monitorado, assim como qualquer medicamento. O emprego terapêutico de plantas medicinais requer o domínio de seu conhecimento para a avaliação de sua potencialidade terapêutica e tóxica e para seu adequado uso e combinação.

O quadro 14.6 apresenta a influência do uso de algumas plantas medicinais na farmacocinética.

## Quadro 14.6. Influência de plantas medicinais na farmacocinética

| Planta medicinal | Fármaco | Efeitos observados |
|---|---|---|
| Pimenta (*Capsicum* spp) | Teofilina | Aumenta a absorção e biodisponibilidade |
| Garra-do-diabo (*Harpagophytum procumbens*) | Varfarina | Púrpura |
| Alho (*Allium sativum*) | Varfarina | Sangramento |
| Ginkgo (*Gingko biloba*) | Ácido acetilsalicílico | Hifema |
| | Paracetamol | Hematoma subdural |
| | Varfarina | Hemorragia intracerebral |
| | Diurético tiazídico | Hipertensão |
| Alcaçuz (*Glycyrrhiza glabra*) | Prednisolona | Aumenta a concentração plasmática do fármaco |
| | Hidrocortisona | Potencializa a resposta vasoconstritora periférica |
| | Contraceptivos orais | Hipertensão, edema, hipocalemia |

(Continua)

## Quadro 14.6. Influência de plantas medicinais na farmacocinética (Continuação)

| Planta medicinal | Fármaco | Interações observadas |
| --- | --- | --- |
| Erva-de-são-joão (*Hypericum perforatum*) | Sertralina | Síndrome serotoninérgica |
| | Teofilina | Diminui a concentração plasmática |
| | Digoxina | Diminui a concentração plasmática |
| | Ciclosporina | Diminui a concentração plasmática |
| Tamarindo (*Tamarindus indica*) | Ácido acetilsalicílico | Aumenta a biodisponibilidade |

Fonte: adaptado de Berman-Fugh, 2000.

## BIBLIOGRAFIA CONSULTADA

Akamine D, Filho MK, Peres CM. Drug-nutrient interactions in elderly people. Curr Opin Clin Nutr Metab Care. 2007;10(3):304-10.

Basile AC, Basile RP. Interações entre medicamentos e alimentos. In: Oga S, Basile AC, Carvalho MF. Guia Zanini-Oga de interações medicamentosas. São Paulo: Atheneu, 2002. p.145-81.

Berbel MBF, Azzolini CR, Reis NT. Interações entre drogas e nutrientes. In: Cuppari L. Guia de nutrição: nutrição clínica no adulto. Barueri: Manole, 2002. p.343-66.

Berman-Fugh A. Herb-drug interactions. Lancet. 2000;355(9198):134-8.

Brasil. Anvisa. Agência Nacional de Vigilância Sanitária. Assuntos de Interesse. Medicamentos. Medicamentos fitoterápicos. [acessado em 2011 Dez 18]. Disponível em: http://portal.anvisa.gov.br/wps/portal/anvisa/anvisa/home.

Brazier NC, Levine MA. Drug-herb interaction among commonly used conventional medicines: a compendium for health care professionals. Am. J. Ther., 2003;10(3):163-9.

Campos MTFS, Monteiro JBR, Ornelas APRC. Fatores que afetam o consumo alimentar e a nutrição do idoso. Rev Nutr Campinas. 2000;13(3):157-65.

Cozzolino SMF. Biodisponibilidade de nutrientes. Barueri: Manole, 2009. 1200p.

Genser, D. Food and drug interaction: consequences for the nutrition/health status. Ann Nutr Metab. 2008;52(Suppl 1):29-32.

Guimarães T. Uso de antibióticos nos idosos. Prat Hosp. 2005;(42):21-3.

Izzo AA, Ernst E. Interactions between herbal medicines and prescribed drugs: an updated systematic review. Drugs. 2009;69(13):1777-98.

Mallet L, Spinewine A, Huang A. A challenge of managing drug interactions in elderly people. Lancet. 2007;370(9582):185-91.

Marucci MFN, Gomes MMBC. Interações droga-nutriente em idosos. In: Netto MP. Gerontologia: a velhice e o envelhecimento em visão globalizada. São Paulo: Atheneu, 2002. p.273-83.

Moura MRL, Reyes FGR. Interação fármaco-nutriente: uma revisão. Rev Nutr. 2002;15(2):223-38.

Pronsky ZM, Crowe JP. Interações entre alimentos e drogas. In: Mahan LK, Escott-Stump S. Alimentos, nutrição e dietoterapia. São Paulo: Roca, 2005. p.437-55.

Raffa RB, Beyzarov EP, Rawls SM. Atlas de farmacologia de Netter. Porto Alegre: Artmed-Bookman, 2006. 416p.

Reis NT (ed.). Nutrição clínica: interações. Rio de Janeiro: Rubio, 2004. 580p.

Silva AM, Poltronieri F. Medicamentos e aspectos nutricionais. In: Silva SMCS, Mura JDP. Tratado de alimentação, nutrição & dietoterapia. São Paulo: Roca, 2010. p.547-63.

Trovato A, Nuhlicek DN, Midtling JE. Drug-nutrient interactions. Am Fam Physician. 1991;44(5):1651-8.

Vaes LP, Chyka P.A. Interactions of warfarin with garlic, ginger, ginkgo, or ginseng: nature of the evidence. Ann Pharmacother., 2000;34(12):1478-82.

Yetley EA. Multivitamin and multimineral dietary supplements: definitions, characterization, bioavailability, and drug interactions. Am J Clin Nutr. 2007;85(1):269S-76S.

# Nutrição enteral e parenteral

Maria Izabel Lamounier de Vasconcelos

## Introdução

A demonstração de elevada prevalência de desnutrição em pacientes hospitalizados não é recente. Aos estudos iniciais de Leevy et al. seguiram-se diversos outros, como os de Bistrian et al., Hill et al., Blackburn et al. e mais recentemente o Inquérito Brasileiro de Avaliação Nutricional Hospitalar, de Correia et al. Deve-se frisar, no entanto, que o reconhecimento da relevância desse problema na prática clínica se deve aos trabalhos desenvolvidos na Universidade do Alabama por Butterworth. Esse autor, em seu artigo "The skeleton in the hospital closet", chamou a atenção para a relevância da desnutrição hospitalar durante o tratamento de doenças comuns em hospitais.

Essa "epidemia" de inadequação nutricional não representou, na verdade, um fenômeno novo, mas a renovação do interesse por nutrição clínica. Esse renascimento, segundo Heymfield, Horowitz e Dawson, deve-se ao grande avanço no conhecimento em três áreas da ciência da Nutrição:

a. A demonstração de que a inanição primária ou secundária acarreta uma sequência de alterações que vão desde a perda de peso até a morte;

b. o reconhecimento de que graus similares de desnutrição podem ser causados por uma série de diferentes processos mórbidos; e

c. o desenvolvimento de técnicas eficazes de repleção nutricional.

A prevalência da desnutrição em pacientes hospitalizados tem sido amplamente documentada nas últimas três décadas e pode ocorrer em 19% a 80% dos pacientes, como mostra a tabela 15.1, na dependência do país e grupo de pacientes estudados.

Pacientes hospitalizados em estado nutricional depauperado apresentam elevados riscos de desenvolver maiores taxas de complicações e mortalidade e representam custos aumentados para a instituição e sociedade. Quanto maior for o período de permanência hospitalar, maior será o risco de agravar a desnutrição, criando um círculo vicioso com prejuízo ao paciente.

## Qual terapia nutricional desenvolveu-se primeiro?

O desenvolvimento de técnicas de alimentação parenteral precedeu, paradoxalmente, o desenvolvimento de técnicas adequadas de alimentação enteral, cujo progresso e aplicação clínica foram, durante muito tempo, limitados pelo uso de tubos grossos, desconfortáveis e dietas incompletas, liquidificadas ou líquidas. O desenvolvimento de tubos finos e maleáveis e de uma ampla variedade de soluções de uso enteral permitiu que essa modalidade de terapia nutricional se tornasse seletiva para um grande número de pacientes impossibilitados de usar normalmente a via oral.

A alimentação enteral é um método de prover nutrientes no trato gastrointestinal através de um tubo. O aumento da popularidade da alimentação enteral pode ser atribuída a dois fatores:

1. O desenvolvimento de procedimentos simples e de baixo risco para passagem das sondas no trato gastrointestinal, principalmente gastrostomias e jejunostomias e

2. a disponibilidade comercial de uma variedade muito grande de produtos, com diversos nutrientes que permitem a melhor escolha da formulação para pacientes com limitações no trato gastrointestinal ou para aqueles que requerem nutrição especial.

## Tabela 15.1. Incidência de desnutrição em ambiente hospitalar

| País | Grupos de pacientes | Frequência de desnutrição |
|---|---|---|
| Estados Unidos (Bistrian et al., 1974) | Cirurgia geral | 50% |
| Inglaterra (Hill et al., 1977) | Cirurgia geral | 25% a 40% |
| Estados Unidos (Willcuts et al., 1978) | Cirurgia geral | 65% |
| Suécia (Warnold et al., 1978) | Cirurgia vascular | 37% |
| Tailândia (Tanphaichitr et al., 1980) | Medicina geral/cirurgia | 50% a 80% |
| Estados Unidos (Willard et al., 1980) | Medicina geral/cirurgia | 31% |
| Suécia (Asplund et al., 1981) | Medicina interna/psiquiatria | 30% |
| Dinamarca (Jensen et al., 1982) | Cirurgia abdominal | 28% |
| Suécia (Symreng et al., 1982) | Cirurgia abdominal | 26% |
| Inglaterra (Bastow et al., 1983) | Cirurgia ortopédica em mulheres idosas | 18% |
| Estados Unidos (Meguide et al., 1985) | Câncer | 44% |
| Holanda (Hoof et al., 1989) | Câncer | 74% a 80% |
| Espanha (Gassul et al., 1986) | Doença inflamatória intestinal | 85% |
| Nova Zelândia (Pettigrew et al., 1988) | Cirurgia geral | 28% |
| Brasil (Waitzberg et al., 2001) | Medicina geral/cirurgia | 48% |
| Espanha (Trellis et al., 2002) | Idosos disfágicos | 32% |
| América Latina (Correia, Campos, 2003) | Medicina geral | 50,2% |
| Suíça (Pichard et al., 2004) | Medicina geral | 57,8% |
| Espanha (De La Cruz, 2004) | Medicina geral | 65,7% |
| Índia (Dwyer et al., 2005) | Pacientes ortopédicos | 48,8% |
| Canadá (Singh et al., 2006) | Medicina geral | 69% |
| Brasil (Salviano et al., 2007) | Doença inflamatória intestinal | 41,7% |

## QUAIS AS VANTAGENS DE UMA TERAPIA SOBRE A OUTRA?

As vantagens da nutrição enteral sobre a parenteral incluem a preservação da estrutura e função do trato gastrointestinal, maior eficiência na utilização dos nutrientes, menor índice de infecção e complicações metabólicas, maior facilidade na administração e menor custo.

A nutrição enteral tem recentemente ganhado nova popularidade. Muitas publicações descrevem a importância da manutenção da integridade da mucosa intestinal pela infusão de nutrientes, como também a manutenção da homeostase e competência imunológica. Além disso, a utilização do trato gastrointestinal no período pós-operatório imediato tem-se associado a um decréscimo na taxa metabólica e melhora do balanço nitrogenado. Em todas as eventualidades, a utilização da nutrição enteral garantirá pelo menos igual, e possivelmente, melhor desfecho em relação à NPT (nutrição parenteral total) nos cuidados dos pacientes hospitalizados, requerendo terapia nutricional.

Para a melhora da resposta imune, a prevenção de atrofia intestinal, evitando a translocação bacteriana, e a diminuição da resposta inflamatória, tem-se recomendado o uso de nutrição enteral preferencialmente à NPT, uma vez que o uso da via enteral produz menor incidência de complicações, atenua a resposta inflamatória, previne a atrofia intestinal e, consequentemente, a translocação de bactérias do lúmen intestinal.

Também se tem estudado a utilização de diferentes substratos, como os aminoácidos glutamina e arginina, os ácidos graxos ômega-3, assim como os nucleotídeos. O objetivo é melhorar a resposta imune e atenuar a resposta inflamatória, com a esperança de aliviar a sobrevida do paciente, diminuindo complicações e reduzindo a permanência na terapia intensiva, assim como a internação hospitalar.

Conclui-se que existem benefícios metabólicos, de segurança, de custo-benefício e, principalmente, benefícios fisiológicos ao empregar a nutrição enteral. A oferta de nutrientes por via digestiva colabora na manutenção da arquitetura e microbiota intestinal, modula o sistema imunológico intestinal e está associada à menor incidência de complicações infecciosas em pacientes cirúrgicos em relação à nutrição parenteral.

## Quando surgiu a nutrição enteral?

A história da NE (nutrição enteral) tem sido revisada por Randall. A prática de administrar nutrientes no trato gastrointestinal, evitando a boca, originou-se nas eras antigas dos egípcios, os quais utilizavam enemas com nutrientes para preservar a saúde geral. Os médicos gregos utilizavam enemas com vinho, soro, leite e caldo de cevada para o tratamento de diarreia e para a provisão de nutrientes. No século XIX, médicos europeus introduziam vários alimentos e líquidos nos pacientes pelo reto. Esses enemas com nutrientes incluíam extrato de carne, leite e uísque. A alimentação através do reto foi amplamente utilizada até o começo do século XX, quando Einhorn apontou a inadequação do método. Capivacceus, um médico vietnamita, é considerado o primeiro (em 1598) a utilizar um tubo fixo de bexiga de animal para alimentar através do esôfago. A utilização de pequenos tubos passados no nariz até o esôfago foi reportada em 1617, para alimentar pacientes que sofriam de tétano. O maior advento em provisão de nutrientes através de tubos ocorreu no final do século XVIII, quando John Hunter, um famoso cirurgião, propôs que o tubo nasogástrico poderia ser feito de pele de enguia para alimentar pacientes com disfagia neurogênica. O tubo foi feito e utilizado com sucesso por cinco semanas, quando o paciente recuperou a habilidade de deglutir. A utilização de tubos nasogástricos tanto para alimentação quanto para esvaziamento gástrico tornou-se difundida no século XIX.

O conceito de alimentação enteral precoce no pós-operatório foi introduzido por Anderson em 1918, quando iniciou a alimentação jejunal em pacientes pós-gastrojejunostomia.

Fórmulas enterais especializadas apareceram em 1930 com a introdução de hidrolisado de caseína para uso de nutrição enteral e parenteral. Subsequentemente, aminoácidos cristalinos foram utilizados em combinação com várias quantidades de carboidratos, gorduras, minerais e vitaminas. A primeira fórmula enteral comercial foi Nutramigen, introduzida no mercado americano em 1942 para tratamento de crianças com doenças intestinais e alergias. O maior avanço no desenvolvimento e utilização de fórmulas quimicamente definidas foi atingido por estudos que foram realizados pela NASA (National Aeronautics and Space Administration). Esses estudos demonstraram que voluntários normais poderiam ser mantidos durante um período de seis meses, em condições normais de saúde e físico, enquanto eram alimentados somente por soluções quimicamente definidas. Baseados nos resultados desse estudo, Randall et al. começaram uma série de estudos utilizando fórmulas quimicamente definidas. Eles demonstraram a utilidade dessas dietas para pacientes com uma variedade de doenças no trato gastrointestinal.

## Qual é a definição da terapia de nutrição enteral?

Segundo Waitzberg (2009), entende-se por TNE (terapia de nutrição enteral) um conjunto de procedimentos terapêuticos empregados para manutenção ou recuperação do estado nutricional por meio de nutrição enteral.

Dentre as possíveis definições de nutrição enteral, uma das mais abrangentes e gerais foi proposta pelo regulamento técnico para a terapia nutrição enteral – a resolução RCD n. 63 da Anvisa (Agência Nacional de Vigilância Sanitária) do Ministério da Saúde, de 6 de julho de 2000 – que define a nutrição enteral como: "alimento para fins especiais, com ingestão controlada de nutrientes, na forma isolada ou combinada, de composição definida ou estimada, especialmente formulada e elaborada para uso por sondas ou via oral, industrializada ou não, utilizada exclusiva ou parcialmente para substituir ou completar a alimentação oral em pacientes desnutridos ou não, conforme suas necessidades nutricionais, em regime hospitalar, ambulatorial ou domiciliar, visando à síntese ou manutenção dos tecidos, órgãos ou sistemas".

## Qual forma de terapia nutricional deve ser utilizada?

Ver figura 15.1.

## Quais as indicações da nutrição enteral?

Incluem-se nas indicações da TNE as situações em que o trato digestivo estiver total ou parcialmente funcional, e quando a ingestão oral for insuficiente para atingir dois terços a três quartos das necessidades nutricionais diárias e na condição de desnutrição.

A TNE só deverá ser instituída quando for verificada a necessidade de utilizá-la por pelo menos cinco a sete dias. Ainda, a previsão de jejum superior a três dias, em pacientes críticos, constitui indicação de TNE segundo as diretrizes da ESPEN (Sociedade Europeia de Nutrição Parenteral e Enteral). As principais indicações para o uso da TNE estão relacionadas no Quadro 15.1.

## Quais as contraindicações da nutrição enteral?

As contraindicações da TNE são na maioria das vezes relativas ou temporárias.

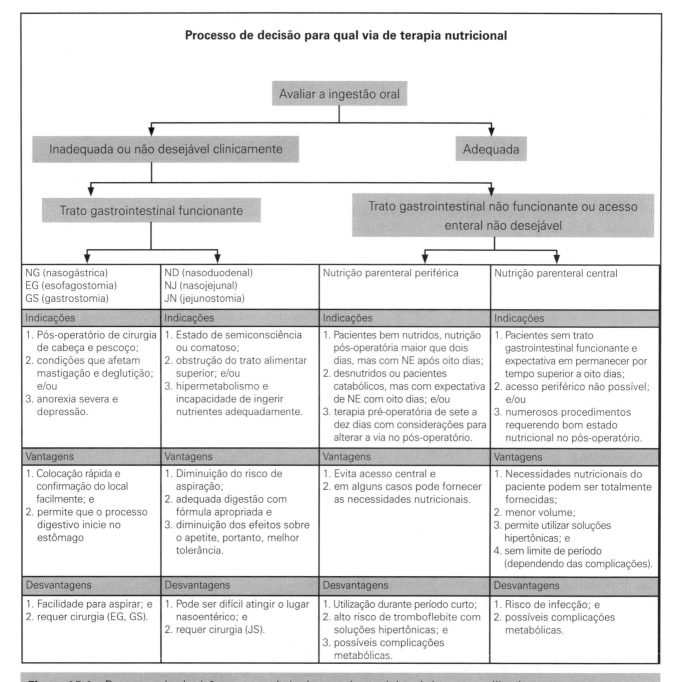

**Figura 15.1** – *Processo de decisão para qual via de terapia nutricional deve ser utilizada.*

A obstrução intestinal completa é uma contraindicação da nutrição enteral. Mesmo quando a obstrução é incompleta, há controvérsias sobre o uso da nutrição enteral. Nos casos de refluxo gastroesofágico intenso, a nutrição enteral, sobretudo por sonda nasogástrica, é contraindicada. Essa complicação poderia ser evitada pela utilização de sondas nasojejunais. A alimentação por sonda nasoentérica deve ser instituída com cautela no paciente com íleo paralítico. Quando o estômago não se esvazia apropriadamente, como pode acontecer no período pós-operatório, o risco de náuseas, vômitos ou dilatação gástrica aguda pode ser contornado pelo fornecimento direto de nutrientes ao intestino delgado.

## Quais as vias de acesso para nutrição enteral?

As vias de acesso na nutrição enteral podem estar dispostas no estômago, duodeno ou jejuno, conforme as facilidades técnicas, as rotinas de administração, bem como alterações orgânicas e/ou funcionais a serem corrigidas (Fig. 15.2). Nos pacientes que necessitam de nutrição enteral por um curto período de tempo (inferior a seis semanas), a sonda nasoenteral é a mais utilizada, por seu baixo custo e fácil colocação. Já a gastrostomia e a jejuonostomia são utilizadas, em geral, quando a duração da terapia nutricional for superior a seis semanas.

### Quadro 15.1. Indicações de TNE em adultos de acordo com a situação do trato gastrointestinal

Tubo gastrointestinal íntegro:
- lesões do SNC (sistema nervoso central), depressão e anorexia nervosa;
- caquexia cardíaca e câncer;
- trauma muscular, cirurgia ortopédica; e
- queimaduras.

Dificuldades de acesso ao intestino normal:
- lesão de face e mandíbula;
- câncer de boca, hipofaringe e cirurgia de esôfago;
- deglutição comprometida de causa muscular/neurológica; e
- lesão obstrutiva inflamatória benigna ou fístula de jejuno.

Anormalidades funcionais do intestino:*
- doenças intestinais neonatais e obstrução crônica;
- diminuição do esvaziamento gástrico;
- fístula digestiva;
- síndrome do intestino curto;
- íleo gástrico colônico;
- anormalidades metabólicas do intestino;
- má-absorção e alergia alimentar múltipla;
- pancreatite, enterite por quimioterapia e radioterapia;
- anorexia e câncer;
- estados hipermetabólicos;
- queimadura, infecção grave, trauma extenso; e
- cirurgia e hipertireoidismo.

*Desde que não constituam contraindicações absolutas.

O local de administração da dieta enteral, se intragástrica ou pós-pilórica, é um dos fatores a serem considerados na seleção da via de acesso para a nutrição enteral. O risco de aspiração (p. ex.: pacientes inconscientes, distúrbios de deglutição, história de aspiração, refluxo gastroesofágico, gastroparesia) é um dos critérios para essa decisão, como pode ser observado na figura 15.3.

As técnicas utilizadas para o acesso enteral podem ser às cegas, por endoscopia, radioscopia, laparoscopia ou cirúrgica.

Para a escolha da sonda, deve-se avaliar as seguintes características:

- Calibre: 8 Fr para dietas pouco viscosas ou com utilização de bomba de infusão e 10 Fr dietas viscosas, de alta densidade calórica;
- material: silicone e poliuretano. São flexíveis, diminuindo os riscos impostos por uma sonda rígida e são mais biocompatíveis;
- demarcação das sondas: facilitam o posicionamento;
- fio-guia: pela flexibilidade da sonda, facilita a instalação. Porém, deve-se observar o risco de perfuração do trato gastrointestinal. Não se deve utilizá-lo para desobstruir a sonda, usá-lo apenas para a intubação esofágica e, então, removê-lo antes de prosseguir com a introdução da sonda; e
- radiopaca: facilita a visualização radiológica, dando segurança ao profissional.

A tabela 15.2 exemplifica as vantagens e desvantagens da localização gástrica e duodenal/jejunal.

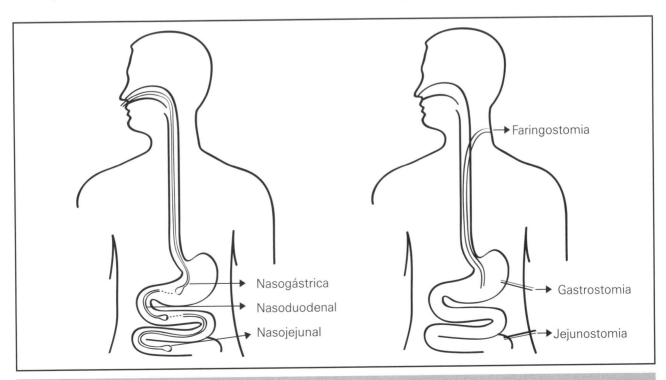

**Figura 15.2** – *Vias de acesso para a nutrição enteral.*

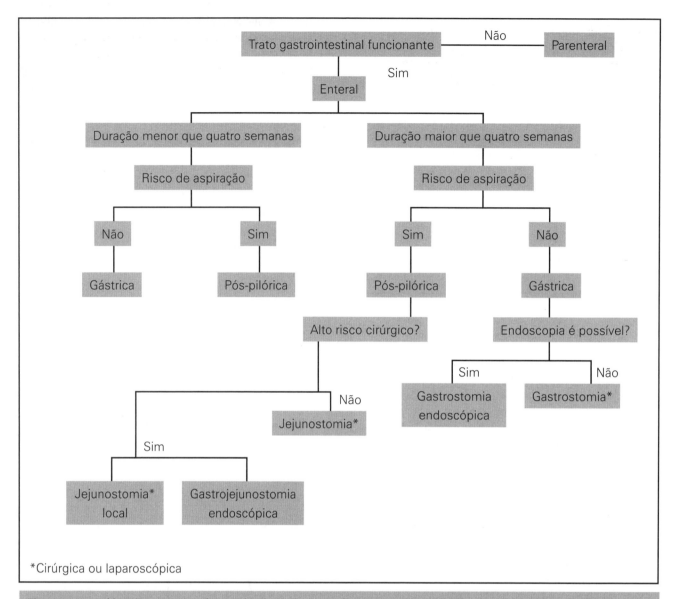

**Figura 15.3** – *Algoritmo para seleção da via de acesso. Fonte: adaptada de Gorman e Morris, 1977.*

**Tabela 15.2. Vantagens e desvantagens da localização gástrica e duodenal/jejunal**

|  | *Localização gástrica* | *Localização duodenal/jejunal* |
|---|---|---|
| *Vantagens* | <ul><li>Maior tolerância a fórmulas variadas (p. ex.: proteínas intactas, proteínas isoladas e aminoácidos cristalinos);</li><li>boa aceitação de fórmulas hiperosmóticas;</li><li>permite a progressão mais rápida para alcançar o VCT ideal;</li><li>devido à dilatação receptiva gástrica, permite a introdução de grandes volumes em curto tempo; e</li><li>fácil posicionamento da sonda.</li></ul> | <ul><li>Menor risco de aspiração;</li><li>maior dificuldade de saída acidental da sonda; e</li><li>permite nutrição enteral quando a alimentação gástrica é inconveniente e inoportuna.</li></ul> |
| *Desvantagens* | <ul><li>Alto risco de aspiração em pacientes com dificuldades neuromotoras de deglutição; e</li><li>a ocorrência de tosse, náusea ou vômitos favorece a saída acidental de sonda nasoenteral.</li></ul> | <ul><li>Risco de aspiração em pacientes que têm mobilidade gástrica alterada ou que são alimentados durante a noite;</li><li>desalojamento acidental, podendo causar refluxo gástrico; e</li><li>requer dietas normo ou hipo-osmolares.</li></ul> |

## Quais os métodos de administração da dieta enteral?

A alimentação enteral pode ser administrada de forma intermitente, bolo ou contínua.

a. Administração em bolo: é o método preferível, porque leva menos tempo e garante mais liberdade ao paciente. Não requer a utilização de bomba de infusão. A solução pode ser administrada através de uma seringa de 100 a 350 mL, no estômago a cada duas a seis horas.

b. Administração intermitente: é o método mais utilizável. Usa a força da gravidade, a sonda pode estar localizada no estômago, no jejuno ou no duodeno. Pode ser administrada solução de até 500 mL a cada três a seis horas.

c. Administração contínua: é o método mais oneroso, pois requer a utilização de bomba de infusão. Pode ser administrada no estômago, no jejuno ou no duodeno. O volume da solução é administrado a cada 12 ou 24 horas (50 a 150 mL/hora).

A administração em bolo ou intermitente deve ser feita com o paciente sentado ou reclinado em 45° para prevenir a aspiração. Quando utiliza a posição da sonda gástrica, dietas isosmolares e hiperosmolares podem ser utilizadas, devido ao fato de que o piloro previne a passagem de grande quantidade de solução para o duodeno, as dietas isosmolares são preferíveis para evitar a passagem de água da parede intestinal para o lúmen.

A alimentação intragástrica é escolhida por vários fatores: em primeiro lugar, o estômago tolera mais facilmente que o intestino delgado uma variedade de fórmulas; em segundo lugar, o estômago aceita normalmente grandes sobrecargas osmóticas sem cólicas, distensão, vômitos, diarreia ou desvios hidroeletrolíticos, o que não ocorre no intestino delgado. Além disso, o estômago exibe uma enorme capacidade de armazenamento e aceita mais facilmente as refeições intermitentes. Aqueles pacientes com reflexo do vômito preservado, sem pneumopatias e lúcidos, costumam aceitar bem a alimentação nasogástrica. As sondas nasogástricas também são mais fáceis de posicionar que as nasoduodenais. A alimentação nasogástrica aumenta o risco de aspiração.

## Como determinar a dose e a velocidade de administração?

Quando a extremidade distal da sonda nasoenteral se localiza na câmara gástrica, a dose, a velocidade e a tonicidade da infusão passam a ter importância secundária pelos mecanismos fisiológicos de adaptação do estômago. A administração intermitente de nutrientes no estômago deve iniciar com 100 mL e o volume é aumentado a cada 24 ou 48 horas até serem preenchidas por completo as necessidades totais de nutrientes. Se for preciso, grandes volumes são infundidos (até 500 mL) a cada três a quatro horas. Os resíduos gástricos são verificados antes de cada refeição e esta é suspensa se os resíduos forem superiores a 150 mL. A administração contínua é iniciada com volume de 25 a 30 mL/hora/dia e aumenta gradativamente até velocidade máxima de 100 a 150 mL/hora.

Quando a sonda se localiza em porções distais ao piloro (duodeno ou jejuno), o gotejamento da dieta deve ser observado com grande atenção, uma vez que o escoamento rápido pode ocasionar cólica e diarreia, com consequente queda no aproveitamento nutricional e prejuízo ao paciente. Essa via é preferida para os pacientes com gastroparesia, retardo do esvaziamento gástrico e alto risco de aspiração e no período pós-operatório imediato. O ideal é a confirmação radiológica da posição da sonda e, depois, inicia-se a alimentação com uma fórmula diluída à razão de 50 mL/hora. Caso não surjam efeitos colaterais gastrointestinais, a velocidade é aumentada até 25 a 50 mL/hora/dia até ser atingido o volume necessário. A seguir, a osmolaridade é aumentada até serem preenchidas as demandas nutricionais. Na infusão contínua, o procedimento em relação à dose e velocidade é semelhante ao descrito para a sonda posicionada no estômago.

## Quais são as variantes clínicas importantes nas formulações das dietas enterais?

As dietas enterais têm densidades calóricas, osmolaridades, viscosidades, teores de lactose, proteínas, carboidratos e gorduras diferentes. As variantes clínicas importantes nas formulações são o teor de lactose, a osmolaridade e a forma molecular dos substratos.

### Teor de lactose

Uma grande fração dos adultos não tolera dietas contendo lactose porque têm concentrações insuficientes de lactase em suas mucosas intestinais. A intolerância à lactose pode acompanhar lesões inflamatórias do intestino, ressecções gástricas ou intestinais e enterite por radiação. Uma anamnese clínica e nutricional revelará essa deficiência.

### Osmolaridade

A osmolaridade é o número de partículas dissolvidas na solução. Quanto maior o número de partículas, maior é a osmolaridade. No estômago, dietas com osmolaridade elevada reduzem os movimentos de propulsão dificultando o esvaziamento gástrico, ao passo que mais distalmente, no duodeno e jejuno, alimentos hiperosmolares aumentam o peristaltismo e ativam a propulsão da dieta. Em algumas situações são até responsáveis pela aceleração do trânsito intestinal e presença de diarreia osmótica. A osmolaridade sugerida pela literatura em nutrição enteral varia em torno da osmolaridade plasmática. Assim, conforme os mOsm/L, as dietas podem ser: isotônicas ($\leq 350$); moderadamente hipertônicas (de 350 a 450) e hipertônicas ($\geq 550$). Os componentes nutricionais que influenciam a osmolaridade da solução são principalmente os açúcares mais simples (monossacarídeos e dissacarídeos), os aminoácidos cristalinos e em menor grau os peptídios, o NaCl (cloreto de sódio). Os lipídios não influenciam na osmolaridade, pois não formam solução.

## Fontes de nutrientes

### CHO (carboidratos)

Nas dietas naturais (artesanais) e industrializadas, os alimentos fontes de CHO são, principalmente: açúcar refinado (sacarose), glicose de milho, açúcar das frutas (frutose), leite e misturas lácteas (lactose) e cereais e derivados (amido e dextrinas). Os CHOs variam de acordo com o número de molécula de glicose: monossacarídeos (glicose, frutose e galactose), dissacarídeos (sacarose, lactose e maltose), oligossacarídeos (maltodextrinas) e polissacarídeos (amido). Quanto maior a molécula de CHO, menor será sua influência na osmolaridade.

### Proteínas

Aparecem na forma intacta, hidrolisada ou em AAs (aminoácidos) livres. Intacta: as formas mais encontradas na alimentação enteral são procedentes do extrato proteico da soja, isolado proteico da soja, lactoalbumina, caseína, ovo e carnes. Hidrolisada: é constituída de proteínas com cadeias de duas a quatro moléculas de AA. As formas hidrolisadas mais encontradas em nutrição enteral são procedentes de hidrolisados enzimáticos de lactoalbumina e de caseína. AAs livres: a proporção de AA nas fórmulas enterais poderá variar desde as recomendações para adultos sadios até modificar-se para fazer frente às alterações metabólicas apresentadas. A relação de calorias não proteicas para cada grama de nitrogênio ofertado na dieta é fundamental. A recomendação é uma relação de 120 a 180 cal não proteicas para cada grama de nitrogênio em situações catabólicas.

### Lipídios

Os alimentos fontes mais utilizados nas dietas enterais são os óleos e as gorduras, tanto de origem animal (p. ex.: manteiga, creme de leite, gorduras intrínsecas da carne e ovos) quanto de origem vegetal (p. ex.: óleo de milho, soja, margarina vegetal e gordura de coco).

### Composição de vitaminas e minerais

As soluções enterais são formuladas para proverem a recomendação para adultos sadios de vitaminas e minerais, com a utilização de 1.500 a 2.000 calorias do produto. Soluções enterais completas contêm todas as vitaminas.

### Conteúdo de fibra

Existem algumas formulações com fibras solúveis e insolúveis para normalização da função intestinal.

## COMO SÃO CLASSIFICADAS AS DIETAS ENTERAIS?

As fórmulas enterais são classificadas em completas ou incompletas. As dietas completas, ministradas em volumes corretamente prescritos, fornecem as cotas dietéticas recomendadas para a maioria dos pacientes nutridos e para muitos desnutridos. Já as dietas incompletas são elaboradas de modo a repor os déficits de nutrientes associados a moléstias específicas.

## Dietas completas

As fórmulas das dietas completas são divididas em três grupos de acordo com o estado físico da proteína que contêm.

### Nutrientes íntegros

Englobam três tipos:

- Dietas poliméricas: consistem em carnes, ovos, leite, cereais, frutas, vegetais e óleo de milho ou soja. Sua osmolaridade varia de 300 a 450 mOsm. Estão indicadas nas condições que exigem dietas ricas em resíduos, sendo especialmente valiosas para os indivíduos cronicamente acamados e que precisam de alimentação enteral prolongada;
- dietas à base de leite: são ricas em resíduos e contêm lactose, assim como sacarose, glicose, xarope de milho, leite desengordurado, caseinato, nata e óleo de milho ou soja. Sua osmolaridade varia de 500 a 690 mOsm. Estão indicadas para pacientes que aceitam lactose;
- dietas sem lactose: consistem em oligossacarídeos de glicose, sacarose, maltodextrina, albumina, caseinato de cálcio e sódio e óleo de soja, milho ou TCM (triglicerídeos de cadeia média). Sua osmolaridade varia de 300 a 740 mOsm. Estão indicadas para os pacientes que não toleram a lactose e para os que necessitam de dietas pobres em resíduos.

### Proteína hidrolisada

As dietas com proteínas hidrolisadas contêm oligossacarídeos de glicose, caseína, soja, lactalbumina e óleos de açafrão, girassol e TCM. Sua osmolaridade varia de 450 a 650 mOsm. Estão indicadas para pacientes com má absorção que precisam de dietas com pouco resíduo.

### Aminoácidos cristalinos

Os elementos apresentam-se em sua forma mais simples e hidrolisada. Constituem-se de oligossacarídeos de glicose, aminoácidos cristalinos e ácidos graxos essenciais. Sua osmolaridade varia de 550 a 810 mOsm. A indicação básica de sua prescrição é a má absorção.

## Dietas incompletas

Indicadas para pacientes com trato gastrointestinal funcionante, mas que requerem formulações específicas em razão da doença de base.

## Como selecionar as formulações?

Para a seleção de uma dieta enteral é necessário o conhecimento dos requerimentos específicos do paciente e a composição exata da fórmula. A dieta escolhida precisa ser nutricionalmente completa e adequada para uso em períodos curtos e longos, precisa satisfazer os requerimentos nutricionais do pacientes, ser bem tolerada, de fácil preparação e econômica. As condições individuais do paciente devem ser consideradas.

Após a fase de identificação do paciente candidato à terapia nutricional enteral e a revisão das bases conceituais para a seleção de nutrientes, segue-se a difícil tarefa de selecionar a composição da fórmula mais adequada para o paciente e elaborar um plano dietoterápico.

Em função da grande variedade de produtos disponíveis para uso enteral – hoje mais de cem fórmulas – algumas variáveis têm sido comumente consideradas na prática clínica, visando facilitar a escolha da formulação enteral mais apropriada para o paciente com indicação dessa terapia, conforme segue:

1. Fontes e complexidades dos nutrientes:
   a. carboidratos;
   b. lipídios;
   c. proteínas;
   d. vitaminas e minerais;
2. densidade calórica;
3. osmolaridade/osmolalidade;
4. fórmula *versus* via e tipo de administração; e
5. desenho da fórmula *versus* indicação clínica.

## Quais são as principais complicações da nutrição enteral?

Os problemas associados à alimentação enteral recaem principalmente em três grupos: mecânicas, gastrintestinais e metabólicas.

## Mecânicas

- Mau posicionamento;
- obstrução da sonda;
- erosão nasal e necrose;
- abscesso septonasal;
- sinusite aguda, rouquidão e otite;
- faringite;
- esofagite, ulceração esofágica e estenose;
- fístula traqueoesofágica;
- ruptura de varizes esofágicas;
- saída ou migração acidental da sonda; e
- aspiração.

As complicações associadas à própria sonda variam de acordo com o tipo e a localização dela. O desconforto nasofaríngeo decorrentes da intubação prolongada, juntamente com sinusite ou otite, é um problema comum quando são utilizadas sondas calibrosas de plástico ou borracha. O tratamento com pedaços de gelo, anestésicos locais e descongestionantes minimiza esses efeitos colaterais. A obstrução pode ser causada por resíduos alimentares ou acúmulo de medicamentos administrados pela sonda. Em razão do pequeno calibre de muitas sondas, é difícil desobstruí-las por irrigação quando ficam realmente obstruídas, mas pode-se conseguir com refrigerante a base de cola ou papaína. As sondas devem ser lavadas com água após a administração da dieta e em intervalos regulares, para evitar esse problema. As erosões da mucosa esofágica ou gástrica raramente são graves desde o advento das sondas nasoentéricas flexíveis.

## Gastrointestinais

- Diarreia/obstipação;
- estase gástrica;
- náuseas;
- vômitos;
- refluxo gastroesofágico; e
- distensão abdominal, cólicas, empachamento e flatulência.

As complicações mais frequentes da alimentação enteral são as gastrointestinais. Quando são utilizadas técnicas de administração adequadas, as distensões abdominais e náuseas aparecem com pouca frequência. A diarreia é a complicação mais frequente atribuída à dieta. Osmolaridade e presença de lactose são as causas mais comumente citadas. Deve-se, no entanto, lembrar que antibioticoterapia associada à terapia enteral é a principal responsável pela complicação citada. A diminuição da velocidade de infusão ou a diluição da fórmula é necessária para os pacientes que recebem dietas hiperosmolares e apresentam efeitos colaterais gastrointestinais. A regurgitação e aspiração pulmonar são as complicações mais temidas.

## Metabólicas

- Hiperidratação/desidratação;
- hiperglicemia/hipoglicemia;
- anormalidades de eletrólitos e elementos-traços; e
- alterações da função hepática.

Hipercalemia, hiperglicemia e hipofosfatemia são as complicações metabólicas mais descritas na terapia enteral. Outras, como hipocalemia, hipomagnesemia e hipozinquemia também são relatadas. A prevenção dessas complicações é feita com seguimento clínico e laboratorial do paciente. Desidratação hipertônica ocorre quando preparações nutritivas hiperosmolares fazem com que o líquido extracelular saia da mucosa do intestino delgado para a luz. A consequência final é desidratação intracelular, com as decorrências metabólicas associadas. Intolerância à glicose pode ocorrer com dietas que utilizam carboidratos como fonte básica de calorias. Coma hiperglicêmico hiperosmolar não cetósico pode ocorrer durante a alimentação enteral. O controle meticuloso da bioquímica urinária e sanguínea, associado à vigilância clínica, evitará essa perigosa complicação.

## QUE CUIDADOS DEVEM SER CONSIDERADOS NO PREPARO DA NUTRIÇÃO ENTERAL?

As dietas enterais ricas em macro e micronutrientes são excelente meio para crescimento de micro-organismos. A administração de dieta eventualmente contaminada por diferentes germes pode causar distúrbios gastrointestinais (p. ex.: náusea, vômito e diarreia).

Independente de sua administração, é fundamental que as dietas sejam preparadas com o maior cuidado para evitar contaminação.

O preparo da nutrição enteral no Brasil é regido pela Portaria n. 337, de 14 de abril de 1999 e Resolução 63, de 6 de julho de 2000.

Os locais de manipulação das dietas enterais são fontes de contaminação.

Os processos para transferência da dieta de sua embalagem original para os frascos, a reconstituição e a mistura de ingredientes favorecem a contaminação das formulações. Por essa razão, as áreas distintas de preparo da nutrição enteral (p. ex.: salas para limpeza e higienização, manipulação, envase, dispensação e distribuição) e procedimentos para a manipulação preestabelecidos e validados podem minimizar os riscos de contaminação na vigência do uso das dietas industrializadas em pó ou semiprontas.

É importante o estabelecimento de um fluxograma para o preparo das dietas industrializadas, como segue:

1. Recebimento dos insumos e materiais para preparo da nutrição enteral;
2. armazenamento dos materiais e insumos;
3. procedimento de higienização;
4. procedimentos para o preparo; e
5. conservação e transporte.

Devem ser implantadas rotinas e procedimentos de validação de cada etapa do fluxograma que assegurem e comprovem a qualidade microbiológica da dieta enteral. E toda a documentação referente à preparação da nutrição enteral deverá ser arquivada ordenadamente por cinco anos.

## QUAIS OS PRINCIPAIS TIPOS DE DIETAS ENCONTRADAS NO MERCADO?

Os principais tipos de dietas industrializadas, padrão e especializada estão apresentadas nas tabelas 15.3 e 15.4, respectivamente.

## O QUE SÃO DIETAS NÃO INDUSTRIALIZADAS OU CASEIRAS OU ARTESANAIS?

São aquelas preparadas à base de alimentos *in natura* ou de mesclas de produtos naturais com industrializados (módulos), liquidificados e preparados artesanalmente em cozinha doméstica ou hospitalar.

## Vantagens

Individualização da fórmula quanto à composição nutricional e o volume. Custo aparentemente menor do que o da dieta similar industrializada.

## Desvantagens

Instabilidade bromatológica, microbiológica e organoléptica do produto final, acarretando um custo real maior do que o da dieta industrializada. Não é de composição nutricional definida e há dificuldade para ser formulada uma dieta com algum grau de especialização, por exemplo, à base de hidrolisados proteicos ou ricos em nutrientes imunomoduladores. O fornecimento adequado dos micronutrientes se mostra prejudicado.

## QUAIS AS CARACTERÍSTICAS DA SONDA PROPRIAMENTE DITA?

Até a última década, a sonda nasogástrica de Levin era a pedra angular da alimentação enteral. Contudo, o emprego dessa sonda de plástico ou borracha e grande calibre provoca não apenas faringite e otite, mas também torna incompetente o esfíncter esofágico inferior, aumentando o risco de refluxo e aspiração. Esses problemas levaram ao desenvolvimento recente de sondas flexíveis de pequeno calibre para uso nasogástrico e nasoduodenal. As sondas de borracha siliconizadas ou de poliuretano, com aproximadamente 105 cm de comprimento, com pesos de mercúrio ou tungstênio inabsorvíveis, foram elaboradas para introdução até o duodeno. Dessa forma, alguns problemas associados ao refluxo de soluções enterais foram evitados.

## COMO SE DÁ A COLOCAÇÃO DA SONDA?

Procedimento: entre o material necessário à colocação de uma sonda nasoentérica estão, além da própria sonda de alimentação, seringas de 10 e 50 mL, um lubrificante hidrossolúvel, um estetoscópio, toalha, copo com água, canudo, par de luvas plásticas descartáveis, gases e fita adesiva hipoalergênica. O procedimento de introdução e posicionamento das sondas começa com a introdução da ponta de mercúrio (bem lubrificada) através da narina do paciente até a nasofaringe. A seguir, o paciente engole a sonda com um pouco de água para facilitar a passagem do tubo. Para confirmar a lo-

## Tabela 15.3. Dietas industrializadas padrão para nutrição enteral

| Produto | kcal/L | Proteínas g/L (%) | Carboidratos g/L (%) | Lipídios g/L (%) | mOsm/kg |
|---|---|---|---|---|---|
| Ensure[2] | 1.060 | 40 (15) | 160 (62) | 29 (23) | 510 |
| Ensure plus HN RTH[2] | 1.500 | 63 (16,7) | 204 (54,3) | 49 (29) | 510 |
| Fibersource[1] | 1.220 | 44 (14) | 170 (56) | 40 (30) | 390 |
| Fresubin energy[3] | 1.500 | 56 (15) | 188 (50) | 58 (35) | 330* |
| Fresubin energy fibre[3] | 1.500 | 56 (15) | 188 (50) | 58 (33) | 325* |
| Fresubin HP energy[3] | 1.500 | 75 (20) | 170 (45) | 58 (35) | 300* |
| Fresubin original[3] | 1.000 | 38 (15) | 138 (55) | 34 (30) | 250* |
| Fresubin original fibre[3] | 1.000 | 38 (15) | 138 (55) | 34 (30) | 285* |
| Fresubin soya fibre[3] | 1.000 | 38 (15) | 133 (53) | 36 (32) | 410* |
| Isosource 1,5 cal sem sacarose[1] | 1.480 | 65 (18) | 150 (41) | 67 (41) | 320 |
| Isosource HN[1] | 1.200 | 53 (17) | 160 (53) | 40 (30) | 330 |
| Isosource standard[1] | 1.220 | 44 (14) | 170 (56) | 40 (30) | 360 |
| Isosource soya[1] | 1.230 | 44 (15) | 170 (55) | 41 (30) | 360 |
| Isosource soya fiber[1] | 1.230 | 44 (15) | 170 (55) | 41 (30) | 320 |
| Jevity[2] | 1.051 | 40 (15,2) | 141 (55,5) | 35 (29,3) | 300 |
| Jevity plus[2] | 1.200 | 56 (18,5) | 150 (52,5) | 39 (29) | 450 |
| Nutren[1] | 1.010 | 40 (16) | 130 (50) | 38 (34) | 350 |
| Nutren prebio[1] | 1.010 | 40 (16) | 127 (50) | 38 (34) | 360 |
| Nutren diabetes[1] | 1.000 | 38 (15) | 110 (45) | 44 (40) | 190 |
| Nutri enteral SK[5] | 1.330 | 56 (17) | 190 (58) | 37 (25) | 378 |
| Nutri enteral soya[5] | 1.090 | 43 (16) | 150 (56) | 34 (28) | 308 |
| Nutri fiber SK[5] | 1.330 | 40 (17) | 150 (58) | 30 (25) | 348 |
| Nutrison standard 1.0[4] | 1.000 | 40 (16) | 123 (49) | 39 (35) | 265* |
| Nutrison multifiber 1.0[4] | 1.000 | 40 (16) | 123 (49) | 39 (35) | 210* |
| Nutrison energy Plus 1.5[4] | 1.500 | 60 (16) | 180 (49) | 58 (35) | 385* |
| Nutrison energy MF 1.5[4] | 1.500 | 60 (16) | 180 (49) | 58 (35) | 335* |
| Nutrison protein plus MF[4] | 1.250 | 63 (20) | 140 (45) | 49 (35) | 280* |
| Nutrison soya[4] | 1.010 | 36 (14) | 140 (56) | 34 (30) | 237* |
| Nutrison soya multifiber[4] | 1.040 | 36 (14) | 140 (55) | 36 (31) | 237* |
| Osmolite HN[2] | 1.004 | 40 (16) | 136 (54) | 34 (30) | 300 |
| Osmolite plus HN[2] | 1.200 | 56 (18,5) | 158 (52,5) | 39 (29) | 360 |
| Nutranon HC HP 1.2 soy[6] | 1.200 | (18) | (52) | (30) | 330 |
| Nutranon 1.0[6] | 1.000 | (16) | (49) | (35) | 310 |
| Nutranon 1.5[6] | 1.500 | (17) | (48) | (35) | 256 |
| Total nutrition[6] | 1.100 | (21) | (51) | (28) | 323 |
| Total nutrition hipossódico sem sacarose[6] | 1.100 | (20) | (40) | (40) | 286 |
| Total nutrition soy[6] | 1.100 | (14) | (58) | (28) | 370 |
| Total nutrition fiber[6] | 1.100 | (18) | (43) | (39) | 330 |

[1]Nestlé; [2]Abbott; [3]Fresenius; [4]Support; [5]Nutrimed; [6]Nuteral. *Osmolaridade (mOsm/L).

# 274 Nutrição: Fundamentos e Aspectos Atuais

## Tabela 15.4. Dietas industrializadas especializadas para nutrição enteral

| Produto | kcal/L | Proteínas g/L (%) | Carboidratos g/L (%) | Lipídios g/L (%) | mOsm/kg |
|---|---|---|---|---|---|
| Alitraq[2] | 1.000 | 53 (21,1) | 160 (65,7) | 14 (13,2) | 575 |
| Forticare[4] | 1.600 | 88 (22,5%) | 192 (47,7) | 56 (29,8) | 730* |
| Fresubin hepa[3] | 1.300 | 40 (12) | 179 (55) | 47 (33) | 330* |
| Fresubin lipid[3] | 1.500 | 100 (27) | 124 (33) | 67 (40) | 340* |
| Glucerna[2] | 1.000 | 42 (17) | 81 (33) | 54 (50) | 354 |
| Glucerna SR[2] | 930 | 47 (20) | 120 (47) | 34 (33) | 498 |
| Impact[1] | 1.000 | 56 (23) | 130 (52) | 28 (25) | 350 |
| Modulen[1] | 1.010 | 36 (14%) | 110 (44%) | 47,2 (42%) | 310 |
| Nefrodial[2] | 2.000 | 70 (14) | 210 (43) | 96 (43) | 665 |
| Novasource GI control[1] | 1.520 | 60 (16) | 180 (47) | 60 (37) | 440 |
| Novasource renal[1] | 2.000 | 74 (15) | 200 (40) | 100 (45) | 700 |
| Novasource pulmonary[1] | 1.480 | 76 (21) | 140 (38) | 65 (41) | 600 |
| Nutri diabetic[5] | 1.200 | 50 (16) | 170 (55) | 40 (29) | 380 |
| Nutri liver[5] | 1.610 | 44 (11) | 260 (64) | 44 (25) | 402 |
| Nutri renal[5] | 2.010 | 34 (7) | 320 (63) | 63 (30) | 490 |
| Nutrison advanced oligo[4] | 1.200 | 40 (13) | 220 (73) | 19 (14) | 400* |
| Nutrison advanced hepato[4] | 1.250 | 34 (11) | 210 (67) | 30 (22) | 365* |
| Nutrison advanced TCM[4] | 1.000 | 52 (21) | 124 (50) | 32 (29) | 186* |
| Nutrison advanced imuno[4] | 970 | 45 (18) | 130 (53) | 32 (29) | 306* |
| Nutrison advanced nefro [4] | 1.300 | 32 (10) | 230 (69) | 30 (21) | 322* |
| Nutrison advanced pulmo[4] | 1.600 | 66 (16) | 120 (29) | 98 (55) | 240* |
| Nutrison advanced cubison[4] | 1.000 | 55 (20,4) | 120 (49,6) | 33 (30) | 315* |
| Nutrison advanced diason[4] | 1.000 | 43 (17) | 110 (45) | 42 (38) | 300* |
| Nutrison advanced peptisorb[4] | 1.000 | 40 (16) | 180 (69) | 17 (15) | 455* |
| Oxepa[2] | 1.500 | 62 (16,7) | 106 (28,2) | 94 (55,1) | 490 |
| Peptamen | 1.000 | 40 (16) | 120 (49) | 39 (35) | 375 |
| Peptamen prebio[1] | 1.010 | 40 (16) | 120 (51) | 39 (33) | 270 |
| Peptamen 1,5[1] | 1.530 | 68 (18) | 190 (49) | 56 (33) | 550 |
| Peptamen UTI[1] | 1.520 | 94 (25) | 130 (36) | 68 (39) | 490 |
| Peptamen AF[1] | 1.240 | 76 (25) | 110 (35) | 55 (40) | 390 |
| Perative[2] | 1.300 | 67 (20,5) | 177 (54,5) | 37 (25) | 385 |
| Profort[2] | 1.000 | 63 (25) | 130 (52) | 26 (23) | 340 |
| Prosure[2] | 1.200 | 66,6 (21) | 183,3 (61) | 25,4 (18) | 599 |
| Pulmocare[2] | 1.500 | 63 (16,7) | 106 (28,2) | 93 (55,1) | 475 |
| Reconvan[3] | 1.000 | 55 (22) | 120 (48) | 33 (30) | 270* |
| Resource diabetic[1] | 1.080 | 64 (23) | 100 (37) | 48 (40) | 300 |
| Replena[2] | 2.000 | 30 (6) | 260 (51) | 96 (43) | 600 |
| Survimed OPD[3] | 1.000 | 45 (18) | 150 (60) | 24 (22) | 350* |
| Total nutrition hepato[6] | 1.100 | 58,6 (23) | 136 (53) | 27 (24) | 268 |
| Total nutrition imuno[6] | 1.100 | 58,6 (23) | 136 (53) | 27 (24) | 268 |
| Total nutrition pulmo[6] | 1.400 | 55,8 (17) | 90 (28) | 77,5 (55) | 258 |
| Total nutrition decubital[6] | 1.300 | (30) | (45) | (25) | 528 |

[1]Nestlé; [2]Abbott; [3] Fresenius; [4] Support; [5] Nutrimed; [6] Nuteral. *Osmolaridade (mOsm/L).

calização da sonda nasoenteral, aspirar com uma seringa de 20 cc, observando presença de conteúdo gástrico, ou injetar ar e auscultar simultaneamente os ruídos hidroaéreos. Uma vez confirmada a localização da sonda, fixar firmemente a sonda com fita tipo micropore no nariz ou na face do paciente. Nos casos de dúvida, pedir uma radiografia simples de abdome para confirmar a localização da sonda.

## COMO SURGIU A NUTRIÇÃO PARENTERAL?

A introdução de fluidos, sal e nutrientes intravenosos começou com Sir Christopher Wren em 1658. O fundamento científico resultou no sucesso da nutrição parenteral da terceira à quinta década do século XX. Tais desenvolvimentos incluíram: 1) a habilidade de prover fluidos livres de pirogênio como resultado do trabalho de Seibert; 2) elucidação por muitos pesquisadores à natureza química dos nutrientes essenciais e suas habilidades nas formas intravenosas seguras; 3) melhora na compreensão das necessidades de eletrólitos e balanço acidobásico, auxiliado pelo avanço nos instrumentos analíticos; e 4) reconhecimento das mudanças metabólicas e nutricionais associadas às doenças.

A II Guerra Mundial estimulou pesquisas mais avançadas nas mudanças metabólicas induzidas pelo trauma e infecção, conduzindo a um maior reconhecimento da importância nutricional neste e em outros estados clínicos e ainda mais no uso da nutrição parenteral em pacientes gravemente enfermos.

Nutrição parenteral periférica (e ocasionalmente central) utilizando 5% ou 10% de glicose, hidrolisado proteico, Lipomul (gordura intravenosa), eletrólitos e multivitaminas foram utilizadas de 1955 até 1965 por vários clínicos por tempo limitado. Vários efeitos colaterais levaram à retirada do Lipomul intravenoso do mercado dos Estados Unidos no início de 1960. Uma preparação intravenosa de lipídios (Intralipid) segura e efetiva foi desenvolvida por Wretlind, testada em 1961 na Suécia e aprovada para o uso na maioria dos países europeus.

A difusão e o interesse da utilização da nutrição parenteral ocorreram após as publicações de trabalhos de Dudrick, Wilmore, Vars e Rhoads em 1968. Graças ao emprego de via segura e eficiente, passou a ser divulgada como alternativa terapêutica de grande valor.

Resolvido o problema da via de infusão das soluções hiperosmolares e estabelecida à relação de oferta caloria/nitrogênio a ser infundida, deixaram-se para trás as dificuldades observadas nas décadas de 1950 e 1960 referentes às elevadas osmolaridades das soluções preparadas com a finalidade de oferecer calorias suficientes para determinar balanço nitrogenado positivo. Tais soluções usadas em veias periféricas causavam esclerose e flebites precocemente e na tentativa do uso de cateteres longos de plástico nas veias antecubitais até a cava superior, ocorriam os processos de tromboflebite limitando enormemente o tempo de uso das soluções, bem como anulando a oportunidade de reutilização de tais vias. Portanto, de modo prático, a definição para

o sucesso da nutrição parenteral poder empregar as soluções hiperosmolares de glicose e aminoácidos deu-se com a canulação percutânea da veia subclávia, permitindo de modo contínuo infusões de elevada osmolaridade no sistema venoso profundo. Com a ponta do cateter na veia cava superior, despejam-se na via profunda soluções de concentrações de 2.500 ou mais mOsm/L.

Outro grande fator de sucesso da nutrição parenteral em seu emprego da via subclávia decorreu do fato de haver grande liberdade de movimentos para o paciente sendo submetido ao método, que tem seus braços livres, bem como a cabeça e o pescoço. Além da liberdade de movimento, o local da punção oferece a vantagem de ser bastante acessível para as trocas periódicas dos curativos.

## QUAL É A DEFINIÇÃO DA TERAPIA DE NUTRIÇÃO PARENTERAL?

A nutrição parenteral, segundo a portaria 272 da Anvisa do Ministério da Saúde, de 8 de abril de 1998, consiste em solução ou emulsão composta basicamente de carboidratos, aminoácidos, lipídios, vitaminas e minerais, estéril e apirogênica, acondicionada em recipiente de vidro ou plástico, destinada à administração intravenosa em pacientes desnutridos ou não, em regime hospitalar, ambulatorial ou domiciliar, visando à síntese ou manutenção de tecidos, órgãos e sistemas.

## QUAIS AS INDICAÇÕES DA NUTRIÇÃO PARENTERAL?

Como regra, nutrição parenteral é necessária nos casos em que a alimentação oral normal não é possível, quando a absorção de nutrientes é incompleta, quando a alimentação oral é indesejável e principalmente quando as condições descritas estão associadas ao estado de desnutrição.

Em geral, as indicações de nutrição parenteral seguem categorias:

a. Pré-operatória: pacientes portadores de desnutrição (perda de 15% do peso corpóreo) com doenças obstrutivas no trato gastrointestinal alto;

b. complicações cirúrgicas pós-operatórias: fístulas intestinais, íleo prolongado e infecção peritoneal;

c. pós-traumática: lesões múltiplas, queimaduras graves e infecção;

d. desordens gastrointestinais: vômitos crônicos e doença intestinal infecciosa;

e. doenças inflamatórias intestinais: colite ulcerativa e doença de Crohn;

f. insuficiências orgânicas: insuficiência hepática e renal; e

g. condições pediátricas: prematuros, má-formação congênita do trato gastrointestinal (p. ex.: atresia esofágica intestinal) e diarreia crônica intensa.

## Quais as contraindicações da nutrição parenteral?

Deve-se contraindicar a nutrição parenteral em pacientes terminais, quando não houver esperança de melhora da vida e sofrimento. Contraindica-se também quando o paciente tem capacidade de se alimentar por via oral e/ou enteral ou então quando o estado nutricional estiver adequado.

## Acesso venoso: periférico e central, qual utilizar?

Tradicionalmente, o termo NPP (nutrição parenteral periférica) designa a administração de água, eletrólitos, proteína e substratos calóricos através de uma veia periférica do paciente. Na NPC (nutrição parenteral central), essas substâncias são administradas através do sistema venoso central do paciente. O objetivo de ambas é aliviar ou corrigir os sinais, sintomas e sequelas da desnutrição.

A administração de nutrição parenteral em veia periférica é alternativa para a nutrição parenteral central com indicações específicas. No entanto, a NPP pode implicar tromboflebite e mesmo esclerose de veias periféricas. A flebite é causada por irritação química da veia, associada à venoconstrição e/ou irritação mecânica da veia provocada pela cânula. Para reduzir essas complicações, as soluções de nutrição parenteral devem ter osmolalidade final de 700 mOsm ou menos, com concentração final de glicose menor ou igual a 15%, o que dificulta suprir completamente a necessidade de energia diária.

A NPP pode ser instituída nos pacientes que precisam de terapia nutricional, mas não é possível, ou quando é necessária a cateterização da veia subclávia ou de outra profunda. A NPP minimiza o desenvolvimento de déficits nutricionais em pacientes com ingestão alimentar temporariamente insuficiente. Os indivíduos com condições nutricionais marginais que se submeterão a um período de jejum de duração desconhecida seriam candidatos a um ciclo breve de NPP. Essa terapia nutricional seria mantida pelo menos até esses pacientes aceitarem a nutrição enteral. A NPP pode suplementar a ingestão proteico-calórica até a terapia enteral total ser atingida, pois essa demora geralmente de três a cinco dias. A NPP também estaria indicada como suporte temporário de pacientes em uso de NPC cujo cateter precisa ser retirado por mau funcionamento ou sepse, cuja porta de entrada tenha sido o cateter.

Os pacientes cuja punção de veias periféricas é difícil em virtude de múltiplas implantações de cateteres intravenosos, tratamento com esteroides, enfermidades sistêmicas ou outras causas, não são candidatos à NPP. Os indivíduos bastante desnutridos, sobretudo aqueles com reservas pequenas de gordura, incluindo pacientes com câncer de esôfago, queimaduras, febre, sepse, traumatismos maciços ou complicações pós-operatórias, geralmente necessitam de 35 a 40 kcal/kg de peso corporal/dia e 1 a 1,5 g de proteína/kg de peso corporal/dia, constituindo uma indicação absoluta de NPC.

## Quais os componentes da nutrição parenteral?

Na nutrição parenteral completa, todos os nutrientes essenciais devem ser fornecidos em quantidades adequadas. Portanto, o regime deve incluir carboidratos, gorduras, aminoácidos, eletrólitos, minerais e vitaminas.

A formulação da solução de NPT é um procedimento que deve ser adaptado às necessidades individuais de cada paciente.

### Carboidratos

Em relação aos carboidratos para NPC, a glicose é utilizada como a fonte calórica não proteica preferida da nutrição parenteral. No mercado, existe disponível a glicose em volumes de: 100, 250, 500 e 1.000 mL; em relação à concentração de glicose das soluções empregadas, encontram-se: 5%, 10%, 20%, 50% e 70%.

É preciso evitar a administração exagerada de glicose, pois isso pode precipitar uma maior síntese e armazenamento de gordura, disfunção hepática e produção aumentada de dióxido de carbono, provocando insuficiência respiratória em alguns pacientes.

### Gorduras

Encontram-se disponíveis emulsões de lipídios preparados principalmente a partir de triglicerídeos de cadeia longa da semente da soja, ou ainda em combinação com triglicerídios de cadeia média, provenientes fundamentalmente do óleo de coco. Essas emulsões constituem fontes seguras e eficazes de calorias não proteicas e de ácidos graxos essenciais para a utilização em NPC, formuladas com o intuito de serem nutricionalmente completas. As emulsões de lipídios apresentam propriedades exclusivas que as tornam atrativas para a utilização em NPC: são fontes ricas em ácidos graxos essenciais; têm densidades calóricas elevadas, tanto a 10% quanto a 20%, fornecendo 1,1 ou 2,0 kcal/mL, respectivamente; são isotônicas pela adição do glicerol e, finalmente, após larga experiência com o uso dessas emulsões, conforme os relatos da literatura, comprovou-se uma toxicidade significativamente pequena na sua utilização.

As novas emulsões lipídicas (disponíveis na Europa e América do Sul) diferem entre si por seu conteúdo de ácido graxo poli-insaturado (n-6 e n-3), ácidos graxos monoinsaturados e saturados, bem como pela fonte de gordura, incluindo óleos de soja, coco, oliva e peixe.

### Proteínas

Soluções de aminoácidos intravenosos têm evoluído dos originais hidrolisados de caseína para formulações com aminoácidos cristalinos, que são preferíveis, pois são substâncias puras; sua composição pode ser ajustada de acordo com a demanda e não possuem peptídios, aumentando o nitrogênio utilizável das fórmulas e perda de nitrogênio urinário. Vários fatores devem ser levados em consideração ao escolher as soluções de aminoácidos da nutrição parenteral:

a. O teor de nitrogênio administrado deve ser adequado à manutenção nutricional (ou reposição, se for o caso);

b. todos os oito aminoácidos essenciais devem estar presentes nas relações apropriadas e em teores suficientes à demanda;

c. a relação entre aminoácidos essenciais e o teor de nitrogênio (g) deve ser de aproximadamente 3:2 para duplicar as fontes de proteína de alta qualidade;

d. os aminoácidos essenciais devem apresentar cerca de 20% do teor total de aminoácidos, exceto talvez nas soluções para pacientes com insuficiência renal ou hepática; e

e. o balanço nitrogenado é mantido melhor quando há alguns aminoácidos não essenciais.

Para evitar níveis crescentes de amônia, o teor de glicina incluído não pode ser exagerado. Teores satisfatórios de arginina são necessários para evitar hiperamonemia. Prolina é necessária como substrato para a cicatrização de feridas, porque, após ser hidroxilada, é usada na síntese do colágeno. Como a alanina é o portador primário de nitrogênio entre os tecidos, deve estar presente na mistura de aminoácidos não essenciais.

As fórmulas existentes para uso padrão, exceto para pacientes com insuficiência renal e hepática, são elaboradas de modo a fornecer teores satisfatórios de aminoácidos essenciais e não essenciais.

## Água

As demandas dos pacientes em NPT assemelham-se às de outros pacientes desnutridos. As soluções empregadas de NPT são uniformemente hiperosmolares e seu volume total não se iguala à água livre. Água adicional costuma ser introduzida com os outros medicamentos ministrados ao paciente, de modo que o equilíbrio hídrico não se torne um problema clínico. Todavia, avaliações cuidadosas da hidratação clínica do paciente (ingestão e eliminação) e dos dados laboratoriais é a maneira de determinar se existe esse equilíbrio hídrico.

## Vitaminas

As necessidades diárias para indivíduos normais já estão muito bem estabelecidas, entretanto, para pacientes em uso de NPT, essas são especulativas e as demandas específicas, necessárias para cada estado patológico, ainda não estão muito bem estipuladas. Porém o NAG (Nutrition Advisory Group) da American Medical Association estabeleceu diretrizes, visando às necessidades diárias de vitaminas para pacientes em NPC (Tab. 15.5).

### Tabela 15.5. Necessidades diárias de vitaminas para pacientes em NPC

| Vitamina | NAG[1] |
|---|---|
| A, retinol (UI)[2] | 3.300,0 |
| D (UI)[3] | 200,0 |
| E, alfatocoferol (UI) | 10 |
| K (mg)[4] | – |
| Tiamina (mg) | 3,0 |
| Riboflavina (mg) | 3,6 |
| Niacina (mg) | 40,0 |
| Ácido pantotênico (mg) | 15,0 |
| Piridoxina (mg) | 4,0 |
| Biotina (µg) | 60,0 |
| Ácido fólico (µg) | 400,0 |
| Cianocobalamina (µg) | 5,0 |
| Ácido ascórbico (mg) | 100,0 |

[1] Fórmula do NAG analisada na prática por Shils e padronizada para uso em NPT pela Food and Drug Administration (Estados Unidos).

[2] Uma UI corresponde a 0,3 mg de retinol.

[3] Uma UI corresponde a 0,025 mg de vitamina D (colecalciferol).

[4] Não existe recomendação específica para indivíduos normais por causa da síntese de vitamina K pela flora intestinal. A vitamina K é recomendada na dose de até 5 mg/semana para pacientes em NPT que não necessitem de anticoagulantes.

Embora se reconheça que algumas vitaminas sejam degradadas na presença da luz, é pouco frequente que os frascos de NPT, contendo a solução nutritiva, sejam protegidos da luz e, consequentemente, algumas alterações foram caracterizadas:

1. As vitaminas A, D e E aderem aos plásticos utilizados para a administração da solução, reduzindo as suas concentrações em 24 horas, sendo que as vitaminas D e E podem reduzir em até 68% e 64%, respectivamente, da dose adicionada ao recipiente da solução;

2. as vitaminas do complexo B, quando expostas por oito horas direta ou indiretamente à luz, sofrem degradações que variam de 100% a 47% para a riboflavina, 86% para a piridoxina e 26% para a tiamina, em relação à quantidade adicionada. A tiamina ainda pode ser inativada na presença de íons sulfito, em pH alcalino. Contudo, a associação com os aminoácidos, a glicose, os eletrólitos e os oligoelementos em solução diminui a concentração final do bissulfito, minimizando a inativação da tiamina; e

3. a vitamina C, quando exposta à luz, tem sua concentração reduzida em 17,5% em 24 horas e em 63% no quarto dia de armazenamento.

## Eletrólitos e oligoelementos

O sódio, o cloro, o potássio, o cálcio, o magnésio e o fosfato são os minerais necessários em quantidades acima de 200 mg/dia. Esses micronutrientes são essenciais para a manutenção do balanço hídrico, da função cardíaca, da mineralização do esqueleto e da função dos sistemas nervosos, muscular e enzimático.

Na prática, são vistos comumente vários graus de necessidades eletrolíticas e minerais. As quantidades que serão fornecidas a um paciente específico precisam estar calcadas nas concentrações séricas, nas perdas conhecidas e na função renal prevista.

Os oligoelementos são os metais inorgânicos que apresentam necessidades diárias menores do que 100 mg e cujas reservas no organismo são menores do que 4 g.

Nove oligoelementos são considerados essenciais para o organismo humano: ferro, iodo, zinco, cobre, cromo, manganês, selênio, molibdênio e cobalto. Existem relatos na literatura recomendando a reposição rotineira de ferro e selênio para todos os pacientes, entretanto, esses elementos são mais comumente prescritos somente nos casos de NPT por longos períodos.

## Como se dá o processo de administração da nutrição parenteral?

De modo geral, a via de acesso ao sistema nervoso central é a veia subclávia ou a veia jugular interna ou externa. Essas veias são puncionadas por via percutânea e um cateter calibre 16 ou um cateter de borracha siliconizada de 1,6 mm é direcionado até a veia cava superior. O cateter é preso à pele, mas não tão firmemente que não seja possível fazer curativos no local.

A veia subclávia é a via de acesso preferida porque, nessa posição, é pouco provável que o cateter seja perturbado pelos movimentos do paciente e também porque é mais fácil limpar e fazer curativos, além de ser mais confortável que os cateteres venosos jugulares.

O frasco de infusão contendo 1.000 mL da fórmula da alimentação parenteral deve ser trocado a cada 12 horas, mesmo que não esteja totalmente vazio. O equipo de infusão que vai do frasco até o cateter é trocado pelo menos uma vez a cada 24 horas. Para evitar problemas de incompatibilidade física ou química, nada deve ser adicionado ao frasco de NPT nem injetado no equipo.

## Como se determina a velocidade de infusão?

A velocidade de infusão das fórmulas de alimentação parenteral varia de acordo com as condições clínicas do paciente. A velocidade ideal da infusão de glicose varia de entre 0,5 e 0,75 g/kg/hora.

Os pacientes devem receber 1.000 mL da fórmula de alimentação parenteral no primeiro dia. Se esses 1.000 mL forem bem tolerados, ou seja, se não surgirem sinais de intolerância à glicose ou outro desequilíbrio metabólico ou eletrolítico, 2.000 mL podem ser infundidos no segundo dia. Se for necessário, mais 1.000 mL da fórmula podem ser adicionados. Uma regra prática consiste no aumento da velocidade de infusão até 20 a 50 mL/h a cada um ou dois dias, conforme a capacidade do paciente de tolerar mais líquido e a sobrecarga de glicose.

## Como são classificadas as complicações da nutrição parenteral?

O uso da nutrição parenteral não é isento de complicações, particularmente em pacientes desnutridos. A padronização da técnica de colocação de cateteres venosos centrais, o uso de cateteres exclusivos para a ministração da nutrição parenteral central, os controles metabólicos e hídricos rigorosos, diminuem a morbidade relacionada ao método de terapia nutricional parenteral.

As complicações da alimentação venosa central podem ser divididas em três classes: técnicas, metabólicas e sépticas.

## Complicações técnicas

As complicações técnicas são decorrentes das tentativas de ter acesso ao sistema nervoso central. Essas complicações são mais comuns quando a veia subclávia é puncionada por via infraclavicular. Embora seja mais segura a cateterização venosa, esta não é a via preferida para administração de soluções de NPT. Entre as complicações específicas estão as seguintes:

- Pneumotórax;
- laceração da artéria subclávia;
- hematoma mediastinal;
- lesões nervosas;
- hemotórax;
- hidrotórax;
- derrames simpáticos;
- laceração do duto torácico;
- embolia gasosa;
- embolização do cateter;
- migração do cateter intravenoso;
- trombose da veia subclávia;
- embolia pulmonar; e
- trombose séptica.

## Complicações metabólicas

Dentre as complicações metabólicas mais comuns, estão:

- Síndrome relacionada ao metabolismo da glicose;
- coma hiperglicêmico hiperosmolar não cetótico;

- hipoglicemia;
- hiperglicemia;
- hipercapnia (retenção de $CO_2$);
- sobrecarga de aminoácidos;
- insuficiência de ácidos graxos essenciais;
- alterações hepáticas;
- síndrome da realimentação ou do roubo celular; e
- deficiência de oligoelementos.

### *Síndrome da realimentação ou do roubo celular*

A síndrome da realimentação é uma complicação metabólica associada à nutrição parenteral. Durante o jejum prolongado, o organismo adapta-se a usar menos o metabolismo dos carboidratos e mais o de gorduras. Com o início da nutrição parenteral, ocorre uma rápida passagem de líquidos e eletrólitos (em particular fósforo e potássio) para o intracelular com queda nos níveis séricos. A consequência dessa hipofosfatemia e hipopotassemia é um quadro de insuficiência respiratória e disfunção cardíaca observado nas primeiras 24 a 48 horas após o início da nutrição parenteral. Recomenda-se que em pacientes gravemente desnutridos a nutrição parenteral seja iniciada de forma lenta (25 mL/h) e os eletrólitos sejam monitorados periodicamente nas primeiras 48 horas.

### Complicações sépticas

Sepse é uma das complicações mais frequentes e graves da NPC. A sepse cuja porta de entrada é o cateter costuma ser definida como um episódio de sepse clínica para o qual não é descoberta nenhuma outra etiologia e que exige a retirada do cateter. Hemoculturas positivas e culturas positivas de ponta de cateter confirmam o diagnóstico. Os sinais clínicos incluem febre, calafrios, hipotensão arterial, taquicardia, confusão mental e glicosúria inexplicada.

### QUAIS OS PROCEDIMENTOS INDISPENSÁVEIS PARA UM PREPARO ADEQUADO DA NPC?

O preparo das soluções, a determinação da compatibilidade de seus vários componentes e a manutenção do controle de qualidade deverá estar sob a supervisão do farmacêutico especializado, segundo as exigências da Portaria 272 de 8 de abril de 1998. A mistura dos componentes individuais da solução nutritiva é feita, assepticamente, na farmácia, sob capela de fluxo laminar filtrado, e que pode ser esterilizada pela passagem através de um filtro de membrana de 0,22 m que elimina todas as bactérias.

O preparo da solução nutritiva, de um modo geral, é feito manualmente, entretanto já existem aparelhos automáticos e computadorizados que estão disponíveis no mercado internacional.

Na maioria dos locais, as soluções são preparadas para dose diária, em que o volume total de NPC prescrito para as 24 horas é preparado e colocado em bolsas plásticas ou em frascos de vidro, a vácuo, em que são adicionados cada nutriente: glicose, aminoácidos, eletrólitos, vitaminas, oligoelementos e ainda outros aditivos medicamentosos compatíveis, de acordo com a prescrição.

Durante o período de armazenamento, a integridade das soluções de NPC pode ser comprometida se o tipo da solução, características dos aditivos, condições de envase e o local de armazenamento não forem observados criteriosamente.

Soluções completas de NPC (contendo eletrólitos e vitaminas) podem ser armazenadas a 4ºC por até 24 horas e, quando sem adição de vitaminas, por até 72 horas.

### O QUE SIGNIFICA MISTURA TRÊS EM UM?

Esse sistema se caracteriza pela mistura de todos os nutrientes em somente um frasco. O problema fundamental é a manutenção da estabilidade da emulsão de lipídios, que é uma emulsão de óleo em água, cujas partículas estão dispersas no meio aquoso. Sua desestabilização ocorre, inicialmente, com a agregação e o aumento das partículas de gordura, com os agregados maiores migrando para a superfície, caracterizando a cremelização, que é reversível pela agitação suave. Com a continuação desse processo, as partículas agregadas sofrem coalescência, que é irreversível, tornando a emulsão tóxica e com potencial de causar embolia gordurosa, pois as partículas de gordura passam a exceder 6 m de diâmetro. Com a evolução da coalescência, ocorre a separação de fases, com a camada de óleo sobrenadando a camada aquosa.

A estabilidade das emulsões lipídicas depende do agente emulsificante, que normalmente é a lecitina da gema de ovo. Sua função é manter a dispersão das partículas de gordura, criando uma barreira mecânica à coalescência e uma carga de superfície negativa nessas partículas, resultando em um potencial negativo final que mantém as forças eletrostáticas repulsivas entre as partículas e, consequentemente, a emulsão estável.

Cuidados específicos devem ser tomados para a manutenção da estabilidade da emulsão de lipídios nesse processo:

1. Ordem de mistura:

    a. glicose + eletrólitos + oligoelementos + vitaminas;

    b. solução (a) + aminoácidos com fosfato ácido;

    c. solução (b) + emulsão de lipídios;

2. armazenar a 4ºC, a fim de manter a estabilidade por até dois meses;

3. armazenar somente de dois a cinco dias em temperatura ambiente, entre 22 e 27ºC; e

4. não ultrapassar de 24 horas o período de infusão.

## BIBLIOGRAFIA CONSULTADA

Alves CC, Waitzberg DL. Indicações e técnicas de ministração em nutrição enteral. In: Waitzberg DL. Nutrição oral, enteral e parenteral na prática clínica. 4ª ed. São Paulo: Atheneu, 2009. p.787-97.

Baxter YC, Waitzberg DL, Pinotti HW, Cecconello I. Fórmulas enterais poliméricas e especializadas. In: Waitzberg DL. Nutrição oral, enteral e parenteral na prática clínica. 4ª ed. São Paulo: Atheneu, 2009. p.859-80.

Baxter YC, Waitzberg DL, Rodrigues JG, Pinotti HW. Critérios de decisão na seleção de dietas enterais. In: Waitzberg DL. Nutrição oral, enteral e parenteral na prática clínica. 4ª ed. São Paulo: Atheneu, 2009. p.841-57.

Bernard MA, Jacobs DO, Rombeau JL. Alimentação enteral. In: Bernard MA, Jacobs DO, Rombeau JL. Suporte nutricional metabólico de pacientes hospitalizados. Rio de Janeiro: Guanabara-Koogan, 1988. p.57-78.

Bernard MA, Jacobs DO, Rombeau JL. Alimentação venosa central. In: Bernard MA, Jacobs DO, Rombeau JL. Suporte nutricional metabólico de pacientes hospitalizados. Rio de Janeiro: Guanabara-Koogan, 1988. p.85-98.

Bernard MA, Jacobs DO, Rombeau JL. Nutrição parenteral periférica. In: Bernard MA, Jacobs DO, Rombeau JL. Suporte nutricional metabólico de pacientes hospitalizados. Rio de Janeiro: Guanabara-Koogan, 1988. p.79-84.

Bistrian RB, Blackburn GL, Hallowell E, Heddle R. Protein status of general surgical patients. JAMA. 1974;230(6):858-60.

Blackburn GL, Gibbon GW, Bothe A, Benotti PN, Harken DE, McEnany TM. Nutritional support in cardiac cachexia. J Thorac Cardiovasc Surg. 1977;73(4):489-96.

Butterworth CEJ. The skeleton in the hospital closet. Nutrition Today. 1974;9:4-8.

Ciosak SI, Hasegawa MLH, Oliveira MFR, Suguimoto MH. Cuidados de enfermagem em nutrição parenteral. In.: Waitzberg DL. Nutrição oral, enteral e parenteral na prática clínica. 4ª ed. São Paulo: Atheneu, 2009. p.1011-20.

Ciosak SI. Cuidados de enfermagem na nutrição enteral. In: Waitzberg DL. Nutrição oral, enteral e parenteral na prática clínica. 4ª ed. São Paulo: Atheneu, 2009. p.897-905.

Coppini LZ, Vasconcelos MIL. Preparo da nutrição enteral industrializada. In: Waitzberg DL. Nutrição oral, enteral e parenteral na prática clínica. 4ª ed. São Paulo: Atheneu, 2009. p.823-30.

Correia MITD, Caiaffa WT, Waitzberg DL. Inquérito Brasileiro de Avaliação Nutricional Hospitalar (Ibranutri): Metodologia do estudo multicêntrico. Rev Bras Nutr Clin. 1998;13(1):30-40.

Dubois EF. Basal metabolism in health and disease. Philadelphia: Lea & Febiger, 1924. p.237-88.

Heymfield SB, Horowitz J, Lawson DH. Enteral hiperalimentation in developement in digestive disease. Editado por Edward Berk. Philadelphia: Lea & Febiger, 1980. p.59-83.

Hill GL, Blackett RL, Pickford I, Burkinshaw L, Young GA, Warren JV, et al. Malnutrition in surgical patients. An unrecognized problem. Lancet. 1977;1(8013):689-92.

Karkow FJA. Vias de administração da nutrição parenteral. In: Riella MC. Suporte nutricional parenteral e enteral. 2ª ed. Rio de Janeiro: Guanabara-Koogan, 1993. p.69-79.

Leevy CM, Cardi L, Frank O, Gellene R, Baker H. Incidence and significance of hipovitaminemia in a randomly selected municipal hospital population. Am J Clin Nutr. 1965;17(4):259-71.

Martins JR, Schlaad SW, Waitzberg DL, Pinto Jr PE, Rodrigues JG, Pinotti HW. Vias de acesso em nutrição parenteral. In: Waitzberg DL. Nutrição oral, enteral e parenteral na prática clínica. 4ª ed. São Paulo: Atheneu, 2009. p.941-59.

Monte JCM. Nutrição parenteral. In: Cuppari L. Nutrição clínica no adulto. Barueri: Manole, 2002. p.391-97.

Rocha EEM. Nutrição parenteral central no adulto – formulação, preparo e administração das soluções. In: Riella MC. Suporte nutricional parenteral e enteral. 2ª ed. Rio de Janeiro: Guanabara-Koogan, 1993. p.80-101.

Santos JE, Junior NL, Santos PCM, Pessa RP. Nutrição enteral: princípios e indicações. In: Riella MC. Suporte nutricional parenteral e enteral. 2ª ed. Rio de Janeiro: Guanabara-Koogan, 1993. p.166-74.

Serpa LF, Kroger MMA. Dispositivos para implementação da nutrição enteral. In: Waitzberg DL. Nutrição oral, enteral e parenteral na prática clínica. 4ª ed. São Paulo: Atheneu, 2009. p.881-95.

Shike M. Enteral feeding. In: Shils ME, Olson JA, Shike M. Modern nutrition in health and disease. 9ª ed. Baltimore: Williams & Wilkins, 1994. p.1417-29.

Shils ME. Parenteral nutrition. In: Shils ME, Olson JA, Shike M. Modern nutrition in health and disease. 9ª ed. Baltimore: Williams & Wilkins, 1994. p.1430-58.

Silva MLT, Martins JR, Castro M, Waitzberg DL. Complicações da nutrição parenteral total. In: Waitzberg DL. Nutrição oral, enteral e parenteral na prática clínica. 4ª ed. São Paulo: Atheneu, 2009. p.1021-32.

Campos LN, Silva MLT, Waitzberg DL. NPT – Terapia de nutrição parenteral sistema lipídico. In: Waitzberg DL. Nutrição oral, enteral e parenteral na prática clínica. 4ª ed. São Paulo: Atheneu, 2009. p.961-7.

Vasconcelos MIL. Nutrição enteral. In: Cuppari L. Nutrição clínica no adulto. Barueri: Manole, 2002. p.435-57.

Vasconcelos MIL, Tirapegui J. Importância nutricional da glutamina. Arq Gastroenterol. 1998;35(4):208-16.

Waitzberg DL, Raslan M, Ravaci GR. Desnutrição: prevalência e metabolismo. In: Waitzberg DL. Nutrição oral, enteral e parenteral na prática clínica. 4ª ed. São Paulo: Atheneu, 2009. p.535-56.

Waitzberg DL, Nogueira MA. Indicação, formulação e monitorização em nutrição parenteral central e periférica. In.: Waitzberg DL. Nutrição oral, enteral e parenteral na prática clínica. 4ª ed. São Paulo: Atheneu, 2009. p.921-39.

# 16

# Qualidade nutricional de proteínas

Julio Tirapegui • Mariana Lindenberg Alvarenga • Inar Alves de Castro

## Introdução

Proteínas são macronutrientes essenciais, presentes na composição de vários tipos de alimentos e que precisam ser ingeridas através da dieta para atender às funções básicas de manutenção e crescimento dos homens e animais. Em relação ao aspecto nutricional, considera-se que a qualidade de uma proteína seja em função de sua concentração fisiologicamente disponível de aminoácidos essenciais. Portanto, o valor nutritivo de uma proteína dependerá de sua capacidade em fornecer nitrogênio e aminoácidos essenciais nas quantidades adequadas às necessidades de cada organismo específico, com a finalidade de síntese proteica e manutenção da estrutura celular.[1] Além disso, pesquisas recentes têm investigado o papel das diferentes proteínas na retenção de massa muscular na restrição calórica e idade avançada, controle do peso corporal, secreção e ação de insulina e saúde óssea.[2,3]

## Como avaliar a qualidade nutricional de uma proteína?

A determinação da qualidade proteica tem sido alvo de inúmeras pesquisas já há algum tempo. Durante muitos anos foi aceita a utilização de estudos com ratos em crescimento como o CEP (coeficiente de eficácia proteica ou PER – *protein efficiency ratio*), UPL (utilização proteica líquida ou NPU – *net protein utilization*) e VB (valor biológico). O único método realizado em humanos era o BN (balanço nitrogenado), que tem limitações como número mínimo de três dias de avaliação e perdas insensíveis de nitrogênio na respiração e pele.[4]

O CEP foi o primeiro método utilizado para avaliar a qualidade proteica dos alimentos. Consiste em oferecer a ratos após o desmame uma dieta controle contendo caseína e outra contendo outra proteína a ser testada (ambas dietas contendo 10% de proteínas) durante quatro semanas. O CEP é, então, expresso como ganho de peso do animal por grama de proteína consumida, sendo considerado padrão o valor de 2,5 para caseína.[5] A limitação desse método é o fato de que a necessidade de ratos em crescimento não é idêntica à de humanos. Enquanto em humanos os requerimentos tem objetivo de manter processos biológicos, em animais objetivam prioritariamente o crescimento. Ademais, ratos em fase de crescimento têm necessidade 50% maior de aminoácidos sulfurados do que os humanos. As desvantagens desse método, somadas ao avanço das tecnologias, tornou necessária uma reunião de especialistas da FAO/OMS para discutir a avaliação da qualidade proteica em 1989. Nesta, chegaram ao consenso de que a qualidade proteica poderia ser avaliada adequadamente expressando o conteúdo do primeiro aminoácido essencial limitante em uma proteína-teste como percentual do conteúdo do mesmo aminoácido na proteína tida como referência. Essa proteína de referência foi baseada em estudos de requerimentos em crianças pré-escolares (de 2 a 5 anos) determinados pela FAO/OMS em 1985. Subsequentemente, esse percentual é corrigido pela digestibilidade da proteína-teste, medido através de estudos fecais. Em 1991, a FAO/OMS publicou a recomendação do PDCAAS (*Protein Digestibility-Corrected Amino Acid Score*) para avaliação da qualidade proteica de alimentos, que, apesar de apresentar limitações, que serão descritas neste capítulo, ainda é aceito atualmente. O método considera a capacidade da proteína em fornecer aminoácidos essenciais, nas quantidades necessárias ao organismo humano, para seu crescimento e manutenção.

## Quais metodologias são utilizadas em estudos de qualidade proteica?

O perfil de aminoácidos essenciais de uma proteína pode ser determinado por técnicas de cromatografia de troca iônica, cromatografia gasosa e cromatografia líquida de alta resolução, com especial atenção à hidrólise das amostras. Os resultados podem ser expressos em mg de cada aminoácido/g de proteína ou nitrogênio, permitindo a utilização de fatores de conversão mais adequados e específicos à proteína avaliada.[6]

O ID (índice de digestibilidade) utilizado para corrigir o escore pode ser obtido por meio de várias metodologias, como ensaios biológicos (Fig. 16.1) e métodos *in vitro*, como o pH-stat, que se baseia no consumo de álcalis provocado pela redução de pH durante a ação de enzimas proteolíticas sobre as ligações peptídicas, ou o método conhecido por IDEA (*Immobilized Digestibility Enzyme Assay*), que quantifica os grupamentos alfa-amino liberados pela proteólise enzimática, determinando diretamente o número de ligações peptídicas hidrolisadas (Fig. 16.2).[7]

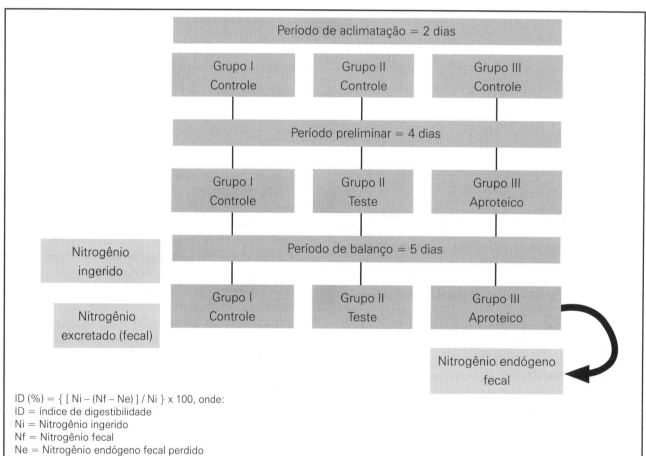

**Figura 16.1** – *Protocolo básico para determinação da digestibilidade* in vivo, *utilizando-se um modelo com ratos em crescimento.*

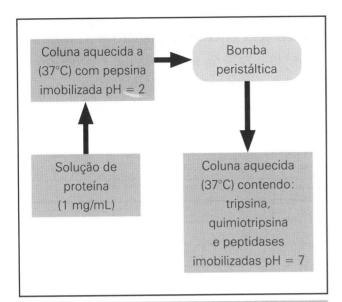

**Figura 16.2** – *Diagrama esquemático para determinação da digestibilidade* in vitro.

## O QUE É O MÉTODO PDCAAS?

A fórmula a seguir ilustra o cálculo do escore de AAs (aminoácidos) corrigido pela digestibilidade proteica (PDCAAS):

$$\text{PDCAAS (\%)} = \frac{(\text{mg do AA limitante em 1 g de proteína teste}) \times \text{ID}}{(\text{mg do mesmo AA em 1 g proteína de referência})}$$

Dois procedimentos básicos podem ser adotados para a avaliação da qualidade nutricional de um alimento composto por mais de um ingrediente proteico.

1. Cálculo direto do PDCAAS: considera-se o alimento como uma proteína única e determina-se a composição de aminoácidos e a digestibilidade por meio das técnicas citadas anteriormente, estabelecendo-se o escore químico corrigido (Tab. 16.1).
2. Cálculo indireto do PDCAAS: considera-se cada ingrediente proteico individualmente e determina-se a qualidade de acordo com a participação deles na mistura final (Tab. 16.2).

## QUAIS SÃO OS PRINCÍPIOS DO MÉTODO PDCAAS?

O método de PDCAAS tem dois princípios básicos. O primeiro é que o conteúdo do primeiro aminoácido limitante em determinada proteína ou mistura proteica é fator crucial para determinar o "poder" da proteína em alcançar os requerimentos nutricionais. O segundo princípio é que a proteína só atingirá as necessidades se for realmente absorvida. No entanto, desde que foi introduzido, esse método tem recebido muitas críticas, principalmente em relação à proteína de referência utilizada, ao valor máximo truncado a 100%, à utilização da digestibilidade proteica fecal e ao impacto dos fatores antinutricionais e da suplementação de aminoácidos em proteínas.[4,9,10]

**Tabela 16.1. Modelo para o cálculo direto do PDCAAS de um alimento contendo uma mistura de ingredientes proteicos**

| Etapa | Procedimento |
|---|---|
| 1 | Análise do teor de nitrogênio do alimento |
| 2 | Cálculo do teor de proteína, utilizando-se o fator 6,25 ou um outro fator de conversão mais específico à proteína |
| 3 | Análise do perfil de AAE[a] |
| 4 | Determinação do EQ (escore químico) nc (não corrigido):<br>EQ (nc) = [mg de AAE[a] em 1 g da proteína do alimento-teste/mg de AAE[a] em 1 g da proteína de referência[b]] |
| 5 | Análise da digestibilidade da proteína do alimento |
| 6 | Cálculo do PDCAAS:<br>PDCAAS = menor EQ (nc) × digestibilidade da proteína |

[a]: AAE = aminoácidos essenciais; [b]: perfil de AAE da proteína de referência = perfil de AAE para crianças de dois a cinco anos.[8]

## COMO FORAM ESTABELECIDOS OS VALORES DE REFERÊNCIAS DE AMINOÁCIDOS?

Os requerimentos de aminoácidos essenciais dependem do estágio de vida, sendo então a idade um fator que deve ser levado em conta ao determinar as necessidades nutricionais. Em 1981, a FAO/WHO propôs os aminoácidos essenciais de referência a partir de estudos limitados em crianças e adultos, ao passo que a necessidade de lactentes era baseada na composição do leite materno. Anos mais tarde, verificou-se que tal método subestimava as necessidades de aminoácidos essenciais em adultos e, em 1989, a FAO/OMS propôs a utilização da referência da FAO/OMS 1985, de requerimentos nutricionais para crianças pré-escolares, como referência para todas as faixas etárias, exceto lactentes. Essa referência pode ser visualizada na tabela 16.3.

## 284 NUTRIÇÃO: FUNDAMENTOS E ASPECTOS ATUAIS

**Tabela 16.2. Modelo para o cálculo indireto do PDCAAS de um alimento contendo uma mistura de ingredientes proteicos. Exemplo de uma mistura em que 25% da proteína total é fornecido por gelatina hidrolisada, 15% por glúten de trigo e 60% por isolado proteico de soja**

| Etapa 1: análise do perfil de AAE (aminoácidos essenciais) | | | | | | |
|---|---|---|---|---|---|---|
| Etapa 2: cálculo da proporção dos AAE fornecidos por cada ingrediente proteico utilizado na mistura | | | | | | |
| AAE (mg/gN) | Gelatina | Glúten de trigo | Isolado de soja | Mistura[a] | FAO/WHO | Escore químico[b] |
| Treonina | 108,2 | 140,8 | 209,4 | 173,8 | 212,5 | 0,82 |
| Valina | 140,4 | 213,2 | 286,9 | 239,2 | 218,7 | 1,09 |
| Isoleucina | 84,9 | 196,6 | 282,5 | 220,2 | 175 | 1,26 |
| Leucina | 167,6 | 383,6 | 485 | 390,4 | 412,5 | 0,95 |
| Histidina | 88,2 | 137,4 | 190 | 156,7 | 118,7 | 1,32 |
| Usina | 285,3 | 83,2 | 385 | 314,8 | 362,5 | 0,87 |
| Triptofano | 11,1 | 33,6 | 57,5 | 42,3 | 68,7 | 0,62 |
| (Met + Cis) | 56,6 | 282,1 | 206,2 | 180,2 | 156,2 | 1,15 |
| (Fen + Tir) | 125,4 | 474,8 | 536,2 | 424,3 | 393,7 | 1,08 |

[a]: AAE da mistura = 0,25 x AAE (gelatina hidrolisada) + 0,15 x AAE (glúten de trigo) + 0,60 x AAE (isolado proteico de soja); [b]: escore químico: [mg de AAE da mistura/g de N] / [mg de AAE de referência].

Etapa 3: Cálculo da digestibilidade real proporcional

| Ingrediente proteico | Digestibilidade real | Proporção na mistura | Digestibilidade real proporcional |
|---|---|---|---|
| Gelatina hidrolisada | 97,6 | 0,25 | 24,4 |
| Glúten de trigo | 98,3 | 0,15 | 14,7 |
| Isolado proteico de soja | 94,8 | 0,6 | 56,9 |
| Mistura proteica | – | – | 96 |

Etapa 4: Cálculo do PDCAAS da mistura

PDCAAS = menor EQ (nc) x digestibilidade da proteína
PDCAAS = 0,62 x 96,0 = 0,59 ou 59%

**Tabela 16.3. Recomendações da FAO/OMS (1989) de requerimentos de aminoácidos baseada na necessidade de crianças em idade pré-escolar (de dois a cinco anos)**

| Aminoácidos | Requerimentos (mg por g de proteína) |
|---|---|
| Isoleucina | 28 |
| Leucina | 66 |
| Lisina | 58 |
| Total de aminoácidos sulfúricos | 25 |
| Total de aminoácidos aromáticos | 63 |
| Treonina | 34 |
| Triptofano | 11 |
| Valina | 35 |
| Total | 320 |

Uma das limitações dessa referência é que as crianças que geraram tais requerimentos estavam se recuperando de uma desnutrição, o que não representa crianças saudáveis. A justificativa da FAO/OMS para o uso é que, assim, a recomendação teria uma margem de segurança em relação às proteínas de alta qualidade (p. ex.: carne, peixe, ovo e leite), o que nunca fora validado. As necessidades nutricionais de crianças e adultos são equivalentes, exceto para a recomendação de lisina da FAO/OMS[8], que superestima em 14% a necessidade de adultos.[11] Além disso, são considerados apenas aminoácidos essenciais, não levando em conta os aminoácidos não essenciais. No entanto, em determinadas situações catabólicas, como jejum prolongado, desnutrição, diabetes, câncer e exercício extenuante, tais aminoácidos podem se tornar aminoácidos condicionalmente essenciais.[4]

## Por que o PDCAAS é truncado em 100%?

Segundo a recomendação da FAO/OMS,[12] o PDCAAS deve ter um valor máximo de 100%, já que o excesso de determinado aminoácido em relação à necessidade de crianças em idade pré-escolar não traria nenhum benefício adicional. No entanto, não fora discutido o efeito das proteínas de altíssima qualidade em uma dieta mista. Um exemplo clássico é a combinação de leite e trigo, em que o elevado teor de lisina do leite compensa a baixa concentração no trigo. Os valores não truncados para leite, soja, ervilha e trigo seriam 120%, 99%, 73% e 36%, respectivamente. Tal informação é importante levar em conta que a alta concentração de lisina, treonina, metionina e outros aminoácidos sulfurados do leite são os limitantes em proteínas vegetais.[13]

## A digestibilidade proteica fecal é o método mais preciso?

Não. Para cálculo do PDCAAS é necessário medir a disponibilidade de aminoácidos da proteína da dieta através da digestibilidade do nitrogênio. Apesar de ser mundialmente aceito, o uso do coeficiente de digestibilidade fecal em humanos tem menor acurácia devido ao metabolismo proteico endógeno da microbiota presente no intestino grosso. Em decorrência da degradação proteica das bactérias presentes nessa porção intestinal, o coeficiente de nitrogênio fecal pode superestimar a disponibilidade de aminoácidos em uma proteína dietética. Nesse sentido, a mensuração da digestibilidade no íleo seria um método mais preciso.[14] O impacto da degradação da microbiota no coeficiente de digestibilidade tem sido estudado em diferentes espécies, incluindo humanos, como pode ser visto na tabela 16.4.

Enquanto o método de digestibilidade fecal requer uma simples coleta das fezes, o estudo da digestibilidade ileal em humanos requer técnicas mais invasivas, como a ileostomia ou mesmo uma sonda nasoileal. No entanto, tais procedimentos não são facilmente aceitos e, por isso, modelos animais são utilizados. Apesar de os ratos serem comumente utilizados em experimentos, são os porcos que têm a anato-

mia gastrointestinal mais próxima à dos humanos e não cometem coprofagia.[15] Na tabela 16.5 pode ser visualizado o coeficiente de digestibilidade do nitrogênio em aminoácidos nos porcos em crescimento e nos humanos ileostomizados recebendo uma dieta mista. Pode-se observar que não há diferença estatística para a maioria dos aminoácidos.

### Tabela 16.4. Comparação da digestibilidade fecal e ileal de proteínas dietéticas de mamíferos

| | Digestibilidade aparente | |
| --- | --- | --- |
| | Fecal | Ileal |
| Porcos | 0,97 | 0,90 |
| Porcos em crescimento | 0,81 | 0,66 |
| Bezerros | 0,94 | 0,88 |
| Humanos adultos | 0,89 | 0,87 |
| Galinhas | 0,86 | 0,78 |
| Ratos em crescimento | 0,78 | 0,69 |

Fonte: adaptado de Darragh, Hodgkinson (2000).[10]

## Quais as diferenças entre os coeficientes de digestibilidade ileal aparente, verdadeira e real?

Existem três métodos de obtenção de coeficientes de digestibilidade que são diferentes em sua complexidade e na acurácia. A digestibilidade aparente é calculada subtraindo a quantidade de nitrogênio e aminoácidos da digestão ileal da quantidade ingerida. No entanto, na digestão ileal estão presentes uma proporção significativa de aminoácidos não dietéticos, como o do muco, células, enzimas digestivas e bile, que são chamados de AAe (aminoácidos endógenos). Ademais, a excreção de AAe é dependente da composição da dieta, particularmente da presença de proteínas, fibras e fatores antinutricionais. A implicação dos AAe na nutrição humana é aumentar os requerimentos nutricionais para determinado aminoácido. A fim de minimizar esse viés, é fundamental a correção desses valores na avaliação da qualidade proteica.[16]

A determinação dos AAe é realizada em duas etapas. Em primeiro lugar, é fornecida uma dieta isenta de proteínas a animais e quantificada a proteína na porção final do íleo, assumindo essa como os AAe basais. Em um segundo momento, é fornecida dieta proteica com a exclusão de um aminoácido, acompanhada de infusão intravenosa desse aminoácido. Assim, os animais não ficam em balanço nitrogenado negativo e pode-se medir a quantidade desse aminoácido na porção final do íleo, determinando a concentração endógena do mesmo. A medida dos AAe basais também pode ser obtida pela técnica da proteína hidrolisada

## Tabela 16.5. Coeficiente de digestibilidade de aminoácidos nos porcos em crescimento e em humanos ileostomizados

| Aminoácidos | Humanos | Porcos | Significância estatística |
|---|---|---|---|
| Lisina | 0,98 | 0,98 | NS |
| Arginina | 0,98 | 0,98 | NS |
| Histidina | 0,99 | 0,98 | NS |
| Aspartato | 0,99 | 0,98 | NS |
| Serina | 0,99 | 1,00 | NS |
| Treonina | 1,05 | 1,00 | ** |
| Glutamato | 0,98 | 0,98 | NS |
| Prolina | 1,01 | 0,98 | NS |
| Glicina | 0,92 | 0,91 | NS |
| Alanina | 0,99 | 0,98 | NS |
| Valina | 1,00 | 0,99 | NS |
| Isoleucina | 1,00 | 0,98 | NS |
| Leucina | 1,00 | 1,01 | NS |
| Tirosina | 0,99 | 0,98 | NS |
| Fenilalanina | 1,00 | 0,98 | * |
| Cisteína | 1,00 | 0,92 | *** |
| Metionina | 0,98 | 0,96 | ** |
| Triptofano | 0,99 | 0,97 | NS |
| Nitrogênio | 0,98 | 0,99 | NS |

NS: diferença estatística não significante = P > 0,05; *P < 0,05; **P < 0,01; ***P < 0,001.

Fonte: adaptado de Darragh e Hodgkinson, 2000.[10]

por ação enzimática, em que é fornecida uma proteína-teste hidrolisada, normalmente a caseína. Em seguida, realiza-se uma ultrafiltragem da digestão ileal para remover qualquer aminoácido dietético não absorvido. Esse último é o método mais indicado para determinar o fator de AAe. Ambos são denominados coeficiente de digestibilidade verdadeira.[15]

E ainda, outras técnicas foram desenvolvidas para determinar simultaneamente AAe basais e produtos da ingestão proteica com a utilização do análogo da lisina, a homoarginina ou o isótopo do nitrogênio 15. Esses métodos são ainda mais acurados e conhecidos como digestibilidade real,

pois corrigem a qualidade proteica dos efeitos dos fatores antinutricionais e fibras da dieta.[17]

Resumindo, a digestibilidade aparente irá subestimar a disponibilidade de aminoácidos e é influenciada por condições dietéticas. Se a dieta não apresentar fibras ou fatores antinutricionais, a digestibilidade verdadeira ou real é numericamente igual e acurada para avaliação da absorção de aminoácidos. No entanto, na presença de tais compostos, apenas a digestibilidade real tem maior precisão.

## FATORES ANTINUTRICIONAIS INTERFEREM NA QUALIDADE PROTEICA?

Muitos alimentos passam por processamento (p. ex.: calor, pressão, adição de substâncias como os álcalis) ou pelo armazenamento prolongado, o que pode interferir na digestibilidade. A reação mais comum é de Maillard, que ocorre com o aquecimento e armazenamento prolongado de alimentos e com consequência na redução da biodisponibilidade da lisina. Ainda, o aquecimento sob condições alcalinas pode causar a conversão de aminoácidos na forma L- para a forma D-, biologicamente inativa. E mais, o processamento pode oxidar aminoácidos sulfurados, o que os torna menos biodisponíveis aos humanos. As fibras dietéticas, ou fatores antinutricionais, podem causar perdas de aminoácidos essenciais do íleo para o cólon, reduzindo sua absorção e aumentando os requerimentos nutricionais. Como resultado, o método PDCAAS poderia superestimar a qualidade proteica de produtos que contêm naturalmente fatores que reduzem o crescimento, como os glicosinolatos e isotiacianatos na semente de mostarda e inibidores da tripsina e hemaglutininas na soja e feijões.[18]

## A adição de suplementos de aminoácidos pode aumentar o valor nutricional de uma proteína?

O PDCAAS assume que os suplementos de aminoácidos têm ação biológica efetiva no aumento da qualidade proteica, o que pode não ser verdade, especialmente no caso de proteínas de baixa qualidade nutricional. Ao avaliar o glúten do milho suplementado com lisina, triptofano e metionina, o PDCAAS sugeriu valor de 81%, enquanto o CEP sugerido foi de 30%. Tais diferenças entre os métodos sugerem que os suplementos podem ter menor biodisponibilidade e que a eficiência dos suplementos de aminoácidos deve ser confirmada biologicamente.[4]

## COMO AS PROTEÍNAS PODEM SER CLASSIFICADAS NUTRICIONALMENTE?

De acordo com a qualidade nutricional, as proteínas podem ser classificadas como completas, parcialmente incompletas e totalmente incompletas, dependendo da capacidade de fornecer aminoácidos essenciais ao organismo. Exemplos de proteínas completas são aquelas derivadas de alimentos como carne, leite, ovos, peixes e aves, que apresentam todos os aminoácidos essenciais necessários ao homem em quantidades adequadas ao crescimento e à manutenção do organismo. Proteínas parcialmente incompletas são aquelas que fornecem aminoácidos essenciais em quantidade suficiente apenas à manutenção, como as proteínas de algumas leguminosas, oleaginosas e grãos. A gelatina e a zeína são exemplos de proteínas totalmente incompletas porque não fornecem aminoácidos essenciais em quantidade suficiente à manutenção e ao crescimento do organismo. A tabela 16.6 apresenta a composição de aminoácidos essenciais de algumas proteínas comparadas às recomendações da FAO/WHO para crianças de dois a cinco anos.

## É POSSÍVEL MELHORAR A QUALIDADE NUTRICIONAL DE UMA PROTEÍNA?

Jenkins et al.[20] apontam três alternativas básicas para a melhora nutricional de proteínas:

- Combinação de diversas fontes com adequado balanço aminoacídico;
- suplementação com aminoácidos limitantes; e
- técnicas de biologia molecular para o melhoramento genético.

Vários estudos demonstraram a possibilidade de sinergismo relacionada à qualidade nutricional de misturas proteicas, evidenciando principalmente a complementaridade de aminoácidos entre cereais e leguminosas, ou entre proteínas vegetais e animais. A maioria dos indivíduos ingere uma mistura de alimentos em uma refeição, geralmente combinando proteínas completas, de elevada qualidade nutricional, com proteínas incompletas, de menor qualidade nutricional, porém de ampla distribuição e economicamente mais acessíveis. Em termos globais, as proteínas vegetais representam cerca de 65% da média total de proteínas consumidas. Esses valores se elevam significativamente em países menos desenvolvidos.

**Tabela 16.6. Composição de aminoácidos essenciais de proteínas comparadas às necessidades nutricionais de aminoácidos essenciais para crianças de dois a cinco anos**

| Aminoácidos | Gelatina | Caseína | Glúten de trigo | Albumina | Isolado de soja | FAO/WHO |
|---|---|---|---|---|---|---|
| Ácido aspártico | 455,7 | 481,9 | 164,7 | 653,8 | 677,5 | – |
| Treonina | 108,2 | 290 | 140,8 | 292,5 | 209,4 | 212,5 |
| Serina | 180,9 | 381,3 | 249,1 | 426,9 | 298,7 | – |
| Ácido glutâmico | 612,2 | 1.500 | 2.158 | 875 | 1.230,6 | – |
| Prolina | 790,3 | 732,5 | 690,8 | 235 | 328,8 | – |
| Glicina | 1.378,6 | 125 | 176,7 | 224,4 | 243,1 | – |
| Alanina | 536,1 | 206,3 | 140,8 | 374,4 | 253,1 | – |
| Valina | 140,4 | 428,1 | 213,2 | 423,8 | 286,9 | 218,7 |
| Melionina | 56,6 | 188,8 | 108,3 | 239,4 | 93,7 | – |
| Cislina | – | 29,4 | 173,85 | 175,6 | 112,5 | – |
| Isoleucina | 84,9 | 335 | 196,6 | 330 | 282,5 | 175 |
| Leucina | 167,6 | 635 | 383,6 | 547,5 | 485,0 | 412,5 |
| Tirosina | 27,2 | 377,5 | 169,9 | 275 | 198,7 | – |
| Fenilalanina | 98,2 | 341,9 | 304,95 | 388,1 | 337,5 | – |
| Histidina | 88,2 | 185,6 | 137,4 | 140,6 | 190 | 118,7 |
| Usina | 285,3 | 527,5 | 83,2 | 436,3 | 385 | 362,5 |
| Triplofano | 11,1 | 81,9 | 33,6 | 91,3 | 57,5 | 68,7 |
| Arginina | 528,9 | 231,9 | 175 | 355,6 | 471,2 | – |
| (Met + Cis) | 56,6 | – | 282,1 | – | 206,2 | 156,2 |
| (Fen + Tir) | 125,4 | – | 474,8 | – | 536,2 | 393,7 |

Fonte: FAO/WHO (1989).[19]

As principais limitações observadas em estudos que avaliam a qualidade nutricional de misturas proteicas estão relacionadas à fixação das proporções de cada componente no total da mistura, assim como o número de proteínas utilizadas (basicamente duas, ou pré-misturas fixas combinadas com outra fonte proteica alternativa).

## QUAIS SÃO AS NOVAS PERSPECTIVAS NA AVALIAÇÃO DA QUALIDADE PROTEICA?

Tradicionalmente, a qualidade de uma proteína refere-se à disponibilidade de aminoácidos capazes de realizar síntese proteica e proporcionar crescimento e manutenção de animais em crescimento ou humanos. Estudos recentes têm revelado papel mais complexo das proteínas na regulação da composição corporal, saúde óssea, funções gastrointestinais e na microbiota, homeostase da glicose, sinalização celular e saciedade. Tais investigações são necessárias para esclarecer os requerimentos proteicos objetivando otimizar a saúde e aumentar a qualidade de vida, sobretudo em pessoas com idade avançada.[3]

É bem aceito na literatura que a qualidade proteica depende do aporte de aminoácidos essenciais, tais como lisina, treonina, valina, isoleucina, leucina, metionina, fenilalanina, triptofano e histidina. Entretanto, atenção especial deveria ser dada a aminoácidos que participam de vias de sinalização celular, como é o caso da leucina, no anabolismo.[21]

Além do mais, o método PDCAAS testa a eficácia de ingestão dietética de determinada proteína a fim de atingir os requerimentos mínimos. Por esse parâmetro, as necessidades de proteínas são mínimas comparadas com a maioria das dietas completas habituais. Com o aumento da ingestão proteica, alteram-se as demandas por aminoácidos no organismo, tornando difícil o estabelecimento das necessidades nutricionais, especialmente em diferentes fases da vida e condições fisiológicas. Por exemplo, a regulação da leucina na via da proteína-alvo da rapamicina em mamíferos (*mammalian target of rapamicin* – mTOR) requer aumento da concentração intracelular de leucina, o que também aumenta oxidação da leucina. O método PDCAAS assume que a oxidação de aminoácidos é ineficiente e, portanto, ignora sua influência em vias de sinalização antes de sua oxidação.[3]

A participação da leucina na síntese proteica tem sido amplamente estudada, no entanto, em razão das diferentes metodologias e condições fisiológicas, ainda não é possível estabelecer recomendação consistente em relação à dose-resposta. Por outro lado, o excesso de leucina pode comprometer o metabolismo de glicose e até mesmo a síntese proteica de acordo com Garlic.[21] Em uma revisão, Layman[22] sugere que o estímulo à síntese proteica seria otimizado com 18 g de aminoácidos essenciais, incluindo 2,5 g de leucina, divididos em três refeições diárias. Na tabela 16.7 pode-se verificar a contribuição de leucina e ACRs (aminoácidos de cadeia ramificada) em diferentes tipos de proteínas.

## Tabela 16.7. Percentual de leucina e ACRs em compostos proteicos

| | Leucina | ACR |
|---|---|---|
| Proteína isolada de soja | 14% | 26% |
| Leite | 10% | 21% |
| Ovo | 8,5% | 20% |
| Proteína do músculo | 8% | 18% |
| Proteína isolada de soja | 8% | 18% |
| Proteína do trigo | 8% | 15% |

Fonte: adaptado de Millward (2008).[3]

## EXISTE ALGUMA RELAÇÃO ENTRE A INGESTÃO DE PROTEÍNAS E A SAÚDE ÓSSEA?

Além do papel da proteína no músculo, estudos têm demonstrado haver uma relação entre a ingestão proteica e a saúde óssea, tanto em crianças quanto em adultos. Dietas com distribuição de proteína de aproximadamente 15% induziriam à síntese de proteoglicanos no músculo esquelético e nos ossos, associada ao aumento do mediador de crescimento semelhante à insulina-1 (IGF-1) no plasma e nos tecidos. Por outro lado, dietas com excesso de proteína (mais de 2,5 g/kg/d) aumentam a excreção de cálcio na urina. Ainda não existem evidências suficientes do aporte proteico relacionado à saúde óssea e para tanto, mais pesquisas são necessárias.[3]

## O CONSUMO DE PROTEÍNAS TEM INFLUÊNCIA NA OBESIDADE?

No contexto da epidemia de obesidade, a proteína tem sido documentada na regulação do peso corporal, termogênese, composição corporal, controle glicêmico e regulação do apetite.[23,24] E, ainda, em indivíduos com diabetes do tipo II, dietas ricas em proteína em até 30% do total de energia têm demonstrado ser efetivas no controle da glicemia sem efeitos adversos nos lipídios séricos ou função renal.[25,26] No entanto, mais estudos são necessários, sobretudo a longo prazo, para estabelecer metas de quantidade e qualidade de proteínas para essas populações.

Apesar dos estudos relacionando o consumo de proteínas e a resposta da saciedade, é difícil predizer como sua qualidade pode influenciar essa sinalização. Proteínas que são mais rapidamente absorvidas, como a proteína do soro do leite, têm maior influência na saciedade pós-prandial do que as de digestão lenta, como a caseína. Tais respostas se devem em parte pela alteração nos níveis de hormônios intestinais, como o peptídio semelhante ao glucagon-1 (GLP-1) e à CK (colecistoquinina).[27] Além disso, a estrutura proteica também interfere em sua qualidade, sendo que a terciária teria maior efeito na regulação do apetite. Ainda, sequências bioativas de aminoácidos poderiam influenciar a regulação da saciedade.[28]

## REFERÊNCIAS BIBLIOGRÁFICAS

1. Tomé D, Bos C. Dietary protein and nitrogen utilization. J Nutr. 2000;130(7):1868S-73S.
2. Donato J Jr, Pedrosa RG, Cruzat VF, Pires ISO, Tirapegui J. Effects of leucine supplementation on the body composition and protein status of rats submitted to food restriction. Nutrition. 2006;22(5):520-7.
3. Millward DJ, Layman DK, Tomé D, Schaafsma G. Protein quality assessment: impact of expanding understanding of protein and amino acid needs for optimal health. Am J Clin Nutr. 2008;87(5):1576S-81S.
4. Schaafsma G. The Protein Digestibility-Corrected Amino Acid Score (PDCAAS) – a concept for describing protein quality in foods and food ingredients: a critical review. J AOAC Int. 2005;88(3):988-94.
5. AOAC International. Official methods of analysis of AOAC International. 17th ed. Gaithersburg: Official Method, 2000.
6. Gilani GS, Xiao C, Lee N. Need for accurate and standardized determination of amino acids and bioactive peptides for evaluating protein quality and potential health effects of foods and dietary supplements. J AOAC Int. 2008;91(4):894-900.
7. Faber TA, Bechtel PJ, Hernot DC, Parsons CM, Swanson KS, Smiley S, et al. Protein digestibility evaluations of meat and fish substrates using laboratory, avian, and ileally cannulated dog assays. J Anim Sci. 2010;88(4):1421-32.
8. FAO/OMS/UNU (Food and Agriculture Organization/World Health Organization/United Nations University). World Health Organization Technical Report Series. Geneva: World Health Organization, 1985.
9. Reeds P, Schaafsma G, Tome D, Young V. Summary of the workshop with recommendations. J Nutr. 2000;130(16):1874S-6S.
10. Darragh AJ, Hodgkinson SM. Quantifying the digestibility of dietary protein. J Nutr. 2000;130(6):1850S-6S.
11. Young VR, Scrimshaw NS, Pellet PL. Feeding a world population of more than eight billion people: a challenge to Science. New York: Oxford University Press, 1998. p.205-10.
12. FAO/OMS/UNU (Food and Agriculture Organization/World Health Organization/United Nations University). Protein quality evaluation. Report of joint FAO/WHO Expert Consultation Committee on Protein Quality Evaluation. Rome: World Health Organization, 1991.
13. Sarwar G. Report of the FAO/WHO Working Group in Analytical Issues Related to Food Composition and Protein Quality. Rome: Food and Agriculture Organization, 2001.
14. Rutherfurd SM, Darragh AJ, Hendriks WH, Prosser CG, Lowry D. True ileal amino acid digestibility of goat and cow milk infant formulas. J Dairy Sci. 2006;89(7):2408-13.
15. Deglaire A, Bos C, Tome D, Moughan PJ. Ileal digestibility of dietary protein in the growing pig and adult human. Br J Nutr. 2009;102(12):1752-9.
16. Moughan PJ, Butts CA, van Wijk H, Rowan AM, Reynolds GW. An acute ileal amino acid digestibility assay is a valid procedure for use in human ileostomates. J Nutr. 2005;135(3):404-9.
17. Bos C, Airinei G, Mariotti F, Benamouzig R, Bérot S, Evrard J, et al. The poor digestibility of rapeseed protein is balanced by its very high metabolic utilization in humans. J Nutr. 2007;137(3):594-600.
18. Gilani GS, Cockell KA, Sepehr E. Effects of antinutritional factors on protein digestibility and amino acid availability in foods. J AOAC Int. 2005;88(3):967-87.
19. FAO/OMS (Food and Agriculture Organization/World Health Organization). Protein Quality Evaluation. Report of Joint FAO/WHO Expert Consulation Committee on Protein Quality Evaluation. Rome: World Health Organization, 1989.
20. Jenkins N, Meleady P, Tyther R, Murphy L. Strategies for analysing and improving the expression and quality of recombinant proteins made in mammalian cells. Biotechnol Appl Biochem. 2009;53(Pt 2):73-83.
21. Garlick PJ. The role of leucine in the regulation of protein metabolism. J Nutr. 2005;135(6 Suppl):1553S-6S.
22. Layman DK. Protein quantity and quality at levels above the RDA improves adult weight loss. J Am Coll Nutr. 2004;23(6 Suppl):631S-636S.
23. Laymman DK, Evans E, Baum LI, Seyler J, Erickson DJ, Boileau RA. Dietary protein and exercise have additive affects on body composition during weight loss in adult women. J Nutr. 2005;135(8):1903-10.
24. Weigle DS, Breen PA, Matthys CC, Callahan HS, Meeuws KE, Burden VR, et al. A high protein diet induces sustained reduction in appetite, ad libitum caloric intake, and body weight despite compensatory changes in diurnal plasma leptin and ghrelin concentrations. Am J Clin Nutr. 2005;82(1):41-8.
25. Gannon M, Nuttall F, Saeed A, Jordan K, Hoover H. An increase in dietary protein improves the blood glucose response in person with type 2 diabetes. Am J Clin Nutr. 2003;78(4):734-41.
26. Gannon MC, Nuttall FQ. Effect of a high-protein, low-carbohydrate diet on blood glucose control in people with type 2 diabetes. Diabetes. 2004;53(9):2375-82.
27. Hall WL, Millward DJ, Long SJ, Morgan LM. Casein and whey exert different effects on plasma amino acids profiles, gastrointestinal hormone secretion and appetite. Br J Nutr. 2003;89(2):239-48.
28. Anderson GH, Moore SE. Dietary proteins in the regulation of food intake and body weight in humans. J Nutr. 2004;134(4):S974-9.

# Política de segurança alimentar e nutricional: conceitos, diagnóstico e alocação de recursos

Marta Battaglia Custodio ● Greice Maria Mansini dos Santos
Denise Cavallini Cyrillo

## Introdução

A economia brasileira está organizada basicamente pelo mercado. São as trocas, balizadas pelos preços, que orientam a produção e o consumo. Essa organização, segundo o pensamento liberal, maximiza o bem-estar ao proporcionar a alocação eficiente dos recursos escassos. Entretanto, esse tipo de organização não está isento de problemas. De fato, o país é cenário de imensas desigualdades que desrespeitam os direitos fundamentais garantidos pela Constituição Federal, sem contar os desperdícios e a degradação do meio ambiente. Nesse contexto, além da necessidade de produção de bens públicos, intervenções são necessárias para minimizar os problemas distributivos que afetam a população, abrindo espaço para a execução de políticas públicas por parte do Governo. Entre os problemas que afetam a população, destacam-se aqueles ligados à nutrição e à situação alimentar.

O presente capítulo tem o objetivo de descrever a situação nutricional e alimentar da população brasileira e a Política Nacional de Segurança Alimentar, passando de conceitos básicos à compreensão dessa problemática.

## Quais são os principais problemas de saúde pública na atualidade?

O conjunto de doenças crônicas não transmissíveis está atualmente entre os principais problemas de saúde pública, em virtude da tendência crescente das taxas de morbidade e mortalidade. Esse perfil epidemiológico foi determinado basicamente por três fenômenos, em alguma medida relacionados ao processo de crescimento e desenvolvimento do país: transição demográfica, epidemiológica e nutricional.

## O que é transição demográfica?

A transição demográfica resulta de mudanças no ritmo de crescimento da fecundidade, natalidade e mortalidade, influenciando diretamente na estrutura etária da população. A teoria da transição demográfica propõe que os países percorrem, sequencialmente, quatro estágios para a construção de seu perfil populacional: o primeiro é caracterizado por um baixo crescimento populacional decorrente de altas taxas de natalidade e de mortalidade; o estágio seguinte é derivado da redução da taxa de mortalidade infantil e a conservação da alta taxa de fecundidade; o terceiro decorre da redução das taxas de fecundidade e mortalidade, que levam ao fenômeno do envelhecimento da população; o último estágio caracteriza-se pelo retorno ao baixo crescimento populacional, resultante de baixas taxas de fecundidade e mortalidade.

O Brasil enfrenta o acelerado crescimento relativo do número de pessoas mais velhas em relação ao número de pessoas mais jovens, podendo ser localizado no terceiro estágio na transição demográfica.

A figura 17.1 apresenta a evolução da distribuição relativa da população e sua projeção até 2050, em que se observa claramente o envelhecimento da população brasileira e a perda de participação dos mais jovens.

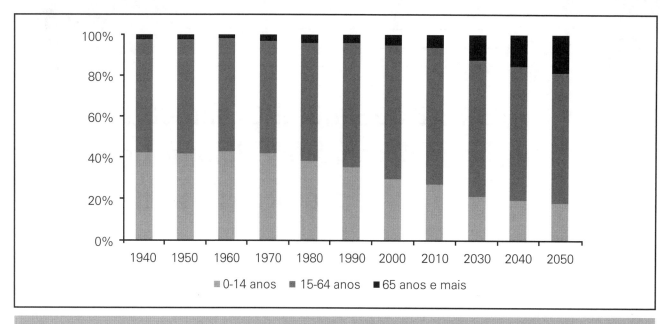

**Figura 17.1** – *Distribuição relativa da população, segundo grupos etários no Brasil, de 1940 a 2050 (%). Fonte: IBGE, 2004.*

Ante esse cenário, é compreensível a importância da consideração das mudanças demográficas quando da elaboração e execução de políticas públicas nas áreas de previdência, saúde e alimentação, visando um crescimento econômico com redução das desigualdades sociais.

## O QUE É TRANSIÇÃO EPIDEMIOLÓGICA?

A transição epidemiológica corresponde à mudança no perfil de morbimortalidade de uma população. Caracteriza-se pela diminuição relativa das doenças infectoparasitárias e aumento das doenças e agravos não transmissíveis.

Em função do crescimento da população idosa, ocorre o aumento das causas de adoecimento e morte mais prevalentes nesse grupo etário, as DCNTs (doenças crônicas não transmissíveis), como doenças cardiovasculares, cerebrovasculares, respiratórias crônicas, *diabetes mellitus* e neoplasias. Por outro lado, as DIPs (doenças infecciosas e parasitárias) perdem importância na estrutura de morbimortalidade, por melhorias das condições sanitárias e da infraestrutura de saúde, desenvolvimento de ações no campo da saúde pública e aumento da disponibilidade de alimentos, que se consolidaram ao longo do tempo.

A transição epidemiológica ocorre paralelamente ao processo de crescimento e desenvolvimento econômico que envolve não apenas o crescimento do PIB (produto interno bruto)[1] do país, mas também o desenvolvimento de atividades que comprometem a saúde.

A figura 17.2 demonstra a transição epidemiológica no Brasil, permitindo observar a nítida troca da mortalidade por doenças infectoparasitárias pela mortalidade por DCNTs, representadas pelas neoplasias e doenças vasculares, e por causas externas, como acidentes de trânsito e violência.

## O QUE É TRANSIÇÃO NUTRICIONAL?

A transição nutricional integra o processo de transição epidemiológica e se caracteriza pela alteração na distribuição dos problemas nutricionais da população, com a passagem da desnutrição para o excesso de peso, relacionada às transformações demográficas, sociais e econômicas.

Os fenômenos da globalização e da urbanização, o crescimento da renda e o desenvolvimento da indústria alimentícia resultaram em mudanças substanciais na disponibilidade de alimentos e no padrão de consumo nas sociedades modernas, com aumento da ingestão de alimentos processados, caloricamente densos e ricos em gorduras e açúcares, e redução no consumo de frutas, legumes e verduras, fontes de fibras, vitaminas e minerais. Essa alteração no perfil de consumo, aliada à diminuição do esforço físico e, consequentemente, do gasto energético, tem levado ao aumento da prevalência de sobrepeso e obesidade.

A tabela 17.1 apresenta a evolução da estrutura de gastos com alimentos para o município de São Paulo com base nas Pesquisas de Orçamentos Familiares da Fipe (Fundação Instituto de Pesquisas Econômicas).[2] Percebe-se a

---

[1] PIB é um indicador do valor de bens e serviços finais produzidos em determinado período no país.

[2] Os percentuais apresentados correspondem à estrutura de ponderação do IPC da FIPE, no mesmo período.

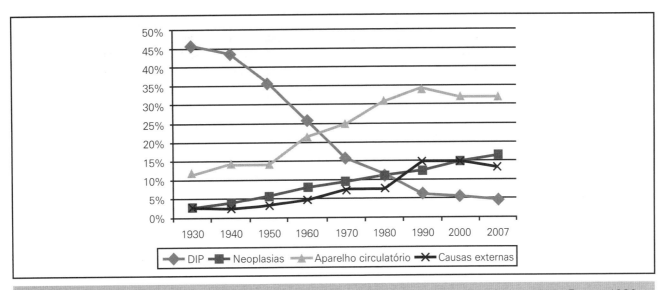

**Figura 17.2** – *Mortalidade proporcional segundo causas de morte no Brasil de 1930 a 2007. Fonte: 1930 a 1980 – Fiocruz, RADIS. 1990 a 2007 – Brasil. Ministério da Saúde. Datasus (até 1970 os dados referem-se apenas às capitais).*

**Tabela 17.1. Evolução da participação (%) dos gastos com alimentação no lar – Município de São Paulo, de 1971 a 2010**

| Alimentação no lar | 1971/72 % | 1981/82 % | 1991/92 % | 1998/99 % | 2009/2010 % |
|---|---|---|---|---|---|
| Produtos fonte de carboidratos | 18,95 | 19,57 | 19,83 | 22,21 | 24,14 |
| Produtos de origem animal | 38,84 | 41,13 | 46,92 | 44,01 | 41,19 |
| Carnes | 24,55 | 22,93 | 28,68 | 24,67 | 24,48 |
| Pescados | 1,47 | 2,12 | 1,54 | 1,15 | 1,66 |
| Leite, derivados (e ovos) | 12,82 | 16,07 | 16,71 | 18,18 | 15,05 |
| Vegetais (in natura) | 24,72 | 19,64 | 17,04 | 18,70 | 16,12 |
| Frutas | 9,98 | 10,18 | 7,42 | 9,12 | 7,50 |
| Legumes | 9,63 | 5,66 | 5,01 | 3,73 | 3,44 |
| Verduras | 2,9 | 1,81 | 2,95 | 2,83 | 2,43 |
| Tubérculos | 2,21 | 2,01 | 1,67 | 3,02 | 2,74 |
| Outros (industrializados) | 17,49 | 19,66 | 16,21 | 15,09 | 18,56 |
| Óleos e gorduras | 6,67 | 4,24 | 3,19 | 2,54 | 2,55 |
| Doces, açúcar e adoçantes | 4,05 | 6,88 | 5,62 | 4,75 | 7,42 |
| Condimentos | 1,42 | 2,42 | 2,25 | 2,91 | 3,10 |
| Conservas e enlatados | 1,74 | 1,64 | 2,09 | 1,56 | 1,49 |
| Cafés, achocolatado em pó e chás | 3,61 | 4,48 | 3,06 | 3,33 | 4,00 |

Fonte: Endo e Carmo (1984); Pesquisa de Orçamentos Familiares de São Paulo, 1990/91, tabulações especiais, Fipe; Pesquisa de Orçamentos Familiares de São Paulo, 1998/99 (amostra de um a vinte salários mínimos) e 2009/10 (amostra de um a dez salários mínimos) tabulações especiais, Fipe.

perda de participação dos gastos com produtos de origem vegetal de consumo *in natura* e o aumento da proporção gasta com doces e açúcar, além da elevada participação dos gastos com produtos de origem animal.

## QUAIS DESEQUILÍBRIOS NUTRICIONAIS PODEM SER CONSIDERADOS PROBLEMAS DE SAÚDE PÚBLICA NO BRASIL?

No Brasil, a transição nutricional assume um perfil singular, em que a permanência dos problemas carenciais convive com o incremento do sobrepeso e da obesidade.

A descrição da tendência secular do estado nutricional da população brasileira a partir das estimativas do ENDEF (Estudo Nacional de Despesa Familiar) 1974-1975, da PNSN (Pesquisa Nacional sobre Saúde e Nutrição) 1989 e da POF (Pesquisa de Orçamento Familiar – IBGE – Instituto Brasileiro de Geografia e Estatística) 2002-2003 e 2008-2009 mostra o declínio das taxas de desnutrição em todas as faixas etárias.

Entre as crianças de cinco a nove anos de idade, a prevalência de déficit de altura ao longo dos 34 anos considerados diminuiu de 29% para 7% no sexo masculino e de 27 para 6% no sexo feminino. A tendência decrescente dos índices de desnutrição infantil está relacionada ao crescimento da renda, ao aumento do nível de escolaridade das mães, à ampliação das redes públicas de abastecimento de água e coleta de esgoto e à expansão da assistência pré-natal e ao parto.

Apesar disso, a desnutrição infantil ainda é considerada problema de saúde pública que deve ser combatido a partir de políticas e ações sociais voltadas para as comunidades mais carentes, principalmente na região Norte, em que 12% das crianças de cinco a nove anos têm déficit de altura, sendo essa participação ainda maior na área rural (16%).

As taxas de excesso de peso (sobrepeso e obesidade), por outro lado, tiveram crescimento expressivo entre 1974 e 2009 em todas as faixas de idade e de renda. Entre os adultos, a prevalência de excesso de peso (IMC – Índice de Massa Corporal – igual ou superior a 25 kg/m$^2$) aumentou de 18% para 50% no sexo masculino e de 29 para 48% no sexo feminino e a obesidade (IMC igual ou superior a 30 kg/m$^2$) cresceu de 3% para 12% entre os homens e de 8% para 17% entre as mulheres, como mostra a figura 17.3.

O sobrepeso e a obesidade constituem fatores de risco para as DCNTs, com consequências para a saúde que vão desde condições debilitantes que afetam a qualidade de vida, tais como a osteoartrite,[*] dificuldades respiratórias, problemas musculosqueléticos, problemas de pele e infertilidade, até condições graves, como doenças vasculares, diabetes tipo 2 e certos tipos de câncer. São, portanto, problemas de saúde pública, cujo combate envolve a elaboração de políticas públicas com vistas à promoção de modos de viver favoráveis à saúde e à qualidade de vida.

## O QUE É A ESTRATÉGIA GLOBAL?

Em 2004, ocorreu a 57ª Assembleia Mundial da Saúde, da OMS (Organização Mundial da Saúde), que aprovou a Estratégia Global em Alimentação Saudável, Atividade Física e

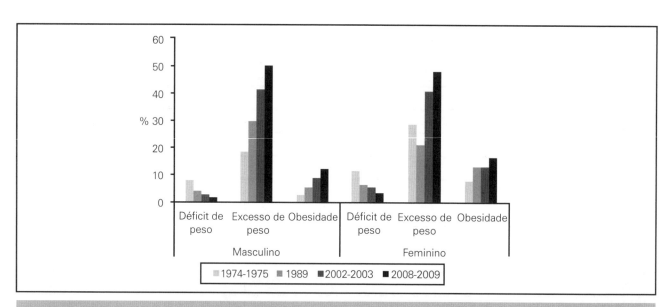

**Figura 17.3** – *Evolução do estado nutricional da população de vinte e mais anos de idade, por sexo, no Brasil, períodos de 1974 a 1975, 1989, de 2002 a 2003 e de 2008 a 2009. Fonte: IBGE, 2010.*

---

[*] Osteoartrite é uma doença das articulações caracterizada por degeneração das cartilagens acompanhada de alterações das estruturas ósseas vizinhas. As mais atingidas são as articulações das mãos, joelhos, coxofemorais e da coluna.

Saúde, baseada na convicção de que a alimentação inadequada constitui uma das principais causas de disfunções e doenças em muitas partes do mundo, em especial nos países em desenvolvimento, relacionando-se ao desenvolvimento das DCNTs.

O Informe sobre a Saúde no mundo, de 2002, identificou como os principais fatores de risco para as DCNTs, comuns a todos os países, a hipertensão arterial, hipercolesterolemia, baixa ingestão de frutas e hortaliças, sobrepeso e obesidade, inatividade física e consumo de tabaco. Os quatro primeiros estavam relacionados, de acordo com o Informe, ao consumo de alimentos hipercalóricos pouco nutritivos, com alto teor de gordura, açúcares e sal.

Sob esse cenário, os objetivos da estratégia global aprovados à época envolviam:

1. Reduzir os fatores de risco de DCNTs associadas a uma alimentação pouco saudável e à falta de atividade física mediante uma ação de saúde pública essencial e medidas de promoção da saúde e prevenção da morbidade;

2. promover a conscientização e o conhecimento geral acerca da influência da alimentação saudável e da atividade física em saúde, assim como do potencial positivo das intervenções de prevenção;

3. fomentar, fortalecer e aplicar políticas e planos de ação mundial, regionais, nacionais e comunitários direcionados a melhorar a alimentação e aumentar a atividade física; e

4. informar e instrumentalizar os profissionais da saúde.

As recomendações específicas à alimentação das pessoas e da população em geral eram:

a. Obter um peso normal;

b. limitar a ingestão energética procedente das gorduras, substituir as gorduras saturadas por insaturadas e eliminar os ácidos trans;

c. aumentar o consumo de frutas e hortaliças, assim como de legumes, cereais integrais e frutas secas;

d. limitar a ingestão de açúcares livres; e

e. limitar a ingestão de sal (sódio) de toda procedência e consumir sal iodado.

No que diz respeito à atividade física, as recomendações eram de que as pessoas se mantenham suficientemente ativas durante toda a vida. A intensidade da atividade física produz diferentes resultados para saúde: ao menos trinta minutos de atividade regular de intensidade moderada com uma frequência quase diária reduzem os riscos de doenças cardiovasculares e de diabetes, assim como os cânceres de cólon e de mama. Além disso, o fortalecimento da musculatura e um treinamento para manter o equilíbrio permitem reduzir as quedas e melhorar o estado funcional das pessoas com mais idade, porém, para controlar o peso, pode ser necessário um maior nível de atividade.

Em resumo, a Estratégia Global é um instrumento de promoção geral da saúde para populações e indivíduos, não sendo uma prescrição de tratamento para grupos especiais de risco. Suas diretrizes integram a Política Nacional de Promoção da Saúde (aprovada em março de 2006) e a Política de Segurança Alimentar e Nutricional.

## O QUE É SEGURANÇA ALIMENTAR E NUTRICIONAL?

O conceito de Segurança Alimentar e Nutricional adotado pela FAO (Food and Agriculture Organization) e inerente à Política de Segurança Alimentar e Nutricional do Brasil surgiu dos debates ocorridos na I Conferência Nacional de Segurança Alimentar, em 1994:

> "A segurança alimentar e nutricional consiste na realização do direito de todos ao acesso regular e permanente a alimentos de qualidade, em quantidade suficiente, sem comprometer o acesso a outras necessidades essenciais, tendo como base práticas alimentares promotoras de saúde que respeitem a diversidade cultural e que sejam ambiental, cultural, econômica e socialmente sustentáveis."

Assim, a segurança alimentar possui três dimensões. A primeira se relaciona à existência de uma oferta de alimentos quantitativamente suficiente para evitar a fome. A segurança alimentar depende não apenas da existência de um sistema que garanta a produção, a distribuição e o consumo de alimentos em quantidade adequada no presente, mas que também não venha a comprometer a capacidade futura de produção, distribuição e consumo.

A segunda dimensão diz respeito à qualidade e inocuidade dos alimentos que compõem essa oferta. Ou seja, todos devem ter acesso a alimentos de boa qualidade nutricional e que sejam isentos de contaminantes físicos, químicos ou biológicos. Esses dois elementos destacam-se em situações em que se observam dietas alimentares desbalanceadas e em relação à utilização de insumos químicos e novas tecnologias que aumentam a produtividade agrícola, mas cujos efeitos sobre a saúde humana permanecem desconhecidos.

O terceiro ponto refere-se aos hábitos e ao patrimônio cultural que determinam as preferências alimentares das comunidades e suas práticas de preparo e consumo. Isso não significa que todos os hábitos alimentares locais são sempre saudáveis e que não devam ser aprimorados, mas que esse aprimoramento deve estar alinhado às características culturais específicas da população.

## O QUE É EBIA (ESCALA BRASILEIRA DE INSEGURANÇA ALIMENTAR)?

É uma classificação das famílias segundo a situação de insegurança alimentar definida a partir do preenchimento de um questionário referente aos três meses anteriores à pesquisa, com 14 perguntas centrais fechadas com respostas do tipo "sim ou não" que refletem desde a preocupação de a comida acabar antes de se poder comprar mais até a ausência total dela.

A EBIA classifica as famílias seguindo graus de IA (insegurança alimentar) em: segurança alimentar, quando os moradores do domicílio têm acesso regular e permanente a alimentos de qualidade, em quantidade suficiente; insegurança alimentar leve, quando há preocupação ou incerteza da família quanto ao acesso a alimentos em um futuro próximo ou quando a qualidade dos alimentos é comprometida; insegurança alimentar moderada, quando os moradores conviveram com restrição quantitativa de alimento em algum momento dos três meses anteriores e insegurança alimentar grave, quando passaram pela privação de alimentos e/ou fome no mesmo período.

## QUAL É O PERFIL DA (IN)SEGURANÇA ALIMENTAR DA POPULAÇÃO BRASILEIRA?

Dados da PNAD (Pesquisa Nacional por Amostra de Domicílio) de 2009, coletados pelo IBGE em convênio com o Ministério do Desenvolvimento Social e Combate à Fome e analisados segundo a EBIA, mostraram que o número de domicílios brasileiros que se encontrava em algum grau de insegurança alimentar – alguma restrição alimentar ou, pelo menos, alguma preocupação com a possibilidade de ocorrer restrição pela falta de recursos para adquirir alimentos – era de 30,2% dos domicílios, apenas cinco pontos percentuais abaixo das estimativas obtidas em 2004 (34,9%). Os dados indicam que as regiões Norte e Nordeste eram as mais problemáticas, com porcentagens de insegurança alimentar que atingiam respectivamente, 40% e 46% dos domicílios (Fig 17.4).

Em termos do contingente populacional, a PNAD 2009 estimou em 40,1 milhões o número de pessoas vivendo em domicílios com insegurança alimentar leve, em 14,3 milhões as pessoas com insegurança alimentar moderada e 11,2 milhões em situação de insegurança alimentar grave.

Observando a evolução entre as pesquisas de 2004 e 2009, conclui-se que houve uma migração das famílias em situação de insegura moderada e grave para a insegurança leve e, principalmente, a segurança alimentar (Fig. 17.5).

## COMO EVOLUIU A POLÍTICA ALIMENTAR NO BRASIL?

O Brasil tem longa experiência na execução de programas sociais voltados para a questão alimentar e nutricional, como, por exemplo, o PNAE (Programa Nacional de Alimentação Escolar), cuja origem data do ano de 1954; o SAPS (Serviço de Abastecimento da Previdência Social), de 1955, que dentre as suas ações distribuía alimentos básicos aos inscritos na Previdência Social e o PAT (Programa de Alimentação do Trabalhador), criado em 1976.

Em 1972, em meio a uma crise mundial de subnutrição, foi criado o Inan (Instituto Nacional de Alimentação e Nutrição) no Brasil, com a incumbência de elaborar uma política nacional capaz de combater os problemas nutricionais do país. Um conjunto de dez programas foi elaborado buscando atender às necessidades dos diversos segmentos vulneráveis da população. Surgiu assim o I Pronan (Programa Nacional de Alimentação e Nutrição), com metas para o período de 1976 a 1979, que envolvia quatro grandes eixos, com um caráter multissetorial e integrado: suplementação alimentar a gestantes, nutrizes e crianças, em caráter transitório; apoio ao pequeno produtor de áreas de baixa renda; programas de fortificação e incentivo à alimentação do trabalhador.

Em meados da década de 1980, o Ministério da Agricultura propôs uma Política Nacional de Segurança Alimentar, com ênfase na autossuficiência da produção de alimentos. Em 1986, houve a instalação da I Conferência Nacional de Alimentação e Nutrição, convocada pelo Inan, porém com poucos resultados práticos.

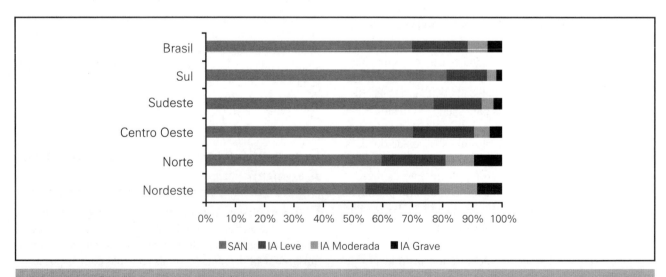

**Figura 17.4** – *Distribuição dos domicílios, por situação de segurança alimentar, segundo as grandes regiões do Brasil em 2009. Fonte: PNAD, 2009.*

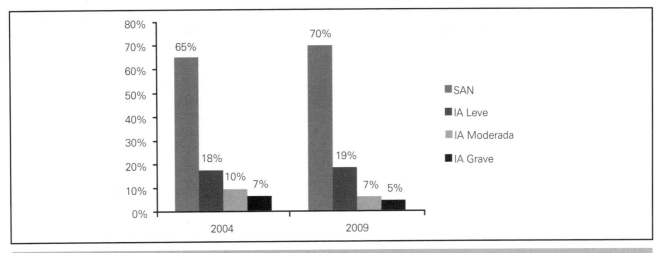

**Figura 17.5** – *Distribuição dos domicílios segundo situação de segurança alimentar no Brasil em 2004 e 2009. Fonte: PNAD, 2009.*

O Inan foi extinto em 1997 e em 1999 foi aprovada a PNAN (Política Nacional de Alimentação e Nutrição), integrando a PNS (Política Nacional de Saúde), do Ministério da Saúde.

Naquele período (década de 1990), foi apresentada uma proposta de Política de Segurança Alimentar e Nutricional realizada pelo Instituto da Cidadania. Essa proposta foi acolhida pelo Governo Federal, em 1993, por meio de três decisões importantes, a saber: 1) a elaboração do "Mapa da fome" pelo Ipea (Instituto de Pesquisa Econômica Aplicada), que mensurou o número de pessoas sem renda para adquirir alimentos no Brasil; 2) a apresentação de um Plano de Combate à Fome e à Miséria; e 3) a criação do Consea (Conselho Nacional de Segurança Alimentar e Nutricional), integrado por oito ministros e 21 conselheiros da sociedade civil.

Nesse cenário ocorreu, em 1994, a I CNSAN (Conferência Nacional de Segurança Alimentar e Nutricional), em que foram discutidas questões relativas à construção de uma política nacional de SAN, e foram traçadas prioridades, como a redução do custo dos alimentos no orçamento familiar, a garantia de saúde e alimentação para segmentos específicos da população e a garantia da qualidade biológica, sanitária, nutricional e tecnológica dos alimentos. A partir dessa Conferência, foi construído o conceito brasileiro de segurança alimentar, que foi logo em seguida adotado pela FAO durante a Cúpula Mundial da Alimentação, em Roma, no ano de 1996.

Em 1994, o governo extinguiu o Consea e criou o Conselho do Programa Comunidade Solidária. O Programa Comunidade Solidária deslocou o centro das discussões da fome e da segurança alimentar para a questão da pobreza, sendo que a ação integrada dos diferentes atores sociais (governo e sociedade civil) deveria ser instrumento para sua superação e o gerenciamento dos programas sociais deveria ser descentralizado em parceria com a sociedade civil. Apesar da extinção do Consea, alguns avanços importantes para a execução de uma PNSAN (Política Nacional de Segurança Alimentar e Nutricional) foram iniciados no período, dentre eles a execução do Pronaf (Programa Nacional de Apoio à Agricultura Familiar), em 1996, e a aprovação da PNAN (Política Nacional de Alimentação e Nutrição) por meio da Portaria n. 710.

## O QUE É O "FOME ZERO"?

O projeto "Fome Zero" foi apresentado como prioridade de governo no início de 2003, visando à construção de uma política abrangente que procurava englobar os diversos aspectos relacionados à Segurança Alimentar e Nutricional.

Esse projeto foi inspirado na proposta elaborada pelo Instituto da Cidadania ao longo dos anos 1990 para o combate à fome, como já mencionado, e partia de algumas premissas: a fome não tem diminuído no mundo; a fome não é causada pelo aumento da população nem pela falta de alimentos no mundo; existe um mercado da fome no mundo; no Brasil, a pobreza e a fome não estão concentradas nas áreas rurais do Nordeste e as forças de mercado não resolvem o problema da fome.

O "Fome Zero" definiu quatro eixos articuladores para uma política nacional de SAN: 1) acesso aos alimentos (programas e ações de transferência de renda, alimentação e nutrição e acesso à informação e educação); 2) fortalecimento da agricultura familiar (ações específicas que promovam a geração de renda no campo e o aumento da produção de alimentos para o consumo); 3) geração de renda (incentivo à economia solidária e desenvolvimento de ações de qualificação da população de baixa renda); e 4) articulação, mobilização e controle social.

## Quais são os objetivos da política nacional de segurança alimentar e nutricional?

Com a Losan (Lei Orgânica de Segurança Alimentar) sancionada pelo Congresso Nacional em 2006, foi instituída a PNSAN (Política Nacional de Segurança Alimentar e Nutricional), cujos objetivos foram definidos pelo Decreto 7.272 de 25 de agosto de 2010, em seu artigo 4º:

I. Identificar, analisar, divulgar e atuar sobre os fatores condicionantes da insegurança alimentar e nutricional no Brasil;

II. articular programas e ações de diversos setores que respeitem, protejam, promovam e provejam o direito humano à alimentação adequada, observando as diversidades social, cultural, ambiental, étnico-racial, a equidade de gênero e a orientação sexual, bem como disponibilizar instrumentos para sua exigibilidade;

III. promover sistemas sustentáveis de base agroecológica, de produção e distribuição de alimentos que respeitem a biodiversidade e fortaleçam a agricultura familiar, os povos indígenas e as comunidades tradicionais e que assegurem o consumo e o acesso à alimentação adequada e saudável, respeitada a diversidade da cultura alimentar nacional; e

IV. incorporar à política de Estado o respeito à soberania alimentar e a garantia do direito humano à alimentação adequada, inclusive o acesso à água, e promovê-los no âmbito das negociações e cooperações internacionais."

## Quais são as características da PNSAN?

A PNSAN decorreu do "Fome Zero". Este, após o primeiro impacto da marca, aos poucos foi saindo de cena para dar espaço ao conceito mais substantivo de SAN. Atualmente, a PNSAN é composta por um conjunto de ações denominadas estruturantes (ruptura com a dependência), específicas (direcionadas a segmentos populacionais ou regiões específicas) e locais (voltadas para o território urbano ou rural), assegurada por aporte jurídico e institucional. As principais características da PNSAN são: a intersetorialidade, isto é, sua relação e necessidade de articulação com outras políticas, como a de saúde, educação, agricultura e pecuária, abastecimento, pesca, entre outras; seu caráter universal e a participação e controle social, por meio das Conferências e Conselhos de SAN.

Os programas de alimentação preexistentes foram incorporados sob a perspectiva de uma política nacional intersetorial, descentralizada e integrada, como o da Merenda Escolar, já como PNAE, e o PAT.

## Qual é o arranjo institucional que embasa a PNSAN?

A PNSAN vem se conformando em sintonia com a proposta inicial do "Fome Zero", que definiu como fundamentais a "articulação, mobilização e controle social" na construção da política e o perfil dos programas que integrariam suas ações, como os de acesso aos alimentos, fortalecimento da agricultura familiar e geração de renda.

A realização das II e III CNSAN foram básicas para definir e consolidar o marco legal e regulatório da PNSAN, na medida em que a II CNSAN (realizada em 2004) aprovou a proposta de construção de uma Losan (Lei Orgânica de Segurança Alimentar). Ela foi elaborada pelo Consea e apresentada pelo governo federal ao Congresso Nacional, que a sancionou em 2006. Na III CNSAN, realizada em 2007, começou-se a discutir a regulamentação da Losan e a necessidade de estimular a elaboração de Planos Nacional, Estaduais e Municipais de SAN.

A Losan criou o Sisan (Sistema Nacional de Segurança Alimentar e Nutricional), cujo principal objetivo é formular e executar políticas e planos de SAN, estimular a integração dos esforços entre governo e sociedade civil, bem como promover o acompanhamento, o monitoramento e a avaliação da segurança alimentar e nutricional do país. A lei estabelece os componentes (membros do governo e da sociedade civil, o Consea e a Conferência Nacional de SAN) que integram o Sisan, por meio do qual o poder público, com a participação da sociedade civil organizada, deverá atuar com vistas a assegurar o direito humano à alimentação adequada. Ela prevê que o Sisan funcione, de forma integrada, por meio de um conjunto de órgãos públicos e de instituições privadas, com ou sem fins lucrativos, relacionadas à segurança alimentar e nutricional, obedecendo a um conjunto de princípios e diretrizes. O Sistema impulsiona os demais entes federados a definir Planos de Segurança Alimentar e Nutricional, na medida em que transfere recursos mediante a adesão ao sistema.

Por ter sido criado por meio de uma lei federal, a adesão ao Sisan se dá de forma voluntária, necessitando que os estados, o Distrito Federal (DF) e os municípios, para integrarem o sistema, reproduzam em seu âmbito os componentes e atribuições do sistema nacional, ou seja, mantenham em funcionamento os conselhos de SAN, as câmaras "intersecretariais" (ou similares à câmara interministerial, com papel articulador das pastas do governo) e criem seus Planos Distrital, Estaduais e Municipais de SAN.

A função mais importante da câmara interministerial (e por decorrência, das câmaras similares nos estados, DF e municípios) é coordenar junto às pastas as ações da Política de SAN e elaborar os planos de SAN. Esse também é um dos principais entraves do sistema, por sua complexidade que exige a articulação de diversos segmentos e pela tradição de tratar de forma setorial os problemas.

O Plano Nacional de Segurança Alimentar e Nutricional, em discussão na Caisan (Câmara Interministerial de Segurança Alimentar e Nutricional) e no Consea, foi um dos três eixos temáticos da 4ª Conferência Nacional de SAN (Salvador, Bahia, de sete a dez de novembro de 2011). Propunha-se a agregar os programas e ações relacionados às diretrizes da Política Nacional de SAN, especificadas na

Losan, e explicitar as responsabilidades dos órgãos governamentais e entidades integrantes do Sisan, as metas, os recursos financeiros e os mecanismos de integração e coordenação do Sistema com os diversos setores. Durante a Conferência Nacional, os estados e o Distrito Federal, por meio de seus delegados, apresentaram suas recomendações ao Plano Nacional de SAN, fruto de discussão e aprovação nas Conferências Estaduais (realizadas entre os meses de agosto e setembro de 2011).

A ideia é que os Planos tenham periodicidade coincidente com os Planos Plurianual Federal, do Estado, Distrito Federal ou município e, ainda de acordo com a Losan, que neles sejam explicitados: diagnóstico da situação de SAN; definição de objetivos e prioridades, metas físicas e financeiras dos programas e ações a cada ano; responsabilidade de cada órgão e entidade; recursos financeiros e fontes orçamentárias; mecanismos de integração com os sistemas setoriais; interface das ações municipais com as do estado e da União; mecanismos de monitoramento e avaliação do Plano.

Todos os estados da federação contam hoje com Conselhos Estaduais de Segurança Alimentar e Nutricional, ainda que nem todos se encontrem em pleno funcionamento, diversos estados já possuem Leis Orgânicas estaduais e alguns contam com instâncias similares à câmara interministerial. De acordo com o Ministério do Desenvolvimento Social e Combate à Fome, há no Brasil aproximadamente setecentos Conselhos Municipais em funcionamento.

Em resumo, o arranjo institucional da PNSAN envolve os órgãos, entidades e instâncias integrantes do Sisan, a saber: CNSAN, Consea, órgão de assessoramento imediato da Presidência da República, Caisan, órgãos e entidades do Poder Executivo Federal responsáveis pela execução dos programas e ações integrantes do Plano Nacional de Segurança Alimentar e Nutricional, órgãos e entidades dos estados e do Distrito Federal e órgãos e entidades dos municípios.

## Quais são os principais marcos legais da PNSAN?

Os principais marcos legais de âmbito nacional que embasam a PNSAN são:

- Losan: Lei n. 11.346 de 15 de setembro de 2006;
- Emenda Constitucional 064/2010: inseriu o Direito Humano à Alimentação no art. 6º da Constituição Federal de 1988, aprovada e sancionada em fevereiro de 2010;
- Caisan: decreto n. 6.273, de 23 de novembro de 2007, que criou, no âmbito do Sisan, a Caisan;
- Consea: decreto n. 6.272, de 23 de novembro de 2007, que dispôs sobre as competências, a composição e o funcionamento do Consea; e
- Portaria n. 960, de 10 de dezembro de 2004: aprovou o Regimento Interno do Consea.

## Quais os principais programas que compõem a PNSAN?

As ações da PNSAN envolvem as seguintes dimensões: produção e oferta de alimentos; melhoria da renda e condições de vida; acesso à alimentação adequada e saudável, incluindo água; saúde, nutrição e acesso a serviços relacionados e educação, estando organizadas em quatro eixos articuladores. Com relação ao eixo articulador da PSAN denominado "acesso aos alimentos", podem ser identificados alguns importantes programas, como o "Bolsa Família", de transferência de renda, a alimentação escolar, a Agricultura Urbana e Periurbana, Bancos de Alimentos, Cozinhas Comunitárias, Restaurantes e Cozinhas Populares, Aquisição de Alimentos Provenientes da Agricultura Familiar, Administração da Rede Própria de Armazéns (garantia de preço justo ao produtor e ao comprador), Educação Alimentar e Nutricional e os Consórcios de Segurança Alimentar e de Desenvolvimento Local.

Exemplos de importantes programas que dialogam com o eixo "Fortalecimento da agricultura familiar" são: Aquisição de Alimentos da Agricultura Familiar; Crédito Rural; a Urbanização; Regularização Fundiária e Integração de Assentamentos Precários; Formação de Estoques; o Pronaf (Programa Nacional de Fortalecimento da Agricultura Familiar); a Assistência Técnica e Extensão Rural na Agricultura Familiar e ações de combate à seca.

No tocante ao eixo "geração de renda", pode-se citar: a transferência de Recursos Pesqueiros Sustentáveis (inclui Pagamento do Seguro-Desemprego ao Pescador Artesanal, que permite a pesca sustentável ao longo do tempo e a renda do pescador nos períodos de desova dos peixes); o Apoio ao Desenvolvimento do Setor Agropecuário; o Desenvolvimento da Agricultura Irrigada e o Desenvolvimento Sustentável de Projetos de Assentamento,

A lista de programas que integram a PNSAN é vasta, mas os principais em termos econômicos encontram-se dentro dos eixos anteriormente mencionados. Há outros importantes, como Proteção e Promoção dos Povos Indígenas, Serviços de Água, Esgoto e Vigilância, prevenção e controle de doenças e agravos e diversos projetos específicos de sustentabilidade ambiental e de pesquisa, dentre outros, que permitem atender a um problema pontual ou específico ou a otimização das ações dos principais programas.

## Como evoluiu o orçamento do Governo Federal destinado aos programas de alimentação e nutrição?

A partir de dados do Governo Federal sobre os recursos públicos, disponibilizados pela Controladoria Geral da União por meio do Portal da Transparência,[3] com base em critérios previamente definidos para identificação dos programas de

---

3 Os dados do Portal da Transparência estão disponíveis desde 2004.

alimentação e nutrição, verificou-se um aumento de 106% na quantidade de recursos destinados à alimentação e nutrição de 2004 a 2010 (Tab. 17.2). Enquanto a quantidade de recursos aplicados diretamente pelo Governo Federal teve um aumento de cerca de 78%, os recursos transferidos diretamente aos beneficiários ou aos estados elevaram-se em torno de 115%, em sintonia com a ideia de descentralização das ações. Observa-se também que nesse período de sete anos houve uma forte oscilação nos recursos aplicados diretamente pela união em ações ligadas à segurança alimentar e nutricional: houve uma diminuição de 26% de 2007 para 2008, um aumento de pouco mais de 100% de 2008 para 2009, seguida de nova redução de 2009 para 2010 (de 12%).

Assim, do Orçamento Federal para Programas de Alimentação e Nutrição, em 2010, 19% foram aplicados diretamente e 81% foram transferidos. O total de recursos, R$ 28,4 bilhões, representa, entretanto, uma proporção ainda modesta. Considerando-se, por exemplo, os Ministérios que de alguma forma possuem programas e ações voltados para a segurança alimentar e nutricional (da Educação, da Agricultura, Pecuária e Abastecimento, do Desenvolvimento Agrário e do Desenvolvimento Social e Combate à Fome), esse montante significa apenas 0,05% das despesas diretas totais desses ministérios.

## Tabela 17.2. Recursos federais destinados à PNSAN de 2004 a 2010 (R$ milhões de 2010)

| Anos | Aplicação direta | Transferências | Total | Índice |
|---|---|---|---|---|
| 2004 | 3.071,17 | 10.699,34 | 13.770,50 | 100,00 |
| 2005 | 3.632,99 | 12.577,25 | 16.210,24 | 117,72 |
| 2006 | 3.718,62 | 15.408,57 | 19.127,19 | 138,90 |
| 2007 | 4.153,84 | 16.270,15 | 20.424,00 | 148,32 |
| 2008 | 3.084,70 | 19.588,86 | 22.673,57 | 164,65 |
| 2009 | 6.267,91 | 20.912,84 | 27.180,75 | 197,38 |
| 2010 | 5.494,68 | 22.958,85 | 28.453,52 | 206,63 |
| (%) | 19,31 | 80,69 | 100,00 | |

Fonte: Custódio, Yuba e Cyrillo, 2013.

## COMO SE DISTRIBUEM OS RECURSOS DA PNSAN ENTRE OS SEUS PRINCIPAIS PROGRAMAS?

De um total de 65 programas que receberam recursos em 2010, por meio de transferência, os dez principais programas (em termos econômicos) absorveram cerca de 95% dos recursos totais transferidos pela União à PNSAN, conforme pode ser visto na tabela 17.3. No que tange aos recursos aplicados diretamente pela União para a PNSAN em 2010, os dez maiores programas (de um total de 82 programas) receberam cerca de 79% do total dos recursos. Como pode ser visualizado na tabela 17.4, esses recursos apresentam uma distribuição menos concentrada do que ocorre em termos dos recursos transferidos.

A figura 17.6 apresenta a distribuição da soma dos recursos transferidos e aplicados diretamente pela União entre os dez programas que consumiram 86% do total de recursos da PNSAN. O Programa de Transferência de Renda condicionada – o Bolsa família – assume a primeira posição, respondendo por mais de 50% do uso dos recursos destinados à PNSAN pelo Governo Federal.

## Tabela 17.3. Recursos transferidos da PNSAN segundo Programas – Brasil, 2010

| Nome do programa | R$1.000 | (%) |
|---|---|---|
| Bolsa Família | 14.639.291,67 | 63,76 |
| Brasil Escolarizado | 3.034.269,00 | 13,22 |
| Serviços Urbanos de Água e Esgoto | 1.289.234,22 | 5,62 |
| Vigilância, Prevenção e Controle de Doenças e Agravos | 921.812,87 | 4,02 |
| Urbanização, Regularização Fundiária e Integração de Assentamentos Precários | 593.901,93 | 2,59 |
| Acesso à Alimentação | 581.032,88 | 2,53 |
| Infraestrutura Hídrica | 273.470,38 | 1,19 |
| Apoio ao Desenvolvimento do Setor Agropecuário | 231.378,48 | 1,01 |
| Assistência Técnica e Extensão Rural na Agricultura Familiar | 201.885,73 | 0,88 |
| Vigilância e Prevenção de Riscos Decorrentes da Produção e do Consumo de Bens e Serviços | 156.882,62 | 0,68 |
| Subtotal | 21.923.159,80 | 95,49 |

Fonte: adaptada de Brasil, Portal da Transparência.

## Tabela 17.4. Recursos aplicados diretamente segundo Programas da PNSAN – Brasil, 2010

| Nome do programa | R$ 1.000 | (%) |
|---|---|---|
| Recursos Pesqueiros Sustentáveis | 1.186.564,59 | 21,59 |
| Abastecimento Agroalimentar | 716.928,26 | 13,05 |
| Agricultura Familiar – Pronaf | 610.034,24 | 11,10 |
| Acesso à Alimentação | 433.242,78 | 7,88 |
| Revitalização de Bacias Hidrográficas em Situação de Vulnerabilidade e Degradação Ambiental | 374.846,72 | 6,82 |
| Preparo e Emprego da Força Terrestre | 262.702,61 | 4,78 |
| Desenvolvimento da Agricultura Irrigada | 224.980,43 | 4,09 |
| Proteção e Promoção dos Povos Indígenas | 222.475,37 | 4,05 |
| Minimização de Riscos no Agronegócio | 157.551,03 | 2,87 |
| Desenvolvimento Sustentável de Projetos de Assentamento | 140.707,25 | 2,56 |
| Subtotal | 4.330.033,28 | 78,80 |

Fonte: adaptada de Brasil, Portal da Transparência.

## BIBLIOGRAFIA CONSULTADA

Achutti A, Azambuja MIR. Doenças crônicas não transmissíveis no Brasil: repercussões do modelo de atenção à saúde sobre a seguridade social. Ciênc Saúde Coletiva. 2004;9(4)833-40.

Arruda BKG, Arruda IKG. Marcos referenciais da trajetória das políticas de alimentação e nutrição no Brasil. Rev Bras Saúde Mater Infant. 2007;7(3):319-26.

Barreto SM, Oliveira Pinheiro AR, Sichieri R, Monteiro CA, Batista Filho M, Schimidt MI, et al. Análise da estratégia global para alimentação saudável, atividade física e saúde. Epidemiol Serv Saúde. 2005;14(1): 41-68.

Barros MM, Fontinele RSS, Seyffarth AS. Intervenção nutricional em grupo de moradores atendidos pelo Programa Família Saudável. Comun Ciênc Saúde. 2007;18(3):207-14.

Barros RP, Carvalho M, Franco S, Mendonça R. Determinantes imediatos da queda da desigualdade de renda brasileira. In: Barros RP, Foguel MN, Ulyssea G (orgs.). Desigualdade de Renda no Brasil: uma análise da queda recente. Brasília: IPEA, 2006. p.379-95.

Batista Filho M, Rissin A. A transição nutricional no Brasil: tendências regionais e temporais. Cad Saúde Pública. 2003;19(Suppl 1):S181-91.

Berquó E, Baeninger R. Os idosos no Brasil: considerações demográficas. Campinas: Unicamp, 2000.

Brasil. Decreto n. 6.272, de 23 de novembro de 2007. As competências, a composição e o funcionamento do Conselho Nacional de Segurança Alimentar e Nutricional – Consea. Brasília: Diário Oficial da União, 26 nov 2007.

Brasil. Fome Zero: Programas e Ações. [citado 2011 Jun 18]. Disponível em: http://www.fomezero.gov.br/programas-e-acoes

Brasil. Lei n. 11.346, de 15 de setembro de 2006. Criação do Sistema Nacional de Segurança Alimentar e Nutricional (Sisan) com vistas em assegurar o direito à alimentação adequada e dá outras providências. Brasília: Diário Oficial da União, 18 set 2006.

Brasil. Ministério da Fazenda. Manual de Despesa Nacional. Brasília: Secretaria do Tesouro Nacional/Coordenação-Geral de Contabilidade, 2008.

Brasil. Portaria n. 710, de 10 de junho de 1999. Diário Oficial da União, 11 jun 1999.

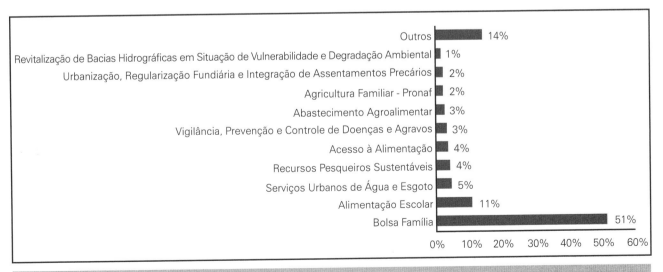

**Figura 17.6** – *Distribuição do total de recursos da PNSAN, segundo Programas – Brasil, 2010. Fonte: adaptada de CGU disponibilizados no Portal da Transparência.*

Brito F. A transição demográfica no Brasil: As possibilidades e os desafios para a economia e a sociedade. Belo Horizonte: UFMG/Cedeplar, 2007.

Conselho Nacional de Segurança Alimentar e Nutricional. Relatório Final da II Conferência Nacional de Segurança Alimentar e Nutricional, 2007, Brasília. Brasília: Consea, 2007.

Consea. III Conferência Nacional de Segurança Alimentar e Nutricional. [citado 2011 mai 20] Disponível em: https://www.planalto.gov.br/consea/3conferencia/static/Documentos/Programacao_NOVADATA.pdf.

Consea. Outras Conferências. [citado 2011 jun 02] Disponível em: http://www.planalto.gov.br/consea/3conferencia/static/OutrasConferencias.html.

Custódio MB, Furquim NR, Santos GMM, Cyrillo DC. Segurança Alimentar e Nutricional e a construção de sua política: uma visão histórica. Seg Aliment Nutri. 2011;18(1):1-10.

Custódio MB. Política Nacional de Segurança Alimentar e Nutricional no Brasil: arranjo institucional e alocação de recursos [tese]. São Paulo: Universidade de São Paulo, Nutrição Humana Aplicada; 2009.

Custódio MB, Yuba TY, Cyrillo DC. Política de segurança alimentar e nutricional no Brasil: uma análise da alocação de recursos. Rev Panam Salud Publica. 2013;33(2):144-50.

Escoda, MSQ. Para a crítica da transição nutricional. Ciênc Saúde Coletiva. 2002;7(2)219-26.

Fundo Nacional de Desenvolvimento da Educação. PNAE – Histórico e Perspectivas 2005. FNDE-Alimentação Escolar-Encontros Nacionais. [citado 2011 jun 11]. Disponível em: ftp://ftp.fnde.gov.br/web/alimentacao_escolar/encontros_nacionais/pnae_historico_e_perspectivas_112005.pdf.

Instituto Brasileiro de Geografia e Estatística. Coordenação de Trabalho e Rendimento. Pesquisa Nacional por Amostra de Domicílios. Segurança Alimentar 2004/2009. Rio de Janeiro: IBGE, 2010.

Instituto Brasileiro de Geografia e Estatística. Pesquisa de Orçamentos familiares 2008-2009: antropometria e estado nutricional de crianças, adolescentes e adultos brasileiros no Brasil. Rio de Janeiro: IBGE, 2010.

Kac G, Velásquez-Melendez G. A transição nutricional e a epidemiologia da obesidade na América Latina. Ciênc Saúde Coletiva. 2003;19(Suppl 1):S4-S5.

Levy-Costa RB, Sichieri R, Pontes NS, Monteiro CA. Disponibilidade domiciliar de alimentos no Brasil: distribuição e evolução (1974-2003). Rev Saúde Pública. 2005;39(4)530-40.

Malta DC, Cezário AC, Moura L, Morais Neto OL, Silva Junior JB. A construção da vigilância e prevenção das doenças crônicas não transmissíveis no contexto do Sistema Único de Saúde. Epidemiol Serv Saúde. 2006;15(3):47-65.

Pereira MG. Epidemiologia: teoria e prática. Rio de Janeiro: Guanabara-Koogan, 1995.

Pol LG, Thomas RK. The demography of health and health care. 2nd ed. New York: Plenum, 2001. 381p.

Popkin BM. Nutrition patterns and transitions. Pop Dev Rev. 1993;19(1):138-57.

Silva JG, Belik W, Takagi M. Projeto Fome Zero. São Paulo: Instituto da Cidadania, 2001. O problema da fome. p.16-22.

Swinbank A. The economics of food safety. Food Policy. 1993;18(2):83-94.

Vermelho LL, Monteiro MFG. Transição demográfica e epidemiológica. In: Medronho RA. Epidemiologia. Rio de Janeiro: Atheneu, 2003. p.91-103.

# Crescimento muscular e corporal

Marcelo Macedo Rogero • Renata Mendes • Julio Tirapegui

## INTRODUÇÃO

Diversos estudos visam investigar aspectos metabólicos e nutricionais envolvidos com o crescimento corporal e, principalmente, com o crescimento muscular. Tais fatos estão relacionados a diversas condições fisiológicas e clínicas, como a necessidade de manter a massa muscular de portadores de doenças altamente catabólicas ou pela eterna busca do padrão de beleza estabelecido nas últimas décadas, o que faz com que as discussões se tornem cada vez mais interdisciplinares.

Neste capítulo, será enfatizada a influência da alimentação, do exercício físico, bem como do controle hormonal sobre os processos de crescimento corporal e muscular.

## COMO DEFINIR O TERMO CRESCIMENTO?

A palavra crescimento vem sendo utilizada de diversas maneiras, sendo difícil defini-la de forma satisfatória. De maneira mais ampla, pode-se definir o crescimento como um conjunto de fenômenos relacionados com o tempo, que ocorrem desde a concepção até a maturidade, resultando em um aumento de células (hiperplasia) e crescimento do conteúdo celular (hipertrofia). Mas também pode ser definido como um processo contínuo que abrange dois fenômenos: o crescimento do organismo como um todo (músculos, pele, vísceras e esqueleto) e o equilíbrio entre a síntese e a degradação (*turnover*) dos tecidos.

## O CRESCIMENTO ÓSSEO É CAPAZ DE DETERMINAR O CRESCIMENTO CORPORAL?

O crescimento corporal total é uma consequência do crescimento ósseo. Há relação direta entre o crescimento ósseo e o muscular, evidenciada pelo fato de que o comprimento do osso é o determinante primário da massa muscular em todas as espécies. Dessa forma, no adulto, quando o crescimento do osso termina, o crescimento do músculo é mínimo. No entanto, o crescimento do músculo pode ser induzido experimentalmente, em resposta ao exercício isométrico, especialmente, em atletas. Desse modo, acredita-se que o crescimento muscular por estiramento seja independente de fatores hormonais ou nutricionais. Tem sido sugerido por vários autores que o estiramento muscular, por efeito do crescimento ósseo, é um pré-requisito para o crescimento do músculo e determina o crescimento coordenado desses dois tecidos. Esta teoria está de acordo com o fato de que a única ocasião na qual o crescimento do músculo pode ser acelerado (*catch-up growth*) é durante a recuperação nutricional de crianças desnutridas. Neste caso, a desnutrição provoca um catabolismo muscular e a relação massa muscular/comprimento do osso diminui. Com a recuperação nutricional, o estímulo para o crescimento aumenta, até que a relação peso/altura se restabelece em níveis normais. Assim sendo, o crescimento rápido do músculo cessa imediatamente.

## Quais são os estimuladores do crescimento?

O crescimento sofre a influência de fatores denominados exógenos, como os nutrientes, destinados à multiplicação celular e obtidos por meio da dieta, e endógenos, como os hormônios e seus mediadores (Fig. 18.1).

## Como se caracterizam os estágios do crescimento celular?

O crescimento se divide em três etapas bem definidas: 1) hiperplasia; 2) hiperplasia mais hipertrofia; e 3) hipertrofia. O estágio inicial do crescimento celular é caracterizado por intensa hiperplasia celular, que pode ser constatada pelo acentuado aumento do conteúdo total de DNA (ácido desoxirribonucleico) ou, resumidamente, pelo número total de células. Em tecidos que não apresentam capacidade de regeneração, como o tecido nervoso, as alterações provocadas nesses estágios são irreversíveis, uma vez que alteram o número total de células e elas não podem ser regeneradas.

Posteriormente, verifica-se um estágio com predomínio tanto da hiperplasia quanto da hipertrofia celular, que pode ser caracterizado pelo aumento da concentração total de DNA – porém, de menor magnitude em comparação ao estágio anterior – associado ao aumento da concentração de proteína total, respectivamente. Nesse estágio, qualquer estresse nutricional, como desnutrição, acarretará alterações tanto do número total de células (DNA) quanto do tamanho celular (proteína/DNA – Fig. 18.2).

O terceiro estágio do crescimento celular é caracterizado por intensa hipertrofia celular (aumento de proteína), concomitante à estabilização da concentração de DNA total tecidual. Consequentemente, qualquer deficiência de nutrientes nesse estágio será um processo reversível, visto que será afetado somente o tamanho celular (proteína/DNA), e não a quantidade total de DNA (número de células). O último estágio do crescimento celular é denominado maturidade, sendo observada nesse estágio uma estabilização das concentrações totais de DNA e proteína nos tecidos.

Cabe ressaltar que, apesar de os tecidos apresentarem velocidades diferentes de crescimento, todas as etapas descritas anteriormente ocorrem em todos os tecidos (Fig. 18.3).

## De que forma a dieta pode influenciar o crescimento corporal?

A deficiência de energia em crianças ou animais em fase de crescimento provoca uma diminuição do ritmo de crescimento, porém o mecanismo bioquímico desse processo ainda não está totalmente esclarecido.

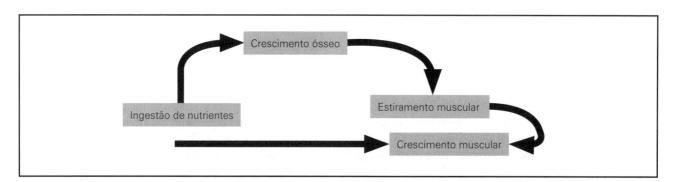

**Figura 18.1** – *Interação entre ingestão de nutrientes, crescimento ósseo e crescimento muscular.*

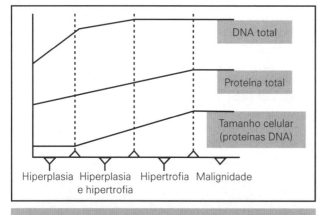

**Figura 18.2** – *Estágios do crescimento celular.*

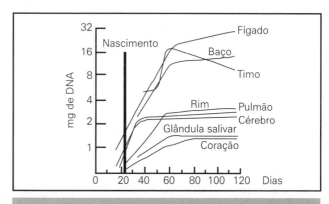

**Figura 18.3** – *Conteúdo de DNA em diversos tecidos de rato.*

Sabe-se que o desenvolvimento normal do indivíduo é caracterizado por um anabolismo intenso e pelo suprimento adequado de nutrientes, que são direcionados para os processos de multiplicação celular, crescimento esquelético e material de reserva.

A relação proteínas/calorias totais, bem como a energia e os micronutrientes, especialmente cálcio, fósforo, zinco e vitaminas A e D, desempenha papel importante no aproveitamento da dieta e, consequentemente, no crescimento corporal.

De modo geral, os substratos ingeridos seguirão vias metabólicas preferenciais, de acordo com o estado nutricional e as necessidades do organismo. Conforme estudos realizados por diferentes pesquisadores, as repercussões da carência nutricional dependem do momento em que ocorrem, já que as necessidades de nutrientes do indivíduo e de animais de laboratório variam conforme os diferentes estágios de desenvolvimento.

O crescimento em altura é particularmente sensível à desnutrição. Crianças em fase de crescimento que moram em regiões onde os alimentos básicos de maior consumo são de má qualidade proteica apresentam menor estatura corporal, mas com o mesmo peso de crianças que ingerem uma dieta com proteína de origem vegetal de boa qualidade.

A desnutrição é um fator que causa alterações no crescimento ósseo. Esse fato pode ser observado em países em desenvolvimento e é frequentemente acompanhado por alterações da relação peso/altura e peso/idade, o que comprova que a proteína e a energia da dieta são fatores essenciais no crescimento em altura, especialmente nos denominados grupos vulneráveis: crianças e pré-escolares.

## EXISTE ALGUMA RELAÇÃO ENTRE OS FATORES EXÓGENOS (DIETA) E ENDÓGENOS (HORMÔNIOS E MEDIADORES)?

Sim. Metabolicamente, crescer significa reter nitrogênio, sendo a síntese proteica fator relevante, assim como os substratos energéticos e os micronutrientes que auxiliam todo esse processo. Porém, para que esses nutrientes cheguem a seus sítios de utilização e, posterior armazenamento, é necessária a presença e adequação dos reguladores do crescimento, hormônios e fatores de crescimento, que auxiliam na hiperplasia e hipertrofia celular.

## QUAIS SÃO OS PRINCIPAIS FATORES ENDÓGENOS ENVOLVIDOS NO PROCESSO DE CRESCIMENTO?

Existem diversos hormônios e mediadores responsáveis pela regulação do crescimento. Para melhor entendimento, tais compostos apresentam-se distribuídos de acordo com seus locais de síntese e com suas ações, nas tabelas 18.1 e 18.2.

### Tabela 18.1. Principais hormônios envolvidos nos processos de crescimento: sua ação e glândulas secretoras

| | | |
|---|---|---|
| Hipófise anterior | GH (hormônio do crescimento) | Estímulo ao crescimento dos tecidos, pela multiplicação celular; facilitação da síntese de proteínas; mobilização de ácidos graxos para obtenção de energia e inibição do metabolismo de carboidratos (ações diretas e indiretas). |
| | TSH (tireotrofina) ou hormônio estimulante da tireoide | Estímulo e controle da produção de hormônios da tireoide. |
| | ACTH (corticotrofina) ou hormônio corticotrófico | Estímulo à produção de cortisol, aldosterona e outros hormônios suprarrenais e aumento da utilização de gorduras, da neoglicogênese e do catabolismo de proteínas. |
| | FSH e LH (gonadotróficos) | Estímulo à produção de hormônios sexuais pelas gônadas. |
| | Prolactina | Inibição da testosterona e mobilização de ácidos graxos. |
| Suprarrenal (córtex) | Cortisol e corticosterona | Estímulo à neoglicogênese; utilização de ácidos graxos e catabolismo de proteínas; antagonismo à insulina e o aumento de cortisol ocasiona diminuição de proteína no tecido muscular. |
| Tireoide | T4 (tiroxina) e T3 (triiodotironina) | Estímulo da taxa metabólica e regulação do crescimento da atividade das células. |
| Pâncreas | Insulina | Aumento do transporte de substratos energéticos para as células, oxidação de carboidratos e lipogênese. |
| | Glucagon | Aumento da liberação de glicose do fígado para o sangue; aumento do metabolismo de gorduras e redução da concentração plasmática de aminoácidos. |
| Ovários | Estrogênio e progesterona | Aumento da deposição de gorduras e aparecimento dos caracteres sexuais femininos. |
| Testículos | Testosterona e suprarrenais | Crescimento das células musculares e do número de hemácias e desenvolvimento das características sexuais masculinas. |

## Tabela 18.2. Principais mediadores do crescimento

| Fatores sistêmicos | |
| --- | --- |
| **Gerais (efeito em órgão-alvo)** | **Órgãos específicos (efeito em órgão-alvo)** |
| • GH (hormônio de crescimento)<br>• Somatomedinas IGFs (*insulin-like growth factors*) dos quais são conhecidas principalmente a IGF-1 e IGF-2<br>• EFGs (*epidermal growth factors*)<br>• Hormônio da tireoide<br>• Insulina | • Gonadotrofinas<br>• Hormônio estimulador da tireoide<br>• Cálcio (especificamente para a paratireoide)<br>• Adrenocorticotrofina |

| Fatores locais |
| --- |
| Somatomedinas IGFs (*insulin-like growth factors*):<br>• agem tanto em nível geral quanto local; e<br>• de acordo com as formas de ação, possuem caráter endócrino, parácrino ou autócrino. |
| TGFs (*transforming growth factors*):<br>• TGF-alfa: marcada ação na formação de vasos sanguíneos e linfáticos; e<br>• TGF-beta: inibem ou estimulam a proliferação de alguns tipos de células, com ação em vários tecidos. |
| PGFs (*platelet-derived growth factors*):<br>• participam da proliferação de fibroblastos, células musculares lisas e condrócitos. |
| FGFs (*fibroblast growth factors*):<br>• mitógenos das células endoteliais, do tecido conectivo, da glia, do córtex adrenal e células granulosas do ovário. |
| NGFs (*nerve growth factors*):<br>• fator não mitogênico, específico para células sensoriais e neurônios do simpático; e<br>• parece auxiliar na inervação durante o início do desenvolvimento. |

Fonte: modificada de Ribeiro e Tirapegui, 1995.

## QUAIS OS MECANISMOS DE AÇÃO DO GH (HORMÔNIO DO CRESCIMENTO) SOBRE O PROCESSO DE CRESCIMENTO?

O GH é um dos principais hormônios envolvidos no processo de crescimento e tem ações anabólicas e catabólicas. Sua ação catabólica é oposta à ação da insulina, provocando aumento da lipólise e da glicose sanguínea. Em contrapartida, sua ação anabólica, semelhante à insulina, regula a excreção de nitrogênio corporal, bem como sua distribuição, e potencializa a ação de fatores de crescimento para proliferação celular (Tab. 18.3).

Acredita-se que o GH estimule o crescimento por meio de um fator plasmático circulante, denominado, primeiro, como fator de sulfatação e, posteriormente, como IGF-1 (somatomedina C). Esse fator atua diretamente na cartilagem, provocando aumento do osso e, consequentemente, o crescimento corporal total. Cabe ressaltar que a síntese hepática de IGF-l é geralmente mediada por receptores de GH presentes nesse tecido (Fig. 18.4).

## Tabela 18.3. Ações específicas do GH sobre alguns tecidos

| Tecido | Ação do GH |
| --- | --- |
| Muscular | Aumenta e mantém o tecido conectivo e o conteúdo em colágeno e aumenta o tamanho da fibra muscular multinucleada e a proliferação de células satélites. |
| Adiposo | Inibe o estoque de nutrientes e, se necessário, mobiliza reservas e, dependendo da exposição e do estado nutricional, pode ocorrer inibição da lipogênese ou estímulo à lipólise. |
| Cartilaginoso e ósseo | A ação, em grande parte, ocorre por meio de mediadores e supõe-se que o GH, aliado ao IGF-1, potencialize a formação de colônias de condrócitos, e que o GH torne as células sensíveis à ação mitogênica do IGF-1 |

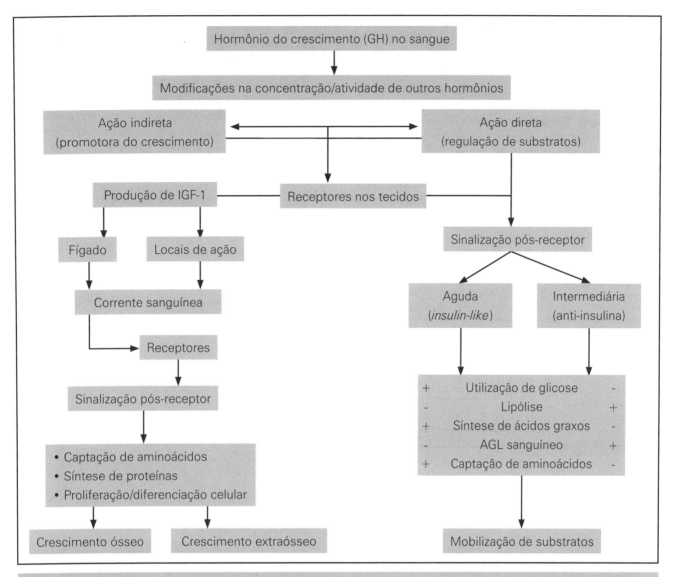

**Figura 18.4** – *Representação esquemática das formas de ação do hormônio do crescimento. Fonte: modificada de Ribeiro e Tirapegui, 1995.*

## QUAL É A RELAÇÃO ENTRE GH E O CRESCIMENTO DE MASSA MUSCULAR?

O aumento da capacidade de síntese de proteína muscular relaciona-se com a elevação da concentração de RNA (ácido ribonucleico) no tecido que, por sua vez, é promovida pela ação do GH. Os receptores de GH na membrana da célula muscular estão relacionados com a ação do GH sobre a capacidade metabólica do músculo. As evidências experimentais indicam que o tipo de fibra muscular pode definir as alterações no mRNA (ácido ribonucleico mensageiro) de receptores de GH que atuam na membrana da célula muscular.

Porém, existem outros fatores, tão importantes quanto a concentração de GH, que podem influenciar no crescimento da massa muscular, como o estado nutricional, as concentrações de insulina, de T3 (tri-iodotironina) e dos glicocorticosteroides, entre outros.

## COMO SE DÁ A REGULAÇÃO DA SECREÇÃO DO GH?

O GH é secretado pela adeno-hipófise de forma pulsativa, com pulsos que ocorrem a cada três ou quatro horas, com grande liberação durante o sono.

A secreção do GH é controlada diretamente pela ação de neurossecreções do hipotálamo, ou seja, enquanto a SMS (somatostatina) inibe tal secreção, o GHRH (hormônio liberador de GH) exerce a função estimuladora (Fig. 18.5).

Além da regulação direta, realizada por meio das neurossecreções, existem mecanismos indiretos capazes de exercer a mesma função. Um dos mais conhecidos consiste no mecanismo de retroalimentação, realizado por intermédio do fator de crescimento semelhante à insulina (IGF-1). No entanto, existem diversos fatores relacionados à regulação do GH, como idade, sexo, estado nutricional, sono, estresse, exercício físico, influências de hormônios como insulina, glicocorticosteroides, esteroides e tireoidianos.

Finalmente, sabe-se ainda que a secreção do GH também sofre influência neural por mediadores como catecolaminas, acetilcolina, GABA (ácido gama-aminobutírico) e peptídios opioides.

## POR QUE SE OBSERVA AUMENTO DO GH EM CONSEQUÊNCIA DO EXERCÍCIO FÍSICO?

Existem hipóteses que tentam justificar esse fenômeno: hipóxia, hipoglicemia, diminuição da insulinemia, aumento da concentração sanguínea de lactato, estimulação neural, óxido nítrico, catecolaminas e alterações no equilíbrio acidobásico. Além disso, a síntese aumentada de endorfinas bloqueia a somatostatina, inibidora da secreção de GH no hipotálamo.

Outra hipótese seria em função dos íons cálcio: o exercício físico provoca aumento da mobilização de cálcio para o plasma para que ocorra a contração muscular. Consequentemente, a elevada concentração plasmática de cálcio estimula as células da adeno-hipófise, induzindo à síntese e à secreção de GH.

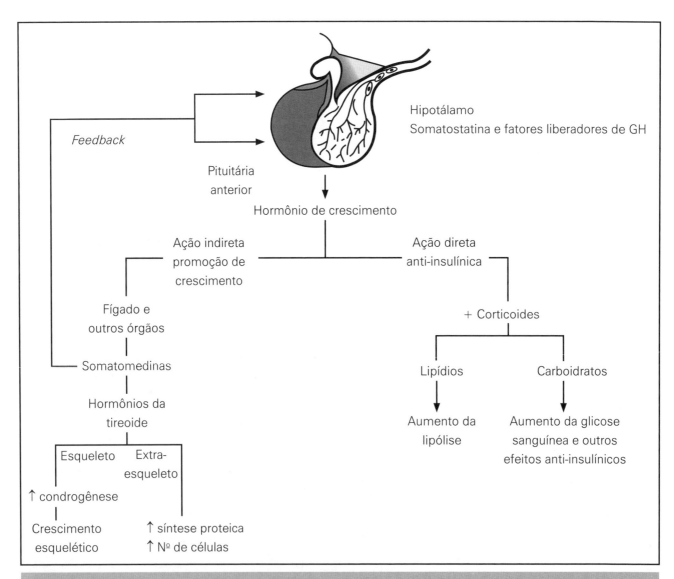

**Figura 18.5** – *Controle da secreção do hormônio de crescimento. Fonte: modificada de Silva e Tirapegui, 1994.*

## Qual a relação entre exercício de força, secreção de GH e hipertrofia muscular?

O exercício de força tem sido comumente e com sucesso utilizado para promover hipertrofia muscular e aumento de força. Um programa de treinamento de força sistemático e progressivo resulta inicialmente em aumento da força, independente de hipertrofia muscular, por meio de uma adaptação neuromotora. Após diversas semanas de estímulos progressivos, a hipertrofia muscular é observada e essa resposta é similar em homens e mulheres. Em geral, homens apresentam uma massa muscular maior pelo aumento da secreção de hormônios andrógenos na puberdade e, por essa razão, homens adultos são 40% a 50% mais fortes, na maioria dos grupos musculares, quando comparados com mulheres adultas.

O treinamento de força, com elevado volume e intensidade, e que utiliza grandes grupamentos musculares, resulta em significativa liberação de GH. Além disso, conclui-se que a maior demanda pela glicólise anaeróbica promove aumento das concentrações séricas de GH. Estudos demonstram ocorrência de aumento agudo da concentração sérica de GH pós-exercício de força; contudo, o modelo de resposta do IGF-1 não consistentemente segue aquele do GH. Esse fato sugere que o maior estímulo para a hipertrofia e aumento da potência e força muscular ocorra por meio da síntese local de IGF-1, ou seja, no músculo esquelético. Cabe ressaltar que a secreção de IGF-1 pode ser estimulada tanto pela contração muscular *per se,* isto é, localmente, quanto pela estimulação induzida pelo GH na secreção hepática de IGF-1. Grande parte do estímulo para a síntese proteica ocorre por meio do IGF-1, com menor contribuição decorrente da interação GH-receptor de GH na membrana celular promovendo aumento da síntese de proteínas intracelulares.

## O que são os fatores de crescimento semelhantes à insulina (IGFs)?

Sabe-se atualmente que esses compostos, inicialmente denominados fatores de sulfatação, são polipeptídios de uma cadeia, tendo como pesos moleculares 7.646 Da (IGF-1) e 7.741 Da (IGF-2).

Em 1957, Salmon e Daughaday, estudando a ação do hormônio de crescimento na cartilagem de ratos, observaram que a administração de hormônio de crescimento causava rápido aumento da capacidade de captação de sulfato radioativo pela cartilagem *in vivo*. Inicialmente, a incorporação do sulfato radioativo na cartilagem foi utilizada como índice para medir o crescimento desse tecido; contudo, após experiências adicionais, foi sugerido que o GH estimularia o crescimento esquelético por meio de um fator de sulfatação.

A confirmação dessa hipótese veio em 1961, por meio de estudos realizados por Almovist, Rune e Falkheden. A partir desses estudos, foi reconhecido que a denominação "fator de sulfatação" seria muito restrita, pois se comprovou que esse fator não atuava apenas no tecido ósseo, mas também em diversos outros tecidos. Posteriormente, verificou-se que esses fatores tinham 70% de seus aminoácidos semelhantes e estrutura 50% similar com a pró-insulina; por esse motivo, originaram-se os nomes IGF-1 e IGF-2 (*insulin-like growth factor-I* e *II*).

## Como ocorre a síntese do IGF-1?

A presença dos IGFs é detectada desde a vida fetal e, possivelmente, esse fator tenha origem endógena, não sendo transportado pela placenta.

A síntese e a secreção de IGF-1 na circulação são dependentes tanto da liberação de GH pela hipófise quanto da ingestão de nutrientes e da concentração plasmática de insulina. Esse hormônio pode ser sintetizado pela maioria dos tecidos e sua ação pode ser do tipo endócrina, parácrina ou autócrina, isto é, secretado e liberado para atuar em outros tecidos, nas células vizinhas ou na própria célula onde foi produzido, respectivamente. Cabe ressaltar que a maioria do IGF-1 é secretada pelo tecido hepático e é transportada para outros tecidos (ação endócrina).

## Como o IGF-1 circula pelo organismo?

Mais de 90% do IGF-1 é encontrado ligado a proteínas transportadoras (*binding protein*). Até agora foram identificadas seis dessas proteínas, denominadas IGFBPs 1, 2, 3, 4, 5 e 6, cujos pesos moleculares variam de 2 a 50 kDa. A maioria do IGF-1 circulante forma complexo com a IGFBP-3. A principal função destas proteínas transportadoras é aumentar a meia-vida do hormônio, além disso, têm sido estudadas outras diferentes funções das proteínas transportadoras, das quais se pode destacar a modulação dos efeitos anabólicos proliferativos e mitogênicos dos IGFs nas células efetoras do tecido ósseo e muscular. O avanço da biologia molecular tem auxiliado na elucidação dos mecanismos de interação entre proteínas transportadoras e receptores celulares.

A estrutura primária semelhante entre somatomedinas e insulina permite interação entre seus receptores nas células teciduais. A insulina pode unir-se aos receptores de somatomedina em uma proporção de 1% e as somatomedinas C e A (IGF-1 e IGF-2) em proporção de 2%. Apesar dessa interação entre receptores, a somatomedina C (IGF-1) não exerce estímulo tão eficiente quanto a insulina sobre algumas funções metabólicas em nível celular.

## Como se classificam as ações do IGF-1?

Podem-se classificar em ações diretas e ações indiretas. A ação direta corresponde aos efeitos anabólicos fisiológicos semelhantes à ação da insulina, como o aumento da captação de aminoácidos, a síntese de proteínas no músculo e a lipogênese.

As ações indiretas dizem respeito ao seu papel como mediador da ação do GH. Dentre algumas dessas atividades, o IGF-1 estimula, no tecido ósseo, a multiplicação celular pela síntese de RNA, DNA e proteínas. Participa ainda do transporte e da oxidação de substratos na célula, além de ter papel regulador na secreção do GH na hipófise. Em altas concentrações, o IGF-1 estimula a liberação de SMS no hipotálamo, fato que inibe a secreção do GH. Na hipófise, inibe a síntese de SMS por estimular a síntese de GHRH.

## Como se descreve a ação do IGF-1 nos tecidos?

A somatomedina C (IGF-1) apresenta relevante papel na regulação do crescimento esquelético. A relevância do IGF-1 no organismo pode ser constatada em camundongos que apresentam *knockout* dos genes que expressam a proteína IGF-1 ou o receptor para IGF-1, uma vez que a ausência de IGF-1 nesses animais provoca prejuízo no crescimento – redução do tamanho de camundongos em 40% a 45% – e no desenvolvimento muscular.

Contudo, a ação desse hormônio em outros tecidos não está totalmente evidenciada. Em muitos aspectos, os efeitos da somatomedina C são semelhantes aos da insulina (Tab. 18.4).

No músculo, o IGF-1 estimula o transporte de aminoácidos e glicose, assim como a síntese de glicogênio e proteína. No tecido adiposo, estimula o transporte e facilita a oxidação de glicose e a síntese de lipídios. Em cultivo de tecidos, o IGF-1 estimula a multiplicação celular (Fig. 18.6).

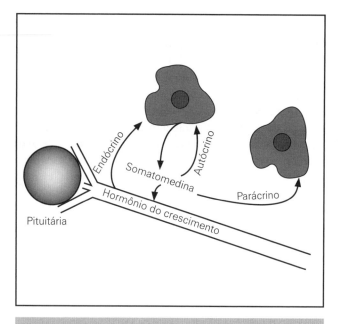

**Figura 18.6** – *Diferentes tipos de mecanismos de ação da somatomedina C.*

### Tabela 18.4. Efeitos da somatomedina nos tecidos

| Tecido | Efeitos |
|---|---|
| Cartilagem | ↑ Captação de sulfato |
|  | ↑ Síntese de DNA e RNA |
|  | ↑ Síntese de proteína |
|  | ↑ Síntese de colágeno |
|  | ↑ Síntese de proteínas |
| Músculo | ↑ Captação e transporte de aminoácidos |
|  | ↑ Captação de glicose |
|  | ↑ Síntese de DNA |
| Adipócito | ↑ Oxidação de glicose |
|  | ↓ Lipólise |
|  | ↑ Síntese de lipídios |
| Cultura de células | ↑ Replicação |

Fonte: Tirapegui et al., 1993.

## Existe algum composto capaz de inibir a ação das somatomedinas?

A ação do IGF-1 nas cartilagens é antagonizada pelos denominados inibidores de somatomedina. Esses fatores, produzidos pelo fígado, encontram-se em soro de ratos em jejum, diabéticos, hipofisectomizados ou em soro de humanos desnutridos.

Foi demonstrado que esses inibidores são peptídios de peso molecular de vinte a trinta mil, que inibem as ações do IGF-1 e da insulina em células de cartilagem, de tecido adiposo e muscular. Essa interação, que parece ser do tipo não competitivo, ainda não está completamente clara em relação a seu papel fisiológico. Possivelmente, estaria comprometida em algum mecanismo adicional, desconhecido, que limitaria o crescimento esquelético, conservando os nutrientes para funções mais prioritárias em condições de deficiência nutricional e hormonal (Fig. 18.7).

Sabe-se ainda que os inibidores de somatomedina respondem mais rapidamente a alterações nutricionais, quando comparados com as próprias somatomedinas.

## A concentração plasmática de IGF-1 sofre influência do estado nutricional?

O estado nutricional exerce profunda influência na concentração plasmática de GH e, consequentemente, na concentração de IGF-1. Pacientes mal nutridos ou crianças em estado de subnutrição apresentam aumento da concentração sérica de GH e, como há uma diminuição da concentração sérica de IGF-1, há maior resistência à ação do GH.

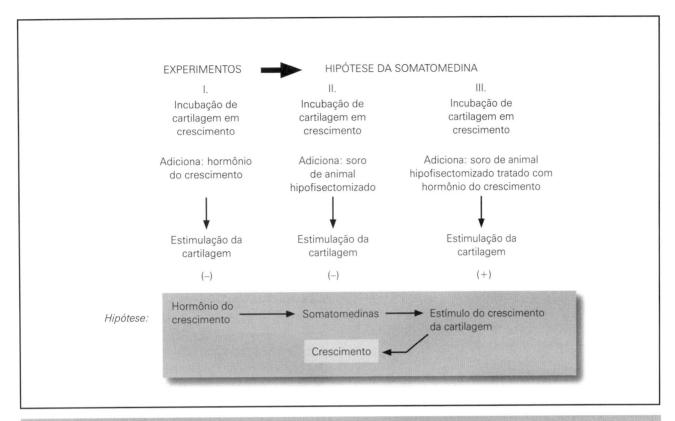

**Figura 18.7** – *Hipótese relacionada com o mecanismo de ação do hormônio de crescimento e das somatomedinas sobre o crescimento cartilaginoso. – : sem estímulo; + : estimulado.*

Nos processos de jejum, desnutrição e anorexia nervosa, os estudos realizados apresentam resultados bastante controversos. Alguns estudos com marasmo apresentam diminuição da concentração sérica de IGF-1, enquanto outros demonstram um aumento dessa concentração.

Os mecanismos de diminuição parecem ser adaptativos, pela metabolização de ácidos graxos pelo cérebro e tecidos periféricos e pelo aumento do catabolismo de proteínas, permitindo a neoglicogênese hepática. Não se sabe ao certo, nesses casos, se o IGF-1 estaria realmente diminuído ou se seus inibidores estariam aumentados. O efeito dos inibidores também é questionado nas restrições alimentares, quando ocorre resistência celular aos efeitos do IGF-1, embora as quantidades necessárias para provocar resistência não sejam conhecidas.

A restrição proteica diminui a concentração de insulina e IGF-1 no sangue, com consequente aumento dos receptores celulares e de proteínas transportadoras no músculo esquelético, fenômeno que não ocorre no fígado. Há ainda um aumento da especificidade dos receptores impedindo, por exemplo, que o IGF-1 se ligue aos receptores de insulina. Esses processos apontam uma adaptação do organismo, restringindo a ação do IGF-1 e, provavelmente, também de insulina, a tecidos periféricos.

O tratamento de suporte nutricional leva a um rápido retorno da concentração plasmática normal de IGF-1, com rápida elevação nas primeiras seis horas e com total restabelecimento em 24 horas, anterior às modificações nos níveis de albumina, transferrina ou, ainda, em parâmetros bastante sensíveis, como a REP (proteína transportadora de retinol) ou a TBPA (proteína transportadora de tiroxina e pré-albumina). Dessa forma, torna-se evidente a importância do IGF-1 como um indicador do estado nutricional em casos de má nutrição. Nas doenças inflamatórias, ou ainda em pacientes afetados por imunodeficiências, também ocorre diminuição da concentração plasmática de IGF-1, fortemente relacionada com a albumina plasmática.

A obesidade parece diminuir a concentração plasmática de GH, apesar de crianças obesas crescerem acima da média. Tratamentos de perda de peso são de grande eficácia quando há o tratamento conjunto com GH e dieta rica em carboidratos, diminuindo a perda de nitrogênio e inibindo a perda de massa magra. Na obesidade, parece que a concentração plasmática de IGF-1 é menos variável com a ingestão energética, o que leva a supor que haja uma maior utilização de gorduras como fonte de energia, preservando o IGF-1 para a síntese proteica.

Perante a ingestão de dietas hiperproteicas, há um aumento do IGF-1 no plasma, porém sem alterações em receptores, nem em proteínas transportadoras. Esse mecanismo pode estar retratando uma forma de o organismo manter constante os valores plasmáticos e teciduais de IGF-1 (Tab. 18.5).

# 312 NUTRIÇÃO: FUNDAMENTOS E ASPECTOS ATUAIS

## Tabela 18.5. Efeitos da obesidade e jejum/anorexia sobre as concentrações plasmáticas de GH, IGF-1 e IGF-2

|  | Obesidade | Jejum/anorexia |
|---|---|---|
| GH | Diminuição | Aumento |
| IGF-1 | Aumento | Diminuição |
| IGF-2 | Efeito desconhecido | Mantém-se no jejum, diminuindo na anorexia |

Fonte: Thissen, 1994.

Obviamente, ao se relacionarem diretamente as consequências das deficiências ou dos excessos alimentares sobre a concentração plasmática de IGF-1, deve-se ter em mente que os prejuízos ou benefícios serão maiores ou menores, dependendo do momento do desenvolvimento, da duração e da intensidade em que ocorreram as alterações.

## QUAL A RELAÇÃO ENTRE CONCENTRAÇÃO PLASMÁTICA DE IGF-1 E INGESTÃO ENERGÉTICA E PROTEICA?

A concentração plasmática de IGF-1 correlaciona-se com a quantidade e a qualidade nutricional da proteína da dieta. Cabe destacar que o conteúdo de proteína da dieta regula a concentração plasmática de IGF-1, uma vez que a restrição proteica acarreta na diminuição da concentração plasmática e tecidual de IGF-1, sendo essa diminuição decorrente da deficiência de insulina ou da diminuição da disponibilidade de aminoácidos.

Estudos em humanos demonstram que a concentração plasmática de IGF-1 é influenciada pela quantidade de energia e de proteína da dieta. Em um estudo foi observado que a restrição calórica (50%) ou a restrição proteica (diminuição de ingestão de 1,0 para 0,66 g/kg de massa corporal/dia), durante seis dias, tanto em adultos quanto em crianças, promoveu diminuição significativa do balanço nitrogenado e da concentração plasmática de IGF-1. Cabe ressaltar que a diminuição da concentração plasmática e tecidual de IGF-1 decorrente da baixa concentração de proteína na dieta pode ser revertida pela reintrodução de uma dieta com quantidades adequadas de proteínas. Desse modo, constata-se que a determinação da concentração plasmática de IGF-1 representa um indicador sensível do estado proteico visceral.

## EXISTE RELAÇÃO ENTRE IGF-L, CRESCIMENTO, DIETA E ATIVIDADE FÍSICA?

Sim. Sabe-se que desde a Antiguidade grega e romana os atletas relacionavam o consumo de grandes quantidades de alimentos com melhor rendimento ou aumento da massa muscular, quando aliado à prática de exercícios físicos. O conceito tem sido investigado até os dias atuais, com estudos sobre as alterações metabólicas ocorridas durante o exercício físico, dentre as quais se destacam os estudos sobre metabolismo de proteínas.

As alterações no metabolismo de proteínas decorrentes do exercício físico são resultados de modificações sistêmicas, hormonais e bioquímicas, buscando manutenção da homeostase, ajustes teciduais – como aumento e alargamento das fibras musculares – bem como alteração da atividade de várias enzimas. De uma forma mais detalhada, o exercício físico provoca mobilização hormonal, iniciada por estimulações simpato-hormonais e controle hidroeletrolítico, seguido de ajuste da atividade de enzimas envolvidas na síntese e na degradação de proteínas e no metabolismo energético. Ocorrem também alterações no metabolismo ósseo, como aumento da atividade da epífise dos ossos longos.

Todas as adaptações metabólicas e hormonais decorrentes do exercício físico são associadas a fatores como dieta precedente, suprimento energético durante a prática do exercício, estado emocional, hipóxia, temperatura, entre outros. As respostas também variam de acordo com fatores relacionados com a própria atividade física, como:

- intensidade do exercício: a produção aumentada de lactato provoca um aumento das catecolaminas, beta-endorfinas e cortisol, além da diminuição da insulina; e
- estado de treinamento: o treinamento modifica todo o padrão hormonal; portanto, torna-se inviável a comparação entre efeito da atividade física sobre a resposta hormonal de indivíduos não treinados e indivíduos treinados.

Em consequência do exercício físico, ocorre a diminuição da secreção de insulina e aumento do glucagon, além das elevações do GH, corticotrofina e cortisol. Essas modificações mobilizam os depósitos de nutrientes extramusculares, como a glicose hepática, os ácidos graxos livres e os aminoácidos (neoglicogênese). Os músculos aumentam a sensibilidade à insulina. Os efeitos são mais acentuados quando a dieta precedente é rica em lipídios, e amenizados com a administração de glicose durante o exercício. Alguns estudos sugerem que todas as alterações hormonais decorrentes da atividade física sejam dependentes dos níveis anteriores de insulina. Em exercícios de resistência (endurance), as alterações hormonais permanecem por até, aproximadamente, duas horas após o término do exercício, retornando posteriormente aos níveis basais. Em exercícios curtos e intensos, a normalização é mais rápida, em cerca de trinta minutos.

Com relação ao GH, os efeitos são mais sentidos em exercícios de força do que nos de resistência, e seus níveis basais não sofrem alterações pela sistematização do exercício. Como já foi citado anteriormente, o GH age direta ou indiretamente sobre o crescimento dos tecidos ósseo, conectivo, visceral, adiposo e muscular, facilitando o transporte e a captação de aminoácidos e otimizando os mecanismos de síntese proteica. Sendo assim, a hipertrofia causada pelo GH ocorre provavelmente pelo aumento do transporte de aminoácidos para o interior das células, incorporando-os às proteínas.

## COMO É DETERMINADO O GANHO DE MASSA MUSCULAR?

Com relação ao metabolismo de proteínas no músculo, o aumento da massa muscular é determinado pelo balanço entre a síntese e a degradação da proteína. Trabalhos de vários autores têm focalizado os aspectos nutricionais e endócrinos do crescimento do músculo, com especial enfoque ao papel da insulina, IGF-1, corticosterona e hormônios da tireoide. Esses estudos demonstraram que pelo menos cinco fatores devem ser considerados na regulação do crescimento muscular e no *turnover* de proteínas:

1. a síntese proteica é o fator mais relevante no mecanismo de regulação do crescimento muscular;

2. a velocidade de síntese proteica é determinada por dois fatores principais: a capacidade ribossomal para a síntese proteica (Rc) e a velocidade de tradução, indicada pela KRNA (velocidade de síntese proteica por unidade de RNA);

3. Rc é função da concentração total de DNA e fatores reguladores estimuladores (IGF-1, T3), ou inibidores (corticosterona);

4. KRNA é regulada por fatores hormonais, como insulina, IGF-1 e, possivelmente, T3, dentre outros fatores estimuladores, e corticosterona como inibidor; e

5. a velocidade de degradação proteica (Kd) também é influenciada por vários fatores, alguns intrínsecos, como o tipo de fibra muscular, e outros extrínsecos, como a T3, corticosterona e, possivelmente, insulina.

## A T3 TEM INFLUÊNCIA SOBRE A SÍNTESE DE MASSA MUSCULAR?

Diversos autores têm evidenciado que a T3 livre também é um fator relevante na regulação da síntese proteica no músculo, estimulando o aumento da concentração de RNA e, possivelmente, a velocidade de tradução. Esse hormônio regula o nível de proteases lisossomais no músculo e nos demais tecidos. Assim, participa ativamente do *turnover* de proteínas corporais. Em uma restrição alimentar prolongada, a forma ativa dos hormônios da tireoide (T3) tem seus níveis reduzidos, os quais são lentamente restabelecidos com a realimentação. Tal fato seria responsável pela lenta restauração da atividade do RNA na recuperação alimentar após a restrição. No jejum, a liberação reduzida de TSH (hormônio tireotrófico), que é regulado pela secreção do TRH (hormônio liberador da tireotrofina), reduz a liberação do T4 e sua consequente conversão a T3. Assim, uma diminuição da atividade metabólica passa a ser observada.

## QUAL É A AÇÃO DA INSULINA SOBRE A SÍNTESE PROTEICA MUSCULAR?

A influência da insulina sobre o metabolismo proteico muscular tem sido amplamente estudada, porém existem ainda algumas controvérsias. Posteriormente à descoberta da insulina, foi verificado que o tratamento com esse hormônio melhorava o quadro de degradação proteica muscular associado ao diabetes. Todavia, atualmente não há um consenso sobre os mecanismos de ação da insulina sobre a síntese proteica muscular *in vivo*. É possível, contudo, elucidar algumas ações da insulina se os resultados são observados no contexto da disponibilidade de aminoácidos para a síntese proteica. A infusão sistêmica de insulina causa redução significativa da concentração sanguínea de aminoácidos, diminuindo a oferta de aminoácidos para o tecido muscular e a disponibilidade deles para a síntese proteica. Quando a concentração sanguínea de aminoácidos não é aumentada pela ingestão ou pela infusão durante a hiperinsulinemia, observa-se que a síntese proteica muscular não é aumentada. Por outro lado, se aminoácidos são fornecidos durante o quadro de hiperinsulinemia, a síntese proteica aumenta. Além disso, a síntese proteica muscular é também aumentada quando a insulina é infundida localmente, de tal modo que a concentração sistêmica de aminoácidos não é afetada. Desse modo, parece que um aumento da concentração sérica de insulina promove o aumento da síntese proteica muscular enquanto a disponibilidade de aminoácidos é mantida.

## QUAL É A AÇÃO DOS GLICOCORTICOSTEROIDES SOBRE A SÍNTESE PROTEICA?

Os glicocorticosteroides têm uma ação complexa e específica em determinados tecidos em relação à síntese de proteínas. A corticosterona, o mais abundante glicocorticosteroide no rato, exerce uma ação catabólica no metabolismo de proteínas do músculo esquelético. Sua ação principal é a inibição da síntese proteica. Os glicocorticosteroides participam também, junto com o GH e o glucagon, da gliconeogênese hepática. A ação geral dos glicocorticosteroides no metabolismo de proteínas é antagônica à ação da insulina, uma vez que os glicocorticosteroides diminuem a síntese proteica no músculo esquelético. Além disso, o aumento da concentração sérica de cortisol promove aumento da degradação proteica e elevação do efluxo de aminoácidos no tecido muscular.

A concentração de glicocorticosteroides no plasma apresenta-se aumentada em ratos em jejum ou com deficiência proteica. Nesse caso, a concentração plasmática de insulina é baixa. Como antagonistas da insulina, os glicocorticosteroides têm sua síntese e liberação aumentada em situações de deficiência nutricional. Sua ação diz respeito também a uma maior mobilização de lipídios, que são, posteriormente, utilizados para fonte de energia, produzindo concomitantemente corpos cetônicos.

Considerando-se que os glicocorticosteroides e a insulina atuam antagonicamente no músculo, a relação de ambas as concentrações no plasma é um parâmetro eficiente, que determina se o processo predominante no músculo será de anabolismo ou catabolismo. Sabe-se que o crescimento muscular cessa quando a relação cortisol:insulina é maior que seis e que ocorre perda proteica quando essa relação é superior a 21.

## Como o exercício de força influencia no crescimento muscular?

Proteínas estão sendo constante e simultaneamente sintetizadas e degradadas. A reparação de proteínas lesadas e o remodelamento de proteínas estruturais parecem ocorrer como um resultado do estímulo induzido pelo exercício de força, que representa potente estímulo para a ocorrência de hipertrofia na fibra muscular em humanos. O processo de hipertrofia ocorre quando a taxa de síntese proteica muscular excede a taxa de degradação, acarretando um saldo positivo do balanço proteico muscular.

Contudo, em humanos, o processo de *turnover* proteico miofibrilar, exceto o induzido pelo exercício de força, é relativamente lento. Esse *turnover* lento de proteínas musculares implica que o exercício de força – que pode induzir alterações no tipo de fibra muscular e aumentar o diâmetro da fibra – necessita de sucessivos estímulos e de um período de tempo relativamente prolongado (seis a oito semanas) antes que alterações visíveis no fenótipo, como uma alteração no tipo de fibra e hipertrofia, sejam observadas. Sendo assim, verifica-se que o exercício de força induz ao crescimento muscular – após semanas ou meses de treinamento – como consequência das elevações crônicas e transitórias na síntese proteica, que superam a degradação, durante o período de recuperação entre as sessões consecutivas de treinamento. Pelo fato de o exercício de força não induzir a um aumento agudo no *turnover* ou na oxidação de proteínas durante o exercício, é no período pós-exercício que ocorrem as alterações no *turnover* proteico, mais especificamente um aumento na síntese proteica muscular.

## Como a alimentação influencia no *turnover* proteico muscular pós-exercício de força?

O balanço proteico muscular (síntese menos degradação) após o exercício de força é caracterizado por um marcante aumento da síntese proteica muscular (em alguns casos maior que 150% dos valores basais) concomitante a um aumento de menor magnitude da degradação proteica, o que resulta em um balanço proteico muscular menos negativo quando comparado com os valores basais – no estado não alimentado, o saldo do balanço proteico muscular é negativo.

Todavia, o balanço proteico muscular negativo torna-se positivo por meio da ingestão de alimentos proteicos que, posteriormente ao processo de digestão e absorção, fornecem aminoácidos para o tecido muscular. Esse estímulo da síntese proteica muscular induzida pela alimentação tem demonstrado ser independente da insulina, sendo prioritariamente decorrente do aumento da oferta de aminoácidos para o músculo. Contudo, cabe ressaltar o papel da insulina no balanço proteico muscular, uma vez que esse hormônio favorece a diminuição da degradação proteica muscular, ao mesmo tempo que estipula o influxo de aminoácidos a partir do plasma para a musculatura. Portanto, pode-se concluir que a adequada hidratação e a ingestão de nutrientes (carboidratos e proteínas) no período pós-exercício colaboram para a obtenção de um balanço proteico muscular positivo (Figs. 18.8 a 18.10).

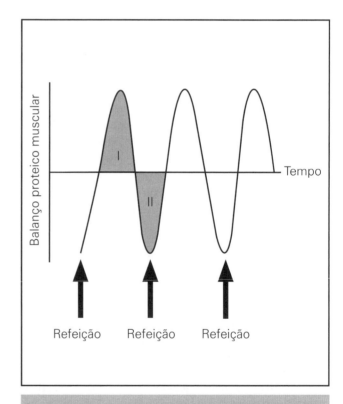

**Figura 18.8** – *Balanço proteico (síntese menos degradação) no músculo esquelético. A área sob a curva no estado alimentado (I) seria equivalente à área sob a curva no estado de jejum (II). Consequentemente, a massa muscular é mantida pela alimentação. Fonte: modificada de Phillips, 2004.*

# O EFEITO DE UMA SESSÃO DE TREINAMENTO DE FORÇA SOBRE O BALANÇO PROTEICO MUSCULAR DIFERE ENTRE INDIVÍDUOS TREINADOS E NÃO TREINADOS?

Diversos estudos demonstram que o exercício de força estimula a síntese de proteínas musculares em indivíduos treinados e não treinados. O período de duração da elevação da taxa de síntese proteica no músculo exercitado após uma sessão de exercício de força parece ser diferente em indivíduos não treinados, nos quais as alterações na taxa de síntese proteica muscular persistem por até 48 horas pós-exercício. Por outro lado, em indivíduos treinados ocorre uma atenuação da resposta aguda da síntese proteica muscular induzida por uma sessão isolada de exercício de força, o que indica a ocorrência de uma adaptação geral em resposta ao treinamento. Desse modo, conclui-se que indivíduos treinados necessitam de menos proteína após um período de treinamento para manter uma resposta de síntese proteica máxima para um determinado exercício.

# QUAIS IMPLICAÇÕES PRÁTICAS PODEM SER ADOTADAS PARA O AUMENTO DE MASSA MAGRA INDUZIDO PELO TREINAMENTO DE FORÇA?

O programa de treinamento de força deve:

- Solicitar os principais grupamentos musculares do corpo por meio de séries com oito a 12 repetições com carga máxima, com períodos de recuperação relativamente curtos entre as séries e os exercícios;
- ter adequada recuperação entre as sessões de treinamento é extremamente relevante, pois os efeitos do treinamento de força, especialmente com significativa ênfase sobre a ação muscular excêntrica, podem persistir por cinco dias ou mais;
- um balanço energético positivo é fundamental na promoção da síntese proteica muscular;
- o fracionamento da alimentação é preferível à ingestão de poucas refeições com grandes quantidades de alimentos. Um dos fatores que aumentam a síntese proteica é a acelerada captação de aminoácidos a patir da circulação sanguínea. Um maior número de refeições auxilia na manutenção da concentração sanguínea de aminoácidos;
- apesar da necessidade proteica aumentada em indivíduos submetidos ao exercício de força, esta pode ser prontamente obtida por meio de uma dieta balanceada e nutritiva, desde que o atleta necessite ingerir uma maior quantidade de alimentos por seu maior gasto energético total imposto pelo treinamento; e
- a ingestão de proteína e carboidrato pós-exercício de força potencializa o efeito isoladamente gerado pelo exercício em estimular a síntese proteica. Além disso, a alimentação pós-exercício favorece a ocorrência de um quadro hormonal anabólico.

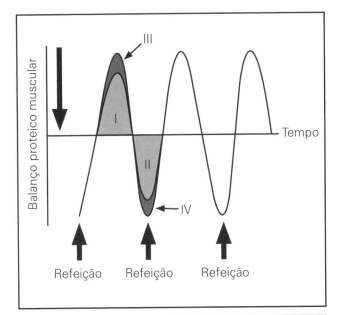

**Figura 18.9** – *Balanço proteico (síntese menos degradação) no músculo esquelético. Ganho induzido pelo estado alimentado e perda induzida pelo estado de jejum associados ao efeito induzido pelo exercício de força. Nesse cenário, o ganho a partir do estado de jejum é aumentado pelo estímulo da síntese proteica induzida pelo exercício de força (III). Além disso, as perdas no estado de jejum parecem ser menores (IV) em razão do persistente estímulo da síntese proteica nesse estado. Fonte: modificada de Phillips, 2004.*

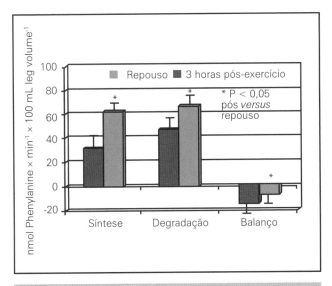

**Figura 18.10** – *Balanço proteico muscular no repouso e três horas pós-exercício de força em indivíduos não treinados no estado pós-absortivo. Fonte: adaptada de Biolo et al., 1995.*

## CONSIDERAÇÕES FINAIS

Indubitavelmente, muitos são os fatores que regulam o crescimento corporal e de tecidos específicos, como o muscular e o ósseo (Fig. 18.11). Além dos fatores nutricionais e hormonais, a literatura fornece uma série de informações sobre algumas proteínas transportadoras de hormônios ou *binding protein*, compostos que ainda estão sendo isolados e cuja função específica permanece não completamente esclarecida. Esses compostos modulam a ação endócrina, parácrina e autócrina de alguns hormônios e, dependendo do estado nutricional, estimulam processos anabólicos ou catabólicos. Sem dúvida, novos estudos são necessários para esclarecer os mecanismos responsáveis pelo controle do crescimento corporal, no tratamento de algumas doenças relacionadas com o nanismo nutricional e em outras doenças catabólicas nas quais se está comprovando a participação desses hormônios nos tratamentos clínicos.

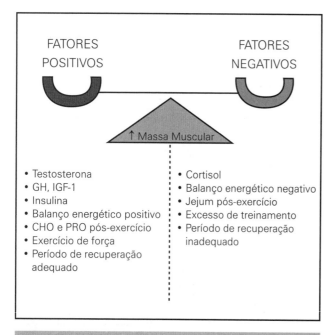

**Figura 18.11** – *Fatores que maximizam o ganho de massa muscular. Fonte: adaptada de Houston, 1999.*

## BIBLIOGRAFIA CONSULTADA

Allen LH. Nutritional influences on linear growth: a general review. Eur J Clin Nutr. 1994;(Suppl 1):S75-89.

Børsheim E, Bui QU, Tissier S, Kobayashi H, Ferrando AA, Wolfe RR. Effect of amino acid supplementation on muscle mass, strength and physical function in elderly. Clin Nutr. 2008;27(2):189-95.

Børsheim E, Tipton KD, Wolf SE, Wolfe RR. Essential amino acids and muscle protein recovery from resistance exercise. Am J Physiol Endocrinol Metab. 2002;283(4):E648-57.

Campbell WW, Haub MD, Wolfe RR, Ferrando AA, Sullivan DH, Apolzan JW, et al. Resistance training preserves fat-free mass without impacting changes in protein metabolism after weight loss in older women. Obesity (Silver Spring). 2009;17(7):1332-9.

Campos-Ferraz PL, Ribeiro SML, Luz SS, Lancha AH Jr, Tirapegui J. Exercise x BCAA supplementation in young trained rats: what are their effects on body growth? J Sports Sci Med. 2011;10(3):483-90.

Chihara K, Sugimoto T. The action of GH/IGF/IGFBP in osteoblasts and osteoclasts. Horm Res. 1997;48(Suppl 5):45-9.

Chilibeck PD, Sale DG, Webber CE. Exercise and bone mineral density. Sports Med. 1995;19(2):103-22.

Clemons DR, Underwood LE. Clinical review 59: Uses of human insulin-like growth factor-I in clinical conditions. J Clin Endocrinol Metab. 1994;79(1):4-6.

Dardevet D, Sornet C, Savary I, Debras E, Patereau-Mirand P, Grizard J. Glucocorticoid effect on insulin-and IGF-I-regulated muscle protein metabolism during aging. J Endocrinol. 1998;156(1):83-9.

Angelis RC, Tirapegui J. Fisiologia da nutrição humana: aspectos básicos, aplicados e funcionais. 2ª ed. São Paulo: Atheneu, 2007.

Ferrando AA, Paddon-Jones D, Hays NP, Kortebein P, Ronsen O, Williams RH, et al. EAA supplementation to increase nitrogen intake improves muscle function during bed rest in the elderly. Clin Nutr. 2010;29(1):18-23.

Garlick PJ, McNurlan MA, Bark T, Lang CH, Gelato MC. Hormonal regulation of protein metabolism in relation to nutrition and disease. J Nutr. 1998;128(2 Suppl):356S-9S.

Gibala MJ. Nutritional supplementation and resistance exercise: what is the evidence for enhanced skeletal muscle hypertrophy? Can J Appl Physiol. 2000;25(6):524-35.

Gibala MJ. Regulation of skeletal muscle amino acid metabolism during exercise. Int J Sport Nutr Exerc Metab. 2001;11(1):87-108.

Higashi Y, Takenaka A, Takahashi SI, Noguchi T. Effect of protein restriction on the messenger RNA contents of bone-matrix proteins, insulin-like growth factors and insulin-like growth factor binding proteins in femur of ovariectomized rats. Br J Nutr. 1996;75(6):811-23.

Jepson MM, Bates PC, Millward DJ. The role of insulin and thyroid hormones in the regulation of muscle growth and protein turnover in response to dietary protein in the rat. Br J Nutr. 1988;59(3):397-415.

Katsanos CS, Aarsland A, Cree MG, Wolfe RR. Muscle protein synthesis and balance responsiveness to essential amino acids ingestion in the presence of elevated plasma free fatty acid concentrations. J Clin Endocrinol Metab. 2009;94(8):2984-90.

Lee PD, Giudice LC, Conover CA, Powell DR. Insulin-like growth factor binding protein-1: recent findings and new directions. Proc Soc Exp Biol Med. 1997;216(3):319-57.

Loveridge N, Farquharson C, Scheven BA. Endogenous mediators of growth. Proc Nutr Soc. 1990;49(3):443-50.

Malpe R, Bayling DJ, Linkhart TA, Wergedal JE, Mohan S. Insulin-like growth factor (IGF)-I, -II, IGF binding proteins (IGFBP)-3, -4, and -5 levels in the conditioned media of normal human bone cells are skeletal site-dependent. J Bone Miner Res. 1997;12(3):423-30.

McFarland DC. Nutritional and development roles of insulin like growth factors between species: a brief history and introduction. J Nutr. 1998;128(2 Suppl):300S-1S.

McWhirter JP, Ryan MF, Pennington CR. An evaluation of insulin-like growth factor-1 as an indicator of nutritional status. Clin Nutr. 1995;14(2):74-80.

Miller SL, Tipton KD, Chinkes DL, Wolf SE, Wolfe RR. Independent and combined effects of amino acid and glucose after resistance exercise. Med Sci Sports Exerc. 2003;35(3):449-55.

Millra Y, Kato H, Noguchi T. Effect of dietary proteins on insulin-like growth factor-l (IGF-l) messenger ribonucleic acid content in rat liver. Br J Nutr. 1992;67(2):257-65.

Millward DJ, Bowtell JL, Pacy P, Rennie MJ. Physical activity, protein metabolism and protein requirements. Proc Nutr Soc. 1994;53(1):223-40.

Millward DJ. The nutritional regulation of muscle growth and protein turnover. Aquaculture. 1989;79(1-4):1-28.

Moravat A, Dauncey MJ. Effect of thyroid status on insulin-like growth factor-l, growth hormone and insulin are modified by food intake. Eur J Endocrinol. 1998;138(1):95-103.

Nilson A, Ohlsson C, Isaksson OG, Lindahl A, Isgaard J. Hormonal regulation of longitudinal bone growth. Eur J Clin Nutr. 1994;48(Suppl 1):S150-8.

Ohlsson C, Bengtsson BA, Isaksson OG, Andreassen TT, Slootweg MC. Growth hormone and bone. Endocr Rev. 1998;19(1):55-79.

Oster MH, Fielder PJ, Levin N, Cronin MJ. Adaptation of the growth hormone and insulin-like growth factor-I axis to chronic and severe calorie or protein malnutrition. J Clin Invest. 1995;95(5):2258-65.

Pasiakos SM, Vislocky LM, Carbone JW, Altieri N, Konopelski K, Freake HC, et al. Acute energy deprivation affects skeletal muscle protein synthesis and associated intracellular signaling proteins in physically active adults. J Nutr. 2010;140(4):745-51.

Phillips SM, Parise G, Roy BD, Tipton KD, Wolfe RR, Tamopolsky MA. Resistance-training-induced adaptations in skeletal muscle protein turnover in the fed state. Can J Physiol Pharmacol. 2002;80(11):1045-53.

Phillips SM, Tipton KD, Ferrando AA, Wolfe RR. Resistance training reduces the acute exercise-induced increase in muscle protein turnover. Am J Physiol. 1999;276(1 Pt 1):E118-24.

Phillips SM. Protein requirements and supplementation in strength sports. Nutrition. 2004;20(7-8):689-95.

Rabkin R. Nutrient regulation of insulin-like growth factor-I. Miner Electrolyte Metab. 1997;23(3-6):157-60.

Rasmussen BB, Phillips SM. Contractile and nutritional regulation of human muscle growth. Exerc Sport Sci Rev. 2003;31(3):127-31.

Rasmussen BB, Tipton KD, Miller SL, Wolf SE, Wolfe RR. An oral essential amino acid-carbohydrate supplement enhances muscle protein anabolism after resistance exercise. J Appl Physiol. 2000;88(2):386-92.

Rennie MJ, Tipton KD. Protein and amino acid metabolism during and after exercise and the effects of nutrition. Annu Rev Nutr. 2000;20:457-83.

Rogero MM, Borges MC, Borelli P, Tirapegui J. Desmame precoce, imunocompetência e glutamina. Pediatria, 2009;31(2):118-27.

Rooyackers OE, Nair KS. Hormonal regulation of human muscle protein metabolism. Annu Rev Nutr. 1997;17:457-85.

Rutanen EM, Pekonen F. Insulin-like growth factors and their binding proteins. Acta Endocrinol. 1990;123(1):7-13.

Sato N, Koyama KJ, Oyamatsu F, Kayama N, Yoshikawa H, Ohkawa T, et al. Insulin-like growth factor in malnourished rats following mayor hepatic resection. Acta Med Biol. 1994;42:159-63.

Schlechter NL, Russell SM, Spencer EM, Nicoll CS. Evidence suggesting that the direct growth-promoting effect of growth hormone on cartilage *in vivo* is mediated by local production of somatomedin. Proc Natl Acad Sci USA. 1986;83(20):7932-4.

Smith WJ, Underwood LE, Clemmons DR. Effects of caloric or protein restriction on insulin-like growth factor-I (IGF-I) and IGF-binding proteins in children and adults. J Clin Endocrinol Metab. 1995;80(2):443-9.

Soliman AT, Khadir MM. Growth parameters and predictors of growth in short children with and without growth hormone (GH) deficiency treated with human GH: a randomized controlled study. J Trop Pediatr. 1996;42(5):281-6.

Symons TB, Sheffield-Moore M, Wolfe RR, Paddon-Jones D. A moderate serving of high-quality protein maximally stimulates skeletal muscle protein synthesis in young and elderly subjects. J Am Diet Assoc. 2009;109(9):1582-6.

Takenaka A, Hirosawa M, Mori M, Yamada S, Miura Y, Kato H, et al. Effect of protein nutrition on the mRNA content of insulin-like growth factor-binding protein-l in liver and kidney of rats. Br J Nutr. 1993;69(1):73-82.

Takenaka A, Takahashi S, Noguchi T. Effect of protein nutrition on insulin-like growth factor-l (IGF-I) receptor in various tissues of rats. J Nutr Sci Vitaminol. 1996;42(4):347-57.

Tipton KD, Elliott TA, Ferrando AA, Aarsland AA, Wolfe RR. Stimulation of muscle anabolism by resistance exercise and ingestion of leucine plus protein. Appl Physiol Nutr Metab. 2009;34(2):151-61.

Tipton KD, Wolfe RR. Exercise, protein metabolism, and muscle growth. Int J Sport Nutr Exerc Metab. 2001;11(1):109-32.

Tipton KD, Wolfe RR. Exercise-induced changes in protein metabolism. Acta Physiol Scand. 1998;162(3):377-87.

Tipton KD. Muscle protein metabolism in the elderly: influence of exercise and nutrition. Can J Appl Physiol. 2001;26(6):588-606.

Tirapegui J, Baldi M, Ribeiro SML. Effect of protein deficiency on plasma insulin-like growth factor-l (lGF-l) level and protein and proteoglycan synthesis rates in skeletal muscle and bone. Nutr Res. 1996;16(5):869-79.

Tirapegui J, Ribeiro SML. Avaliação do estado nutricional: teoria e prática. Rio de Janeiro: Guanabara-Koogan, 2009.

Tirapegui J. Nutrição, metabolismo e suplementação na atividade física. 2ª ed. São Paulo: Atheneu, 2012.

Tirapegui J. Effect of insulin-like growth factor-l on muscle and bone growth in experimental model. Int J Food Sci Nutr. 1999;50(4):231-6.

Tirapegui J, Yahya ZA, Bates PC, Millward DJ. Dietary energy, glucocorticoids and the regulation of long bone and muscle growth in the rat. Clin Sci. 1994;87(5):599-606.

Underwood LE. Nutritional regulation of IGF-I and IGFBPs. J Pediatr Endocrinol Metab. 1996;9(Suppl 3):303-12.

Waterlow JC. Summary of causes and mechanisms of linear growth retardation. Eur J Clin Nutr. 1994;48(Suppl 1):5210-22.

Wolfe RR, Miller SL, Miller KB. Optimal protein intake in the elderly. Clin Nutr. 2008;27(5):675-84.

Wolfe RR, Song J, Sun J, Zhang XJ. Total aminoacyl-transfer RNA pool is greater in liver than muscle in rabbits. J Nutr. 2007;137(11):2333-8.

Wolfe RR. Effects of amino acid intake on anabolic processes. Can J Appl Physiol. 2001;26(Suppl):S220-7.

Wolfe RR. Protein Summit: consensus areas and future research. Am J Clin Nutr. 2008;87(5):1582S-3S.

Wolfe RR. Protein supplements and exercise. Am J Clin Nutr. 2000;72(2 Suppl):551S-7S.

Swolin D, Brantsing C, Matejka G, Ohlsson C. Cortisol decreased IGF-I mRNA levels in human osteoblast-like cells. J Endocrinol. 1996;149(3):397-403.

Yahya Zah, Bates Pc, Tirapegui Jo, Morrell D, Buchanan C, Millward Dj. IGF-1 concentrations in protein deficient rat plasma and tissues in relation to protein and proteoglycan synthesis rates. Biochem Soc Trans. 1988;16:624-5.

Yahya ZAH, Bates PC, Millward DJ. Responses to protein deficiency of plasma and tissue insulin-like growth factor-I levels and proteoglycan synthesis rates in rat skeletal muscle and bone. J Endocrinol. 1990;127(3):497-503.

# 19

# Segurança dos alimentos geneticamente modificados

Flávio Finardi Filho

## INTRODUÇÃO

Os produtos alimentícios obtidos a partir de OGMs (organismos geneticamente modificados) têm sido objeto de polêmica sobre a segurança de sua ingestão direta por humanos e indireta por meio dos animais utilizados na dieta humana. A sensação de segurança é essencial para a ingestão de alimentos, pois sem ela repudia-se automaticamente os produtos, mesmo que saudáveis, por não confiar em aspectos sensoriais, nas condições de conservação, de validade, de processamento, enfim, de qualidade como um todo, ainda que sejam alimentos conhecidos e de fabricantes renomados. A preservação instintiva da saúde é mais forte que a racionalidade e, portanto, compreensível como resposta imediata à ideia de ingestão de produtos que contenham alterações consideradas desconhecidas ou pouco comprovadas. O entendimento dos mecanismos de transformação e de controle dos OGMs torna-se fundamental para a aceitação de alimentos obtidos de plantas, animais e micro--organismos alterados em laboratórios por meio de técnicas de recombinação genética.

Assim como um alimento nutricionalmente equilibrado pode não ser sensorialmente adequado, os alimentos geneticamente modificados não bastam ser seguros, eles devem parecer seguros. Por essa razão, os produtos alimentícios GM, também chamados de transgênicos, são proporcionalmente mais analisados do que os correspondentes convencionais, ou isogênicos, pois precisam demonstrar sua equivalência, segurança e bem-estar aos consumidores.

## QUAL É A DIFERENÇA ENTRE ALIMENTOS TRANSGÊNICOS E GENETICAMENTE MODIFICADOS?

O termo transgênico é usado indiscriminadamente para designar organismos, como plantas, bactérias e animais, que tiveram alterações de seu DNA genômico. Diversas alterações são realizadas há muito tempo por meio do cruzamento entre duas variedades da mesma espécie, ou de espécies semelhantes, e por meio de mutação induzida por agentes químicos e físicos. Assim foram desenvolvidas as plantas que são consumidas como alimentos e que são cultivadas para a finalidade de abastecimento de populações. Os animais também foram selecionados e cruzados para se obterem os melhores índices de produção de leite, rendimento em carne, adaptação ao ambiente, produção de ovos, entre outros. Também os organismos inferiores, como bactérias, bolores e leveduras, empregados em processos fermentativos foram selecionados através dos tempos para atingirem as características desejadas na fabricação de laticínios, bebidas e aromas. Desse modo, só restam às plantas e aos animais selvagens a manutenção do DNA original das espécies. Mesmo assim, ainda permanece a curiosidade sobre o percurso evolutivo de cada espécie.

As técnicas de recombinação de genes permitiram o aparecimento do chamado DNA recombinante, ou simplesmente rDNA. Por essas técnicas torna-se viável a transferência de um traço genético de uma espécie para outra, mesmo que não haja compatibilidade ou parentesco entre elas. Assim, nasceu o termo transgênico para designar o

# 320 Nutrição: Fundamentos e Aspectos Atuais

novo organismo obtido sem a reprodução sexuada, incorporando o traço desejado do organismo doador no genoma do hospedeiro. Mas a técnica não se restringe somente a isso. É possível realizar diversos tipos de intervenções no código genético dos organismos, de modo a modular a expressão de genes originais, como no silenciamento de um gene responsável pela síntese de uma enzima endógena ligada ao mecanismo de amolecimento do tomate, a poligalacturonase. Esse tomate modificado tornou-se o primeiro produto comercial desenvolvido pelas ferramentas genéticas de recombinação do DNA. Por essa razão, o correto é designá-los como AGMs (alimentos geneticamente modificados), que é mais abrangente do que transgênico.

## É CORRETO DIZER GENETICAMENTE ENGENHADO?

Apesar de parecer estranha, a denominação OGE (organismo geneticamente engenhado) está correta, porém ainda é pequena a proporção de usuários dessa expressão. O conceito remete ao projeto de engenharia genética, ou construção de um novo segmento de DNA, para codificar uma ou mais proteínas de interesse, com a finalidade de expressão de característica específica. Porém, o processo de transferência de genes é um pouco mais complexo do que se supõe inicialmente, exigindo várias intervenções para que ocorra a expressão do gene no órgão desejado, na quantidade esperada, com a estabilidade pretendida e sem interferência deles nas demais vias metabólicas do organismo. Tais fatores garantem o sucesso da transformação que se baseia na universalidade do código genético entre os seres vivos.

As informações genéticas do DNA estão contidas nas sequências das bases púricas (guanina e citosina) ou pirimídicas (adenina e timina), ou simplesmente GCAT. Três bases da sequência representam um aminoácido na cadeia polipeptídica a ser formada durante a síntese proteica (Fig. 19.1). Assim, o conjunto de aminoácidos traduzidos do mRNA (RNA mensa-

| Primeira | Segunda Base | | | | | | | |
|---|---|---|---|---|---|---|---|---|
| Base | T | | C | | A | | G | |
| ↓ | ↓ | aa | ↓ | aa | ↓ | aa | ↓ | aa |
| T | TTT | Phe (F) | TCT | Ser (S) | TAT | Tyr (Y) | TGT | Cys (C) |
| | TTC | | TCD | | TAC | | TGC | |
| | TTA | Leu (L) | TCA | | TAA | Parada | TGA | Parada |
| | TTG | | TCG | | TAG | | TGG | Trp (W) |
| C | CTT | | CCT | Pro (P) | CAT | His (H) | CGT | Arg (R) |
| | CTC | | CCC | | CAC | | CGC | |
| | CTA | | CCA | | CAA | Gln (Q) | CGA | |
| | CTG | | CCG | | CAG | | CGG | |
| A | ATT | Ile (I) | ACT | Thr (T) | AAT | Asn (N) | AGT | Ser (S) |
| | ATC | | ACC | | AAC | | AGC | |
| | ATA | | ACA | | AAA | Lys (K) | AGA | Arg (R) |
| | ATG | Met (M) | ACG | | AAG | | AGG | |
| G | GTT | Val (V) | GCT | Ala (A) | GAT | Asp (D) | GGT | Gly (G) |
| | GTC | | GCC | | GAC | | GGC | |
| | GTA | | GCA | | GAA | Glu (E) | GGA | |
| | GTG | | GCG | | GAG | | GGG | |

**Figura 19.1** – *Código universal. Os códons em trincas de bases representam 61 combinações de 20 aminoácidos e 3 de interrupção de leitura.*

geiro) estará constituindo uma nova proteína ou enzima, caso os códons sejam reconhecidos pelo organismo hospedeiro. Há relatos de transposição de genes de espécies distantes na escala evolutiva nos quais os organismos hospedeiros não reconhecem determinados códons, tornando-se necessárias mutações específicas para a troca de algumas bases da sequência do gene inserido para expressar corretamente a molécula peptídica pretendida. Ou seja, um trabalho de reconstrução das bases por meio da engenharia genética.

## Como são obtidos os AGMs?

Existem diversas técnicas de modificação genética de organismos para a introdução de novo gene ou de um gene original engenhado. Primeiro, o gene deverá ser obtido do DNA do doador (planta, micro-organismo ou inseto), amplificado pela PCR (reação em cadeia da polimerase), identificado e purificado por eletroforese, para ser incorporado a plasmídeos, que são formas circulares de DNA (Fig. 19.2). Destacam-se nesse ponto as ações precisas das enzimas nucleares que permitem a amplificação correta dos genes, a cisão exata dos vetores e a ligação certa dos fragmentos amplificados aos plasmídeos, etapas essenciais da recombinação gênica.

Os plasmídeos têm a capacidade de se reproduzir em centenas de cópias no citoplasma de bactérias. Em uma primeira etapa dessa fase, as células crescem em meio sólido e diferenciam-se pela presença de um gene marcador de fácil identificação de colônias transformadas. A seguir, as colônias de células escolhidas são reproduzidas em caldo de fermentação e isoladas. As células dessa preparação são rompidas para liberar os clones. Dependendo da aplicação desejada, as inúmeras cópias do gene assim obtidas poderão ser transferidas para vetores de expressão a fim de que sejam incorporadas a outros micro-organismos, a plantas ou a insetos.

A metodologia aplicada na etapa seguinte, de introdução do gene no organismo-alvo, dependerá das características dessa espécie a ser transformada. Por exemplo, se uma planta vive em simbiose com bactérias de solo do gênero *Agrobacterium*, os procedimentos de transfecção do plasmídeo via *A. tumefasciens* e *A. rhizogenes* podem ser a técnica mais indicada para esse caso. Outro procedimento muito utilizado em vegetais é a técnica da biobalística, que consiste em revestir microesferas metálicas com os clones e depois usá-las no bombardeamento da espécie-alvo. Nos dois casos, os tecidos transformados são selecionados e reproduzidos em laboratório de cultura de tecidos, para posteriormente gerar uma nova planta GM (Fig. 19.2).

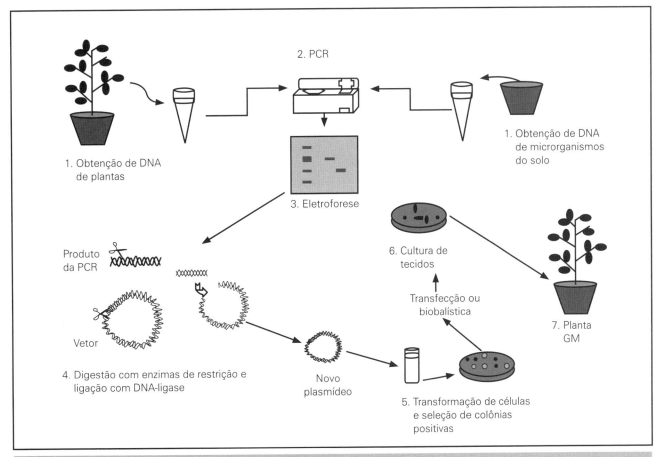

**Figura 19.2** – *Esquema de obtenção de plantas GM.*

## Que critérios devem ser usados para escolher o tipo de modificação a ser realizada?

Em primeiro lugar, é preciso escolher o traço de interesse para a transformação e os benefícios esperados, que justifiquem o investimento de tempo e de recursos para gerar os produtos transformados. A compilação dos dados de segurança existentes sobre o assunto é fundamental para o bom início do projeto de transformação, pela aquisição de conhecimentos sólidos sobre os genes escolhidos, as sequências envolvidas, os órgãos onde ocorrem as expressões e os genes promotores e reguladores da expressão. O conjunto desses dados permite a formação de um quadro dos possíveis doadores e indica as estratégias de obtenção, amplificação e clonagem do gene de interesse. Em paralelo, devem ser escolhidos os possíveis receptores dos genes, por meio de análise criteriosa dos avanços que a transformação poderá trazer ao organismo ou à utilização de seus derivados.

Ao seguir esses critérios, as empresas de biotecnologia escolheram as transformações que resultaram em benefícios para a agricultura e o agricultor na primeira fase dos desenvolvimentos de OGMs comerciais. Foram desenvolvidas sementes tolerantes a herbicidas e resistentes a insetos, que proporcionam maior rendimento na lavoura, menores custos com insumos e com mão de obra e menores perdas.

## Por que existe tanta controvérsia sobre o assunto? E quem tem razão?

A polêmica sobre os OGMs é tão velha quanto o primeiro comunicado científico sobre a transformação de uma bactéria pelo uso de DNA recombinante no ano de 1972. Os relatos da época dão conta da preocupação de grupos de cientistas que questionaram aspectos éticos das alterações propostas, dos riscos ao ambiente e da falta de controle que esse processo poderia atingir. Em tese, as manipulações de genes podem gerar organismos com características indesejadas, que afetam o equilíbrio ambiental e que resultam em perigo à saúde de pessoas ou animais. No entanto, a observância de regras básicas de conduta dos experimentos, a conformidade dos protocolos experimentais, o controle e a destruição de resíduos e, sobretudo, o confinamento dos ensaios permitem o monitoramento de pesquisas e desenvolvimento de produtos GM com a segurança desejada. Mesmo após a liberação para o consumo, os alimentos derivados de OGMs devem ser monitorados durante cinco anos para comprovar a inocuidade das transformações.

Atualmente, as pesquisas com genes recombinantes tomam conta das publicações científicas em praticamente todas as áreas das ciências biológicas. A utilização de técnicas do rDNA propiciou o desenvolvimento de métodos analíticos de diagnóstico, a fabricação de fármacos, hormônios e vacinas, a compreensão de mecanismos complexos nos estudos de doenças crônico-degenerativas, o mapeamento genético de inúmeros organismos, além de projetos que integram distintas abordagens, como os que investigam aspectos de nutrigenômica e metabolômica.

Deve-se reconhecer o mérito dos questionamentos ao uso da tecnologia do rDNA, que possibilitaram avanços extraordinários nas medidas de monitoramento de risco, atestando a qualidade e os benefícios alcançados. No mesmo sentido, apontam problemas na liberação indiscriminada de produtos convencionais sem as necessárias medidas de precaução à saúde do consumidor, sobretudo no que se refere às reações adversas. Atualmente, diversas manifestações alérgicas são conhecidas em produtos trazidos de outros mercados. Como exemplo tem-se o kiwi, no início considerado um fruto exótico da Oceania, hoje com alta produção local, que contém pelo menos quatro proteínas alergênicas, desconhecidas na época de sua entrada no mercado nacional.

Sobre quem tem razão nessa controvérsia, cabe ao leitor o julgamento. O papel do pesquisador é gerar e difundir conhecimento com fundamentos científicos irrefutáveis e, neste caso, vale consultar a bibliografia disponibilizada no final do capítulo, das quais muitas referências podem ser acessadas através de organismos internacionais, como FAO/ONU (Food and Agriculture Organization – Organização para Alimentação e Agricultura/ Organização das Nações Unidas), OMS (Organização Mundial de Saúde) e academias de ciências de vários países.

## Qual é a diferença entre risco e perigo?

Os dois conceitos estão intimamente ligados. O risco é a probabilidade, sob condições específicas de exposição a um agente, de um perigo intrínseco se tornar uma ameaça à saúde humana. Como expressão matemática complexa, o risco é normalmente estimado, pois o cálculo preciso envolve uma função de suas múltiplas variáveis. Desse modo, toma-se o maior componente na máxima exposição prevista. O perigo, por sua vez, é o potencial intrínseco de um material causar efeitos adversos à saúde. Em ambos estão implícitos os conceitos de severidade e adversidade dos efeitos, em função da exposição e da toxicidade do agente ou composto perigoso contido no alimento. A exposição, por sua vez, é quantificada em termos de dose, intensidade, duração e rota de contato. Assim, as formas de controle sobre os agentes causadores de reações adversas ou doenças aos consumidores devem ser estimadas e monitoradas.

Empiricamente, pode-se fazer uma analogia à contaminação microbiana de um produto alimentício enlatado. Primeiro, avalia-se o risco de o alimento estar contaminado com *Clostridium botulinum* e se, ao ser processado, não houve destruição térmica do agente microbiano, permitindo sua esporulação e consequente formação de toxina botulínica. Como esses parâmetros de processamento industrial de alimentos estão plenamente estabelecidos, o risco desse evento é praticamente nulo. No entanto, caso isso aconteça, o perigo intrínseco à saúde do consumidor é extremamente elevado ao usar o produto contaminado. Esse, porém, não é um fator de impedimento de consumo de alimentos pouco ácidos, enlatados, pois há confiança do consumidor na garantia do processo produtivo.

## Quais são os riscos da manipulação genética?

Os riscos dos procedimentos de manipulação genética são extremamente pequenos, inferiores até aos alimentos convencionais. Fica fácil de entender essa afirmação ao conhecer os cuidados tomados desde a etapa inicial de elaboração de um novo OGM até sua liberação para uso comercial, sobretudo quando comparados a novos produtos obtidos por melhoramento convencional. Todos os anos são lançados diversos produtos agrícolas melhorados, como novas cultivares, novas variedades, novos frutos ou vegetais exóticos, sem que qualquer deles tenha sido avaliado sobre sua segurança.

Objetivamente, os riscos potenciais das manipulações genéticas se localizam na transferência de características indesejáveis da espécie doadora para a receptora. Nesse sentido, incluem-se as reações adversas que alguns produtos alimentícios possuem e que devem ser evitadas quando de seu uso como fontes gênicas para a transferência a outros alimentos. Dois exemplos concretos podem ilustrar esse tipo de risco. Uma variedade de soja foi desenvolvida em laboratório contendo um gene de feijão comum que a tornava imune ao ataque de carunchos. Como as duas espécies são frequentemente usadas como alimentos e sobre elas não pesam suspeitas de reações adversas, essa soja poderá ser reconhecida como segura pelos órgãos responsáveis pelo controle de OGMs. Em outro caso ocorreu o inverso: uma variedade de soja recebeu o gene 2S de castanha-do-pará, rico em aminoácidos sulfurados, porém a proteína expressa apresentou os mesmos sintomas de reatividade em pacientes alérgicos à castanha. Nesse caso, as pesquisas seguiram novos rumos e os produtos não foram lançados comercialmente.

Outro risco geralmente mencionado refere-se ao uso de hormônio de crescimento aplicado a pescados. Há relatos dessa transformação em salmões e tilápias com rendimentos excepcionais, porém com sérias dúvidas sobre o impacto ambiental que tais peixes trariam ao meio, aos exemplares não modificados, à disponibilidade de alimentos e ao equilíbrio com as demais espécies.

Em resumo, sabe-se que não existe risco zero em alimentos ou em qualquer outro tipo de produto ingerido, inalado, em contato com pessoas ou no convívio delas e de suas atividades diárias. É imperioso, no entanto, saber que o risco está sempre presente, porém, se for extremamente reduzido, o perigo potencial tende a zero.

## O que é transferência horizontal de genes?

A transferência horizontal de genes é um movimento lateral de material genético de forma assexuada. O fluxo horizontal de genes ocorre entre dois micro-organismos e também entre micro-organismos e plantas. É uma forma frequentemente empregada em biologia molecular para a transferência de plasmídeos por *Agrobacterium* em condições experimentais (Fig. 19.2). Esse assunto tornou-se objeto de discussão sobre a possibilidade de transferência de genes de resistência a antibióticos, empregados como marcadores de transformação genética, para organismos superiores ao serem ingeridos. Temia-se que a disseminação de fatores de resistência a antibióticos pudesse afetar o tratamento de doenças infecciosas e criar cepas resistentes de bactérias.

No entanto, esse fluxo em condições normais entre duas células é infinitamente reduzido. Exemplos dessa afirmação são dados por ensaios de transferência de material genético entre células competentes de *Escherichia coli*, ou seja, células tratadas para aumentar a permeabilidade de membrana, que apresentaram uma taxa de transferência inferior a $1 \times 10^{-19}$, altamente improvável mesmo em circunstâncias experimentais.

Além disso, para evitar qualquer risco de disseminação de resistência a antibióticos, ficou convencionado entre os pesquisadores a adoção de novos marcadores moleculares, abandonando o uso daqueles genes, mesmo que de pouco uso na terapia de doenças humanas.

## Os AGMs são realmente seguros?

Conforme mencionado anteriormente, os alimentos GMs são controlados em todas as fases de seu desenvolvimento. Sobre eles estão concentradas as atenções de diversos profissionais de pesquisa envolvidos no longo processo do laboratório ao consumidor, passando pela produção no campo e na fábrica. No caso de produtos gerados pelo rDNA, cada evento de transformação deve ser analisado por comissões técnicas de âmbito nacional, pois cada empresa, laboratório ou instituição de pesquisa desenvolve metodologia própria, empregando ferramentas moleculares distintas e organismos doadores específicos. Assim, sementes de milho GM devem ser analisadas quanto ao evento de transformação, aos genes envolvidos, aos organismos-fontes, aos mecanismos de transferência dos genes, aos controles realizados pelos interessados, à semelhança das sequências de DNA com toxinas conhecidas e aos históricos de reações adversas das espécies doadora e receptora. Se ainda restarem dúvidas, novas análises poderão ser requeridas.

Portanto, sementes de milho GM, de duas procedências, resistentes a insetos, desenvolvidas por uma empresa e por uma instituição de pesquisa receberão, com o mesmo rigor, análises independentes de seus casos. Em eventual nova solicitação de um dos interessados, porém referente a outro evento de transformação, um novo processo deverá ser formado e será avaliado como novo produto GM.

Diversos organismos internacionais têm-se manifestado favoravelmente sobre a segurança dos produtos GMs aprovados para o plantio. Podem-se mencionar os relatórios e as recomendações da Real Academia de Ciências do Reino Unido, em conjunto com a Academia Brasileira de Ciências e outras semelhantes, da FAO, da Comissão de Segurança Alimentar da União Europeia, da norte-americana FDA (Food and Drug Administration – Administração de Drogas e Alimentos), da União de Academias Germânicas de Ciências e Humanidades, entre outras.

## Como são conduzidos os testes de segurança dos AGMs?

Alguns testes de segurança foram mencionados anteriormente, mas se pode constatar o rigor dos testes em um diagrama de etapas a serem cumpridas na análise de produtos GMs por órgãos fiscalizadores. Esse diagrama é aceito internacionalmente como padrão de procedimento para monitoramento de segurança de AGMs (Fig. 19.3). No Brasil, tais procedimentos tomaram-se obrigatórios a partir da promulgação da Lei de Biossegurança, lei n. 11.105/2005, que reformula dispositivos legais anteriores e reinicia as atividades da CTNBio (Comissão Nacional de Biossegurança).

Como se observa, os fluxogramas referem-se a efeitos intencionais e não intencionais causados nas espécies vegetais modificadas, porém em nenhum caso é dada a permissão de comercialização do produto em questão, cabendo sempre o julgamento à CTNBio, que submeterá o processo à análise de especialistas. A decisão final é tomada pelo conjunto de membros da Comissão.

Vale lembrar também a análise da composição de nutrientes, denominada Equivalência Substancial, que foi, durante alguns anos, norteadora de decisões sobre a identidade de nutrientes de variedades convencionais e GM de uma mesma espécie vegetal. No entanto, essa análise pode mascarar a presença de proteínas tóxicas e alergênicas que em geral são expressas em quantidades diminutas, abaixo dos níveis de detecção dos métodos físico-químicos convencionais de análise de alimentos. O fato de um alimento GM ser nutricionalmente equivalente ao seu correspondente convencional não significa que ele seja igualmente seguro e tampouco uma diferença entre eles poderia significar alterações deletérias de valor nutritivo do produto GM. Variações de composição de nutrientes podem acontecer entre plantas da mesma variedade em função de condições de solo, manejo agrícola, clima, época de plantio, entre outras.

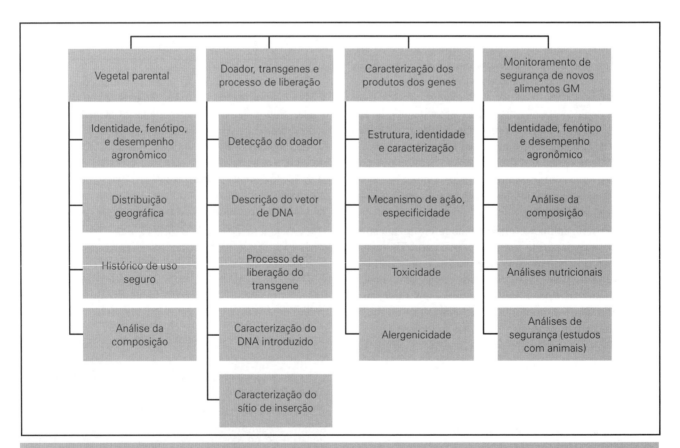

**Figura 19.3** – *Medidas de segurança nas fases do processo de transformação, da seleção do organismo receptor dos genes às etapas finais de monitoramento durante e após liberação comercial. Pontos em destaque são importantes para o monitoramento de inocuidade dos produtos alimentícios. Fonte: adaptada de König et al., 2004.*

## Houve um caso de milho GM proibido para humanos. Por quê?

Houve o registro de um caso do milho StarLink, que continha o gene responsável pela expressão de uma toxina do Bt (*Bacillus thuringiensis*), de uso recomendado somente para ração animal pela FDA. Essa classificação se deu após testes de digestibilidade com fluido gástrico simulado do produto, demonstrarem restar formas proteicas íntegras. Como visto, esse é um dos critérios que alertam para o risco de alergenicidade em novos produtos. No caso específico da toxina Bt, não havia qualquer relato de periculosidade associado a ela, mas mesmo assim as autoridades americanas restringiram sua comercialização.

O milho Bt ficaria circunscrito a esses procedimentos enquanto novos testes estivessem em andamento, porém surgiu uma denúncia de desvio de lotes para industrialização de alimentos à base de milho. Foi feito um alerta aos consumidores para que notificassem qualquer alteração fisiológica ou comportamental associada à ingestão dos produtos. Em consequência do alerta, 51 pessoas relataram efeitos adversos causados pela ingestão de produtos derivados de milho. No entanto, o Centro de Controle de Endemias americano constatou, após rastreamento dos produtos ingeridos pelos reclamantes e testes sorológicos individuais, por meio de imunoensaios ELISA (*enzyme-linked immunosorbent assay*), que todas as queixas eram inverídicas, influenciadas pela notícia ou por serem alérgicos a outras proteínas, mas não demonstraram reatividade ao milho GM.

## Como são as toxinas usadas em alimentos?

Diversos alimentos contêm toxinas naturais também conhecidas como proteínas antinutricionais. A maior parte delas está presente em vegetais normalmente usados como alimentos, como no feijão, no amendoim e na soja, mas são destruídas pela cocção e pelo processamento industrial. Algumas contribuem para a resistência de sementes à infestação de pragas. Por exemplo, uma proteína de feijão, o inibidor de alfa-amilase, que dificulta o aproveitamento do amido, pode ser usado como fator de proteção em outros vegetais atacados por insetos. Uma variedade de soja GM contendo esse fator natural dos feijões mostrou-se resistente ao desenvolvimento de carunchos (Fig. 19.4).

Outras toxinas são proteínas e metabólitos sintetizados por micro-organismos. Nesse caso, há dois grupos distintos: as toxinas que contaminam os alimentos e as que são empregadas apenas como forma de proteção contra pragas. No primeiro grupo estão as micotoxinas, produzidas por fungos dos gêneros *Aspergillus* e *Fusarium*, como aflatoxinas e ocratoxinas, e toxinas bacterianas do gênero *Clostridium*, como a toxina botulínica. Porém, esses organismos não são usados em transformações genéticas de

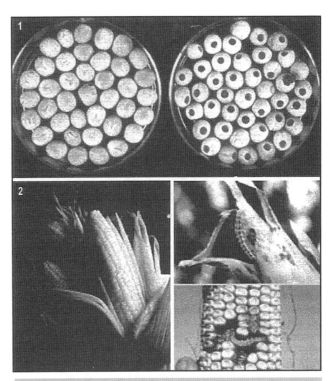

**Figura 19.4** – *Resistência ao ataque de insetos em produtos GM (esquerda) em relação aos convencionais (direita). 1. Soja contendo inibidor de amilase de feijão torna-se resistente aos carunchos. 2. Milho contendo toxina Bt é resistente ao desenvolvimento de lagartas e dificulta a proliferação de bolores e, consequentemente, a ocorrência de contaminação com micotoxinas.*

plantas em razão da alta toxicidade de seus metabólitos em animais e humanos.

Curiosamente, a toxina botulínica obtida por recombinação genética, Botox®, é usada em tratamentos dermatológicos para eliminação de marcas faciais de expressão, com aplicações injetáveis subcutâneas, não havendo qualquer tipo de contestação sobre o risco aos pacientes nesse tipo de tratamento. Tampouco, qualquer organização de direito dos consumidores divulgou alertas ao fato.

No segundo grupo encontra-se a toxina Bt, que é empregada há tempos no combate a insetos em plantações de frutos. Anteriormente à incorporação do gene *Cry*, que expressa a toxina Bt em culturas de milho, algodão, soja, batata e outros vegetais, ela era utilizada para debelar lagartas antes e após a colheita. Pela técnica tradicional, um extrato de cultura de *Bacillus thuringiensis* é aspergido sobre as plantações quando as plantas atingem a maturidade e antes da colheita. É bom lembrar que essa toxina é eficiente no combate aos insetos, evitando também a entrada de fungos pelo tecido lesionado da planta, mas não exerce qualquer tipo de influência sobre a saúde humana ou de animais.

O combate a pragas pelo uso de componentes naturais de outras espécies tem permitido o aumento da produtividade no campo em razão da diminuição de perdas por ataque direto de insetos e pela infestação secundária de outros agentes biológicos, como bolores, diminuindo as perdas da lavoura em até 40%, e a contaminação secundária com micotoxinas em até 90% (Fig. 19.4).

## Quem é responsável pela liberação dos AGMs?

Os órgãos governamentais de cada país são os responsáveis pela liberação dos alimentos GMs, adotando princípios e recomendações internacionais para a regulamentação, o controle, a vigilância, a análise, a certificação, a orientação e a deliberação de segurança dos produtos GMs. No Brasil essas atribuições foram conferidas à CTNBio, que opina sobre as questões de ordem técnica, ficando a cargo de um conselho de ministros, o Conselho Nacional de Biossegurança, a decisão sobre a liberação comercial.

A produção agrícola de OGMs tem aumentado constantemente nos diversos países onde essas plantas já foram homologadas, atingindo em 2010 um total de 15,4 milhões de agricultores usuários, em 29 países, com o cultivo de 148 milhões de hectares, evidenciando um crescimento sustentável ao longo de 15 anos de introdução das modernas técnicas da biotecnologia (Fig. 19.5).

## Como os AGMs podem ser identificados em relação aos produtos convencionais?

As características fenotípicas dos OGMs são idênticas às dos organismos convencionais que lhes deram origem. A diferenciação somente é possível por meio de testes que identificam a presença da proteína modificada ou de seu gene correspondente. No primeiro caso, é uma reação imunoquímica que reconhece a proteína íntegra em extrato bruto de partes ou órgãos empregados como alimento, que pode ser qualitativo, em fitas de diagnóstico, ou semiquantitativo, pela técnica ELISA. A identificação do gene transformado é realizada pela reação da PCR, que pode ser quantificada. Esses são testes homologados, estando ainda em estudo o uso de *biochips*, que são microarranjos de alta sensibilidade e de aplicação em múltiplas formas de modificação.

Tanto um procedimento quanto outro têm vantagens e desvantagens. Nas técnicas imunoquímicas, a grande vantagem é a simplicidade da metodologia, porém é um procedimento limitado pelas alterações que as proteínas de um alimento podem sofrer durante o processamento. Assim, essas técnicas somente são confiáveis para produtos *in natura*, pois uma etapa de aquecimento ou a mistura de um OGM como ingrediente de uma formulação poderá falsear resultados. A técnica da PCR é mais específica, sensível e pode ser aplicada para quantificar o OGM em uma mistura

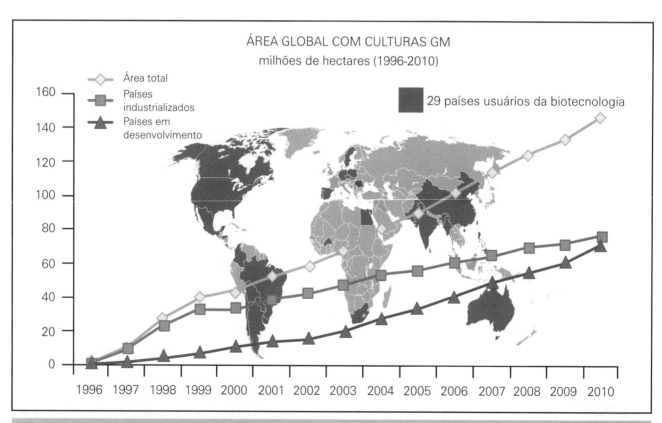

**Figura 19.5** – *Evolução da produção agrícola global de plantas GMs ao longo dos 15 anos de implantação de culturas biotecnológicas. Fonte: adaptada de James, 2011.*

com produtos convencionais e em alimentos de composição complexa. No entanto, são limitações para seu pleno emprego a detecção em produtos de médio e alto processamento e a alta sensibilidade do método, que muitas vezes aponta presença adventícia de OGM, mas se trata na realidade de transporte inadequado, sem a devida segregação de cargas. O custo dessa técnica, inicialmente elevado, tem diminuído e atualmente é o único método padronizado internacionalmente para produtos de exportação e importação.

## QUE BENEFÍCIOS PODEM SER OBTIDOS COM AS TÉCNICAS DE RECOMBINAÇÃO GENÉTICA NA NUTRIÇÃO HUMANA?

Os benefícios nutricionais dos OGMs podem ser estimados a partir dos exemplos concretos existentes. As proteínas – constituintes óbvios de melhoramento a partir das técnicas do rDNA, pois para qualquer introdução de novo gene haverá a síntese de uma nova proteína estrutural, funcional ou de reserva – são a fração nutriente mais visada nas tentativas de melhoramento do perfil nutritivo dos alimentos GMs sob diversas formas de modificação.

A introdução de proteína que melhore o perfil de aminoácidos essenciais foi o exemplo citado anteriormente empregando o gene da proteína 2S de castanha-do-pará, que está sendo testado com outros peptídios para a mesma finalidade. A diminuição de fatores proteicos antinutricionais, como lectinas e inibidores enzimáticos, também caracteriza uma linha de investigação, sem que ocorra a diminuição de barreiras naturais ao ataque de pragas. Além dessas, estão em teste a multiplicação de genes preexistentes e a mudança de genes promotores em vegetais que expressem proteínas de alto valor biológico, mudanças que permitiriam a superexpressão de proteínas de interesse nutricional. Novas linhagens de cana-de-açúcar são desenvolvidas para aumentar a expressão de enzimas responsáveis pelo mecanismo de sacarificação do colmo.

Outras formas de modificação que beneficiariam a retenção de minerais e sua biodisponibilidade estão em andamento. Foi introduzido o gene de codificação da ferritina em leguminosas para aumentar a captação de ferro nesses vegetais, porém somente essa modificação pode não ser eficaz, visto que a presença de fitatos poderia comprometer o aproveitamento final do ferro captado. A solução que está sendo pesquisada é a introdução na leguminosa de um gene microbiano que codifique a fitase e, desse modo, disponibilize mais ferro de feijões e lentilhas GMs no processo digestivo.

No entanto, as enzimas que participam do metabolismo secundário de plantas carregam grande potencialidade de melhoramento do perfil nutritivo, especialmente de vegetais. O exemplo conhecido do arroz dourado, que sintetiza betacaroteno, foi obtido com a introdução de um conjunto de quatro enzimas que levam à formação e ao acúmulo da pró-vitamina A nas sementes. O teor de betacaroteno, contestado nos primeiros resultados, já se tornou

significativo em publicações mais recentes. Nesse caso, os detentores dos direitos sobre o arroz dourado desenvolvem um programa conjunto com países carentes para dispor suas sementes a pequenos agricultores, incapazes de pagar pelos *royalties* da inovação.

Mais exemplos de transformações envolvendo enzimas do metabolismo de plantas são dados pelas modificações introduzidas na canola para a síntese de ácidos graxos monoinsaturados, mais adequados à industrialização de cremes vegetais e margarinas, diminuindo, assim, os riscos de formação de ácidos graxos trans durante os processos químicos de hidrogenação.

## QUE RECOMENDAÇÕES DEVEM SER SEGUIDAS NO DESENVOLVIMENTO E NA LIBERAÇÃO DE NOVOS ALIMENTOS GMs PARA ATENDER ÀS NORMAS DE SEGURANÇA?

Para o lançamento de novos produtos GMs são necessárias diversas etapas de avaliação individual, não havendo mecanismos de liberação por produto transformado ou por tipo de transformação realizada. Por conseguinte, para o mesmo tipo de transformação realizado por duas empresas distintas haverá dois processos independentes de análise e julgamento de segurança, visto que se tratam de eventos diferentes para a mesma modificação. Devem ser garantidos os parâmetros básicos de segurança, ou inocuidade, dos alimentos produzidos com OGMs tanto quanto, ou melhor do que, os produtos convencionais por meio de:

- Realização de estudos detalhados de composição e histórico dos organismos envolvidos;
- aplicação dos princípios estabelecidos pelas etapas de controle das transformações;
- em caso de evidências de perigo, proceder aos ensaios nutricionais e toxicológicos nas condições e proporções equivalentes à ingestão por humanos;
- as avaliações devem ser conduzidas antes da comercialização dos produtos e realizadas pelos interessados em instituições de pesquisa, com metodologia padronizada e certificada;
- os experimentos devem ser cientificamente delineados e estatisticamente comprovados;
- advertências sobre produtos que contenham genes de espécies distintas devem ser identificadas em rótulos e embalagens; e
- o monitoramento de produtos GM deve ser conduzido por cinco anos após liberação comercial.

Novas metodologias de análise, identificação e quantificação de produtos principais e secundários de plantas, animais e micro-organismos submetidos às técnicas do DNA recombinante estão em estudo. No entanto, acredita-se que em poucos anos os sistemas de transformação de produtos agrícolas e da pecuária serão a rotina dos procedimentos de melhoramento genético, optando-se pela dispensa de controles rigorosos e onerosos de diversos parâmetros. No futuro os controles estarão concentrados em pequenas unidades integradas de análise, que permitirão a identificação e a caracterização das transformações, o rastreamento de produção e distribuição, bem como os indicadores de medidas especiais de controle.

## BIBLIOGRAFIA CONSULTADA

Colli W. Organismos transgênicos no Brasil: regular ou desregular? Rev USP. 2011;89:148-73.

Craig W, Tepfer M, Degrassi G, Ripandelli D. An overview of general features of risk assessments of genetically modified crops. Euphytica. 2008;164:853-80.

EFSA – European Food Safety Authority. Safety and nutritional assessment of GM plants and derived food and feed: the role of animal feeding trials. Food Chem Toxicol. 2008;46 Suppl 1:S2-70.

EFSA – European Food Safety Authority. [acessado em 2011 Jul 22]. Disponível em: http://www.efsa.europa.eu/en/gmo/gmoscdocs.htm

James C. ISAAA Brief 42-2010: Executive Summary. Global status of commercialized biotech/GM crops [Internet]. [acessed in 2011 Aug 02]. Available from: http://www.isaaa.org/resources/publications/briefs/42/executivesummary/default.asp.

König A, Cockburn A, Crevel RWR, Debruyne E, Grafstroem R, Hammerling U, et al. Assessment of the safety of foods derived from genetically modified (GM) crops. Food Chem Toxicol. 2004;42(7):1047-88.

Potrykus I. Plant breeding as an example of 'engineered' evolution. In: Arber W, Cabibbo N, Sorondo MS (eds.). Scientific Insights into the evolution of the Universe and of Life [Internet]. Vatican: Pontifical Academy of Science, Acta 20, 2009. p. 530-536. [acessed in 2011 Aug 30]. Available from: http://www.vatican.va/roman_curia/pontifical_academies/acdscien/documents/newpdf/acta20.pdf.

# Alimentos funcionais – considerações gerais

João Alfredo Bolivar Pedroso • Luciana Sigueta Nishimura
Inar Alves de Castro • Julio Tirapegui

## Introdução

A incidência de doenças crônico-degenerativas, como as diversas formas de cânceres, diabetes, obesidade, doenças cardiovasculares, osteoporose e outras, tem aumentado significativamente, principalmente em função do estresse associado ao estilo de vida moderno, das mudanças nos hábitos de consumo alimentar e da crescente proporção de idosos na população. Por outro lado, nos primórdios da civilização e predominantemente nas culturas orientais, o homem já utilizava certos nutrientes na forma de chás ou mesmo alimentos para tratar funções orgânicas específicas como distúrbios intestinais, processos alérgicos, desconforto físico, insônia etc. Portanto, o grande desafio apresentado às áreas da ciência de alimentos e nutrição baseia-se na capacidade de atender ao desejo do consumidor moderno, que quer ter acesso ao benefício desses nutrientes nos alimentos processados que já estão incorporados à sua dieta diária. Trata-se de uma área de pesquisa multidisciplinar de grande interesse social, cujos aspectos básicos serão resumidamente discutidos neste capítulo.

## O que são alimentos funcionais?

Não existe uma definição universal que envolva essa categoria de alimentos, mas, segundo a ADA (American Dietetic Association) alimento funcional pode ser denominado como qualquer alimento que produza um impacto positivo à saúde e ao bem-estar humano, além de reduzir o risco de doenças. Devem apresentar propriedades benéficas além das nutricionais básicas.

Em termos gerais, algumas condições devem ser alcançadas para que um alimento seja classificado como funcional:

- Ser um alimento formulado com ingredientes de ocorrência natural;
- ser consumido como parte da dieta diária, isto é, a dose mínima necessária para promover o efeito benéfico não deve exigir um consumo exclusivo do alimento que resulte no desequilíbrio da dieta; e
- deve regular um processo metabólico específico no organismo, identificado em estudos clínicos e epidemiológicos.

Entretanto, as condições necessárias para que um alimento possa efetivamente ser considerado funcional variam de acordo com a legislação de cada país.

## Como os alimentos funcionais são classificados?

Os alimentos funcionais podem ser divididos em quatro grupos: alimentos convencionais, alimentos modificados (fortificados, enriquecidos ou aprimorados), alimentos medicamentos e alimentos para fins dietéticos especiais. A tabela 20.1 apresenta alguns exemplos de alimentos que se encaixam nessas categorias.

Alimentos convencionais são produtos inalterados, integrais, que não sofreram modificações na sua composição. Tomates, framboesas, couve ou brócolis, por exemplo, são considerados funcionais porque eles são, respectivamente, ricos em compostos bioativos, tais como licopeno, ácido elágico, luteína e sulforafano. Além disso, alguns estudos sugerem que certos tipos de cânceres podem ser diminuídos

# 330 Nutrição: Fundamentos e Aspectos Atuais

pelo aumento do consumo de frutas e vegetais, pela presença de alguns micronutrientes em sua composição, como nutrientes antioxidantes, fibras dietéticas e fitoquímicos.

Alimentos modificados são produtos que passaram por um processo industrial de fortificação, enriquecimento ou aprimoramento. Esse grupo inclui alimentos como suco de laranja fortificado com cálcio, pães enriquecidos com ácido fólico, entre outros.

Alimentos medicamentos são produtos formulados para serem consumidos ou administrados por via enteral, sob a supervisão de um médico. Esses alimentos geralmente são destinados a tratamentos dietéticos específicos de uma doença ou necessidades nutricionais distintas, sendo estabelecidos por meio de uma avaliação médica.

Alimentos para fins dietéticos especiais são produtos destinados a atender a uma necessidade nutricional de uma população específica que exista por alguma condição fisiológica. Exemplos de alimentos funcionais: alimentos infantis destinados a lactentes, alimentos hipoalérgicos e alimentos destinados a pessoas com necessidade de redução de peso.

## Tabela 20.1. Categoria de alimentos funcionais

| Categoria | Exemplos |
|---|---|
| Alimentos convencionais | • Alho.<br>• Nozes.<br>• Tomate. |
| Alimentos modificados | |
| • Fortificados | • Suco de laranja fortificado com cálcio e sal iodado. |
| • Enriquecidos | • Pães enriquecidos com ácido fólico. |
| • Aprimorados | • Barras energéticas, iogurtes e outros alimentos funcionais formulados com componentes bioativos. |
| Alimentos medicamentos | • Fenilcetonúria: alimentos isentos de fenilalanina.<br>• Alimentos elaborados para pacientes com trato gastrointestinal comprometido. |
| Alimentos para fins dietéticos especiais | • Alimentos infantis.<br>• Alimentos hipoalérgicos, como alimentos sem glúten ou isento de lactose.<br>• Alimentos para redução de peso. |

## Quais são os fatores que impulsionam o interesse pelo consumo de alimentos funcionais?

A população acredita cada vez mais que hábitos alimentares contribuem diretamente para manutenção da saúde. Atu-

almente, os alimentos não são destinados somente para saciar a fome ou fornecer os nutrientes necessários para crescimento e manutenção do organismo, mas também para a redução do risco de contrair doenças crônicas não transmissíveis. Em uma pesquisa realizada pela IFIC (International Food Information Council), 87% dos entrevistados (n = 1.000) acreditam que certos tipos de alimentos ou componentes alimentares causam efeitos benéficos à saúde. Neste contexto, os alimentos funcionais têm tido papel de destaque. O crescente interesse pelo consumo desses alimentos pode ser explicado pelo elevado custo no tratamento da saúde, aumento da expectativa de vida, crescente interesse da população em melhorar sua qualidade de vida optando por uma alimentação mais saudável e o aumento de evidências científicas mostrando a relação entre hábitos alimentares e morbidades e mortalidades, incluindo doenças cardiovasculares, hipertensão, diabetes tipo II, sobrepeso e obesidade, certos tipos de cânceres e osteoporose. A tabela 20.2 resume os principais alimentos que os consumidores acreditam trazer algum benefício à saúde.

## Tabela 20.2. Alimentos ou componentes alimentares que os consumidores acreditam trazer algum benefício à saúde

| Alimentos ou componentes alimentares | % |
|---|---|
| Frutas e vegetais | 70 |
| Peixe/óleo de peixe | 18 |
| Leite e derivados | 16 |
| Ervas e temperos | 10 |
| Grãos integrais | 10 |
| Fibras alimentares | 7 |
| Chá/chá verde | 5 |
| Nozes | 4 |
| Suplementos vitamínicos | 3 |

## Qual a diferença entre alimentos funcionais e nutracêuticos?

Com o aumento dos estudos mostrando a relação entre o consumo de alimentos ou parte de um alimento sobre a saúde e bem-estar humano, nos últimos anos diversas substâncias bioativas têm sido comercializadas em forma de medicamentos. Entretanto, esses produtos não podem ser verdadeiramente classificados como alimentos, então o termo "nutracêutico" foi criado a fim de abranger esses dois conceitos (Fig. 20.1).

Nesse sentido, em 1996, a FMI (Foundation for Innovation in Medicine) definiu o termo nutracêutico como "alimento ou parte dos alimentos que proporciona benefícios à saúde incluindo prevenção e tratamento de doenças."

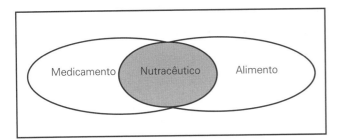

**Figura 20.1** – *Produtos definidos como nutracêuticos ocupam uma posição entre alimentos e medicamentos.*

Atualmente, tem-se empregado o termo nutracêutico para substância bioativa comercializada na forma de suplemento, cápsulas, drágeas ou soluções, enquanto o termo funcional tem sido utilizado para referir-se ao alimento contendo a substância bioativa em sua composição.

Vale ressaltar que embora os nutracêuticos tenham como meta a prevenção de tratamento da doença, os alimentos funcionais se restringem somente na redução do risco e não na prevenção ou tratamento de alguma doença específica.

## Como definir o objetivo para o desenvolvimento de alimentos funcionais?

Considerando-se o interesse natural dos consumidores no acesso aos alimentos funcionais, a indústria alimentícia e farmacêutica tem procurado identificar, por meio de pesquisas de opinião pública, quais tipos de benefício atenderiam a essa demanda. A figura 20.2 resume as principais disfunções que os consumidores gostariam de tratar ou reduzir o risco de contrair por meio do consumo de alimentos funcionais.

Para a indústria, além da preocupação com a segurança e os direitos do consumidor, existe a questão da competitividade no mercado, que tem imprimido grande urgência no desenvolvimento de alimentos funcionais e na comprovação de seus efeitos clínicos, sendo as pesquisas direcionadas ao atendimento de grandes grupos populacionais. Portanto, pode-se verificar que os produtos atualmente disponíveis objetivam:

- Autotratamento: irregularidade intestinal, cárie dental;
- melhora da *performance*: acuidade mental e memória, estresse, desempenho físico e visão;
- estética: manchas nos dentes; e
- redução de risco para doenças de elevada incidência na população: doenças cardiovasculares, câncer, hipertensão, diabetes, obesidade e osteoporose.

## O que é uma alegação de saúde?

Alegação de saúde ou *health claim* são dizeres de rotulagem que vinculam uma substância presente no alimento ou em um grupo de alimentos a uma doença ou condição de saúde, caracterizando uma relação "dieta-saúde". Alegações de saúde, que neste capítulo são designadas apenas como *claims,* podem ser direcionadas ao público geral ou a subgrupos populacionais, e propõem-se tanto a orientar o consumidor quanto aos bons hábitos alimentares como

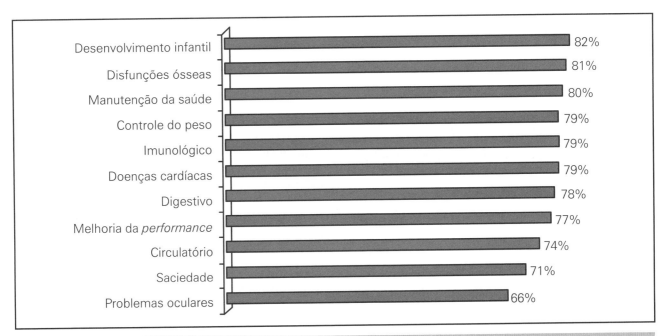

**Figura 20.2** – *Principais fatores que os consumidores acreditam tratar ou reduzir o risco de contrair por meio do consumo de alimentos funcionais.*

# 332 Nutrição: Fundamentos e Aspectos Atuais

também a incentivar as indústrias a desenvolverem alimentos saudáveis. Entretanto, é importante ressaltar que o foco de tais *claims* está direcionado apenas à redução de risco de uma doença ou condição relacionada com a saúde, não sendo alternativa para sua prevenção ou cura.

## Como se estabelece a característica nutracêutica de uma substância bioativa?

A substância bioativa pode ser considerada nutracêutica desde que sua ingestão, através de alimento ou suplemento funcional, promova uma alteração em uma via metabólica específica, trazendo algum benefício final ao organismo. Em geral, a identificação da funcionalidade baseia-se inicialmente em estudos epidemiológicos, nos quais se associa a menor incidência de determinada doença atingindo um determinado grupo populacional com maior ou menor consumo de nutrientes específicos. Isolando-se esse nutriente, busca-se a relação causal por meio de estudos clínicos, estabelecendo-se como as alterações metabólicas se processam, identificando-se compostos designados como "biomarcadores", cuja presença e concentração no organismo possam ser determinadas por métodos analíticos padronizados e associadas ao desenvolvimento de uma patologia específica.

O processo de identificação do ingrediente e de seus biomarcadores no organismo é extremamente complexo. Além disso, dosagens, tempo e forma de ingestão podem produzir resultados até mesmo contraditórios quando aplicados a populações com diferentes perfis. Isso faz com que as agências responsáveis pela fiscalização de alimentos exerçam um rígido controle sobre a aprovação dos *claims* apresentados nos rótulos de alimentos funcionais.

Para que o *claim* seja considerado de SCC (significativa concordância científica), três questões básicas devem ser respondidas:

1. Estudos científicos têm determinado adequadamente a concentração da substância bioativa responsável pelo *claim* no alimento?
2. Estudos científicos têm avaliado adequadamente o desenvolvimento da doença à qual o *claim* se reporta?
3. As conclusões sobre a relação "substância bioativa/doença" baseadas na totalidade das evidências científicas estão publicamente disponíveis?

A SCC representa o consenso pelo qual um elevado nível de confiança pode ser admitido para a relação substância bioativa/doença descrita no *claim*. A concessão de uma SCC a um alimento funcional ou suplemento nutracêutico decorre da conclusão de que há suficiente consenso sobre o *claim*, isto é, pesquisa científica relevante mostrando consistência ao longo de diferentes estudos e entre diferentes pesquisadores, permitindo demonstrar que o consumo daquela substância por meio do alimento ou do suplemento irá efetivamente causar uma alteração no desenvolvimento da doença ou condição de saúde específica.

## Quem determina a validade de um *claim*?

Em geral, agências governamentais responsáveis pela legislação e fiscalização de alimentos instituem comissões formadas por acadêmicos, profissionais da indústria, representantes do governo e dos consumidores para avaliarem em conjunto as propostas de *claims,* com o objetivo de esclarecer o consumidor quanto à confiabilidade nas informações descritas nos rótulos desses alimentos e suplementos.

## Como funciona o processo de aprovação de um *claim*?

O padrão de validação científica para um *claim* inclui dois aspectos: a totalidade da evidência científica publicamente disponível, dando suporte à relação substância bioativa/doença que está descrita no rótulo, e a SCC entre profissionais altamente qualificados sobre a validade dessa relação.

Em razão das limitações de vários métodos de pesquisa que podem ser aplicados no estudo de cada tipo de relação substância/doença, não é possível especificar o tipo e o número de estudos necessários ao suporte de um *claim*. Além disso, cada relação envolve um conjunto diferente de variáveis aleatórias e formas de avaliação. Isso significa que o tipo e a quantidade de estudos poderão variar muito na aprovação de diferentes *claims*. Outra limitação apresentada pelos estudos publicamente disponíveis é que muitos deles não foram inicialmente delineados ou conduzidos para obter as respostas específicas na avaliação daquele *claim*.

## Quais estudos científicos são utilizados na avaliação de um *claim*?

Estudos científicos considerados na avaliação dos *claims* incluem ensaios com humanos, frequentemente também chamados de ensaios pré-clínicos, que podem ser divididos em dois tipos: estudos de intervenção e estudos de observação. No primeiro caso, o pesquisador controla se o indivíduo recebeu a substância bioativa, enquanto no segundo caso o pesquisador não tem controle sobre essa ingestão. Em geral, estudos de intervenção promovem evidências mais fortes sobre o efeito. Além do critério de força obtido pelo delineamento, a qualidade e a relevância geral dos estudos são consideradas como parâmetros na contribuição para o peso das evidências.

## Como podem ser os estudos intervencionais?

O padrão de referência para estudos de intervenção são os chamados "estudos clínicos aleatorizados contendo grupo-controle". Nesses estudos, indivíduos com características semelhantes são aleatoriamente divididos em grupos, em que um grupo recebe a substância bioativa através do alimento ou suplemento, enquanto o outro grupo recebe um placebo. Preferencialmente, os indivíduos não são informados sobre a qual grupo pertencem (cego), o próprio pesquisador pode receber essa informação apenas ao final da análise dos resultados (duplo-cego), reduzindo o risco de indução nas respostas. Apesar de esse tipo de estudo não ser suficiente para determinação da relação causal, e não ser exigido como condição essencial para avaliação do *claim*, é considerado o mais persuasivo e de maior peso nessa avaliação.

## Como podem ser os estudos observacionais?

Não há nenhum critério universal para qualificar o peso entre estudos observacionais. Entretanto, pode-se sugerir que o grau de persuasão, em ordem decrescente, possa ser:

- Longitudinais (*cohort*): comparam resultados de um grupo de indivíduos que foram expostos a determinada condição específica com aqueles que não foram;
- caso-controle: comparam resultados de um grupo de indivíduos que apresenta determinada doença com o de um grupo que não apresenta;
- transversais (*cross-sectional*): em um determinado momento, o número de indivíduos com a doença e que foram expostos a determinada condição específica é comparado ao número de indivíduos sadios não expostos àquela condição;
- casos sem controle: retratam resultados em um grupo sem comparar com um grupo-controle;
- séries temporais: comparam resultados em diferentes períodos de tempo, isto é, se o nível de ocorrência de um resultado específico durante um período de cinco anos mudou nos cinco anos subsequentes;
- ecológicos: o nível de incidência de uma doença é comparado entre diferentes populações, buscando-se identificar os fatores que possam ter causado tais resultados;
- epidemiológicos descritivos: trata-se de delineamentos que avaliam parâmetros relacionados à frequência e distribuição da doença na população, assim como fatores que mais contribuíram para a mortalidade; e
- caso isolado: discute resultados obtidos de um único ou de um número muito pequeno de pacientes.

Estudos de observação podem ser prospectivos ou retrospectivos. No primeiro caso, o pesquisador avalia os indivíduos antes da coleta dos dados e, no segundo caso, depois. Portanto, estudos retrospectivos são, em geral, menos persuasivos porque estão muito mais sujeitos a erros que ocorrem quando os indivíduos precisam relatar comportamento passado.

Uma forte limitação desse tipo de estudo está na capacidade de determinar com precisão a quantidade de ingestão do alimento na população avaliada, o que já não ocorre nos estudos de intervenção. Além disso, resultados de estudos observacionais geralmente limitam a identificação da associação entre o consumo de alimentos funcionais e a manifestação de determinada doença, não oferecendo base suficiente para estabelecer se a relação substância bioativa/doença observada foi mais decorrente do efeito causal ou simplesmente de uma relação de coincidência.

## Além dos estudos com humanos, que outros modelos podem ser aplicados na avaliação da relação substância bioativa/doença?

Estudos que se propõem a resumir as informações publicamente disponíveis, como metanálises, são muito úteis, porém não suficientes para definir a relação substância bioativa/doença.

Embora estudos com humanos tenham o maior peso na avaliação do *claim* proposto, dados originados em estudos com modelos animais e ensaios *in vitro* também podem ser usados para dar suporte à conclusão. Isso significa que apesar desses estudos permitirem um controle efetivamente maior das variáveis aleatórias, como dieta e fatores genéticos, e de permitirem uma intervenção mais agressiva, a extrapolação para efeitos fisiológicos em humanos não é recomendada. Entretanto, tais estudos podem ser muito úteis na identificação de mecanismos de ação, na caracterização da substância bioativa no alimento e nas funções metabólicas envolvidas no processo.

Estudos com modelos animais e ensaios *in vitro* podem ser considerados quando há limitações éticas nas intervenções com humanos ou ausência de biomarcadores apropriados. Se tais estudos são usados, eles serão submetidos ao mesmo tipo de julgamento que estudos em humanos. Nos estudos em modelos animais, a consistência da demonstração da relação substância bioativa/doença ou condição de bem-estar deve estar baseada em dados obtidos de modelos animais adequados, reproduzidos em diferentes laboratórios e que traduzam significativo efeito "dose-resposta".

## Quais os principais fatores que dificultam a comprovação da relação substância bioativa/doença ou bem-estar?

A avaliação dos efeitos da dieta na saúde em humanos é limitada por vários fatores, como o uso de biomarcadores, a dificuldade de identificar e quantificar o composto bioativo no alimento responsável pelo efeito observado, a dificuldade de avaliar adequadamente a ingestão de alimentos na dieta (recordatório de 24 horas e inquérito alimentar) e, principalmente, a dificuldade de isolar o efeito do composto bioativo dos efeitos de outras variáveis aleatórias, como mudança de peso corporal, atividade física, condições ambientais, estresse e outras, na alteração do biomarcador ou no desenvolvimento da doença.

A suscetibilidade de uma pesquisa a equívocos e dúvidas depende do método utilizado para selecionar os indivíduos e obter os resultados, o uso de um grupo controle para comparações e se o estudo foi conduzido de forma prospectiva ou retrospectiva.

Vários aspectos da relação substância bioativa/doença podem levar a conclusões equivocadas. Alimentos são raramente compostos por uma simples mistura de constituintes químicos. A adição de um nutriente à dieta, ou o aumento do consumo diário de um nutriente, pode causar efeitos diferentes dos esperados. Por exemplo, um nutriente pode alterar a biodisponibilidade de outro. Portanto, às vezes é difícil discernir se os resultados observados nos biomarcadores são consequência do nutriente adicionado à dieta ou de seu efeito sobre o metabolismo dos outros. A figura 20.3 apresenta os principais cuidados que devem ser tomados na condução ou na seleção de um ensaio experimental para comprovação da eficiência de uma substância nutracêutica.

## O QUE É UM BIOMARCADOR?

Considerando-se que um grande número de doenças associadas a fatores dietéticos demanda um longo período de tempo para apresentar os primeiros sintomas, é extremamente importante tentar identificar alterações nas concentrações de compostos específicos no organismo que estejam altamente associados à probabilidade de desenvolvimento de determinada doença.

Um biomarcador é, portanto, a medida de uma variável associada à doença que pode servir como um indicador ou preditor dessa doença. Trata-se de parâmetros a partir dos quais a presença ou o risco da doença podem ser inferidos. Não se considera alterações em biomarcadores como resultado da intervenção dietética na doença, a menos que haja evidência científica suficiente de que alterações nesse parâmetro possam realmente afetar o risco de desenvolvimento

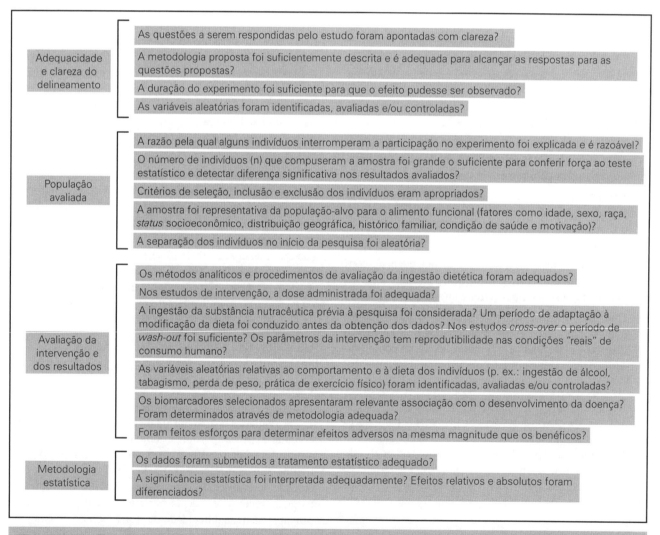

**Figura 20.3** – *Principais cuidados que devem ser tornados na condução de um ensaio experimental para comprovação da eficiência de uma substância bioativa na redução de risco de uma doença ou condição de bem-estar.*

da doença ou da condição de saúde. Citando como exemplo o caso das doenças cardiovasculares, embora haja um fator genético envolvido no desenvolvimento dessas doenças, esse processo é significativamente influenciado pela dieta, e seu risco está relacionado com os níveis de colesterol sérico de forma contínua e positiva, aumentando lentamente em concentrações entre 150 e 200 mg/dL e rapidamente quando o colesterol sérico ultrapassa 200 mg/dL. Níveis séricos de triacilgliceróis também têm sido propostos como indicadores válidos na previsão e no tratamento de dislipidemias, por refletirem a ingestão dietética. Dessa forma, as concentrações séricas de colesterol, especificamente LDL-colesterol (lipoproteína de baixa densidade) e triacilgliceróis, podem ser consideradas como biomarcadores nas doenças cardiovasculares, uma vez que indicam uma ligação entre o consumo de alimentos e o resultado biológico dessa ingestão no desenvolvimento de doença.

Em estudos conduzidos com o objetivo de contribuir para a comprovação da relação substância bioativa/doença, os biomarcadores podem ser utilizados tanto para associação à presença como para o risco da doença. Por exemplo, no desenvolvimento da osteoporose, a densitometria óssea pode ser considerada um biomarcador de risco, enquanto o número de fraturas já reflete a presença da doença. A tabela 20.3 apresenta alguns exemplos de biomarcadores que poderiam ser utilizados na avaliação da eficiência funcional de substâncias bioativas para redução de risco de doenças e condição de bem-estar.

## COMO IDENTIFICAR A SUBSTÂNCIA BIOATIVA NO ALIMENTO E NA DIETA?

As questões fundamentais nesse caso são o que e como identificar tais compostos. Em relação aos *claims* que associam componentes da dieta a doenças, como, por exemplo, fibras solúveis e doença cardiovascular, a maior dificuldade está em isolar o efeito da fibra solúvel do efeito de outras variáveis nos biomarcadores. Sem a evidência de que é exatamente esse composto que está sendo responsável pelo benefício, a relação substância bioativa na dieta/doença não poderá ser estabelecida. É importante ressaltar que, nesse exemplo, nem todos os tipos de fibras solúveis apresentam efeito hipocolesterôlemico. A forma de apresentação do composto bioativo também interfere nos resultados, uma vez que a absorção e o metabolismo de cápsulas, extratos isolados ou alimentos completos *in natura* ou processados pode ser completamente diferente. Por exemplo, licopeno isolado, suco de tomate esterilizado e tomate *in natura* podem apresentar diferente atividade antioxidante no organismo e, consequentemente, exercer diferentes alterações nos biomarcadores para câncer de próstata. Portanto, extrapolar conclusões da relação substância bioativa/doença de um ingrediente nutracêutico específico ou de um alimento funcional para um grupo dietético não é recomendável.

### Tabela 20.3. Exemplos de biomarcadores que poderiam ser utilizados na avaliação da eficiência funcional de substâncias bioativas para redução de risco de doenças e condição de bem-estar

| Doença ou condição de bem-estar | Exemplos de biomarcadores |
|---|---|
| *Performance* física | Glicogênio muscular, tempo de prova |
| Função intestinal | Hormônios gastrointestinais (p. ex.: colecistoquinina), parâmetros físico-químicos (p. ex.: viscosidade), resposta biológica e fisiológica (p. ex.: tempo de trânsito intestinal) |
| Função imune | Resposta à vacinação, hiperatividade retardada |
| Controle do apetite | Redução da ingestão de alimentos ou ingestão calórica |
| Função cognitiva | Tomada de decisões em situações que representem a complexidade do mundo real |
| Aterosclerose | Pressão sanguínea, LDL e HDL (lipoproteína de alta densidade) colesterol, espessamento da parede arterial |
| Obesidade | IMC (índice de massa corporal), porcentagem de gordura corporal |
| Diabetes | Tolerância à glicose, concentração de insulina, glicose plasmática |
| Câncer | Criptas aberrantes, recorrência de pólipos no cólon |
| Osteoporose | Densidade óssea, cinética do cálcio |

## QUAIS SÃO AS PRINCIPAIS ALEGAÇÕES APRESENTADAS NA ROTULAGEM DE ALIMENTOS FUNCIONAIS E SUPLEMENTOS NUTRACÊUTICOS?

Uma alegação funcional só pode ser apresentada no rótulo de um alimento ou suplemento caso haja evidência científica suficiente para estabelecer a relação entre o consumo da substância bioativa em determinada dosagem e uma alteração metabólica que promova o efeito alegado.

De acordo com os critérios adotados pela FDA (Food and Drug Administration) nos Estados Unidos, até o momento, essa relação foi estabelecida apenas para alguns ingredientes e alimentos, enquanto outros ainda aguardam estudos científicos que comprovem seu efeito funcional. Neste último caso, o consumidor deve ser informado por meio da rotulagem que "ainda não há evidência científica conclusiva" sobre a efetividade do consumo desse alimento e a alegação funcional proposta na embalagem. A tabela 20.4 apresenta os *claims* mantidos atualmente sob supervisão da FDA. Informações detalhadas sobre as condições de aplicação e fundamentação científica podem ser obtidas acessando-se o site da FDA (www.fda.gov) por meio de consulta direta pelo número do processo. A tabela 20.5 apresenta resumidamente, como exemplo, os parâmetros básicos necessários à avaliação de proposta e um *claim* para a relação "ácidos graxos ômega-3 de doença coronariana".

## Tabela 20.4. *Claims* aprovados pela FDA – Center for Food Safety and Applied Nutrition

| Claims aprovados[1] | Processo |
|---|---|
| 1. Cálcio e osteoporose | 21 CFR 101.72 |
| 2. Lipídios da dieta e câncer | 21 CFR 101.73 |
| 3. Lipídios saturados e colesterol da dieta e risco de doença coronariana | 21 CFR 101.75 |
| 4. Açúcares álcoois e cárie dental | 21 CFR 101.80 |
| 5. Grãos, vegetais e frutas contendo fibras e câncer | 21 CFR 101.76 |
| 6. Ácido fólico e defeito no tubo neural | 21 CFR 101.79 |
| 7. Frutas e vegetais e câncer | 21 CFR 101.78 |
| 8. Grãos, vegetais e frutas contendo fibras, particularmente fibras solúveis e risco de doença coronariana | 21 CFR 101.77 |
| 9. Sódio e hipertensão | 21 CFR 101.74 |
| 10. Fibras solúveis de certos alimentos e risco de doença coronariana | 21 CFR 101.81 |
| 11. Proteína de soja e risco de doença coronariana | 21 CFR 101.82 |
| 12. Fitoesteróis e fitostanóis e risco de doença coronariana | 21 CFR 101.83 |

[1] A aprovação é concedida quando há suficiente consenso científico sobre a eficiência nutracêutica do ingrediente (nível A).

## COMO INCLUIR O *CLAIM* NO RÓTULO DO ALIMENTO OU SUPLEMENTO?

Após a conclusão de estudos científicos que comprovem a eficiência da substância bioativa aplicada ao novo alimento ou suplemento, em dosagem compatível com a recomendação de seu consumo diário, um modelo de rotulagem deve ser encaminhado à avaliação pelas agências sanitárias de controle junto com os demais documentos exigidos para a análise do processo e futura concessão de autorização para uso comercial do *claim*. Alguns exemplos são apresentados a seguir:

1. Cálcio e osteoporose: "Quantidade adequada de cálcio como parte de uma dieta saudável, juntamente com a prática de atividade física, pode reduzir o risco de osteoporose."

2. Lipídios da dieta e câncer: "Uma dieta saudável, pobre em gordura saturada, reduz o risco de alguns tipos de câncer. O desenvolvimento do câncer está associado a muitos fatores, incluindo o histórico familiar da doença, tabagismo e a alimentação."

3. Lipídios saturados e colesterol da dieta e risco de doença coronariana: "O desenvolvimento de doenças coronarianas depende de muitos fatores, mas esse risco pode ser diminuído por uma dieta pobre em gordura saturada e colesterol e estilo de vida saudável."

4. Açúcares álcoois e cárie dental: "Consumo frequente de açúcares e amido entre as refeições promove a cárie dental. Os açúcares álcoois em [nome do alimento] não promovem cárie dental."

5. Grãos, vegetais e frutas contendo fibras e câncer: "Dietas pobres em gordura e ricas em grãos contendo fibras, frutas e vegetais, podem reduzir o risco de alguns tipos de câncer, uma doença associada a muitos fatores."

6. Ácido fólico e defeito no tubo neural: "Mulheres que consomem dietas saudáveis e adequadas em folato durante toda a idade fértil podem reduzir o risco de ter um filho com um defeito de nascença no cérebro ou na medula espinhal. Fontes de folato incluem frutas, vegetais, produtos integrais, cereais fortificados e suplementos dietéticos."

7. Frutas e vegetais e câncer: "Dieta pobre em gordura e rica em frutas e vegetais (alimentos pobres em gorduras que podem conter fibra e vitaminas A e C) pode reduzir o risco de alguns tipos de câncer, uma doença associada a muitos fatores. Brócolis é rico em vitaminas A e C e é uma boa fonte de fibra dietética."

8. Grãos, vegetais e frutas contendo fibras, particularmente fibras solúveis, e risco de doença coronariana: "Dieta pobre em gordura saturada e colesterol e rica em frutas, vegetais e grãos que contêm alguns tipos de fibras, particularmente fibras solúveis, podem reduzir o risco de doença coronariana, uma doença associada a muitos fatores."

9. Sódio e hipertensão: "Dietas pobres em sódio podem reduzir o risco de pressão alta, uma doença associada a muitos fatores."

10. Fibras solúveis de certos alimentos e doença coronariana: "Fibras solúveis de alimentos como [nome da fibra ou do alimento no qual a fibra está presente], como parte de uma dieta pobre em gordura saturada e colesterol, podem reduzir o risco de doença coronariana. Uma porção de _ g de [nome da fibra ou do alimento contendo a fibra] deve ser consumida diariamente para obter esse benefício à saúde."

11. Proteína de soja e risco de doença coronariana: "25 g de proteína de soja por dia, como parte de uma dieta pobre em gordura saturada e colesterol, pode reduzir o risco de doenças coronarianas."

## Tabela 20.5. Resumo de parâmetros básicos necessários à avaliação de proposta para um *claim* para a relação "ácidos-graxos ômega-3 e doença coronariana"

| Parâmetro | Descrição |
|---|---|
| Relação substância bioativa/doença | Ácidos graxos ômega-3 e doença coronariana |
| *Claim* proposto | "O consumo de ácidos graxos ômega-3 pode reduzir o risco de doença coronariana. A FDA avaliou os dados e determinou que, embora haja evidência científica para fundamentar essa alegação, tais evidências são não conclusivas" |
| Impacto da doença | Principal causa de mortalidade em países desenvolvidos |
| Biomarcadores validados | Colesterol total, LDL-HDL-colesterol e triacilgliceróis plasmáticos |
| Substância bioativa | Ácidos graxos poli-insaturados ômega-3, C22:6 (DHA – ácido docosa-hexaenoico) e/ou C20:5 (EPA – ácido eicosapentaenoico) |
| Fundamentação científica | Menor ocorrência de óbito por DCV (doença cardiovascular) e de processos inflamatórios crônicos entre os esquimós da Groenlândia têm sido atribuídos ao elevado consumo de alimentos marinhos, ricos em dois tipos de ácidos graxos ômega-3, C22:6 e C20:5. A ação desses ácidos graxos ômega-3 se daria tanto pela redução direta da incidência de morte súbita em decorrência de infarto como pela redução de alguns fatores de risco, como as concentrações plasmáticas de triacilgliceróis. Nesse caso, os mecanismos envolvidos parecem estar relacionados à atividade de receptores hepáticos e alterações na síntese de lipoproteínas, embora os resultados experimentais ainda sejam pouco conclusivos. Em um estudo com pacientes hipertriglicêmicos (TG > 500 mg/dL) suplementados com 4 g/dia de ácido graxo ômega-3, durante seis semanas, foi observada uma redução de 38,9% nos triglicerídios, 9,9% no colesterol total e 29,2% na VLDL (lipoproteína de muito baixa densidade). Também se observou uma elevação de 16,7% na LDL-colesterol e nenhuma alteração significativa na HDL-colesterol. Os autores sugeriram que o ácido graxo ômega-3 estaria aumentando a betaoxidação hepática de ácidos graxos. Consequentemente, haveria menor síntese de triglicerídios, aumento das apoB100 e redução do número de partículas de VLDL secretadas e, portanto, menos triglicerídios estariam disponíveis para a HDL e LDL-colesterol, alterando sua estrutura, tornando a LDL menos aterogênica e a HDL mais resistente à conversão hepática mediada pela lipase para HDL mais densas. Dessa forma, em pacientes hipertriglicêmicos, os ácidos graxos ômega-3 reduziriam a concentração sérica de triglicerídios e melhorariam outros mecanismos de risco relacionados aos lipídios. Ácidos graxos poli-insaturados do tipo ômega-3 também estimulam a síntese de eicosanoides da série três (prostaciclinas 13 e tromboxanos A3) e leucotrienos B5 com ação antitrombótica, anti-inflamatória e antiagregatória, que contribuem para a menor incidência de morte súbita por infarto, comparados aos eicosainoides das séries dois e quatro, cujos precursores são ácidos graxos ômega-6, lembrando que, nessa via metabólica, ômega-3PUFA e ômega-6PUFA competem pelas mesmas enzimas elongases e dessaturases. Em resumo, sugere-se que a menor agregação plaquetária observada em estudos com suplementação dietética com ômega-3PUFA, principalmente EPA e DHA derivados de óleo marinho, seja resultante da maior síntese de compostos eicosanoides das séries três e cinco, que promoveriam um maior efeito vasodilatador e menor tendência de agregação plaquetária que aqueles das séries dois e quatro, quando comparados a grupos não suplementados. |
| Dosagem recomendada | A rotulagem não deve recomendar ou sugerir, sob condições normais de consumo, uma ingestão que exceda 2 g/dia de EPA e DHA. A FDA recomenda aos fabricantes limitar a suplementação em valores inferiores a 1 g de ácidos graxos ômega-3. |
| Possíveis efeitos adversos | A oxidação dos ácidos graxos poli-insaturados parece ser o principal fator responsável pela oxidação das LDLs nas etapas iniciais, embora todos os lipídios mais complexos presentes na LDL sejam vulneráveis à oxidação por radicais livres. Portanto, quantidades ingeridas de ácidos graxos ômega-3 suficientes à promoção de um efeito hipertriglicêmico poderiam induzir ao aumento do estresse oxidativo no organismo. Porém, os resultados de estudos sobre o efeito dos ácidos graxos ômega-3 na oxidação das LDL ainda se mostram conflitantes. A recomendação de maior ingestão deles na dieta de pacientes cardiopatas ainda é muito discutível. |
| Alimentos funcionais | Alimentos como leite, pães, margarinas, iogurtes e suplementos contendo apenas dois tipos de ácidos graxos poli-insaturados de cadeia longa ômega-3 designados por EPA e/ou DHA. |

12. Fitoesteróis e doença coronariana: "Alimentos contendo no mínimo 0,65 g/porção de fitoesteróis, consumidos duas vezes ao dia, totalizando um consumo diário de 1,3 g, como parte de uma dieta pobre em gordura saturada e colesterol, podem reduzir o risco de doença coronariana. Uma porção de [nome do alimento] fornece _ g de fitoesteróis"; ou "Dietas pobres em gorduras saturadas e colesterol, que incluem duas porções diárias de alimentos contendo um total de 3,4 g de fitostanóis, podem reduzir o risco de doenças coronarianas. Uma porção de [nome do alimento] fornece _ g de fitostanóis."

## Quais as tecnologias utilizadas atualmente que contribuem para o desenvolvimento de alimentos funcionais?

É reconhecido que uma prescrição dietética para um indivíduo pode ser inapropriada ou até mesmo prejudicial para o outro. Assim, com o avanço científico e tecnológico no campo da nutrição e saúde, uma das tecnologias atualmente utilizada é o campo da nutrigenômica, ou nutrição personalizada. Essa ciência envolve a aplicação do genoma humano à alimentação para fornecer recomendações dietéticas individuais, de forma personalizada, e desenvolver produtos alimentares especializados para a população, aumentando a capacidade de reduzir o risco para o desenvolvimento de doenças e otimizar a saúde. Porém, vale ressaltar que esse campo da nutrição ainda é considerado emergente.

## Na prática de exercício físico, quais alimentos funcionais estão relacionados ao aumento da *performance*?

Uma alimentação adequada é fundamental para otimizar a *performance* de praticantes de exercícios físicos. Em particular, a escolha correta de alimentos influencia na disponibilidade de nutrientes para fornecimento adequado de energia durante a prática esportiva, mas também auxilia na recuperação pós-exercício e, dessa forma, previne a instalação de lesões. Recentemente, componentes alimentares conhecidos como alimentos funcionais têm ganhado destaque na prática de exercício físico e seus efeitos estão sendo amplamente investigados.

Já está bem estabelecido que a ingestão adequada de carboidratos, proteínas e fluídos, bem como o momento da ingestão, pode influenciar o desempenho esportivo. No que diz respeito à ingestão de componentes alimentares de forma isolada, os estudos têm relatado o consumo de creatina como o suplemento nutricional mais efetivo atualmente, capaz de melhorar o ganho de massa magra e melhorar a capacidade anaeróbica. Além disso, alguns autores sugerem que a creatina parece ter um efeito indireto na *performance* por meio da redução de danos musculares e inflamação, acelerando a recuperação após a sessão de exercícios.

Outro componente alimentar que merece destaque é a cafeína, uma das substâncias mais consumidas mundialmente, que apresenta riscos mínimos para a saúde. Os efeitos da cafeína estão relacionados com redução da percepção do esforço, protelando a fadiga. Seus efeitos no desempenho são mediados principalmente pela inibição dos receptores de adenosina e estímulo da oxidação de gordura, reduzindo, assim, a taxa de utilização de glicogênio e melhorando o recrutamento de fibras musculares. Além disso, estudos sugerem que a cafeína tem efeito direto no sistema nervoso central.

Os ACRs (aminoácidos de cadeia ramificada) são utilizados entre os *bodybuilders* e atletas de força no intuito de aumentar a síntese proteica. Estudos com ratos mostram que os ACRs parecem agir na redução da degradação proteica e estimulação da síntese, mas seus efeitos em humanos ainda não estão totalmente esclarecidos. Além disso, recentes trabalhos demonstram que os efeitos benéficos adquiridos pelo consumo de ACRs poderiam ser alcançados com o consumo de leucina isolada.

Agentes tamponantes ou precursores, como bicarbonato e beta-alanina, respectivamente, são úteis para aumentar a capacidade de tamponamento do organismo e, assim, evitar a redução do pH. O consumo de beta-alanina está relacionado com o aumento da concentração de carnosina intramuscular. Evidências apontam o papel desse dipeptídio na manutenção do pH do músculo. Portanto, a suplementação de beta-alanina poderia aumentar o conteúdo de carnosina no músculo, otimizar a capacidade tamponante desse tecido, atrasar a instalação da fadiga e melhorar o desempenho esportivo. Entretanto, durante o exercício intenso, os agentes tamponantes intracelulares são insuficientes para tamponar todos os íons de hidrogênio formados, que são então liberados para a circulação. Dessa forma, o aumento da concentração de bicarbonato extracelular reduziria a acidose, protelando assim a fadiga.

Recentes estudos apontam que o glicerol, molécula osmoticamente ativa usada para otimizar o estado de hidratação, não fornece qualquer vantagem cardiovascular ou termorregulatória. A utilização desse substrato parece ser efetiva somente em casos de reidratação severa. Mais estudos devem ser realizados na perspectiva de esclarecer esses fatos.

Embora existam outros componentes alimentares potencialmente úteis para a saúde e recuperação, tais como vitaminas, antioxidantes, glucosamina, ômega-3, ribose, piruvato e carnitina, ainda faltam evidências científicas suficientes para comprovar a eficiência no desempenho esportivo quando associados ao consumo de uma dieta adequada que alcance as necessidades energéticas do indivíduo.

A tabela 20.6 apresenta alguns componentes alimentares, seus efeitos ergogênicos e suas respectivas doses que mostraram evidência científica na melhora da *performance*.

## Considerações finais

Não há dúvida que o desenvolvimento de alimentos funcionais tem um grande interesse por parte dos consumidores, indústrias, governos e universidades. Do ponto de vista da pesquisa e desenvolvimento, esses alimentos representam uma grande oportunidade para a inovação de produtos que atendam à demanda atual já existente. Já para os consumidores, esses alimentos apresentam uma importância fundamental na melhora da qualidade de vida e na redução do risco para o desenvolvimento de doenças crônicas não transmissíveis. Nesse sentido, novas ferramentas estão sendo implantadas a fim de aumentar ainda mais o desenvolvimento desses alimentos para a população em geral e de forma individualizada, com o intuito de obter uma nutrição personalizada, aumentando, assim, a capacidade de reduzir o risco para o desenvolvimento de doenças e otimizar a saúde.

## Tabela 20.6. Componentes alimentares, efeitos ergogênicos e dose recomendada para melhora da *performance*

| | Efeito ergogênico | Dose recomendada |
|---|---|---|
| Creatina | • Estimula força e potência muscular<br><br>• Aumenta a massa magra<br>• *Acerela a recuperação após o exercício de* endurance | 20 a 30 g durante cinco a sete dias (fase de saturação), seguido de 5 g por dia (fase manutenção) |
| Cafeína | • Melhora o desempenho no exercício de *endurance*<br>• Melhora a força<br>• Melhora o tempo de reação, atenção, processamento visual e informação | 3 a 6 mg/kg uma hora antes do exercício |
| ACR<br>Leucina | • Melhora o balanço proteico<br>• Diminui a dor muscular após o exercício<br>• Melhora o desempenho no exercício de *endurance*<br>• *Melhora a força muscular* | 0,3 a 0,5 g/kg antes ou imediatamente após o exercício |
| Beta-alanina | • Melhora o desempenho de alta intensidade | 4,8 a 6,4 g por duas a dez semanas |
| Bicarbonato | • Melhora o desempenho de alta intensidade<br>• Favorece a hiper-hidratação e reidratação | 300 mg/kg uma hora antes do exercício |
| Glicerol | • *Aumenta o desempenho no exercício de* endurance *em ambientes quentes* | 1,2 g/kg antes do exercício |

Os efeitos com poucas evidências científicas apresentam-se em itálico na descrição.

Do ponto de vista da prática esportiva, apesar de diversos tipos de produtos serem vendidos no mercado relacionando-se com a melhora do desempenho, somente alguns têm os seus efeitos cientificamente comprovados. Além disso, apesar desses componentes alimentares terem sua eficácia cientificamente comprovada, deve-se ficar claro que o consumo desses produtos não substitui ou compensa a falta de talento, treinamento ou motivação. O papel da nutrição é pequeno, mas é essencial para ajudar os indivíduos talentosos e motivados a desempenhar o máximo dos seus potenciais.

## BIBLIOGRAFIA CONSULTADA

American Dietetic Association. A place on the plate for functional foods: helping consumers achieve optimal health with diet. Planned with the International Food Information Council (IFIC). Available from: http://www.eatright.org/

Aoi W, Naito Y, Yoshikawa T. Exercise and functional foods. Nutr J. 2006;5:5-15.

Betoret E, Betoret N, Vidal D, Fito P. Functional foods development: trends and technologies. Trends in Food Science & Technology. 2011;22(9):1-11.

Bjelakovic G, Nikolova D, Gluud LL, Simonetti RG, Gluud C. Antioxidant supplements for prevention of mortality in healthy participants and patients with various diseases. Cochrane Database Syst Rev. 2008;16(2):CD007176.

Blázovics A. From free radicals to science of nutrition. Orvosi Hetilap. 2009;150(2):53-63.

Branca F, Hanley AB, Pool-Zobel B, Verhagen H. Biomarkers in disease and health. Brit J Nutr. 2001;86 Suppl:S55-92.

Connor WE. Importance of n-3 fatty acids in health and disease. Am J Clin Nutr. 2000;71(1 Suppl):171S-5S.

Contor L, Asp NG. Process for the assessment of scientific support for claims on foods (PA55CLAIM) phase two: moving forward. Eur J Nutr. 2004;43 Suppl 2:ll3-ll6.

Deldicque L, Francaux M. Functional food for exercise performance: fact or foe? Curr Opin Clin Nutr Metab Care. 2008;11(6):774-81.

Espín JC, García-Conesa MT, Tomás-Barberán FA. Nutraceuticals: facts and fiction. Phytochemistry. 2007;68(22-24):2986-3008.

Gulati OP, Berry Ottaway P. Legislation relating to nutraceuticals in the European Union with a particular focus on botanical-sourced products. Toxicol. 2006;221(1):75-87.

Hu FB. Do functional foods have a role in the prevention of cardiovascular disese? Circulation. 2011;124(5):538-40.

Jakobsen MU, O'Reilly EJ, Heitmann BL, Pereira MA, Balter K, Fraser GE, et al. Major types of dietary fat and risk of coronary heart disease: a pooled analysis of 11 cohort studies. Am J Clin Nutr. 2009;89(5):1425-32.

Hasler CM, Brown AC; American Dietetic Association. Position of the American Dietetic Association: functional foods. J Am Diet Assoc. 2009;109(4):735-46.

Hill JO, Peters JC. Biomarkers and functional foods for obesity and diabetes. Br J Nutr. 2002;88(Suppl 2):S213-8.

International Foods Information Council Foundation. Functional foods. Available from: http://foodinsight.org.

International Food Information Council. [accessed in 2011 Aug 28]. Available from: www.ific.org/research/foodandhealthsurvey.cfm

Jones PJ, Varady KA. Are functional foods redefining nutritional requirements? Appl Physiol Nutr Metab. 2008;33(1):118-23.

Kiely M, Black LJ, Plumb J, Kroon PA, Hollman PC, Larsen JC, et al. EuroFIR eBASIS: application for health claims submissions and evaluations. Eur J Clin Nutr. 2010;64(Suppl 3):S101-7.

Kwak NS, Jukes DJ. Functional foods. Part 1: the development of a regulatory concept. Food Control. 2001;12:99-107.

Kwak NS, Jukes DJ. Functional foods. Part 2: the impact on current regulatory terminology. Food Control. 2001;12:109-17.

Verschuren L, Wielinga PY, van Duyvenvoorde W, Tijani S, Toet K, van Ommen B, et al. A dietary mixture containing fish oil, resveratrol, lycopene, catechins, and vitamins E and C reduces atherosclerosis in transgenic mice. J Nutr. 2011;141(5):863-9.

Mattar M, Obeid O. Fish oil and the management of hypertriglyceridemia. Nutr Health. 2009;20(1):41-9.

Maughan RJ, Depiesse F, Geyer H; International Association of Athletics Federation. The use of dietary supplements by athletes. J Sports Sci. 2007;25(Suppl 1):S103-13.

Moraes FP, Colla LM. Alimentos funcionais e nutracêuticos: definições, legislação e benefícios à saúde. Revista Eletrônica de Farmácia. 2006;3(2):109-22.

Pascal G. Safety impact-the risk/benefits of functional foods. Eur J Nutr. 2009;48(Suppl 1):S33-9.

Siri-Tarino PW, Sun Q, Hu FB, Krauss RM. Saturated fatty acids and risk of coronary heart disease: modulation by replacement nutrients. Curr Atheroscler Rep. 2010;12(6):384-90.

26. Pereira MA, O'Reilly E, Augustsson K, Fraser GE, Goldbourt U, Heitmann BL, et al. Dietary fiber and risk of coronary heart disease. Arch Intern Med. 2004;164(4):370-6.

Riediger ND, Othman RA, Suh M, Moghadasian MH. A systemic review of the roles of n-3 fatty acids in health and disease. J Am Diet Assoc. 2009;109(4):668-79.

Silveira TFV, Vianna CMM, Mosegui GBG. Brazilian legislation for functional foods and the interface with the legislation for other food and medicine classes: contradictions and omissions. Physis. 2009:19(4):1189-1202.

Soerjomataram I, Oomem D, Lemmerns V, Oenema A, Benetou V, Trichopoulou A, et al. Increased consumption of fruit and vegetables and future cancer incidence in selected European countries. Eur J Cancer. 2010;46(14):2563-80.

Tsompanidi EM, Brinkmeier MS, Fotiadou EH, Giakoumi SM, Kypreos KE. HDL biogenesis and functions: Role of HDL quality and quantity in atherosclerosis. Atherosclerosis. 2010;208(1):3-9.

US Food and Drug Administration. Center for food safety and applied nutrition. A food labeling guide. [accessed in 2011 Aug 28]. Available from: http://www.fda.gov.

Verhagen H, Vos E, Francl S, Heinonen M, van Loveren H. Status of nutrition and health claims in Europe. Arch Biochem Biophys. 2010;501(1):6-15.

Weaver CM, Liebman M. Biomarkers of bone health appropriate for evaluating functional foods designed to reduce risk of osteoporosis. Brit J Nutr. 2002;88(Suppl 2):225S-32S.

Weber P. Role of biomarkers in nutritional science and industry – a comment. Brit J Nutr. 2002;86(Suppl 1):93S-5S.

Wolfram T, Ismail-Beigi F. Efficacy of high-fiber diets in the management of type 2 diabetes mellitus. Endoc Pract. 2011;17(1):132-42.

# 21

# Alimentos funcionais probióticos e prebióticos

Susana Marta Isay Saad • Raquel Bedani

## INTRODUÇÃO

Inúmeros estudos epidemiológicos e laboratoriais têm mostrado que a dieta pode estar associada a um maior ou menor risco de desenvolvimento de diversas doenças. Nesse sentido, há um interesse cada vez maior dos consumidores por alimentos que maximizem as funções fisiológicas de cada indivíduo, assegurando não apenas o bem-estar e a saúde, mas também o risco mínimo de desenvolvimento de doenças ao longo da vida. A mudança do estilo de vida e o aumento da expectativa de vida da população, aliados ao crescimento dos custos médico-hospitalares, têm estimulado a procura por novos conhecimentos científicos e novas tecnologias para o desenvolvimento de alimentos que atendam a essas necessidades. É nesse contexto que se enquadra a classe dos alimentos funcionais, em particular os probióticos, prebióticos e simbióticos.

Além disso, muito tem se discutido sobre o papel da microbiota intestinal na saúde e na etiologia de diversas doenças. Vários estudos indicam que a suplementação da dieta com probióticos e/ou prebióticos pode assegurar o equilíbrio da microbiota intestinal e a manutenção da saúde do hospedeiro, conduzindo a uma redução do risco de determinadas doenças como, por exemplo, câncer, doenças cardiovasculares, osteoporose, entre outras.

O trato gastrointestinal humano é um microecossistema cinético que possibilita o desempenho normal das funções fisiológicas do hospedeiro, a menos que micro-organismos prejudiciais e potencialmente patogênicos dominem. Man-

ter um equilíbrio apropriado da microbiota pode ser assegurado por uma suplementação sistemática da dieta com probióticos, prebióticos e simbióticos. Em virtude desse fato, nos últimos anos, o conceito de alimentos funcionais passou a concentrar-se de maneira intensiva nos aditivos alimentares que podem exercer efeito benéfico sobre a composição da microbiota intestinal (Fig. 21.1).

## O QUE SÃO OS PROBIÓTICOS, OS PREBIÓTICOS E OS SIMBIÓTICOS?

Probióticos são micro-organismos vivos que, quando administrados em quantidades adequadas, conferem efeitos benéficos à saúde do hospedeiro. A influência benéfica dos probióticos sobre a microbiota intestinal humana inclui fatores como efeitos antagônicos, competição e efeitos imunológicos, resultando em um aumento da resistência contra patógenos. Assim, a utilização de culturas bacterianas probióticas estimula a multiplicação de bactérias benéficas em detrimento da proliferação de bactérias potencialmente prejudiciais, reforçando os mecanismos naturais de defesa do hospedeiro.

Prebióticos são ingredientes seletivamente fermentáveis que permitem mudanças específicas na composição e/ou na atividade metabólica da microbiota gastrointestinal que conferem benefícios ao hospedeiro. Esses componentes atuam mais frequentemente no intestino grosso, embora eles possam ter também algum impacto nos micro-organismos do intestino delgado.

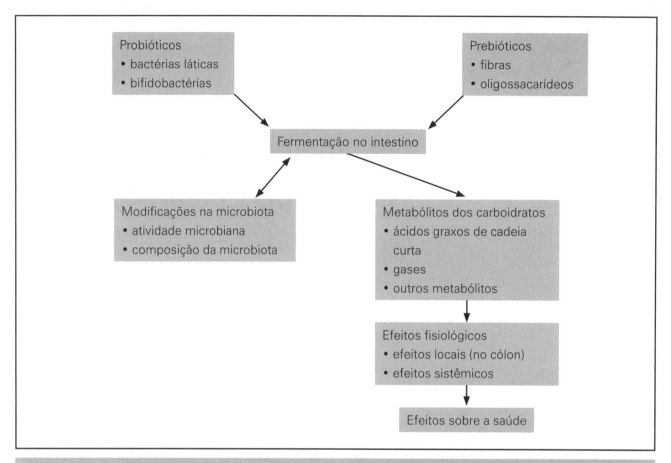

**Figura 21.1** – *Reações de diversos ingredientes alimentares com a microbiota do cólon, relativas a seus efeitos sobre a saúde. Fonte: adaptado de Puupponen-Pimiä et al., 2002.*

Um produto referido como simbiótico é aquele em que um probiótico e um prebiótico estão combinados. A interação entre o probiótico e o prebiótico *in vivo* pode ser favorecida por uma adaptação do probiótico ao substrato prebiótico anterior ao consumo. Isso pode, em alguns casos, resultar em uma vantagem competitiva para o probiótico, se ele for consumido juntamente com o prebiótico. Alternativamente, esse efeito simbiótico pode ser direcionado às diferentes regiões-alvo do trato gastrointestinal, os intestinos delgado e grosso. O consumo de probióticos e de prebióticos selecionados apropriadamente pode aumentar os efeitos benéficos de cada um deles, uma vez que o estímulo de cepas probióticas conhecidas leva à escolha dos pares simbióticos substrato-micro-organismos ideais.

## Os prebióticos são considerados fibras? Quais os principais ingredientes que podem ser empregados como prebióticos nos alimentos funcionais?

As fibras da dieta estão incluídas na ampla categoria dos carboidratos. Elas podem ser classificadas como solúveis, insolúveis ou mistas, podendo ser fermentáveis ou não fermentáveis. A nova definição de fibra da dieta sugere a inclusão de oligossacarídeos e de outros carboidratos não digeríveis. Desse modo, a inulina e a oligofrutose, denominadas de frutanos, são fibras solúveis e fermentáveis que não são digeríveis pela alfa-amilase e por enzimas hidrolíticas, como a sacarase, a maltase e a isomaltase, na parte superior do trato gastrointestinal.

Como os componentes da fibra da dieta não são absorvidos, eles penetram no intestino grosso e fornecem substrato para as bactérias intestinais. As fibras solúveis são normalmente fermentadas rapidamente, enquanto as insolúveis são lenta ou apenas parcialmente fermentadas. A extensão da fermentação das fibras solúveis depende de sua estrutura física e química. A fermentação é realizada por bactérias anaeróbicas do cólon, levando à produção de ácido lático, ácidos graxos de cadeia curta e gases. Consequentemente, há uma redução do pH do lúmen e uma estimulação da proliferação de células epiteliais do cólon.

Os prebióticos identificados atualmente são carboidratos não digeríveis, incluindo a lactulose, a inulina e diversos oligossacarídeos que fornecem carboidratos fermentáveis para as bactérias benéficas do cólon. Os prebióticos avaliados em humanos constituem-se dos frutanos e dos galactanos. A maioria dos dados da literatura científica sobre efeitos prebióticos relaciona-se à inulina e aos fruto-oligossacarídeos e diversos produtos comerciais estão disponíveis há vários anos. A inulina e a oligofrutose pertencem a uma classe de carboidratos denominada frutanos e são considerados ingredientes funcionais, uma vez que exercem influência sobre processos fisiológicos e bioquímicos em ratos e em seres humanos, resultando em uma melhoria da saúde e em uma redução no risco de aparecimento de diversas doenças. As principais fontes de inulina e oligofrutose empregadas na indústria de alimentos são a chicória (*Cichorium intybus*) e a alcachofra-de-jerusalém (*Helianthus tuberosus*). Além da inulina e oligofrutose, outros prebióticos têm sido estudados, como, por exemplo, os galacto-oligossacarídeos, os oligossacarídeos da soja (rafinose e estaquiose), os xilo-oligossacarídeos e os isomalto-oligossacarídeos.

A maioria dos prebióticos e candidatos a prebióticos identificados hoje são oligossacarídeos não digeríveis. Eles são obtidos pela extração a partir de plantas (p. ex.: inulina da chicória), possivelmente seguida por uma hidrólise enzimática (p. ex.: oligofrutose a partir da inulina) ou por síntese (reações de transglicosilação) a partir de mono ou dissacarídeos como a sacarose (p. ex.: fruto-oligossacarídeos) ou a lactose (p. ex.: galacto-oligossacarídeos).

Bifidobactérias fermentam seletivamente os frutanos, preferencialmente a outras fontes de carboidratos, como o amido, a pectina ou a polidextrose. A velocidade de fermentação e a atividade de carboidratos não digeríveis são fatores primordiais para a saúde intestinal do hospedeiro. Novos tipos de oligossacarídeos com velocidades de fermentação controladas serão desenvolvidos, de modo a assegurar a fermentação uniforme, ao longo do cólon, da área proximal para a distal.

## Qual a composição química dos frutanos? De onde eles provêm?

Frutano é um termo genérico empregado para descrever todos os oligo ou polissacarídeos de origem vegetal e refere-se a qualquer carboidrato em que uma ou mais ligações frutosil-frutose predominam dentre as ligações glicosídicas. Os frutanos são polímeros de frutose linear ou ramificada ligados por ligações beta(2→1) ou beta(2→6), encontradas, respectivamente, na inulina e nos frutanos do tipo levanos.

Os frutanos do tipo inulina dividem-se em dois grupos gerais: a inulina e os compostos a ela relacionados – a oligofrutose e os FOS (fruto-oligossacarídeos). A inulina, a oligofrutose e os FOS são entidades quimicamente similares, com as mesmas propriedades nutricionais. Essas semelhanças químicas e nutricionais são consequentes à estrutura básica (ligações beta(2→1) de unidades frutosil, algumas vezes terminadas em uma unidade glicosil), bem como à sua via metabólica em comum. A única diferença entre a inulina, a oligofrutose e os FOS sintéticos é o grau de polimerização, ou seja, o número de unidades individuais de monossacarídeos que compõem a molécula.

A inulina é um carboidrato polidisperso, constituído de subunidades de frutose (2 a 150), ligadas entre si e ligadas a uma glicose terminal, apresentando um grau médio de polimerização de dez ou mais. A oligofrutose e os FOS são termos sinônimos utilizados para denominar frutanos do tipo inulina com grau de polimerização inferior a dez. Seus nomes derivam de oligossacarídeos (carboidratos com menos de dez subunidades de monossacarídeos) compostos predominantemente de frutose. O termo oligofrutose é mais frequentemente empregado na literatura para descrever inulinas de cadeia curta, obtidas por hidrólise parcial da inulina da chicória. O termo FOS tende a descrever misturas de frutanos do tipo inulina de cadeia curta, sintetizados a partir da sacarose. Os FOS consistem em moléculas de sacarose, compostas de duas ou três subunidades de frutose adicionais, incorporadas enzimaticamente, por meio de ligação beta(2→1) à subunidade frutose da sacarose.

Os frutanos são os polissacarídeos não estruturais mais abundantes na natureza depois do amido. Eles estão presentes em uma grande variedade de vegetais e, também, em algumas bactérias e fungos.

## Quais as principais bactérias empregadas nos alimentos funcionais probióticos?

Bactérias pertencentes aos gêneros *Lactobacillus* e *Bifidobacterium* são mais frequentemente empregadas como suplementos probióticos para alimentos, uma vez que elas têm sido isoladas de todas as porções do trato gastrointestinal do humano saudável. Em menor escala, *Enterococcus faecium*. O íleo terminal e o cólon parecem ser, respectivamente, o local de preferência para colonização intestinal dos lactobacilos e bifidobactérias. Entretanto, deve ser salientado que o efeito de uma bactéria é específico para cada cepa, não podendo ser extrapolado, inclusive para outras cepas da mesma espécie.

Dentre as bactérias pertencentes ao gênero *Bifidobacterium*, destacam-se *B. bifidum*, *B. animalis*, *B. breve*, *B. infantis*, *B. lactis*, *B. longum* e *B. thermophilum*. Dentre as bactérias láticas pertencentes ao gênero *Lactobacillus*, destacam-se *Lb. acidophilus*, *Lb. helveticus*, *Lb. casei* – subespécies *paracasei* e *tolerans* –, *Lb. paracasei*, *Lb. fermentum*, *Lb. reuteri*, *Lb. johnsonii*, *Lb. plantarum*, *Lb. rhamnosus* e *Lb. salivarius*.

Evidências sugerem que misturas probióticas, ou seja, a associação de diferentes cepas probióticas, poderia representar uma maior eficácia quando comparadas aos efeitos apresentados pelas cepas isoladas. No entanto, estudos com diferentes preparações contendo diferentes cepas são necessários para investigar quais cepas em associação apresentam sinergismo, o que poderia representar um aumento dos efeitos benéficos no hospedeiro e permitir o desenvolvimento de produtos probióticos com um amplo espectro de atividade.

## Como os probióticos e os prebióticos atuam sobre a microbiota intestinal?

Em condições normais, inúmeras espécies de bactérias estão presentes no intestino, a maioria delas anaeróbias estritas. Essa composição torna o intestino capaz de responder a possíveis variações anatômicas e físico-químicas. A microbiota intestinal exerce influência considerável sobre uma série de reações bioquímicas do hospedeiro. Quando em equilíbrio, essa microbiota impede que micro-organismos potencialmente patogênicos nela presentes exerçam seus efeitos. Por outro lado, o desequilíbrio dessa microbiota pode resultar na proliferação de patógenos, com consequente infecção bacteriana.

A microbiota saudável é definida como a microbiota normal que conserva e promove o bem-estar e a ausência de doenças, especialmente do trato gastrointestinal. A correção das propriedades da microbiota autóctone desbalanceada constitui a racionalidade da terapia por probióticos. A influência benéfica dos probióticos sobre a microbiota intestinal humana inclui fatores como os efeitos antagônicos e a competição contra micro-organismos indesejáveis e os efeitos imunológicos. Dados experimentais indicam que diversos probióticos são capazes de modular algumas características da fisiologia digestiva, como a imunidade da mucosa e a permeabilidade intestinal.

O conhecimento da microbiota intestinal e suas interações levaram ao desenvolvimento de estratégias alimentares, objetivando a manutenção e o estímulo das bactérias normais ali presentes. É possível aumentar o número de micro-organismos promotores da saúde no TGI (trato gastrointestinal), pela introdução de probióticos pela alimentação, ou com o consumo de suplemento alimentar prebiótico, que vai modificar seletivamente a composição da microbiota, fornecendo ao probiótico vantagem competitiva sobre outras bactérias do ecossistema.

## As vantagens nutricionais dos prebióticos e dos probióticos diferem?

Embora os prebióticos e os probióticos possuam mecanismos de atuação em comum, especialmente quanto à modulação da microbiota endógena, eles diferem em sua composição e em seu metabolismo. O destino dos prebióticos no trato gastrointestinal é mais conhecido do que o dos probióticos. Assim como ocorre no caso de outros carboidratos não digeríveis, os prebióticos exercem um efeito osmótico no trato gastrointestinal enquanto não são fermentados. Quando fermentados pela microbiota endógena, o que ocorre no local em que exercem o efeito prebiótico, eles aumentam a produção de gás. Portanto, os prebióticos apresentam o risco teórico de aumentar a diarreia em alguns casos (em decorrência do efeito osmótico) e de serem pouco tolerados por pacientes com síndrome do intestino irritável. Entretanto, a tolerância de doses baixas de prebióticos é geralmente excelente. Os probióticos, por outro lado, não apresentam esse inconveniente teórico e têm sido efetivos na prevenção e no alívio de diversos episódios clínicos envolvendo diarreia.

## Quais os mecanismos de atuação dos probióticos e dos prebióticos?

Três possíveis mecanismos de atuação são atribuídos aos probióticos, sendo o primeiro deles a supressão do número de células viáveis pela produção de compostos com atividade antimicrobiana, a competição por nutrientes e a competição por sítios de adesão. O segundo desses mecanismos seria a alteração do metabolismo microbiano, pelo aumento ou diminuição da atividade enzimática. O terceiro seria o estímulo da imunidade do hospedeiro, pelo aumento dos níveis de anticorpos e o aumento da atividade dos macrófagos. O espectro de atividade dos probióticos pode ser dividido em efeitos nutricionais, fisiológicos e antimicrobianos.

Assim como ocorre no caso de outras fibras da dieta, prebióticos como a inulina e a oligofrutose são resistentes à digestão na parte superior do trato intestinal, sendo subsequentemente fermentados no cólon. Eles exercem um efeito de aumento de volume, como consequência do aumento da biomassa microbiana que resulta de sua fermentação, bem como promovem um aumento na frequência de evacuações, efeitos que confirmam sua classificação no conceito atual de fibras da dieta. Quando adicionados como ingredientes funcionais a produtos alimentícios normais, prebióticos típicos, como a inulina e a oligofrutose, modulam a composição da microbiota intestinal, que exerce um papel primordial na fisiologia gastrointestinal. Essa modulação da microbiota intestinal por prebióticos é consequente à alteração da composição dessa microbiota por uma fermentação específica, que resulta em uma comunidade em que há predomínio de bifidobactérias.

A figura 21.2 mostra o destino dos probióticos e dos prebióticos no organismo humano, os prebióticos como fatores bifidogênicos e os principais mecanismos de ação dos probióticos.

## Quais os efeitos atribuídos aos probióticos?

Os benefícios à saúde do hospedeiro atribuídos à ingestão de culturas probióticas que mais se destacam são: controle da microbiota intestinal; estabilização da microbiota intestinal após o uso de antibióticos; promoção da resistência gastrointestinal à colonização por patógenos; diminuição da população de patógenos por meio da produção de ácidos acético e lático, de bacteriocinas e de outros compostos antimicrobianos; promoção da digestão da lactose em indivíduos intolerantes à lactose; modulação do sistema imune; alívio da constipação; aumento da absorção de mi-

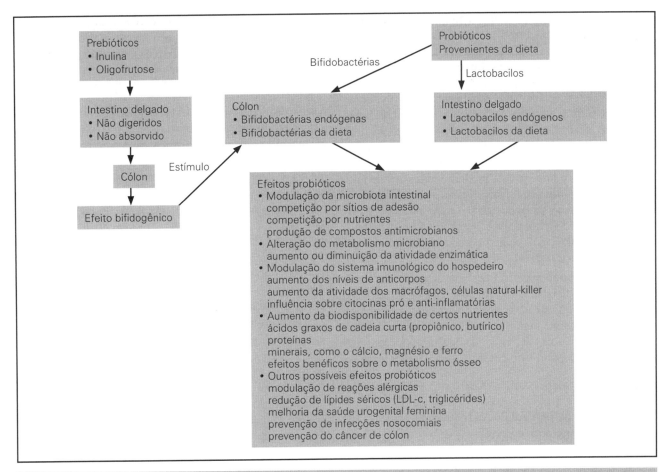

**Figura 21.2** – *Os prebióticos como fatores bifidogênicos e os mecanismos de ação dos probióticos. Fonte: Saad et al., 2011a.*

nerais e produção de vitaminas. Embora ainda não comprovados, outros efeitos atribuídos a essas culturas são: efeitos anticarcinogênicos – como a redução do risco de câncer de cólon; diminuição do risco de doença cardiovascular; redução do colesterol sérico; efeitos anti-hipertensivos; redução da atividade ulcerativa de *Helicobacter pylori*; prevenção de infecções urogenitais; efeitos inibitórios sobre a mutagenicidade e prevenção de diversos tipos de alergias, como a alergia alimentar, a dermatite atópica e a rinite alérgica.

Alguns efeitos atribuídos aos prebióticos são a modulação de funções fisiológicas chave, como a absorção de cálcio e magnésio e, possivelmente, o metabolismo lipídico, a modulação da composição da microbiota intestinal, a qual exerce um papel primordial na fisiologia gastrointestinal, e a redução do risco de câncer de cólon. Estudos experimentais mostram a aplicação da inulina e da oligofrutose como fatores bifidogênicos, ou seja, que estimulam a predominância de bifidobactérias no cólon. Consequentemente, há um estímulo do sistema imunológico do hospedeiro, uma redução da população de bactérias patogênicas no intestino, um alívio da constipação e uma diminuição do risco de osteoporose resultante da absorção diminuída de minerais, particularmente o cálcio. Adicionalmente, haveria uma redução do risco de aterosclerose, pela diminuição na síntese de triglicérides e ácidos graxos no fígado e diminuição do nível desses compostos no soro e modulação, pelos ácidos graxos de cadeia curta resultantes da fermentação de fibras, da expressão de múltiplos genes envolvidos no processo da doença.

## COMO SE DÁ A MODULAÇÃO DA MICROBIOTA INTESTINAL PELOS PROBIÓTICOS?

A resistência aumentada contra patógenos é a característica mais promissora no desenvolvimento de probióticos eficazes. O emprego de culturas probióticas exclui micro-organismos potencialmente patogênicos e reforça os mecanismos naturais de defesa do organismo. A modulação da microbiota intestinal pelos micro-organismos probióticos ocorre por meio de um mecanismo denominado "exclusão competitiva". Por meio desse mecanismo, os probióticos impedem a colonização dessa mucosa por micro-organismos potencialmente patogênicos, pela competição por sítios de adesão, pela competição por nutrientes e/ou pela produção de compostos antimicrobianos.

Os probióticos auxiliam a recompor a microbiota intestinal, em alguns casos, através da adesão e colonização da mucosa intestinal, ação essa que impede a adesão e subsequente produção de toxinas ou invasão das células epiteliais (dependendo do mecanismo de patogenicidade do agente) por bactérias patogênicas. Adicionalmente, os probióticos competem com as bactérias indesejáveis pelos nutrientes disponíveis no nicho ecológico. O hospedeiro fornece as quantidades de nutrientes que as bactérias intestinais necessitam e essas indicam ativamente as suas necessidades. Essa relação simbiótica impede uma produção excessiva de nutrientes, que favoreceria o estabelecimento de competidores microbianos com potencial patogênico ao hospedeiro. Além disso, os probióticos podem impedir a multiplicação de seus competidores por meio de compostos antimicrobianos, principalmente as bacteriocinas.

Uma microbiota intestinal desbalanceada causa alterações como a diarreia associada a infecções ou ao tratamento por antibióticos, a alergia alimentar, o eczema atópico, doenças inflamatórias intestinais e artrite. Assim sendo, a correção das propriedades de uma microbiota autóctone em desequilíbrio constitui-se a base da terapia por probióticos.

## COMO SE DÁ A ALTERAÇÃO DO METABOLISMO MICROBIANO PELOS PROBIÓTICOS?

As bactérias intestinais estão envolvidas em uma grande variedade de atividades metabólicas que sofrem alterações pela dieta. É importante destacar que algumas das atividades metabólicas estão associadas à síntese de compostos carcinogênicos e determinados estudos mostram que as bactérias probióticas podem auxiliar na degradação de alguns desses compostos.

A alteração do metabolismo microbiano pelos probióticos se dá pelo aumento ou diminuição da atividade enzimática. Uma função vital das bactérias láticas na microbiota intestinal é promover a atividade da enzima lactase, auxiliando a quebra da lactose, ação fundamental particularmente no caso de indivíduos com intolerância à lactose. Diversas evidências têm demonstrado que o consumo de quantidades adequadas de cepas apropriadas de bactérias láticas (incluindo bactérias láticas não probióticas como *Lactobacillus bulgaricus* e *Streptococcus thermophilus*) é capaz de aliviar os sintomas de intolerância à lactose. Dessa maneira, consegue-se incorporar produtos lácteos e os nutrientes importantes que fazem parte desses produtos de volta à dieta de indivíduos intolerantes à lactose, anteriormente obrigados a restringir a ingestão desses produtos. Outros efeitos descritos foram a redução ou supressão da atividade de enzimas bacterianas fecais relacionadas à produção de compostos carcinogênicos, como a betaglicuronidase, a nitrorredutase e a azorredutase.

## COMO SE DÁ O ESTÍMULO DA IMUNIDADE DO HOSPEDEIRO POR AÇÃO DOS PROBIÓTICOS?

O efeito dos probióticos sobre a resposta imune tem sido bastante estudado. Grande parte das evidências de sistemas *in vitro* e de modelos animais e humanos sugerem que os probióticos podem estimular tanto a resposta imune não específica quanto específica. Acredita-se que esses efeitos sejam mediados por uma ativação dos macrófagos, por um aumento nos níveis de citocinas, por um aumento da atividade das células destruidoras naturais (NK – *natural killer*) e/ou dos níveis de imunoglobulinas. Merece destaque o fato de que esses efeitos positivos dos probióticos sobre o sistema imunológico ocorrem sem o desencadeamento de uma resposta inflamatória prejudicial. A resposta imune pode ser aumentada quando um ou mais probióticos são consumidos concomitantemente e atuam sinergisticamente, como parece ser o caso dos *Lactobacillus* administrados em conjunto com *Bifidobacterium*.

A microbiota intestinal pode conferir atividade imunomodulatória durante uma idade crítica ou um período da vida crítico, quando aberrações imunorregulatórias podem induzir doenças clínicas. Não se conhece com precisão o quanto propriedades probióticas como a aderência e a colonização são requeridas para essa atividade imunomodulatória. Para a imunorregulação, propriedades específicas de aderência podem ser requeridas. A colonização parece estar associada à maturação dos mecanismos de imunidade humoral, uma vez que há relatos de que recém-nascidos colonizados por *Bacteroides fragilis* e *Bifidobacterium* ssp. apresentavam mais células secretoras de IgA e IgM circulantes. Esses resultados sugerem que a microbiota intestinal humana é importante na imunorregulação e que diferenças qualitativas na composição dessa microbiota podem alterar a homeostase imunológica do indivíduo.

Algumas evidências sugerem que os probióticos podem regular a resposta imune a partir de uma complexa interação entre o sistema imunológico do hospedeiro e diferentes componentes bacterianos, incluindo o DNA cromossômico, componentes da parede celular e metabólitos solúveis. Os metabólitos solúveis podem, por exemplo, alterar a permeabilidade epitelial, inibir a cascata inflamatória ou mediar a ativação/maturação/sobrevivência de células dendríticas. Estudos que consideram esses tipos de interações podem levar a um melhor entendimento sobre a variação da capacidade imunomodulatória existente entre as várias cepas de bactérias láticas.

As células epiteliais intestinais estão em contato direto com a microbiota intestinal do lúmen e com o sistema imune. Bactérias intestinais podem se ligar a receptores localizados na superfície de células epiteliais e desencadear uma cascata de mecanismos de defesa imunológica, incluindo a produção de citocinas pró e anti-inflamatórias. Acredita-se que os probióticos possam modular a resposta imune inata, tanto na direção pró-inflamatória como anti-inflamatória.

Os avanços sobre o entendimento da atividade imuno-moduladora dos probióticos têm sido alcançados a partir da descoberta dos receptores de reconhecimento padrão TLRs (*Toll-like*). Eles são proteínas transmembrana presentes na superfície de células como, por exemplo, macrófagos, monócitos, células dendríticas e células epiteliais. Bactérias probióticas podem atuar por meio do estímulo desses receptores. Evidências sugerem que certos efeitos exercidos por algumas cepas probióticas ou preparações probióticas podem ser mediados pela interação com diferentes receptores TLRs.

## Como se dá o estímulo da absorção e da biodisponibilidade de determinados nutrientes por ação dos probióticos?

Tem sido observado que a ação de micro-organismos durante a fabricação de produtos contendo culturas ou no trato digestivo influencia favoravelmente a quantidade, a biodisponibilidade e a digestibilidade de alguns nutrientes da dieta. A fermentação de produtos lácteos por bactérias láticas pode aumentar a concentração de determinados nutrientes, como vitaminas do complexo B. As bactérias láticas caracterizam-se pela liberação de diversas enzimas no lúmen intestinal. Essas enzimas exercem efeitos sinérgicos sobre a digestão, aliviando sintomas de deficiência na absorção de nutrientes. A hidrólise enzimática bacteriana pode aumentar a biodisponibilidade de proteínas e de gordura e aumentar a liberação de aminoácidos livres. Ácidos graxos de cadeia curta, como ácido acético, propiônico e butírico, também são produzidos pelas bactérias láticas. Quando absorvidos, esses ácidos graxos contribuem para o *pool* de energia disponível do hospedeiro e podem proteger contra mudanças patológicas na mucosa do cólon. Além disso, uma concentração mais elevada de ácidos graxos de cadeia curta auxilia na manutenção de um pH apropriado no lúmen do cólon, crucial para a expressão de muitas enzimas bacterianas sobre compostos estranhos e sobre o metabolismo de carcinógenos no intestino. Assim, a produção de ácido butírico por algumas bactérias probióticas pode neutralizar a atividade de alguns carcinógenos da dieta, como as nitrosaminas, resultantes da atividade metabólica de bactérias comensais em indivíduos que consomem dietas com alto teor de proteínas.

## Como os probióticos poderiam atuar na modulação das reações alérgicas?

É provável que o efeito benéfico dos probióticos na modulação de reações alérgicas seja exercido por meio do desenvolvimento da função de barreira da mucosa. Outra possibilidade é que um estímulo microbiano reduzido durante a primeira infância resulte em uma maturação mais lenta do sistema imune. Essa hipótese tem em vista o fato de que foi observado que crianças alérgicas eram menos frequentemente colonizadas por lactobacilos, predominando os coliformes e *Staphylococcus aureus*. Assim sendo, os probióticos são capazes de atenuar a inflamação intestinal e as reações de hipersensibilidade em pacientes com alergia alimentar, funcionando como um meio de prevenção primária da alergia em indivíduos susceptíveis.

## Como os probióticos influenciam os níveis de lipídios séricos?

Quanto ao efeito probiótico benéfico sobre o nível sanguíneo de lipídios, apesar de poucos estudos clínicos de curta duração terem sido realizados, todos mostraram que a ingestão de probióticos exerceu influência sobre os lipídios de maneira similar, reduzindo os níveis de colesterol total, de colesterol LDL e de triglicérides. As bactérias probióticas fermentam os carboidratos não digeríveis provenientes dos alimentos no intestino. Os ácidos graxos de cadeia curta resultantes dessa fermentação possivelmente causam uma diminuição das concentrações sistêmicas dos lipídios sanguíneos pela inibição da síntese de colesterol hepático e/ou redistribuição do colesterol do plasma para o fígado.

Estudos sugerem que o efeito hipocolesterolêmico dos probióticos pode ser exercido por outros mecanismos possíveis, incluindo a incorporação do colesterol à membrana celular, a ligação do colesterol à superfície celular ou a assimilação do colesterol pelos micro-organismos durante sua multiplicação. Outro mecanismo proposto envolve a desconjugação dos sais biliares, por ação das hidrolases, e a coprecipitação do colesterol com os ácidos biliares livres. A desconjugação dos sais biliares poderá resultar em uma maior excreção de ácidos biliares nas fezes. Essa excreção aumentada será compensada pelo fígado, uma vez que haverá um estímulo para a conversão de colesterol em novas moléculas de sais biliares, contribuindo para a redução do colesterol plasmático.

Embora numerosos estudos apontem para resultados promissores na redução de triglicérides, colesterol total e LDL-colesterol após o consumo de probióticos, seus efeitos sobre os lipídios séricos em humanos ainda são controversos, dado que vários estudos indicam resultados inconclusivos.

## Como os probióticos podem melhorar a saúde urogenital?

A melhoria da saúde urogenital de mulheres se daria pelo fato de que infecções dos tratos urinário e genital estarem frequentemente associadas a bactérias do cólon. Dessa maneira, o cólon funcionaria como fonte de micro-organismos tanto benéficos como maléficos para os tratos urinário e genital. Entretanto, estudos clínicos controlados são necessários para substanciar esses achados preliminares.

Diferentes características são consideradas importantes para a seleção de probióticos para aplicações urogenitais. Dentre elas, destacam-se a capacidade de se estabelecerem, proliferarem e produzirem compostos antimicrobianos no ambiente vaginal, incluindo o peróxido de hidrogênio, o ácido lático e as bacteriocinas.

Estudos sugerem que a produção de arginina de-hidrolase ou arginina deiminase por probióticos no trato urogenital pode representar vantagens no combate aos patógenos. A arginina é uma fonte de nitrogênio importante para os patógenos presentes no ambiente vaginal. Desse modo, a depleção da arginina pelo aumento da atividade da arginina deiminase e arginina de-hidrolase pode não apenas inibir o metabolismo dos patógenos, mas também reduzir os sintomas clínicos das infecções.

Os lactobacilos são as principais bactérias da microbiota vaginal e possuem propriedades antimicrobianas que regulam a microbiota urogenital. A cura incompleta e a recorrência de infecções genitourinárias podem conduzir a uma mudança da microbiota local de uma predominância inicial de lactobacilos para coliformes uropatogênicos. O emprego de cepas probióticas de *Lactobacillus* spp. tem sido proposto para restaurar a microbiota vaginal comensal no tratamento e profilaxia de infecções bacterianas urogenitais.

## QUAL SERIA O POSSÍVEL MECANISMO DOS PROBIÓTICOS E DOS PREBIÓTICOS NA INIBIÇÃO DO CÂNCER DE CÓLON?

O câncer de cólon é uma das causas mais importantes de morbidade e mortalidade por câncer entre homens e mulheres. Criptas aberrantes são lesões precursoras putrefativas, a partir das quais os adenomas e carcinomas podem se desenvolver no cólon. Estudos com ratos mostraram que a administração de oligofrutose e inulina na dieta suprimiu significativamente o número de focos de criptas aberrantes no cólon, quando comparado à dieta controle. Essa inibição foi mais pronunciada em ratos alimentados com inulina que naqueles que recebiam oligofrutose. O papel desempenhado pela inulina e a oligofrutose na redução da formação das criptas aberrantes, um marcador pré-neoplásico precoce do potencial maligno no processo de carcinogênese do cólon, sugere que eles têm potencial para suprimir a carcinogênese no cólon. Essa prevenção provavelmente ocorre por meio da modificação da microbiota do cólon.

Estudos sugerem que a microbiota intestinal, em particular as bactérias colônicas, podem influenciar no desenvolvimento de câncer de cólon, ou seja, uma microbiota desbalanceada poderia contribuir para o aumento de risco dessa doença. No entanto, pesquisas têm mostrado que os probióticos podem modular beneficamente a microbiota intestinal do hospedeiro, contribuindo para a inibição da carcinogênese.

O mecanismo pelo qual os probióticos poderiam inibir o câncer de cólon ainda é desconhecido. Entretanto, vários mecanismos de atuação são sugeridos, incluindo a modulação do sistema imunológico do hospedeiro, a ligação e a degradação de compostos com potencial carcinogênico, alterações qualitativas e/ou quantitativas na microbiota intestinal envolvidas na produção de carcinógenos e de promotores (p. ex.: degradação de ácidos biliares), produção de compostos antitumorígenos ou antimutagênicos no cólon, alteração da atividade metabólica da microbiota intestinal (p. ex.: redução da atividade de enzimas bacterianas fecais, principalmente a betaglicuronidase, a nitrorredutase e a azorredutase, envolvidas na transformação de procarcinógenos em carcinógenos no cólon), alteração das condições físico-químicas do cólon e efeitos sobre a fisiologia do hospedeiro. As bifidobactérias, que colonizam o cólon em detrimento dos enteropatógenos, podem ligar-se ao carcinógeno final, promovendo sua remoção através das fezes.

Embora haja vários mecanismos que expliquem como os probióticos protegem contra o desenvolvimento do câncer de cólon, é importante considerar que diferentes cepas de micro-organismos apresentam diferentes mecanismos de ação, sugerindo um efeito espécie/cepa específico. Além disso, é importante destacar que uma cepa probiótica pode não ser efetiva para todos os indivíduos ou para um mesmo indivíduo em diferentes fases da doença.

## QUAIS OS EFEITOS FISIOLÓGICOS DOS PRODUTOS DE FERMENTAÇÃO DOS PREBIÓTICOS NO TRATO GASTROINTESTINAL?

A fermentação de inulina e oligofrutose no cólon produz ácidos graxos de cadeia curta (acetato, butirato e propionato), lactato e gases, como produtos de fermentação. Esses frutanos são ingredientes com baixo valor energético e, consequentemente, de baixo valor calórico (1 a 2 kcal/g), sendo utilizados em dietas de pessoas obesas. Estudos *in vivo* realizados em animais mostraram que a suplementação da dieta com frutanos do tipo inulina diminuiu o pH do ceco e aumentou o tamanho de seu *pool* de ácidos graxos de cadeia curta, predominando o acetato, seguido do butirato e do propionato. Possivelmente, esse aumento está relacionado ao efeito dos frutanos sobre o tecido intestinal, levando a uma hiperplasia da mucosa e a um aumento da espessura da parede, tanto no intestino delgado quanto no ceco, fenômenos que são acompanhados de um aumento no fluxo sanguíneo.

## QUAL O EFEITO DOS PREBIÓTICOS SOBRE A CONSTIPAÇÃO INTESTINAL?

Muitos fatores contribuem para o desenvolvimento de constipação, particularmente no envelhecimento, como mudanças na dieta e na ingestão de fluidos, diminuição na ingestão de produtos contendo fibras, ingestão de medicamentos, diminuição da motilidade intestinal e falta de atividade física. Diversos estudos em humanos sugerem que a fermentação de carboidratos estimula a motilidade do cólon.

## COMO SE DÁ O ESTÍMULO NA BIODISPONIBILIDADE DE DETERMINADOS MINERAIS POR AÇÃO DOS PREBIÓTICOS?

Diversos estudos com ratos e hamsters e alguns com humanos (adolescentes e adultos) mostraram que a oligofrutose e/ou a inulina aumentam a biodisponibilidade de cálcio. Os frutanos do tipo inulina, com alto grau de polimerização, apresentam efeito mais pronunciado no aumento da biodisponibilidade de cálcio, particularmente nas dietas com baixa ingestão do mineral. Além do cálcio, evidências obtidas de diversos experimentos realizados com animais indicam que os frutanos do tipo inulina aumentam a absorção de outros minerais, incluindo o magnésio, o ferro e o zinco.

Vários mecanismos têm sido propostos para explicar o efeito dos prebióticos na absorção de cálcio, sendo o principal deles relacionado à influência sobre a difusão passiva do mineral no intestino grosso. De acordo com essa teoria, quando os prebióticos penetram no intestino grosso não digeridos e são fermentados – dando origem aos ácidos graxos de cadeia curta, como propionato, butirato e acetato –, eles diminuem o pH do conteúdo do íleo, ceco e cólon. Consequentemente, a concentração de minerais ionizados aumenta, resultando em maior solubilidade do cálcio (assim como de outros minerais) e, assim, em um aumento da difusão passiva dependente da concentração no cólon e uma hipertrofia das paredes do ceco.

Um segundo mecanismo sugerido é o efeito osmótico da inulina e da oligofrutose na transferência do cálcio do intestino delgado para o grosso, o qual resultaria na passagem de água para o intestino grosso, permitindo, assim, que o cálcio se torne mais solúvel. A melhor biodisponibilidade do cálcio no cólon poderia ser, também, resultante da hidrólise do complexo cálcio-fitato, por ação de fitases liberadoras de cálcio bacterianas. Além do aumento da absorção de vários minerais, os prebióticos podem aumentar a absorção de elementos-traço, incluindo, principalmente, cobre, ferro e zinco.

Estudos reportam que os prebióticos podem aumentar o efeito da preservação óssea conferida pelos fitoestrógenos, tais como as isoflavonas (flavonoides encontrados em leguminosas como a soja), em ratos e camundongos ovariectomizados. Os prebióticos estimulam o aumento da população de bifidobactérias e lactobacilos, o que pode levar a um aumento da atividade da enzima betaglicosidase. O aumento dessa atividade conduz a uma maior hidrólise das ligações glicosídicas das isoflavonas conjugadas, aumentando a concentração da forma aglicona e de sua biodisponibilidade. É importante ressaltar que as isoflavonas agliconas também podem ser metabolizadas pela microbiota intestinal, dando origem a metabólitos como, por exemplo, o equol (metabólito da daidzeína) que, de acordo com a literatura, pode ser mais potente que seu precursor na prevenção da perda óssea.

## OS PREBIÓTICOS INFLUENCIAM O METABOLISMO LIPÍDICO?

Enquanto o efeito sobre a colesterolemia é controverso, o efeito hipolipidêmico da inulina e da oligofrutose foi observado em alguns estudos com ratos. Dados experimentais conduziram à formulação da hipótese de que os fruto-oligossacarídeos poderiam reduzir a capacidade lipogênica hepática, pela inibição da expressão gênica das enzimas lipogênicas, resultando em uma secreção reduzida de VLDL (lipoproteínas de muito baixa densidade)-triacilglicerol. Essa inibição poderia ser conseguida via produção de ácidos graxos de cadeia curta ou via modulação da insulinemia, por meio de mecanismos ainda não identificados, mas que estão sendo intensamente investigados. Evidências sugerem que a alta concentração de propionato produzida pela fermentação de prebióticos poderia ser um mecanismo de ação para explicar a redução do colesterol sérico e hepático.

Por outro lado, deve ser salientado que tentativas de reproduzir em humanos efeitos similares aos observados em ratos, com a administração de inulina e oligofrutose, geraram resultados conflitantes. Essa disparidade de resultados poderia ser atribuída ao emprego de doses bastante inferiores nesses estudos, uma vez que grande parte dos indivíduos apresentava sintomas gastrointestinais adversos, com o consumo diário de doses superiores a 30 g de inulina. Desse modo, estudos futuros sobre o efeito hipolipidêmico da inulina em humanos deverão levar em conta as características dos indivíduos selecionados, a duração do estudo e o histórico do indivíduo em termos de dieta, uma vez que essas são importantes variáveis que podem exercer influências consideráveis sobre as enzimas.

## OS PREBIÓTICOS EXERCEM EFEITOS SOBRE A UREMIA E A EXCREÇÃO DE NITROGÊNIO E DE UREIA?

Estudos em ratos mostraram que o consumo de inulina e oligofrutose reduz a uremia e transfere boa parte da excreção de nitrogênio do rim para o cólon. Entretanto, a extrapolação desses resultados para o que ocorre no homem é questionável, tendo em vista as diferenças na estrutura do trato digestivo e na microbiota do cólon.

## OS PREBIÓTICOS EXERCEM EFEITO SOBRE A GLICEMIA E A INSULINEMIA?

Os efeitos da inulina e da oligofrutose sobre a glicemia e a insulinemia ainda não foram elucidados e os dados disponíveis a esse respeito são, algumas vezes, contraditórios, indicando que esses efeitos dependem da condição fisiológica (em jejum ou estado pós-prandial) ou de doença (diabetes). É possível que, como ocorre no caso de outras fibras, a inulina e a oligofrutose influenciem na absorção de macronutrientes, especialmente de carboidratos, retardando o esvaziamento gástrico e/ou diminuindo o tempo de trânsito no intestino delgado. Adicionalmente, uma gliconeogênese induzida por inulina e oligofrutose poderia ser mediada por ácidos graxos de cadeia curta, especialmente o propionato.

## Com que frequência e em que dose os probióticos e os prebióticos devem ser ingeridos?

Para garantir um efeito contínuo, tanto os probióticos quanto os prebióticos devem ser ingeridos diariamente. Alterações positivas na composição da microbiota intestinal foram observadas com doses de 100 g de produto alimentício contendo $10^9$ ufc (unidades formadoras de colônias) de micro-organismos probióticos ($10^7$ ufc/g de produto) e com doses de 5 a 20 g de inulina e/ou oligofrutose, geralmente com a administração durante o período de 15 dias. Assim sendo, para serem de importância fisiológica ao consumidor, os probióticos devem alcançar populações acima de $10^6$ a $10^7$ ufc/g ou mL de bioproduto. Para garantirem o estímulo da multiplicação de bifidobactérias no cólon, doses diárias de 4 a 5 g de inulina e/ou oligofrutose são eficientes.

No Brasil, a recomendação da legislação é com base na porção diária de micro-organismos viáveis e de FOS e inulina que devem ser ingeridos, sendo o mínimo estipulado para probióticos de $10^8$ a $10^9$ ufc/dia e para FOS e inulina de 3 g para alimentos sólidos e de 1,5 g para alimentos líquidos. Entretanto, é importante ressaltar que a maior disponibilidade de dados sobre as concentrações bacterianas efetivas indica, claramente, que a concentração probiótica necessária varia em função da cepa e do efeito desejado sobre a saúde.

Salienta-se que a dose diária de probióticos a ser administrada pode variar de $10^7$ a $10^{10}$ ufc e depende de uma série de fatores, entre os quais: tipo de probiótico (*Lactobacillus* spp., *Bifidobacterium* spp., *Enterococcus* spp.), frequência diária de administração (uma a quatro vezes), período de administração (antes, durante ou após as refeições), duração da administração (de um dia a vários meses), veículo do probiótico (alimento fermentado, bebida, cápsula, tablete ou pó) e viabilidade do probiótico.

## Quais os principais critérios para a seleção de probióticos e prebióticos?

A seleção de bactérias probióticas tem como base os seguintes critérios: o gênero ao qual pertence a bactéria ser preferencialmente de origem humana; a correta identificação taxonômica da espécie/cepa; a estabilidade na presença de ácido e bile; a capacidade de, preferencialmente, aderir à mucosa intestinal; a capacidade de colonizar, ao menos temporariamente, o trato gastrointestinal humano; o antagonismo às bactérias patogênicas; a capacidade de produzir compostos antimicrobianos e ser metabolicamente ativo no intestino; a modulação do sistema imune e a capacidade de exercer ao menos uma das propriedades promotoras de saúde comprovada cientificamente em estudos clínicos. Outros critérios fundamentais são a segurança para uso humano, o histórico de não patogenicidade e não estarem associadas a outras doenças, tais como endocardite, além da ausência de genes determinantes da resistência aos antibióticos e ser estável geneticamente. A figura 21.3 mostra os principais critérios a serem considerados na seleção de um micro-organismo probiótico.

Um dos principais critérios utilizados para a seleção de um ingrediente prebiótico é a sua resistência à digestão durante a passagem pelo trato gastrointestinal e, portanto, à acidez do suco gástrico, à hidrólise por enzimas de mamíferos e à absorção gastrointestinal. Além disso, esse ingrediente deve ser fermentado seletivamente por bactérias potencialmente benéficas no cólon e promover um estímulo à multiplicação e/ou atividade metabólica de bactérias intestinais potencialmente associadas à saúde e ao bem-estar do hospedeiro. A figura 21.4 apresenta, de maneira geral, os critérios de seleção de um ingrediente prebiótico.

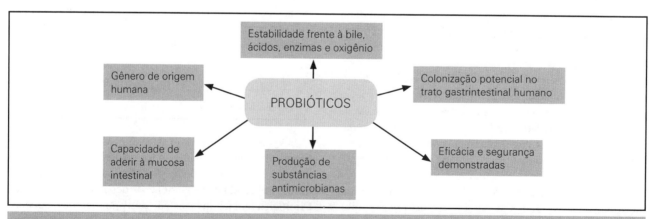

**Figura 21.3** – *Critérios preferenciais de seleção de uma bactéria probiótica. Fonte: adaptada de Iannitti e Palmeri, 2010.*

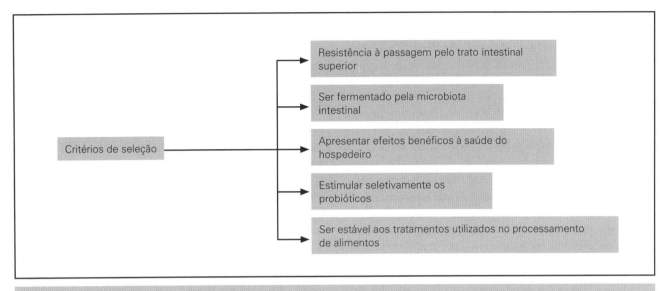

**Figura 21.4** – *Critérios para seleção de um ingrediente prebiótico. Fonte: adaptada de Wang, 2009.*

## O POTENCIAL PROBIÓTICO DE DIFERENTES CEPAS BACTERIANAS PROBIÓTICAS DIFERE?

O potencial probiótico pode diferir até mesmo para diferentes cepas de uma mesma espécie. Cepas de uma mesma espécie são incomparáveis e podem possuir áreas de aderência distintas, efeitos imunológicos específicos e seus mecanismos de ação sobre a mucosa saudável e a inflamada podem ser distintos.

## QUAIS OS PRINCIPAIS CRITÉRIOS PARA A ESCOLHA DE PROBIÓTICOS PARA A FABRICAÇÃO DE UM PRODUTO ALIMENTÍCIO?

Para a utilização de culturas probióticas na tecnologia de fabricação de produtos alimentícios, além da seleção de cepas probióticas para uso em humanos pelos critérios mencionados anteriormente, as culturas devem ser empregadas com base em seu desempenho tecnológico. Culturas probióticas com boas propriedades tecnológicas devem apresentar boa multiplicação no leite, promover propriedades sensoriais adequadas no produto e serem estáveis e viáveis durante armazenamento. Dessa forma, podem ser manipuladas e incorporadas em produtos alimentícios sem perder a viabilidade e a funcionalidade, resultando em produtos com textura e aroma adequados.

Uma seleção adequada de cepas deve ser conduzida para o processamento de produtos lácteos probióticos. A sobrevivência das bactérias probióticas no produto alimentício é fundamental, necessitando alcançar populações suficientemente elevadas (tipicamente acima de $10^6$ ufc/mL ou g) para ser de importância fisiológica ao consumidor. O consumo de quantidades adequadas dos micro-organismos probióticos desejados nos bioprodutos ($10^9$ a $10^{10}$ ufc/100g de produto) são suficientes para a manutenção das concentrações ativas fisiologicamente (quantidade intestinal de $10^6$ a $10^7$ ufc/g) *in vivo*.

É importante ressaltar que poucos são os estudos que investigam como a matriz alimentícia e a formulação do produto podem influenciar a viabilidade e/ou funcionalidade dos probióticos. Alguns estudos mostram que ingredientes, como, por exemplo, prebióticos e componentes do leite podem melhorar a viabilidade dos probióticos durante a vida de prateleira dos alimentos, bem como proteger os probióticos da ação dos sucos gastrointestinais, o que poderá representar um aumento da eficácia dos probióticos no hospedeiro. Outros estudos têm determinado a influência da matriz alimentícia sobre a expressão genética em probióticos. Nesse sentido, a escolha dos probióticos e da matriz alimentícia são fatores que também devem ser considerados na fabricação de um produto alimentício.

## QUAIS OS PRINCIPAIS PRODUTOS FUNCIONAIS PROBIÓTICOS?

Muita pesquisa em termos de probióticos encontra-se voltada para produtos como leites fermentados e iogurtes, sendo esses os principais produtos comercializados no mundo, contendo culturas probióticas. Outros produtos comerciais contendo essas culturas incluem sobremesas à base de leite, leite em pó destinado a recém-nascidos, sorvetes, sorvetes de iogurte e determinados tipos de queijo, além de produtos na fórmula de cápsulas ou produtos em pó para serem dissolvidos em bebidas frias. No entanto, há um aumento do interesse dos consumidores por produtos probióticos não lácteos. Nesse sentido, é possível obter alimentos probióticos a partir de diferentes matrizes alimentares, como frutas, cereais, leguminosas e carnes, incluindo produtos fermentados e não fermentados.

## Quais as principais aplicações de prebióticos, como os frutanos inulina e oligofrutose, na indústria de alimentos?

Os frutanos são não cariogênicos, uma vez que não são utilizados como substrato por *Streptococcus mutans*, micro-organismo responsável pelo aparecimento de cárie. Em virtude de possuírem cadeias de diferentes tamanhos, a inulina e a oligofrutose conferem propriedades distintas aos produtos alimentícios aos quais são adicionadas.

A oligofrutose, composta de oligômeros de cadeias curtas, possui propriedades similares às do açúcar e de xaropes de glicose, apresentando de 30% a 50% do poder adoçante e maior solubilidade que o açúcar. Sendo assim, esse frutano é frequentemente empregado em conjunto com edulcorantes de alto poder adoçante para substituir o açúcar, resultando em um perfil adoçante bem balanceado. A oligofrutose também é utilizada no sentido de conferir consistência a produtos lácteos, maciez a produtos de panificação, diminuir o ponto de congelamento de sobremesas congeladas, conferir crocância a biscoitos com baixo teor de gordura e, além disso, substituir o açúcar, também no sentido de atuar como ligante em barras de cereais.

Constituída de cadeias longas, a inulina é menos solúvel que a oligofrutose e, quando dispersa na água ou no leite, forma microcristais que interagem para dar origem a uma textura cremosa. Consequentemente, é empregada como substituta de gordura em produtos lácteos, patês, molhos, recheios, coberturas, sobremesas congeladas e produtos de panificação.

## O emprego de prebióticos e de probióticos pode resultar em algum efeito maléfico?

Testes padrões de toxicidade, conduzidos com frutanos do tipo inulina em doses bastante superiores às recomendadas, não detectaram evidências de toxicidade, carcinogenicidade ou genotoxicidade. Assim como no caso dos demais tipos de fibra, o consumo de quantidades excessivas de prebióticos pode resultar em diarreia, flatulência, cólicas, inchaço e distensão abdominal, estado reversível com a interrupção da ingestão. Entretanto, a dose de intolerância é bastante alta, permitindo uma faixa de dose terapêutica bastante ampla. Além disso, esses sintomas gastrointestinais subjetivos são dificilmente mensuráveis.

Quanto aos probióticos, estudos clínicos controlados com lactobacilos e bifidobactérias não revelaram efeitos maléficos causados por esses micro-organismos. Efeitos benéficos causados por essas bactérias foram observados durante o tratamento de infecções intestinais, incluindo a estabilização da barreira da mucosa intestinal, prevenção da diarreia e melhora da diarreia infantil e da associada ao uso de antibióticos. Apesar do relato de alguns casos de bacteremia envolvendo o consumo de cepas probióticas de *Lactobacillus* e *Bifidobacterium* na literatura, todos eram pacientes imunodeprimidos, debilitados ou portadores de doença crônica.

Paralelamente, apesar de muitas cepas de bactérias láticas, particularmente as de *Lactobacillus* spp., serem resistentes a determinados antibióticos, essa resistência normalmente não é mediada por plasmídios, não sendo transmissível. Entretanto, há descrição de cepas portadoras de plasmídios de resistências, particularmente cepas de *Enterococcus* resistentes à vancomicina. Cepas com plasmídios de resistência não devem ser empregadas como probióticos humanos ou animais, por serem, possivelmente, capazes de transmitir os fatores de resistência para bactérias patogênicas, dificultando a cura de infecções.

Apesar das culturas probióticas de *Lactobacillus* spp. e de *Bifidobacterium* spp. serem consideradas seguras (GRAS – *generally recognized as safe*), é necessária a determinação da segurança na utilização da cepa antes do lançamento e da divulgação de um novo produto. Assim, uma avaliação crítica da segurança tornará os benefícios dos probióticos acessíveis ao consumidor.

## Considerações finais sobre os probióticos e prebióticos

Uma microbiota intestinal saudável e microecologicamente balanceada, sem o predomínio de micro-organismos patogênicos, resulta em um desempenho normal das funções fisiológicas do hospedeiro, o que irá assegurar uma melhor qualidade de vida. Este resultado é de suma importância, particularmente nos dias de hoje, em que a expectativa de vida aumenta exponencialmente. O papel direto dos micro-organismos probióticos e indireto dos ingredientes prebióticos, no sentido de propiciar, no campo da nutrição preventiva, essa microbiota ao hospedeiro, já está bem estabelecido. O efeito dos micro-organismos probióticos e dos ingredientes prebióticos pode ser potencializado, através de sua associação, dando origem aos alimentos funcionais simbióticos. Apenas uma pequena fração dos mecanismos para a ocorrência dos efeitos probióticos e prebióticos foi elucidada. Entretanto, estudos nesse sentido são cada vez mais intensos. Uma melhor compreensão sobre a interação entre os compostos vegetais não digeríveis, seus metabólitos intestinais, a microbiota intestinal e o hospedeiro abrirá mais possibilidades de produzir novos ingredientes para produtos alimentícios nutricionalmente otimizados que promovem a saúde do hospedeiro, pela modulação da microbiota intestinal. Além disso, a compreensão dos mecanismos de ação dos probióticos e prebióticos confere vantagens para explorar, de maneira mais ampla, as potencialidades desses componentes na redução do risco de doenças.

## Bibliografia consultada

Brasil. Ministério da Saúde, Agência Nacional de Vigilância Sanitária. Alimentos com alegações de propriedades funcionais e ou de saúde, novos alimentos/ ingredientes, substâncias bioativas e probióticos: lista de alegações de propriedade funcional aprovadas. [Internet]. Brasília (DF): Ministério da Saúde, 2008. [citado em: 2009 ago 01]. Disponível em: http://www.anvisa.gov.br/alimentos/comissoes/tecno_lista_alega.htm.

Bedani, R, Rossi, EA. Microbiota intestinal e probióticos: implicações para o câncer de cólon. J Port Gastrenterol. 2009;16(1):19-28.

Bedani R, Pauly-Silveira ND, Roselino MN, de Valdez GF, Rossi EA. Effect of fermented soy product on the fecal microbiota of rats on a beef-based animal diet. J Sci Food Agric. 2010;90(2):233-8.

Begley M, Hill C, Gahan CG. Bile salt hydrolase activity in probiotics. Appl Environ Microbiol. 2006;72(3):1729-38.

Bielecka M, Biedrzycka E, Majkowska A. Selection of probiotics and pre-biotics for synbiotics and confirmation of their *in vivo* effectiveness. Food Res Int, 2002;35(2-3):125-31.

Buriti FCA, Castro IA, Saad SMI. Viability of *Lactobacillus acidophilus* in synbiotic guava mousses and its survival under *in vitro* simulated gas-trointestinal conditions. Int J Food Microbiol. 2010;137(2-3):121-9.

Buriti FCA, Castro IA, Saad SMI. Effects of refrigeration, freezing and replacement of milk fat by inulin and whey protein concentrate on texture profile and sensory acceptance of synbiotic guava mousses. Food Chem. 2010;123(4):1190-7.

Carabin IG, Flamm WG. Evaluation of safety of inulin and oligofructose as dietary fiber. Regul Toxicol Pharmacol. 1999;30(3):268-82.

Champagne CP, Gardner NJ, Roy D. Challenges in the addition of probiotic cultures to foods. Crit Rev Food Sci Nutr. 2005;45(1):61-84.

Chapman CMC, Gibson GR, Rowland I. Health benefits of probio-tics: are mixtures more effective than single strains? Eur J Nutr. 2011;50(1):1-17.

Corthésy B, Gaskins HR, Mercenier A. Cross-talk between probiotic bacteria and the host immune system. J Nutr. 2007;137(3 Suppl 2):781S-90S.

Cruz AG, Buriti FCA, Souza CHB, Faria JAF, Saad SMI. Probiotic chee-se: health benefits, technological and stability aspects. Trends Food Sci Technol. 2009;20(8):344-54.

Cummings JH, Macfarlane GT. Gastrointestinal effects of prebiotics. Br J Nutr. 2002;87(Suppl 2):S145-51.

Fioramonti J, Theodorou V, Bueno L. Probiotics: what are they? What are their effects on gut physiology? Best Pract Res Clin Gastroent. 2003;17(5):711-24.

Fooks LJ, Fuller R, Gibson GR. Prebiotics, probiotics and human gut microbiology. Int Dairy J. 1999;9(1):53-61.

Gibson GR, Roberfroid M. Handbook of prebiotics. Brussels: CRC Press, 2008.

Guarner F, Malagelada JR. Gut flora in health and disease. Lancet. 2003;360(9356):512-9.

Hirayama K, Rafter J. The role of probiotic bacteria in cancer prevention. Microbes Infect. 2000;2(6):681-6.

Holzapfel WH, Schillinger U. Introduction to pre- and probiotics. Food Res Int. 2002;35(2-3):109-16.

Hoarau C, Lagaraine C, Martin L, Velge-Roussel F, Lebranchu Y. Super-natant of *Bifidobacterium breve* induces dendritic cell maturation, ac-tivation, and survival through a Toll-like receptor 2 pathway. J Allergy Clin Immunol. 2006;17(3):696-702.

Isolauri E, Salminen S, Ouwehand AC. Probiotics. Best Pract Res Clin Gastroent. 2004;18(2):299-313.

Iannitti T, Palmieri B. Therapeutical use of probiotic formulations in clinical practice. Clin Nutr. 2010;29(6):701-25.

Kaur N, Gupta AK. Applications of inulin and oligofructose in health and nutrition. J Biosci. 2002;27(7):703-14.

Kopp-Hoolihan L. Prophylactic and therapeutic uses of probiotics: a review. J Am Diet Assoc. 2001;101(2):229-38.

Lavanda I, Saad SMI, Lobo AR, Colli C. Prebióticos y su efecto en la biod sponibilidad del calcio. Rev Nutr. 2011;24(2):333-44.

Lee YK, Nomoto K, Salminen S, Gorbach SL. Handbook of probiotics. New York: Wiley, 1999.

Lee YK, Salminen S. Handbook of probiotics and prebiotics. New York: Wiley, 2009.

Lenoir-Wijnkoop I, Sanders ME, Cabana MD, Caglar E, Corthier G, Rayes N, et al. Probiotic and prebiotic influence beyond the intestinal tract. Nutr Rev. 2007;65(11):469-89.

Liong MT, Shah NP. Optimization of cholesterol removal, growth and fermentation patterns of *Lactobacillus acidophilus* ATCC 4962 in the presence of mannitol, fructo-oligosaccharide and inu-lin: a response surface methodology approach. J Appl Microbiol, 2005a;98(5):1115-26.

Liong MT, Shah NP. Acid and bile tolerance and cholesterol removal ability of lactobacilli strains. J Dairy Sci. 2005b;88(1):55-66.

Mathey J, Puel C, Kati-Coulibaly S, Bennetau-Pelissero C, Davicco MJ, Lebecque P. Fructooligosaccharides maximize bone-sparing effects of soy isoflavone enriched diet in the ovariectomized rat. Calcif Tissue Int. 2004;75(2):169-79.

Marteau P, Boutron-Ruault MC. Nutritional advantages of probiotics and prebiotics. Br J Nutr. 2002;87(Suppl 2):S153-7.

Menar S, Candalh C, Bambou JC, Terpend K, Cerf-Bensussan N, Hey-man M. Lactic acid bacteria secrete metabolites retaining anti-inflam-matory properties after intestinal transport. Gut. 2004;53(6):821-8.

O'Flaherty S, Klaenhammer TR. The role and potential of probiotic bac-teria in the gut, and the communication between gut microflora and gut/host. Int Dairy J. 2010;20(4):262-8.

Otieno DO, Ashton JF, Shah NP. Evaluation of enzymic potential for biotransformation of isoflavone phytoestrogen in soymilk by *Bifido-bacterium animalis*, *Lactobacillus acidophilus* and *Lactobacillus casei*. Food Res Int. 2006;39(4):394-407.

Pereira DIA, Gibson GR. Effects of consumption of probiotics and pre-biotics on serum lipid levels in humans. Crit Rev Biochem Mol Biol. 2002;37(4):259-81.

Puupponen-Pimiä R, Aura AM, Oksman-Caldentey KM, Myllärinen P, Saarela M, Mattila-Sanholm T. Development of functional ingredients for gut health. Trends Food Sci Technol. 2002;13(1):3-11

Rafter J. Probiotics and colon cancer. Best Pract Res Clin Gastroenterol. 2003;17(5):849-59.

Rivera-Espinosa Y, Gallardo-Navarro Y. Non-dairy probiotic products. Food Microbiol. 2010;27(1):1-11.

Roberfroid M. Functional food concept and its application to prebiotics. Digest Liver Dis. 2002;34 Suppl 2:S105-10.

Saad SMI, Bedani R, Mamizuka EM. Benefícios à saúde dos probióticos e prebióticos. Probióticos e prebióticos em alimentos: fundamentos e aplicações tecnológicas. São Paulo: Varela, 2011a. p.54-81.

Saad SMI, Cruz AG, Assis JAF. Probióticos e prebióticos em alimentos: fundamentos e aplicações tecnológicas. São Paulo: Varela, 2011b.

Sanders ME, Marco ML. Food formats for effective delivery of probio-tics. Ann Rev Food Sci Technol. 2010;1:65-85.

Saxelin M, Tynkkynen S, Mattila-Sandholm T, de Vos WM. Probiotic and other functional microbes: from markets to mechanisms. Curr Opin Biotechnol. 2005;16(2):204-11.

Scholz-Ahrens KE, Schrezenmeir J. Inulin and oligofrutose and mineral metabolism: the evidence from animal trials. J Nutr. 2007;137(11 Suppl):2513S-23S.

Tuohy KM, Probert HM, Smejkal CW, Gibson GR. Using probio-tics and prebiotics to improve gut health. Drug Discov Today. 2003;8(15):692-700.

Wang Y. Prebiotics: present and future in food science and technology. Food Res Int. 2009;42(1):8-12.

Wohlgemuth S, Loh G, Blaut M. Recent developments and perspec-tives in the investigations of probiotic effects. Int J Med Microbiol. 2010;300(1):3-10.

Wollowski L, Rechkemmer G, Pool-Zobel BL. Protective role of pro-biotics and prebiotics in colon cancer. Am J Clin Nutr. 2001;73(2 Suppl):451S-5S.

World Health Organization. Food and Agriculture Organization of the United Nations. Evaluation of health and nutritional properties of probiotics in food including powder milk with live lactic acid bacteria. Córdoba: 2001. [cited 2011 Apr 26]. 34p. Available from: http://www. who.int/foodsafety/publications/fs_management/en/probiotics.pdf.

Yakult Honsha. Intestinal flora and immunity: intestinal infection, aller-gies, and cancer. 20th ed. Healthist. Tokyo: Higashi-Shinbashi, 1997.

# Imunonutrição

Marcelo Macedo Rogero • Julio Tirapegui

## Introdução

O potencial para modular a atividade do sistema imune por meio de intervenções com nutrientes específicos tem sido denominado imunonutrição, que combina a intervenção farmacológica e a nutrição clínica. Entretanto, a escolha dos nutrientes – que podem apresentar propriedades anti-inflamatórias ou promover o aumento da resposta imune – depende da situação clínica. Desse modo, a designação imunonutrição tem sido aplicada em diversas situações em que uma alteração do fornecimento de nutrientes é utilizada visando modificar respostas inflamatórias e imunológicas. Além disso, a imunonutrição tem sido principalmente associada à tentativa de melhorar o quadro clínico de pacientes submetidos a cirurgias e de pacientes gravemente enfermos, que frequentemente necessitam de fornecimento exógeno de nutrientes por meio de nutrição parenteral ou enteral. Cabe ressaltar que, após grandes cirurgias, verifica-se a ocorrência de um período de imunossupressão, que aumenta o risco de morbidade e mortalidade pelo surgimento de infecção. A melhora da imunocompetência durante esse período, decorrente da imunonutrição, pode reduzir as complicações decorrentes de infecções.

A eficácia clínica da imunonutrição, avaliada por três metanálises, evidenciou que a imunonutrição resulta em redução significativa da taxa de infecções e do período de permanência hospitalar. De modo geral, a redução desses dois parâmetros é mais pronunciada em pacientes submetidos a intervenções cirúrgicas quando comparados com pacientes gravemente enfermos. Apesar desses benefícios aparentes, nenhuma das metanálises identificou um efeito significativo da imunonutrição sobre a mortalidade nos estudos avaliados ou especificamente em relação aos pacientes gravemente enfermos ou submetidos a intervenções cirúrgicas.

## Quais as áreas relacionadas com a imunocompetência que podem ser moduladas por nutrientes específicos?

De modo sucinto, a defesa imune pode ser dividida em três locais de ação, que representam potenciais alvos para atuação de nutrientes específicos: integridade das mucosas, função de defesa celular e inflamação local ou sistêmica (Fig. 22.1).

A funcionalidade da mucosa intestinal representa a primeira linha de defesa contra a translocação de patógenos e é considerada relevante em relação à administração inicial de nutrição enteral de pacientes gravemente enfermos. Além disso, suficiente disponibilidade de substratos adequados é atualmente considerada a principal ferramenta na manutenção da estrutura e funcionalidade das mucosas.

A funcionalidade da defesa celular inclui a resposta imune celular não específica e específica. Posteriormente à invasão do patógeno, a defesa celular ocorre por meio dos granulócitos, macrófagos e linfócitos. As complexas interações entre essas células efetoras são coordenadas por meio da liberação de citocinas e de outros mediadores. Nutrientes podem modular os sistemas de defesa celular e humoral por meio da alteração da formação de mediadores ou por interferirem nas vias de transdução de sinais celulares.

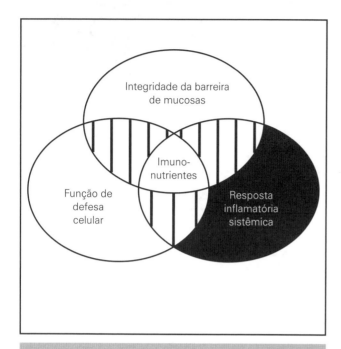

**Figura 22.1** – *Representação esquemática das três áreas da defesa imune influenciadas por imunonutrientes. Fonte: modificada de Suchner et al., 2000.*

Componentes essenciais das respostas inflamatória e imune são representados pela ativação de sistemas, como de coagulação e complemento. Além disso, mediadores estão envolvidos, incluindo citocinas, eicosanoides, fator ativador plaquetário e óxido nítrico, bem como cininas e aminas vasoativas. A resposta inflamatória sistêmica pode prejudicar a microcirculação, a troca gasosa pulmonar, a permeabilidade vascular, a coagulação e a utilização de substratos e, desse modo, pode influenciar a função orgânica. Portanto, a escolha seletiva – quantitativa e qualitativamente – de determinados nutrientes, que atuam como precursores de mediadores, pode modular a gravidade das respostas inflamatória e imune.

## A resposta imune pode estar associada a efeitos adversos ao organismo?

O organismo pode tanto realizar uma série de processos biológicos quanto sofrer uma invasão de patógenos. De maneira sucinta, ocorrem três eventos que influenciam a evolução do paciente, e que são iniciados pela secreção de citocinas pró-inflamatórias IL-l e IL-6 (interleucinas 1 e 6) e TNF-alfa (fator de necrose tumoral-alfa). Esses processos são: 1) criação de um ambiente hostil para patógenos; 2) fornecimento de nutrientes para o sistema imune a partir de fontes endógenas; e 3) fortalecimento dos sistemas de defesa e de controle contra a lesão de tecidos saudáveis decorrente da resposta imune.

Sistemas inibitórios são desencadeados, com o objetivo de terminar a resposta, uma vez que tenha ocorrido a destruição do patógeno. Os sistemas de controle incluem a secreção de citocinas anti-inflamatórias – por exemplo, IL-10 –, síntese de antagonistas de receptores (ra) de citocinas – por exemplo, IL-1ra –, secreção de glicocorticosteroides e diminuição da ativação do NF-κB (fator nuclear kappa B) por aumento das defesas antioxidantes.

Contudo, há um número de situações em que a resposta imune pode exceder o limite do que é denominado "saudável". Esse fato inclui imunossupressão e hiperinflamação, lesão oxidativa e excessiva perda de componentes teciduais. Por exemplo, há relação entre a excessiva perda de massa magra e aumento de mortalidade. Além disso, em pacientes com sepse ocorre um evidente desequilíbrio entre a síntese de citocinas pró-inflamatórias e anti-inflamatórias, uma falha na manutenção das defesas antioxidantes e elevada ativação do NF-κB. Desse modo, importantes objetivos da imunomodulação são o aumento da resposta mediada por células, a alteração do balanço entre citocinas pró-inflamatórias e anti-inflamatórias, a prevenção da excessiva ativação do NF-κB e atenuação da depleção de nutrientes teciduais.

## Quais são os principais imunonutrientes?

Dentre os imunonutrientes mais frequentemente estudados na imunonutrição estão os AGPI ω-3 (ácidos graxos poli-insaturados ômega-3), a glutamina, a arginina, os aminoácidos de cadeia ramificada, a cisteína, a taurina e os nucleotídeos. A combinação de alguns ou de todos esses nutrientes está presente em fórmulas enterais e parenterais disponíveis comercialmente.

## Há indicação ou restrição do uso de imunonutrientes em pacientes com sepse grave?

A ESPEN (Sociedade Europeia de Nutrição Clínica e Metabolismo) indica a utilização de dietas imunomoduladoras em pacientes com sepse leve a moderada; contudo, a utilização de tal dieta é contraindicada em pacientes com sepse grave.

Dentre os imunonutrientes, constata-se que a arginina é contraindicada em pacientes gravemente enfermos, particularmente em pacientes com sepse.

## Glutamina e imunonutrição

A glutamina é um L-alfa-aminoácido de cinco carbonos, com peso molecular de 146,15 e composição elementar de carbono (41,09%), hidrogênio (6,90%), oxigênio (32,84%) e nitrogênio (19,17%). Em pH fisiológico, é classificada como um aminoácido neutro e, nutricionalmente, como um aminoácido não essencial. A glutamina apresenta dois grupos amino: um grupo alfa-amino e um grupo amida terminal facilmente hidrolisável. Essas características ressaltam as funções da glutamina como um veículo de transporte de nitrogênio e carreadora de amônia (Fig. 22.2).

A glutamina é o aminoácido livre mais prevalente no organismo. É o aminoácido livre mais abundante no músculo e no plasma humano, também é encontrado em concentrações relativamente altas em muitos tecidos. No músculo, seu conteúdo intracelular corresponde a cerca de 60% do total de aminoácidos livres. Aproximadamente 80% da glutamina corporal se encontra no músculo esquelético e essa concentração é superior trinta vezes em relação ao plasma. Neste, a glutamina constitui aproximadamente 20% do total de aminoácidos livres e, após um jejum de 12 horas, a concentração plasmática se encontra entre 500 e 750 $\mu$mol/L. Esta é dependente do balanço entre a liberação e a captação de glutamina pelos vários órgãos e tecidos do corpo. No estado pós-absortivo, glutamina e alanina correspondem a 48% e 32% dos aminoácidos liberados pelo músculo esquelético, respectivamente, e a glutamina com dois átomos de nitrogênio por molécula é a principal fonte de liberação de nitrogênio a partir do músculo.

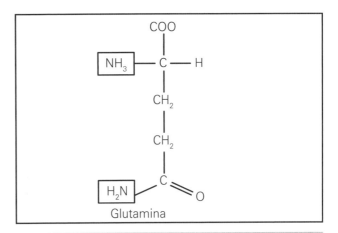

**Figura 22.2** – *Fórmula estrutural do aminoácido glutamina.*

## Quais são as principais funções da glutamina no organismo?

A glutamina apresenta diversas funções no organismo, o que reforça o papel relevante desse aminoácido em estados tanto normais como fisiopatológicos (Tab. 22.1 e Quadro 22.1).

### Tabela 22.1. Imunonutrientes comumente utilizados e suas funções principais

| Nutriente | Comentários | Funções principais ou efeitos |
|---|---|---|
| Arginina | • Síntese endógena é diminuída em indivíduos com sepse ou traumas. | • Precursor de poliaminas, ácidos nucleicos, aminoácidos envolvidos na síntese de tecido conectivo e óxido nítrico;<br>• secretagogo para os hormônios insulina, prolactina e GH;<br>• aumenta o número e a funcionalidade de linfócitos T; e<br>• melhora o processo de cicatrização. |
| Glutamina | • Aminoácido mais prevalente no corpo humano;<br>• sintetizado principalmente no músculo esquelético e<br>• condições catabólicas estão associadas a marcante declínio das concentrações plasmática e muscular de glutamina. | • Precursor de glutationa, purinas, pirimidinas, nucleotídeos e amino-açúcares;<br>• principal combustível metabólico para enterócitos, colonócitos e células do sistema imune;<br>• mais relevante substrato para amoniagênese renal;<br>• protege a integridade estrutural e funcional da mucosa intestinal; e<br>• mantém ou aumenta as funções imunes, especialmente as associadas à imunidade mediada por células. |
| Aminoácidos de cadeia ramificada | • Aminoácidos indispensáveis na dieta de humanos. | • Precursores de glutamina. |
| Ácidos graxos ômega-3 | • Prontamente incorporados em membranas celulares, frequentemente às custas do ácido araquidônico (ω-6) e<br>• suscetível à peroxidação devido ao alto grau de insaturação (portanto, é relevante manter um adequado estado nutricional relativo a antioxidantes). | • Anti-inflamatórios;<br>• antagonizam a síntese de eicosanoides inflamatórios a partir do ácido araquidônico (ω-6);<br>• precursores de uma família alternativa de eicosanoides que frequentemente apresentam efeitos biológicos fracos; e<br>• podem prevenir imunossupressão em algumas situações. |
| Nucleotídeos | • Síntese de novo é prejudicada em estados catabólicos. | • Precursores de RNA (ácido ribonucleico) e DNA (ácido desoxirribonucleico);<br>• protegem a integridade estrutural e funcional da mucosa intestinal; e<br>• mantém ou aumentam as funções imunes, especialmente as associadas à imunidade mediada por células. |

### Quadro 22.1. Principais funções do aminoácido glutamina no organismo

- Transferência de nitrogênio entre órgãos.
- Detoxificação de amônia.
- Manutenção do balanço acidobásico durante a acidose.
- Possível regulador direto da síntese e degradação proteica.
- Precursora de nitrogênio para a síntese de nucleotídeos.
- Necessária para o crescimento e a diferenciação celular.
- Veículo de transporte de cadeia carbônica entre os órgãos.
- Fornece energia para células de rápida proliferação, como enterócitos e células do sistema imune.
- Age como precursora da ureogênese e gliconeogênese hepática, e de mediadores, como o GABA e glutamato.
- Promove melhora da permeabilidade e da integridade intestinal.
- Aumenta a resistência à infecção por aumento da função fagocitária.
- Fornece energia aos fibroblastos, aumentando a síntese de colágeno.
- Substrato para a síntese de glutationa.
- Estimula a síntese de glicogênio.
- Substrato para a síntese de citrulina e de arginina.

Fonte: Rogero e Tirapegui, 2003.

## Quais são as principais enzimas envolvidas na síntese e na degradação da glutamina?

As duas principais enzimas intracelulares envolvidas no metabolismo da glutamina são a glutamina sintetase e a glutaminase. A primeira é responsável pela reação que sintetiza glutamina a partir de amônia e glutamato, na presença de ATP, enquanto a segunda é responsável pela hidrólise da glutamina, convertendo-a em glutamato e amônia. Quanto à localização intracelular, verifica-se que a glutamina sintetase é encontrada primariamente no citosol, ao passo que a glutaminase, na sua forma ativa, apresenta-se principalmente na mitocôndria. Essas localizações são compatíveis com as funções destas enzimas: glutamina sintetase, produzindo glutamina para síntese de proteínas citoplasmáticas e nucleotídeos, e glutaminase, catalisando a utilização de glutamina como fonte de energia.

## Quais os principais órgãos e tecidos envolvidos no metabolismo da glutamina?

Dentre os tecidos e órgãos envolvidos na síntese de glutamina incluem-se o músculo esquelético, os pulmões, o fígado, o cérebro e possivelmente o tecido adiposo, os quais contêm atividade da enzima glutamina sintetase. Por outro lado, tecidos que são primariamente consumidores de glutamina – células da mucosa intestinal, leucócitos e células do túbulo renal – contêm elevada atividade da enzima glutaminase. Sob certas condições, tal como reduzido aporte de carboidratos, o fígado pode tornar-se um sítio consumidor de glutamina (Fig. 22.3).

## Como a glutamina é metabolizada no trato digestório?

O trato digestório é o principal órgão de captação e metabolismo de glutamina do organismo. A glutamina necessária para o intestino é consumida primariamente pelas células da mucosa, que representam a maior massa de células de proliferação rápida do organismo de indivíduos normais. Células epiteliais da mucosa intestinal têm acesso à glutamina de duas maneiras: 1) após uma refeição, a glutamina presente no lúmen intestinal atravessa a membrana luminal (borda em escova) do enterócito; e 2) por intermédio da glutamina presente no sangue arterial, que atravessa a membrana basolateral do enterócito.

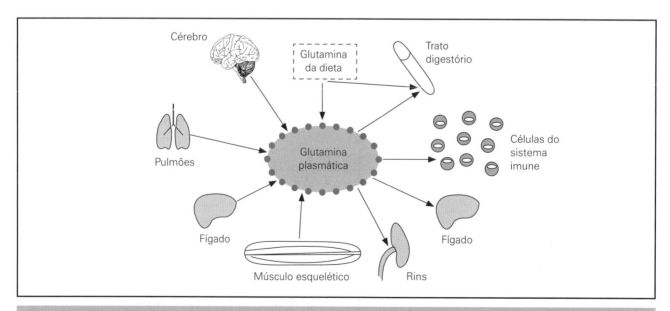

**Figura 22.3** – *Principais órgãos e tecidos envolvidos no metabolismo da glutamina. Fonte: Rogero e Tirapegui, 2003.*

No estado absortivo, a captação de glutamina pelo intestino ocorre por meio da membrana luminal e a quantidade desse aminoácido que alcança o sangue portal depende da concentração de glutamina presente no lúmen intestinal. No estado pós-absortivo, a membrana basolateral do enterócito apresenta uma alta taxa de captação de glutamina. Contudo, a presença de glutamina no lúmen intestinal diminui a utilização de glutamina pelo enterócito a partir da circulação sanguínea. Redução de 40% na taxa de captação da glutamina arterial foi obtida por meio da perfusão de 6 mM de glutamina no lúmen intestinal, indicando que a disponibilidade de glutamina luminal economizou sua utilização pelo enterócito a partir do sangue.

## Como a glutamina é metabolizada em linfócitos, macrófagos e neutrófilos?

Até o início da década de 1980, acreditava-se que linfócitos, macrófagos e neutrófilos obtinham a maioria da sua energia por meio do metabolismo e oxidação da glicose. Recentes evidências têm demonstrado que a taxa de utilização de glutamina por essas células é similar ou superior à da glicose, aliado ao fato de que tanto a glicose quanto a glutamina não são completamente oxidadas nessas células, uma vez que grande parte da glicose é convertida para lactato (glicólise), enquanto a maioria da glutamina é convertida em glutamato, aspartato, lactato e, sob condições apropriadas, em $CO_2$ (dióxido de carbono). Essa via de oxidação parcial da glutamina é denominada glutaminólise. De acordo com os produtos finais metabólicos e com os resultados das atividades máximas de algumas enzimas, verifica-se que a glutamina é utilizada por uma via similar, se não idêntica, em macrófagos, linfócitos e neutrófilos.

Tanto a glicólise quanto a glutaminólise fornecem intermediários metabólicos para vias de biossíntese, ou seja, glicólise fornece glicose-6-fosfato para a formação de ribose-5-fosfato, que será utilizada na síntese de DNA e RNA, além de fornecer glicerol-3-fosfato para a síntese de fosfolipídios. A glutaminólise fornece glutamina (pelo aumento da disponibilidade de glutamina intracelular), amônia e aspartato para a síntese de purinas e pirimidinas, que estão envolvidas na síntese de DNA e RNA.

Estudos demonstram que a taxa de proliferação de linfócitos T e B e também as taxas de síntese proteica são dependentes de glutamina (Fig. 22.4). Também são dependentes de glutamina as sínteses de RNA, citocinas, IL-2 e imunoglobulinas. Além disso, verifica-se que a glutamina promove aumento da diferenciação de linfócitos B e da síntese de ânion superóxido por neutrófilos.

Ao mesmo tempo, a ativação de macrófagos *in vivo* ou *in vitro* acarreta significativo aumento da utilização de glutamina. Alguns parâmetros de avaliação da funcionalidade de macrófagos testados *in vitro*, como síntese de IL-1 e de mRNA e atividade fagocitária, são dependentes do fornecimento de glutamina em concentrações superiores às fisiológicas.

A glutamina, por meio da via catabólica envolvendo a enzima malato desidrogenase dependente de $NADP^+$ [glutamina → glutamato → alfacetoglutarato → malato → piruvato], pode gerar considerável quantidade de NADPH, que é necessário para as enzimas iNOS (óxido nítrico sintase indutível) e NADPH oxidase, que são responsáveis pela síntese de espécies reativas – óxido nítrico e ânion superóxido, respectivamente – em células do sistema imune. Nessas células, o NADPH também é necessário para a biossíntese de ácidos graxos, ao mesmo tempo que é

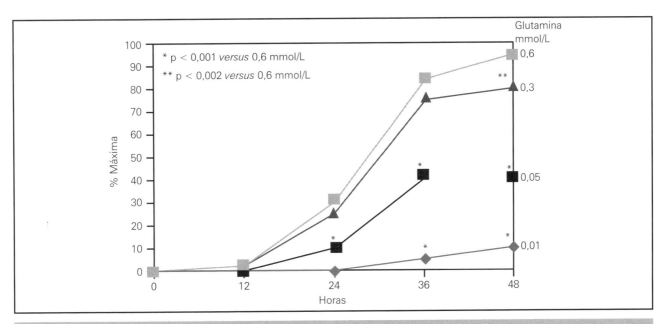

**Figura 22.4** – *Efeito da disponibilidade de glutamina sobre a proliferação de linfócitos estimulados pelo mitógeno concanavalina A. Fonte: modificada de Wilmore e Shabery, 1998.*

utilizado pela enzima glutationa redutase para aumentar a concentração de glutationa reduzida, o que promove uma elevação da capacidade antioxidante.

## Há alteração no metabolismo da glutamina em situações catabólicas?

Existem diversas evidências de que situações hipermetabólicas e hipercatabólicas são acompanhadas por significativa diminuição da concentração plasmática e intramuscular de glutamina. Tem sido demonstrado que essa resposta ocorre após cirurgia, trauma, queimadura, sepse, diabetes não controlado e pancreatite. Uma redução no *pool* de glutamina livre no músculo esquelético (aproximadamente 50% do valor normal) parece representar uma característica da resposta para traumas, infecções e desnutrição. Essa resposta origina um estado de depleção de glutamina, que está associado a um aumento da suscetibilidade a infecções. Sugere-se que isso possa ser parcialmente decorrente da diminuição do fornecimento de glutamina para células imunocompetentes. Desse modo, tem sido proposto que a glutamina se torna um aminoácido condicionalmente indispensável durante episódios de estresse fisiológico.

## Quais os principais efeitos da utilização de glutamina na nutrição clínica?

Soluções utilizadas em nutrição parenteral ou enteral suplementadas com glutamina estão associadas ao aumento do conteúdo de DNA e de proteína da mucosa intestinal; redução da translocação bacteriana após tratamento com radiação; diminuição dos efeitos adversos da enterocolite induzida experimentalmente; preservação da mucosa intestinal durante a nutrição parenteral e aumento da hiperplasia de mucosas após ressecção intestinal; aumento da imunidade do trato respiratório superior; aumento da atividade citotóxica de células *natural killer* e células *killer* ativadas por linfocinas; aumento da funcionalidade de linfócitos e macrófagos; preservação dos estoques hepáticos e da mucosa intestinal de glutationa, entre outros efeitos.

## Qual a relação entre câncer e glutamina?

Pacientes com câncer apresentam risco elevado de desenvolver infecções em virtude dos efeitos imunossupressivos da quimioterapia, radiação e cirurgia. Além disso, estudos com modelos animais demonstraram que as defesas imunes que combatem o câncer declinam progressivamente com o tumor. Muitos tumores apresentam elevada atividade da enzima glutaminase e utilizam grandes quantidades de glutamina como um substrato metabólico, o que poderia levar à conclusão de que a suplementação com glutamina estimularia o crescimento tumoral. Entretanto, estudos não têm provado essa hipótese, uma vez que muitas pesquisas evidenciam os benefícios sem qualquer consequência negativa da suplementação com glutamina

em pacientes com câncer ou em animais com tumores. Dentre os efeitos benéficos da suplementação com glutamina sobre a imunocompetência, incluem-se: redução do crescimento tumoral, melhora da funcionalidade de linfócitos T, aumento da função imune do trato digestório, melhor tolerância às terapias e aumento da sensibilidade de células tumorais à radiação e à quimioterapia.

## Qual a finalidade da utilização de glutamina em indivíduos traumatizados ou submetidos a cirurgias?

Cirurgias e traumas resultam em diminuição da massa corporal, balanço nitrogenado negativo e diferentes graus de disfunção da resposta imune, o que aumenta a suscetibilidade desses pacientes a doenças infecciosas. Estudos em modelos animais de cirurgia e trauma sustentam os benefícios imunológicos e clínicos do fornecimento de glutamina para prevenção ou tratamento de infecções. Além disso, estudos clínicos têm sugerido que doses farmacológicas de glutamina melhoram a resposta imune e reduzem o período de permanência hospitalar.

## AMINOÁCIDOS DE CADEIA RAMIFICADA E IMUNONUTRIÇÃO

## Qual a finalidade da utilização de aminoácidos de cadeia ramificada na imunonutrição?

Os aminoácidos de cadeia ramificada (leucina, isoleucina e valina) são classificados como aminoácidos essenciais ou indispensáveis (Fig. 22.5). Esses aminoácidos representam aproximadamente 19% do total de aminoácidos presentes em proteínas musculares. Os aminoácidos de cadeia ramificada destacam-se por: participarem da síntese de proteínas; serem precursores de carbono para a síntese de intermediários do ciclo de Krebs, de corpos cetônicos e de lipídios; serem precursores de carbono e nitrogênio para a síntese de glutamato, alanina e glutamina e poderem ser oxidados – leucina e isoleucina – a acetil-CoA e $CO_2$.

Os aminoácidos de cadeia ramificada são pouco oxidados pelo fígado e são metabolizados principalmente por tecidos periféricos (especialmente o músculo esquelético). No tecido muscular, a primeira etapa do metabolismo dos aminoácidos de cadeia ramificada é a remoção reversível do grupamento $NH_3$. A figura 22.6 ilustra como o grupo $NH_3$ é doado a partir do aminoácido de cadeia ramificada para o alfacetoglutarato para formar um cetoácido de cadeia ramificada e glutamato. Essa reação é catalisada pela enzima aminotransferase de aminoácidos de cadeia ramificada. O glutamato pode combinar-se com outros cetoácidos para ressintetizar aminoácidos ou então pode reagir com o oxaloacetato para formar aspartato e alfacetoglutarato. Desse modo, verifica-se que o glutamato apresenta um papel central no metabolismo dos aminoácidos de cadeia ramificada e o aminogrupo oriun-

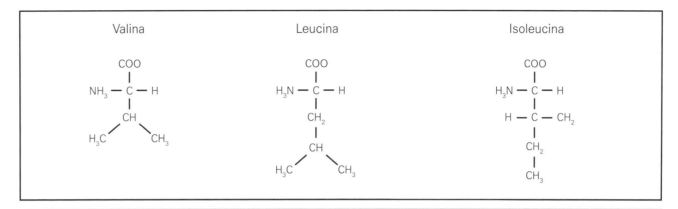

**Figura 22.5** – *Fórmula estrutural dos aminoácidos de cadeia ramificada.*

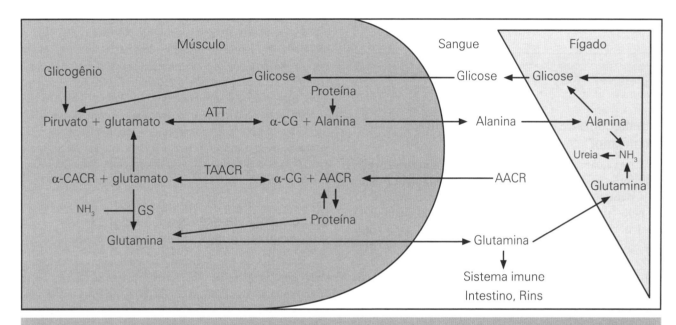

**Figura 22.6** – *Aminoácidos metabolizados no músculo esquelético e a síntese de glutamina. GS: glutamina sintetase; AACR: aminoácidos de cadeia ramificada; α-CG: alfacetoglutarato; AAT: alanina aminotransferase; α-CACR: alfacetoácidos de cadeia ramificada; TAACR: transaminase de aminoácidos de cadeia ramificada. Fonte: modificada de Wagenmakers, 1998 e Griffiths, 2001.*

do dos aminoácidos de cadeia ramificada pode ser utilizado para formar uma grande variedade de compostos. O glutamato também pode ser desaminado oxidativamente pela enzima glutamato desidrogenase para formar $NH_3$ e alfacetoglutarato.

Cabe ressaltar que, no tecido muscular, o glutamato – oriundo da transaminação dos aminoácidos de cadeia ramificada – juntamente com amônia e ATP, atuam como substratos na reação catalisada pela enzima glutamina sintetase, o que resulta na síntese de glutamina. Desse modo, a utilização dos aminoácidos de cadeia ramificada como imunonutrientes é decorrente desses aminoácidos favorecerem a manutenção da glutaminemia e o consequente fornecimento de glutamina para células do sistema imune.

## ARGININA E IMUNONUTRIÇÃO

### Quais as principais funções da arginina?

A arginina apresenta funções relevantes no metabolismo proteico relacionadas com a síntese proteica, no metabolismo do ciclo da ureia, na síntese de óxido nítrico, de creatina e de poliaminas e na estimulação da secreção do hormônio de crescimento. A arginina também apresenta capacidade imunoestimulatória e timotrófica. Esse aminoácido é precursor de prolina e hidroxiprolina, que são necessárias para a síntese de tecido conectivo (Figs. 22.7 e 22.8).

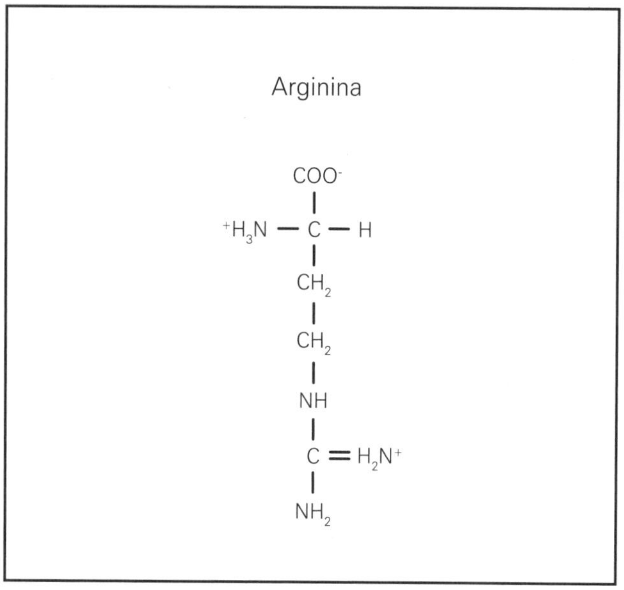

Arginina

$$\begin{array}{c} COO^- \\ | \\ ^+H_3N - C - H \\ | \\ CH_2 \\ | \\ CH_2 \\ | \\ NH \\ | \\ C = H_2N^+ \\ | \\ NH_2 \end{array}$$

**Figura 22.7** – *Fórmula estrutural da arginina.*

## Como ocorre a síntese de arginina no organismo?

Uma quantidade significativa da glutamina utilizada pelo intestino é metabolizada para citrulina, que é liberada dentro da circulação portal. A captação de citrulina pelos rins é de aproximadamente 83% da quantidade total liberada pelo intestino. O rim sintetiza arginina a partir da citrulina e libera esse aminoácido na circulação sanguínea. As sínteses de citrulina pelo intestino, de arginina pelo rim e de glicose e ureia pelo fígado estão metabolicamente relacionadas e esse ciclo está regulado pela atividade diferencial de enzimas presentes em cada um desses tecidos.

A ingestão diária média de arginina é de 5 g e a concentração plasmática de arginina é de aproximadamente 75 $\mu$M/L. Esse valor é influenciado pelo estado nutricional. Cabe ressaltar que o rim é o órgão primário responsável pela manutenção da concentração plasmática de arginina.

Em estados hipermetabólicos e condições de aumento do *turnover* proteico, torna-se necessário o fornecimento exógeno de arginina, fato que caracteriza a arginina como um aminoácido condicionalmente indispensável.

## Qual a relação entre arginina e o ciclo da ureia?

A arginina é um constituinte do ciclo da ureia, no qual a adição de amônia para ornitina sintetiza citrulina; a adição de amônia para citrulina sintetiza arginina e a perda desses dois grupos NH na forma de ureia, a partir da arginina, é utilizada para sintetizar a ornitina. No tecido hepático, a atividade da enzima arginase é elevada, ao mesmo tempo que se verifica que a concentração hepática de arginina é relativamente baixa aliada à reduzida liberação de arginina dentro do *pool* de aminoácidos circulantes. Desse modo, conclui-se que a concentração tecidual de arginina e a atividade da enzima arginase nos tecidos são inversamente relacionadas. Rim e músculo têm 1% do conteúdo de arginase e dez vezes o conteúdo de arginina quando comparados ao tecido hepático.

## Como a arginina exerce suas funções imunomodulatórias?

Duas vias do metabolismo da arginina têm sido identificadas como críticas para as ações imunomodulatórias desse aminoácido *in vivo*. Primeiro, a via da arginase, na qual a arginina é convertida em ureia e ornitina, que gera poliaminas por meio da ação da enzima ornitina descarboxilase. Essa via de

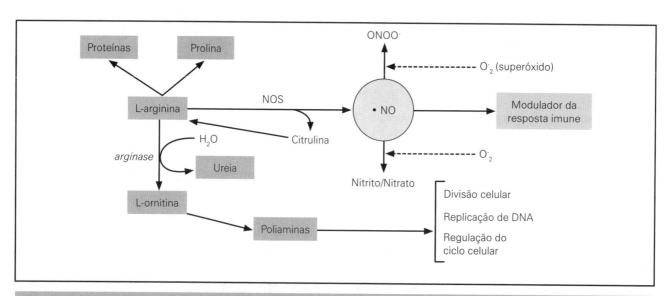

**Figura 22.8** – *Principais vias metabólicas da arginina em células do sistema imune. Fonte: adaptada de Field et al., 2000.*

síntese de poliaminas pode ser o mecanismo pelo qual o linfócito aumenta sua mitogênese. Além disso, poliaminas parecem exercer um papel-chave na divisão celular, replicação de DNA e regulação do ciclo celular.

Segundo, a arginina é o único substrato para a síntese de NO (óxido nítrico) em sistemas biológicos. A arginina atua como substrato na reação catalisada pela enzima NO sintase, resultando na formação de NO e citrulina. O NO é uma molécula ubíqua, com funções relevantes na manutenção do tônus vascular, no sistema de coagulação, no sistema imune e no trato digestório. Em relação ao sistema imune, verifica-se que o NO apresenta um relevante papel na regulação da inflamação e da imunidade. Durante processos inflamatórios, a enzima iNOS – presente em macrófagos e neutrófilos – forma NO a partir da arginina, o que caracteriza esse aminoácido como um nutriente imunomodulador.

Além disso, a suplementação com arginina melhora a cicatrização e a resposta imune celular, reduz a disfunção de células T induzida pelo trauma e crescimento bacteriano e aumenta a fagocitose e a citotoxicidade de células *natural killer* e células *killer* ativadas por linfocinas.

## Quais são as quantidades de arginina administradas na prática clínica?

A utilização de dietas com concentrações de arginina de aproximadamente 6 g/L (aproximadamente 2% do valor calórico total da dieta) têm geralmente apresentado resultados negativos. Por outro lado, soluções contendo arginina em quantidades superiores a 12 g/L (maior que 4% do valor calórico total da dieta) frequentemente apresentam resultados positivos. Todavia, deve ser ressaltado que a arginina é contraindicada em pacientes gravemente enfermos, particularmente em pacientes com sepse.

### ÁCIDOS GRAXOS POLI-INSATURADOS ÔMEGA-3 E IMUNONUTRIÇÃO

## Quais são os ácidos graxos essenciais para humanos?

Os ácidos graxos ômega-3 (linolênico) e ômega-6 (linoleico) são considerados essenciais para o ser humano, uma vez que não são sintetizados pelo organismo e a ausência de ingestão acarreta sintomas clínicos adversos.

## Como ocorre a síntese do ácidos graxos ômega-3 e ômega-6?

Todos os mamíferos podem sintetizar ácidos graxos de novo a partir da molécula de acetil-CoA. O produto final da enzima ácido graxo sintase é o ácido palmítico (16:0), que pode ser elongado para a forma de ácido esteárico (18:0).

Existe pouca necessidade de síntese de ácidos graxos saturados em indivíduos que vivem no Ocidente, uma vez que a dieta normalmente fornece quantidades adequadas desse nutriente. Todavia, membranas celulares necessitam de ácidos graxos insaturados para manterem sua estrutura, fluidez e função. Portanto, existe um mecanismo para a introdução de duplas ligações (ou seja, dessaturação). A introdução de uma dupla ligação entre os carbonos 9 e 10 é catalisada pela enzima $\Delta^9$-dessaturase, que está presente tanto em plantas quanto em animais. Essa enzima resulta na conversão de ácido esteárico para ácido oleico (18:1ω-9). Plantas, diferentemente de animais, podem inserir duplas ligações na molécula de ácido oleico entre as duplas ligações existentes na posição C-9 e o grupamento metil terminal da cadeia de carbonos. Uma $\Delta^{12}$-dessaturase converte o ácido oleico em ácido linoleico (18:2ω-6), enquanto uma $\Delta^{15}$-dessaturase converte o ácido linoleico em ácido alfalinolênico (18:3ω-3). Muitas plantas marinhas, especialmente algas unicelulares no fitoplâncton, também executam a elongação da cadeia e, desse modo, a dessaturação do ácido alfalinolênico gera AGPI ômega-3 com vinte e 22 carbonos, e cinco e seis duplas ligações, respectivamente. É a formação desses AGPI ômega-3 de cadeia longa por algas marinhas e sua transferência por meio da cadeia alimentar que promove a abundância dos EPAs (ácidos eicosapentaenoico – 20:5ω-3) e docosaexaenoico (22:6ω-3) em alguns óleos de peixes marinhos.

Células animais podem converter o ácido alfalinolênico em ácidos eicosapentaenoico e docosaexaenoico, ao mesmo tempo em que, por meio de séries similares de reações, o ácido linoleico pode ser convertido, via ácido gama-linolênico (18:3ω-6) e ácido di-homo-gamalinolênico (20:3ω-6), em ácido araquidônico (20:4ω-6). Cabe destacar que as famílias de AGPI ômega-9, ômega-6 e ômega-3 não são metabolicamente interconversíveis em mamíferos (Fig. 22.9).

## Quais os principais efeitos da utilização de ácidos graxos poli-insaturados ômega-3 na nutrição clínica?

Por meio da suplementação parenteral ou enteral de AGPI ômega-3 ocorre o aumento da razão AGPI ômega-3:AGPI ômega-6 nos fosfolipídios presentes na membrana celular de diversos tecidos. Estudos demonstraram que o pré-tratamento dietético com AGPI ômega-3 influencia favoravelmente a resposta fisiopatológica para endotoxinas e exerce um efeito modulatório relevante sobre a biologia de citocinas e eicosanoides. A via mais comum pela qual lipídios podem modular a biologia de citocinas pró-inflamatórias é por meio da alteração da composição de ácidos graxos da membrana celular. Como consequência dessa alteração, dois fenômenos inter-relacionados podem ocorrer: a alteração da fluidez da membrana e a alteração dos produtos que surgem a partir da hidrólise dos fosfolipídios de membrana.

Alterações na constituição de fosfolipídios de membrana diretamente influenciam a síntese de mediadores

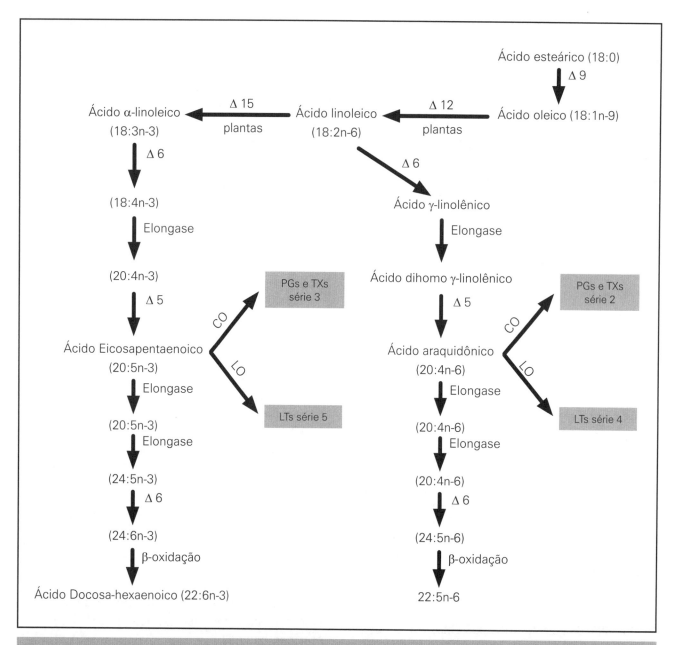

**Figura 22.9** – *Esquema das vias de biossíntese e metabolismo de ácidos graxos poli-insaturados. PGs: prostaglandinas; TXs: tromboxanos; LTs: leucotrienos; CO: ciclo-oxigenase; LO: lipoxigenase. Fonte: modificada de Calder e Grimble, 2002.*

derivados de lipídios como eicosanoides. Sendo assim, a suplementação com AGPI ômega-3 provoca uma competição entre o ácido eicosapentaenoico (AGPI ω-3) e o ácido araquidônico (AGPI ω-6) como precursores da síntese de eicosanoides. Essa competição favorece a síntese de prostaglandinas e leucotrienos das séries três e cinco, respectivamente, em detrimento de prostaglandinas e trombroxanos da série dois e leucotrienos da série quatro, que apresentam propriedades pró-inflamatórias. Portanto, o ácido araquidônico (ω-6) é potencialmente pró-inflamatório, enquanto a presença de AGPI ômega-3 limita esse efeito, uma vez que prostaglandinas e trombxanos de séries três e leucotrienos de séries cinco apresentam reduzido potencial pró-inflamatório (Figs. 22.10 e 22.11). Cabe ressaltar que a imunomodulação exercida por AGPI é dependente da razão AGPI ω-3:AGPI ω-6 presente em emulsões lipídicas. Uma balanceada razão AGPI ω-3:AGPI ω-6 de 1:2 não prejudica a resposta imune, ao passo que uma elevada quantidade de AGPI ômega-3 ou de AGPI ômega-6 pode exercer efeitos imunossupressivos.

Cabe ressaltar que, entre os ácidos graxos poli-insaturados ômega-3, os obtidos a partir do óleo de peixe (EPA e DHA – ácido docosa-hexaenoico) são mais potentes biologicamente do que o ácido alfalinolênico.

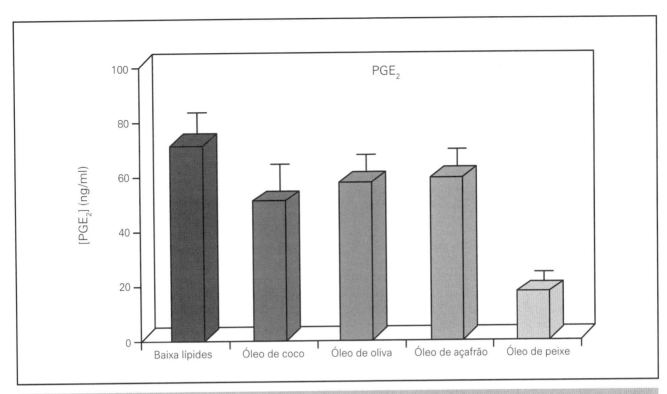

**Figura 22.10** – *Efeitos dos lipídios da dieta sobre a síntese de PGE, a partir de macrófagos peritoneais de camundongos. Os animais foram alimentados por oito semanas com uma dieta com baixo teor de lipídios (25 g de óleo de milho/kg de ração) ou com dietas contendo 200 g de óleo de coco, de oliva, de açafrão ou de peixe por kg de ração. Fonte: modificada de Calder, 1997.*

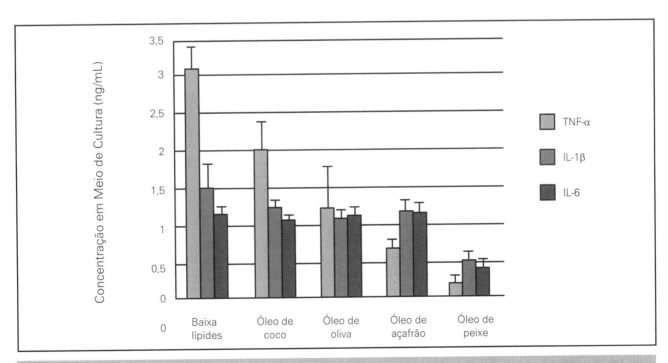

**Figura 22.11** – *Efeitos dos lipídios da dieta sobre a síntese de citocinas pró-inflamatórias a partir de macrófagos peritoneais de camundongos. Os animais foram alimentados por oito semanas com uma dieta de baixo teor de lipídios (25 g de óleo de milho/kg de ração) ou com dietas contendo 200 g de óleo de coco, de oliva, de açafrão ou de peixe por kg de ração. Fonte: modificado de Calder, 1997.*

## Qual é o conteúdo de ácidos graxos nas células do sistema imune?

A exata proporção de ácido araquidônico em células do sistema imune varia de acordo com o tipo celular e a fração lipídica analisada. Os fosfolipídios de células mononucleares purificadas a partir de sangue humano (uma mistura aproximada de 70:20:10 de linfócitos T, linfócitos B e monócitos, respectivamente) contém de 6% a 10% de ácido linoleico, 1% a 2% de ácido diomo-gama-linolênico e 15% a 25% de ácido araquidônico. Por outro lado, as proporções de ácidos graxos ômega-3 são baixas: o ácido alfalinolênico é raro e EPA e DHA compreendem apenas 0,1% a 0,8% e 2% a 4%, respectivamente.

Estudos com animais demonstram que o aumento da disponibilidade de ácidos graxos ômega-3 na dieta (p. ex.: pela ingestão de óleo de peixe) resulta em uma diminuição da proporção de ácido araquidônico e um aumento da proporção de ácidos graxos ômega-3 em fosfolipídios de células do sistema imune. Quando o óleo de peixe é fornecido na dieta humana, a proporção de EPA e DHA em células do sistema imune é significativamente aumentada. Cabe ressaltar que essa incorporação de ácidos graxos de cadeia longa ômega-3 ocorre, em grande parte, à custa de ácido araquidônico.

## Qual a relação entre AGPI ômega-3 e transplante?

Os benefícios potenciais da suplementação com óleo de peixe (fonte de AGPI ômega-3) têm sido reportados em diversos processos inflamatórios e imunológicos. Pelo efeito imunossupressivo dos AGPI ômega-3, verificou-se que a contínua infusão de uma emulsão lipídica baseada em óleo de peixe acarretou 50% de prolongamento da sobrevivência de transplante em um modelo de alotransplante de coração de ratos.

## Qual a relação entre AGPI ômega-3 e artrite reumatoide?

Artrite reumatoide é uma doença inflamatória com etiologia idiopática, que envolve múltiplas articulações sinoviais. Redução dos sintomas e menor concentração sérica da IL-1 beta foram observadas em pacientes submetidos à suplementação com óleo de peixe pela dieta. Sendo assim, o óleo de peixe parece ter um efeito benéfico em artrite reumatoide estável e deve ser considerado como um adjuvante terapêutico se combinado com a terapia convencional.

## Existe indicação para o uso de AGPI ômega-3 em indivíduos portadores de colite ulcerativa e doença de Crohn?

Mediadores lipídicos e citocinas estão envolvidos no desenvolvimento de lesões crônicas observadas na doença de Crohn e na colite ulcerativa. Em modelos experimentais, o óleo de peixe demonstrou ser efetivo em reduzir a geração de eicosanoides, com propriedades inflamatórias e em atenuar a lesão do órgão. Em um modelo de infusão intravenosa, a emulsão lipídica rica em ácido alfalinolênico diminuiu a geração de leucotrieno B4 e reduziu a lesão macroscópica da parede do cólon.

## Qual a relação entre ácidos graxos ômega-3 e doenças alérgicas?

Eicosanoides sintetizados a partir do ácido araquidônico apresentam um relevante papel em doenças alérgicas: PGD2, LTC4, D4 e E4 são sintetizadas por células que atuam na asma, como mastócitos, e representam importantes mediadores da broncoconstrição asmática. Além disso, PGE2 regula a atividade de linfócitos, promovendo alterações significativas durante o desenvolvimento do processo alérgico. Uma vez que ácidos graxos ômega-3 antagonizam os efeitos do ácido araquidônico, é sugerida a utilização de óleo de peixe no tratamento ou na prevenção do desenvolvimento de doenças alérgicas.

Diversos estudos com ingestão de óleo de peixe em indivíduos asmáticos têm sido realizados. Contudo, apesar de esses estudos demonstrarem alterações induzidas pela ingestão de óleo de peixe na síntese de alguns mediadores inflamatórios, a maioria revelou limitado impacto clínico. Em contraste, alguns estudos têm demonstrado significativa melhora clínica em certos grupos de pacientes, o que sugere que esse tipo de intervenção pode ser útil em conjunção com outras terapias baseadas em medicamentos e dieta. Cabe ressaltar que alguns pacientes asmáticos não respondem à ingestão de ácidos graxos ômega-3, que, em alguns casos, apresentam piora da função respiratória. Desse modo, conclui-se que existem indivíduos asmáticos que respondem positivamente à intervenção dietoterápica com óleo de peixe, enquanto outros podem ser prejudicados por tal intervenção.

## NUCLEOTÍDEOS E IMUNONUTRIÇÃO

## O que são nucleotídeos?

Nucleotídeos são as subunidades dos ácidos nucleicos. O nucleotídeo consiste em uma base nitrogenada, um açúcar de cinco carbonos e um ou mais grupos fosfato. Em indivíduos saudáveis, a ingestão de nucleotídeos – normalmente 1 a 2 g/dia – fornece durante o processo de digestão bases nitrogenadas e nucleosídeos (base nitrogenada associada ao açúcar), que são eficientemente absorvidos no intestino. Purinas e pirimidinas são também derivadas da síntese de novo ou a partir do *turnover* do RNA. Em situações de adequada ingestão proteica, a síntese de novo é a principal fonte de nucleotídeos e tem o aminoácido glutamina como principal doador.

## Qual a relação entre utilização de nucleotídeos e sistema imune?

Nucleotídeos são necessários para a síntese de DNA e RNA. Nas células em proliferação, o conteúdo de DNA e RNA deve duplicar, fato que requer o aumento da síntese de nucleotídeos. Cabe destacar que a proliferação de células do sistema imune e de algumas células da medula óssea é parte da resposta do sistema imune diante da invasão de micro-organismos e em situações de trauma, grandes cirurgias e queimaduras graves. Desse modo, surge a hipótese de que a suplementação com nucleotídeos poderia ser benéfica no cuidado nutricional de pacientes gravemente enfermos. Além disso, a ausência de nucleotídeos (purinas e pirimidinas) na dieta resulta em uma seletiva perda de linfócitos T auxiliares e uma supressão da síntese de IL-2.

## Há alteração na síntese de nucleotídeos durante estados catabólicos?

Postula-se que nucleotídeos possam representar um fator relevante em relação à funcionalidade intestinal e do sistema imune. Durante estados catabólicos, contudo, a expressão das enzimas que atuam na síntese de novo dos ácidos nucleicos é aparentemente prejudicada. Aliado a esse fato, durante episódios de infecção após lesões ou traumas, a demanda por nucleotídeos é aumentada para facilitar a capacidade de síntese das células do sistema imune.

## CONSIDERAÇÕES FINAIS

Estudos sobre imunonutrição indicam diversos efeitos clínicos benéficos, particularmente em pacientes submetidos a cirurgias. Todavia, dúvidas permanecem sobre a eficácia dessa intervenção em pacientes gravemente enfermos. Sendo assim, a utilização de imunonutrientes deve ser realizada de maneira cautelosa na grande maioria dos pacientes gravemente enfermos. Estudos futuros devem definir os mais efetivos nutrientes e a ótima mistura para o uso por diferentes grupos de pacientes.

Em um estudo realizado por Correia e Campos, na América Latina, foi determinado que 50,2% dos pacientes (maiores de 18 anos de idade) internados são desnutridos e 11,2% dos pacientes analisados foram caracterizados como desnutridos graves. A desnutrição apresentou correlação com a idade (maior de sessenta anos), presença de câncer e infecção e maior tempo de permanência hospitalar. Esse estudo demonstra a elevada prevalência de desnutrição na América Latina e ressalta a importância da terapia nutricional no período pré-cirúrgico, uma vez que o tratamento dietoterápico com imunomoduladores realizado cerca de uma semana antes de uma cirurgia pode melhorar o estado nutricional dos pacientes e diminuir a incidência de infecções pós-operatórias e o tempo de permanência hospitalar.

## Quais as recomendações atuais para a utilização de imunonutrientes?

De acordo com os resultados obtidos na prática clínica, o uso de imunonutrientes deve ser considerado nos seguintes pacientes:

1. Pacientes submetidos a cirurgias abdominais por câncer, em especial para pacientes desnutridos (tanto em pré-operatório quanto pós-operatório);

2. pacientes internados em unidade de terapia intensiva com *escore* APACHE II entre 10 e 20, não sendo recomendado acima desse valor; e

3. pacientes com múltiplos traumas.

Dentre as estratégias práticas para maximizar o sucesso da utilização das fórmulas contendo imunonutrientes, citam-se:

1. Arginina deve ser ofertada em quantidade maior que 12 g/L de dieta, o que equivale a valores superiores a 4% do valor calórico total da dieta;

2. a duração deve ser maior que três dias, preferivelmente, de 5 a 10 dias;

3. a alimentação nasogástrica deve ser utilizada intensivamente;

4. a alimentação deve fornecer 25 kcal/kg de massa corporal/dia; e

5. infusão de 800 mL/dia deve ser oferecida para um melhor resultado.

## BIBLIOGRAFIA CONSULTADA

Alexander JW. Immunonutrition: the role of omega-3 fatty acids. Nutrition. 1998;14(7-8):627-33.

Alvarez W, Mobarhan S. Finding a place for immunonutrition. Nutr Rev. 2003;61(6 Pt 1):214-8.

Amaral KF, Rogero MM, Fock RA, Borelli P, Gavini G. Cytotoxicity analysis of EDTA and citric acid applied on murine resident macrophages culture. Int Endod J. 2007;40(5):338-43.

Ardawi MSM, Newsholme EA. Maximum activities of some enzymes of glycolysis, the tricarboxylic acid cycle and ketonebody and glutamine utilization pathways in lymphocytes of the ral. Biochem. 1982;208(3):743-8.

Bastian L, Weimann A. Immunonutrition in patients after multiple trauma. BR J Nutr. 2002;87(Suppl 1):5133-4.

Bastos DH, Rogero MM, Arêas JA. [Effects of dietary bioactive compounds on obesity induced inflammation]. Arq Bras Endocrinol Metabol. 2009;53(5):646-56.

Beale RJ, Bryg DJ, Bihari DJ. Immunonutrition in the critically ill: a systematic review of clinical outcome. Crit Care Med. 1999;27(12):2799-805.

Bihari DJ. Immunonutrition in the critically ill. JPEN J Parenter Enteral Nutr. 2002;26(1):67-9.

Borelli P, Blatt SL, Rogers MN, Fock RA. Haematological alterations in protein malnutrition. Rev Bras Hematol Hemoter. 2004;26:49-56.

Braga M, Gianotti L, Vignali A, Carlo VD. Preoperative oral arginine and n-3 fatty acid supplementation improves the immunometabolic host response and outcome after colorectal resection for cancer. Surgery. 2002;132(5):805-14.

Calder PC, Yaqoob P, Thies F, Wallace FA, Miles EA. Fatty acids and lymphocyte functions. Br J Nutr. 2002;87(Suppl 1):531-48.

Calder PC. Can n-3 polyunsaturated fatty acids be used as immunomodulatory agents? Biochem Soc Trans. 1996;24(1):211-20.

Calder PC. Dietary modification of inflammation with lipids. Proc Nutr Soc. 2002;61(3):345-58.

Calder PC. Fuel utilization by cells of the immune system. Proc Nutr Soc. 1995;54(1):65-82.

Calder PC. Grimble RE. Polyunsaturated faüy acids, infiammation and immunity. Eur J Clin Nutr. 2002;56(Suppl 3):514-9.

Calder PC. Immunonutrition. BMJ. 2003;327(7407):117-8.

Calder PC. N-3 polyunsaturated fatty acids and immune cell function. Adv Enzyme Regul. 1997;37:197-237.

Campos FG, Waitzberg DL, Logulo AF, Torrinhas RS, Teixeira WG, Habr-Gama A. lmmunonutrition in experimental colitis: beneficial effects of omega-3 fatty acids. Arq Gastroenterol. 2002;39(1):48-54.

Cerantola Y, Hübner M, Grass F, Demartines N, Schäfer M. Immunonutrition in gastrointestinal surgery. Br J Surg. 2011;98(1):37-48.

Correia MI, Campos AC; ELAN Cooperative Study. Prevalence of hospital malnutrition in Latin America: the multicenter ELAN study. Nutrition. 2003;19(10):823-5.

Curi R. Glutamina: metabolismo e aplicações clínicas e no esporte. Rio de Janeiro: Sprint, 2000. 261p.

Curi TC, De Melo, MP, De Azevedo RB, Zorn TM, Curi R. Glutamine utilization by rat neutrophils: presence of phosphate-dependent glutaminase. Am J Physiol. 1997;273(4 Pt 1):C1124-9.

Cruzat V, Petry E, Tirapegui J. Glutamina: aspectos bioquímicos, metabólicos, moleculares e suplementação. Rev Bras Med Esporte. 2009;15(5):392-7.

Dodero SR, Coelho-Ravagnani CF, Tirapegui J. Eficácia e segurança do ácido linoleico conjugado na redução da gordura corporal. Nutrire. 2011;36(2):99-108.

Field CJ, Johnson I, Pratt VC. Glutamine and arginine: immunonutrients for impraved health. Med Sci Sports Exerc. 2000;32(7 Suppl):5377-88.

Fock RA, Rogero MM, Vinolo MA, Curi R, Borges MC, Borelli P. Effects of protein-energy malnutrition on NF-kappaB signalling in murine peritoneal macrophages. Inflammation. 2010;33(2):101-9.

Fock RA, Vinolo MA, Crisma AR, Nakajima K, Rogero MM, Borelli P. Protein-energy malnutrition modifies the production of interleukin-10 in response to lipopolysaccharide (LPS) in a murine model. J Nutr Sci Vitaminol. 2008;54(5):371-7.

Frisna, JP, Gaudieri S, Cable T, Keast D, Palmer TN. Effects of acute exercise on lymphocyte subsets and metabolic activity. Int J Sports Med. 1994;15(1):36-41.

Gianotti L, Braga M, Nespoli L, Radaelli G, Beneduce A, Di Cado V. A randomized controlled trial of preoperative oral supplementation with a specialized diet in patients with gastrointestinal cancer. Gastroenterology. 2002;122(7):1763-70.

Griffiths RD. The evidence for glutamine use in the critically-ill. Proc Nutr Soc. 2001;60(3):403-10.

Grimble RF. Nutritional modulation of immune function. Proc Nutr Soc. 2001;60(3):389-97.

Grimm H, Calder PC. Immunonutrition. Br J Nutr. 2002;87 Suppl 1:S1.

Grimm H, Kraus A. Immunonutrition – supplementary amino acids and fatty acids ameliorate immune deficiency in critically ill patients. Langenbecks Arch Surg. 2001;386(5):369-76.

Grimm H, Kraus A. Langenbecks. Arch Surg. 2001;386:369-76.

Grimm H, Mayer K, Mayser P, Eigenbrodt E. Regulatory potential of n-3 fatty acids in immunological and inflammatory processes. Br J Nutr. 2002;87 Suppl 1:559-67.

Grimm H, Mayer K, Mayser P, Eigenbrodt E. Regulatory potential of n-3 fatty acids in immunological and inflammatory processes. Br J Nutr. 2002;87 Suppl 1:559-67.

Heyland DK, Samis A. Does immunonutrition in patients with sepsis do more harm than good? Intensive Care Med. 2003;29(5):669-71.

Heyland DK, Novak F, Drover JW, Jain A, Su XY, Suchner U. Should immunonutrition become routine in critically ill patients? A systematic review of the evidence. JAMA. 2001;286(8):944-53.

Heys 5D, Walker LG, Smith I, Eremin O. Enteral nutritional supplementation with key nutrients in patients with critical illness and cancer – a meta-analysis of randomized controlled clinical trials. Ann Surg. 1999;229(4):467-77.

Kew S, Wells SM, Yaqoob P, Wallace FA, Miles EA, Calder PC. Dietary glutamine enhances murine t-lymphocyte responsiveness. J Nutr. 1999;129(8):1524-31.

Kirk HJ, Heys SD. Immunonutrition. Br J Surg. 2003;90(12):1459-60.

Knight DJ. Immunonutrition: increased mortality is associated with immunonutrition in sepsis. BMJ 2003;327(7416):682-3.

Koyama K, Kaya M, Tsujita J, Hori S. Effects of decrease plasma glutamine concentrations on peripheral lymphocyte proliferation in rats. Eur J Appl Physiol. 1998;77(1-2):25-31.

Kurmis R, Parker A, Greenwood J. The use of immunonutrition in burn injury care: where are we? J Burn Care Res. 2010;31(5):677-91.

Kuwabara Y, Takeyama H. Nutritional support to prevent infectious complications after surgery. Nihon Geka Gakkai Zasshi. 2010;111(6):348-52.

Marik PE, Zaloga GP. Immunonutrition in high-risk surgical patients: a systematic review and analysis of the literature. JPEN J Parenter Enteral Nutr. 2010;34(4):378-86.

McCowen KC, Bistrian BR. Immunonutrition: problematic or problem solving? AM J Clin Nutr. 2003;77(4):764-70.

Mizock BA. Immunonutrition and critical illness: an update. Nutrition. 2010;26(7-8):701-7.

Montejo JC, Zarazaga A, Lopez-Martinez J, Urrutia G, Roque M, Blesa AL, et al; Spanish Society of Intensive Care Medicine and Coronary Units. Immunonutrition in the intensive care unil. A systematic review and consensus statement. Clin Nutr. 2003;22(3):221-33.

Neu J, Shenoy V, Chakrabarti R. Glutamine nutrition and metabolism: where do we go from here? FASEB J. 1996;10(8):829-37.

Newsholme EA, Newsholme P, Curi R, Crabtree B, Ardawi MSM. Glutamine metabolism in different tissues: its physiological and pathological importance. In: Kinney JM, Borum PR (eds.). Perspectives in clinical nutrition. Baltimore: Urban & Schwarzenberg, 1989.

Newsholme P Why is L-glutamine metabolism important to cells of the immune system in health, postinjury, surgery or infection? J Nutr. 2001;131(9 Suppl):25155-225.

Newsholme P, Curi R, Pithon Curi TC, Murphy CJ, Garcia C, Pires de Melo M. Glutamine metabolism by lymphocytes, macrophages, and neutrophils: its importance in health and disease. J Nutr Biochem. 1999;10(6):316-24.

Newsholme P, Lima MM, Procopio J, Pithon Curi TC, Doi SQ, Bazotte RB, et al. Glutamine and glutamate as vital metabolites. Braz J Med Biol Res. 2003;36(2):153-63.

Nieman DC, Pedersen BK. Exercise and immune function. Recent developments. Sports Med. 1999;27(2):73-80.

O'Flaherty L, Bouchier-Hayes DJ. Immunonutrition and surgical practice. Proc Nutr Soc. 1999;58(4):831-7.

Parry-Billings M, Leighton B, Dimitriadis G, Vasconcelos PRL, Newsholme EA. Skeletal muscle glutamine metabolism during sepsis in the rat. Int J Biochem. 1989;21(4):419-23.

Puertollano MA, Puertollano E, Alvarez de Cienfuegos G, de Pablo Martínez MA. Olive oil, immune system and infection. Nutr Hosp. 2010;25(1):1-8.

Rogero MM, Borelli P, Fock RA, Borges MC, Vinolo MA, Curi R, et al. Effects of glutamine on the nuclear factor-kappaB signaling pathway of murine peritoneal macrophages. Amino Acids. 2010;39(2):435-41.

Rogero MM, Borelli P, Fock RA, de Oliveira Pires IS, Tirapegui J. Glutamine in vitro supplementation partly reverses impaired macrophage function resulting from early weaning in mice. Nutrition. 2008;24(6):589-98.

Rogero MM, Borelli P, Vinolo MA, Fock RA, de Oliveira Pires IS, Tirapegui J. Dietary glutamine supplementation affects macrophage function, hematopoiesis and nutritional status in early weaned mice. Clin Nutr. 2008;27(3):386-97.

Rogero MM, Tirapegui J, Pedrosa RG, Castro IA, de Oliveira Pires IS. Plasma and tissue glutamine response to acute and chronic supplementation with L-glutamine and L-alanyl-L-glutamine in rats. Nutr Res. 2004;24:261-70.

Rogero MM, Tirapegui J, Pedrosa RG, Castro IA, de Oliveira Pires IS. Oliveira AAM, et al. Efeito da suplementação com L-alanil-L--glutamina sobre a resposta de hipersensibilidade do tipo tardio em ratos submetidos ao treinamento intenso. Rev Bras Ciên Farm. 2002;38(4):487-97.

Rogero MM, Tirapegui J, Vinolo MA, Borges MC, de Castro IA, de Oliveira Pires IS, et al. Dietary glutamine supplementation increases the activity of peritoneal macrophages and hemopoiesis in early-weaned mice inoculated with *Mycobacterium bovis* bacillus Calmette-Guérin. J Nutr. 2008;138(7):1343-8.

Rogero MM, Tirapegui J. Aspectos atuais sobre glutamina, atividade física e sistema imune. Rev Bras Ciên Farm. 2000;36:201-12.

Rogero MM, Tirapegui J. Aspectos nutricionais sobre glutamina e exercício físico. Nutrire. 2003;25:87-112.

Romeo J, Nova E, Wärnberg J, Gómez-Martínez S, Díaz Ligia LE, Marcos A. Immunomodulatory effect of fibres, probiotics and synbiotics in different life-stages. Nutr Hosp. 2010;25(3):341-9.

Rowbottom DG, Keast D, Goodman C, Morton AR. The emerging role of glutamine as an indicator of exercise stress and overtraining. Sports Med. 1996;21(2):80-97.

Rowbottom DG, Keast D, Goodman C, Morton AR. The haematological, biochemical profile of athletes suffering from the overtraining syndrome. Eur J Appl Physiol Occup Physiol. 1995;70(6):502-9.

Sacks GS, Genton L, Kudsk KA. Controversy of immunonutrition for surgical critical-illness patients. Curr Opin Crit Care. 2003;9(4):300-5.

Scheppach W, Loges C, Bartram P, Christl SU, Richter F, Dusel G et al. Effect of free glutamine and alanyl-glutamine dipeptide on mucosal proliferation of the human ileum and colon. Gastroenterology. 1994;107(2):429-34.

Schreiter D, Rabald S, Bercker S, Kaisers UX. The significance of perioperative immunonutrition. Laryngorhinootologie. 2010;89(2):103-13.

Shrikhande SV, Shetty GS, Singh K, Ingle S. Is early feeding after major gastrointestinal surgery a fashion or an advance? Evidence-based review of literature. J Cancer Res Ther. 2009;5(4):232-9.

Stechmiller JK, Childress B, Porter T. Arginine immunonutrition in critically ill patients: a clinical dilemma. Am J Crit Care. 2004;13(1):17-23.

Suchner U, Kuhn KS, Fürst P. The scientific basis of immunonutrition. Proc Nutr Soc. 2000;59(4):553-63.

Van Buren CI. Arginine immunonutrition in critically ill patients. Am J Crit Care. 2004;13(4):290.

Vinolo MA, Crisma AR, Nakajima K, Rogero MM, Fock RA, Borelli P. Malnourished mice display an impaired hematologic response to granulocyte colony-stimulating factor administration. Nutr Res. 2008;28(11):791-7.

Wagenmakers AJM. Muscle amino acid metabolism at rest and during exercise: role in human physiology and metabolism. Exerc Sport Sci Rev. 1998;26:287-314.

Walsh NP, Blannin AK, Clark AM, Cook L, Robson PJ, Gleeson M. The effects of high-intensity intermittent exercise on the plasma concentrations of glutamine and organics acids. Eur J Appl Physiol Occup Physiol. 1998;77(5):434-8.

Walsh NP, Blannin AK, Robson PJ, Gleeson M. Glutamine, exercise and immune function: links and possible mechanisms. Sports Med. 1998; 26:177-191.

Xavier JG, Favero ME, Vinolo MA, Rogero MM, Dagli ML, Arana-Chavez VE, et al. Protein-energy malnutrition alters histological and ultrastructural characteristics of the bone marrow and decreases haematopoiesis in adult mice. Histol Histopathol. 2007;22(6):651-60.

Young VR, Ajami AM. Glutamine: the emperor or his clothes? J Nutr. 2001;131(9 Suppl):2449S-59S.

Ziegler IR, Leader LM, Jonas CR, Griffith DP. Adjunctive therapies in nutritional support. Nutrition. 1997;13(9 Suppl):64S-72S.

# Obesidade

José Donato Junior • Rogério Graça Pedrosa
Sandra Maria Lima Ribeiro • Francisco Leonardo Torres-Leal • Julio Tirapegui

## INTRODUÇÃO

Estudos recentes mostram o aumento no número de casos de obesidade em todo o mundo, que ocorre independentemente de variáveis como sexo, idade, raça, cultura e condição econômica do indivíduo. A obesidade está associada à redução da longevidade e ao surgimento de doenças, levando ao aumento no número de indivíduos que apresentam morbidades. Como consequência dessa situação, há um elevado custo em relação aos tratamentos médicos. Estimativas conservadoras apontam para um gasto direto de 2% a 7% do valor total destinado à saúde em diversos países apenas com a obesidade. Nos Estados Unidos, esse valor é calculado em 117 bilhões de dólares, além das 300.000 mortes atribuídas diretamente à obesidade. O custo econômico e social é muito maior quando se incluem gastos indiretos, como tratamento de doenças associadas e redução da produtividade. Esses fatos, somados à falta de medidas efetivas para a prevenção e o tratamento da obesidade, tornam o assunto aberto a novas discussões e conclusões.

## O QUE É A OBESIDADE?

A obesidade caracteriza-se pelo acúmulo excessivo de gordura corporal, que traz prejuízos à saúde. Define-se a obesidade como uma doença que pode se desenvolver a partir de fatores genéticos, metabólicos, ambientais (comportamentais, sociais e culturais) ou da interação desses fatores.

Em um estudo prospectivo de 14 anos, realizado em mais de um milhão de norte-americanos adultos, concluiu-se que o risco de morte por doenças cardiovasculares, câncer e outras doenças associadas à obesidade era duas vezes e meia maior em homens brancos e duas vezes maior em mulheres brancas com sobrepeso e obesidade, em relação a indivíduos não obesos.

## QUAL É A PREVALÊNCIA DA OBESIDADE EM TODO MUNDO?

O número de indivíduos adultos com excesso de peso corporal e obesidade tem aumentado de forma acentuada nos últimos anos. Esse fato é considerado, por muitos autores, um problema de saúde pública existente em todo o mundo. Pesquisas realizadas na Inglaterra e no País de Gales mostraram o aumento da prevalência da obesidade em indivíduos adultos dessas regiões, em um período de 17 anos. Em 1980, o percentual de ingleses e galeses com obesidade era de 6% para homens e 8% para mulheres. Em 1997, esses percentuais aumentaram para 17% e 20% para homens e mulheres, respectivamente. Nos Estados Unidos, a pesquisa nacional mais recente, NHANES III (*3rd National Health and Nutrition Examination Survey*), realizada entre os anos de 1988 e 1994, constatou que aproximadamente 20% dos homens e 25% das mulheres eram obesos. O aumento da prevalência de sobrepeso e obesidade não é mais uma evidência encontrada apenas em países desenvolvidos, sendo verificada, também, em populações com diferentes economias e culturas.

## Existem pesquisas que verificaram a prevalência da obesidade no Brasil?

Os dados referentes à tendência da obesidade no Brasil são provenientes de três pesquisas: ENDEF – Estudo Nacional sobre Despesa Familiar, 1974-1975; PNSN – Pesquisa Nacional sobre Saúde e Nutrição, 1989, e POF – Pesquisa de Orçamentos Familiares 2002-2003/2008-2009. O ENDEF e a PNSN revelaram um rápido e consistente aumento da obesidade em adultos de ambos os sexos, pertencentes a diferentes classes sociais, entre os anos de 1975 e 1989 (Fig. 23.1). Quando comparados os dados obtidos entre os anos de 1989 e 1997, observou-se que a tendência à obesidade foi maior nos indivíduos do sexo masculino, nos mais pobres e na população rural.

As avaliações mais recentes realizadas pela POF 2008-2009 apontam para um aumento contínuo de excesso de peso e obesidade na população com mais de vinte anos de idade ao longo de 35 anos. O excesso de peso quase triplicou entre homens, de 18,5% em 1974-1975 para 50,1% em 2008-2009. Nas mulheres, o aumento foi menor: de 28,7 para 48%. Já a obesidade cresceu mais de quatro vezes entre os homens, de 2,8% para 12,4% (1/4 dos casos de excesso) e mais de duas vezes entre as mulheres, de 8% para 16,9% (1/3 dos casos de excesso). Também entre adultos, a região Sul foi a que apresentou as maiores frequências tanto de excesso de peso (56,8% de homens e 51,6% de mulheres) quanto de obesidade: 15,9% de homens e 19,6% de mulheres. O excesso de peso foi mais evidente nos homens com maior rendimento (61,8%) e variou pouco para as mulheres (45% a 49%) em todas as faixas de renda.

## Existe aumento da prevalência da obesidade entre crianças e adolescentes?

Outro evento epidemiológico que merece cada vez mais atenção por parte da comunidade científica é o aumento da prevalência da obesidade em crianças e adolescentes, observado principalmente em alguns países da Europa e nos Estados Unidos. Dados obtidos pelo NHANES III indicam que a prevalência da obesidade em crianças e adolescentes do sexo masculino (6 a 17 anos) encontra-se entre 10,9% e 13,5%, respectivamente, valores que se aproximam dos encontrados entre adultos do mesmo sexo. Em uma revisão sistemática realizada em 2011, os autores destacam uma alta prevalência de obesidade abdominal em adolescentes.

No Brasil, em 1997, a prevalência de sobrepeso em crianças e adolescentes dos sexos masculino e feminino (6 a 18 anos) era de 13,1% e 14,8%, respectivamente. Recentemente, em 2011 um estudo transversal que incluiu 1.779 adolescentes com idade de onze a dezessete anos, agrupados de acordo com a condição econômica (baixo, médio e alto), os autores verificaram a existência de prevalência de sobrepeso de 16,7%, 23,8% e 26,3% nas respectivas classes econônmicas (P = 0,001). Além disso, em todas as condições econômicas o sobrepeso dos pais foi associado ao sobrepeso dos filhos (P < 0,05).

## Como é diagnosticada a obesidade?

O método mais simples e utilizado atualmente em estudos epidemiológicos para diagnosticar a obesidade é o IMC (Índice de Massa Corporal). Trata-se de uma relação entre medidas

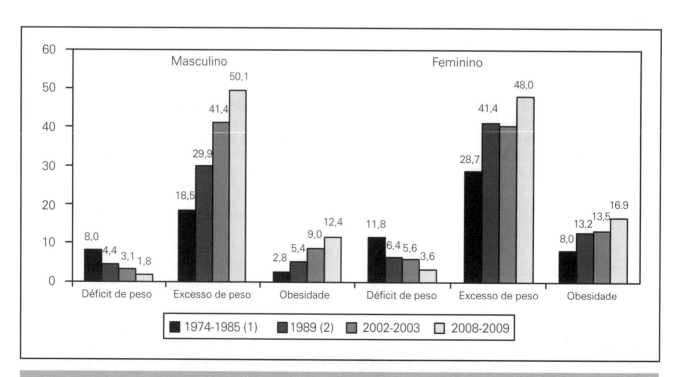

**Figura 23.1** – *Prevalência de obesidade em adultos no Brasil entre 1975 e 2009. Fonte: IBGE, ENDEF, PNSN e POF.*

que tem apresentado razoável correlação com a quantidade de gordura corporal dos indivíduos. O IMC é obtido pela divisão do peso, em quilogramas (kg), pela estatura, em metros (m), elevada ao quadrado. A OMS (Organização Mundial de Saúde) classifica como obesos os indivíduos que apresentam IMC ≥ 30 kg/m² e também propõe subdivisão entre os indivíduos acima desse valor, dada a maior gravidade à medida em que ele se eleva. A tabela 23.1 apresenta essas considerações, associando-as ao aumento do risco de comorbidades.

### Tabela 23.1. Classificação de adultos, de acordo com o IMC

| IMC (kg/m²) | Descrição | Risco de comorbidades |
|---|---|---|
| < 18,5 | Baixo peso | Baixo (porém, com risco aumentado de outros problemas clínicos) |
| 18,5 a 24,9 | Normal | Médio |
| > 25 | Sobrepeso | Aumentado |
| 25,0 a 29,9 | Pré-obeso | Aumentado |
| 30,0 a 34,9 | Obesidade classe I | Moderado |
| 35,0 a 39,9 | Obesidade classe II | Severo |
| ≥ 40,0 | Obesidade classe III | Muito severo |

Fonte: OMS, 2000.

### EXISTEM LIMITAÇÕES NO EMPREGO DO IMC PARA O DIAGNÓSTICO DA OBESIDADE?

Sim. Em alguns casos o IMC pode não ser representativo do percentual de gordura corporal de um indivíduo. Por exemplo: homens e mulheres com IMC < 30 kg/m² podem apresentar um percentual de gordura corporal maior que 25% e 35%, respectivamente. Fisiculturistas podem apresentar IMC > 30 kg/m² e terem um percentual de gordura corporal muito baixo. Além disso, o IMC apresenta menor correlação com o percentual de gordura corporal em indivíduos com estatura menor que 1,52 m.

### A OBESIDADE PODE SER DIAGNOSTICADA DA MESMA FORMA EM CRIANÇAS, ADOLESCENTES, ADULTOS E IDOSOS?

Não. Quando se trata da infância ou da adolescência, em razão das grandes modificações corporais que acompanham essas idades, a OMS recomenda que o IMC seja analisado conforme a idade. De acordo com a recomendação do NCHS (National Center for Health Statistics – 2000), crianças e adolescentes podem ser classificados a partir da determinação do percentil de IMC/idade.

A denominação "percentil" é obtida em estudos populacionais. À medida que se avalia um determinado parâmetro em uma parcela significativa da população, a representação gráfica dos resultados demonstra uma distribuição semelhante à curva de Gauss, ou seja, uma distribuição "normal" (Fig. 23.2).

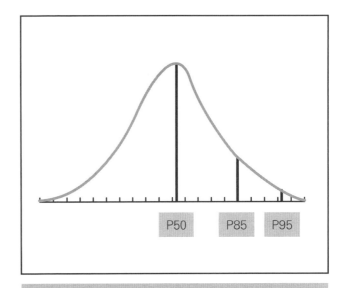

**Figura 23.2** – *Distribuição normal de uma população de referência e a parcela que representa os percentis 50, 85 e 95 dessa distribuição de valores.*

O ponto mais alto da curva (valor de maior frequência) divide a população em duas metades: 50% da população encontra-se abaixo desse valor e 50% encontra-se acima dele. Portanto, esse ponto é chamado de "percentil 50". Geralmente, para avaliação comparativa do estado nutricional de indivíduos, adotam-se os chamados pontos de corte, ou seja, valores abaixo ou acima dos quais os indivíduos não estão dentro da faixa de normalidade.

Os pontos de corte para o diagnóstico de obesidade em relação ao IMC/idade em crianças e adolescentes propostos pelo NCHS estão apresentados na tabela 23.2.

### Tabela 23.2. Pontos de corte para classificação do IMC/idade em crianças e adolescentes

| Índice antropométrico | Valor do ponto de corte para a curva de percentis | Estado nutricional |
|---|---|---|
| IMC para a idade | ≥ P 95 | Sobrepeso |
| Peso para a estatura | | |
| IMC para a idade | ≥ P 85 e ≤ P 95 | Em risco de sobrepeso |

Fonte: CDC/NCHS, 2000. Disponível em: www.cdc.gov.

O diagnóstico da obesidade em indivíduos idosos é mais complexo do que em adultos, pois, com o avanço da idade, geralmente ocorrem mudanças na composição corporal, especialmente pela redução da massa magra e pelo aumento do percentual de gordura corporal. Dessa maneira, atualmente é discutido um ponto de corte para o IMC específico em idosos menor do que em adultos.

## Como se mede o percentual de gordura corporal de um indivíduo?

A mensuração do percentual de gordura corporal de um indivíduo é realizada por métodos indiretos. A determinação direta só é obtida pela análise química de constituintes corporais, o que tem sido realizado apenas com animais de experimentação. Cabe registrar que nas décadas de 1940 e 1950 foram realizados alguns poucos estudos utilizando cadáveres humanos para a determinação direta, cujos resultados são utilizados até hoje para a validação dos métodos indiretos. Atualmente, existe uma grande variedade de métodos indiretos que podem medir o percentual de gordura corporal de um indivíduo, cada um deles possui vantagens e desvantagens: pesagem hidrostática, hidrometria, ressonância magnética, tomografia computadorizada, absortometria radiológica de DEXA (dupla energia), bioimpedância elétrica e medida de espessura das dobras cutâneas, entre outros.

## Qual o percentual de gordura corporal ideal?

Embora não existam pesquisas que apresentem valores que possam ser considerados como padrão de referência para o percentual de gordura ideal, alguns estudos transversais têm sido utilizados para efeito de discussão. A tabela 23.3 apresenta alguns desses valores.

**Tabela 23.3. Valores sugeridos para o porcentual de gordura corporal para adultos**

| Classificação | Homens | Mulheres |
|---|---|---|
| Magro | < 8% | < 13% |
| Ideal | 8 a 15% | 13 a 23% |
| Ligeiro sobrepeso | 16 a 20% | 24 a 27% |
| Adiposidade | 21 a 24% | 28 a 32% |
| Obesidade (gordura excessiva) | ≥ 25% | ≥ 33% |

Fonte: Nieman, 1995.

## Onde estão localizadas as reservas de gordura corporal e quais as localizações mais relacionadas com riscos à saúde?

As reservas de gordura corporal são constituídas de triacilgliceróis, que são armazenados principalmente em adipócitos, células que formam o tecido adiposo. Esse tecido pode ser encontrado sob a pele (tecido adiposo subcutâneo), na cavidade abdominal (tecido adiposo visceral), ao redor de vasos sanguíneos profundos e entre os feixes de fibras musculares. Em condições de obesidade, o tecido adiposo se expande nesses depósitos (subcutâneo e visceral) e também em outros depósitos por todo o corpo (Fig. 23.3). Além disso, triacilgliceróis na forma de gotículas de gordura também são encontrados no interior das células musculares ou miócitos. Entretanto, as maiores reservas de gordura corporal estão sob a pele e na cavidade abdominal. Estudos demonstram que a gordura localizada na região abdominal é mais relacionada com o desenvolvimento de doenças cardíacas.

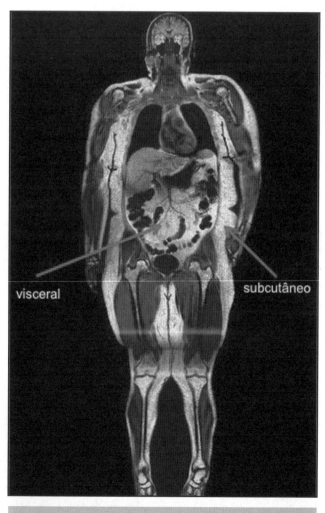

**Figura 23.3** – *Depósitos de tecido adiposo.*

## COMO PODE SER CLASSIFICADA A OBESIDADE COM BASE NA LOCALIZAÇÃO DA GORDURA CORPORAL?

A obesidade pode ser ginoide (periférica) e pode ser androide (central). Na obesidade ginoide, o maior acúmulo de gordura corporal ocorre na região gluteofemoral, sendo mais frequente em mulheres. Na obesidade androide, o acúmulo de gordura ocorre na cavidade abdominal, sendo mais frequente em homens. A combinação desses dois tipos de obesidade é mais observada em mulheres.

## COMO SE MEDE A GORDURA VISCERAL DE UM INDIVÍDUO?

A mensuração precisa da gordura intra-abdominal requer tecnologias avançadas e dispendiosas, como a ressonância magnética e a tomografia computadorizada, o que dificulta seu emprego em estudos epidemiológicos. Entretanto, existe uma ferramenta antropométrica simples e de baixo custo, que é a medida da circunferência abdominal, a qual se correlaciona de forma positiva com o conteúdo de gordura abdominal (Tab. 23.4). Valores elevados de circunferência abdominal também apresentam alta correlação com hipertensão arterial, dislipidemias, hiperinsulinemia, hiperglicemia e intolerância à glicose.

Estudos recentes têm buscado determinar outros tipos de medidas abdominais para a avaliação de risco de desenvolvimento de doenças, como a altura do abdome, feita com auxílio de um paquímetro.

### Tabela 23.4. Predição do risco de complicações metabólicas a partir da medida da circunferência abdominal

| | Risco aumentado | Risco aumentado substancialmente |
|---|---|---|
| Homens | ≥ 94 cm | ≥ 102 cm |
| Mulheres | ≥ 80 cm | ≥ 88 cm |

Fonte: Garrow, 2000.

## QUAL A RELAÇÃO ENTRE OBESIDADE E BALANÇO ENERGÉTICO?

A maneira mais conhecida para definir a origem da obesidade é o desbalanço entre ingestão e gasto de energia. Assim, se o indivíduo ingere mais energia e se exercita menos, ele tende a ganhar peso. Ao contrário, se ele se exercita mais do que come, perderá peso.

A suscetibilidade dos indivíduos a esses desbalanços pode estar relacionada a fatores genéticos, sexo, idade e atividade hormonal. Fatores relacionados com a composição da dieta também podem influenciar, como será discutido adiante. A figura 23.4 resume essa explicação.

## COM BASE NA FORMAÇÃO DAS RESERVAS DE GORDURA DO ORGANISMO, COMO A OBESIDADE PODE SE DESENVOLVER?

O excesso de tecido adiposo pode ser decorrente de aumento do volume dos adipócitos já existentes, processo denominado hipertrofia de células adiposas, ou decorrente do aumento do número de adipócitos, processo denominado hiperplasia de células adiposas, ou pela combinação desses dois processos. A hipertrofia dos adipócitos pode ocorrer em qualquer momento da vida de um indivíduo, enquanto a hiperplasia ocorre, principalmente, durante a fase de crescimento. A hiperplasia dos adipócitos pode acontecer na fase adulta, quando o conteúdo de gordura das células preexistentes tenha atingido seu limite máximo.

## A QUE SE ATRIBUI O AUMENTO DA PREVALÊNCIA DA OBESIDADE?

Estudos realizados no Brasil e em outros países têm demonstrado o fenômeno denominado "transição nutricional". A transição nutricional envolveria mudanças nos hábitos alimentares, como aumento do consumo de alimentos com alta densidade energética, principalmente os *fast-foods* ou *junkie-foods*, e a redução do consumo de cereais, frutas e vegetais. Além disso, as alterações nos padrões de atividade física (sedentarismo) também podem ser consideradas fatores importantes relacionados ao aumento da prevalência da obesidade em todo o mundo, por todo o "conforto" proporcionado pela urbanização: controle remoto, automóveis, televisão, telefone, entre outros. Especificamente no Brasil, são evidentes os dados sobre diminuição nas taxas de desnutrição paralelamente ao aumento da obesidade.

## EXISTEM INDIVÍDUOS QUE TÊM TENDÊNCIA A ENGORDAR?

Sim. Mas, em relação ao número total de pessoas com sobrepeso, são poucos os indivíduos que possuem essa característica. A maioria das pessoas engorda porque assume um estilo de vida que propicia essa condição, seja pela ingestão energética excessiva ou alimentação desbalanceada ou por causa do sedentarismo.

Mesmo que o indivíduo tenha uma predisposição genética ao ganho de peso, essa característica não é necessariamente uma condição determinante. Contudo, também

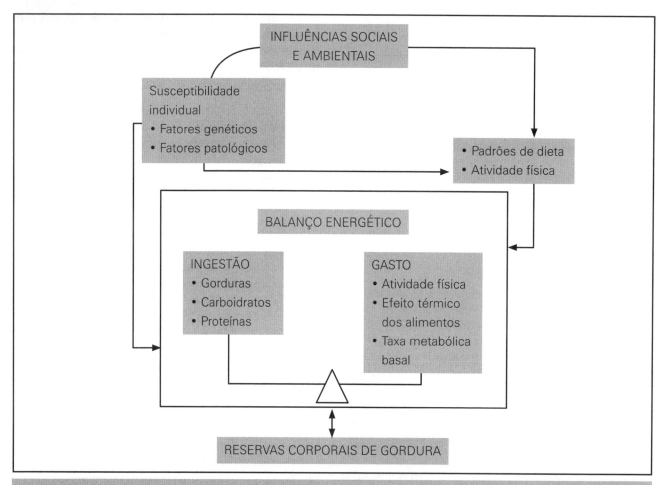

**Figura 23.4** – *Regulação do balanço energético. Fonte: Modificado da OMS, 2000.*

há mutações genéticas que determinam de fato o desenvolvimento da obesidade, mas em praticamente todos esses casos a obesidade já se desenvolve desde o início da infância. Além disso, cabe ressaltar que algumas doenças também podem predispor ao aparecimento da obesidade, como o hipotireoidismo.

## Quais são os hormônios que regulam a ingestão de alimentos?

Atualmente, conhece-se uma grande variedade de hormônios, neuropeptídios e outras substâncias que regulam a ingestão de alimentos (Fig. 23.5). Entre os principais hormônios, estão os secretados pelo trato gastrointestinal: CCK (colecistoquinina), grelina, polipeptídio pancreático, peptídio semelhante ao GLP-1 (glucagon 1), oxintomodulina e PYY (peptídio YY). Todos esses peptídios sofrem alteração em resposta à ingestão de alimento. Com exceção da grelina, que aumenta a sensação de fome, os outros peptídios reduzem a ingestão de alimento. Somam-se a esses peptídios a insulina e a leptina, que também agem no sistema nervoso central, reduzindo a ingestão de alimento.

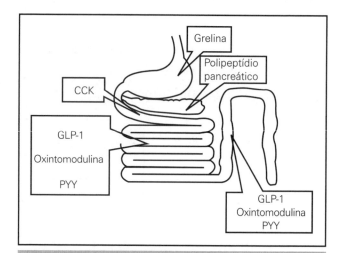

**Figura 23.5** – *Hormônios secretados pelo trato gastrointestinal que regulam a ingestão alimentar. As setas indicam as regiões no aparelho digestivo que secretam esses hormônios. GLP-1: peptídio semelhante ao glucagon-1; PYY: peptídio YY; CCK: colecistoquinina. Fonte: modificado de Druce et al., 2004.*

## QUAIS SÃO OS MECANISMOS QUE REGULAM O PESO CORPORAL?

O hipotálamo é a região do cérebro que coordena os sinais hormonais e regula o peso corporal. No hipotálamo há neurônios que sofrem ação dos peptídios produzidos pelo trato gastrointestinal, da insulina e da leptina.

Alguns neurônios produzem neuropeptídios que inibem a ingestão alimentar e aumentam o gasto energético. Os hormônios que reduzem a ingestão de alimentos agem estimulando a atividade desses neurônios (p. ex.: a colecistoquinina e a leptina).

Outros neurônios sintetizam neuropeptídios que aumentam a ingestão alimentar e reduzem o gasto energético (neurônios orexígenos). A grelina, por exemplo, estimula a atividade desses neurônios. Além disso, a redução da concentração de alguns hormônios que inibem a ingestão calórica também possibilita o aumento da atividade dos "neurônios orexígenos", pois esses hormônios deixam de exercer seu efeito inibitório sobre essa categoria de neurônios.

A regulação do peso corporal é resultado da interação de uma grande variedade de hormônios nessa complexa rede de neurônios que, por sua vez, sintetizam diversos neuropeptídios que influenciam o gasto energético, a ingestão calórica e os eixos endócrinos do organismo.

Além disso, na obesidade induzida por dieta, o hipotálamo é alvo de processos inflamatórios, promovendo disfunções no controle do balanço energético. Uma hipótese a ser considerada é que as adipocinas produzidas e liberadas a partir do tecido adiposo branco provoquem uma inflamação sistêmica de baixa intensidade, que provocaria inflamação no hipotálamo. Outra hipótese defende que as respostas hipotalâmicas às dietas ricas em gordura ocorrem por mecanismos diretos em populações específicas de neurônios do hipotálamo e que esses mecanismos ocorrem precocemente a partir da mudança para dietas obesogênicas, gerando ganhos excessivos de peso.

## QUAL É A RELAÇÃO ENTRE A GRELINA E A MANUTENÇÃO DO PESO CORPORAL?

A grelina é um hormônio sintetizado no estômago e tem como sítio de ação o hipotálamo, promovendo aumento da ingestão de alimentos. Existe uma variação diária da concentração de grelina que acompanha os horários das refeições. Antes de cada refeição, a concentração de grelina está elevada e rapidamente é reduzida em resposta à ingestão. Ademais, o jejum aumenta drasticamente a concentração de grelina e essa situação apresenta correlação com o nível de fome. Dessa forma, a grelina foi proposta, por alguns autores, como um possível fator endógeno que atuaria na iniciação das refeições e que, possivelmente, controlaria o peso corporal. No entanto, estudos que investigaram essa hipótese não apresentaram resultados conclusivos. Além disso, o excesso de peso está relacionado a uma redução da concentração de grelina (possivelmente pela alta ingestão calórica).

## O QUE É A LEPTINA?

A leptina é um hormônio secretado principalmente pelas células do tecido adiposo e possui ação em uma grande variedade de tecidos, principalmente no hipotálamo. Sua concentração é regulada conforme a quantidade de gordura armazenada nos adipócitos, ou seja, quanto maior for o grau de obesidade, maior será a concentração de leptina na circulação. Além disso, a concentração de leptina é regulada agudamente pelo balanço energético. Dessa forma, o jejum, uma baixa ingestão de calorias ou uma atividade física que despenda uma quantidade significativa de calorias são capazes de reduzir a concentração desse hormônio. Por outro lado, uma alta ingestão de alimentos consegue aumentar a secreção de leptina.

## COMO A LEPTINA AGE?

No sistema nervoso central, a leptina age inibindo o apetite e aumentando o gasto energético. Por isso, quando esse hormônio foi descoberto houve uma grande especulação a respeito de seu potencial para tratar a obesidade. Todavia, obesos possuem alta concentração de leptina e nem por isso ocorre regulação de seu apetite (efeito anoréxico e termogênico), o que levaria à hipótese de resistência à leptina.

Por outro lado, esse hormônio possui uma ação muito maior durante períodos de balanço energético negativo (emagrecimento). Nessa situação, ocorre redução drástica da leptina, o que causa aumento da sensação de fome, redução do gasto energético e regulação de diversos eixos endócrinos. Em relação a esse último aspecto, a leptina consegue alterar a fisiologia endócrina do organismo da seguinte maneira (Fig. 23.6):

1. O hipotálamo secreta fatores que agem principalmente na glândula hipófise. É justamente nesses neuropeptídios liberados pelo hipotálamo que a leptina atua, estimulando-os ou inibindo-os, conforme a situação;

2. a hipófise, por sua vez, secreta hormônios que agem nas diversas glândulas do organismo, como a tireoide, gônadas (testículos nos homens e ovários nas mulheres) e adrenal. Os hormônios secretados pela hipófise regulam a síntese dos hormônios liberados pelas outras glândulas do organismo;

3. quando a concentração de leptina está reduzida, há supressão dos eixos hipotálamo-hipófise-tireoide e hipotálamo-hipófise-gônada, além de aumento do eixo hipotálamo-hipófise-adrenal; e

4. essa situação promove no organismo adaptações características de um balanço energético negativo (consumo de energia menor do que o gasto), resultando em redução da taxa metabólica basal, da capacidade reprodutiva e da síntese proteica, além de imunossupressão e redução da massa magra.

Dessa forma, a leptina é um fator que sinaliza o estado nutricional e muito provavelmente possui papel-chave no desencadeamento das adaptações que aumentam a eficiência metabólica que acompanha períodos de redução ponderal.

## Por que é difícil manter a perda de peso durante o emagrecimento e, posteriormente, evitar a recuperação do peso?

Um indivíduo, ao ingerir menos energia do que necessita, reduzirá seu peso corporal, porém essa redução ponderal não vai perdurar por muito tempo, pois o organismo promove adaptações, tais como redução dos hormônios tireoidianos, redução dos hormônios sexuais (testosterona nos homens e estradiol nas mulheres), aumento da concentração de glicocorticosteroides, imunodepressão, redução da síntese proteica, diminuição da massa magra (tecidos metabolicamente ativos) e redução de hormônios anabólicos (IGF-1 e insulina).

Essas adaptações são desencadeadas pelo organismo por meio de vias metabólicas conhecidas como "sensores nutricionais". Essas vias conseguem detectar o estado nutricional agudo e crônico, acionando sistemas que irão regular praticamente todo o metabolismo do organismo. Dessa forma, esses sensores nutricionais são ativados quando o organismo está sob privação de alimento ou quando há pouca energia armazenada na forma de tecido adiposo. Durante essa situação, os adipócitos secretam hormônios (leptina) que vão agir no sistema nervoso central a fim de que o organismo de alguma maneira economize energia (Fig. 23.6).

Essas adaptações, que na evolução da espécie humana provavelmente foram decisivas para garantir a sobrevivência do organismo durante períodos de escassez de alimento são, atualmente, responsáveis pela grande dificuldade de emagrecer e, posteriormente, de manter o peso reduzido.

## Quais são as comorbidades associadas à obesidade?

A obesidade aumenta a incidência de diversos tipos de doenças, especialmente as relacionadas com a chamada síndrome metabólica. A tabela 23.5 lista as comorbidades e condições mais comuns associadas à obesidade.

### Tabela 23.5. Comorbidades e condições associadas à obesidade

| Comorbidades | Condições associadas |
| --- | --- |
| Doenças cardiovasculares e cerebrovasculares | Hipercolesterolemia |
| Diabetes tipo 2 (não dependente de insulina) | Dislipidemias |
| Câncer | Intolerância à glicose |
| Hipertensão | Hiperinsulinemia |
| Osteoartrite | Transtornos menstruais |
| Colelitíase | Apneia do sono |

Fonte: Consenso Latino-Americano de Obesidade, 2000.

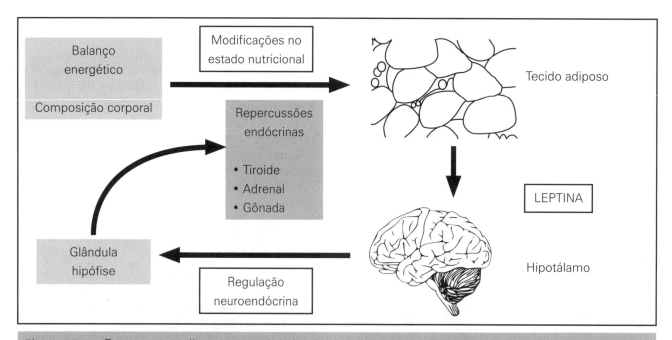

**Figura 23.6** – *Esquema que ilustra o papel da leptina no desencadeamento das adaptações hormonais que ocorrem durante um período de emagrecimento.*

## O que é a síndrome metabólica?

A síndrome metabólica (síndrome X ou síndrome da resistência à insulina) é um estado em que o indivíduo possui diversos fatores de risco para doenças cardiovasculares. Entre os fatores de risco que compõem o quadro da síndrome metabólica estão:

- Obesidade: principalmente a visceral;
- dislipidemia aterogênica:
  - Aumento da concentração do colesterol total, das LDLs (lipoproteínas de baixa densidade) e dos triglicerídios;
  - redução da concentração das HDLs (lipoproteínas de alta densidade); e
  - aumento no número de partículas LDL pequenas e densas;
- pressão arterial elevada: tanto a pressão arterial sistólica quanto a diastólica podem estar aumentadas;
- resistência à insulina:
  - Intolerância à glicose;
  - aumento da glicemia; e
  - aumento na concentração de insulina;
- estado pró-inflamatório: verificado pelo aumento da concentração da proteína C-reativa; e
- estado pró-trombótico: caracterizado pelo aumento no plasma de PAI-1 (inibidor do ativador de plasminogênio-1) e de fibrinogênio.

## Qual é a relação entre a síndrome metabólica e o excesso de peso corporal?

A obesidade já é um fator isolado para o risco de doenças cardiovasculares e, portanto, um dos componentes da síndrome metabólica. Além disso, há evidências de que a origem dos outros componentes que caracterizam a síndrome metabólica tenha relação com o excesso de gordura corporal, especialmente a visceral.

### Resistência à insulina

Existe uma correlação inversa entre a quantidade de gordura corporal e a concentração de adiponectina. Essa molécula, uma citocina, é secretada pelos adipócitos e atua na regulação do metabolismo do carboidrato, captação de glicose pelos tecidos, regulação da gliconeogênese hepática e na sensibilidade à insulina. Diversos estudos têm demonstrado uma correlação inversa entre a concentração de adiponectina e a sensibilidade à insulina. Dessa forma, o excesso de gordura corporal promove um estado hormonal e metabólico que pode predispor à resistência à insulina.

### Dislipidemia

A obesidade pode alterar o metabolismo de lipídios, tanto dos ácidos graxos quanto do colesterol, o que pode contribuir para o estado de dislipidemia aterogênica. Nesse sentido, uma grande quantidade de tecido adiposo eleva a concentração de ácidos graxos na circulação, o que pode resultar em um acúmulo de gordura no fígado e no músculo, fato que pode estar relacionado com a resistência à insulina. O fígado, que é o principal órgão que regula o metabolismo das lipoproteínas, passa a ser afetado pelo excesso de gordura na circulação e nos hepatócitos, contribuindo, dessa forma, para uma alteração em todo perfil lipídico dos indivíduos obesos.

### Pressão arterial elevada

Existe uma relação entre excesso de peso e pressão arterial, pois a maioria dos indivíduos hipertensos possui sobrepeso ou obesidade.

Fato importante observado em estudos realizados pelos autores deste capítulo é que o aumento da pressão arterial relacionado com a obesidade ocorre inclusive em adolescentes. Em um estudo realizado com 203 adolescentes dos quatro últimos anos do ensino fundamental de uma escola particular de São Paulo (SP), ficou demonstrada a correlação positiva e significativa entre IMC e pressão arterial sistólica ($r = 0,39$; $p < 0,05$).

### Estados pró-inflamatórios de baixo grau e pró-trombótico

A etiologia de ambos os estados pode ter relação com o aumento na concentração de citocinas. Esse fato, por sua vez, tem grande chance de ser uma consequência do excesso de tecido adiposo ou pela hipertrofia do adipócito, visto que os adipócitos secretam uma grande variedade de citocinas e muitas delas aumentam à medida que há expansão das reservas de gordura corporal ou um estresse celular decorrente da hipertrofia exacerbada (Fig. 23.7).

## Ao emagrecer, o indivíduo terá uma melhora nos fatores que caracterizam a síndrome metabólica?

Sim. Uma redução ponderal modesta (de 5% a 10% do peso corporal) já é suficiente para melhorar praticamente todos os componentes que caracterizam a síndrome metabólica. Dessa forma, pessoas obesas que possuem síndrome metabólica não necessariamente precisam emagrecer de forma contundente até atingirem o peso corporal considerado normal para desfrutarem dos benefícios da perda de peso. O objetivo primário nesse caso é conseguir uma redução de peso suficiente para melhorar os componentes da síndrome metabólica e conseguir manter esse peso estável.

## O que e quais são os transtornos alimentares?

Os chamados transtornos alimentares são distúrbios psicológicos, considerados efetivamente como doença, que podem ser um somatório de fatores genéticos e ambientais.

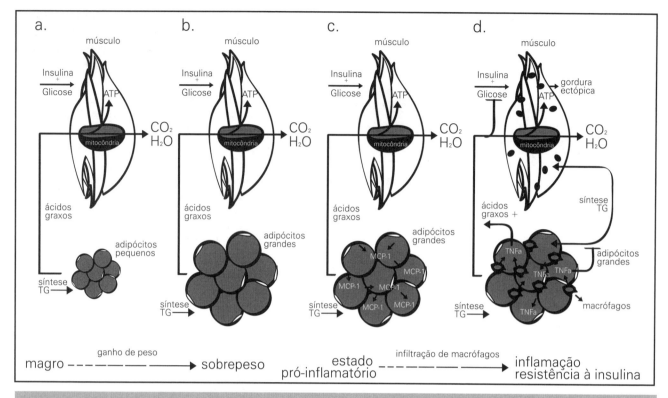

**Figura 23.7** – *Resposta pró-inflamatória diante do ganho de massa adiposa.*

Na sociedade atual, alguns fatores colaboram para o aparecimento dos transtornos alimentares: a industrialização, que atinge as formas de alimentação, e o "culto ao corpo", que tem forte apoio dos meios de comunicação, acabam por levar a comportamentos alimentares discutíveis, com consequências à saúde física e mental. Entre os transtornos mais comuns estão a anorexia e a bulimia nervosa.

A anorexia nervosa genericamente significa a recusa em manter um peso corporal mínimo. A doença tem relatos desde 1600, quando algumas mulheres que jejuavam eram consideradas santas. Atualmente, são estabelecidos alguns critérios para diagnóstico da doença:

- Recusa em manter peso corporal nos limites aceitáveis (pelo menos 85% abaixo dos padrões normais);
- medo exagerado de tornar-se obeso, mesmo já sendo muito magro;
- subjetividade nos padrões de comparação para situar seu peso corporal; e
- amenorreia (ausência de no mínimo três ciclos menstruais sucessivos).

São identificados ainda alguns tipos específicos para a anorexia nervosa, como o tipo restritivo, que não tem episódios compulsivos, ou o tipo compulsão/penalização, com episódios compulsivos seguidos de vômitos, uso de laxantes ou outros.

A bulimia é caracterizada como episódios compulsivos seguidos de episódios compensatórios, como, por exemplo, comer e vomitar. Constituem o critério diagnóstico:

- Recorrentes episódios compulsivos, ou seja, a ingestão de uma quantidade de alimento extremamente maior do que seria aceitável um indivíduo comer, e sensação de perda do controle durante o episódio (não conseguir parar);
- recorrentes atitudes compensatórias, tais como: vômitos, uso de laxantes, diuréticos, exercícios excessivos ou jejum;
- ocorrência de episódios compulsivos pelo menos duas vezes por semana, durante três meses, para que a bulimia seja diagnosticada; e
- fisiológicos: calo na mão, esofagite, queda dos dentes, acidose metabólica por excesso de laxantes.

Os bulímicos são também divididos em tipos específicos, como o tipo purgativo, que é aquele que utiliza laxantes, vômitos e outros, e o tipo não purgativo, cuja punição ocorre principalmente por meio de exercícios físicos excessivos.

Essas doenças podem levar o indivíduo à morte e por isso requerem tratamento multiprofissional. É importante, no que diz respeito à nutrição, trabalhar os aspectos comportamental (o comer em excesso) e cognitivo (as crenças e os valores).

## QUAIS SÃO OS DIFERENTES TIPOS DE TRATAMENTOS DA OBESIDADE?

Considerando a origem multicausal da obesidade, há diferentes formas de tratamento, entre os quais pode-se citar mudanças comportamentais, tratamento dietético, prática de exercícios físicos, tratamento farmacológico e cirurgia. Dependendo da origem identificada, poder-se-á adotar um ou a combinação de alguns desses tipos de tratamento.

## Quais são as principais mudanças nos hábitos de vida que contribuem para a prevenção e o tratamento da obesidade?

As principais mudanças nos hábitos de vida que devem ser estimuladas são:

- A adoção de uma dieta saudável e equilibrada que forneça todos os nutrientes indispensáveis para uma boa qualidade de vida, sem que se exceda a quantidade de calorias necessárias para suprir a demanda energética do indivíduo; e
- tornar-se uma pessoa fisicamente ativa, ou seja, engajada regularmente em exercícios físicos na quantidade e intensidade necessárias a fim de promover adaptações no condicionamento físico como um todo.

## É fácil a mudança de comportamento para a aquisição de hábitos saudáveis?

A mudança de comportamento é um processo de longo prazo, que abrange a retomada de vários conceitos, a intervenção profissional e a tomada de consciência por parte do indivíduo ou do grupo. Em termos populacionais em que a obesidade tem sido considerada uma epidemia, a OMS (2003) lançou as chamadas "Estratégias globais", que discutem diferentes estratégias para promover na população hábitos saudáveis de alimentação e de atividade física.

## Existem iniciativas educativas, no Brasil, que visam erradicar o aumento da obesidade?

Se for observado o aumento da prevalência da obesidade no Brasil, pode-se reportar ao período dominado pela ditadura militar, especificamente nas décadas de 1970 e 1980, em que ocorreu um verdadeiro vazio no que diz respeito a políticas alimentares que tivessem um resultado no comportamento da população. Após o período da anistia, houve uma tentativa de retomada dessas iniciativas, mas de forma bastante modesta. No decorrer desse processo, a influência de países desenvolvidos como os Estados Unidos já estava bastante difundida na população brasileira, o que tem dificultado até hoje a retomada de valores para uma alimentação e um estilo de vida saudáveis.

O processo de mudança de comportamento em saúde na população deve partir de um ambiente favorável, como:

- Promoção da saúde: por meio de campanhas governamentais;

- apoio: com políticas econômicas que passem a apoiar a aquisição de hábitos saudáveis: menos impostos para alimentos como frutas, verduras e legumes, subsídio à divulgação comercial pela mídia de uma alimentação saudável, entre outros; e
- proteção: maior estudo de leis que possam regulamentar a divulgação e comercialização de alimentos que predisponham à obesidade. Recentemente, no estado do Rio de Janeiro, foi instituída uma lei que proíbe em cantinas escolares a comercialização de alimentos "não saudáveis". Deixando de lado a questão polêmica, deve-se observar que o fato teve o ponto positivo de trazer à tona a discussão sobre as cantinas escolares e sua relação com a obesidade.

## Os conceitos de educação para a saúde devem também ser considerados no aspecto individual?

A partir do momento em que consultórios de médicos e de nutricionistas atentarem para a educação em saúde, no sentido de prevenção e promoção, poder-se-á diminuir a dimensão "curativa" dada a essa epidemia com a tomada de consciência pelos indivíduos.

Esse tipo de intervenção tem sido objeto de vários estudos sobre teorias comportamentais, que envolvem desde a identificação do estágio de mudança em que se encontra o indivíduo, até formas adequadas de acompanhamento do processo. Essas formas deveriam incluir tópicos como a automonitoração, ou seja, a utilização de instrumentos com os quais o próprio indivíduo seja capaz de acompanhar suas mudanças; reestruturação cognitiva, que seria a construção de conceitos a partir de técnicas didáticas selecionadas; controle de estímulos, a partir de técnicas de motivação e reforços positivos e a prevenção de recaídas. É importante que o indivíduo seja conscientizado de que a recaída faz parte de todo o processo de mudança de comportamento.

## A restrição energética é suficiente para promover a perda de peso?

A restrição na ingestão energética sem dúvida constitui a essência do balanço energético citado anteriormente. Estudos têm demonstrado que uma restrição muito severa, além de ser insuficiente para a ingestão de nutrientes essenciais, implica baixa adesão à dieta. Esse tipo de intervenção está relacionado com o risco de compensações alimentares frequentes, o que pode constituir o início do aparecimento de transtornos alimentares. Por outro lado, restrição moderada na ingestão de energia, embora signifique menor risco à saúde, requer a conscientização por parte do indivíduo de que o processo ocorre em maior prazo. Finalmente, a restrição leve está diretamente associada ao processo de mudança de comportamento citada anteriormente.

## Qual é o efeito da restrição calórica na composição corporal de um indivíduo?

A restrição calórica pode produzir um déficit energético diário significativo, com efeito expressivo na redução de peso corporal, que é dependente do grau da restrição imposta. Porém, esse déficit de energia resulta em adaptações metabólicas no organismo com o intuito de preservar a massa corporal. Dentre essas adaptações, estão incluídas as alterações na utilização de substratos metabólicos, a mudança na composição corporal, as alterações no apetite e a redução na taxa metabólica de repouso. Apesar das adaptações do metabolismo para preservar a massa corporal, a perda de peso ocasionada pela restrição calórica quase sempre será acompanhada da redução de massa corporal magra. Também é relatado na literatura que, quanto maior o grau de uma restrição calórica, maior é o percentual da perda de massa magra de um indivíduo.

A utilização de substratos metabólicos pelo organismo durante um tratamento com restrição calórica foi documentada em estudo que submeteu um grupo de mulheres obesas a uma dieta de 900 kcal/dia, durante um período de cinco semanas. O período de emagrecimento foi iniciado por uma fase de rápida diminuição na massa corpórea, que se estendeu por uma semana, tendo como principal característica a redução de água corporal. Esse efeito é consequência da taxa de oxidação das reservas de glicogênio, que promove a liberação de água dos tecidos (cada 1 g de glicogênio agrega de 2 a 4 g de água), e da taxa de oxidação máxima de proteínas, com liberação da água associada (cada 1 g de proteína agrega de 1 a 3 g de água). A perda de gordura representou de 30% a 40% do peso corporal perdido durante essa fase inicial. A partir do fim da primeira semana, a quantidade de massa corporal perdida foi reduzida para aproximadamente a metade da perda inicial em decorrência de uma desaceleração da perda do tecido muscular. Paralelamente a isso, a taxa de oxidação das reservas de gordura, composta de triacilgliceróis, passou a representar de 50% a 70% do peso corporal perdido, sendo que a perda de gordura corporal atingiu seu valor máximo durante a segunda semana de restrição. Após esse período, pelo aumento da eficiência metabólica, o organismo diminui seu dispêndio energético, reduzindo essa oxidação máxima de gordura.

## Existe alguma forma de diminuir a perda de massa magra durante um tratamento para redução de peso com restrição calórica?

Tratamentos que combinam restrição calórica com exercício físico podem resultar em maior preservação da massa magra quando comparados com os que utilizam a dieta como única estratégia de emagrecimento. Apesar do consenso sobre o efeito favorável resultante da combinação do exercício físico com a restrição calórica na composição corporal, alguns estudos apresentam resultados controversos. Pesquisas têm relatado que o exercício físico aliado à restrição calórica produz perda significativa de peso e gordura corporal, com preservação da massa magra. Entretanto, outros pesquisadores não observaram esse benefício na mesma situação. Essa divergência de resultados pode ser decorrente de diferentes tipos de restrição calórica e exercícios físicos utilizados nesses estudos.

A preservação da massa magra pela combinação do exercício físico com a restrição calórica tem sido questionada. Em uma metanálise realizada por Garrow e Summerbell, foi sugerido que esse efeito ocorre, em parte, pela preservação de água e glicogênio. Isso porque indivíduos exercitados apresentam aumento das reservas de glicogênio muscular e da água intracelular associada a esse composto. Resultados de um experimento realizado no laboratório dos autores deste capítulo corroboram essa ideia. Nesse experimento foram utilizadas técnicas diretas para avaliação da composição química da massa magra de ratos submetidos à restrição alimentar e/ou exercício físico, e os resultados obtidos sugerem que o exercício físico, quando associado à restrição alimentar, promove aumento das concentrações de glicogênio e de água associada na massa magra, quando comparado ao efeito isolado da restrição alimentar. Desse modo, Garrow e Summerbell sugerem que parte da preservação da massa magra, resultante da combinação das duas estratégias (restrição calórica e exercício físico), seria decorrente da preservação do volume das células musculares e não da conservação das proteínas estruturais que as compõem.

## Hoje em dia ocorre constante "bombardeamento" com novidades acerca de dietas rápidas e revolucionárias para emagrecimento imediato e eficiente. Elas realmente funcionam?

De fato, a cobrança da sociedade por um corpo perfeito e pelo "peso ideal" levou ao aparecimento de muitas publicações: livros, revistas e páginas na internet que prometem a rápida transformação de um indivíduo obeso em magro. Essas propostas de dieta giram em torno de vários fundamentos, grande parte deles sem comprovação científica. Assim, sabe-se da proposta de dietas que evitam combinações entre diferentes nutrientes (mais de um tipo de carboidrato, carboidrato com proteína etc.); dietas que priorizam a ingestão de sopas, dietas que são direcionadas ao tipo sanguíneo, práticas de jejum etc. De uma forma geral, não há nenhuma comprovação científica para essas dietas. A perda de peso, em diferentes níveis, que se observa por alguns indivíduos inseridos nesses programas de dieta, pode estar, de alguma forma, significando a restrição na ingestão de alguns alimentos e, portanto, diminuição no valor energético total ingerido.

## A RESTRIÇÃO SEVERA DE CALORIAS NA DIETA (VLCD OU *VERY LOW CALORIE DIET*) É EFICAZ NA PERDA DE PESO CORPORAL?

A curto prazo, esse tipo de dieta promove uma rápida perda de peso corporal, porém a longo prazo (acima de um ano de seguimento), tanto restrições severas quanto moderadas apresentam resultados equivalentes. Além disso, restrições severas (ingestão menor que 800 kcal/dia) podem estar relacionadas ao desenvolvimento de episódios compulsivos, maior perda de massa magra e menor adesão à dieta.

Já restrições moderadas (restrição de 500 a 1.000 kcal do valor calórico ingerido habitualmente) exigem um maior tempo de tratamento. Se por um lado isso significa um maior esforço por parte do paciente, por outro representa uma oportunidade para uma reeducação alimentar.

## QUAL A FUNDAMENTAÇÃO PARA DIETAS RESTRITAS EM LIPÍDIOS?

Existe na literatura um grande número de estudos que apresentou resultados eficazes em perda de peso com a restrição lipídica. Partindo do pressuposto de que os ácidos graxos provenientes da alimentação têm maior probabilidade de serem esterificados em triacilgliceróis no tecido adiposo, sua restrição confere uma menor formação de reservas de gordura. Além disso, a redução na ingestão lipídica, sem restrição calórica, resulta em uma dieta de menor densidade energética, o que permite a ingestão de um volume maior de alimentos ao longo do dia.

São descritas na literatura duas possibilidades: restrições lipídicas moderadas e severas. A restrição lipídica severa pode ocasionar comprometimento na ingestão de ácidos graxos essenciais (linoleico e linolênico), o que pode acarretar prejuízos na integridade dos tecidos corporais e do sistema imunológico.

Por outro lado, restrições mais leves, embora possam significar um prazo maior para perda de peso, são relacionadas com maior adesão à dieta. Isso se deve principalmente ao fato de que os lipídios conferem maior palatabilidade às preparações culinárias. A tabela 23.6 apresenta resultados de alguns estudos em que foi feita restrição moderada de lipídios e o resultado em perda ponderal.

## DIETAS POBRES EM GORDURA SÃO MAIS INDICADAS DO QUE DIETAS POBRES EM CARBOIDRATO PARA O TRATAMENTO DA OBESIDADE?

Não. Quando se pensa em tipos de dieta para emagrecer, a regra que vale é a da moderação. É mais recomendado que não haja modificações extremas na ingestão de determi-nado tipo de nutriente. Tanto a privação de gordura quanto a de carboidrato são consideradas desnecessárias e até certo ponto prejudiciais.

A privação de carboidrato promove uma série de alterações metabólicas no organismo, como uma alta taxa de cetogênese e gliconeogênese. Esses processos aumentam a concentração de alguns substratos como corpos cetônicos e ureia que, em excesso na circulação, não são considerados saudáveis. Além disso, a baixa ingestão de carboidratos eleva a degradação de aminoácidos provenientes de proteínas endógenas, cuja implicação é a perda excessiva de massa magra.

Finalmente, pesquisas que compararam a eficácia de diferentes tipos de dieta (dietas pobres em gorduras contra dietas pobres em carboidratos) não apresentam resultados conclusivos a respeito da eficácia a curto e longo prazos, bem como a melhora em parâmetros relacionados com fatores de risco para doenças cardiovasculares.

### Tabela 23.6. Estudos realizados com diminuição moderada de lipídios na dieta

| Publicação | Semanas | Perda de peso (kg) |
|---|---|---|
| Puska et al. (1983) | 6 | -0,7 |
| Sheppard et al. (1991) | 26 | -3,2 |
| Hunninghake et al. (1993) | 9 | -0,14 |
| Kasim et al. (1993) | 13 | -3,4 |
| Levitsky e Strupp (1994) | 6 | -0,9 |
| Shah et al. (1994) | 26 | -4,4 |

## EMAGRECER PODE RESULTAR EM EFEITOS COLATERAIS?

Alguns indivíduos que se submeteram a vários períodos de redução ponderal e que após cada um desses episódios recuperaram o peso perdido estão sofrendo aquilo que é popularmente chamado de "efeito sanfona" ou "ioiô". Embora a literatura científica não seja unânime ao trazer evidências conclusivas a respeito das consequências de seguidos episódios de perda e recuperação do peso corporal, existem trabalhos, tanto em animais quanto em humanos, que demonstram que essa situação pode promover aumento da eficiência metabólica, acúmulo de gordura corporal e supressão do sistema imunológico.

No laboratório dos autores deste capítulo foi estudado o efeito sanfona em ratos e os resultados demonstraram uma tendência de que essa rotina alimentar aumenta o ganho de peso e a quantidade de gordura corporal sem, no entanto, alterar a massa magra dos animais, quando comparados ao grupo que não variou de peso, mesmo consumindo a mesma quantidade de ração.

Em outro experimento realizado no laboratório, foi observado que ratos submetidos a seis semanas de restrição alimentar apresentaram uma redução de 37% na resposta imunológica celular adquirida, determinada pelo teste de hipersensibilidade do tipo tardio. Além disso, houve uma redução de 18% na resposta imunológica humoral, determinada pela dosagem de anticorpos anti-ASB da classe IgG, quando comparados aos animais do grupo controle.

Esses dados não devem ser vistos como um desestímulo para quem está acima do peso e deseja emagrecer, mesmo que já tenha passado por reduções ponderais anteriores, pois o excesso de peso é de fato um grave risco à saúde. No entanto, isso deve ser considerado como um alerta para as pessoas que estão sempre se engajando em episódios de emagrecimento, uma vez que essa situação, além de ser um potencial risco para a saúde, também aumenta a eficiência metabólica, o que, em última análise, vai tornar novas tentativas de emagrecimento e, principalmente, a manutenção do peso corporal, extremamente difíceis de serem conseguidas.

## A PRESCRIÇÃO DE EXERCÍCIOS FÍSICOS COMO ÚNICA ESTRATÉGIA DE EMAGRECIMENTO PARA INDIVÍDUOS OBESOS É EFICIENTE?

A utilização do exercício físico planejado como única estratégia no tratamento da obesidade é limitada, pois, apesar de ser responsável pelo aumento do gasto energético de 24 horas de um indivíduo, o déficit energético criado é relativamente pequeno para a quantidade de energia necessária a uma perda de peso corporal significativa. Isso pode representar uma redução de 0,08 kg/semana de peso em homens e mulheres, seguindo um programa de exercício aeróbio. Entretanto, os benefícios do exercício físico regular no metabolismo e na saúde de um indivíduo são inúmeros.

## COMO O EXERCÍCIO FÍSICO AUXILIA NA REDUÇÃO PONDERAL?

O exercício físico auxilia no emagrecimento não apenas enquanto o indivíduo está se exercitando propriamente, mas há uma série de consequências e adaptações após o exercício físico que também ajudam no emagrecimento. Dessa forma, o exercício físico promove:

Durante a execução do exercício físico:

- Dispêndio de energia: quanto mais intenso ou mais prolongado for o exercício, mais energia será gasta; e
- oxidação de gordura: parte da energia utilizada durante o exercício físico é derivada das reservas de gordura corporal.

Após a execução do exercício físico e efeito do treinamento regular:

- Preservação da massa magra: o exercício pode reduzir a quantidade de massa magra que o organismo perde durante o emagrecimento;

- aumento da massa muscular: aumento da taxa metabólica basal;
- aumento do gasto energético: após o término da atividade, o organismo ainda mantém um gasto energético mais elevado do que na situação de repouso;
- aumento da capacidade de utilizar gordura como fonte de energia;
- redução da ansiedade e do estresse;
- aumento da sensibilidade à insulina; e
- redução da sensação de fome em relação ao dispêndio energético.

## QUAL É A INTENSIDADE DE EXERCÍCIO FÍSICO NA QUAL O ORGANISMO GASTA MAIS GORDURA?

Durante um exercício aeróbico, o organismo utiliza tanto carboidrato quanto gordura para gerar energia e, em uma menor quantidade, proteína. Quanto menos intenso é o exercício, maior é o percentual de contribuição da gordura para gerar energia. Com o aumento da intensidade, o organismo passa a utilizar progressivamente os carboidratos em substituição à gordura. Porém, em intensidades moderadas (aproximadamente 64% do $VO_2$ máximo ou 74% da frequência cardíaca máxima), mesmo que o organismo não dependa exclusivamente de gordura, existe um aumento na quantidade absoluta de gordura que é oxidada em relação a exercícios de baixa intensidade, embora em termos percentuais esse valor seja menor (Fig. 23.8).

Dessa forma, o exercício físico aeróbico de intensidade moderada é a faixa que consegue promover a maior oxidação de gordura, mesmo que o organismo também utilize carboidrato como fonte de energia.

A intensidade é representada pelo consumo de oxigênio (eixo X) ou pelo gasto energético (linha com quadrados). A oxidação de carboidratos (linha com balões) aumenta conforme a intensidade é elevada. A oxidação de lipídios (linha com triângulos) sofre um aumento até a zona indicada com linhas pontilhadas, representando justamente a intensidade em que o exercício mais utiliza gordura como fonte de energia.

## QUAL É O TIPO DE EXERCÍCIO FÍSICO MAIS EFICAZ PARA A REDUÇÃO DE PESO?

Embora se costume recomendar o exercício físico aeróbico (p. ex.: caminhada, corrida, andar de bicicleta, natação etc.), praticado em intensidade moderada como o tipo de exercício físico ideal para a perda de peso, essa recomendação está baseada unicamente na capacidade de o exercício físico oxidar gordura durante a atividade em si. Entretanto, para o exercício físico ser um agente benéfico para promover emagrecimento, ele não precisa necessariamente queimar gordura durante a atividade em si, mas criar uma condição de balanço energético negativo.

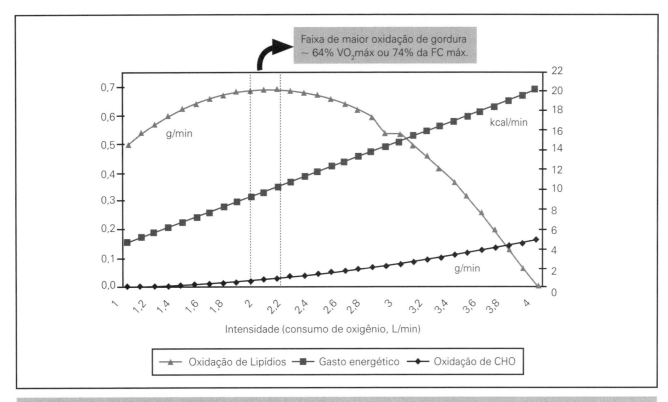

**Figura 23.8** – *Dinâmica do metabolismo energético durante uma atividade física.*

Dessa forma, é totalmente possível que exercícios de força ou hipertrofia muscular, como musculação, sejam indicados para quem deseja perder peso, bem como determinadas modalidades de alta intensidade, desde que sejam respeitadas algumas limitações próprias da condição de excesso de peso, entre elas:

- Execução de exercícios de baixo impacto para não oferecer riscos ao aparelho locomotor do indivíduo;
- restrições de amplitude de movimento, em razão da grande massa corporal;
- comorbidades geralmente associadas à obesidade (p. ex.: doenças cardiovasculares, diabetes, artrite etc.); e
- falta de condicionamento físico.

No final das contas, a principal característica que deve ser considerada na escolha do tipo de exercício durante um programa de redução ponderal é a afinidade e o prazer durante a prática, pois somente assim haverá grandes chances de o exercício físico ser incorporado na rotina do indivíduo e não apenas ser visto como um tratamento.

## A terapia medicamentosa é indicada para qualquer pessoa que deseja emagrecer?

Não. Os medicamentos são indicados apenas para indivíduos que já tentaram perder peso por meio da mudança dos hábitos de vida e não obtiveram sucesso. Deve ficar claro que os medicamentos podem possuir efeitos colaterais e estão longe de ser uma solução milagrosa. Em geral, um medicamento é tido como um agente que promove perda de peso se está comprovada sua eficácia de reduzir em 5% o peso corporal. Essa realidade está bem aquém das expectativas das pessoas, que muitas vezes pensam que, ao se engajar em tratamentos medicamentosos, conseguirão ficar com o corpo desejado. Além disso, poucos medicamentos são liberados para uso a longo prazo e, uma vez que se pare de tomar o remédio, o indivíduo deverá ser capaz de lidar com a situação de evitar a recuperação do peso sem, no entanto, os efeitos anorexígenos ou termogênicos do medicamento.

## Quem pode se submeter à cirurgia para emagrecer?

A cirurgia é o último recurso disponível; assim, deverá ficar restrita aos poucos casos em que a própria vida do indivíduo corre risco caso ele não emagreça, muitas vezes em decorrência das complicações da obesidade. Como qualquer outro procedimento cirúrgico, há inúmeros riscos. Além disso, o período pós-operatório costuma ser repleto de dificuldades, como a adaptação à nova capacidade de se alimentar.

A maior parte das cirurgias não faz com que o indivíduo perca a fome, mas simplesmente impede que ele seja capaz de ingerir uma grande quantidade de alimentos. Outro fato que deve ser levado em conta é que, apesar da grande redução de peso, a maioria dos indivíduos que operaram não deixa de ser obesa.

## Qual é a chance de obtenção de sucesso durante um programa de redução de peso?

Estatísticas indicam que a taxa de sucesso a longo prazo de programas de redução de peso é muito baixa. Dependendo do critério utilizado, grande parte das tentativas de emagrecimento fracassa, levando-se em conta a redução de peso em si e também a manutenção do peso reduzido a longo prazo. É muito importante o estabelecimento de metas realistas, pois as chances de um indivíduo obeso se tornar uma pessoa magra e manter esse peso reduzido são bastante baixas.

Considerando-se essa constatação, é extremamente importante uma tomada de consciência em vários níveis (população, governo, agências de saúde), no sentido de que somente com medidas preventivas e políticas públicas poderá haver controle sobre a questão da obesidade. Nesse sentido, como qualquer outra doença crônica, a prevenção é a melhor forma de controle.

## Qual é a relação entre substâncias termogênicas e a perda de peso?

As substâncias chamadas termogênicas são capazes de aumentar o gasto energético do indivíduo. Atualmente, não existem substâncias termogênicas que possuam um efeito comprovado na perda de peso e que, ao mesmo tempo, sejam consideradas plenamente seguras. Os termogênicos promovem elevação do metabolismo corporal, aumentando a demanda do organismo por energia.

Três exemplos de compostos termogênicos são:

- Cafeína: é um composto que aumenta a ativação do sistema simpático. Dessa forma, é capaz de estimular a lipólise e possivelmente aumentar a contribuição da gordura como substrato energético. Porém, estudos que investigaram os efeitos da suplementação crônica de cafeína apresentam resultados controversos e em geral indicam que não há efeito benéfico da cafeína para a perda de peso. Além disso, pode existir uma série de efeitos colaterais com o uso agudo ou crônico de cafeína, especialmente em dosagens altas, justamente aquelas que, segundo os estudos científicos, têm mais chance de ter algum efeito sobre a redução ponderal;
- hormônios tireoidianos: foram utilizados no passado como terapia medicamentosa para o emagrecimento. Os resultados de perda de peso eram positivos, porém, os efeitos colaterais eram excessivos. O uso crônico de hormônios tireoidianos promove acentuada redução da massa muscular, quando sua concentração é mantida acima do nível considerado fisiológico. Além disso, o usuário de hormônios tireoidianos torna-se "dependente" do medicamento, uma vez que

seu uso suprime a síntese endógena, fazendo com que posteriormente o organismo seja incapaz de sintetizar e manter de forma satisfatória a concentração desses hormônios; e

- efedrina ou compostos com efedra: a efedrina é um agonista dos receptores adrenérgicos beta e um potente ativador do sistema simpático. Seus efeitos são semelhantes, porém mais potentes que os da cafeína. Alguns suplementos conhecidos como *fat burners* (p. ex.: Ripped-Fuel, Therma Pro etc.) tinham em sua composição cafeína, efedrina e outros compostos. Porém, o uso desses suplementos foi banido pelos riscos à saúde e pela falta de evidências a respeito de sua eficácia para promover redução ponderal.

## O consumo de cálcio tem alguma relação com o peso corporal?

Estudos recentes têm encontrado uma correlação negativa entre o consumo de cálcio, especialmente o derivado de alimentos de origem láctea, e o peso corporal. Dessa forma, aumentar o consumo de cálcio a partir de derivados do leite pode ter um efeito benéfico na prevenção e no aumento da eficácia de um tratamento de redução ponderal.

Estudos desenvolvidos no laboratório dos autores deste capítulo têm demonstrado essa tendência. Na avaliação do consumo alimentar em indivíduos acima de sessenta anos observou-se uma correlação negativa e significativa entre ingestão de cálcio e valores de IMC ($r = -0,288$; $p < 0,05$).

Em outro estudo realizado em adolescentes dos quatro últimos anos do ensino fundamental, a correlação entre IMC e ingestão de cálcio pelo recordatório alimentar de 24 horas também demonstrou essa tendência.

O mecanismo teórico proposto para o efeito do cálcio parece ser por meio da regulação de sua concentração dentro das células do tecido adiposo:

- Aumento da concentração de cálcio nos adipócitos promove lipogênese. Por outro lado, a redução é um estímulo para a lipólise;
- baixo consumo de cálcio aumenta a concentração do hormônio calcitriol (1,25 di-hidroxivitamina D3);
- quando a concentração de calcitriol está elevada, a concentração intracelular de cálcio aumenta nos adipócitos; e
- o alto consumo de cálcio reduz a concentração de calcitriol e, consequentemente, há redução do cálcio nas células do tecido adiposo, estimulando a lipólise e reduzindo a deposição de gordura nessas células.

Porém, esses estudos são recentes e ainda não existem conclusões definitivas sobre o efeito do cálcio na obesidade, sendo necessária muita cautela sobre a indicação de aumento do consumo de cálcio acima das recomendações atuais, em relação à prevenção e ao tratamento do excesso de peso.

## A SUPLEMENTAÇÃO COM CLA (*CONJUGATED LINOLEIC ACID* OU ÁCIDO LINOLEICO CONJUGADO) É EFICAZ PARA EMAGRECER?

De acordo com definição da FDA (Food and Drug Administration – Estados Unidos), o CLA é um tipo de ácido graxo que assume configuração *trans* em sua molécula, sem, contudo, possuir os efeitos deletérios atribuídos a essa forma química (vide capítulo 4). Estudos realizados principalmente em animais, ou *in vitro*, têm relacionado a ingestão em doses relativamente altas desse ácido graxo a um potencial efeito anticarcinogênico, à diminuição da síntese de triacilgliceróis no tecido adiposo, ao aumento da expressão gênica da leptina e, ainda, ao aumento da atividade da CPT I (carnitina palmitoil transferase I, enzima que participa no transporte de ácidos graxos de cadeia longa na mitocôndria). Embora esses resultados indiquem um potencial uso terapêutico do CLA, não existem estudos comprovando esses benefícios em humanos e tampouco efeitos a longo prazo desse tipo de suplemento.

## O QUE É O LIPOSTABIL? EXISTE COMPROVAÇÃO CIENTÍFICA DE SUA EFICÁCIA?

Lipostabil é o nome comercial de um medicamento que tem como componente o fosfolipídio fosfatidilcolina. A fosfatidilcolina é encontrada abundantemente na bile, ajudando a promover a emulsificação dos lipídios ingeridos na alimentação.

Com finalidade estética, essa substância é aplicada intradermicamente em regiões onde há "gordura localizada", a fim de promover um rompimento da membrana dos adipócidos e, dessa maneira, ajudar na redução da gordura nessas regiões. Porém, até o momento, não há evidências científicas que comprovem sua eficácia, muito menos se pode haver sequelas para seus usuários. Assim, a Anvisa (Agência Nacional de Vigilância Sanitária) proíbe o uso de Lipostabil com finalidade estética.

## POR QUE É MAIS DIFÍCIL REDUZIR A GORDURA EM DETERMINADAS REGIÕES DO CORPO? O QUE É PRECISO FAZER PARA REDUZI-LA?

De fato, existem regiões onde é mais difícil reduzir a gordura, as chamadas "gorduras localizadas", encontradas principalmente na região inferior do abdômen, nos glúteos e nas coxas. Essa maior dificuldade resulta das características, determinadas em parte geneticamente, dos adipócitos localizados nessas regiões. Esses adipócitos são menos responsivos à ação dos hormônios que estimulam a lipólise. Dessa forma, a contribuição de gordura dessas regiões para o fornecimento de energia é relativamente pequena, fazendo com que sejam preservadas, enquanto a lipólise de outras regiões

esteja mais acentuada. Para haver redução de gordura nessas partes mais difíceis é necessária a redução de gordura corporal até que essas regiões também sejam diminuídas.

Exercícios físicos localizados não contribuem para a redução de gordura corporal nessas áreas, mas, uma vez que haja aumento da musculatura nessas regiões, esse aumento muscular acaba por amenizar esteticamente a presença de gordura. Portanto, a crença de que fazer exercícios abdominais ajuda a perder gordura da barriga é falsa, mas o fortalecimento e o aumento dos músculos abdominais pode atenuar esteticamente a presença de gordura nessa região.

## COM O AUMENTO DA IDADE, TORNA-SE MAIS DIFÍCIL EMAGRECER?

Sim. Por vários motivos, entre os quais:

- Redução da quantidade de massa magra, especialmente de músculo esquelético;
- tendência de as pessoas ficarem mais sedentárias;
- redução dos hormônios sexuais;
- redução dos hormônios anabólicos; e
- diminuição da taxa de síntese proteica.

O conjunto desses fatores propiciará uma situação em que há menos dispêndio de energia, o que, em última instância, pode promover aumento do peso corporal. Além disso, a redução do gasto energético total com o avanço da idade torna mais difícil a manutenção de uma restrição calórica.

Cabe ressaltar que o ganho de peso que acompanha o avanço da idade ocorre até aproximadamente os setenta anos de idade, quando, a partir desse ponto, há uma tendência de que o peso corporal se reduza, em razão de uma redução da ingestão calórica.

## O CONSUMO DE CLORETO DE SÓDIO (SAL) ENGORDA?

A ingestão exagerada de cloreto de sódio promove retenção hídrica e esse efeito pode fazer com que o peso de um indivíduo aumente. Dados experimentais destacam que a prolongada administração de dieta rica em sódio proporciona aumento da adiposidade corporal, leptinemia, assim como maior incorporação de glicose em triacilglicerol e maior atividade das enzimas que participam da lipogênese *de novo*. Outra evidência importante relacionada ao maior consumo de sódio diz respeito ao maior transporte de glicose de adipócitos subcutâneos. Além disso, o consumo excessivo de sal pode promover aumento da pressão arterial.

## COMER ANTES DE DORMIR ENGORDA?

Não é totalmente verdadeira a crença de que comer antes de dormir promove um maior acúmulo de gordura que a ingestão em outros períodos do dia. O fato é que, independentemente do horário, o que vale é o balanço energético diário, mesmo que durante a noite o gasto energético seja menor, o que, segundo a crença em questão, poderia fazer com que mais gordura se acumulasse. O que deve ser evitado é a ingestão de grande quantidade de alimentos em uma única refeição, ainda mais à noite, quando pode haver prejuízo na qualidade do sono. O consumo de carboidratos antes de dormir segue também a mesma lógica, ou seja, desde que o consumo de calorias, incluindo os carboidratos, não exceda o gasto energético diário, não haverá acúmulo de gordura.

## O CONSUMO DE MASSAS, ARROZ E ALIMENTOS RICOS EM CARBOIDRATO É DESACONSELHÁVEL PARA QUEM DESEJA PERDER PESO OU PARA QUEM QUER EVITAR ENGORDAR?

Um dos grandes tabus relacionados a dietas de emagrecimento é que o consumo de carboidratos, como massas, arroz e feijão, seja o principal responsável pelo ganho de peso. Engorda quem ingere mais calorias do que gasta. O organismo armazena nos adipócitos a energia excedente na forma de gordura. O organismo humano é extremamente limitado em converter carboidratos em gordura quando a ingestão calórica não é excessiva e a composição da dieta é balanceada. Dessa forma, se um indivíduo está engordando, esse fato se deve muito mais à deposição dos lipídios ingeridos que não são oxidados do que à conversão de carboidrato em gordura. Porém, quando consumido em excesso (causando uma ingestão calórica acima das necessidades), o carboidrato é preferencialmente oxidado em relação aos lipídios. Isso faz com que a gordura ingerida não seja oxidada, e sim armazenada no organismo. Dessa forma, pode-se dizer que os carboidratos podem fazer engordar apenas quando a ingestão de calorias excede a demanda energética do organismo, não porque são convertidos à gordura, mas porque impedem a oxidação da gordura ingerida, que é consequentemente armazenada.

## ALIMENTOS LIGHT E DIET FAZEM ENGORDAR?

Os alimentos são considerados *diet* quando não possuem ou quando apresentam uma redução significativa de determinado nutriente em sua composição. Isso porque esses alimentos são preparados especialmente para indivíduos portadores de determinadas doenças relacionadas com o metabolismo desses nutrientes. Exemplos de alimentos *diet* seriam os direcionados aos portadores de diabetes (sem adição de açúcar) ou a hipertensos (restrição de sódio). É importante destacar que esses alimentos podem ou não conter calorias. Refrigerantes *diet*, em geral, possuem quase nenhuma caloria, portanto, não fazem engordar. Por outro lado, existem outros alimentos *diet* nos quais, para reduzir a quantidade de carboidrato, são adicionadas proteína e gordura, fazendo com que o valor calórico desse alimento possa exceder o de um similar normal, como é o caso de chocolates ou outros doces *diet*.

Já os alimentos *light* são desenvolvidos para quem quer ingerir um determinado produto com reduzida quantidade de calorias. Essa redução pode se dar a partir de uma menor quantidade de carboidratos ou lipídios, dependendo do alimento. Em geral, os alimentos *light* possuem calorias, mas em um total menor do que o similar normal. Dessa forma, podem fazer engordar, se consumidos em excesso. Por exemplo: dois copos de iogurte *light* equivalem em calorias a um copo e meio de iogurte integral.

## ESTAR MUITO MAGRO É SAUDÁVEL?

Não existem dúvidas a respeito de o excesso de peso ser um fator de risco isolado para a saúde, bem como de contribuir para o aumento da incidência de diversos outros fatores de risco. Dessa maneira, o fato de ser magro é em si um fator positivo que reduz a chance de várias doenças crônicas não transmissíveis. No entanto, manter o peso corporal abaixo do mínimo considerado normal (IMC < 18,5 $kg/m^2$) também está associado a uma redução da expectativa de vida, bem como ao aumento da incidência de outros distúrbios que comprometem a saúde e a qualidade de vida das pessoas.

O baixo peso corporal pode estar relacionado a deficiências de nutrientes específicos, como ferro, cálcio e zinco, ou com uma situação de balanço energético negativo crônico que promove uma redução no metabolismo corporal a ponto de comprometer a eficácia de sistemas e funções fisiológicas importantes, como o sistema imunológico e a taxa de síntese proteica. Além disso, situações extremas, como a lipodistrofia, caracterizada pela redução excessiva de tecido adiposo, promovem distúrbios muito parecidos com a síndrome metabólica.

## O USO DE APARELHOS QUE PROVOCAM CONTRAÇÃO MUSCULAR POR MEIO DE UMA CORRENTE ELÉTRICA OU ATIVIDADE FÍSICA PASSIVA AJUDA A EMAGRECER?

Não existem, na literatura científica, argumentos suficientes para recomendar o uso de aparelhos que emitem corrente elétrica, provocando contração muscular, com o intuito de diminuir a gordura, tanto corporal quanto localizada. O dispêndio de energia e as adaptações neuromotoras desencadeadas pelo uso constante desses dispositivos nem se comparam com os promovidos pelo exercício físico voluntário. Além disso, seu uso pode inclusive representar um risco para a saúde das pessoas.

Já a atividade física passiva, em que uma outra pessoa ou aparelho executa o movimento (o indivíduo em si não contrai os músculos), não traz benefício para a saúde e não serve como ferramenta que ajuda no emagrecimento. Simplesmente o efeito é inexistente.

## Suplementos de vitaminas e minerais podem fazer engordar?

Não. Vitaminas e minerais não fazem engordar porque o organismo humano é incapaz de gerar energia a partir desses elementos, muito embora as vitaminas e minerais sejam essenciais nas vias bioquímicas que produzem energia. É claro que, se houver carboidrato, lipídio ou proteína no suplemento, esses macronutrientes possuem valor calórico e, portanto, são oxidados para gerar energia. Do contrário, o valor energético do suplemento é zero. Por outro lado, não há pesquisas que indiquem que a suplementação de algum mineral ou vitamina possa auxiliar na redução ponderal de indivíduos cuja ingestão desse nutriente já seja adequada. Por exemplo, o uso de cromo em suplementos tidos como *fat-burners* não produz efeito algum.

## Quando um fumante abandona o cigarro, ocorre ganho de peso?

Sim. Pesquisas têm demonstrado que há um ganho de peso de até 4,5 kg na maioria dos ex-fumantes. Todavia, cerca de 13% dos indivíduos que abandonaram o vício de fumar chegam a ganhar 11 kg ou mais. Esse aumento do peso corporal é decorrente do acúmulo de gordura, especialmente subcutânea. Não estão totalmente desvendados os mecanismos moleculares que predispõem ao ganho de peso decorrente do abandono do cigarro, mas podem incluir aumento da ingestão calórica, diminuição da taxa metabólica basal e da atividade física e aumento da atividade da enzima lipoproteína lipase. Na tentativa de evitar o ganho de peso, algumas alternativas podem ser eficientes, como o uso de gomas que contenham nicotina e intervenções dietéticas (dietas de restrição calórica durante algum tempo após o abandono do uso do cigarro). Para muitos, a principal razão de não abandonar o cigarro é o consequente ganho de peso, no entanto, os benefícios à saúde provocados pelo abandono do cigarro superam os malefícios provocados pelo provável aumento do peso corporal desses indivíduos.

## Bibliografia consultada

Acheson KJ, Gremaud G, Meirim I, Montigon F, Krebs Y, Fay LB, et al. Metabolic effects of caffeine in humans: lipid oxidation or futile cycling? Am J Clin Nutr. 2004;79(1):40-6.

Achten J, Gleeson M, Jeukendrup AE. Determination of the exercise intensity that elicits maximal fat oxidation. Med Sci Sports Exerc. 2002;34(1):92-7.

Brouns F, van der Vusse GJ. Utilization of lipids during exercise in human subjects: metabolic and dietary constraints. Brit J Nutr. 1998;79(2):117-28.

Calle EE, Thun MJ, Petrelli JM, Rodriguez C, Heath CW Jr. Body-mass index and mortality a prospective cohort of US adults. N Engl J Med. 1999;341(15):1097-105.

Coutinho W. Consenso Latino-Americano de Obesidade. Arq Bras Endocrinol Metab. 1999;43(1).

de Moraes AC, Fadoni RP, Ricardi LM, Souza TC, Rosaneli CF, Nakashima AT, et al. Prevalence of abdominal obesity in adolescents: a systematic review. Obes Rev. 2011;12(2):69-77.

Donato Jr J, Pedrosa RG, Tirapegui J. Aspectos atuais da regulação do peso corporal: ação da leptina no desequilíbrio energético. Rev Bras Cien Farm. 2004;40(3):273-87.

Donato Jr J, Pedrosa RG, Tirapegui J. Consequências da variação do peso corporal e da suplementação com L-leucina e L-fenilalanina na composição corporal e em parâmetros metabólicos em ratos. Rev Bras Ciên Farm. 2004;40(Supl 1):124-7.

Donato J, Silva RJ, Sita LV, Lee S, Lee C, Lacchini S, et al. The ventral premammillary nucleus links fasting-induced changes in leptin levels and coordinated luteinizing hormone secretion. J Neurosci. 2009;29(16):5240-50.

Druce MR, Small CJ, Bloom SR. Minireview: gut peptides regulating satiety. Endocrinology. 2004;145(6):2660-5.

Dyck DJ. Dietary fat intake, supplements, and weight loss. Can J Appl Physiol. 2000;25(6):495-523.

Clinical guidelines on the identification, evolution, and treatment of overweight and obesity in adults: executive summary. Expert Panel on the Identification, Evolution, and Treatment of Overweight in Adults. Am J Clin Nutr. 1998;68(4):899-917.

Fernandes RA, Christofaro DG, Cardoso JR, Ronque ER, Freitas Júnior IF, Kawaguti SS, et al. Socioeconomic status as determinant of risk factors for overweight in adolescents. Cien Saude Colet. 2011;16(10):4051-7.

Filozof C, Pinilla MCF, Fernández-Cruz A. Smoking cessation and weight gain. Obes Rev. 2004;5(2):95-103.

Flier JS. What's in a name? In search of leptin's physiologic role. J Clin Endocrinol Metab. 1998;83(5):1407-13.

Fonseca-Alaniz MH, Brito LC, Borges-Silva CN, Takada J, Andreotti S, Lima FB. High dietary sodium intake increases white adipose tissue mass and plasma leptin in rats. Obesity (Silver Spring). 2007;15(9):2200-8.

Fonseca-Alaniz MH, Takada J, Andreotti S, de Campos TB, Campaña AB, Borges-Silva CN, et al. High sodium intake enhances insulin-stimulated glucose uptake in rat epididymal adipose tissue. Obesity (Silver Spring). 2008;16(6):1186-92.

Frankenfield DC, Rowe WA, Cooney RN, Smith JS, Becker D. Limits of body mass index to detect obesity and predict body composition. Nutrition. 2001;17(1):26-30.

Friedman JM. Obesity in the new millennium. Nature. 2000;404(6778):632-4.

Friedman JM. The function of leptin in nutrition, weight, and physiology. Nutr Rev. 2002;60(10 Pt 2):S1-14.

Garrow JS, Summerbell CD. Meta-analysis: effect of exercise, with or without dieting, on the body composition of overweight subjects. Eur J Clin Nutr. 1995;49(1):1-10.

Garrow JS. Obesity. In: Garrow JS, James WPT, Ralph A. Human nutrition and dietetics. 10th ed. Edinburgh: Churchill Livingstone, 2000. p.527-45.

German J, Kim F, Schwartz GJ, Havel PJ, Rhodes CJ, Schwartz MW, et al. Hypothalamic leptin signaling regulates hepatic insulin sensitivity via a neurocircuit involving the vagus nerve. Endocrinology. 2009;150(10):4502-11.

Golay A, Bobbioni E. The role of dietary fat in obesity. Int J Obesity. 1997;21 Suppl 3:S2-11.

Grundy SM, Brewer HB Jr, Cleeman JI, Smith SC Jr, Lenfant C; National Heart, Lung, and Blood Institute; American Heart Association. Definition of metabolic syndrome: report of the National Heart, Lung, and Blood Institute/American Heart Association conference on scientific issues related to definition. Arterioscler Thromb Vasc Biol. 2004;24(2):e13-8.

Heymsfield SB, Casper K, Hearn J, Guy D. Rate of weight loss during underfeeding: relation to level of physical activity. Metabolism. 1989;38(3):215-23.

Horton TI, Hill JO. Exercise and obesity. Proc Nutr Soc. 1998;57(1):85-91.

Garrow JS, Ralph A, James WPT. Human nutrition and dietetics. 10th ed. Edinburgh: Churchill Livingstone, 2000.

Hunninghake DB, Stein EA, Dujovne CA, Harris WS, Feldman EB, Miller VT, et al. The efficacy of intensive dietary therapy alone or combined with lovastatin in outpatients with hypercholesterolemia. N Engl J Med. 1993;328(17):1213-9.

Kappagoda CT, Hyson DA. Low-carbohydrate-high-protein diets: is there a place for them in clinical cardiology? J Am Coll Cardiol. 2004;43(5):725-30.

Kasim SE, Martino S, Kim PN, Khilnani S, Boomer A, Depper J, et al. Dietary and anthropometric determinants of plasma lipoproteins during a long-term low-fat diet in healthy women. Am J Clin Nutr. 1993;57(2):146-53.

Kopelman PG. Obesity as a medical problem. Nature. 2000;404(6778):635-43.

Lehninger AL, Nelson DL, Cox MM. Integration and hormonal regulation of mammalian metabolism. In: Lehninger AL, Nelson DL, Cox MM. Principles of biochemistry. 2nd ed. New York: Worth Publishers, 1993. p.736-87.

Leinninger GM, Jo YH, Leshan RL, Louis GW, Yang H, Barrera JG, et al. Leptin acts via leptin receptor-expressing lateral hypothalamic neurons to modulate the mesolimbic dopamine system and suppress feeding. Cell Metab. 2009;10(2):89-98.

Leibel RL. The role of leptin in the control of body weight. Nutr Rev. 2002;60(10 Pt 2):S15-9.

Levitsky & Syrup. In: Fernstron JD, Miller GD (eds.). Appetite and body weight regulation: sugar, fat and macronutrients. Boca Raton: FL CRC Press, 1994.

Livingstone MB. Childhood obesity in Europe: a growing concern. Public Health Nutr. 2001;4(1A):109-16.

Mcdevitt RM, Bott SJ, Harding M, Coward WA, Bluck LJ, Prentice AM. *De novo* lipogenesis during controlled overfeeding with sucrose or glucose in lean and obese women. Am J Clin Nutr. 2001;74(6):737-46.

Mondini L, Monteiro CA. Relevância epidemiológica da desnutrição e da obesidade em distintas classes sociais: métodos de estudo e aplicação à população brasileira. Rev Bras Epidemiol. 1998;1:28-39.

Monteiro CA, D'A Benicio MH, Conde WL, Popkin BM. Shifting obesity trends in Brazil. Eur J Clin Nutr. 2000;54(4):342-6.

Nappo AS, Oliveira EM, Morosini S. A prescrição por médicos brasileiros de fórmulas magistrais para emagrecer: uma duvidosa prática para a saúde de pacientes. Arq Bras Med. 1994;68(1):15-20.

Pedrosa RG, Tirapegui J, Rogero MM, Castro IA, Pires ISO, Oliveira AAM. Influência do exercício físico na composição química da massa corporal magra de ratos submetidos à restrição alimentar. Rev Bras Cien Farm. 2004;40(1):27-34.

Pedrosa RG, Donato Jr J, Pires IS, Tirapegui J. Leucine supplementation favors liver protein status but does not reduce body fat in rats during one week the food restriction. Applied Physiol Nutr Met. 2010;35(2):180-3.

Pi-sunyer FX. Obesity: criteria and classification. Proc Nutr Soc. 2000;59(4):505-9.

Popkin BM, Doak C. The obesity epidemic is a worldwide phenomenon. Nutr Rev. 1998;56(4 Pt 1):95-103.

Popkin BM. The nutrition transition and obesity in the developing world. J Nutr. 2001;131(3):871S-3S.

Prentice AM, Goldberg GR, Jebb AS, Tebb AS, Black AE, Murgatroyd PR. Physiological responses to slimming. Proc Nutr Soc. 1991;50(2):441-58.

Prochaska J. Transtheoretical model of behaviour change. [accessed in 2044 Sep 11]. Available from: http://www.cba.uri.edu/scholl/notes/change_ttm.

Puska P, Iacono JM, Nissinen A, Korhonen HJ, Vartianinen E, Pietinen P, et al. Controlled, randomised trial of the effect of dietary fat on blood pressure. Lancet. 1983;1(8314-5):1-5.

Shah M, McGovern P, French S, Baxter J. Comparison of a low-fat, *ad libitum* complex-carbohydrate diet with a low-energy diet in moderately obese women. Am J Clin Nutr. 1994;59(5):980-4.

Sheppard L, Kristal AR, Kushi LH. Weight loss in women participating in a randomized trial of low-fat diets. Am J Clin Nutr. 1991;54(5):821-8.

Stein CJ, Colditz GA. The epidemic of obesity. J Clin Endocrinol Metab. 2004;89(6):2522-5.

Doherty TJ. Invited review: aging and sarcopenia. J Appl Physiol. 2003;95(4):1717-27.

Torres-Leal FL, Fonseca-Alaniz MH, Rogero MM, Tirapegui J. The role of inflamed adipose tissue in the insulin resistance. Cell Biochem Funct. 2010;28(8):623-31.

Troiano RP, Flegal KM, Kuczmarski RJ, Camphell SM, Johnson CL. Overweight prevalence and trends for children and adolescents. The National Health and Nutrition Examination Surveys, 1963 to 1991. Arch Pediatr Adolesc Med. 1995;149(10):1085-91.

Uauy R, Aibala C, Kain J. Obesity trends in Latin America: transiting from under-to overweight. J Nutr. 2001;131(3):893S-9S.

Wilmore JH, Després JP, Stanforth PR, Mandel S, Rice T, Gagnon J, et al. Alterations in body weight and composition consequent to 20 wk of endurance training: the HERITAGE Family Study. Am J Clin Nutr. 1999;70(3):346-52.

World Health Organization. Obesity: preventing and managing the global epidemic. WHO Technical Report Series. Geneva: WHO, 2000.

Zemel MB, Thompson W, Milstead A, Morris K, Campbell P. Calcium and dairy acceleration of weight and fat loss during energy restriction in obese adults Obes Res. 2004;12:582-590.

# Nutrigenômica e nutrigenética

Patrícia Silva Jacob • Monica Yamada • Tatiane Mieko de Meneses Fujii
Maria Carolina Borges • Marcelo Macedo Rogero

## INTRODUÇÃO

O sequenciamento genético representou um marco no campo das pesquisas relacionadas aos estados de saúde/doença, inclusive no âmbito nutricional. Desse modo, em 1999, o termo "genômica nutricional" foi citado pela primeira vez na literatura científica, englobando a nutrigenômica e a nutrigenética, que envolvem a importante relação entre os componentes da dieta e os genes.

Sendo áreas relativamente recentes e que estão em constante progresso, a nutrigenômica e a nutrigenética apresentam grande potencial na redução do risco e no tratamento de doenças, podendo revolucionar o diagnóstico e a terapêutica nutricional.

Neste capítulo serão abordados conceitos básicos referentes à biologia molecular e serão feitas considerações essenciais no que concerne à genômica nutricional.

## O QUE É O GENOMA?

O termo genoma refere-se ao conhecimento da sequência completa do DNA (ácido desoxirribonucleico) de um organismo, ou seja, da sequência de nucleotídeos responsáveis pela determinação da informação genética. A informação contida no DNA possibilita a síntese de milhares de proteínas, cujo evento celular inicia-se com a etapa denominada transcrição, que resulta na síntese do RNAm (ácido ribonucleico mensageiro) e, posteriormente, o RNAm é traduzido (etapa de tradução), promovendo a síntese de proteínas, que, por sua vez, desempenharão funções celulares.

A ideia de sequenciar os nucleotídeos do genoma humano surgiu na década de 1980, em um encontro de discussão científica nos Estados Unidos. No entanto, foi apenas em 1990 que o PGH (Projeto Genoma Humano) foi oficialmente iniciado nos Estados Unidos, que contou com o auxílio de mais cinco países para executá-lo (Alemanha, Japão, Inglaterra, Canadá e França). O PGH teve investimento de três bilhões de dólares e prazo máximo de 15 anos para conclusão. No ano de 2001, os primeiros resultados referentes ao mapeamento genético humano foram publicados. Entretanto, os dados relatados ainda estavam incompletos, visto que representavam cerca de 90% de todo o genoma. Desse modo, foi apenas no ano de 2004 que o sequenciamento completo (aproximadamente 99,7%) foi divulgado. A sequência atual do genoma humano contém 3,2 bilhões de nucleotídeos e cerca de 25.000 genes, sendo que o tamanho médio de um gene é de 27.000 pares de nucleotídeos. No que concerne à porcentagem de DNA na forma de éxons (sequências que codificam proteínas), essa representa apenas 1,5% de toda a sequência do DNA.

## QUAIS SÃO E QUAL O PAPEL DOS ÁCIDOS NUCLEICOS?

Os ácidos nucleicos são representados pelo DNA e pelo RNA (ácido ribonucleico). O DNA e o RNA são formados por suas subunidades, os nucleotídeos, que apresentam três componentes principais: bases nitrogenadas, pentoses (desoxirribose para DNA e ribose para RNA) e grupos fosfato. As bases nitrogenadas podem ser classificadas em purínicas e pirimidínicas. Os ácidos nucleicos contêm duas bases purínicas, A (adenina) e G (guanina), e duas bases pirimidínicas, C (citosina) e T (timina), para o DNA, e C (citosina) e U (uracila), para o RNA.

O DNA é responsável pelo armazenamento do código genético e pela transmissão da informação genética de uma célula a outra. Tal informação está contida na sequência linear de nucleotídeos do DNA, que consiste em uma dupla hélice formada por duas fitas complementares entre si, unidas por pontes de hidrogênio entre os pares de base A-T e C-G, em que A sempre forma par com T, por meio de duas pontes de hidrogênio, ao passo que C sempre forma par com G, por meio de três pontes de hidrogênio. Essa especificidade no pareamento é o fator que garante que as fitas de DNA sejam complementares. Dessa maneira, sempre que houver A em uma fita, haverá T na posição correspondente da outra fita, e sempre que houver C em uma fita, haverá G na outra (Fig. 24.1).

O RNA, por outro lado, é formado por uma fita simples e desempenha ampla gama de funções na célula (Fig. 24.1). Há diversas classes de RNA, sendo as principais: 1) RNAm, carreador da informação contida nos genes aos ribossomos; 2) RNAr (RNA ribossomal), componente dos ribossomos, organela na qual ocorre a síntese proteica; e 3) RNAt (RNA transportador), que se liga a aminoácidos e atua em sua incorporação em cadeias polipeptídicas, respeitando a informação contida no RNAm. Há ainda outras classes de RNA em células eucarióticas, como os pequenos RNA nucleares (snRNA ou *small nuclear*), nucleolares (snoRNA ou *small nucleolar*), miRNA (microRNA) e RNA pequeno de interferência (siRNA ou *small interfering*).

## QUAL O SIGNIFICADO DE EXPRESSÃO GÊNICA?

De forma simples, o termo expressão gênica compreende todas as etapas que culminam na síntese de uma determinada proteína. Nesse sentido, algumas etapas estão envolvidas na expressão de um determinado gene:

- Modificações na estrutura da cromatina;
- reconhecimento e ligação da enzima RNA polimerase II com a fita de DNA;
- iniciação e extensão do processo de transcrição;
- término da transcrição;
- processamento ou *splicing* do RNAm;
- transporte do RNAm do núcleo para o citoplasma; e
- tradução do RNAm em proteína.

A figura 24.2 explica as etapas da expressão gênica descritas. O processo é iniciado a partir do afrouxamento de proteínas (designadas histonas) em relação à fita de DNA. Essas proteínas são ricas nos aminoácidos arginina e lisina, que conferem carga elétrica positiva, cuja característica favorece a ligação das histonas ao DNA, que possui carga negativa. Quando a ligação entre histonas e DNA se torna fraca, a cromatina relaxa e permite que a fita de DNA seja lida.

No que concerne à regulação da expressão gênica, destaca-se o papel relevante da região promotora, que antecede o sítio de início de transcrição de um gene. Na região promotora, encontram-se as regiões consenso, que facilitam o reconhecimento e a ligação dos fatores de transcrição e, posteriormente, da RNA polimerase II.

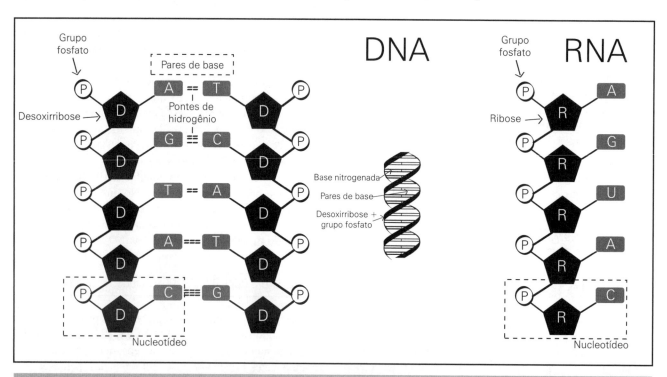

**Figura 24.1** – *Estrutura simplificada do DNA e do RNA. P: grupo fosfato; D: desoxirribose; R: ribose; A: adenina; G: guanina; C: citosina; T: timina; U: uracila.*

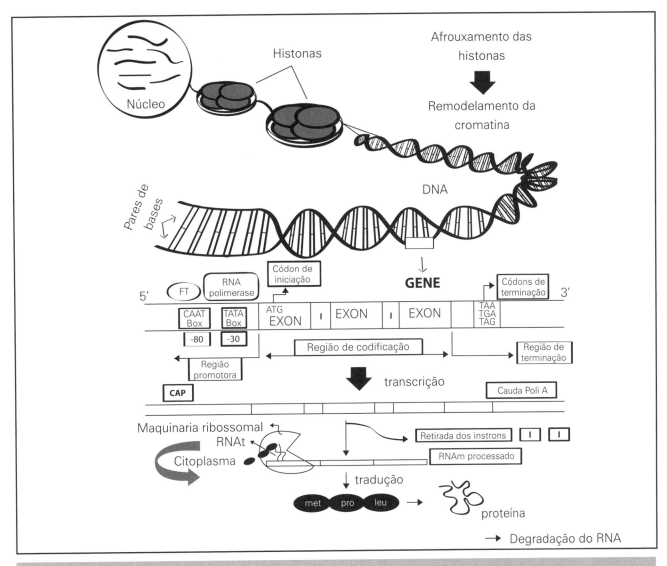

**Figura 24.2** – *Etapas da expressão gênica. Fonte: adaptada de Roche e Mensink, 2006.*

A transcrição envolve quatro etapas: reconhecimento, iniciação, extensão e terminação. A partir do reconhecimento de regiões consenso, como TATA box e CAAT box, pelos fatores de transcrição, inicia-se a transcrição, cujo processo envolve a leitura da fita de DNA e a incorporação de nucleotídeos em reação catalisada pela RNA polimerase II, o que resulta na síntese do RNAm.

O RNAm recém-formado é instável; por isso, mecanismos de proteção contra degradação do RNAm, como a adição de 7-metilguanosina (CAP) na região 5' do DNA e da cauda poli A (apresenta cerca de cem a 250 adeninas) na região 3' do DNA, propiciam estabilidade ao RNAm. Posteriormente, o RNAm sofre processamento ou *splicing*, que se trata da retirada dos trechos contendo íntrons e reorganização dos éxons presentes no gene. Cabe destacar que os trechos designados éxons correspondem às regiões codificantes, enquanto íntrons correspondem às regiões não codificantes do gene. Dependendo da sequência de reorganização dos éxons, diferentes proteínas são produzidas. Tal fato permite a compreensão da razão pela qual temos, em média, 25 mil genes e cem mil proteínas formadas.

Na etapa de tradução do RNAm, ele é transportado do núcleo da célula para o citoplasma, onde a subunidade ribossomal 40S se une ao RNAm e recruta o RNAt. Posteriormente, ocorre a união desse complexo à estrutura da subunidade ribossomal 60S, o que resulta na formação da maquinaria ribossomal. O RNAm possui os códons para aminoácidos específicos e, com o auxílio do RNAt, que possui os anticódons, o processo de síntese proteica é iniciado. No momento em que cada anticódon se une ao seu respectivo códon, há a incorporação de um determinado aminoácido, por meio de ligações peptídicas, à proteína que está sendo sintetizada.

A regulação da expressão gênica pode ser realizada tanto por elementos em posição *cis*, que estão localizados no próprio gene, como em região consenso TATA box (composta por timina e adenina), quanto por elementos em posição *trans*, que não fazem parte da estrutura do gene, como, por exemplo, fatores de transcrição. Cabe ressaltar que os fatores de transcrição auxiliam a ligação da enzima que incorpora nucleotídeos, RNA polimerase II, à fita de DNA. Caso a etapa de reconhecimento seja prejudicada, influenciará negativamente o início da transcrição. Aliada a isso, a presença de proteínas repressoras ou a ausência das ativadoras também influencia a taxa de transcrição.

## QUAIS SÃO AS PRINCIPAIS ALTERAÇÕES GENÉTICAS OBSERVADAS NO GENOMA?

Existem poucas variações na sequência do genoma humano entre os indivíduos, sendo 99,9% da sequência de seus genes idênticos. Apenas 0,1% do genoma tem variações que produzem tanto diferenças no fenótipo (p. ex.: estatura, peso e cor de pele e de cabelo), quanto na suscetibilidade a doenças. As variações na sequência de nucleotídeos, em grande parte, ocorrem em apenas um único par de bases e são designadas polimorfismos de nucleotídeo único ou SNP (*single nucleotide polymorphism*).

Para uma variação ser considerada um SNP, ela deve ocorrer em ao menos 1% da população, sendo que SNP respondem por cerca de 90% de todas as variações genéticas em humanos. A presença de SNP pode acarretar alteração da estrutura e da funcionalidade da proteína sintetizada, se a substituição da base ocorrer em regiões codificadoras do DNA. Do mesmo modo, alterações ocorridas na região promotora do gene podem modificar a atividade promotora, afetando a etapa de transcrição gênica, de forma positiva ou negativa. Contudo, os SNPs nem sempre prejudicam a estrutura e a função de proteínas, visto que a substituição de uma base (adenina, timina, guanina ou citosina) não implica necessariamente a alteração do aminoácido codificado ou a alteração da funcionalidade da proteína.

Atualmente, foram identificados 12 milhões de SNP no genoma humano, sendo que alguns apresentam consequências nutricionais importantes. Um SNP bem conhecido e relevante para a nutrição encontra-se no gene que codifica a enzima MTHFR (metilenotetraidrofolato redutase). Essa enzima catalisa a conversão do 5,10-metilenotetraidrofolato para 5-metiltetraidrofolato, a principal forma circulante de folato, que atua como doador de grupos metil para a remetilação da homocisteína em metionina. A presença do SNP C677T no gene da MTHFR, que resulta na substituição do aminoácido valina pela alanina, está associada à redução da atividade enzimática, levando à hiper-homocisteinemia, que constitui fator de risco para doenças cardiovasculares e defeitos do tubo neural. A suplementação com ácido fólico ajuda a restaurar os efeitos negativos resultantes desse polimorfismo. Desse modo, torna-se importante compreender as alterações genéticas ou os SNPs associados à nutrição, pois essas variabilidades genéticas fazem com que indivíduos tenham diferentes necessidades nutricionais e respondam de forma distinta aos fatores dietéticos e ambientais, representando maior ou menor suscetibilidade às doenças.

## QUAL O PAPEL DO FATOR DE TRANSCRIÇÃO NA REGULAÇÃO DA EXPRESSÃO GÊNICA?

Os FTs (fatores de transcrição) são proteínas que possuem papel central na expressão gênica, sendo divididos em duas classes distintas. A primeira classe contempla os FTs gerais, que, junto com a RNA polimerase, fazem parte do aparato basal de transcrição, suficiente para iniciar o processo de transcrição. A segunda classe de FTs refere-se a proteínas regulatórias da transcrição, que têm a capacidade de regular a expressão dos genes de forma positiva ou negativa.

Estima-se que haja de duas a três mil diferentes proteínas regulatórias da transcrição em células de mamíferos. Tais proteínas possuem duas porções bem características: um domínio que se liga a sequências específicas do DNA e outro domínio que tem potencial de ativação da expressão gênica. Os FTs ligam-se a sequências consenso na região promotora do gene e, de forma direta ou indireta (mediada por proteínas coativadoras), entram em contato com o mediador do aparato de transcrição basal e afetam a taxa de transcrição do gene. Esses FTs também podem atuar em regiões chamadas de *enhancer*, que, muitas vezes, encontram-se distantes dos genes (Fig. 24.3). Cabe ressaltar que existem também FTs específicos que atuam inibindo a transcrição gênica.

## O QUE SÃO RECEPTORES NUCLEARES?

Os receptores nucleares representam fatores de transcrição, que podem ser regulados por ligantes, e modulam positiva ou negativamente a expressão gênica. Conforme pode ser observado na tabela 24.1, a superfamília dos receptores nucleares contém 48 diferentes tipos de receptores. Esses fatores de transcrição estão envolvidos na regulação de diversos processos no organismo, como: reprodução, desenvolvimento embrionário, metabolismo, inflamação, apoptose etc. Dentre os receptores nucleares, constata-se que alguns possuem hormônios como ligantes específicos, dentre eles o hormônio tireoidiano, o estradiol, a progesterona, a testosterona, o cortisol e a aldosterona ou mesmo formas biologicamente ativas das vitaminas A e D. Em contraste, outros receptores nucleares ligam-se a lipídios provindos da dieta, como ácidos graxos e oxisteróis. Além disso, existem receptores nucleares, conhecidos como órfãos, que não têm nenhum tipo de ligante natural identificado até o presente momento.

Os receptores nucleares são dotados de três domínios principais (Fig. 24.4). A região aminoterminal (também conhecida como domínio A/B) contém a função 1 de ativação independente do ligante (AF-1), que é responsável, por exemplo, pela fosforilação de fatores de transcrição, como o PPAR (receptor ativado por proliferadores de peroxissomos). Outra região conhecida é o domínio de liga-

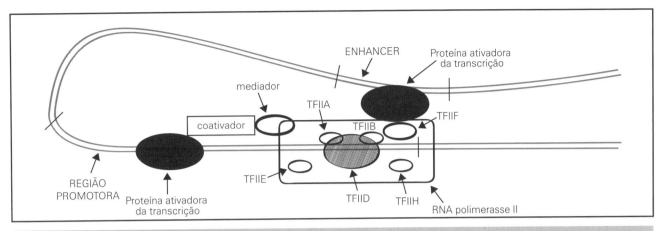

**Figura 24.3** – *Atuação dos FTs na expressão gênica. Os FT gerais (TFIIA, TFIIB, TFIID, TFIIE, TFIIH e TFIIF) interagem com a enzima RNA polimerase II para iniciar níveis mínimos de transcrição. As proteínas regulatórias da transcrição ligam-se a regiões específicas, como enhancers, ou à região promotora do gene e modulam as taxas de transcrição. Fonte: adaptada de Pierce, 2004.*

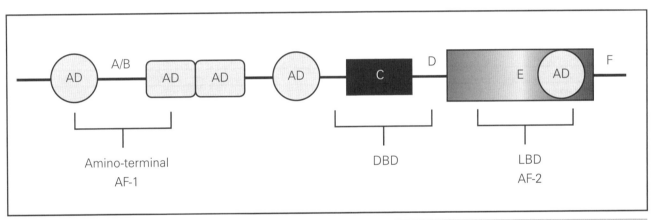

**Figura 24.4** – *Estrutura dos receptores nucleares. AD: domínio de ativação; A/B: região aminoterminal; AF-1: domínio de transativação-1; C: onde se encontra o DBD (domínio de ligação central); D: região de dobradiça, que liga o DBD ao LBD; E: onde se encontra o LBD (domínio terminal de ligação ao ligante); AF-2: ativação induzida pelo ligante.*

ção central (DBD) ou domínio C, que promove a ligação do fator de transcrição ao elemento de resposta na região promotora do gene-alvo. A região LBD (domínio terminal de ligação ao ligante) é responsável pela especificidade do ligante e pela ativação da ligação do fator de transcrição ao elemento de resposta, fatos esses que promovem o aumento da expressão do gene-alvo.

O PPAR é um receptor nuclear que apresenta três isotipos identificados: o PPAR-$\alpha$, o PPAR-$\beta/\delta$ e o PPAR-$\gamma$. Juntamente com o RXR (receptor X retinoide) – que é ativado pelo 9-cis ácido retinoico –, os PPAR formam heterodímeros e, pela sua ligação a uma região específica do DNA, denominada PPRE (elemento de resposta ao proliferador de peroxissomos), ativam a transcrição de diversos genes que codificam proteínas relacionadas, por exemplo, ao metabolismo lipídico, ao balanço energético, à inflamação e à homeostase da glicose. Quando os PPARs ligam-se a agonistas, ocorre uma alteração conformacional, que favorece sua ligação a proteínas designadas coativadoras transcricionais. Por outro lado, quando ligados a antagonistas, a alteração conformacional favorece sua ligação a proteínas designadas correpressoras.

Outro receptor nuclear muito citado na literatura é o VDR (receptor de vitamina D). Descoberto em 1974, esse receptor, juntamente com o RXR, forma um heterodímero, que se liga ao VDRE (elemento responsivo à vitamina D) no DNA e, quando na presença de agonistas, liga-se a coativadores, promovendo a transcrição de genes-alvo, os quais, por sua vez, são essenciais para o metabolismo ósseo, assim como para o crescimento, a diferenciação e a atividade funcional de diversas células, incluindo as do sistema imune, da pele e do pâncreas.

# 396 Nutrição: Fundamentos e Aspectos Atuais

## Tabela 24.1. Receptores nucleares da superfamília e seus respectivos ligantes

| Nome | Abreviação | Ligante |
|---|---|---|
| Receptor do hormônio da tireoide | TR-$\alpha$ | Hormônio da tireoide |
| | TR-$\beta$ | Hormônio da tireoide |
| Receptor do ácido retinoico | RAR-$\alpha$ | Ácido retinoico |
| | RAR-$\beta$ | Ácido retinoico |
| | RAR-$\gamma$ | Ácido retinoico |
| Receptor ativado por proliferadores de peroxissomos | PPAR-$\alpha$ | Ácidos graxos, leucotrieno B4, fibratos |
| | PPAR-$\beta$ | Ácidos graxos |
| | PPAR-$\gamma$ | Ácidos graxos e prostaglandinas J2 |
| ErbA reverso | Rev-erb-$\alpha$ | Órfão |
| | Rev-erb-$\beta$ | Órfão |
| Receptor órfão relacionado ao ácido retinoico | ROR-$\alpha$ | Colesterol e colesteril sulfato |
| | ROR-$\beta$ | Ácido retinoico |
| | ROR-$\gamma$ | Ácido retinoico |
| Receptor X hepático | LXR-$\alpha$ | Oxisteróis, T0901317, GW3965 |
| | LXR-$\beta$ | Oxisteróis, T0901317, GW3965 |
| Receptor X para o farnesoide | FXR-$\alpha$ | Ácidos biliares e fexaramina |
| | FXR-$\beta$ | Lanosterol |
| Receptor de vitamina D | VDR | 1,25 di-hidroxi-vitamina D3 e ácido litocólico |
| Receptor X de pregnano | PXR | Xenobiótico e pregnenolona 16-$\alpha$ carbonitrila |
| Receptor androstano constitutivo | CAR | Xenobióticos e fenobarbital |
| Fator nuclear humano 4 | HNF4-$\alpha$ | Órfão |
| | HNF4-$\gamma$ | Órfão |
| Receptor X retinoide | RXR-$\alpha$ | Ácido retinoico |
| | RXR-$\beta$ | Ácido retinoico |
| | RXR-$\gamma$ | Ácido retinoico |
| Receptor do testículo | TR-2 | Órfão |
| | TR-4 | Órfão |
| *Tailless* | TLL | Órfão |
| Receptor nuclear fotorreceptor específico | PNR | Órfão |
| Fator I de transcrição de promotor *upstream* de ovalbumina de galinha | COUP-TFI | Órfão |
| | COUP-TFII | Órfão |
| Gene 2 relacionado ao ErbA2 | EAR-2 | Órfão |
| Receptor de estrogênio | ER-$\alpha$ | Estradiol-17$\beta$, tamoxifeno, raloxifeno |
| | ER-$\beta$ | Estradiol-17$\beta$ e vários compostos sintéticos |
| Receptor relacionado ao receptor de estrogênio | ERR-$\alpha$ | Órfão |
| | ERR-$\beta$ | Dietilestilbestrol e 4-OH tamoxifeno |
| | ERR-$\gamma$ | Dietilestilbestrol e 4-OH tamoxifeno |
| Receptor de glicocorticoides | GR | Cortisol, dexametasona e RU486 |
| Receptor de mineralocorticoide | MR | Aldosterona e espironolactona |
| Receptor de progesterona | PR | Progesterona, acetato de medroxiprogesterona e RU486 |
| Receptor androgênico | AR | Testosterona e flutamida |
| Fator B induzido pelo fator de crescimento neural | NGFIB | Órfão |
| Fator 1 relacionado ao Nur | NURR-1 | Órfão |
| Receptor 1 órfão derivado de neurônios | NOR-1 | Órfão |
| Fator esteroidogênico 1 | SF-1 | Órfão |
| Proteína 1 homóloga ao receptor hepático | LRH1 | Órfão |
| Fator nuclear de células germinativas | GCNF | Órfão |
| Gene 1 da região crítica DSS – Hipoplasia adrenal congênita do cromossomo X | DAX-1 | Órfão |
| Associado heterodimérico curto | SHP | Órfão |

Fonte: adaptada de Gronemeyer et al., 2004.

O FXR (receptor para o farnesoide X) exerce função importante no que diz respeito à homeostase dos ácidos biliares – uma vez que atua como um receptor desses ácidos –, bem como atua como modulador-chave de uma variedade de processos relacionados ao metabolismo hepático do colesterol. O FXR é intensamente expresso no fígado e no intestino. Para ser ativado, o FXR necessariamente deve estar ligado ao RXR, formando um heterodímero, o qual se liga ao FXRE (elemento de resposta FXR). Os ácidos biliares se ligam a esse heterodímero, ativando o FXR, o que propicia o início da atividade transcricional. Uma das funções relevantes relacionadas à ativação do FXR refere-se à supressão da enzima colesterol 7α-hidroxilase, a enzima limitante na síntese de ácidos biliares a partir do colesterol. Nesse contexto, o aumento da concentração de ácidos biliares induz à ativação do FXR, que, por sua vez, promove a ocorrência de um mecanismo de retroalimentação negativa, por meio da inibição da expressão gênica da colesterol 7α-hidroxilase.

O LXR (receptor X hepático) foi inicialmente classificado como órfão, no entanto, posteriormente, descobriu-se que o LXR era um receptor-alvo de metabólitos do colesterol (oxisteróis). Há dois tipos de receptores LXR, que são codificados por genes distintos: o LXR-α, mais comumente expresso no fígado e em macrófagos, e o LXR-β, que é expresso de forma ubíqua. O LXR liga-se ao RXR, formando um heterodímero, que se liga aos seus LXRE (elementos de resposta) localizados na região promotora de genes-alvo. A ligação do oxisterol ao LXR favorece a interação de coativadores com o heterodímero LXR/RXR, o que promove o início da transcrição de diversos genes, como a ABC (ATP-*binding cassette*) A-1, que está envolvida no efluxo de colesterol, a partir de células como macrófagos, para a APO (apolipoproteína) A1, o que promove a formação de partículas de HDL em tecidos periféricos. Esse fato representa parte da via do transporte reverso do colesterol.

Além disso, o LXR direta e indiretamente regula genes envolvidos no metabolismo de ácidos graxos, incluindo os genes que codificam as enzimas ácido graxo sintase, acil--CoA carboxilase e proteína ligante do elemento regulatório do esterol (SREBP-1C), bem como regula genes que controlam a secreção e o metabolismo de lipoproteínas ricas em triacilgliceróis, como a lipase de lipoproteínas.

## O que são nutrigenômica e nutrigenética?

Em 1999, em uma publicação de Dean DellaPenna, surgiu a primeira citação do termo genômica nutricional, o qual foi utilizado, inicialmente, para descrever a interface existente entre alimentação, nutrição e genômica. Cabe destacar que a genômica nutricional engloba a nutrigenômica e a nutrigenética (Fig. 24.5).

A nutrigenômica estuda como nutrientes e compostos bioativos presentes nos alimentos podem influenciar o estado de saúde e de doença, por meio da modulação da expressão gênica.

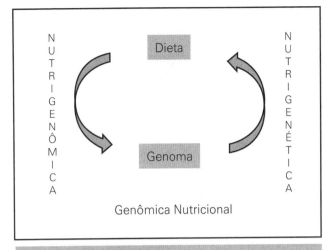

**Figura 24.5** – *Atuação da nutrigenômica e da nutrigenética sob abordagem da genômica nutricional. Fonte: adaptado de Debusk et al., 2004.*

A nutrigenética visa avaliar como a constituição genética influencia a resposta em relação à ingestão de uma determinada dieta. Nesse sentido, destacam-se os estudos com SNPs (polimorfismos de nucleotídeo único) em genes envolvidos na gênese de doenças crônicas não transmissíveis, os quais podem alterar o efeito esperado da dieta em relação à regulação metabólica e à concentração de determinados biomarcadores sanguíneos. Nesse sentido, verifica-se que certos SNPs podem causar predisposição ao desenvolvimento de doenças, por exemplo, por meio da presença de SNP em genes que codificam proteínas envolvidas na regulação do metabolismo lipídico, fato que pode favorecer a ocorrência de dislipidemias.

O conhecimento mais aprofundado relacionado à modulação da expressão gênica por compostos presentes em alimentos, bem como do papel de determinados SNP em relação à resposta para uma determinada dieta, favorecerá a obtenção de uma nutrição cada vez mais personalizada, principalmente no que concerne à recomendação diária de ingestão de nutrientes.

## Quais áreas do conhecimento englobam a genômica nutricional?

A genômica nutricional é uma ciência moderna que surgiu no contexto do pós-genoma humano, a partir da constatação de que nutrientes e compostos bioativos dos alimentos apresentam capacidade de modular mecanismos moleculares, alterando a expressão gênica, ao mesmo tempo que características genéticas influenciam as necessidades de ingestão de nutrientes. Ela utiliza ferramentas das chamadas "ômicas", como a genômica, a transcriptômica, a proteômica e a metabolômica, e apresenta interface com diversas disciplinas, como nutrição humana, genética, biologia molecular, fisiologia humana, fisiopatologia, bioquímica, bioinformática e bioética (Fig. 24.6).

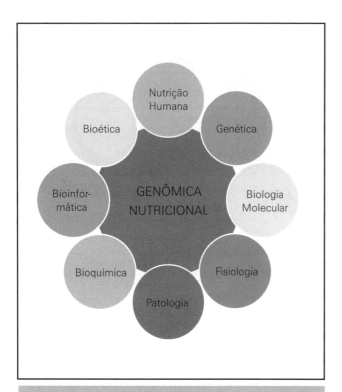

**Figura 24.6** – *Nutrigenômica como disciplina de interface entre nutrição humana, genética, biologia molecular, fisiologia, patologia, bioquímica, bioinformática e bioética.*

## Quais as implicações da nutrição personalizada/molecular para o tratamento de doenças crônicas não transmissíveis?

Programas de saúde pública são de grande valia e, na maior parte das vezes, resolvem ou atenuam uma parcela significativa dos problemas de saúde da população. No entanto, enfrentam uma diversidade de desafios com relação à heterogeneidade da genética humana, o que acarreta respostas diferentes a tratamentos, incluindo a terapia nutricional. Nesse contexto, é relevante unir a saúde pública à genômica nutricional. Tem sido proposto um novo método de estudo populacional, que se baseia em identificar "grupos metabólicos". Para tanto, por meio da utilização das atuais tecnologias, os indivíduos poderão ser identificados geneticamente e agrupados de acordo com seu perfil metabólico.

Exemplificando, a fisiopatologia da obesidade e do *diabetes mellitus* tipo 2 é decorrente da combinação de fatores genéticos e ambientais, sendo a dieta fator importante na redução do risco dessas doenças e em seu controle. O estudo da interação entre o consumo de nutrientes e os possíveis genes relacionados a essas doenças pode propiciar a criação de uma base de dados que poderá ser utilizada para distribuir os indivíduos em grupos metabólicos, tendo cada grupo um tratamento dietético específico.

Em suma, a progressão do conhecimento no campo da interação gene-nutriente promete revolucionar o tratamento de saúde de cunho preventivo. Contudo, apesar da existência de evidências para a interação gene-nutriente e genes e fatores ambientais, ainda há inconsistências de resultados que limitam a aplicação da nutrigenética em doenças relacionadas à dieta.

## Quais são as principais técnicas de biologia molecular utilizadas em estudos envolvendo nutrigenômica e nutrigenética?

As técnicas utilizadas para o estudo da nutrigenômica e da nutrigenética são variadas e, progressivamente, novos métodos são elaborados e aplicados visando maior especificidade nos resultados. A escolha do método a ser utilizado dependerá da área em que se insere e do objetivo do projeto de pesquisa a ser desenvolvido.

O conceito de genômica funcional foi estabelecido com o sequenciamento do genoma humano e com a criação de tecnologias de ponta. Seu objetivo principal é investigar os genes (genômica), a transcrição (transcriptômica), as proteínas (proteômica) e os metabólitos (metabolômica – Fig. 24.7).

De forma resumida, enquanto a genômica descreve em larga escala o sequenciamento do DNA, a transcriptômica – também denominada perfil de expressão – estuda os níveis do RNAm, os quais são indicadores diretos da transcrição e, consequentemente, da expressão de um gene. O conceito de proteômica, por sua vez, foi citado pela primeira vez em 1995 e sua definição se baseia na identificação e na quantificação do conjunto de proteínas expressas em uma célula ou tecido. Por fim, observou-se que o estudo dos genes, da transcrição e da síntese proteica não permitia a predição de consequências metabólicas nos organismos, surgindo, dessa forma, o conceito da metabolômica, a qual visa identificar e quantificar metabólitos em um sistema biológico.

Na tabela 24.2 estão demonstradas as principais técnicas de biologia molecular utilizadas no âmbito da genômica nutricional.

## O que é epigenética?

A epigenética engloba alterações no genoma e algumas modificações associadas à maquinaria celular, as quais são copiadas de uma geração para outra, que podem alterar a expressão gênica, porém não envolvem alterações na sequência primária do DNA. Nesse sentido, destacam-se três distintos mecanismos: 1) metilação do DNA; 2) modificação de histonas; e 3) microRNA não codificante, que, juntos, são responsáveis pela regulação da expressão gênica, não apenas durante a diferenciação celular no desenvolvimento do embrião e do feto mas também, durante toda a vida. Cabe destacar que os eventos epigenéticos são sensíveis à influência de fatores ambientais, como dieta, atividade física, estresse, poluição.

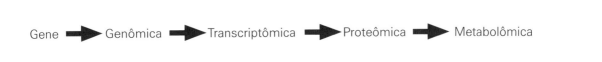

**Figura 24.7** – *Áreas da gênomica funcional.*

## Tabela 24.2. Principais técnicas de biologia molecular utilizadas na área da genômica nutricional

| Área da genômica funcional | Técnica | Objetivo | Principais procedimentos |
|---|---|---|---|
| Transcriptômica | siRNA (RNA pequeno de interferência) | Avaliação da função dos genes por meio do silenciamento gênico | O dsRNA (RNA dupla fita) é clivado por um membro da família de RNAases (DICER) em siRNA. Os siRNA são incorporados em um complexo de silenciamento induzido pelo RNA (RISC). Os siRNA guiam o complexo RISC ao RNAm específico que apresenta a sequência complementar, o que resulta na degradação do RNAm-alvo (Fig. 24.8). |
|  | NB (*Northern blotting*) | Avaliação da expressão gênica por meio da quantificação relativa de RNAm | Por eletroforese, o RNA extraído é separado, de acordo com seu tamanho, em um gel de poliacrilamida desnaturante. Posteriormente, o RNA é transferido para uma membrana, que é incubada com sondas de RNA marcadas radioativamente, que apresentam a sequência complementar. Se as sequências forem complementares, a sonda liga-se ao RNA da amostra, podendo o RNA hibridizado ser detectado por exposição a filmes fotográficos (Fig. 24.9). |
|  | *Microarray* (microarranjos) | Estudo de perfis de expressão gênica de todos os genes de determinado genoma | Utilizam-se *microarrays* (placas de vidro/nylon). Inicialmente, é feita a extração do mRNA e, posteriormente, é realizada a RT-PCR, obtendo, como produto final de interesse, o cDNA. As amostras de cDNA são coradas com compostos fluorescentes, geralmente as cianinas Cy3 e Cy5, sendo que uma amostra é corada com Cy3 e a outra com Cy5. Esse cDNA corado é então desnaturado por aquecimento e hibridizado com o biochip, ou seja, ocorrerá a hibridização entre cDNA oriunda das amostras e o DNA do biochip, pelo princípio da complementaridade das bases de DNA. Logo em seguida, o biochip é colocado em um *scanner* especial, que realizará a leitura da intensidade da fluorescência nos comprimentos de onda referentes aos dois compostos fluorescentes utilizados: Cy3 emite a cor verde, enquanto Cy5, a cor vermelha. |
|  | PCR-RT (reação em cadeia da polimerase em tempo real) | Avaliação da expressão gênica por meio da quantificação relativa de RNAm | A partir do RNAm, é sintetizado o cDNA. Em um termociclador, o cDNA é colocado juntamente com os reagentes de PCR (iniciadores específicos para o gene que se quer identificar, deoxinucleotídeos, cloreto de magnésio, enzima DNA polimerase termoestável e sonda fluorescente) e a cada ciclo, três etapas principais devem ocorrer: desnaturação da fita de DNA, ligação dos iniciadores à fita de DNA que será sintetizada e extensão dessa mesma fita por meio da enzima DNA polimerase. |
| Proteômica | WB (*Western blotting*) | Quantificação de proteínas | A partir do conteúdo proteico extraído de uma amostra, por eletroforese, as proteínas migram no gel e, posteriormente, são transferidas para uma membrana. Essa membrana é incubada com um anticorpo primário correspondente à proteína que se quer estudar para que a ligação ocorra. Posteriormente, essa mesma membrana é incubada com um anticorpo secundário (que se liga ao anticorpo primário), que está conjugado à substância, que, em contato com o reagente de revelação, emite luz, que pode ser identificada e quantificada. |
| Metabolômica | EM (espectrometria de massas) | Quantificação de metabólitos | Utiliza-se um espectrômetro de massa que bombardeia a substância estudada com elétrons para produzir íons, que atravessam um campo magnético que curva suas trajetórias de acordo com suas massas. O campo separa os íons em um padrão chamado de espectro de massa, e a massa e a carga dos íons podem ser medidas por sua posição no espectro. |

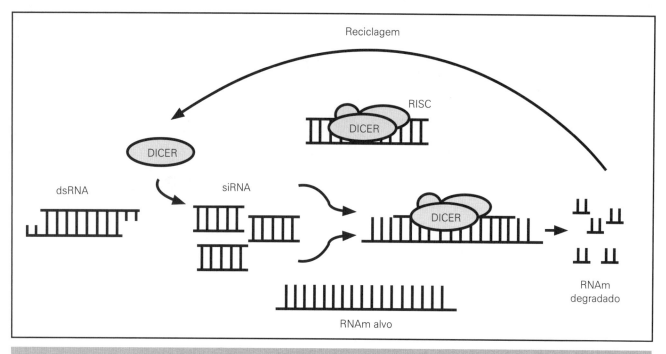

**Figura 24.8** – *Técnica de RNA de interferência.*

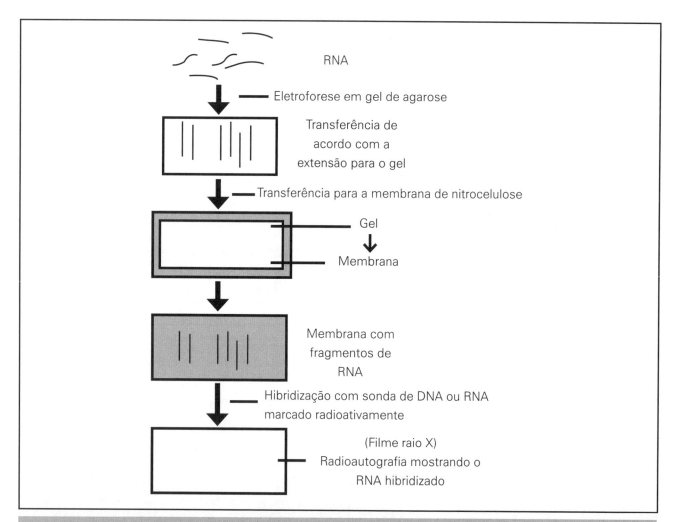

**Figura 24.9** – *Técnica* Northern blotting.

Podem ocorrer mais de cem tipos de reações que envolvem modificações na estrutura das histonas e, consequentemente, da cromatina (Fig. 24.10). As mais conhecidas são acetilação e desacetilação e envolvem a participação das enzimas HAT (acetilases) e HDAC (desacetilases), respectivamente. Quando as histonas estão acetiladas, a ligação com o DNA se torna frouxa e isso favorece a transcrição, ao passo que, no processo de desacetilação, tal ligação se torna mais forte e a cromatina mais compacta, o que dificulta a ocorrência da transcrição gênica.

Outra alteração que pode ocorrer no DNA é a metilação, que requer a participação de, pelo menos, três enzimas, designadas DNMT (DNA metiltransferases), que são capazes de reconhecer ilhas ou sítios CpG (pares de citosina-fosfato-guanina) e adicionar grupos metil ($CH_3$) em locais específicos que, por sua vez, estão geralmente localizadas nas regiões promotoras dos genes. Ressalta-se que a hipermetilação age interferindo na transcrição gênica, podendo levar ao silenciamento de um dado gene ao impedir a ligação do fator de transcrição à sua região promotora (Fig. 24.11).

No contexto da epigenética, destacam-se os miRNA (microRNA), que são pequenos RNA não codificantes (aproximadamente 22 nucleotídeos). Um único miRNA pode regular a expressão de centenas de genes, na fase transcricional ou pós-transcricional. Alterações da expressão de miRNA influenciam a embriogênese, a organogênese, a homeostase dos tecidos e o ciclo celular.

## Qual a relação entre epigenética e nutrição?

No que diz respeito à nutrição, alterações epigenéticas refletem o efeito dos nutrientes na estrutura do DNA e/ou cromatina. Além de serem potencialmente reversíveis, tais alterações são capazes de programar e reprogramar a rede de comunicação celular, o que evidencia o papel do fator ambiental na regulação do epigenoma, sobretudo da alimentação, uma vez que compostos químicos da dieta têm potencial de influenciar o fenótipo do indivíduo (Fig. 24.12).

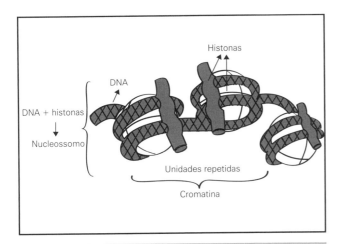

**Figura 24.10** – *Interação entre histonas e DNA. Fonte: adaptado de Pierce (2005).*

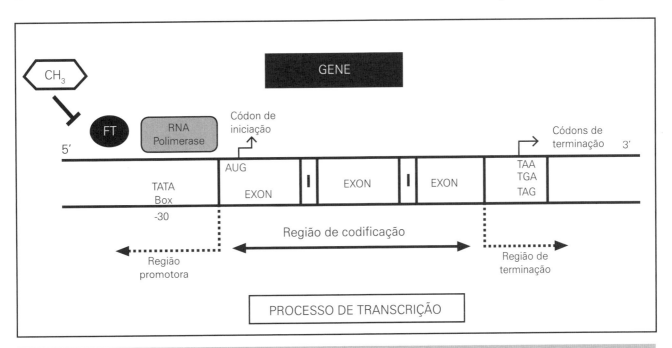

**Figura 24.11** – *Processo de transcrição gênica. Bloqueio por meio da inserção do grupo metil (CH3) na região promotora. FT: fator de transcrição; I: refere-se aos íntrons; TATA box: região consenso composta por timina e adenina, está localizada trinta pares de bases antes da região promotora;* ⊣ *: refere-se ao bloqueio). Fonte: adaptada de Roche e Mensink, 2006.*

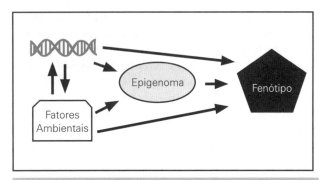

**Figura 24.12** – *Participação dos fatores ambientais e características genéticas no estabelecimento do fenótipo. Fonte: adaptada de Mathers, 2008.*

O fenótipo observado em cada indivíduo é resultado da complexa interação entre genoma e epigenoma. Essa interação considera a carga genética herdada dos ancestrais, que é capaz de ser transmitida e remodelada ao longo das gerações.

Nesse sentido, exposições precoces aos fatores ambientais, como compostos da dieta, desde a vida intrauterina, podem comprometer a saúde provocando adaptações no metabolismo, afetando a taxa de absorção, de utilização e de tolerância a certos nutrientes e, ainda, podendo tornar o indivíduo mais suscetível ao desenvolvimento de doenças crônicas não transmissíveis no futuro. Grande número de alimentos de origem vegetal contém diversos compostos bioativos, como compostos fenólicos, dos quais muitos apresentam efeitos anti-inflamatórios e antioxidantes. Tanto o estresse oxidativo quanto a inflamação têm papel importante na reprogramação epigenética da expressão de citocinas, oncogenes e genes supressores de tumor, criando um campo para o estudo de doenças inflamatórias crônicas e da carcinogênese. No que concerne à inflamação, estudos mostram que alguns nutrientes e compostos bioativos podem atenuar a resposta inflamatória, e parte desse efeito pode ser decorrente de mecanismos epigenéticos. Nesse sentido, constata-se que compostos bioativos dos alimentos, como epigalocatequinas, resveratrol, genisteína, curcumina, isotiocianatos, entre outros, têm sido caracterizados por interferir na atividade das enzimas DNMT, HDAC (histona desacetilase) e HAT (histona acetiltransferase), que modulam respostas inflamatórias.

Estudos reportam que o resveratrol, composto polifenólico encontrado principalmente nas uvas vermelhas e no vinho tinto, possui propriedades antioxidantes e anticarcinogênicas, atuando na proteção cardiovascular, na imunomodulação e na redução da perda óssea observada em quadros de osteoporose e artrite reumatoide. Também pode atuar como potente ativador de uma histona desacetilase de classe III, chamada SIRT1, que promove a retirada dos grupos acetil de trechos com acetil-lisina nas histonas e em fatores de transcrição. Quando as histonas estão desacetiladas, elas se unem novamente à cromatina, impossibilitando a transcrição gênica. O resveratrol pode bloquear a atividade da histona acetiltransferase p300, o que indiretamente inibe a ativação do NF-ϰB (fator de transcrição nuclear kappa B) e, assim, diminui a expressão de genes que codificam proteínas pró-inflamatórias.

Outro nutriente de importância é o ácido fólico, que atua como cofator na biossíntese de purinas e auxilia na remetilação da homocisteína em metionina, que pode ser adenosilada e formar a SAM (S-adenosilmetionina), atuando em diversas reações celulares de metilação, processo que ocorre nas citosinas do DNA, em regiões específicas, chamadas CpG (Fig. 24.13).

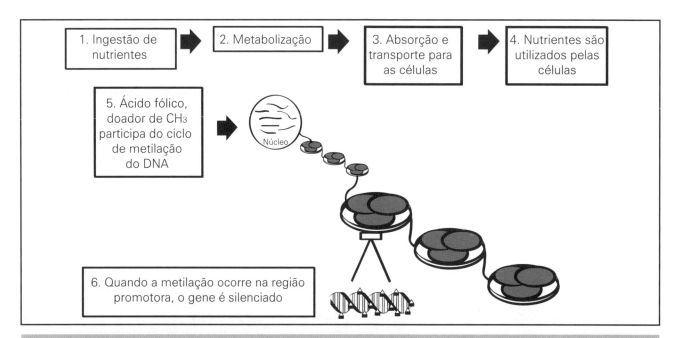

**Figura 24.13** – *Participação do ácido fólico na regulação da metilação do DNA. Fonte: adaptada de Trujillo et al., 2006.*

A taxa de síntese, de reparação e de estabilidade do DNA pode ser prejudicada quando a biodisponibilidade de alguns nutrientes estiver comprometida. Entre eles, destacam-se os doadores de grupos metil ($CH_3$), como folato, metionina, betaína e colina, além de outros nutrientes que, mesmo direta ou indiretamente, contribuem para a biossíntese de purinas, como as vitaminas A, cianocobalamina, pirimidina, riboflavina e niacina, e como os minerais, zinco, cobalto e ferro.

## QUAL A RELAÇÃO ENTRE GENÔMICA NUTRICIONAL E DESEMPENHO FÍSICO?

Indivíduos que regularmente exercitam-se podem apresentar melhora da sensibilidade à ação da insulina e do metabolismo da glicose, ganho de massa muscular, alterações do conteúdo mitocondrial e do tipo de fibra muscular e aumento da utilização de lipídios como substrato energético, bem como aumento da expressão de genes associados a essas alterações bioquímicas e fisiológicas induzidas pelo treinamento físico. Em relação ao efeito do exercício físico sobre a expressão gênica, por exemplo, constata-se que uma única sessão de exercício físico, realizada em um ciclo ergômetro, não acarreta alteração da expressão dos genes que codificam as proteínas denominadas FAT/CD36 (transportador de ácidos graxos) e CPT-1 (carnitina palmitoil-transferase-1), que estão envolvidas na regulação do metabolismo lipídico. Todavia, após nove dias de treinamento, verifica-se aumento significativo na expressão dessas duas proteínas, o que demonstra que o treinamento pode melhorar a oxidação de lipídios durante o exercício físico.

Observa-se que o exercício físico aumenta a translocação do GLUT-4 (transportador de glicose) e a atividade das enzimas hexoquinase, glicogênio sintase e fosfatidil-inositol-3 quinase. Em indivíduos saudáveis, submetidos a um treinamento moderado, a expressão da hexoquinase aumenta após cinco dias de treinamento físico, enquanto os níveis de RNAm do GLUT-4 aumenta em indivíduos treinados em comparação aos sedentários. Após uma sessão de exercício, realizado em ciclo ergômetro, em intensidade de, aproximadamente, 75% do consumo de oxigênio pico, constata-se que a expressão gênica do GLUT-4 aumentam imediatamente após o exercício e permanece significativamente maior que os valores basais pelo período de até três horas pós-exercício.

Dentre os exemplos de associação entre treinamento físico e carga genética individual, destaca-se um SNP específico, localizado no gene da ECA (enzima conversora de angiotensina), que faz parte do SRAA (sistema renina-angiotensina-aldosterona), que atua nos rins, fígado, coração, pulmões e sistema nervoso central. O SRRA se apresenta ativado diante da necessidade de manutenção e equilíbrio da pressão arterial sistêmica, em quadros de choque hemorrágico, desidratação ou vasodilatação extrema. Quando isso ocorre, células justaglomerulares renais liberam renina na circulação, que é transportada para o fígado, onde sofrerá ação do angiotensinogênio e se transformará em angiotensina I. A ECA realiza a conversão de angiotensina I em angiotensina II, que pode atuar sobre dois tipos de receptores, AT1 e AT2, sendo que a ativação do AT1 promove vasoconstrição a fim de elevar a pressão arterial. As duas variações dos alelos do gene da ECA, I (inserção) e D (deleção), parecem favorecer determinados tipos de atividades físicas. Enquanto o indivíduo homozigoto portador do alelo I, que reflete menor concentração plasmática de ECA plasmático, possui melhor *performance* atlética em exercícios de *endurance*, como correr e pedalar, e o portador do genótipo DD, associado com elevada concentração plasmática de ECA, é mais favorecido nas atividades de força.

Windelinckx et al. (2007) avaliaram a associação de três tipos de SNP do VDR – Bsml, Taql e Fokl – e força muscular em homens e mulheres. Os autores verificaram que mulheres com o genótipo ff possuíam mais força no quadríceps em relação à portadoras do alelo F e homens homozigóticos Bt/Bt tinham mais força muscular em relação aos portadores de bT. Esse resultado mostra que diferenças genéticas podem resultar em fenótipos distintos e podem variar segundo o gênero.

No que concerne às interações entre nutrientes, exercício físico e expressão gênica, cita-se, por exemplo, o efeito do índice glicêmico sobre a expressão gênica das proteínas GLUT-4 e FAT/CD36 no tecido muscular, que foi avaliado por meio de um estudo realizado com oito indivíduos que pedalaram durante uma hora, a 75% do consumo máximo de oxigênio ($VO_2$máx) e ingeriram, imediatamente após o exercício, refeições isocalóricas, com alto e baixo índices glicêmicos, que continham similares proporções de carboidratos, lipídios e proteínas. Após o exercício, verificou-se que a expressão do RNAm do GLUT-4 foi reduzida em ambas as dietas, enquanto a expressão proteica do GLUT-4 não foi alterada. Os níveis de RNAm e de proteína para o FAT/CD36 foram significativamente diminuídos com a dieta contendo alto índice glicêmico, quando comparados aos valores obtidos no período basal. A dieta contendo baixo índice glicêmico não influenciou os níveis de RNAm e de proteína para o FAT/CD36. Esse resultado indica que diferenças no índice glicêmico da refeição pós-exercício são suficientes para alterar o metabolismo lipídico.

## COMO A GENÔMICA NUTRICIONAL SE INSERE NO CONTEXTO DA SAÚDE PÚBLICA?

A interação entre os genes e o ambiente tem influência fundamental sobre a saúde. Os genes determinam a suscetibilidade a uma doença ou condição, ao passo que o ambiente define quem dentre os suscetíveis vai desenvolvê-la. A nutrição é um fator ambiental de notória importância na manutenção da saúde e na redução do risco de grande parte das doenças que mais ameaçam a saúde da população como, por exemplo, obesidade, diabetes tipo 2, doenças cardiovasculares e certos tipos de câncer.

O estudo do efeito da dieta e de seus componentes (nutrientes e compostos bioativos) na expressão gênica tem por objetivo facilitar o entendimento de como a nutrição afeta o metabolismo e de como ocorrem as alterações metabólicas envolvidas na gênese de doenças relacionadas à dieta. Desse modo, o envolvimento da genômica nutricional em estratégias voltadas para a saúde pública pode contribuir para a promoção da saúde e para a redução do risco de DCNTs (doenças crônicas não transmissíveis).

Além disso, é bem estabelecido que exista significativa variabilidade entre os indivíduos no que se refere às necessidades nutricionais, o que se deve a muitos fatores, dentre os quais se destaca a constituição genética. Contudo, as recomendações nutricionais e os guias alimentares atuais desconsideram o impacto dessas variações no genoma sobre as necessidades nutricionais e sobre a resposta à dieta. No futuro, é possível que o avanço do conhecimento em nutrigenética permita a estratificação da população em subgrupos, de acordo com sua constituição genética, com o objetivo de predizer sua resposta à dieta e de definir recomendações específicas para a redução do risco de deficiências nutricionais e de DCNT.

## QUAL A RELAÇÃO ENTRE OBESIDADE E ATIVAÇÃO DE VIAS DE SINALIZAÇÃO INTRACELULAR ENVOLVIDAS COM A RESPOSTA INFLAMATÓRIA? QUAIS AS SUAS CONSEQUÊNCIAS METABÓLICAS?

A partir da década de 1990, começaram a surgir evidências científicas diretas de que a obesidade resulta em um quadro inflamatório, que está envolvido no desenvolvimento de diversas enfermidades, como doenças cardiovasculares, *diabetes mellitus* tipo 2 e certos tipos de câncer.

A resposta inflamatória clássica representa uma reação aguda à infecção ou à lesão tecidual, que tende a caminhar para a resolução e para a homeostase. Todavia, o processo inflamatório observado em indivíduos obesos difere da resposta inflamatória aguda em muitos aspectos, uma vez que essa condição associada à obesidade não envolve os sinais e sintomas clássicos da inflamação (dor, rubor, tumor e calor). Tal processo inflamatório manifesta-se de forma sistêmica e caracteriza-se por uma reação de baixa intensidade e crônica. Aliado a isso, seu desenvolvimento está intimamente relacionado com o estilo de vida, particularmente com a qualidade da dieta, com a prática de atividade física e com o tabagismo.

A principal origem dessa resposta inflamatória crônica e sistêmica está no tecido adiposo. Adipócitos e também células do sistema imune infiltradas nesse tecido, especialmente macrófagos, produzem uma variedade de moléculas com ação pró-inflamatória, como a IL (interleucina)-1β, a IL-6, o TNF-α (fator de necrose tumoral alfa) e a MCP-1 (proteína quimiotática para monócitos-1). Vale ressaltar que, atualmente, sabe-se que há outros tecidos também envolvidos na inflamação, como fígado, pâncreas, hipotálamo e músculo esquelético.

O estado pró-inflamatório de indivíduos obesos tem sido atribuído a uma rede vasta e integrada de vias de sinalização intracelulares, em que se destacam duas proteínas: a IKK-β (quinase do inibidor do kappa B) e a JNK-1 (c-Jun N-terminal quinase). A ativação da IKK-β e da JNK-1 culmina na ativação dos fatores de transcrição NF-κB e AP-1 (activating protein-1), respectivamente, que translocam para o núcleo celular e induzem ao aumento da transcrição de diversos genes. Muitos desses genes codificam para moléculas com ação pró-inflamatória, como IL-1β, IL-6 e TNF-α, que estão envolvidas em disfunções metabólicas relacionadas à resistência à insulina e à aterogênese (Fig. 24.9).

Cabe ainda destacar que a IKK-β e a JNK-1 podem provocar um estado de resistência à ação da insulina de forma direta, independentemente dos mediadores inflamatórios. A ligação da insulina ao seu receptor (IR – *insulin receptor*) promove a atividade de tirosina quinase do IR, o que acarreta a fosforilação de determinados aminoácidos tirosina em proteínas-alvo, como o substrato do receptor de insulina-1 (IRS-1 – *insulin receptor substrate-1*), desencadeando uma cascata de reações responsáveis pelas ações metabólicas da insulina. A IKK-β e a JNK-1 têm a capacidade de fosforilar o aminoácido serina do IRS-1, o que reduz a ativação da via de sinalização em resposta à insulina, caracterizando um estado de resistência à ação desse hormônio (Fig. 24.14).

## QUAIS SÃO OS MECANISMOS PELOS QUAIS NUTRIENTES E COMPOSTOS BIOATIVOS DOS ALIMENTOS MODULAM A RESPOSTA INFLAMATÓRIA?

Os nutrientes e CBAs dos alimentos podem modular a expressão gênica, levando à modificação de processos fisiológicos, como o metabolismo, o ciclo celular e a inflamação, todos com grande importância nos estados de saúde e de doença.

A influência dos nutrientes e dos CBAs na expressão dos genes e no funcionamento celular pode ocorrer em diversos níveis, como, por exemplo: 1) por modificações epigenéticas que resultem em alterações na taxa de transcrição; 2) pela ligação com receptores nucleares; 3) pela ativação ou inibição de fatores de transcrição; e 4) pela atuação em mecanismos pós-transcricionais que modificam o processamento, a estabilidade e a tradução do RNAm.

Dietas ricas em nutrientes e CBAs com ação anti-inflamatória, como a dieta dos povos mediterrâneos, têm papel reconhecido na redução do risco de DCNT relacionadas à inflamação. Os nutrientes e CBA com ação anti-inflamatória regulam principalmente quatro classes de compostos:

## I. Eicosanoides – PGs (prostaglandinas), TXs (tromboxanos) e LTs (leucotrienos)

A liberação do ácido araquidônico, a partir da membrana plasmática, por meio da ação da enzima PLA2 (fosfolipase A2), favorece sua conversão em PG e TX de série

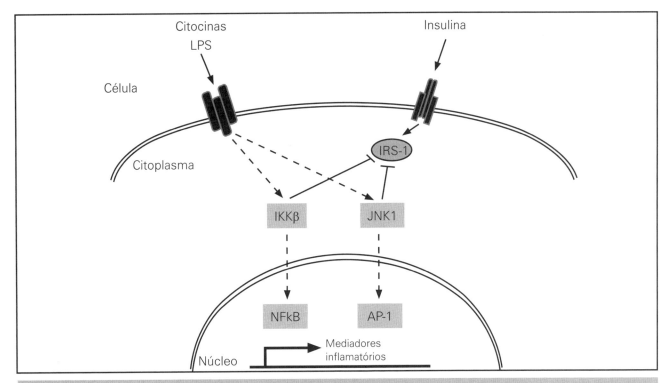

**Figura 24.14** – *Esquema simplificado de vias de sinalização intracelulares envolvidas com o quadro inflamatório e de resistência à insulina observados em indivíduos obesos. LPS: lipopolissacarídeos; IKK: quinase do inibidor do kappa B; JNK: c-jun N-terminal quinase; NF-κB: fator nuclear κB; AP-1: proteína ativadora-1; IRS-1: substrato do receptor de insulina-1.*

2, em reação catalisada pela enzima COX (ciclo-oxigenase). O ácido araquidônico também é convertido em LT de série 4, em reação catalisada pela enzima LOX (lipoxigenase). Esses eicosanoides de série par têm potente ação pró-inflamatória.

## II. NO (óxido nítrico)

O NO é sintetizado, a partir do aminoácido L-arginina, pela enzima NOS (óxido nítrico sintase), que inclui as isoformas eNOS (endotelial), nNOS (neuronal) e iNOS (induzível). Pequenas quantidades de NO, como sintetizado pela eNOS e pela nNOS, são essenciais à vida. Contudo, em condições pró-inflamatórias, há aumento da expressão do gene que codifica a enzima iNOS, o que eleva a síntese de NO que, em sinergismo com outros mediadores, agrava o quadro inflamatório.

## III. Citocinas e quimiocinas

As citocinas são mediadores de destaque na resposta inflamatória. As citocinas podem ser divididas por sua ação pró-inflamatória (p. ex.: IL-1β, IL-2, TNF-α, IL-6 e IL-8) ou anti-inflamatória (p. ex.: IL-4 e IL-10). Quimiocinas, como a MCP-1, atuam no recrutamento de leucócitos para o tecido, podendo assim contribuir para a inflamação.

## IV. Moléculas de adesão

Moléculas de adesão, como a ICAM-1 (molécula de adesão intercelular-1) e a VCAM-1 (molécula de adesão celular vascular-1), têm papel fundamental na inflamação, pois são necessárias para que ocorra a adesão dos leucócitos aos vasos sanguíneos e, consequentemente, sua passagem do sangue para os tecidos.

A capacidade de nutrientes e dos CBAs de reduzir a síntese desses mediadores pró-inflamatórios está, em grande parte, relacionada à inibição das vias de sinalização dos fatores de transcrição NF-κB e AP-1. A modulação desses fatores de transcrição por componentes da dieta muitas vezes ocorre de forma indireta. A inibição do NF-κB por diversos nutrientes e CBA, por exemplo, ocorre por meio da ativação do PPARγ ou pela redução da formação de espécies reativas de oxigênio (Fig. 24.15).

## QUAL O PAPEL DO FATOR DE TRANSCRIÇÃO DESIGNADO PPAR NO METABOLISMO LIPÍDICO?

Os receptores ativados por PPAR (proliferadores de peroxissomas) são fatores de transcrição da família dos receptores nucleares que regulam a expressão de genes envolvidos em processos fisiológicos relevantes, como o

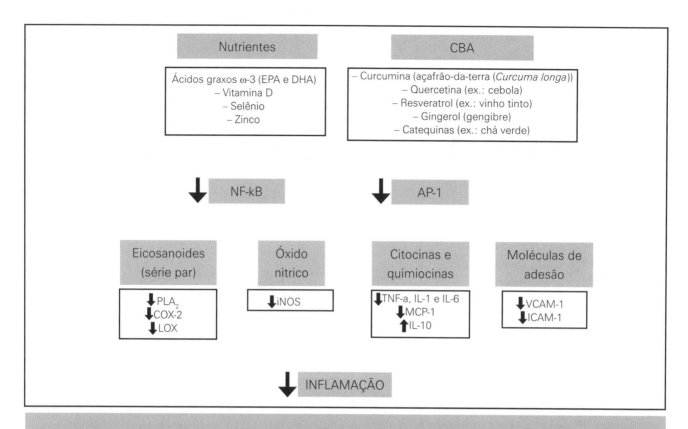

**Figura 24.15** – *Ação anti-inflamatória de nutrientes e compostos bioativos dos alimentos. EPA: ácido eicosapentaenoico; DHA: ácido docosaexaenoico; CBA: compostos bioativos; NF-κB: fator nuclear kappa B; AP-1: proteína ativadora-1; PLA2: fosfolipase A2; COX-2: ciclo-oxigenase-2; LOX: lipoxigenase; iNOS: óxido nítrico sintase induzível; TNF-α: fator de necrose tumoral alfa; IL: interleucina; MCP-1: proteína quimiotática para monócitos-1; VCAM-1: molécula de adesão celular vascular; ICAM-1: molécula de adesão intercelular.*

metabolismo lipídico e a inflamação. Existem três isoformas de PPAR: PPARα, PPARβ/δ e PPARγ, apresentando distinta distribuição e ações fisiológicas. Eles se encontram predominantemente no núcleo, associados ao RXR – que é ativado pelo 9-cis ácido retinoico –, formando um heterodímero. A transcrição de genes ocorre quando coativadores e ligantes associam-se ao heterodímero, enquanto na ausência de ligantes, os PPAR formam um complexo com seus correpressores, que reprimem a transcrição gênica. Cabe destacar que ácidos graxos e seus derivados constituem importantes ligantes do PPAR (Fig. 24.16).

Os PPARα regulam a expressão de genes envolvidos na captação de ácidos graxos e na β-oxidação no fígado e no músculo, como os genes da CPT1, que transportam os ácidos graxos à mitocôndria, e a acil-CoA desidrogenase, envolvida na β-oxidação. Os PPARγ, expressos predominantemente no tecido adiposo e em células do sistema imune, exercem papel fundamental na maturação de adipócitos e no armazenamento de lipídios, na forma de triacilgliceróis, enquanto os PPARβ/δ, expressos no cérebro, coração, fígado, tecido adiposo, intestino e, principalmente, no tecido muscular, modulam a expressão de genes envolvidos no metabolismo lipídico (Fig. 24.17).

## Quais os possíveis mecanismos de ação dos ácidos graxos poli-insaturados ômega-3 na nutrigenômica?

Os ácidos graxos poli-insaturados ômega-3, especialmente o EPA (ácido eicosapentaenoico) e o DHA (docosa-hexaenoico), são frequentemente encontrados em peixes que vivem em águas frias e no óleo de peixe e seu consumo está relacionado a efeitos benéficos, como diminuição da concentração de triacilgliceróis no plasma e redução da resposta inflamatória, fatos esses que estão associados à redução do risco de doenças cardiovasculares e de alguns tipos de câncer. Os ácidos graxos poli-insaturados ômega-3 podem regular a expressão gênica por meio de inúmeros mecanismos envolvendo receptores nucleares e fatores de transcrição. Dentre esses mecanismos, destacam-se:

- Os PPAR são importantes receptores nucleares que estão envolvidos na diferenciação celular, sensibilização à insulina e no metabolismo lipídico. EPA e DHA atuam como ligantes do PPAR, capazes de induzir a transcrição de genes envolvidos na homeostase lipídica e no metabolismo da glicose;

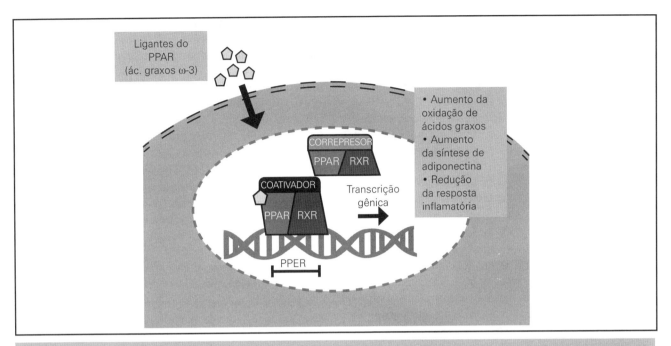

**Figura 24.16** – *Mecanismo de ativação transcricional pelo PPAR. A associação do ligante (p. ex.: ácidos graxos ômega 3) ao heterodímero PPAR:RXR e o recrutamento do complexo de coativadores acionam a transcrição de genes envolvidos no metabolismo e no transporte de lipídios. Fonte: adaptada de Tavares et al., 2007.*

|  | PPARα | PPARγ | PPARβ/δ |
|---|---|---|---|
| Tecidos expressos | Fígado<br>Coração<br>Rim<br>Adrenal | Tecido adiposo<br>Baço<br>Adrenal<br>Cólon | Diversos tecidos |
| Células específicas expressas | Células endoteliais<br>Macrófagos<br>Células do músculo liso | Macrófagos<br>Células T | Diversos tipos celulares |
| Funções biológicas | Síntese e metabolismo de lipoproteínas em triacilgliceróis<br>β-oxidação<br>Anti-inflamatório | Diferenciação de adipócitos<br>homeostase da glicose<br>Anti-inflamatório | Biologia endotelial<br>Utilização de energia<br>Metabolismo lipídico |
| Ligantes | PUFA<br>8(S)-HETE | PUFA<br>15d-PGJ2<br>13-HETE<br>9-HODE | PUFA |
| Disfunções | Hipertrigliceridemia | Diabetes tipo 2 | Síndrome metabólica? |
| Fármacos | Fibratos | Tiazolidinedionas (TZD) |  |

**Figura 24.17** – *Os PPAR da subfamília dos receptores nucleares. Principais sítios de expressão, funções biológicas, ligantes naturais e classes de drogas utilizados na clínica. 15d-PGJ2: 15-deoxi-$\Delta^{12,14}$-prostaglandina; HETE: ácido hidroxieicosatetraenoico; HODE: ácido hidroxioctadecadienoico. Fonte: adaptado de Li e Glass, 2004.*

- o fator de transcrição designado SREBP (proteína ligadora do elemento regulado por esterol) tem papel importante no controle da síntese de colesterol e de ácidos graxos. O SREBP encontra-se inserido na membrana do retículo endoplasmático juntamente com a proteína ativadora de clivagem de SREBP (SCAP). Quando a concentração de colesterol diminui, o complexo SREBP-SCAP migra para o complexo de Golgi, onde é processado, originando a proteína madura e ativa, que transloca para o núcleo, induzindo à transcrição de genes. Nesse contexto, os ácidos graxos poli-insaturados ômega-3 inibem a maturação da proteína SREBP, reprimindo a expressão de genes lipogênicos;

- receptores nucleares LXR formam heterodímeros com receptores RXR e são ativados por metabólitos do colesterol designados oxisteróis. Sua ativação está associada à regulação de diversos processos, como a lipogênese e a síntese de ácidos biliares. Ácidos graxos poli-insaturados ômega-3 agem como antagonistas por competirem com os oxisteróis pela associação ao LXR, inibindo a transcrição de genes com ação lipogênica; e

- outro mecanismo envolve a via de sinalização do NF-$\varkappa$B, que se encontra no citoplasma, na sua forma inativa, ligado ao seu inibidor (I$\varkappa$B$\alpha$). Embora ácidos graxos saturados ativem a via de transcrição do NF$\varkappa$B, o EPA e, principalmente, o DHA, inibem a translocação do NF-$\varkappa$B para o núcleo, reduzindo a expressão de genes que codificam proteínas com ação pró-inflamatória.

## DE QUE MANEIRA O FATOR DE TRANSCRIÇÃO NRF2 ESTÁ RELACIONADO AO ESTRESSE OXIDATIVO? QUAIS COMPOSTOS BIOATIVOS DOS ALIMENTOS ESTÃO RELACIONADOS À ATIVIDADE DO NRF2?

O estresse oxidativo ocorre quando a produção de EROs (espécies reativas de oxigênio) excede a defesa antioxidante do organismo. Esse quadro, quando crônico, acarreta em efeitos deletérios, como dano às estruturas celulares, aos ácidos nucleicos, aos lipídios e às proteínas. As EROs são produzidas como produto do metabolismo normal do oxigênio e englobam o ânion superóxido ($O_2^-$), o radical hidroxil ($OH^-$) e o peróxido de hidrogênio ($H_2O_2$).

Na tentativa de combater esse estresse, as células desenvolveram um sistema de defesa antioxidante, que pode ser dividido em não enzimático e enzimático. Dessa forma, a primeira categoria é constituída por compostos como a GSH (glutationa) e a Txn (tioredoxina), e essas neutralizam as EROs por interações diretas. O sistema enzimático de defesa inclui as enzimas catalase, a SOD (superóxido dismutase), a GPx (glutationa peroxidase) e as Prdx (peroxirredoxinas). Ainda, algumas enzimas têm sido frequentemente classificadas como proteínas antioxidantes, como é o caso das enzimas hepáticas de detoxificação de fase II, que são responsáveis pela eliminação de xenobióticos por meio da formação de metabólitos conjugados usando moléculas hidrofílicas. Dentro desse grupo de proteínas podem-se citar quatro principais classes: as enzimas clássicas de conjugação (GST – glutationa-S-transferase – e UGT – UDP-glucoronil transferase); as enzimas que contribuem para a biossíntese/reciclagem de tiol (GCL – $\gamma$-glutamato cisteína ligase, GSH redutase e Txn redutase); as enzimas envolvidas na redução de reativos intermediários (NQO – NAD(P)H-quinona oxidorredutases – e EH – epóxido hidrolase) e as proteínas de resposta ao estresse (HO-1 – heme-oxigenase e ferritina).

No entanto, recentes descobertas nessa área indicam um novo conceito de antioxidantes, os quais influenciam indiretamente a expressão gênica. Esse conceito se baseia na descoberta, em 1994, de um fator de transcrição denominado NRF2 (*NF-E2-related factor 2*), o qual é expresso em todos os tecidos; no entanto, é encontrado mais abundantemente no cérebro, fígado, rins, trato digestório e pele.

Em condições metabólicas normais (Fig. 24.18), o NRF2 está ligado à proteína inibitória conhecida como Keap-1 (*Kelch-like ECH-associated protein*), mais especificamente no domínio DGR. Essa ligação ocorre em duas regiões promotoras do NRF2: na DLG (que apresenta baixa afinidade à DGR) e na ETGE (que apresenta alta afinidade à DGR). Posteriormente, esse complexo é ubiquitinado e o NRF2 é então submetido à degradação no proteossoma 26S. Sob condições normais, o NRF2 tem meia-vida de vinte minutos.

Entretanto, em condições de estresse oxidativo (Fig. 24.19), a ligação entre o NRF2 e a Keap-1 é inibida pela perda da ligação nos domínios DLG e DGR, o que impede sua ubiquitinação e degradação. Dessa forma, o NRF2 acumula-se e migra para o núcleo da célula, ligando-se a ARE (elementos *cis-acting* de resposta a antioxidante) na região promotora dos genes que codificam enzimas e proteínas antioxidantes citoprotetoras, como a superóxido dismutase, a catalase, a glutationa peroxidase, a glutationa redutase, as peroxirredoxinas, a quinona oxidorredutases e as heme-oxigenases, que, em conjunto, representam um potente mecanismo de defesa antioxidante. Posteriomente, o NRF2 é dissociado do núcleo pelo Keap-1 e volta ao citoplasma, no qual finalmente é ubiquitinado e degradado.

Dado que a ativação do NRF2 é responsável pela expressão gênica de diversas enzimas e proteínas antioxidantes, a ingestão de compostos bioativos específicos presentes naturalmente nos alimentos, particularmente em frutas e hortaliças, pode ser considerada uma medida de redução dos prejuízos causados pelo estresse oxidativo. Estudos recentes têm relatado que os isocianatos, as ditioltionas, o resveratrol, a curcumina, o ácido cafeico, a epigalocatequina-3-galato e o dialil sulfito são capazes de ativar o NFR2.

O sulforafano, que é encontrado em crucíferas, como brócolis, possui propriedade quimiopreventiva e antioxidante. O resveratrol é um composto fenólico encontrado em amendoins, uvas e vinho tinto. Em estudo recente com hepatócitos, esse composto bioativo apresentou a capacidade de aumentar a expressão do NRF2, bem como a expressão

NUTRIGENÔMICA E NUTRIGENÉTICA **409**

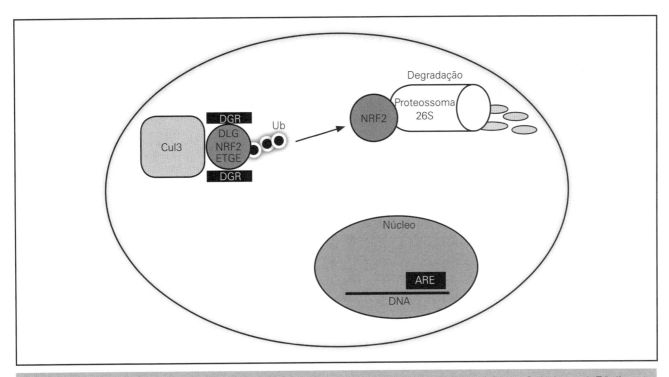

**Figura 24.18** – *Expressão do NRF2 sob condições metabolicamente normais. Cul3:* Cul3-based E3 ligase complex; *DGR:* double glycine repeat; *NRF2:* nuclear factor E2 related-factor; *Ub:* ubiquitinação; *ARE: elemento de resposta antioxidante.*

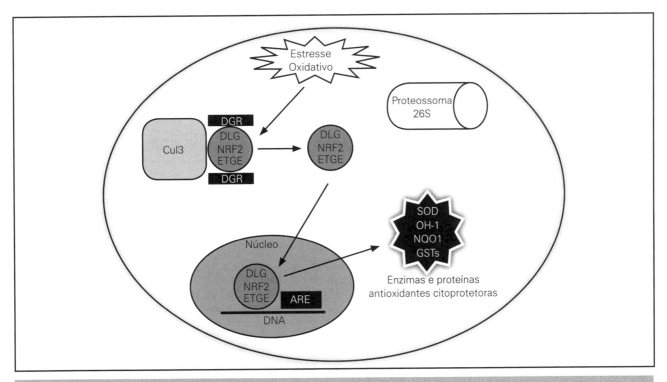

**Figura 24.19** – *Expressão do NRF2 sob condição de estresse oxidativo. Cul3:* Cul3-based E3 ligase complex; *DGR:* double glycine repeat; *NRF2:* nuclear factor E2 related-factor; *Ub:* ubiquitinação; *ARE: elemento de resposta antioxidante; SOD:* superóxido dismutase; *OH-1:* hidróxido de hidrogênio-1; *NQO1: NAD(P)H quinona oxidorredutase; GSTs: glutationa-S-transferase.*

gênica de enzimas antioxidantes, como a NQO1, a GPx, a GST e a SOD. A curcumina é o principal pigmento naturalmente isolado dos rizomas da *Curcuma longa* e é utilizada como agente colorante e aromatizante na culinária. Apresenta propriedade anti-inflamatória, antioxidante e atividade quimopreventiva. Em um estudo com ratos, no qual a curcumina foi administrada por meio de ração, os animais tiveram aumento da expressão do NRF2, bem como de sua translocação para o núcleo em células do fígado e dos pulmões, o que consequentemente promoveu também aumento dos níveis da NQO1 e das isoformas da GST.

## QUAIS AS PERSPECTIVAS DA NUTRIÇÃO PERSONALIZADA?

O avanço no campo da nutrigenômica e da nutrigenética abre novos caminhos e desafios para a promoção da saúde e representa uma alternativa promissora para o estabelecimento das recomendações dietéticas personalizadas fundamentadas nas informações genéticas. Essa abordagem tem sido utilizada há décadas em certas doenças monogênicas, como, por exemplo, a fenilcetonúria; entretanto, o desafio será aplicar esse conceito nas doenças poligênicas de ordem multifatorial, como as doenças crônicas não transmissíveis. Dessa forma, muitos estudos serão necessários, a fim de elucidar os mecanismos moleculares pelos quais nutrientes e compostos bioativos dos alimentos modulam as funções metabólicas, além de compreender como a variabilidade genética (identificação e caracterização de polimorfismos de nucleotídeo único) influencia a resposta de cada indivíduo à ingestão de determinados alimentos e padrões de dieta. Estudos epidemiológicos de caráter multidisciplinar contemplando esses conhecimentos ajudarão a definir recomendações nutricionais mais direcionadas aos diferentes grupos populacionais.

Com o progresso das pesquisas em nutrigenômica e nutrigenética surgem questões bioéticas e sociais que discutem aspectos sobre: 1) confiabilidade da informação genética; 2) proteção e informação dos participantes do estudo; 3) utilização e armazenamento de amostras biológicas; 4) privacidade dos resultados; e 5) acessibilidade dos serviços com enfoque na nutrigenômica, entre outros.

## BIBLIOGRAFIA CONSULTADA

Alberts B, Johnson A, Lewis J, Raff M, Roberts K, Walter P. Molecular biology of the cell. 5th ed. New York: Garland Science, 2008. 1268p.

Arab L. Individualized nutritional recommendations: do we have the measurements needed to assess risk and make dietary recommendations? Proc Nutr Soc. 2004;63(1):167-72.

Babu MM, Luscombe NM, Aravind L, Gerstein M, Teichmann SA. Structure and evolution of transcriptional regulatory networks. Curr Opin Struct Biol. 2004;14(3):283-91.

Barnes S. Nutritional genomics, polyphenols, diets, and their impact on dietetics. J Am Diet Assoc. 2008;108(11):1888-95.

Bastos DHM, Rogero MM, Areas LAG. Mecanismos de ação de compostos bioativos dos alimentos no contexto de processos inflamatórios relacionados à obesidade. Arq Bras Endocrinol Metab. 2009;53(5):646-56.

Bergmann MM, Görman U, Mathers JC. Bioethical considerations for human nutrigenomics. Ann Rev Nutr. 2008;28:447-67.

Borges MC, Martini LA, Rogero MM. Current perspectives on vitamin D, immune system, and chronic diseases. Nutrition. 2011;27(4):399-404.

Brivanlou AH, Darnell JE. Transcription – Signal transduction and the control of gene expression. Science. 2002;295(5556):813-8.

Carrepeiro MM, Rogero MM, Bertolami MC, Botelho PB, Castro N, Castro IA. Effect of n-3 fatty acids and statins on oxidative stress in statin-treated hypercholestorelemic and normocholesterolemic women. Atherosclerosis. 2011;217(1):171-8.

Chadwick R. Nutrigenomics, individualism and public health. Proc Nutr Soc. 2004;63(1):161-6.

Chawla A, Repa JJ, Evans RM, Mangelsdorf DJ. Nuclear receptors and lipid physiology: opening the X-files. Science. 2001;294(5548):1866-70.

Curti ML, Jacob P, Borges MC, Rogero MM, Ferreira SR. Studies of gene variants related to inflammation, oxidative stress, dyslipidemia, and obesity: implications for a nutrigenetic approach. J Obes. 2011;2011:497401.

Debusk RM, Fogarty CP, Ordovas JM, Kornman KS. Nutritional genomics in practice: where do we begin? J Am Diet Assoc. 2005;105(4):589-98.

DellaPena D. Nutritional genomics: manipulating plant micronutrients to improve human health. Science. 1999;285(5426):375-9.

Fock RA, Rogero MM, Vinolo MA, Curi R, Borges MC, Borelli P. Effects of protein-energy malnutrition on NF-kappaB signalling in murine peritoneal macrophages. Inflammation. 2010;33(2):101-9.

Gregor MF, Hotamisligil GS. Inflammatory mechanisms in obesity. Annu Rev Immunol. 2011;29:415-45.

Gronemeyer H, Gustafsson J, Laudets V. Principles for modulation of the nuclear receptor superfamily. Nat Rev Drug Discov. 2004;3(11):950-64.

Hagberg JM, Rankinen T, Loos RJ, Pérusse L, Roth SM, Wolfarth B, et al. Advances in exercise, fitness, and performance genomics in 2010. Med Sci Sports Exerc. 2011;43(5):743-52.

Higuchi R, Dollinger G, Walsh PS, Griffith R. Simultaneous amplification and detection of specific DNA-sequences. Biotechnology. 1992;10(4):413-7.

Hotamisligil GS. Inflammation and metabolic disorders. Nature. 2006;444(7121):860-7.

International Human Genome Sequencing Consortium. Finishing the euchromatic sequence of human genome. Nature. 2004;431(7011):931-45.

Jung K, Kwak M. The Nrf2 System as a potential target for the development of indirect antioxidants. Molecules. 2010;15(10):7266-91.

Kaput J, Perlina A, Hatipoglu B, Bartholomew A, Nikolsky Y. Nutrigenomics: concepts and applications to pharmacogenomics and clinical medicine. Pharmacogenomics. 2007;8(4):369-90.

Lander ES, Linton LM, Birren B, Nusbaum C, Zody MC, Baldwin J, et al. Initial sequencing and analysis of the human genome. Nature. 2001;409(6822):860-921.

Li AC, Glass CK. PPAR- and LXR-dependent pathways controlling lipid metabolism and the development of atherosclerosis. J Lipid Res. 2004;45(12):2161-73.

Macarthur DG, North KN. Genes and human elite athletic performance. Hum Genet. 2005;116(5):331-9.

Margueron R, Trojer P, Reinberg D. The key to development: interpreting the histone code? Curr Opin Genet Dev. 2005;15(2):163-76.

Masottia A, Da Sacco L, Bottazzo GF, Alisi A. Microarray technology: a promising tool in nutrigenomics. Crit Rev Food Sci Nutr. 2010;50:693-8.

Mathers JC. Session 2: Personalized nutrition. Epigenomics: a basis for understanding individual differences? Proc Nutr Soc. 2008;67(4):390-4.

Moreno M, Lombardi A, Silvestri E, Senese R, Cioffi F, Goglia F, et al. PPARs: nuclear receptors controlled by, and controlling, nutrient handling through nuclear and cytosolic signaling. PPAR Res. 2010; pii: 435689.

Nelson DL, Cox MM, Lehninger AL. Lehninger principles of biochemistry. 5th ed. New York: WH Freeman, 2008. 1158p.

Nuclear Receptors Nomenclature Committee. A unified nomenclature system for the nuclear receptor superfamily. Cell. 1999;97(2):161-3.

Ordovas JM. Diet/genetic interactions and their effects on inflammatory markers. Nutr Rev. 2007;65:S203-7.

Pierce BA. Genetics: a conceptual approach. New York: WH Freeman, 2005. 709p.

Raqib R, Cravioto A. Nutrition, immunology, and genetics: future perspectives. Nutr Rev. 2009;67(Suppl 2):S227-36.

Roche HM, Mensink. Aspectos moleculares da nutrição em Nutrição e metabolismo. In: Gibney MJ, MacDonald IA, Roche HM. Nutrição & metabolismo. Rio de Janeiro: Guanabara-Koogan, 2006. 351p.

Rogero MM, Borelli P, Fock RA, Borges MC, Vinolo MA, Curi R, et al. Effects of glutamine on the nuclear factor-kappaB signaling pathway of murine peritoneal macrophages. Amino Acids. 2010;39(2):435-41.

Rogero MM, Borelli P, Fock RA, de Oliveira Pires IS, Tirapegui J. Glutamine *in vitro* supplementation partly reverses impaired macrophage function resulting from early weaning in mice. Nutrition. 2008;24(6):589-98.

Rogero MM, Borelli P, Vinolo MA, Fock RA, de Oliveira Pires IS, Tirapegui J. Dietary glutamine supplementation affects macrophage function, hematopoiesis and nutritional status in early weaned mice. Clin Nutr. 2008;27(3):386-97.

Rogero MM, Tirapegui J, Vinolo MA, Borges MC, de Castro IA, Pires IS, et al. Dietary glutamine supplementation increases the activity of peritoneal macrophages and hemopoiesis in early-weaned mice inoculated with *Mycobacterium bovis* bacillus Calmette-Guérin. J Nutr. 2008;138(7):1343-8.

Sampath H, Ntambi JM. Poyunsaturated fatty acid regulation of genes of lipid metabolism. Ann Rev Nutr. 2005;25:317-40.

Santos AP, Rogero MM, Bastos DH. Edible plants, their secondary metabolites and antiobesogenic potential. Recent Pat Food Nutr Agric. 2010;2:195-212.

Scalbert A, Brennan L, Fiehn O, Hankemeier T, Kristal BS, van Ommen B, et al. Mass-spectrometry-based metabolomics: limitations and recommendations for future progress with particular focus on nutrition research. Metabolomics. 2009;5(4):435-58.

Shakibaei M, Buhrmann C, Mobasheri A. Resveratrol-mediated SIRT-1 interactions with p300 modulate receptor activator of NF-kappaB ligand (RANKL) activation of NF-kappaB signaling and inhibit osteoclastogenesis in bone-derived cells. J Biol Chem. 2011;286(13):11492-505.

Simopoulos AP. Nutrigenetics/Nutrigenomics. Ann Rev Public Health. 2010;31:53-68.

Tavares V, Hirata MH, Hirata RDC. Receptor ativado por proliferadores de peroxissoma gama (Ppargama): estudo molecular na homeostase da glicose, metabolismo de lipídeos e abordagem terapêutica. Arq Bras Endocrinol Metab. 2007;51(4):526-33.

Torres-Leal FL, Fonseca-Alaniz MH, Rogero MM, Tirapegui J. The role of inflamed adipose tissue in the insulin resistance. Cell Biochem Funct. 2010;28(8):623-31.

Trujillo E, Davis C, Milner J. Nutrigenomics, proteomics, metabolomics, and the practice of dietetics. J Am Diet Assoc. 2006;106(3):403-13.

Windelinckx A, De Mars G, Beunen G, Aerssens J, Delecluse C, Lefevre J, et al. Polymorphisms in the vitamin D receptor gene are associated with muscle strength in men and women. Osteoporos Int. 2007;18(9):1235-42.

Zhang DD, Hannink M. Distinct cysteine residues in Keap1 are required for Keap1-dependent ubiquitination of Nrf2 and for stabilization of Nrf2 by chemopreventive agents and oxidative stress. Mol Cell Biol. 2003;23(22):8137-51.

# Aspectos da relação dieta, nutrição e câncer

Adriana Campos • Rodrigo de Pierri
Thomas Prates Ong • Fernando Salvador Moreno

## Introdução

Atualmente o câncer é considerado um grave problema de saúde pública em razão do aumento de sua incidência e de sua mortalidade que ocorreram a partir da metade do século XX. Segundo dados publicados pela OMS (Organização Mundial de Saúde), em parceria com a Agência Internacional para Pesquisa em Câncer (WHO/IARC – World Health Organization/International Agency for Research on Cancer)[1] no ano de 2007 essa doença foi responsável por 7.900.000 mortes (cerca de 13% do total de mortes no ano). A situação é ainda mais grave nos países de média ou baixa renda, uma vez que 70% dessas mortes ocorreram nesses países.

Em outro relatório publicado em 2009, as mesmas entidades alertaram para o fato de o impacto mundial do câncer ter aumentado mais de 100% em trinta anos. Estima-se que sua incidência na população mundial alcance 12 milhões de casos novos até 2030.[2] Deste total, mais de 30% poderiam ser prevenidos e outros 30% poderiam ser curados por meio da implementação de políticas públicas que combatam o tabagismo, incentivem a prática regular de atividade física, estimulem uma dieta balanceada fonte de frutas e hortaliças e evitem a exposição da população a determinados fatores ambientais de risco.[3,4]

## Qual o impacto do câncer no Brasil?

Importante causa de doença e morte no Brasil desde 2003, as neoplasias malignas constituem-se na segunda causa de morte na população, representando quase 17% dos óbitos de motivo conhecido, notificados em 2007 no Sistema de Informações sobre Mortalidade. As estimativas para o ano de 2010 apontavam para a ocorrência de 489.270 casos novos de câncer.[5]

## O que é o câncer?

O termo câncer é utilizado genericamente para representar um conjunto de mais de cem doenças, incluindo neoplasias malignas de diferentes localizações.[5] Trata-se de uma enfermidade caracterizada por proliferação celular local descontrolada que leva à invasão das estruturas normais adjacentes e à disseminação à distância através da corrente sanguínea, dos linfonodos ou das cavidades do organismo. Do ponto de vista biológico, a célula neoplásica apresenta capacidade de crescimento descontrolado e ausência de resposta a estímulos que regulam o crescimento, induzem à diferenciação ou suprimem a proliferação.[6]

As neoplasias podem ser classificadas em benignas, aquelas com bom prognóstico, ou malignas, aquelas com prognóstico ruim. Esses dois tipos de neoplasias apresentam características macroscópicas e microscópicas peculiares.

Macroscopicamente, os tumores benignos apresentam crescimento lento, expansivo, circunscrito, exercendo pressão nos tecidos adjacentes, mas que não ultrapassam suas divisas, e ausência de metástases. Já as neoplasias malignas caracterizam-se por um crescimento rápido, expansivo e infiltrativo, com possibilidade de ocorrerem metástases.[7]

Microscopicamente, os tumores benignos apresentam suas células semelhantes às do tecido de origem. Seus núcleos não estão alterados, ou seja, a célula neoplásica é indistinguível da normal. Porém, há formação de um arranjo tecidual diferente que segue os padrões de formação citados anteriormente. Já as neoplasias malignas apresentam células com núcleos alterados: há irregularidades na forma, tamanho e número; podem surgir mitoses atípicas, hipercromasia nuclear (grande quantidade de cromatina), pleomorfismo (variados tamanhos e formas de núcleo e da célula como um todo) etc. O citoplasma dessas células pode ter a relação núcleo/citoplasma alterada. Essas características microscópicas são consideradas índices de atipia.[7]

## COMO OCORRE O DESENVOLVIMENTO DO CÂNCER?

Seu desenvolvimento, isto é, a carcinogênese, está relacionado à exposição e ao contato com agentes carcinogênicos químicos, físicos e/ou biológicos presentes no meio ambiente, ao estilo de vida de um determinado indivíduo ou de uma população e a fatores genéticos e epigenéticos.[8] A carcinogênese é um processo longo envolvendo múltiplas etapas na transformação das células normais em malignas, requerendo para isso aproximadamente ⅔ da vida das diferentes espécies.[9,10] Sua evolução depende da capacidade de cada organismo em reparar os danos biológicos causados pela exposição e pelo contato com os agentes carcinogênicos presentes ao seu redor. Nesse contexto, genes e proteínas relacionados à metabolização, detoxificação e excreção de substâncias tóxicas, ao controle da proliferação celular, à apoptose e ao reparo de genes defeituosos apresentam papel fundamental.[6,11]

Em células de LPN (lesões pré-neoplásicas) ou neoplásicas, a morte celular programada (apoptose) pode representar um mecanismo protetor contra o desenvolvimento de neoplasias por meio da eliminação daquelas com danos genéticos ou das que iniciaram a proliferação.[12]

Sendo o câncer uma doença complexa que resulta de alterações simultâneas em genes geralmente relacionados à proliferação e à morte celular, considera-se esses eventos críticos na progressão da carcinogênese.[13,14]

## QUAIS SÃO AS ETAPAS DA CARCINOGÊNESE?

O processo de carcinogênese é classicamente dividido em três fases: iniciação, promoção e progressão. O primeiro estágio, conhecido como etapa de iniciação, envolve alterações irreversíveis e permanentes no material genético celular,[11] possibilitando a ocorrência de mutações em genes fundamentais para o controle da proliferação e diferenciação celular, tais como os genes supressores de tumor e os proto-oncogenes.[15]

O estágio de iniciação pode evoluir para o de promoção por meio de expansão clonal das células iniciadas levando à formação das LPNs. Em razão da característica de reversibilidade dessa etapa, é necessário estímulo constante do agente promotor de fonte endógena ou exógena para que a carcinogênese progrida,[11] sendo, por isso, um momento estratégico para a quimioprevenção. Nessa fase, os carcinogênicos também podem atuar por mecanismo não genotóxico, envolvendo mudanças na expressão de diversos genes relacionados com o ciclo celular, a diferenciação, a inflamação e a imunossupressão.[16]

A progressão, o último estágio da carcinogênese, é definida como uma transição irreversível da etapa de promoção em que uma ou mais proliferações focais evoluem para uma neoplasia maligna.[17] Caracteriza-se pela instabilidade cariotípica e por uma contínua evolução das características independentes, como mudanças bioquímicas e estruturais nas células malignas, aumento da proliferação celular, invasão e metástase.[11,18]

## QUAIS HIPÓTESES VÊM SENDO PROPOSTAS PARA EXPLICAR A CARCINOGÊNESE?

Duas hipóteses têm sido propostas para explicar o potencial heterogêneo de células neoplásicas e o processo de desenvolvimento de neoplasias: o modelo estocástico, em que uma população distinta de células neoplásicas adquire um conjunto de mutações somáticas e desenvolve a capacidade metastática, e o modelo hierárquico, em que neoplasias primárias e suas metástases são iniciadas por um número pequeno de células, conhecidas como células-tronco neoplásicas ou CSC (cancer stem cells).[19,20]

A ativação e proliferação dessas células tem sido relatada em muitas condições pré-neoplásicas. Na última década, essas células foram identificadas em doenças hematológicas malignas e, mais recentemente, em neoplasias sólidas que incluem fígado, mama, próstata, cérebro e cólon.[21,22]

A teoria das CSC afirma que essas células neoplásicas são capazes de autorrenovação contínua e diferenciação. Essa população sofre proliferação ilimitada de células e dá origem a células diferenciadas, desenvolvendo novas neoplasias. Além disso, estudos recentes indicam que CSC podem ser responsáveis pela recidiva neoplásica e resistência terapêutica.[23]

## O QUE SÃO MECANISMOS EPIGENÉTICOS E QUAL A SUA RELAÇÃO COM O CÂNCER?

A atual definição de epigenética é: "o estudo de alterações transmissíveis na expressão gênica que ocorrem de forma independente de mudanças na sequência primária de DNA" (ácido desoxirribonucleico). A maioria dessas alterações transmissíveis é estabelecida durante a etapa de diferenciação celular e permanecem estáveis após múltiplos ciclos de mitose, permitindo que as células possuam características fenotípicas distintas apesar de carregarem a mesma informação gênica. As modificações epigenéticas incluem a metilação de bases de citosina no DNA, as modificações pós-traducionais de proteínas de histonas e os micro-RNAs (ácidos ribonucleicos).[24] O conjunto dessas modificações, cientificamente denominado epigenoma, proporciona um mecanismo de diversidade celular, pois controla quais informações gênicas serão acessadas pelo complexo de proteínas responsáveis pela transcrição gênica. Falhas na manutenção apropriada do epigenoma podem resultar em ativação ou inibição inadequada de várias vias de sinalização celular, possibilitando o desenvolvimento de doenças como o câncer.[25,26]

Recentes avanços na área da epigenética mostraram que as células cancerosas humanas apresentam anormalidades epigenéticas, além das numerosas alterações genéticas.[26,27] Essas modificações genéticas e epigenéticas interagem em todos os estágios da carcinogênese, resultando na progressão do câncer. A origem genética do câncer é amplamente aceita; entretanto, estudos recentes sugerem que mecanismos epigenéticos aberrantes podem ser um dos principais fatores responsáveis pelos eventos iniciais de certas formas de neoplasias.[28] O fato das anormalidades epigenéticas serem potencialmente reversíveis, ou seja, podem retornar ao estado de normalidade, torna a pesquisa e o desenvolvimento de agentes quimiopreventivos e da terapia epigenética iniciativas promissoras na prevenção, cura e redução dos índices de incidência e mortalidade por câncer no mundo.[29,30]

## QUAIS SÃO AS PRINCIPAIS CAUSAS DO CÂNCER?

Dentre as causas responsáveis pelo desenvolvimento do câncer, os fatores dificilmente controláveis, como de origem hereditária, representam em torno de 15% de todos os tipos de câncer. Já os fatores relacionados ao hábito de vida, como o tabagismo, alimentação inadequada, obesidade, sedentarismo e consumo abusivo de bebidas alcoólicas, são responsáveis pela maioria dos casos do desenvolvimento dessa doença (Fig. 25.1).[31]

Uma vez que muitos fatores baseados no estilo de vida têm uma influência no risco de câncer, é sempre difícil estabelecer o real efeito de apenas um desses factores. Pessoas não obesas, que praticam atividade física, não fumam e submetem-se frequentemente a controle médico, apresentam uma menor tendência à mortalidade por essa doença.[32]

## O QUE SIGNIFICA QUIMIOPREVENÇÃO DO CÂNCER?

Quimioprevenção é definida como o uso de certos agentes naturais ou sintéticos para reverter, suprimir ou impedir o processo de carcinogênese, sendo uma estratégia eficaz e promissora para prevenir e controlar o câncer.[33,34]

Dentre vários agentes quimiopreventivos conhecidos para a redução do risco de câncer, fatores dietéticos são os mais práticos e com grande potencial. A maioria dos estudos experimentais realizados nas últimas três décadas tem sugerido que os compostos derivados de plantas são os agentes mais aceitáveis e promissores, que poderiam inibir diversos tipos de câncer. Essa informação é corroborada pelo fato de que estudos epidemiológicos sugerem que o consumo de frutas frescas e hortaliças reduz a incidência e mortalidade por câncer de estômago, cólon, mama, pulmão, bexiga, esôfago, próstata e outros tipos. Alguns dos agentes quimiopreventivos, além de possuírem efeitos de prevenção, também estão mostrando potencial terapêutico e, muitas vezes, aumentam a eficácia terapêutica de agentes quimioterápicos.[35,36]

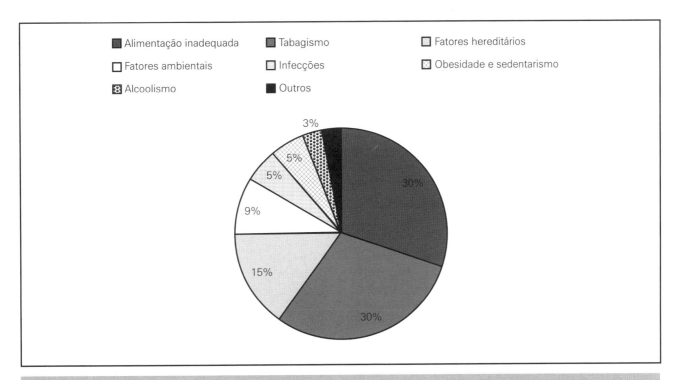

**Figura 25.1** – *Fatores de risco do câncer. Fonte: adaptada de Béliveau e Gingras, 2007.*[31]

## Quais são os níveis de quimioprevenção do câncer?

### Prevenção primária

Aplicada a indivíduos saudáveis, compreende o fornecimento de agentes quimiopreventivos adequados a grandes grupos populacionais. As substâncias devem apresentar, por excelência, toxicidade bastante reduzida, como se observa com determinados CBAs (compostos bioativos de alimentos).[37]

### Prevenção secundária

Direcionada a pacientes com lesões pré-neoplásicas ou indivíduos com predisposição genética ou maior exposição a carcinogênicos, como, por exemplo, fumantes; ou ainda, a pacientes previamente tratados com quimioterapia e/ou radioterapia. À medida que o risco de desenvolvimento de câncer aumenta, os compostos mais eficazes são aqueles que suprimem a evolução do processo neoplásico. Nesses casos, poder-se-ia até tolerar substâncias que apresentem alguma toxicidade.[37]

### Prevenção terciária

Visa evitar recidivas locais da doença e inibir a invasão e metástases. Embora esse nível de prevenção não se enquadre estritamente no conceito de quimioprevenção do câncer, muitos mecanismos coincidem com os explorados nas definições de prevenção primária e secundária.[37]

## Como um agente pode ser considerado quimiopreventivo?

São considerados agentes quimiopreventivos ideais aqueles que apresentam as seguintes qualidades: reduzida ou nenhuma toxicidade, elevada eficácia, administração por via oral, mecanismo de ação conhecido e custo reduzido.[37]

## Como os agentes quimiopreventivos podem ser distribuídos?

De acordo com os mecanismos de ação acessados e com a fase em que atuam, os agentes quimiopreventivos podem ser distribuídos em duas categorias: agentes bloqueadores e agentes supressores:[38,39]

- Bloqueadores: previnem a carcinogênese impedindo que substâncias carcinógenas sofram ativação metabólica, impossibilitando sua subsequente interação com alvos moleculares como o DNA, RNA e proteínas;[38,39] e
- supressores: inibem a transformação maligna de células iniciadas, durante as etapas de promoção ou progressão da carcinogênese, inibem a proliferação celular, induzem à apoptose e à diferenciação.[38,39]

## Existe alguma relação entre a carcinogênese e os hábitos alimentares?

A partir do início do século XX, mas principalmente nos últimos cinquenta anos, essa possível relação vem sendo investigada. Concluiu-se que, apesar de muitos fatores endógenos e ambientais estarem envolvidos com a inibição ou a indução do câncer, a dieta está entre os mais importantes.[40,41]

Foram encontradas evidências de que a alimentação tem um papel fundamental na modulação de todos os estágios da carcinogênese: iniciação, promoção e progressão, destacando-se entre outros fatores de risco. Estima-se que 30% das mortes por câncer estejam relacionadas à alimentação. Acredita-se que uma dieta adequada poderia prevenir de três a quatro milhões de casos novos de câncer a cada ano. Assim, pode-se observar a influência negativa da incorporação da dieta ocidental moderna (ingestão de gordura e alimentos processados aumentados e consumo de fibras reduzido), no desenvolvimento das diversas formas de câncer nos países desenvolvidos e em desenvolvimento.[42,43] Um grande número de estudos epidemiológicos tem demonstrado uma associação entre o consumo de frutas e hortaliças e a diminuição do risco de vários tipos de câncer. Vários compostos naturais dietéticos vêm recebendo atenção por sua eficácia na quimioprevenção do câncer.[23]

Em 2003, a campanha "5 vezes ao dia para uma melhor saúde" (*5 a day for a better health*) passou a estimular, nos Estados Unidos, a ingestão de cinco a nove porções de frutas e hortaliças ao dia, visando atingir principalmente afro-americanos, considerados mais suscetíveis ao desenvolvimento de determinados tipos de câncer. Em janeiro de 2009, esse programa foi substituído pela estratégia "Frutas e hortaliças – mais é melhor™" (*Fruits & veggies – more matters™*). O objetivo desta é semelhante à campanha anterior: encorajar a população a efetivamente ingerir mais frutas e hortaliças, em vez de apenas fazê-la acreditar que isso é benéfico para sua saúde.[35] Na verdade, isso faz parte de uma estratégia global para a prevenção do câncer e outras enfermidades crônicas.

Em 1997, a World Cancer Research Foundation e o American Institute for Cancer Research ressaltaram que a incidência de neoplasias malignas no mundo pode ser reduzida em 30% a 40% por meio de modificações alimentares e em determinados estilos de vida. Essas organizações estipularam, ainda, em 2001, que a ingestão diária de no mínimo 400 a 600 g de frutas e hortaliças reduz a incidência de uma variedade de neoplasias malignas em no mínimo 20%, desde que implementada por um período prolongado.[44]

A população que consome adequadamente alimentos vegetais, como frutas e hortaliças, apresenta risco reduzido de desenvolver o câncer. Essa população também tende a ser menos propensa a ter diabetes, doenças cardíacas e hipertensão. Uma alimentação balanceada reduz a ingestão de calorias e favorece o controle do peso corporal.[4]

O consumo de carne vermelha ou processada está associado a um risco aumentado de câncer colorretal, e também câncer de próstata. O aumento do risco pode ser decorrente do ferro e da gordura na carne vermelha, e/ou ao sal e nitratos e nitritos em carnes processadas. Além disso, quando a carne é cozida em altas temperaturas, são formadas substâncias que podem ser mutagênicas ou carcinogênicas.[4]

Alguns estudos sugerem que dietas com grande quantidade de gordura podem estar ligadas a vários tipos de câncer, incluindo o de cólon, pulmão e câncer de mama na pós-menopausa, bem como doenças cardíacas e outras doenças crônicas. Em 2005, as *Dietary Guidelines for Americans*[45] recomendaram que as calorias provenientes de ácidos graxos saturados devem compor menos de 10% das calorias ingeridas e que o consumo de ácidos graxos trans deve ser o menor possível para a saúde geral e a prevenção de doenças crônicas, incluindo câncer e doenças cardíacas. As orientações também recomendam manter a ingestão de gordura total entre 20% e 35% de calorias, com a maioria das gorduras sendo provenientes de fontes de poli-insaturados e ácidos graxos monoinsaturados, como peixe, nozes e óleos vegetais.

## Substâncias presentes nos alimentos são capazes de prevenir o câncer?

As evidências epidemiológicas que sugerem que o consumo de frutas, hortaliças e grãos pode reduzir o risco de câncer em alguns indivíduos são atribuídas à presença de CBAs, que apresentam comprovada atividade biológica e podem desempenhar diversas funções em benefício da saúde humana.[3,46]

Assim, nos últimos anos aumentou o número de publicações que investigaram as propriedades quimiopreventivas de componentes da dieta. Substâncias quimiopreventivas provenientes da dieta são consideradas seguras e podem prevenir ou reverter lesões pré-neoplásicas e/ou reduzir a incidência de segundas neoplasias primárias.[3]

Eventos celulares e moleculares afetados ou regulados por esses compostos são mostrados na figura 25.2.

Mais de 25 mil diferentes CBAs estão presentes nos alimentos consumidos pelos seres humanos. Em torno de quinhentos desses compostos já foram identificados como possíveis modificadores do processo da carcinogênese. Essa gama diversificada de compostos alimentares pode modificar, positiva ou negativamente, o risco de câncer e o comportamento da neoplasia.[48]

Métodos precisos para avaliar o consumo de determinados compostos bioativos são fundamentais para desvendar a relação entre hábitos alimentares e risco de câncer. Inegavelmente, erros na estimativa de consumo alimentar, interações entre os componentes dos alimentos e dados incompletos a respeito do teor de nutrientes, limitam a utilização do autorrelato quanto ao consumo alimentar.[48]

A tabela 25.1 cita alguns alimentos e seus respectivos CBAs que apresentaram potencial preventivo contra o câncer em avaliações epidemiológicas e ensaios pré-clínicos.

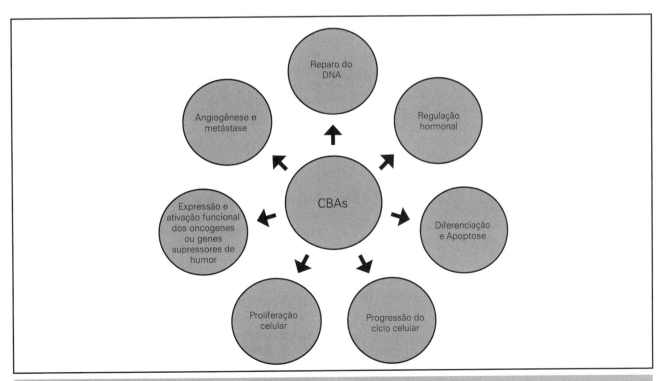

**Figura 25.2** – *Processos biológicos relacionados à carcinogênese influenciados pelos CBAs. Fonte: adaptada de Surh, 2003 e Milner, 2004.*[39,47]

**418** NUTRIÇÃO: FUNDAMENTOS E ASPECTOS ATUAIS

## Tabela 25.1. Alimentos e seus respectivos CBAs

| CBA | Alimento |
| --- | --- |
| Ácido fólico | Hortaliças verde-escuras |
| Alicinas | Cebola |
| Betacaroteno | Cenoura |
| Betaionona | Uva |
| Capsaicina | Pimenta vermelha |
| Curcumina | Cúrcuma |
| Dialisulfeto | Alho |
| Flavonoides e catequinas | Chá verde |
| Genisteína | Soja |
| Gingerol | Gengibre |
| Glicosinolatos e isoticianatos | Couve |
| Isoflavonas | Soja |
| Licopeno | Tomate |
| Polifenóis | Frutas cítricas |
| Resveratrol | Uva |
| Sulforafano | Brócolis |
| Ômega-3 | Nozes e peixes |
| Tributirina | Leite e derivados e mel |

Fonte: adaptada de Surh, 2003.[39]

A carcinogênese é inibida por substâncias como retinoides, vitaminas E, D3, C, polifenóis, fibras, cálcio, soja, selênio e ácidos graxos poli-insaturados, como o ômega-3. O uso de alimentos antioxidantes e compostos que neutralizam os efeitos de radicais livres, como as vitaminas C e E, e a pró-vitamina betacaroteno, também participam na proteção contra o câncer.[32]

Outras substâncias tendem a favorecer o processo de carcinogênese, dentre elas podem-se citar proteínas, lipídios saturados, cloreto de sódio, nitrito e nitratos.[32]

Dentre os inibidores da carcinogênese até agora identificados, podem-se mencionar alguns derivados do metabolismo do mevalonato em plantas, denominados isoprenoides, em função de sua promissora ação relatada na quimioprevenção do câncer. Eles podem ser encontrados em frutas, hortaliças e grãos de cereais.[49-55]

Através da via do mevalonato é formado um número excepcional de isoprenoides, podendo-se citar dentre eles o monoterpeno *d*-limoneno, presente em óleos essenciais da laranja e outras frutas cítricas; álcool perilílico, presente na cereja e na hortelã; o geraniol, presente em óleo de erva-cidreira, um ingrediente constituinte de chás de plantas e a betaionona, presente em uvas e aromatizantes de vinhos.[56] Em diversos trabalhos observou-se que isoprenoides podem modular a hepatocarcinogênese. Dentre eles, constatou-se um efeito pronunciado da betaionona, um sesquiterpeno presente na estrutura molecular do retinol, betacaroteno e ácido retinoico.[50,57]

Em trabalhos prévios, observou-se a atividade quimiopreventiva da betaionona quando administrada durante a fase de iniciação e promoção inicial da hepatocarcinogênese em ratos submetidos ao modelo do hepatócito resistente, que "compreende a administração de DEN (dietilnitrosamina) como agente iniciante e de AAF (2-acetilaminofluoreno) combinado com PH (hepatectomia parcial) a 70% para a seleção/promoção".[58] A atividade quimiopreventiva da betaionona foi atribuída à inibição da proliferação celular nas LPNs e nas áreas sem alterações morfológicas ao redor das LPNs.[54] De forma semelhante, a atividade quimiopreventiva desse composto foi observada também quando administrada durante a etapa de promoção da hepatocarcinogêse em ratos, devendo-se à inibição da proliferação celular de LPN.[55]

Outra classe de CBAs que tem recebido considerável importância em modelos experimentais de câncer é o grupo de compostos polifenólicos. Dentre eles, chá verde e seus polifenóis individuais têm recebido atenção considerável, especialmente em razão da eficácia demonstrada contra uma variedade de neoplasias.[36]

Os compostos polifenólicos estão presentes em frutas, hortaliças, sementes e algumas bebidas. Ácidos fenólicos e flavonoides são os mais abundantes polifenóis que ocorrem em plantas. Em relação a seu potencial quimiopreventivo, esses compostos podem interromper ou reverter o processo de carcinogênese, atuando na rede de sinalização intracelular de moléculas envolvidas com a iniciação e/ou promoção, bem como deter ou reverter o estágio de progressão do câncer.[59]

## COMO PREVENIR O CÂNCER?

Agências governamentais de todo o mundo estimulam a adoção de medidas preventivas, já que essa é a melhor estratégia em longo prazo, de menor custo e mais efetiva para reduzir a incidência e mortalidade do câncer nos seres humanos.[1]

Recentemente, um grupo de pesquisadores de todo o mundo reuniu-se para reavaliar as informações científicas disponíveis a respeito da relação a alimentos, nutrição e câncer, incluindo dados relativos à atividade física. Após essa reunião, foi publicado o relatório "Alimentação, nutrição, atividade física e prevenção do câncer: uma perspectiva global" (*Food, nutrition, physical activity, and the prevention of cancer: a global perspective*).[3]

Com base no que foi proposto pelas duas agências governamentais, recomenda-se, para a prevenção do câncer:

1. Manter-se no peso ideal ou na taxa normal de variação do peso corporal;

2. praticar atividade física;

3. reduzir o tabagismo;

4. evitar exposição prolongada ao sol sem o uso de filtro solar;

5. evitar o consumo de alimentos densos energeticamente, como bebidas açucaradas;

6. alimentar-se principalmente com alimentos de origem vegetal, como frutas e hortaliças;

7. evitar a ingestão de carnes vermelhas, principalmente as processadas;

8. limitar a ingestão de bebidas alcoólicas;

9. evitar o consumo excessivo de sal e de cereais (grãos) ou legumes contaminados com fungos;

10. procurar atingir as necessidades nutricionais somente pela alimentação;

11. amamentar o recém-nascido; e

12. aqueles que sobreviveram ao câncer devem seguir as recomendações para sua prevenção.

# REFERÊNCIAS BIBLIOGRÁFICAS

1. World Health Organization/International Agency for Research on Cancer. World Cancer Report 2008. Lyon: 2008.

2. World Health Organization. Cancer. Fact sheet n. 297. February 2009.

3. World Cancer Research Fund/American Institute for Cancer Research. Food, Nutrition, Physical Activity, and the Prevention of Cancer: a Global Perspective. Washington: American Institute of Cancer Research, 2007.

4. National Cancer Institute. Cancer trends progress report – 2009/2010 update. Washington: NCI, 2010.

5. Brasil. Ministério da Saúde. Instituto Nacional de Câncer. Estimativa 2010: incidência de câncer no Brasil/Instituto Nacional de Câncer. Rio de Janeiro: Inca, 2009.

6. Cairns RA, Harris IS, Mak TW. Regulation of cancer cell metabolism. Nat Rev Cancer. 2011;11(2):85-95.

7. Porth CM, Matfin G. Pathophysiology: concepts of altered health states. 8th ed. Philadelphia: Lippincott Williams & Wilkins, 2009. p.162-9.

8. Vineis P, Schatzkin A, Potter JD. Models of carcinogenesis: an overview. Carcinogenesis. 2010;31(10):1703-9.

9. Farber E. Clonal adaptation during carcinogenesis. Biochem Pharmacol. 1990;39(12):1837-46.

10. Irigaray P, Belpomme D. Basic properties and molecular mechanisms of exogenous chemical carcinogens. Carcinogenesis. 2010;31(2):135-48.

11. Pitot HC. Pathway of progression in hepatocarcinogenesis. Lancet. 2001;358(9258):859-60.

12. Kong AN, Yu R, Hebbar V, Chen C, Owuor E, Hu R, et al. Signal transduction events elicited by cancer prevention compounds. Mutat Res. 2001;480-481:231-41.

13. Parmigiani RB, Camargo AA. O genoma humano e o câncer humano. In: Ferreira CG, Rocha JC. Oncologia molecular. São Paulo: Atheneu, 2004.

14. Feo F, De Miglio MR, Simile MM, Muroni MR, Calvisi DF, Frau M, et al. Hepatocellular carcinoma as a complex polygenic disease. Interpretive analysis of recent developments on genetic predisposition. Biochim Biophys Acta. 2006;1765(2):126-47.

15. Poirier MC. Chemical-induced DNA-damage and human cancer risk. Nat Rev Cancer. 2004;4(8):630-7.

16. Luch A. Nature and nurture – lessons from chemical carcinogenesis. Nat Rev Cancer. 2005;5(2):113-25.

17. Farber E, Sarma DSR. Hepatocarcinogenesis: a dynamic cellular perspective. Lab Invest. 1987;56(1):4-22.

18. Young MR, Yang HS, Colburn NH. Promising molecular targets for cancer prevention: AP-1, NF-B and Pdcd4. Trends Mol Med. 2003;9(1):36-41.

19. Odoux C, Fohrer H, Hoppo T, Guzik L, Stolz DB, Lewis DW, et al. A stochastic model for cancer stem cell origin in metastatic colon cancer. Cancer Res. 2008;68(17):6932-41.

20. Aravalli RN, Steer CJ, Sahin MB, Cressman ENK. Stem cell origins and animal models of hepatocellular carcinoma. Dig Dis Sci. 2010;55(5):1241-50.

21. Mishra L, Banker T, Murray J, Byers S, Thenappan A, He AR, et al. Liver stem cells and hepatocellular carcinoma. Hepatology. 2009;49(1):318-29.

22. Marquardt JU, Thorgeirsson SS. Stem cells in hepatocarcinogenesis: evidence from genomic data. Semin Liver Dis. 2010;30(1):26-34.

23. Li Y, Wicha MS, Schwartz SJ, Sun D. Implications of cancer stem cell theory for cancer chemoprevention by natural dietary compounds. J Nutr Biochem. 2011;22(9):799-806.

24. Sharma S, Kelly TK, Jones PA. Epigenetics in cancer. Carcinogenesis. 2010;31(1):27-36.

25. Egger G, Liang G, Aparicio A, Jones PA. Epigenetics in human disease and prospects for epigenetic therapy. Nature. 2004;429(6990):457-63.

26. Jones PA, Baylin SB. The fundamental role of epigenetic events in cancer. Nat Rev Genetics. 2002;3(6):415-28.

27. Jones PA, Baylin SB. The epigenomics of cancer. Cell. 2007;128(4):683-92.

28. Feinberg AP, Ohlsson R, Henikoff S. The epigenetic progenitor origin of human cancer. Nat Rev Genetics. 2006;7(1):21-33.

29. Jones PA, Martienssen R. A blueprint for a Human Epigenome Project: the AACR Human Epigenome Workshop. Cancer Res. 2005;65(24):11241-6.

30. Yoo CB, Jones PA. Epigenetic therapy of cancer: past, present and future. Nat Rev Drug Discovery. 2006;5(1):37-50.

31. Béliveau R, Gingras D. Os alimentos contra o câncer: a prevenção e o tratamento do câncer pela alimentação. São Paulo: Vozes, 2007.

32. Divisi D, Tommaso SD, Salvemini S, Garramone M, Crisci R. Diet and cancer. Acta Biomed. 2006;77(2):118-23.

33. Sporn MB, Dunlop NM, Newton DL, Smith JM. Prevention of chemical carcinogenesis by vitamin A and its synthetic analogs (retinoids). Fed Proc. 1976;35(6):1332-8.

34. Stephenson AJ, Abouassaly R, Klein EA. Chemoprevention of prostate cancer. Urol Clin North Am. 2010;37(1):11-21.

35. Bode AM, Dong Z. Cancer prevention research – then and now. Nat Rev Cancer. 2009;9(7):508-16.

36. Siddiqui IA. Nanochemoprevention: sustained release of bioactive food components for cancer prevention. Nutr Cancer. 2010;62(7):883-90.

37. De Flora S, Ferguson LR. Overview of mechanisms of cancer chemopreventive agents. Mutat Res. 2005;591(1-2):8-15.

38. Wattenberg LW. Chemoprevention of cancer. Cancer Res. 1985;45(1):1-8.

39. Surh YJ. Cancer chemoprevention with dietary phytochemicals. Nat Rev Cancer. 2003;3(10):768-80.

40. World Health Organization. The World Health Report 1998: Life in the 21st century a vision for all. Genebra: WHO, 1998. p.61-111.

41. World Cancer Research Fund 2001. Available from: www.wcrf.org.

42. Glanz K. Behavioral research contributions and needs in cancer prevention and control: dietary change. Prev Med. 1997;26(5 Pt 2):S43-55.

43. Garófolo A, Avesani CM, Camargo KG, Barros ME, Silva SRJ, Taddei JAAC, et al. Dieta e câncer: um enfoque epidemiológico. Rev Nutri. 2004;17(4):491-505.

44. Nowell SA, Ahn J, Ambrosone CB. Gene-nutrient interactions in cancer etiology. Nutr Rev. 2004;62(11):427-38.

45. Dietary Guidelines for Americans. US Department of Health and Human Services. US Department of Agriculture, 2005.

46. Carratu E, Sanzini E. Sostanze biologicamente attive presenti negli alimenti di origine vegetable. Ann Ist Super Sanità. 2005;41(1):7-16.

47. Milner JA. Molecular targets for bioactive food components. J Nutr. 2004;134(9):2492S-8S.

48. Milner JA. Nutrition and cancer: essential elements for a roadmap. Cancer Lett. 2008;269(2):189-98.

49. Moreno FS, Rossiello MR, Manjeshwar S, Nath R, Rao PM, Rajalakshmi S, et al. Effect of beta-carotene on the expression of 3-hydroxy-3-methylglutaryl coenzyme A reductase in rat liver. Cancer Lett. 1995;96(2):201-8.

50. Crowell PL. Prevention and therapy of cancer by dietary monoterpenes. J Nutr. 1999;129(3):775S-8S.

51. Elson CE, Peffley DM, Hentosh P, Mo H. Isoprenoid-mediated inhibition of mevalonate synthesis: potential application to cancer. Proc Soc Exp Biol Med. 1999;221(4):294-311.

52. Naves MM, Silveira ER, Dagli ML, Moreno FS. Effects of β-carotene and vitamin A on oval cell proliferation and connexin 43 expression during hepatic differentiation in the rat. J Nutr Biochem. 2001;12(12):685-92.

53. Mo H, Elson CE. Studies of the isoprenoid-mediated inhibition of mevalonate synthesis applied to cancer chemotherapy and chemoprevention. Exp Biol Med. 2004;229(7):567-85.

54. Espíndola RM, Mazzantini RP, Ong TP, de Conti A, Heidor R, Moreno FS. Geranylgeraniol and β-ionone inhibit hepatic preneoplastic lesions, cell proliferation, total plasma cholesterol and DNA damage during the initial phases of hepatocarcinogenesis, but only the former inhibits NF-kappaB activation. Carcinogenesis. 2005;26(6):1091-9.

55. Cardozo MT, Conti A, Ong TP, Scolastici C, Purgatto E, Horst MA, et al. Chemopreventive effects of β-ionone and geraniol during rat hepatocarcinogenesis promotion: distinct actions on cell proliferation, apoptosis, HMGCoA reductase, and RhoA. J Nutr Biochem. 2011;22(2):130-5.

56. Stermer BA, Bianchini GM, Korth KL. Regulation of HMG-Coa reductase activity in plants. J Lipid Res. 1994;35(7):1133-40.

57. Mo H, Elson CE. Apoptosis and cell-cycle arrest in human and murine tumor cells are initiated by isoprenoids. J Nutr. 1999;129(4):804-13.

58. Solt D, Farber E. New principle for the analysis of chemical carcinogenesis. Nature. 1976;263:701-3.

59. Ramos S. Cancer chemoprevention and chemotherapy: dietary polyphenols and signalling pathways. Mol Nutr Food Res. 2008;52(5):507-26.

## BIBLIOGRAFIA CONSULTADA

Organização Mundial da Saúde. World Health Statistics 2006. Relatório. França: OMS, 2006.

Sullivan HW, Rutten LJ, Hesse BW, Moser RP, Rothman AJ, McCaul KD. Lay representations of cancer prevention and early detection: associations with prevention behaviors. Prev Chronic Dis. 2010;7(1):A14.

World Health Organization. Diet, nutrition and the prevention of chronic diseases. Genebra: WHO, 2003.

# Nutrição e estética

Cinthia Roman Monteiro • Luciana Rossi

## INTRODUÇÃO

A profissão de nutricionista nasceu em 1938 e foi regulamentada em 1967, por meio da promulgação da Lei n. 5.276/67. Somente em 1991, houve uma nova regulamentação, além de serem estabelecidas outras providências, especialmente no que diz respeito às atividades privativas do nutricionista por meio da Lei n. 8.234/91.

Nesses anos, a profissão avançou em diversos aspectos e ampliou sua área de atuação, tornando-se referência em alimentação adequada e nutrição. Nos últimos vinte anos, houve uma ampliação dos campos de atuação profissional, gerando uma demanda pela educação permanente do nutricionista e pela adoção de novos conhecimentos e ferramentas tecnológicas, particularmente na área que busca o equilíbrio e adequação da alimentação para a promoção da boa saúde, boa aparência e da melhora do desempenho físico.

Os conhecimentos sobre a relação entre Nutrição e Estética surgiram praticamente algumas décadas atrás, a partir de estudos preventivos do envelhecimento, obesidade e gordura localizada, flacidez e cuidados no pré e pós-operatório de cirurgias estéticas. As pesquisas voltadas para os processos metabólicos, sua integração e controle deram ênfase especial ao conhecimento da bioquímica da pele, unha e cabelo. A alimentação correta está relacionada não somente à saúde, bem-estar e qualidade de vida, mas também à aparência, levando em consideração variáveis como a necessidade nutricional do indivíduo, de acordo com sua composição corporal, idade, estado fisiológico e histórico familiar.

Nos dias atuais, ter um corpo bonito, com traços perfeitos, é sinônimo de grandes conquistas. Entretanto, os problemas estéticos são frequentes e seus fatores são os mais variados possíveis, destacando-se a má qualidade da alimentação como uma das causas. É nesse ponto que o nutricionista exerce seu papel de prevenir e/ou tratar por meio de uma dieta balanceada. De maneira geral, os distúrbios em estética costumam ser tratados por uma equipe multidisciplinar. Assim, este capítulo tem como objetivo transmitir alguns conceitos de Nutrição e Estética aos profissionais da área da saúde comprometidos não somente com a estética, mas também com a saúde.

Dessa forma, o capítulo procura mostrar a considerada mais nova área de atuação do nutricionista, que abrange particularmente o atendimento e acompanhamento nutricional de população saudável que deseja melhorar e/ou minimizar problemas estéticos relacionados ao estresse, envelhecimento ou ciclos de vida.

## Qual a atuação do nutricionista na área de Nutrição em Estética?

O nutricionista é, segundo a resolução do CFN n. 334/2004, o profissional de saúde que, atendendo aos princípios da ciência da Nutrição, tem como função contribuir para a saúde dos indivíduos e da coletividade. São descritas sete áreas específicas de atuação (CFN n. 380/05), sendo elas:

I. Alimentação coletiva: atividades de alimentação e nutrição realizadas nas UANs (Unidades de Alimentação e Nutrição), como tal entendidas as empresas fornecedoras de serviços de alimentação coletiva, serviços de alimentação autogestão, restaurantes comerciais e similares, hotelaria marítima, serviços de *buffet* e de alimentos congelados, comissárias e cozinhas dos estabelecimentos assistenciais de saúde e atividades próprias da alimentação escolar e da alimentação do trabalhador;

II. nutrição clínica: atividades de alimentação e nutrição realizadas nos hospitais e clínicas, nas instituições de longa permanência para idosos, nos ambulatórios e consultórios, nos bancos de leite humano, nos lactários, nas centrais de terapia nutricional, nos *spas* e quando em atendimento domiciliar;

III. saúde coletiva: atividades de alimentação e nutrição realizadas em políticas e programas institucionais, de atenção básica e de vigilância sanitária;

IV. docência: atividades de ensino, extensão, pesquisa e coordenação relacionadas à alimentação e à nutrição;

V. indústria de alimentos: atividades de desenvolvimento e produção de produtos relacionados à alimentação e à nutrição;

VI. nutrição em esportes: atividades relacionadas à alimentação e à nutrição em academias, clubes esportivos e similares; e

VII. marketing na área de alimentação e nutrição: atividades de marketing e publicidade científica relacionadas à alimentação e à nutrição.

Outras áreas de atuação do nutricionista não previstas na Resolução são objeto de estudo e avaliação, a critério do Conselho Federal de Nutricionistas, entre elas a Nutrição em Estética. Enquanto não existe uma formalização dessa área, o profissional atuante é aquele que "aplica a ciência da nutrição com o objetivo de tratar ou atenuar o envelhecimento cutâneo, a acne, o excesso de peso, a celulite, a flacidez cutânea ou muscular e carências ou deficiências das unhas e dos cabelos, através de uma alimentação específica, visando melhorar a saúde e autoestima dos indivíduos" (Schneider, 2009). Os locais de atuação seriam em clínicas e consultórios de cirurgia plástica, clínicas dermatológicas, clínicas de fisioterapia e medicina estética, clínicas de estética em geral, clínicas de nutrição e estética, *spas*, *day spas*, academias e clubes desportivos, academias de ginástica, condomínios, entre outros.

## Em que constitui a síndrome da desarmonia corporal?

É um conjunto de condições clínicas que englobam problemas relacionados à hidrolipodistrofia ou lipodistrofia (mais comumente conhecida como celulite), flacidez cutânea, gordura localizada e obesidade.

## Quais são as linhas de pesquisa em Nutrição em Estética?

Schneider (2009) aponta as seguintes linhas de pesquisa em Nutrição em Estética:

- Envelhecimento cutâneo;
- síndrome da desarmonia corporal;
- pele;
- cabelos e unhas;
- moda, mídia e comportamento do consumidor;
- saúde da mulher.
  Ainda pode-se acrescentar:
- Nutricosméticos;
- transtornos alimentares;
- qualidade de vida ou *wellness*;
- rendimento desportivo etc.

## Quais são as diferenças existentes entre os termos nutracêutico, nutricosmético e cosmecêutico?

O termo nutracêutico foi criado a partir da junção das palavras nutrição e farmacêutico em 1998 por Stephen DeFelice, que pode ser definido por "alimento (ou parte do alimento) que fornece benefícios médicos ou de saúde, incluindo a prevenção e/ou tratamento de uma doença". É considerado como alimento ou parte de um alimento que proporciona benefícios médicos e de saúde, incluindo a prevenção e/ou tratamento de doenças. Podem abranger nutrientes isolados, suplementos dietéticos na forma de cápsulas e dietas até os produtos beneficamente projetados, produtos herbais e alimentos processados, tais como cereais, sopas e bebidas. Os nutracêuticos podem ser classificados como fibras alimentares, ácidos graxos poli-insaturados, proteínas, peptídios, aminoácidos ou cetoácidos, minerais, vitaminas antioxidantes e outros antioxidantes (p. ex.: glutationa e selênio).

Os nutricosméticos correspondem a uma categoria de produtos para a pele como produtos de beleza interna. Esses produtos incluem pílulas, líquidos e lanches elaborados com substâncias como biotina, niacina, ácidos graxos ômega-3, romã e chá verde, entre outros que dizem melhorar a aparência da pele, do cabelo e das unhas, existindo, ainda, outras que podem ter efeito emagrecedor. A Diretiva Europeia

2002/46 os classifica na categoria dos gêneros alimentícios e incluem uma lista de vitaminas e minerais autorizados. Um projeto para definir padrões e harmonizar as alegações oferecidas por esses complementos ainda está em discussão.

Os cosmecêuticos são definidos como substâncias que têm propriedades tanto dos cosméticos quanto dos medicamentos. O termo cosmecêutico resulta da junção de duas palavras: *cosm(etic)* + *(pharma)ceutic*. São produtos cosméticos de uso tópico contendo ingredientes bioativos e com propriedades terapêuticas. Nos últimos anos, houve grande crescimento na oferta de produtos para cuidados com a pele e a indústria cosmética os define como produtos cosméticos que proporcionam benefícios semelhantes aos dos medicamentos. Pesgrave apud Arruda (2008) cita como exemplos os antitranspirantes, os dentifrícios anticáries, os filtros solares, os produtos antienvelhecimento e os produtos com vitaminas e derivados. O termo cosmecêutico não tem significado para o FDA (Food and Drugs Adminitration) e para a Anvisa (Agência Nacional de Vigilância Sanitária), órgãos responsáveis pela regulamentação desses produtos nos Estados Unidos e no Brasil, respectivamente.

## O CONSUMO ALIMENTAR DE COLÁGENO HIDROLISADO E DE GELATINA AJUDA A PREVENIR E TRATAR O ENVELHECIMENTO CUTÂNEO, BEM COMO A LIPODISTROFIA GINOIDE?

A pele é o maior órgão do corpo humano e representa, aproximadamente, 12% do peso corporal. É um sistema complexo de órgãos no qual sofre interações celulares e moleculares de agressões provindas do meio ambiente. É constituída por vários tipos de células interdependentes, responsáveis pela manutenção de sua estrutura normal. À medida que os indivíduos envelhecem, a pele vai perdendo suas propriedades estruturais por alterações do material genético que, por sua vez, levam às alterações proteicas e ao decréscimo da proliferação celular. Os sinais mais visíveis são a redução da elasticidade em função da degeneração das fibras elásticas e da resistência pela diminuição na síntese de fibras colágenas, além de menos hidratada pela menor capacidade funcional das glândulas sudoríparas e sebáceas.

A lipodistrofia ginoide, comumente conhecida como celulite, é uma alteração da topografia da pele de etiologia multifatorial que ocorre principalmente em mulheres na região pélvica, membros inferiores e abdome. É caracterizada por uma aparência de casca de laranja e não é considerada uma condição patológica, mas sim um distúrbio que forma depressões na pele em função de modificações das quatro unidades funcionais da derme: na matriz intersticial, na microcirculação, na parte neurovegetativa e no tecido adiposo. A matriz intersticial é formada por fibroblastos, células responsáveis pela síntese de fibras colágenas, elásticas e reticulares, bem como pela substância fundamental amorfa constituída de proteoglicanos, glicoproteínas e ácido hialurônico. A lipodistrofia ginoide tem início quando ocorre a despolimerização dos componentes presentes na substância fundamental amorfa, que faz aumentar o poder hidrofílico, provocando a retenção hídrica e formação de edema. Essa alteração comprime os vasos, podendo até ocasionar uma hipóxia. Pela falta de oxigênio, ocorre uma alteração do metabolismo aeróbico da glicose, resultando na produção de ácido lático e, ao mesmo tempo, em um processo inflamatório pelo aumento na produção de citoquinas. Esse processo provoca uma má formação das fibras colágenas que, por sua vez, perdem suas funções fisiológicas e estruturais, desorganizando todo o tecido conjuntivo.

Pelo fato de ambos apresentarem dificuldade na síntese das fibras colágenas, sugere-se o consumo alimentar de colágeno, especialmente na sua forma hidrolisada ou de gelatina como alimento ou na forma de cápsulas. Deve-se lembrar que a gelatina é formada por colágeno, proteína de alto peso molecular formado por uma tríplice hélice longa de cadeias peptídicas conhecidas como cadeia alfa. Cada polipetídeo individual contém aproximadamente 1.400 resíduos, e todo terceiro aminoácido é uma glicina com uma proporção elevada de prolina e lisina. Muitos desses são hidroxilados à hidroxiprolina e hidroxilisina depois da síntese da cadeia alfa.

Após a ingestão do colágeno, ocorre o processo de digestão para seus aminoácidos serem absorvidos e levados ao fígado como qualquer outra proteína. A síntese dessa proteína acontece primeiro formando o pró-colágeno, orientado para o retículo endoplasmático com uma sequência sinal que é imediatamente removida nessa organela. Os resíduos de prolina e lisina são hidroxilados dando origem à hidroxiprolina e hidroxilisina, respectivamente, formando as cadeias pró-alfa. Essas se agrupam espontaneamente em pró-colágeno com tripla hélice dentro do retículo endoplasmático, que são translocados para o aparelho de Golgi e empacotados em vesículas. O pró-colágeno formado é excretado na matriz extracelular por exocitose, são retiradas as extremidades que impediam o agrupamento espontâneo em fibrilas de colágeno, formado, assim, o tropocolágeno. Esse, por sua vez, agrupa-se espontaneamente em fibrilas de colágeno que são reforçadas pelas ligações cruzadas entre as cadeias laterais.

## OS REFRIGERANTES PODEM SER CAUSADORES DA LIPODISTROFIA GINOIDE?

São vários os fatores que levam ao desenvolvimento da lipodistrofia ginoide, destacando-se os genéticos, os hormonais e as características do estilo de vida, que são inatividade física e alimentação inadequada.

Os refrigerantes são bebidas gaseificadas que contêm em sua composição uma média de 21 g de carboidratos para 200 mL, especialmente de sacarose. O excesso desse tipo de açúcar no organismo acaba sendo convertido em triacilglicerol que, por sua vez, irá ser armazenado nos adipócitos. O aumento do tecido adiposo favorece um maior aparecimento das depressões na pele.

## 424 NUTRIÇÃO: FUNDAMENTOS E ASPECTOS ATUAIS

De maneira didática, o organismo pode ser dividido em dois compartimentos líquidos, o extracelular e o intracelular. A água extracelular está localizada na parte externa das células, compreende de 25% a 40% das reservas totais de água, inclui o plasma sanguíneo e os líquidos intersticiais, isto é, os espaços entre as células, linfa, saliva e líquidos produzidos no trado digestório. Aproximadamente de 60% a 75% da água total do corpo é intracelular, estando dentro das células, podendo variar entre um tipo e outro.

Os refrigerantes *light/diet* apresentam uma alta quantidade de sódio (200 mL contêm 28 mg desse mineral), principal cátion responsável pelo equilíbrio hidroeletrolítico dentro do organismo. Está presente nos líquidos extracelulares e sua concentração normal varia entre 136 e 144 mEq/L. As concentrações de água e de eletrólitos são controladas muito rigorosamente e o equilíbrio baseia-se no princípio fisiológico: a água vai para onde for o sódio. Se ele for perdido, a água é excretada na tentativa de manter a osmolaridade normal, porém, se for retido, a água também ficará no organismo na tentativa de diluí-lo. Sendo assim, um excedente de sódio provoca a retenção de água corporal, provocando a formação de edema, favorecendo ainda mais a formação da lipodistrofia ginoide.

## ALIMENTOS RICOS EM BETACAROTENO SÃO IMPORTANTES PARA AUXILIAR NA EXPOSIÇÃO À LUZ SOLAR?

O betacaroteno é um pigmento natural lipossolúvel presente em frutas e legumes alaranjados e amarelados. Também é conhecido por pró-vitamina A, pois pode ser convertido em vitamina A ativa no organismo.

As diferenças na coloração da pele se dão pela quantidade de melanossomas, grânulos localizados dentro dos melanócitos formados de melanina. A cor de pele mais amarelada, como a dos asiáticos, possui pouco teor desses grânulos, mas uma quantidade substancial de betacaroteno. Por isso, acredita-se que esse pigmento pode depositar-se nas células da pele e proteger contra a radiação solar. Uma maior deposição de carotenoides na pele resulta em uma coloração mais amarelada da pele, conhecida como carotenodermia.

## O CHOCOLATE ACENTUA O APARECIMENTO DA ACNE *VULGARIS*?

A acne *vulgaris* ou acne é uma desordem dermatológica comum e afeta 80% das pessoas entre 11 e 30 anos de idade. Embora seja uma doença de adolescentes, 8% dos acometidos estão na faixa dos 25 a 34 anos e 3% entre 35 e 44 anos. É uma dermatose crônica dos folículos pilossebáceos da face, do tórax ou das costas, ocasionada por vários fatores, dentre os quais destacam-se: aspectos genéticos ou hormonais, hiperprodução sebácea, hiperqueratinização folicular e, ainda, aumento da colonização pelo micro-organismo anaeróbico *Propionibacterium acnes* (*P. acnes*) no duto glandular.

Nos últimos trinta ou quarenta anos, havia um consenso geral dentro da comunidade de dermatologia de que a alimentação não exercia nenhum papel na etiologia da acne. Os artigos mais frequentemente citados não apresentavam evidências conclusivas do papel da dieta no desenvolvimento desta doença. Entretanto, Cordain (2005) acreditava na possibilidade de que a alimentação poderia sim influenciar no aparecimento da acne, tanto de maneira direta quanto indireta, atuando especialmente no balanço da síntese dos hormônios esteroides, na proliferação e diferenciação folicular dos queratinócitos e na inflamação. A autora ressalta ainda que há forte influência da hereditariedade na patogênese da doença, porém deixa clara sua relação direta com os padrões familiares e étnicos que determinam as escolhas alimentares.

Escalante-Jibaja e Saettone-León (2006) verificaram que alguns indivíduos acometidos pela acne referiram piora do quadro quando ingeriam determinados alimentos, sendo os mais citados: chocolate, nozes, produtos lácteos e aqueles com alta quantidade de lipídios ou muito condimentados.

Não existem estudos conclusivos sobre o aparecimento da acne e a ingestão de chocolate, mas há novas descobertas de como a dieta pode afetar os fatores endócrinos envolvidos no desenvolvimento da acne, entre eles alimentos com alto índice glicêmico.

Os alimentos que elevam rapidamente a glicemia provocam uma hiperinsulinemia aguda, que induz à ativação de uma cascata endócrina e afeta as glândulas sebáceas, bem como a queratinização folicular. Esse processo está relacionado com o envolvimento do IGF-1 (fator de crescimento insulínico tipo 1), da IGFBP-3 (proteína transportadora 3 do fator de crescimento insulínico), dos hormônios andrógenos e dos retinoides endógenos. A hiperinsulinemia aumenta os níveis de IGF-1 e reduz os de IGFBP-3. O IGF-1, estando livre no plasma, apresenta uma potente ação mitótica e provoca a hiperqueratinização folicular, contribuindo para a formação da acne. Por outro lado, a redução do IGFBP-3 eleva os níveis de insulina sérica e, concomitantemente à ingestão de alimentos ricos em carboidratos de alta carga glicêmica, contribui para desregulação da proliferação celular no folículo, já que atua como um fator inibitório de crescimento, impedindo a ligação do IGF-1 em seus receptores.

Os retinoides endógenos correspondem aos ácidos transretinoico e 9 cis-retinoico. Esses são responsáveis por inibir a proliferação celular e induzir à apoptose, atuando mediante a união de duas famílias de receptores nucleares: os RAR (receptores para o ácido retinoico) e os RXR (receptores retinoides X). Sabe-se que o IGFBP-3 é um ligante para o RXR e a queda de seus níveis plasmáticos pode reduzir a efetividade dos retinoides endógenos, que são responsáveis por ativar os genes e, possivelmente, levar a uma limitação da proliferação celular folicular.

Ocorre ainda uma maior estimulação na produção da secreção sebácea, provocada pela hiperinsulinemia como consequência do aumento dos níveis de IGF-1. Essa maior produção é potencializada pela ação da própria insulina e do IGF-1, que também agem sobre os ovários e os testículos, passando a produzir mais hormônios andrógenos. Além disso, inibem a síntese da SHBG (proteína transportadora de hormônios sexuais ligada à globulina) no fígado e, portanto, esses hormônios andrógenos acabam ficando livres no plasma. Não estando ligados aos seus transportadores, passam a agir diretamente na produção sebácea, aumentando, assim, sua produção.

Uma dieta rica em frutas, verduras, legumes e cereais integrais e com baixo índice glicêmico está associada a menores chances de desenvolver acne.

## POR QUE AS DIETAS RESTRITIVAS PARA EMAGRECIMENTO NÃO SÃO MUITO INDICADAS?

A obesidade é um dos maiores problemas de saúde pública mundial e afeta indiscriminadamente nações com diferentes graus de desenvolvimento socioeconômico. Caracterizada pelo acúmulo de gordura corporal ou adiposidade, trata-se de uma doença crônica complexa, em razão do risco do surgimento de doenças associadas.

As mudanças observadas no panorama econômico, a intensa industrialização e a rápida globalização vêm se constituindo como os principais responsáveis pela substituição dos hábitos alimentares saudáveis, acompanhados de estilo de vida sedentário. Alimentos tradicionalmente encontrados na dieta do brasileiro, como o arroz e o feijão, tiveram seu consumo reduzido nas áreas metropolitanas do país. Por outro lado, a ingestão de alimentos industrializados, como refrigerantes e biscoitos, apresentou aumento em torno de 400%. Concomitantemente, nas regiões mais desenvolvidas, especialmente no meio urbano e entre famílias com maior rendimento, foi observada ingestão insuficiente de hortaliças.

Esse conjunto de mudanças nos hábitos de vida tem levado ao aumento de peso corporal da população. A POF (Pesquisa de Orçamentos Familiares), publicada pelo IBGE (Instituto Brasileiro de Geografia e Estatística) em 2010, comparou as estimativas do estado nutricional da população brasileira com pesquisas anteriores realizadas no país – o ENDEF (Estudo Nacional de Despesas Familiares) de 1974 a 1975 e a PNSN (Pesquisa Nacional sobre Saúde e Nutrição) de 1989 – e indicou déficits ponderais de declínio contínuo em ambos os gêneros e aumento do sobrepeso e da obesidade contínua e intensamente na população masculina e feminina.

A prevalência de déficit de peso declina continuamente, entretanto, o excesso de peso atinge a metade dos homens e das mulheres. Nos 34 anos decorridos de 1974-1975 a 2008-2009, a prevalência de excesso de peso em adultos aumentou quase três vezes no sexo masculino (de 18,5% para 50,1%) e em quase duas vezes no sexo feminino (de 28,7% para 48%). Nesse mesmo período, a prevalência de obesidade aumentou em mais de quatro vezes para os homens (de 2,8% para 12,4%) e em mais de duas vezes para mulheres (de 8% para 16,9%).

Algumas dietas de emagrecimento apresentam-se como milagrosas, encorajando práticas irracionais, às vezes perigosas, e que passam a ser feitas pela população à promoção da mídia porque artistas estão fazendo ou ainda porque são consideradas novidade. Não há nenhuma evidência científica de longo prazo sobre a efetividade de nenhuma dessas dietas se não houver um balanço energético negativo. Na percepção popular, a velocidade e a quantidade de perda de peso geralmente são confundidas com o sucesso da dieta. Esse sucesso deve ser medido pela condição de atingir e manter uma perda de peso clinicamente significativa. Para o sucesso do tratamento dietético, as mudanças na alimentação devem ser mantidas por toda a vida e aquelas muito restritivas, artificiais e rígidas não são sustentáveis. Um planejamento alimentar mais flexível, que objetive uma reeducação, tem mais sucesso.

Qualquer dieta prescrita para redução de peso tem que levar em consideração, além da quantidade de calorias, as preferências alimentares do paciente, o aspecto financeiro, o estilo de vida e o requerimento energético para a manutenção da saúde.

## O CHÁ VERDE PODE CONTRIBUIR PARA O EMAGRECIMENTO?

O chá verde (*Camellia sinensis*) é a segunda bebida mais consumida no mundo (sendo a água a primeira). Vários efeitos benéficos para a saúde são atribuídos ao consumo regular de chá verde e extratos em pó ou desidratados.

Estudos têm mostrado vários efeitos benéficos do chá, isso porque contém compostos bioativos constituídos por uma família de polifenóis (catequinas) com potente ação antioxidante. Dentre elas, as que estão em maior quantidade são a epicatequina, epigalocatequina, galato de epicatequina e galato de epigalocatequina.

Quando consumido como bebida ou como suplemento dietético, é favorável às pessoas com câncer submetidas ou em recuperação de tratamento de quimioterapia ou radioterapia ou mesmo entre aqueles com risco de desenvolver a doença, em especial os com histórico familiar. Há, ainda, pesquisas indicando que o chá verde estimula a termogênese, aumenta o gasto calórico, promove oxidação das gorduras e controla o peso corporal. Sabe-se que essa bebida contém elevada quantidade de cafeína e, quando combinada com o alto teor de polifenóis, inibe a enzima catecol-O--metiltransferase, responsável pela degradação da norepinefrina, permanecendo, assim, por mais tempo na fenda sináptica. Seu aumento ativa a adenilato ciclase da membrana plasmática do adipócito que, por sua vez, eleva os níveis de AMPc, que estimula a lípase hormônio-sensível. Essa catalisa as ligações de ácidos graxos, liberando-os do interior do adipócito para o sangue ligado à soroalbumina e para ser utilizado como fonte energética.

É sabido que o consumo de até vinte xícaras de chá diárias não apresenta efeitos colaterais significativos. Entretanto, nas pessoas mais sensíveis pode provocar insônia, inquietação e taquicardia. As recomendações mais comuns são de 100 a 500 mg/dia, de preferência de um extrato padronizado para conter pelo menos 40% de polifenóis e/ou galato de epigalocatequina (EGCG), o equivalente a quatro e dez xícaras de chá verde preparado com água fervida.

## BIBLIOGRAFIA CONSULTADA

Arruda AC. Cosmecêuticos – um caminho para a valorização da biodiversidade Amazônica. T&C Amazônia, 2008;14:23-3.

Batistela MA, Chorilli M, Ricci GL. Abordagens no estudo do envelhecimento cutâneo em diferentes etnias. Rev Bras Farm. 2007;88(2):59-62.

Carreiro DM. Terapia nutricional no estresse oxidativo. In: Silva SMCS, Mura JDP. Tratado de alimentação, nutrição e dietoterapia. São Paulo: Roca, 2007. p.611-22.

Chantre P, Lairon D. recent findings of green tea extract AR25 (Exolise) and its activity for the treatment of obesity. Phytomedicine. 2002;9(1):3-8.

Conselho Federal de Nutricionistas. Lei 8234/91. Regulamenta a profissão Nutricionista e determina outras providências. Brasília: CFN, 1991. Disponível em: http://www.cfn.org.br/novosite/conteudo. aspx?IDMenu=56

Conselho Federal de Nutricionistas. Resolução n. 334/2004. Dispõe sobre o Código de Ética do Nutricionista e dá outras providências. [acessado em 2011 fev 21]. Brasília: CFN, 2004. Disponível em http://www.cfn.org.br/novosite/pdf/res/2000_2004/res334.pdf.

Conselho Federal de Nutricionistas. Resolução n. 380/2005. Dispõe sobre a definição das áreas de atuação do nutricionista e suas atribuições, estabelece parâmetros numéricos de referência, por área de atuação e dá outras providências. [acessado em 2011 fev 21]. Brasília: CFN, 2005. Disponível em http://www.cfn.org.br/novosite/pdf/res/2005/res380.pdf.

Cordain L, Lindeberg S, Hurtado M, Hill K, Eaton SB, Brand-Miller J. Acne vulgaris: a disease of Western civilization. Arch Dermatol. 2002;138(12):1584-90.

Cordain L. Implication for the role of diet in acne. Semin Cutan Med Surg. 2005;24(2):84-91.

Dullo AG, Seydoux J, Girardier L, Chantre P, Vandermander J. Green tea and thermogenesis: interactions between catechin-polyphenols, caffeine and sympathetic activity. Int J Obes Relat Metab Disord. 2000;24(2):252-8.

Dulloo AG, Duret C, Rohrer D, Girardier L, Mensi N, Fathi M, et al. Efficacy of a green tea extract rich in catechin polyphenols and caffeine in increasing 24h energy expenditure and fat oxidation in humans. Am J Clin Nutr. 1999;70(6):1040-5.

Escalante-Jibaja E, Saettone-León A. Acne y dieta. Dermatol Peru. 2006;16(1):59-63.

Instituto Brasileiro de Geografia e Estatística. Pesquisa de Orçamentos Familiares 2008-2009. Aquisição Alimentar Domiciliar per Capita. Brasil e Grandes Regiões. Rio de Janeiro: IBGE, 2010. 284p.

Instituto Brasileiro de Geografia e Estatística. Pesquisa de Orçamentos Familiares 2008-2009. Antropometria e estado nutricional de crianças, adolescentes e adultos. Brasil e Grandes Regiões. Rio de Janeiro: IBGE, 2010. 130p.

Kalra EK. Nutraceutical definition and introduction. AAPS Pharm Sci. 2003;5(3):1-2.

Kligman D. Cosmeceuticals. Dermatol Clin. 2000;18(4):609-15.

Levy-Costa RB, Sichieri R, Pontes NS, Monteiro CA. Disponibilidade domiciliar de alimentos no Brasil: distribuição e evolução (1974-2003). Rev Saúde Pública. 2005;39(4):530-40.

Monteiro CA, Conde WL, Popkin BM. Independent effects of income and education on the risk of obesity in Brazilian adult population. J Nutr. 2001;131(3):881S-6S.

Monteiro EO, Baumann LS. A ciência do cosmecêutico: cosmético ou droga? Rev Bras Med. 2008;65(n esp):22-5.

Moraes FP, Colla LM. Alimentos funcionais e nutracêuticos: definições, legislação e benefícios à saúde. Revista Eletrônica de Farmácia. 2006;3(2):109-22.

Pinheiro ARO, Freitas SFT, Corso ACT. Uma abordagem epidemiológica da obesidade. Rev Nutr. 2004;17(4):523-33.

Popkin BM, Bisgrove EZ. Urbanization and nutrition in low-income countries. Food Nutr Bull. 1998;10(1):3-23.

Popkin BM. Urbanization, lifestyle changes and the nutrition transition. World Development. 1999;27(11):1905-16.

Sapata KB. Hidratação e equilíbrio hidroeletrolítico. In: Schneider AP. Nutrição estética. São Paulo: Atheneu. 2009. p.215-27.

Schneider AP. Nutrição estética. São Paulo: Atheneu, 2009. 327p.

Sociedade Brasileira de Endocrinologia e Metabologia. Obesidade: Tratamento Dietético. Projeto Diretrizes. Associação Médica Brasileira e Conselho Federal de Medicina. Brasília: SBEM, 2005. 12p.

Strutzel E, Cabello H, Queiroz L, Falcão MC. Análise dos fatores de risco para o envelhecimento da pele: aspectos gerais e nutricionais. Rev Bras Nutr Clin. 2007;22(2):139-45.

Tabela Brasileira de Composição dos Alimentos (TBCA-USP) [internet]. São Paulo: Faculdade de Ciências Farmacêuticas da Universidade de São Paulo; 1998-2008. [acesso em 22 mai 2013]. Disponível em: http://www.fcf.usp.br/tabela.

Talbott SM, Hughes K. Suplementos para saúde dos olhos e antioxidante – chá verde (Camellia sinensis). In: Talbott SM, Hughes K. Suplementos dietéticos para profissionais da saúde. Rio de Janeiro: Guanabara Koogan, 2008. p.230-2.

World Health Organization. Diet, nutrition and the prevention of chronic disease: report of a joint WHO/FAO expert consultation. WHO Technical Report Series, 916, 2003. [accessed in 2011 Mar 20]. Available from: http://www.who.int.

World Health Organization. Global strategy on diet, physical activity and healthy: fifty-seventh. World Healthy Assembly WHA 57.17, 2004. [accessed in 2011 Mar 20]. Available from: http://www.who.int

World Health Organization. Obesity: preventing and managing the global epidemic. WHO Technical Report Series, 894, 2000. [accessed in 2011 Mar 20]. Available from: http://www.who.int.

# Síndrome metabólica:
# benefícios da nutrição e do exercício físico

Francisco Leonardo Torres-Leal • Emidio Marques de Matos-Neto
Lucas Carminatti Pantaleão • Julio Tirapegui

## Introdução

A SM (síndrome metabólica) é um fenômeno que tem se espalhado entre as populações, sendo responsável por significativa taxa de mortalidade no mundo. Durante as duas últimas décadas, a SM atingiu proporções dramáticas e sem precedentes, tanto em países industrializados quanto nos em desenvolvimento, favorecendo altos gastos para os sistemas de saúde de muitos países.

Apesar de a SM ser uma condição tão generalizada, os profissionais de saúde forneceram, por muito tempo, conselhos simplistas aos portadores dessa síndrome, estimulando-os a consumir menos alimentos e a gastar mais energia, por meio da prática de EFs (exercícios físicos). Na origem desse ponto de vista simplista, encontra-se a histórica ausência de conhecimento sobre a importante rede que controla a saciedade e o balanço energético: um mecanismo que evoluiu durante milhões de anos, acompanhado da fome e do excesso de nutrientes. Essa ausência de conhecimento e a consequente falta de estratégias eficazes têm tornado conveniente culpar os indivíduos portadores dessa síndrome pelas falhas percebidas durante os tratamentos.

Por outro lado, nas últimas décadas, assistiu-se a uma série de importantes avanços no entendimento das bases anatômicas e moleculares dos circuitos da saciedade. Cada vez mais, reforça-se a ideia do hipotálamo como um integrador crítico de sinais centrais e periféricos que mediam a homeostase energética. Esse avanço no conhecimento desvendou alguns detalhes de como sinais neurais, hormonais e de nutrientes, a partir do intestino e do TAB (tecido adiposo branco), agem em vias específicas

do hipotálamo para controlar o equilíbrio de energia e de vários processos fisiológicos. Embora os detalhes dos fatores que interagem e dos mecanismos efetores continuem sendo uma área de pesquisa ativa, está claro que os neuropeptídios localizados no hipotálamo modulam os principais aspectos do comportamento alimentar, do gasto energético e da função neuroendócrina.

Até o momento, sabe-se que determinados tipos de alimentos podem comprometer a região responsável pela saciedade e, por conseguinte, favorecer o maior consumo de alimentos, pois os excessos de nutrientes serão armazenados no TAB, proporcionando a esse tecido maior massa (hipertrofia). Essa condição desencadeia um desequilíbrio entre agentes pró e anti-inflamatórios, através da maior secreção de substâncias metabolicamente ativas liberadas pelos adipócitos. Essas moléculas apresentam ações em diversos tecidos periféricos e centrais, impedindo o correto funcionamento da insulina e da leptina, fenômeno conhecido como RI (resistência à insulina) e à leptina.

Nessas condições metabólicas, o TAB ainda consegue manter uma captação de glicose significativa, o que ajuda a manter o controle glicêmico. Por outro lado, em tecidos periféricos como o fígado e o músculo, ao longo dessas exposições inflamatórias, são os primeiros tecidos a apresentar sintomas da RI, o que acarreta no aumento circulante de glicose. Além do mais, o quadro tende a se comprometer o aumento da gliconeogênese hepática, o que sobrecarrega a função das células-beta das ilhotas de Langerhans, a ponto de provocar falência delas.

Ao longo desse percurso, o TAB continua a aumentar de tamanho, secretando ainda mais adipocinas pró-inflamatórias e AGNEs (ácidos graxos não esterificados). Além disso, um determinado grupo celular é aumentado significativamente no TAB: os macrófagos. Essas células agravam ainda mais a condição inflamatória de baixo grau, criando um círculo vicioso e elevando abruptamente a produção de adipócinas pró-inflamatórias (Fig. 27.1).

Estratégias têm sido destacadas por promoverem efeitos benéficos em diversos tecidos considerados responsáveis pela origem (hipotálamo), pelo meio (músculo, fígado e células-beta) e pelo fim (TAB) da principal disfunção da SM, a RI. Essas estratégias são conhecidas há muito tempo pela comunidade científica; no entanto, novos conhecimentos nos últimos anos têm atribuído ao EF e à nutrição uma posição de destaque, por apresentarem diversos efeitos em diferentes alvos, até então desconhecidos.

Essas evidências desmitificaram a função simplista atribuída à nutrição e ao EF, como comer menos e gastar mais, respectivamente (que seriam as grandes virtudes conferidas a essas estratégias).

Este capítulo tem por objetivo definir o cenário da SM, descrevendo sua magnitude, suas consequências e suas causas e, além disso, destacar a aplicação de estratégias como o EF e a nutrição no tratamento da SM.

## De onde vem o conceito de SM?

Durante a Primeira Guerra Mundial, dois médicos austríacos, Karl Hitzenberg e Martin Richter-Quittner, observando pacientes que apresentavam anormalidades metabólicas, descobriram uma relação entre a incidência de DM2 (*diabetes mellitus* tipo 2) e o aumento de pressão sanguínea.

Anos mais tarde, na década de 1960, atribuiu-se, ao conjunto de distúrbios metabólicos que acometiam um mesmo indivíduo e que incluíam obesidade, DM2 e hiperlipidemia, o nome "síndrome plurimetabólica".

Até aquele momento, entendia-se que a etiologia dessa condição estava associada à predisposição genética e nenhuma relação com agentes ambientais havia sido feita, perspectiva que prevaleceu por muito tempo. Entretanto, os hábitos alimentares e o padrão de atividade física mudaram e, curiosamente, a incidência de indivíduos que apresentavam elementos da síndrome aumentou.

Cerca de vinte anos após os primeiros indícios de uma síndrome que compreendia distúrbios metabólicos, associou-se a incidência dessas desordens ao estilo de vida ocidental, que incluía as dietas com alto índice glicêmico e alta densidade energética e o sedentarismo.

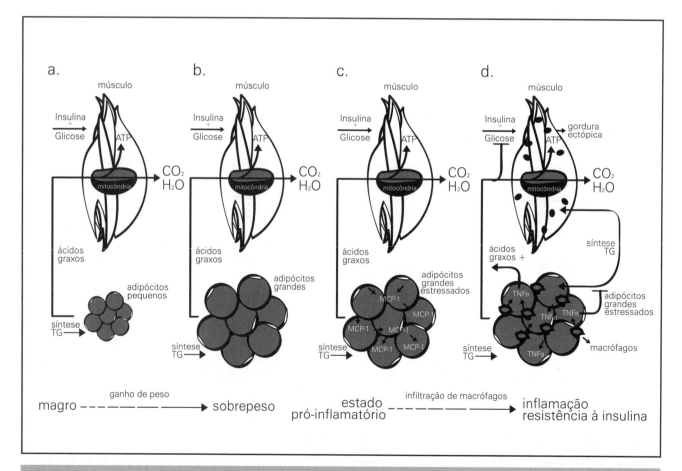

**Figura 27.1** – *Disfunções metabólicas advindas da condição de obesidade. a) magro; b) ingestão excessiva de energia; c) obesidade; d) estado pró-inflamatório de baixo grau (infiltração de macrófagos).*

# Síndrome metabólica: benefícios da nutrição e do exercício físico **429**

Já na década de 1980, um artigo científico histórico foi publicado por Gerald Reaven, postulando que as anormalidades metabólicas observadas pelos seus antecessores estavam fortemente associadas à RI e à hiperinsulinemia. Após muitos anos de estudos sobre RI, Reaven concluiu que essa desordem estava presente na maioria dos DM2, havendo, entretanto, ocorrência de 25% também em indivíduos com tolerância normal à glicose. Assim, postulou-se a hipótese, até hoje aceita, de que a SM possui, em todos os casos, um fator etiológico comum a todos os indivíduos: a RI.

Reaven foi, inclusive, o primeiro a cunhar aquela condição como "síndrome metabólica" ou "síndrome X", no clássico discurso do encontro anual da Associação Americana de Diabetes (de 1988). Curiosamente, embora a obesidade fosse a mais prevalente anormalidade da síndrome, ele não a reconhecia como um de seus componentes. Esse conceito foi confrontado no ano seguinte pelo estudo de Norman Kaplan, que incluía a adiposidade central como componente típico da SM.

Assim, desde o postulado de Reaven, a definição de SM expandiu-se e novos fatores foram incluídos. Segundo a OMS (Organização Mundial da Saúde), cerca de 25% dos adultos norte-americanos se encaixam, atualmente, no perfil proposto para a SM.

## Qual é a prevalência da SM em todo o mundo?

A SM está sendo diagnosticada com frequência cada vez maior desde meados do século XX – e parece que essa tendência continua para o novo milênio. Em muitos indivíduos, está associada com obesidade, DM2 e sedentarismo.

O DM2 é uma das doenças não transmissíveis mais comuns em nível mundial, sendo a quarta ou quinta principal causa de morte na maioria dos países desenvolvidos e em desenvolvimento. Sua prevalência global foi estimada em 5,9% em 2007, representando quase 250 milhões de pessoas, das quais 80% vivem em países em desenvolvimento – sendo reconhecida como resultante de um estilo de vida "ocidental". Projeções sugerem que esse número se aproximará de quatrocentos milhões até 2025.

Ademais, estudos revelam que a incidência da SM aumenta acentuadamente com a idade. A prevalência em indivíduos com cinquenta anos de idade é superior a 30% e sobe para 40% em idosos com sessenta anos ou mais. A incidência é maior em mulheres do que em homens em várias etnias.

## Quais os marcadores de riscos da SM?

A SM é considerada um conjunto de fatores de riscos interconectados, de origem metabólica, que parecem promover diretamente o desenvolvimento de DCVs (doenças cardiovasculares) ou arteriosclerose.

Reaven, em 1988, definiu a SM como um grupo de fatores de risco cardiovasculares e de disfunções metabólicas, destacando a existência da interação entre duas grandes causas de origem metabólica: a obesidade e a RI. Esses dois componentes são considerados a base do *iceberg* e os maiores e os mais emergentes fatores de riscos. De acordo com o ATP-III (*Adult Treatment Panel III*), os fatores de risco que antecedem as DCV são a obesidade visceral, o sedentarismo e o consumo de dietas ocidentais; os principais fatores de risco são tabagismo, hipertensão arterial sistêmica, altas concentrações de LDLc (lipoproteínas de baixa densidade), baixas concentrações de HDLc (lipoproteínas de alta densidade), histórico familiar de doença coronariana e envelhecimento; os fatores de risco emergentes são altas concentrações de TAG (triacilgliceróis), pequenas partículas de LDLc, RI, intolerância à glicose, estados pró-inflamatório e pró-trombótico. Além disso, têm se destacado alguns fatores que dão origem aos riscos metabólicos. Esses fatores consistem naqueles que, aparentemente, têm efeito direto sobre a doença aterosclerótica, que são a dislipidemia aterogênica, a hipertensão, a glicemia elevada e os estados pró-inflamatório e pró-trombótico.

Outros fatores que aumentam a probabilidade da SM incluem DCV, hipertensão, síndrome do ovário policístico, esteatose hepática não alcoólica, acantose nigricans, etnia não caucasiana, sedentarismo, idade superior a 40 anos, histórico de diabetes gestacional ou intolerância à glicose e histórico familiar de DM2. Adicionalmente, quando o quadro de diabetes encontra-se etabelecido, o risco de DCV aumenta significativamente.

## Quando foram definidos os critérios para diagnóstico da SM?

Em 1998, ocorreu o primeiro esforço para padronizar a definição da SM. Ele fazia parte de um relatório da OMS associado à definição e à classificação do DM2 e de suas complicações e expunha o consenso da comunidade científica quanto à presença de RI como principal componente da síndrome, e seu diagnóstico requeria ao menos duas outras variáveis (hipertensão, altas concentrações sanguíneas de TAG, baixas concentrações de HDLc, obesidade ou microalbuminúria). Com o tempo, outras definições foram aparecendo – e são utilizadas no decorrer deste capítulo.

A Sociedade Brasileira de Cardiologia adota como critérios de diagnóstico da SM as diretrizes do NCEP-ATP III (National Cholesterol Education Program's Adult Treatment Panel III):

1. História clínica: idade, tabagismo, prática de atividade física, história pregressa de hipertensão, DM2, diabetes gestacional, DAC (doença arterial coronariana), acidente vascular encefálico, síndrome de ovários policísticos, doença hepática gordurosa não alcoólica, hiperuricemia e uso de medicamentos hiperglicemiantes (corticosteroides, betabloqueadores, diuréticos);

2. Exame físico necessário para diagnóstico da SM:
   - Medida da circunferência abdominal (Tab. 27.1); e
   - valores de pressão arterial (Tab. 27.1).

Além desses dois dados obrigatórios, deverão estar descritos no exame físico desses pacientes:

- Peso e estatura. Devem ser utilizados para o cálculo do IMC (índice de massa corporal);
- exame da pele para pesquisa de acantose nigricans. Examinar pescoço e dobras cutâneas;
- exame cardiovascular.

3. Exames laboratoriais necessários para o diagnóstico da SM:

- Glicemia de jejum (Tab. 27.1). O NCEP-ATP III recomenda, para o diagnóstico das alterações da tolerância à glicose, apenas a avaliação laboratorial de jejum, não exigindo TOTG (teste de tolerância oral à glicose) nem métodos acurados de avaliação da RI (*clamp* euglicêmico, HOMA$_{IR}$); e
- dosagem do HDLc e dos TAG (Tab. 27.1).

## Tabela 27.1. Componentes da síndrome metabólica segundo o NCEP-ATP III

| Componentes | Níveis |
|---|---|
| Obesidade abdominal por meio de circunferência abdominal | Homens > 102 cm<br>Mulheres > 88 cm |
| Triglicerídios | ≥ 150 mg/dL |
| HDLc | Homens < 40 mg/dL<br>Mulheres < 50 mg/dL |
| Pressão arterial | ≥ 130 mmHg ou ≥ 85 mmHg |
| Glicemia de jejum | ≥ 110 mg/dL |
| A presença de DM2 não exclui o diagnóstico de SM | |

## AS CAUSAS DA SM NÃO SÃO TOTALMENTE CONHECIDAS E SUA PATOFISIOLOGIA É EXTREMAMENTE COMPLEXA, ALÉM DE PARCIALMENTE ELUCIDADA. A OBESIDADE É CAUSA OU CONSEQUÊNCIA DESSA SÍNDROME?

Ainda não se sabe tal resposta. As análises recentes têm apontado a obesidade, a resistência à insulina, o acúmulo de gordura ectópica e o estado inflamatório crônico de baixa intensidade como centrais na patologia da SM. Entretanto, nem todas as pessoas obesas desenvolvem SM e nem todas as pessoas com SM são obesas. Portanto, é bastante considerável que a SM tenha etiologia multifatorial, envolvendo complexas interações entre genética, hormônio e fatores ambientais, como dieta e sedentarismo.

## MUITOS FATORES CONTRIBUEM PARA O DESENVOLVIMENTO DA SM. QUAIS SÃO OS FATORES RECONHECIDOS CIENTIFICAMENTE COMO INDICATIVOS DESSA SÍNDROME?

Os fatores incluem características do estilo de vida, como dietas inadequadas, sedentarismo, obesidade, predisposição genética, inflamação crônica de baixa intensidade e AGNE, disfunções mitocondriais e alterações na sinalização da insulina.

## EXISTE INFLUÊNCIA GENÉTICA PARA O ESTABELECIMENTO DA SM?

É comum, nos dias atuais, atribuir-se o acometimento da SM aos maus hábitos alimentares e ao sedentarismo, o que é fortemente fundamentado por estudos científicos observacionais e experimentais. Entretanto, não se pode esquecer de um importante fator associado à definição fenotípica de cada indivíduo e que é transferido de uma geração à outra: a predisposição genética.

Com exceção a gêmeos idênticos, cada ser humano possui um genoma, uma sequência de DNA única que o diferencia dos demais e que define características como gênero, cor dos olhos e estatura máxima. Também se entende que outras características fenotípicas podem ser influenciadas pelo genoma, aumentando ou reduzindo a predisposição a doenças crônicas e à SM. Basicamente, essa influência ocorre quando o indivíduo possui alterações em alguns genes específicos (mutações) ou em suas regiões moduladoras, resultando em um genótipo de suscetibilidade.

A magnitude dessa suscetibilidade é dependente da localização genômica das mutações. O genoma humano contém regiões codificantes específicas, conhecidas como genes, que podem ser transcritos em RNAm (ácido ribonucleico mensageiro) que, uma vez traduzidos, originam proteínas que, como se sabe, possuem vasta diversidade funcional, participando de todos os processos fisiológicos e metabólicos de diferentes maneiras. Mutações em genes que codificam hormônios reguladores da sensibilidade periférica à insulina, por exemplo, podem provocar a gênese de hormônios mal funcionantes e aumentam a probabilidade de desenvolvimento de resistência.

Nesse sentido, reconhece-se a existência de "genes candidatos" associados com o desenvolvimento da SM. A lista desses genes é bem extensa e tende a aumentar linearmente, conforme o conhecimento sobre os papéis funcionais de outros genes for elucidado. Na tabela 27.2, listam-se alguns desses genes atualmente reconhecidos como candidatos, fazendo a ressalva de que dentro de um mesmo gene, as mutações podem estar localizadas em regiões diferentes de sua sequência, que podem relacionar-se com a regulação de sua expressão e até mesmo com seu silenciamento. Como exemplo, cita-se a adiponectina, hormônio associado à maior oxidação lipídica e à sensibilidade à insulina no músculo esquelético e TAB. O gene que codifica esse hormônio possui algumas mutações conhecidas (que são alterações em um único nucleotídeo, localizadas em regiões específicas), frequentemente catalogadas em algumas populações e conhecidas como SNP (polimorfismos de nucleotídeos únicos). Dois diferentes SNPs localizados nesse gene estão associados a reduções nas concentrações de adiponectina e à obesidade, enquanto outros não provocam alteração na concentração de adiponectina no sangue, sendo, entretanto, mais frequentes em pacientes diabéticos do que em pacientes controles, e cujos portadores apresentam características da SM, que incluem hipertensão, hiperlipidemia, DM2 e aterosclerose.

## Tabela 27.2. Genes candidatos associados ao risco aumentado para a síndrome metabólica

| ACRP30 | PC-1 | GR |
|--------|------|-----|
| Leptina | PPARγ | POMC |
| Resistina | β3-AR | AgRP |
| TNFα | 11βHSD-2 | NPY |
| MC4R | CART | |

## MUTAÇÕES ESTÃO SEMPRE ASSOCIADAS À REGULAÇÃO NEGATIVA DE UM GENE CANDIDATO NA SM?

Nem toda mutação de um gene candidato resulta em redução de sua função e que algumas mutações levam ao aumento da expressão ou da atividade de certas proteínas. A PC-1 (glicoproteína de membrana celular plasmática-1) é um antagonista da sinalização de insulina e a modulação de sua expressão determina alterações fenotípicas características da SM. Alguns SNPs descritos para seu gene associam-se ao aumento de sua atividade, em detrimento de sua redução, e esse fato correlaciona-se com a RI em tecidos sensíveis, com a glicemia de jejum aumentada e com o aumento da pressão sistólica de algumas populações.

## UMA MUTAÇÃO EM GENE-CANDIDATO PODE SER FREQUENTE EM UMA POPULAÇÃO?

Por conta das possíveis mutações e modulações gênicas discutidas até agora, destaca-se que, para determinados indivíduos, RI, intolerância à glicose, hiperinsulinemia e dislipidemias tendem a ocorrer mais frequentemente do que o esperado.

Algumas dessas mutações podem tornar-se frequentes em uma determinada população, por meio do cruzamento entre indivíduos com algum grau de parentesco, caracterizando polimorfismos que podem perpetuar e tornar-se típicas desse grupo. Índios Pima, provenientes de reservas do México, são um exemplo de população propensa à obesidade (genótipo conservador), fato associado à deficiência genética de leptina e a outras mutações que provocam grande aumento no apetite e rápido ganho de peso. Entretanto, é necessário ressaltar que, ao menos nesse caso, a predisposição apenas se traduz em obesidade quando do contato com um ambiente propício.

Os índios Pima não eram obesos nem resistentes à insulina enquanto viviam isoladamente em reservas do Arizona. Contudo, a partir da década de 1960, quando tiveram os primeiros contatos com o padrão de vida ocidental (dietas de alta densidade energética e sedentarismo), houve grande incidência de obesidade e de SM, as quais se tornaram epidêmicas nessa população. Curiosamente, até a segunda metade do século XX, a prevalência de DM2 não era maior do que na população em geral; entretanto, estudos recentes demonstram que, atualmente, mais de 50% dessa população é diabética e apresenta características da SM. Tal fato caracteriza os índios Pima como a população com a maior prevalência desses distúrbios no mundo, o que ressalta a importância da genética para o estabelecimento da SM.

## O COMPORTAMENTO MATERNO TAMBÉM PODE INFLUENCIAR O RISCO PARA A SM?

No inverno dos anos 1944 e 1945, a ocupação alemã em algumas províncias holandesas levou à interrupção do fornecimento de alimentos e de combustíveis dessas regiões. Esse evento histórico levou à conhecida "fome de inverno", que afetou um grande número de indivíduos, incluindo mulheres gestantes que, como resultado da restrição nutricional, tiveram redução no crescimento intrauterino, levando à incidência aumentada de baixo peso ao nascimento. Entretanto, contrariamente às expectativas, os filhos dessas mulheres desenvolveram obesidade, DCV, RI e outros distúrbios fisiometabólicos característicos da SM na vida adulta, após serem expostos a um ambiente mais favorável que o de suas mães.

Partindo dessas observações, propôs-se que alterações no ambiente intra e extrauterino poderiam provocar adaptações fisiológicas e levar a distúrbios posteriores. Juntamente a um estudo publicado na década de 1980, que demonstrou que a incidência de DCV mantinha relação geográfica e era dependente de eventos ocorridos no início da vida dos indivíduos estudados, essa foi a primeira vez em que relacionaram-se as condições de desenvolvimento fetal com a ocorrência de doenças crônicas na vida adulta. Mais tarde, esse fenômeno seria conhecido como "hipótese do fenótipo conservador", precursor da atualmente conhecida "hipótese de programação fetal".

A hipótese de programação fetal foi inicialmente proposta pelo grupo do pesquisador inglês David Barker, baseada em estudos epidemiológicos semelhantes ao exposto anteriormente, que observaram que crianças com baixo peso ao nascer (ou subnutridas durante o início da vida) tendem a desenvolver distúrbios metabólicos característicos da SM. A hipótese sugere que a subnutrição da criança induz redução seletiva do desenvolvimento de alguns órgãos e tecidos para a preservação de outros que são essencialmente vitais; com isso, há maior probabilidade de sobrevivência em ambientes escassos em alimentos, resultando, entretanto, em dificuldade de sobrevivência em situações de abundância. Dessa forma, o desenvolvimento da SM originária de alterações no desenvolvimento intrauterino é dependente do aparecimento de outros fatores de risco durante o segmento da vida pós-útero, tais como o sedentarismo e a obesidade.

Durante a vida fetal, tecidos e órgãos corporais atravessam períodos críticos de desenvolvimento, que coincidem com períodos de rápida divisão celular. Durante essas fases, alterações no ambiente fetal, que incluem a restrição nutricional, provocam redução da taxa de divisão celular no feto, especialmente em tecidos que foram expostos a períodos críticos de desenvolvimento, o que reduz o número de células em alguns órgãos em particular.

A hipótese de conservação de determinados órgãos e tecidos em detrimento a outros pode ser exemplificada pelo baixo peso ao nascer e pela desproporção entre a circunferência da cabeça e o comprimento (ou o peso) do neonato. Uma vez que o SNC (sistema nervoso central) é de fundamental importância para a sobrevivência de um indivíduo, seu organismo restringe o crescimento e o desenvolvimento de outros órgãos que não o cérebro, diante de períodos fetais de desnutrição materna. Com isso, a sobrevivência do indivíduo está assegurada; entretanto, como se verá a seguir, a um preço muito alto.

A redução no desenvolvimento de alguns tecidos, por conta de suas características metabólicas, reduz sua função, predispondo o indivíduo ao acometimento de doenças crônicas a longo prazo. É o caso, por exemplo, do tecido muscular esquelético, que tem importante participação no metabolismo de ácidos graxos, aminoácidos e glicose. A redução no desenvolvimento desse tecido afeta profundamente o metabolismo dos nutrientes citados.

Nesse sentido, o estágio de desenvolvimento fetal recebe grande atenção, por ser crucial no desenvolvimento da musculatura esquelética e por compreender o único período de proliferação de fibras musculares, não havendo aumento de seu número após o nascimento. O desenvolvimento fetal reduzido pode levar à diminuição do metabolismo da glicose e dos ácidos graxos em resposta ao estímulo pela insuli-

na, predispondo ao acometimento da obesidade e do DM2 a longo prazo. O estudo das alterações no desenvolvimento do tecido muscular esquelético pode, assim, proporcionar uma conexão entre alterações fenotípicas maternas e diversos distúrbios na vida adulta.

Além da redução no desenvolvimento muscular esquelético, alterações relacionadas à desnutrição precoce também incluem adaptações metabólicas de enzimas hepáticas, com variações no perfil de lipoproteínas. Adaptações endócrinas que afetam o eixo hipotálamo-pituitária-adrenal e que provocam redução na sensibilidade à insulina, alterações nas concentrações sanguíneas de leptina e redução no desenvolvimento das células betapancreáticas também podem ser detectadas. Todas as alterações citadas, conjuntamente, representam o ponto de partida para o desenvolvimento da SM.

Adicionalmente, grande número de evidências experimentais indica que a ligação entre restrição proteica e obesidade materna e o estabelecimento de doenças crônicas a longo prazo tem forte conexão com a secreção aumentada de glicocorticosteroides maternos. Em seres humanos, o aumento da secreção de glicocorticosteroides em mães submetidas a condições estressantes durante o período gestacional, bem como a redução da atividade de enzimas responsáveis pela metabolização na placenta e posterior inativação desse hormônio anteriormente à sua transferência ao feto, podem provocar aumento das concentrações de cortisol no feto em desenvolvimento. Assim, o cortisol também vem sendo considerado importante fator relacionado à redução do desenvolvimento fetal, ao baixo peso ao nascer e à programação fetal em condições restritivas.

## DIETAS HIPERLIPÍDICAS E OBESIDADE MATERNA TAMBÉM PODEM PROGRAMAR A SM?

Entre 1999 e 2002, o *National Health and Nutrition Examination Survey* identificou prevalência de 26% de sobrepeso e de 29% de obesidade nas norte-americanas entre vinte e 39 anos de idade. A OMS estima que esse problema esteja em franca ascendência, havendo, atualmente, prevalência de cerca de 35,5% de obesidade nos Estados Unidos. No Brasil, dados epidemiológicos oriundos da recente pesquisa de orçamento familiar, publicada em 2009, colocam o problema da epidemia de obesidade no contexto nacional, ressaltando a prevalência de 48% de excesso de peso e de 16,9% de obesidade em mulheres adultas.

Apesar dos estudos clássicos demonstrarem a programação da SM na vida adulta pela deficiência energético-proteica materna, atualmente gestantes subnutridas representam pequena parcela da população brasileira. Por sua vez, o consumo predominante de alimentos de alta densidade energética por esse grupo acarreta diversos efeitos durante a vida adulta de seus filhos, dentre os quais ressalta-se: aumento do volume do TAB, de DCV e da RI, entre outros, caracterizando o estabelecimento da SM. O alarme associado ao excesso de peso materno se fundamenta no conceito de que tanto a obesidade materna quanto a tendência crescente para o alto consumo energético e consequente ganho ponderal excessivo durante a gestação podem influenciar o desenvolvimento intrauterino, afetando diretamente o peso ao nascer e a programação dos filhos.

Vale ressaltar que estudos envolvendo o consumo de dietas hiperlipídicas demonstram que o período de amamentação é crítico para a programação do fenótipo obesogênico, da hiperleptinemia e da hipertensão nas proles.

O leite materno é considerado um alimento complexo, que propicia tanto os elementos nutritivos quanto os bioativos que conferem benefícios para o crescimento, o desenvolvimento e a saúde de animais lactentes. Para sua produção, cinco importantes processos secretórios ocorrem no complexo alveolar (todos esses mecanismos influenciam a composição final do leite materno e seu valor biológico):

- Exocitose de proteínas lácteas, de lactose e de outros elementos hidrofílicos, por meio das vesículas secretórias;
- síntese de gotas lipídicas no citoplasma, que se movem até a membrana apical para posterior secreção;
- transporte transcelular de íons monovalentes, água e lactose, do espaço intersticial para a luz alveolar;
- transcitose vesicular de proteínas do espaço intersticial; e
- transporte paracelular de componentes séricos e de leucócitos.

Nesse contexto, os ácidos graxos que compõem os glóbulos lipídicos do leite são derivados de síntese *de novo* na glândula mamária, a partir de lipídios obtidos na dieta ou mobilizados do TAB. Variações na distribuição dos ácidos graxos da dieta e/ou na composição corporal materna influenciam diretamente na concentração e na composição dos lipídios secretados durante a produção láctea e, consequentemente, afetam o crescimento da prole. Nesse sentido, os efeitos provocados pela obesidade materna sobre os lactentes podem ser atribuídos às alterações da concentração e da composição de ácidos graxos do leite que serve de alimento para esses animais no início da vida.

Assim, acredita-se que tanto o período fetal quanto o lactacional sejam determinantes para o estabelecimento do fenótipo na vida adulta, havendo grande influência da dieta e do estado nutricional materno sobre esse processo. Dentro dessa perspectiva, Bayol, Simbi e Stickland (2005) verificaram que o consumo materno de dieta composta por alimentos de alta densidade energética, ricos em carboidratos simples e ácidos graxos saturados, durante a gestação e a lactação, causou atrofia do músculo esquelético e aumento do volume do TAB nos filhotes ao final do período lactacional. Os autores observaram também que a atrofia muscular foi mais acentuada do que a ocorrida em um modelo no qual ratos da mesma linhagem foram submetidos à desnutrição materna severa.

## As alterações observadas na programação fetal podem ser propagadas para as próximas gerações?

Outro fenômeno interessante observado na programação fetal é a transmissão do fenótipo que é passado às gerações seguintes, independentemente das condições ambientais aos quais os indivíduos com essas condições são expostos durante sua vida. Hoje em dia, entende-se que esse fato responde a alterações na expressão ou no silenciamento de alguns genes (e na consequente síntese de determinadas proteínas), por meio da modulação da interação entre o DNA e as proteínas que compõem a cromatina. Tal alteração no padrão de expressão gênica, que não tem relação com a sequência, mas que ocorre a jusante do DNA, é conhecida como regulação epigenética e, dado que é transmissível de uma geração celular à outra, corresponde ao mecanismo que permeia as alterações permanentes observadas na programação e relaciona-se à hereditariedade da SM.

## Os fatores ambientais contribuem para o desenvolvimento da SM?

Sim. Nas últimas décadas, os fatores ambientais têm influenciado significativamente os componentes da SM. A principal influência desses fatores diz respeito à promoção do maior consumo de calorias e do padrão de vida sedentário, capaz de proporcionar um balanço energético positivo e, por conseguinte, contribuir para o ganho excessivo de peso.

## Os alimentos industrializados e as tecnologias contribuem para o desenvolvimento da SM?

Sim. As indústrias de alimentos aumentaram a disponibilidade de energia de seus produtos, ao passo que os padrões sedentários facilitados pelos transportes motorizados e por outras atividades que proporcionam baixos gastos energéticos (p. ex.: assistir TV e muitas horas sentado à frente do computador) têm aumentado nas últimas décadas. É provável que essa tendência global continue, dada a crescente disponibilidade e popularidade dos computadores pessoais, das TV, da automação de tarefas de casa, da facilidade de transporte e demais tecnologias que ainda estão por vir. Ao longo de um dia, a inatividade física (em indivíduo acamado) pode favorecer efeitos negativos relativamente rápidos sobre os processos celulares nos músculos esqueléticos e em outros tecidos que regulam fatores de risco, como glicemia, TAG e HDLc. Semelhantemente, o indivíduo que permanece sentado por períodos prolongados (estilo sedentário) também apresenta significativa redução no gasto energético diário. Essa resposta é resultado da falta de milhares de contrações musculares intermitentes durante todo o período de 16 horas, aproximadamente, que as pessoas permanecem acordadas. Essa condição desfavorável é uma das principais causas dos efeitos crônicos sobre a propensão de o indivíduo tornar-se obeso.

## Hábitos alimentares inadequados podem causar SM?

Paralelamente à maior prevalência dos casos de obesidade e DM2, tem sido observado o aumento constante no consumo de açúcares refinados (desde os anos 1970) em razão do aumento na ingestão de refrigerantes, refrescos, doces e frituras. Da mesma forma, o consumo de ácidos graxos aumentou significativamente, representando 28% a 42% do total de energia consumida pela população europeia. No Brasil, segundo pesquisa divulgada recentemente pelo IBGE (Instituto Brasileiro de Geografia e Estatística), a maioria dos brasileiros possui padrão alimentar inadequado, caracterizado pelo alto consumo de alimentos ricos em gorduras, açúcar e sódio e pobres em micronutrientes, combinado à baixa ingestão de alimentos protetores, como frutas, verduras, legumes e grãos integrais, particularmente entre os adolescentes. O público jovem, por exemplo, consome entre 10% e 15% mais gorduras do que os adultos. Além disso, nos últimos cinquenta anos, têm ocorrido mudanças qualitativas pelo maior consumo de gorduras saturadas.

## Quais as consequências metabólicas da ingestão inadequada de gorduras?

Diversas evidências científicas destacam que o alto consumo de gorduras saturadas e trans pode exercer efeitos adversos sobre a homeostase de lipídios e da glicose, evoluindo para a SM. Dentro desse contexto, os mecanismos envolvidos são:

- Acúmulo de diacilgliceróis tóxicos e ceramidas;
- ativação do NFκB (fator nuclear kappa B), PKC (proteína quinase C) e da MAPK (proteína quinase ativada por mitógeno)[1] que induz à expressão de genes inflamatórios no TAB e células do sistema imune;
- diminuição do receptor ativado por PPAR-α (proliferadores de peroxissomos-α) e dos níveis de adiponectina, com consequente diminuição na oxidação de ácidos graxos e glicose; e
- recrutamento de células do sistema imune no TAB e no tecido muscular.

Em relação aos efeitos do tipo de lipídios na dieta sobre a sensibilidade à insulina, existem evidências em animais experimentais evidenciando que a gordura saturada prejudica a ação da insulina, ao passo que os ácidos graxos ω-3

(ômega-3) melhoram essa ação e, ainda, que os monoinsaturados e poli-insaturados apresentam ações menos deletérias sobre a sensibilidade à insulina que a gordura saturada. Em humanos, existem evidências indiretas de que o consumo elevado de gordura saturada está associado à deficiência na ação da insulina. Diversos estudos têm examinado a relação entre gordura na dieta e marcadores de RI e os resultados apresentam relação positiva entre o consumo de gordura saturada e a hiperinsulinemia, independentemente da gordura corporal.

Os mecanismos que relacionam a qualidade da gordura na dieta à sensibilidade à insulina ainda não estão totalmente elucidados, entretanto, seus efeitos na função biológica são creditados, ainda que parcialmente, à composição de ácidos graxos na membrana celular. Nessa perspectiva, o perfil específico de ácidos graxos nas membranas celulares pode prejudicar a ação da insulina por diversos mecanismos, incluindo a ligação ou a afinidade ao seu receptor alterada e interferindo na permeabilidade de íons e na sinalização intracelular.

Contudo, é necessário ressaltar que a ênfase em reduzir a quantidade de gordura na dieta pode levar ao aumento na quantidade de carboidratos consumidos, com possíveis efeitos indesejáveis sobre os parâmetros da SM. Por essa razão, os estudos buscam uma abordagem nutricional adequada para reduzir o risco e para tratar essa síndrome.

## Quais as consequências da SM sobre o controle central do balanço energético?

O cérebro possui a arquitetura necessária para a integração neural das informações do ambiente externo e os sinais internos que refletem aspectos importantes do estado fisiológico do organismo. O SNC recebe diversas informações sobre os níveis de armazenamento energético corporal, especialmente em uma região denominada hipotálamo, que se situa sob o tálamo e consiste em um agrupamento de neurônios que integram o controle tanto do gasto energético quanto da alimentação. Duas populações neuronais distintas no núcleo arqueado do hipotálamo integram os sinais nutricionais periféricos, como os níveis de glicose, leptina, grelina, resistina e insulina. Parte desses neurônios expressa os neuropeptídios orexígenos (que promovem a fome), proteína relacionada ao AgRP (agouti) e ao NPY (neuropeptídio Y). Uma segunda população de neurônios do núcleo arqueado expressa os neuropeptídios anorexígenos (saciedade), a POMC (pró-opiomelanocortina) e o CART (transcrito regulado por cocaína e anfetamina).

Dessa forma, hormônios periféricos representam sinais importantes que regulam a adiposidade, assim como circuitos do SNC que controlam a ingestão de alimentos. Dentre os sinais hormonais da adiposidade, a insulina e a leptina são muito bem caracterizadas; ambas possuem receptores expressos no núcleo arqueado e agem diretamente nestas regiões, mediando suas ações. Portanto, na SM, na qual a

---

1 P. ex.: JNK (jun N-terminal quinase), ERK1/2 (quinases reguladas por sinais extracelulares) e p38-MAPK (α, β, δ e γ).

produção e a liberação desses hormônios são alteradas, a circuitaria neuronal é afetada de maneira a modular o controle da homeostase energética.

## DE QUE MANEIRA O CÉREBRO MONITORA A ADIPOSIDADE CORPORAL?

A massa corporal é uma variável homeostaticamente regulada e sua manutenção a longo prazo só pode ocorrer por meio de uma estreita ligação entre o consumo e o gasto energético. Isso significa que, durante longos intervalos de tempo, a quantidade de energia consumida deve ser equivalente à quantidade de energia gasta. Entretanto, no padrão alimentar atual, o estímulo para iniciar uma refeição, em geral, é baseado em hábitos sociais, hora do dia, situação social específica, conveniência ou estresse e raramente implica a necessidade biológica real, como baixo nível glicêmico. Dessa forma, após o ganho excessivo de massa corporal, o aumento da sinalização de leptina e insulina no cérebro promove a elevação da sensibilidade aos sinais de saciedade e o menor consumo de alimentos até que haja perda desse excesso de adiposidade. Entretanto, apesar desses mecanismos de compensação, o grande dilema entre profissionais de saúde que lidam com transtornos alimentares diz respeito ao acúmulo excessivo de energia, à obesidade e às doenças associadas.

## QUAIS AS CONSEQUÊNCIAS DO ACÚMULO EXCESSIVO DE GORDURA NO CONTROLE CENTRAL DA HOMEOSTASE ENERGÉTICA?

Uma importante fonte de hormônios capazes de controlar a homeostase energética no hipotálamo é o TAB, por meio da secreção de diversas adipocinas. Dentre essas adipocinas, a leptina age como um fator de saciedade circulante, promovendo efeito na homeostase energética, por alteração na atividade de neurônios hipotalâmicos, resultando em balanço energético negativo, pela diminuição da ingestão energética. Porém, a barreira hematoencefálica representa um obstáculo à passagem da leptina para o fluido cerebroespinhal. Com uma massa molecular de 16 kDa, a leptina é grande demais para ultrapassar a membrana por difusão, necessitando, portanto, de um sistema de transporte saturável. Após atravessar a membrana, a leptina estimula neurônios anorexígenos, que expressam POMC e CART, e inibe neurônios orexígenos, que expressam NPY e AgRP.

As concentrações circulantes de leptina correlacionam-se com a adiposidade corporal, ou seja, com o aumento da gordura corporal ocorre maior produção de leptina, inibindo a ingestão de alimentos. Contudo, o papel da leptina agindo como *feedback* negativo não está totalmente elucidado em humanos. Portanto, indivíduos obesos, apesar de apresentarem altas concentrações circulantes dessa adipocina, não apresentam diminuição no apetite e na gordura corporal.

## OS MECANISMOS DE SINALIZAÇÃO INTRACELULAR DA LEPTINA SÃO CONHECIDOS?

Sim. A partir da descoberta do gene da leptina em 1994, diversos pesquisadores têm se empenhado em pesquisar os mecanismos de ação intracelular desse hormônio. Assim, é cada vez mais evidente o efeito central da leptina sobre populações neuronais sensíveis às suas concentrações que iniciam uma série de sinalizações enviadas a diversos tecidos/órgãos do corpo.

Após ultrapassar a barreira hematoencefálica, a leptina age em regiões que contêm maiores concentrações do receptor Ob-Rb (isoforma longa do receptor de leptina); então, liga-se a seu receptor e promove uma dimerização deste, ativando a proteína quinase JAK2 (*Janus kinase*) que, por sua vez, é ativada e fosforilada em três resíduos intracelulares de tirosina. Esses diferentes resíduos são capazes de ativar as proteínas intracelulares ERK, proteínas transdutoras de sinal e ativadoras da STAT5 e STAT3 (transcrição-5 e 3).

Ao mesmo tempo, a ativação das proteínas JAK e STAT leva à expressão de inibidores da sinalização, como as proteínas SOCS-3 (supressoras da sinalização de citocinas-3) e as PTP1B (proteínas tirosina fosfatase-1B), que modulam a resposta biológica da leptina.

A leptina também ativa a proteína da via de sinalização da PI3K (insulina fosfatidilinositol 3 quinase) e a mTORC1 (proteína alvo de rapamicina em mamíferos), mas os mecanismos de ativação dessas vias ainda não estão totalmente elucidados.

Evidências científicas indicam ainda que a leptina age diretamente em tecidos periféricos por indução da expressão do coativador $1\alpha$ do receptor ativado por PGC-$1\alpha$ (proliferadores de peroxissoma-gama) e da UCP-1 (proteína desacopladora 1), levando ao aumento na termogênese corporal.

## POR QUE, APESAR DO AUMENTO CIRCULANTE DE LEPTINA EM INDIVÍDUOS OBESOS, NÃO HÁ REDUÇÃO DO APETITE E DA PERDA DA GORDURA CORPORAL?

Contraditoriamente, existe grande prevalência de indivíduos obesos que apresentam hiperleptinemia. A partir desta informação, surge a hipótese de que esses indivíduos apresentam resistência à ação da leptina e, portanto, o aumento da massa do TAB se mantém.

Diversos mecanismos podem contribuir para esse fenômeno, contudo, duas hipóteses têm recebido especial atenção. Primeiro, discute-se a possibilidade de resistência na transposição pela barreira hematoencefálica, entretanto, não está claro se essas alterações podem levar à obesidade. Outra causa potencial é a redução da sensibilidade a este hormônio no hipotálamo. Esse fenômeno pode ser observado em roedores que apresentam mutações do receptor de leptina, bem como em ratos alimentados com dietas hiperlipídicas, evidenciando que fatores ambientais são capazes de modular a via de sinalização da leptina.

## O hipotálamo sofre consequências da inflamação sistêmica de baixa intensidade?

Os estudos recentes têm demonstrado claramente que, na obesidade induzida por dieta, o hipotálamo é alvo de processos inflamatórios, promovendo disfunções no controle do balanço energético. Uma hipótese a ser considerada é que as adipocinas produzidas e liberadas a partir do TAB provocam uma inflamação sistêmica de baixa intensidade que, por sua vez, provocaria inflamação no hipotálamo. Entretanto, essa hipótese é inconsistente com evidências indicando que a indução hipotalâmica de adipocinas pró--inflamatórias, associada à RI e leptina, precede em muitas semanas o aparecimento das mesmas respostas no TAB.

Outra hipótese defende que as respostas hipotalâmicas às dietas ricas em gordura ocorram por mecanismos diretos em populações específicas de neurônios do hipotálamo e que esses mecanismos ocorram precocemente a partir da mudança para dietas obesogênicas, gerando ganhos excessivos de peso.

Existem diversos mecanismos que podem justificar essa hipótese. Um deles envolve os receptores do tipo Toll (TLR-4), um componente do sistema imune inato que, no SNC, é predominantemente expresso por macrófagos residentes no cérebro. A ativação local de TLR-4 durante a alimentação com dietas ricas em gordura pode induzir à expressão de mediadores inflamatórios, causando resistência neuronal à leptina e à insulina.

O estresse no retículo endoplasmático é o segundo processo celular que pode causar inflamação durante a alimentação com dietas hiperlipídicas. Estudos recentes destacam esse fenômeno como um mecanismo de condução na transcrição de genes inflamatórios e resistência hepática à insulina em modelos de obesidade. Um mecanismo semelhante foi relatado recentemente no hipotálamo, evidenciando semelhanças nas respostas dos tecidos periféricos e do hipotálamo às dietas hiperlipídicas. Entretanto, ainda é incerto se o estresse no retículo endoplasmático é um controlador primário ou uma resposta secundária na origem da inflamação hipotalâmica induzida por dietas com alto teor de gordura.

## As disfunções hipotalâmicas são decorrentes do consumo excessivo de calorias ou são dependentes da composição da dieta?

O excesso de calorias consumidas diariamente, independentemente do tipo de nutriente, representa um fator de risco primário para o desenvolvimento da obesidade. Entretanto, diversas pesquisas epidemiológicas têm evidenciado que populações que consomem especialmente dietas com alto teor de gordura são mais propensas ao ganho de massa corporal. Entre os ácidos graxos normalmente presentes na dieta ocidental, os de cadeia longa são os mais prejudiciais, uma vez que ativam receptores da família TLR-4, provocando uma resposta inflamatória através dos macrófagos residentes no hipotálamo.

Após a ativação da via de sinalização dos receptores TLR-4, as células ativam um mecanismo de adaptação que tem por finalidade biológica responder à maior síntese proteica durante a inflamação. Esse mecanismo é conhecido como estresse no retículo endoplasmático e, dependendo da magnitude e da duração do dano, pode ocorrer elevação do sinal inflamatório ou indução de apoptose celular. Se a exposição a ácidos graxos saturados for prolongada, dependendo de alguns fatores genéticos ainda desconhecidos, uma resposta pró-apoptótica é induzida, levando à perda de neurônios, preferencialmente anorexígenos, no núcleo arqueado do hipotálamo. Dessa forma, a ativação da transdução do sinal através dos receptores TLR-4, seguida da indução de estresse no retículo endoplasmático no hipotálamo, parece ser o mecanismo principal que relaciona o consumo de alto teor de gordura na dieta às disfunções hipotalâmicas na obesidade.

## A resistência à ação da leptina pode causar comprometimento na função de alguns tecidos periféricos como músculo, fígado e células betapancreáticas?

Sim. Em condições normais, a leptina promove oxidação de ácidos graxos, pelo aumento na expressão do PPAR-$\alpha$. Disfunções em sua ação causam acúmulo ectópico de TAG em tecidos/órgãos, como músculo, fígado e pâncreas. Esse acúmulo de TAG e ácidos graxos de cadeia longa provoca a síntese de ceramidas, causando apoptose por meio de estímulo de iNOS (óxido nítrico induzível). Por sua vez, o desenvolvimento de lipotoxicidade no músculo, no fígado e no pâncreas causa resistência à ação da insulina e disfunções nas células betapancreáticas, o que pode culminar com o surgimento de DM2.

## As concentrações de insulina circulante atuam nos mecanismos de controle central da adiposidade corporal?

Historicamente, o cérebro era considerado um tecido insensível à ação da insulina, pois acreditava-se que a insulina não conseguiria atravessar a barreira hematoencefálica. Somente alguns poucos estudos, publicados nas décadas de 1960 a 1980, relataram a presença de insulina e de seu receptor no SNC. Entretanto, este tema ganhou maior relevância nos anos recentes, quando se determinaram os mecanismos de ação desse hormônio no hipotálamo. Esse progresso nas pesquisas sugere que há um potencial papel da insulina no SNC e em tecidos periféricos, nas interações insulina-glicose e insulina-serotonina e uma inter-relação entre os receptores de insulina e os receptores de leptina. Então, no cenário científico atual, prevalece o conceito de que, em conjunto com outros neuropeptídios, a insulina desempenha um papel biológico importante na ingestão alimentar, no controle do peso corporal e sobre funções cognitivas e reprodutivas.

A ação mais investigada da insulina no cérebro é sua interferência no comportamento alimentar e no peso corporal, agindo aguda e cronicamente. Assim como acontece em tecidos periféricos, a insulina se liga a seu receptor no hipotálamo, ativando sua porção catalítica e desencadeando uma autofosforilação que permite o recrutamento de substratos intracelulares para que o sinal seja propagado. Portanto, a insulina age como um neuromodulador envolvido na liberação de neurotransmissores e na plasticidade sináptica.

Como já citado anteriormente, as concentrações circulantes de insulina e leptina são proporcionais à quantidade de gordura corporal; entretanto, sua secreção e os níveis circulantes também são influenciados pela alimentação recente e pela composição de macronutrientes na dieta. As refeições aumentam a concentração de insulina no fluido cerebroespinhal e no hipotálamo e o jejum diminui essas concentrações, enquanto os sinais gerados pela ingestão de macronutrientes alteram especificamente a concentração extracelular de insulina hipotalâmica. Essas concentrações são aumentadas após as refeições balanceadas e após a alimentação exclusiva de carboidratos, ao passo que permanecem inalteradas após alimentações com proteína e são significativamente reduzidas com a alimentação gordurosa.

## COMO OCORRE ESSA INTER-RELAÇÃO ENTRE OS RECEPTORES DE INSULINA E DE LEPTINA?

A insulina modula a via de transdução do sinal da leptina por induzir à fosforilação dos receptores de leptina associados à tirosina quinase JAK2 e à ativação da fosforilação induzida por leptina do transdutor de sinal e ativador de transcrição STAT3. Nesse sentido, tem sido sugerido que a sinalização da leptina e da insulina compartilham de vias a jusante comuns. Especificamente, a resposta neuronal a ambos os hormônios parece ativar a proteína PI3K.

Tanto leptina quanto insulina inibem a expressão de NPY no hipotálamo e aumentam a do POMC. Essas observações reafirmam o conceito de que estes hormônios apresentam funções sobrepostas a partir de sinais gerados das alterações nos estoques de gordura corporal, promovendo ajustes adaptativos tanto no comportamento alimentar quanto nas funções reprodutivas. Portanto, deficiências na sinalização desses hormônios favorecem hiperfagia, maior adiposidade corporal, hiperinsulinemia, intolerância à glicose, hiperleptinemia e anormalidades reprodutivas.

## A INFLAMAÇÃO FAVORECE O ACÚMULO DE GORDURA HEPÁTICA?

Uma das consequências das mudanças metabólicas iniciadas pelas vias inflamatórias é a deposição ectópica de gordura no fígado, acarretando esteatose hepática ou doença hepática gordurosa não alcoólica. A maior produção de citocina pró-inflamatória está relacionada ao acúmulo de gordura nos hepatócitos, resultado do desequilíbrio na entrada, na saída e na oxidação de ácidos graxos. A deficiência na capacidade oxidativa dos hepatócitos pelas vias inflamatórias facilita o acúmulo de gordura ectópica no fígado. Especificamente, a disfunção mitocondrial durante a esteatose hepática acarreta redução da betaoxidação mitocondrial dos ácidos graxos, inibição da respiração mitocondrial e danos ao DNA mitocondrial. As citocinas pró-inflamatórias, os ácidos graxos livres e a inflamação relacionada com a baixa expressão de adiponectina e do PPAR-α podem contribuir diretamente para o desenvolvimento da esteatose hepática.

## COMO SE DÁ ESSE PROCESSO?

As citocinas pró-inflamatórias, IL-12 e IL-18 (interleucina-12 e -18), induzem à hepatoesteatose por comprometerem a microcirculação hepática, levando à disfunção mitocondrial em hepatócitos. Esses efeitos inibem a capacidade oxidativa a AGs e proporcionam o acúmulo de ácidos graxos livres no fígado, que serão reesterificados com a reconstituição dos TAG. Em adição, o TNF-α (fator de necrose tumoral alfa) também exerce efeitos inibitórios sobre a oxidação de ácidos graxos, e seus efeitos podem ser incrementados pela IL-1 ou IL-6 e foram associados ao aumento da produção de malonil-CoA.

## QUAL A RELAÇÃO ENTRE A ESTEATOSE HEPÁTICA E AS PROTEÍNAS SOCS?

As SOCS desempenham papel importante na patogênese da esteatose hepática mediada por citocinas. Dentre elas, o TNF-α, a IL-1, a IL-6 e o interferon-gama induzem à ativação sustentada da SOCS-3, capaz de prejudicar diretamente os dois primeiros passos e o final da via de sinalização da insulina. Em camundongos, a superexpressão de SOCS-1 e SOCS-3 no fígado provoca RI e aumento na expressão da proteína ligadora do elemento regulado por esteróis-1c (SREBP-1c), um regulador-chave da síntese de ácidos graxos no fígado, que é capaz de gerar esteatose hepática e hipertrigliceridemia.

## EXISTE COMUNICAÇÃO ENTRE O TAB E O FÍGADO, NO DESENVOLVIMENTO DA ESTEATOSE HEPÁTICA?

A liberação de ácidos graxos livres do TAB, como resultado da lipólise induzida por citocinas pró-inflamatórias, pode contribuir para o desenvolvimento da esteatose hepática, como resultado da lipotoxicidade e da desestabilização lisossômica. A exposição de hepatócitos a ácidos graxos livres gera a desestabilização dos lisossomos, com a liberação de catepsina B, uma protease cisteína lisossomal, para o citosol. A liberação de catepsina B no citoplasma de células hepáticas de indivíduos com esteatose hepática se correlaciona com a gravidade da doença por digestão de elementos citoplasmáticos. A desestabilização lisossomal resulta no aumento da expressão de TNF-α via NFκB.

Essas respostas relacionadas ao aumento de estímulos pró-inflamatórios (p. ex.: o TNF-α) também suprimem a produção e a ação da adiponectina em tecidos-alvo, incluindo o fígado. A deficiência de adiponectina está estreitamente relacionada com o acúmulo hepático de lipídios em pacientes com RI, sendo essa condição pelo menos parcialmente responsável pela esteatose hepática e a lesão hepática durante a RI. A adiponectina é uma adipócina anti-inflamatória que desempenha papel hepatoprotetor contra a lesão hepática, em parte por causa de seu antagonismo e da supressão da produção hepática de TNF-α. Ela também se opõe à esteatose hepática diretamente, por meio de:

- Aumento da oxidação de ácidos graxos no tecido hepático; e
- inibição da síntese de ácidos graxos.

A administração de adiponectina recombinante em camundongos obesos[(ob/ob)] com esteatose hepática resulta na significativa redução do quadro de hepatomegalia, esteatose e alanina aminotransferase. Especificamente, a adiponectina aumenta a atividade da CPT-1 (carnitina palmitoiltransferase 1) e da oxidação hepática de ácidos graxos e diminui a atividade de duas enzimas-chave envolvidas na síntese de ácidos graxos, ACC (acetil-CoA carboxilase) e FAS (ácido graxo sintase). Além disso, a adiponectina suprime a produção hepática e os níveis plasmáticos de TNF-α.

## QUAIS AS MANIFESTAÇÕES METABÓLICAS DA ESTEATOSE HEPÁTICA?

A esteatose hepática está associada com a RI e a SM, além disso, observa-se um quadro pró-inflamatório de baixa intensidade. A esteatose hepática está intimamente relacionada com marcadores de RI, desempenhando papel importante no acúmulo inicial de gordura no fígado. Tanto a prevalência quanto o grau da esteatose hepática estão relacionadas com hiperinsulinemia e hipertrigliceridemia, podendo esta condição ser considerada um preditor precoce de RI e doenças metabólicas, particularmente em indivíduos de peso normal. Outra resposta associada à RI hepática diz respeito à alteração no metabolismo das lipoproteínas. Em indivíduos com esteatose que consomem alimentos riscos em gordura, há maior resposta das lipoproteínas ricas em TAG, com maior área sob a curva (AUC) pós-prandial, e maior duração do pico hipertrigliceridêmico, juntamente com baixas concentrações plasmáticas de HDLc2 e maior proporção entre TAG/apo B

na VLDLc (lipoproteínas de muito baixa densidade). Além disso, o fígado gorduroso é um preditor significativo de hipertrigliceridemia e baixos níveis de HDLc em indivíduos de peso normal e com sobrepeso não diabéticos.

## COMO SE DÁ O PROCESSO DE DISLIPIDEMIA NA RI HEPÁTICA?

A condição de RI está associada a altas concentrações de lipoproteínas ricas em TAG e partículas remanescentes, com exagerada e prolongada hipertrigliceridemia pós-prandial. Embora existam outras causas, de 80% a 85% dos indivíduos com hipertrigliceridemia têm a SM. A sinalização da insulina hepática prejudicada é a base fisiopatológica para hipertrigliceridemia na dislipidemia aterogênica. Além disso, a RI, no TAB, e a capacidade oxidativa prejudicada, em órgãos metabolicamente ativos, tais como músculos esquelético e cardíaco e fígado, são considerados fatores determinantes para agravamento do quadro de RI. O estado de RI induz a elevadas concentrações de VLDLc, por causa da inadequada liberação e da alta produção de lipoproteínas. Na RI, a atividade da LPL no TAB e no músculo esquelético via insulina é reduzida, diminuindo assim a hidrólise do VLDLc circulante. Além disso, a alta produção de lipoproteínas ricas em TAG é considerada uma complexa interação entre:

- O maior fluxo de ácidos graxos livres dos tecidos periféricos para o fígado, decorrente da prejudicada sinalização da insulina que, por sua vez, suprime seus efeitos antilipolíticos no adipócito e pelo comprometimento da capacidade oxidativa (ácidos graxos) em tecidos metabolicamente ativos;
- comprometimento da via de sinalização da insulina no fígado e no intestino; e
- aumento crônico da lipogênese *de novo* pela hiperinsulinemia, representado principalmente pela maior síntese e secreção de apo B-100.

No entanto, as baixas concentrações de HDLc são manifestações secundárias provenientes do excesso de TAG. A hipertrigliceridemia na RI, juntamente com a menor atividade da LPL e o aumento da (CETP proteína transportadora de ésteres de colesterol) e da HL (lípase hepática) em estado de RI:

- Reduz as concentrações de HDLc, pela troca excessiva de ésteres de colesterol e de triglicerídios entre HDLc e VLDLc;
- prejudica a função fisiológica do HDLc; e
- reduz as concentrações de HDLc, como resultado da maior depuração plasmática de apo A1.

## QUAIS AS FONTES DE TAG INTRA-HEPATOCELULAR?

Os ácidos graxos de TAG intra-hepatocelular podem ser derivados de quilomícrons remanescentes da dieta, dos AGNEs liberados do TAB ou da lipólise pós-prandial dos quilomícrons, que pode ocorrer em taxa superior à que pode ser armazenada nos tecidos, a partir da lipogênese *de novo*.

Durante o jejum noturno, a maioria dos ácidos graxos hepáticos origina-se a partir da lipólise do TAB. A contribuição da lipólise esplâncnica para o acúmulo de ácidos graxos livres hepáticos é de 5% a 10% em indivíduos com peso normal e aumenta para 30% em homens e mulheres com obesidade visceral. Assim, o TAB subcutâneo fornece a maior quantidade de ácidos graxos livres para o fígado. No estado pós-prandial, a contribuição via *spillover* e a absorção dos quilomícrons remanescentes aumentam e podem responder por até metade dos ácidos graxos secretados como VLDLc. Em indivíduos normais, durante a condição pós-prandial, a lipogênese *de novo* contribui com menos de 5%, no entanto, em indivíduos com esteatose hepática, as taxas de lipogênese *de novo* parecem ser significativamente elevadas. Isso pode resultar da ingestão de carboidratos em excesso. A capacidade comprometida de indivíduos com RI para armazenar carboidratos como glicogênio no músculo também pode contribuir para o excesso de lipogênese *de novo* no fígado.

O perfil de ácidos graxos dos TAG intra-hepáticos muda em função da quantidade de gordura presente no fígado. O fígado gorduroso apresenta quantidades aumentadas de ácidos graxos saturados e menores quantidade de poli--insaturados. Porém, ainda não é totalmente compreendido se o aumento dos ácidos graxos saturados é oriundo da lipogênese *de novo*.

## Qual o mecanismo celular da RI hepática?

Os TAG *per si* não podem explicar a RI hepática, porém, estudos sugerem que pelo menos dois mediadores lipídicos, ceramidas e diacilgliceróis poderiam causar RI. As ceramidas são esfingolipídios com uma esfingosina dependente da disponibilidade de ácidos graxos saturados. Esse composto parece ser necessário para a RI induzida por ácido graxo saturado, mas não por insaturados. As ceramidas são acumuladas no fígado quando é consumida uma dieta rica em triestearina (18:0) – mas não em trioleína (18:1 ω-9). E são aumentadas no músculo esquelético e no TAB de indivíduos com RI (mas existem poucas evidências sobre o conteúdo de ceramida no fígado com esteatose).

Os diacilgliceróis são precursores imediatos de TAG e são capazes de ativar a PKCε no fígado, que se liga e inativa o receptor de insulina, diminuindo a fosforilação do substrato do IRS-2 (receptor de insulina-2). Mais a jusante, ocorre uma falha na transdução de sinais, favorecendo a menor ativação via insulina da PI3K, PKB (proteína quinase B ou Akt2), GSK-3 (glicogênio sintetase quinase 3) e fosforilação da FOXO, o que diminui a síntese de glicogênio hepático e reduz a inibição da gliconeogênese hepática. No fígado humano, as concentrações de diacilglicerol são aumentadas em proporção ao aumento dos TAG intra-hepatocelulares. Além disso, sabe-se que a atividade da PKCε é aumentada no fígado de pacientes com DM2.

## Quais são as funções do TAB?

Até a década de 1990, o TAB era considerado um depósito inerte para o excesso de combustível metabólico. Em condições de balanço energético positivo, a energia é armazenada sob a forma de TAG. O TAB é o principal e o maior local para o armazenamento de energia do corpo, sendo que mais de 95% do TAG do corpo é armazenado nos adipócitos. A composição dessas células é de cerca de 80% de TAG. Cada adipócito contém cerca de 0,04 a 0,06 $\mu$g de gordura; os indivíduos eutróficos apresentam de 10 a 15 kg de TAB, correspondendo a 135.000 kcal de energia armazenada. O acúmulo de gordura é realizado principalmente pela insulina, via transporte intracelular de glicose e de ácidos graxos de cadeia longa, bem como pela lipogênese.

O TAB serve como um depósito de energia dinâmica, a partir da qual os ácidos graxos livres são liberados, através da lipólise, quando existe necessidade de energia durante os períodos de exigência de aumento de gastos energéticos (exercício físico) e de escassez de energia (jejum). Além disso, o TAB desempenha papel no suporte mecânico e na proteção de tecidos e órgãos, bem como proporciona isolamento térmico de órgãos. Substâncias lipossolúveis, como drogas, são armazenadas no TAB. Esse tecido é considerado necessário para a homeostase glicídica e lipídica. Ele remove e capta lipoproteínas circulantes, TAG e colesterol.

A descoberta da leptina em 1994, um hormônio derivado do TAB que pode "relatar" o estado dessas reservas energéticas para outros órgãos do corpo, permitiu uma nova perspectiva sobre a biologia desse tecido. Nos anos seguintes, novas descobertas trouxeram avaliações mais profundas do efeito das substâncias secretadas pelo TAB, a partir do grande número de substâncias de notável poder biológico, com capacidade de atingir outros tecidos localizados distantes do local de produção, tendo, portanto, a propriedade de atuar como verdadeiros hormônios. Essa nova descoberta da capacidade do TAB de produzir hormônios permitiu sua classificação com órgão endócrino, com capacidade de controlar o metabolismo. Além disso, existe uma heterogeneidade regional dos diferentes depósitos de gordura, revelando que não são todos semelhantes e que adipócitos de diferentes regiões secretam distinta diversidade de substâncias. Assim, existe uma significativa variação depósito-específica na expressão gênica dos adipócitos, que pode contribuir para as diferentes propriedades funcionais específicas dos adipócitos viscerais e subcutâneos.

## Quais os efeitos das moléculas secretadas pelo TAB?

O TAB secreta moléculas sinalizadoras e hormônios. Essas substâncias têm, frequentemente, as propriedades estruturais de citocinas e são referidas como adipocitocinas ou adipocinas. Além disso, adipócitos expressam receptores para várias moléculas pró-inflamatórias. As adipocinas exercem efeitos endócrinos, além de funções autócrinas e parácrinas, e são secretadas em resposta a estressores, tais como dieta e EF, bem como em resposta a alterações agudas ou crônicas (p. ex.: condições inflamatórias).

As adipocinas exercem efeitos no(a):

- Comportamento alimentar;
- função endotelial;
- sensibilidade e ações da insulina;
- metabolismos lipídico e glicídico;
- homeostases energética e lipídica, bem como na adipogênese;
- modulação do sistema complemento;
- homeostase vascular; e
- reprodução.

## O TAB É UM ÓRGÃO ENDÓCRINO?

Sim. O TAB é um órgão secretor ativo, capaz de sintetizar uma variedade de moléculas mensageiras que exercem potentes ações autócrina, parácrina e endócrina (Tab. 27.3). Há crescentes evidências de que os hormônios derivados dos adipócitos desempenham papel fundamental no metabolismo do TAB e no desenvolvimento da RI. Os adipócitos envolvem diversos órgãos e tecidos, além disso, uma gama de receptores-alvo para seus mensageiros é encontrada em outros tecidos, como o hipotálamo, o músculo esquelético e o fígado. Mensageiros derivados dos adipócitos também podem exercer efeitos endócrinos e participar de uma interação complexa entre vários tecidos.

## QUAIS AS ORIGENS DAS ADIPOCINAS PRÓ-INFLAMATÓRIAS NO TAB?

As adipocinas são sintetizadas a partir de adipócitos, pré-adipócitos e outros tipos de células, como as células do estroma vascular, que apresentam RNAm para esses fatores. Além disso, é possível encontrar macrófagos no TAB em quantidade significativa em indivíduos obesos. Evidências na literatura destacam que indivíduos com excesso de adiposidade corporal apresentam 50% a mais de macrófagos no TAB. Essas células do sistema imunológico estão positivamente correlacionadas com o IMC e o tamanho dos adipócitos, sendo, por sua vez, consideradas as progenitoras de moléculas pró-inflamatórias no TAB. Os macrófagos do estroma vascular do TAB são atraídos pela MCP-1, derivada dos vasos via infiltração e extravasamento. Essas MCP-1, quando ativadas a partir de agentes estressores, podem servir como um estímulo primário para induzir ao recrutamento de macrófagos para o TAB. Além disso, os macrófagos também são gerados pela diferenciação a partir de pré-adipócitos. Na verdade, durante a obesidade, a fração de células mononucleares circulantes – os precursores presuntivos de macrófagos do TAB – está associada ao aumento na atividade de ligação do NF$k$B e na expressão da subunidade p65, com diminuição na proteína inibitória I$k$B-β (inibidor do fator nuclear B quinase-beta). A magnitude de ligação do NF$k$B está relacionada com o IMC e com as condições de RI, como resultante do aumento na expressão de genes modulados pelo NF$k$B, tais como TNF-α, IL-6 e metaloproteinase de matriz-9.

## Tabela 27.3. Adipocinas secretadas pelo TAB

| Adipocinas | Efeitos no(a) |
|---|---|
| Leptina | Consumo alimentar e gordura corporal |
| Adiponectina | Resistência à insulina e inflamação |
| Resistina | Resistência à insulina e inflamação |
| Visfatina | Resistência à insulina |
| Omentina | Resistência à insulina |
| Vaspina | Resistência à insulina |
| Apelina | Vasodilatação |
| Proteína de transferência do éster de colesterol | Metabolismo lipídico |
| Lipase lipoproteica | Metabolismo lipídico |
| HSL (lipase hormônio-sensível) | Metabolismo lipídico |
| Proteína de ligação de ácidos graxos-adipócitos-4 | Metabolismo lipídico |
| Perilipina | Metabolismo lipídico |
| Proteína ligadora de retinol-4 | Metabolismo lipídico |
| Proteína estimulante de acilação | Metabolismo lipídico |
| Angiotensina II | Pressão arterial |
| ECA (enzima conversora da angiotensina) | Pressão arterial |
| Angiotensinogênio | Pressão arterial |
| TNF-α | Inflamação |
| IL-6 | Inflamação |
| CRP (proteína C-reativa) | Inflamação |
| Adipsina/fator do complemento D | Inflamação |
| MCP-1 (proteína quimiotática para monócitos-1) | Ativação de monócito |
| ICAM-1 (molécula de adesão intracelular-1) | Ativação de monócito |
| PAI-1 (inibidor-1 do ativador do plasminogênio) | Fibrinólise |

## O QUE SE CONHECE SOBRE A RESISTÊNCIA À AÇÃO ANTILIPOLÍTICA DA INSULINA NA SM?

A lipólise no TAB é primorosamente sensível à insulina: em indivíduos normais, as taxas de produção de glicerol é 50% suprimida em uma concentração de insulina plasmática, de 13 mU/L. A hidrólise do TAG é aumentada e as concentrações plasmáticas de AGNEs são maiores em pacientes com DM2 do que em indivíduos normais, estudados em níveis comparáveis de insulina, sugerindo que o TAB também é afetado pela RI. A lipólise, quando desenfreada a um grau que pode levar à cetoacidose, não ocorre espontaneamente no DM2, porque a deficiência de insulina não é suficientemente profunda.

O aumento das concentrações de AGNE pode contribuir para o agravamento da hiperglicemia, por conta das múltiplas interações entre os AGNEs e o metabolismo da glicose. O aumento nas concentrações plasmáticas de AGNE pode diminuir a captação de glicose estimulada pela insulina, além de poder ser armazenado como TAG no músculo esquelético. Além disso, pode refletir no aumento de seu *turnover*, que é responsável pelo maior fornecimento desse composto ao fígado, no qual pode ser depositado como TAG. No fígado, os AGNEs também estimulam a produção de glicose, especialmente por meio da gliconeogênese.

## COMO É A RESPOSTA DO MÚSCULO ESQUELÉTICO NA SM?

Uma das principais consequências da progressão da obesidade é a redução na sensibilidade à insulina em tecidos periféricos, sendo esse efeito considerado o principal fator de risco relacionado à DM2 e à SM.

Como já exposto neste capítulo, a obesidade é marcada por alterações morfofuncionais do TAB. Tanto o TNF-$\alpha$ quanto os ácidos graxos livres oriundos desse tecido hipertrofiado são apontados como os principais promotores da redução da sensibilidade à insulina em outros tecidos e órgãos metabolicamente ativos, tais como o músculo esquelético e o fígado. Uma vez que o músculo esquelético é responsável por cerca de 80% do metabolismo glicêmico em condições fisiológicas, a redução da sensibilidade à insulina nesse órgão torna-o central no processo de desenvolvimento do DM2.

Na resistência periférica à insulina, a atividade da via de sinalização intracelular sensível à concentração desse hormônio encontra-se reduzida. Essa via compreende diversas proteínas citoplasmáticas que se comunicam entre si, promovendo a transdução do sinal gerado pelo reconhecimento da insulina.

Inicialmente, com o reconhecimento da insulina, o receptor de membrana das células musculares se autofosforila, promovendo a ativação de inúmeras proteínas que amplificam o sinal hormonal até a ativação de um regulador conhecido como Akt. A Akt está relacionada a alterações na organização conformacional do citoesqueleto e à consequente translocação de vesículas ricas em GLUT-4 (transportadores de glicose 4) para a membrana plasmática. Esses, então, transportam glicose para o interior dos miócitos, favorecendo o metabolismo desse combustível.

Entretanto, a secreção de elementos pró-inflamatórios e o aumento na concentração de ácidos graxos livres são apontados como importantes fatores relacionados à redução na transdução do sinal nessa via no músculo. Há consenso de que o TNF-$\alpha$ é capaz de desencadear uma cascata de eventos sinalizatórios, que culmina na ativação de dois elementos redutores do sinal da insulina: a JNK e o I$k$B-$\beta$. Acredita-se que ambos os elementos citados antagonizem a ativação das proteínas da via da insulina e as tornem menos sensíveis à atividade tirosina quinase do receptor, além de passíveis de degradação.

Outro mecanismo descrito propõe que os ácidos graxos livres também atuem para a progressão da RI no músculo. Nesse tecido, a exposição excessiva a ácidos graxos saturados resulta no acúmulo de lipídios intramusculares na forma de diacilgliceróis e de ceramidas, que atuam sobre outro elemento associado à redução da atividade insulinêmica: a PKC$\theta$. Uma vez ativada, ela exerce efeitos semelhantes aos da JNK.

Em resumo, a inflamação sistêmica e a alta concentração de ácidos graxos livres no sangue, característicos da obesidade, prejudicam a sinalização da insulina no músculo esquelético, bem como a subsequente translocação do GLUT-4 para as membranas celulares. Como resultado, a captação de glicose pelo músculo é restrita e há um quadro de hiperglicemia típico de indivíduos com SM.

## COMO É A RESPOSTA DA CÉLULA BETA NA SM?

Com a redução da sensibilidade à insulina na progressão da SM, identifica-se um quadro de hiperinsulinemia compensatória, tentativa fisiológica de se manterem as concentrações de glicose dentro da normalidade. Para tanto, é necessário que os produtores endógenos de insulina passem a trabalhar mais, sintetizando e secretando o hormônio em larga escala. Assim, como primeira linha de defesa contra a RI, pode-se observar aumento da massa e da funcionalidade de células betapancreáticas.

A célula beta, ao contrário das células musculares e adiposas, possui transportadores de glicose com atividade independente da insulina. Uma vez produzidos intracelularmente, esses transportadores alocam-se nas membranas plasmáticas e ali se estabelecem, prontos para a captação de glicose; dessa forma, com o estabelecimento da resistência periférica à insulina e a exposição à hiperglicemia, há grande influxo de glicose nas células beta e consequente hipersecreção de insulina. Apesar de inicialmente eficaz para a homeostase glicêmica, a fabricação excessiva desse hormônio tende a ser deletéria a longo prazo.

**442** NUTRIÇÃO: FUNDAMENTOS E ASPECTOS ATUAIS

Em quadros de resistência periférica crônica, pode-se observar efeito glicotóxico sobre alguns tipos celulares, como neurônios da retina e células betapancreáticas. Em pormenores, dado que as concentrações intracelulares de glicose nessas células refletem as observadas no plasma, a hiperglicemia pode levar ao aumento da glicosilação de proteínas citoplasmáticas e membranosas, além de causar o acúmulo de polióis, moléculas altamente tóxicas para as células do pâncreas endócrino. Esses problemas, associados à hiperglicemia, prejudicam a funcionalidade e também podem levar à morte celular.

O grande influxo de glicose ainda provoca aumento da glicólise e da formação de NADH (nicotinamida-adenina-dinucleótido reduzida), além da abertura dos canais de cálcio voltagem sensíveis. Com o aumento do fluxo glicolítico, da relação ATP/ADP (adenosina trifosfato/adenosina difosfato) e da concentração intracelular de cálcio, a produção de EROs (espécies reativas de oxigênio) pela cadeia de transporte de elétrons aumenta muito. O acúmulo de EROs leva à formação de radicais orgânicos livres e favorece, cronicamente, o acometimento de lesões membranosas e mitocondriais.

Assim, da mesma forma que a resposta autoimune permeia o diabetes do tipo 1, a produção de EROs na hiperglicemia parece ser o principal fator associado ao DM2. Tanto as EROs quanto as citocinas pró-inflamatórias, também extensamente debatidas nessas páginas, ativam mecanismos regulados pela JNK e por outros sensores que, conjuntamente, estimulam a morte programada das células beta. Soma-se ainda a essa resposta pró-apoptótica as evidências atuais que demonstram que concentrações plasmáticas aumentadas de cortisol e de ácidos graxos saturados também contribuem para a disfunção da célula beta.

Quando se chega a determinado ponto em que a massa de células beta está muito reduzida (30% a 50%) e que a síntese de insulina começa a declinar, observa-se que o indivíduo tende a tornar-se descompensado. Nesse momento, sua glicemia já não pode mais ser controlada e, finalmente, pode-se afirmar que está estabelecido o DM2.

Conclui-se então que, por meio de diversos fatores distintos, a SM associa-se à destruição e à perda de massa de células betapancreáticas, reduzindo a resposta insulinêmica e levando ao estabelecimento do DM2 e às demais complicações a ele associadas.

## A ADIPOSIDADE E A FALTA DE CONDICIONAMENTO FÍSICO SÃO FATORES DE RISCO PARA A SM?

Sim. Um dos principais benefícios à saúde, e derivado dos efeitos do TF (treinamento físico), é a manutenção ou a melhora da aptidão cardiorrespiratória. Estas respostas são responsáveis por aumentar as chances de sobrevida e por proteger contra o desenvolvimento de DCV e da SM. A redução da adiposidade total e visceral pode ser um dos meios pelos quais o condicionamento cardiovascular atenua os riscos de saúde associados à obesidade, conforme determinado pelo IMC e pela circunferência da cintura. Em um estudo com 828 participantes do *HERITAGE Family Study*, para um determinado IMC ou circunferência da cintura, os indivíduos de aptidão física moderada apresentavam valores significativamente menores de massa de gordura total e abdominal subcutânea e visceral do que indivíduos com aptidão baixa. O quadro 27.1 apresenta os efeitos do TF sobre os aspectos gerais do organismo: cardiovasculares, musculares esqueléticos e do TAB.

---

**Quadro 27.1. Efeitos do TF sobre o sistema cardiovascular, o músculo esquelético, o TAB e outros**

*Efeitos do treinamento físico*

Cardiovascular:
- menor demanda de oxigênio do miocárdio para qualquer carga de trabalho;
- aumento do volume sistólico;
- melhora da função endotelial;
- menor ativação simpática;
- aumento do tônus vagal; e
- efeito anti-hipertensivo.

Músculo esquelético:
- hipertrofia da massa muscular magra;
- aumento da biogênese mitocondrial;
- aumento do *turnover* proteico;
- aumento dos estoques de glicogênio e de TG;
- aumento da densidade capilar;
- melhora da captação de glicose dependente ou não de insulina;
- melhora da captação de ácidos graxos; e
- aumento da capacidade oxidativa.

Tecido adiposo branco:
- diminuição da massa adiposa subcutânea e visceral;
- diminuição no volume do adipócito; e
- aumento da resposta lipolítica.

Gerais:
- diminuição da resposta inflamatória;
- efeitos antioxidantes;
- aumento na expressão de receptores ativados por PPAR-$\alpha$;
- aumento da taxa metabólica;
- aumento da capacidade aeróbica;
- melhora do perfil lipídico;
- melhora na sensibilidade à insulina;
- melhora dos componentes da SM;
- redução da mortalidade por ACV; e
- redução da adiposidade corporal.

---

## QUAIS OS EFEITOS DO TF SOBRE O SISTEMA CARDIOVASCULAR?

O TF exerce impactos favoráveis sobre o curso das DCV. O aumento no gasto energético relacionado ao TF reduz progressivamente os riscos de eventos cardiovasculares. Desse modo, sua prática influencia beneficamente a saúde vascular por reduzir a disfunção endotelial em indivíduos hipertensos e hipercolesterolêmicos. No entanto, esse tipo de intervenção exerce efeitos modestos sobre a hipertensão arterial. Outro aspecto relacionado ao efeito do TF diz respeito à sua inversa relação com a prevalência de calcificação coronariana. Além disso, sua prática durante a reabilitação cardíaca reduz o acometimento de infarto no miocárdio e a necessidade de medicamentos. Em pacientes que sofreram infarto do miocárdio, a reabilitação cardíaca (prática de EF) reduz a mortalidade em 25% e, em pacientes com DAC, o TF diminui a mortalidade em 27%.

## O TF AERÓBICO EXERCE EFEITOS NA MESMA MAGNITUDE SOBRE OS MARCADORES DE RISCOS RELACIONADOS À ADIPOSIDADE E AOS RISCOS CARDIOVASCULARES?

Não. Os exercícios com características predominantemente aeróbicas desempenham melhores efeitos sobre as DCVs do que os marcadores de obesidade. De acordo com dados obtidos em homens mais velhos, a aptidão cardiovascular mais baixa parece ser um preditor independente de eventos cardiovasculares em indivíduos com baixo ou alto IMC. Além disso, foi verificado em 906 mulheres que a capacidade aeróbica era mais importante do que as medidas de obesidade para predizer a presença de DAC. Paralelamente, tem-se observado que o aumento em uma unidade do MET (equivalente metabólico) durante a prática de exercícios aeróbicos esteja associado ao decréscimo de 8% no risco dos principais eventos cardiovasculares.

## QUAIS OS FATORES DE RISCO ASSOCIADOS À SM SOBRE OS QUAIS O TF EXERCE EFEITOS BENÉFICOS?

Na verdade, o TF melhora todos os componentes da SM, independentemente da perda de peso.

O TF regular melhora:

- Disfunção endotelial;
- pressão arterial;
- captação de glicose;
- sensibilidade à insulina;
- gasto calórico;
- fatores neuro-hormonais;
- composição corporal; e
- metabolismo lipídico.

## É VERDADE QUE O TF TEM EFEITOS ANTI-INFLAMATÓRIOS EM INDIVÍDUOS COM SM?

Sim. O principal efeito anti-inflamatório do exercício é modular a ativação do fator de transcrição pró-inflamatório NF$k$B. Em ratos, o EF regular diminuiu o conteúdo das iso-

formas p50 e p65 do NF$k$B, atenuando a ativação desse fator de transcrição pelo aumento correspondente no conteúdo do fator inibitório $k$B. A inibição tissular da ação da enzima conversora de angiotensina pelo TF também reduz a ativação das vias inflamatórias associadas à produção de angiotensina II. Desse modo, o TF moderado reduz marcadores de inflamação e as concentrações circulantes de citocinas pró-inflamatórias, que são inversamente associadas à atividade física, sejam elas:

- TNF-$\alpha$;
- PCR;
- IL-6;
- amiloide sérica A; e
- ICAM-1 (molécula de adesão intercelular-1).

Em mulheres obesas submetidas a um programa de perda de peso durante um ano (dieta com baixa quantidade de gordura e prática de EF) verificaram-se baixas concentrações de TNF-$\alpha$, IL-6, ICAM e VCAM-1 (molécula de adesão de célula vascular-1), além da melhora da função endotelial, que reflete o grau de redução da pressão arterial após uma infusão de L-arginina. Além disso, a melhora do condicionamento físico em indivíduos com SM foi associada à redução das concentrações de PCR, sendo esse efeito independente da melhora dos demais componentes dessa síndrome. Dentro desse aspecto, merece ser destacado ainda que os efeitos atribuídos ao TF foram mais pronunciados nos indivíduos com SM do que nos saudáveis.

Como já relatado, a SM é acompanhada da inflamação em neurônios hipolâmicos. No entanto, animais obesos – a partir do consumo de dieta com alto teor de gordura saturada – submetidos a duas sessões de EF aeróbico (intervalo de 45 minutos entre elas) produziram intensamente proteínas anti-inflamatórias conhecidas como interleucinas (nesse caso, de dois tipos, a IL-6 e a IL-10). Essas interleucinas reduziram a inflamação nos neurônios do hipotálamo e a insulina voltou a funcionar normalmente. Além disso, os animais desse grupo começaram a comer menos e perderam peso. Nessa perspectiva, pode-se destacar que o EF agudo restabelece o equilíbrio molecular e o equilíbro celular no hipotálamo.

## COMO O TF MODERADO EXERCE EFEITOS ANTIOXIDANTES?

O principal efeito do TF no estresse oxidativo está em diminuir a formação de espécies pró-oxidantes e por aumentar a expressão de antioxidantes endógenos. O aumento da expressão de antioxidantes endógenos pelo TF moderado impede a oxidação, mediante a inativação de ON (óxido nítrico), aumentando assim a biodisponibilidade de ON nos vasos e nos tecidos subjacentes. Como o TF aumenta a expressão da eNOS (óxido nítrico sintase endotelial) e a produção de ON, esse, por sua vez, aumenta a expressão extracelular da superóxido dismutase no músculo liso vascular, a partir da ativação da proteína quinase dependente de GMPc (cGK). Durante o EF, a tensão de cisalhamento também aumenta a glutationa peroxidase, que é um antioxidante endógeno, reduz a formação de angiotensina II e, por conseguinte, o estresse oxidante via inibição tissular da enzima conversora da angiotensina.

## Quais são os efeitos metabólicos da proteína quinase AMPK (ativada pelo AMP) quando estimulada pelo EF?

A proteína AMPK é um importante sensor do estado energético e um modulador de processos celulares, responsável pela adequação entre a oferta e a demanda energéticas. A AMPK é ativada por um déficit incipiente da produção de fosfatos de alta energia na célula. Ela é estimulada por aumento da AMP citoplasmática e queda das concentrações de creatina fosfato. Exercícios de alta intensidade podem aumentar significativamente a atividade de AMPK, a qual, estimulada pelo exercício, é dependente da demanda de energia gerada pela contração muscular, que se reflete na ativação de proteínas alvos da AMPK (p. ex.: ERK e PKC-atípica).

Quando ativada pelo EF, a AMPK estimula a regulação nos metabolismos lipídico e glicídico no músculo esquelético para atender à maior demanda energética. No metabolismo da glicose, o EF aumenta o transporte de glicose independente de insulina e os estoques de glicogênio do músculo esquelético, mediados em partes pela AMPK. Durante estímulos de exercícios agudos, o aumento da atividade da AMPK é capaz de aumentar a translocação do GLUT4 para o sarcolema, representando aumento na captação de glicose. A exposição crônica do músculo esquelético ao EF crônico proporciona alterações na regulação transcricional do GLUT4 e do hexoquina II, mediante estímulos a partir da AMPK.

Outros efeitos da AMPK sobre o metabolismo lipídico são principalmente por aumentar a taxa metabólica basal e a oxidação de ácidos graxos a partir do aumento da atividade da UCP-3 (proteína desacopladora 3). A ativação da AMPK pelo exercício também diminui a concentração de malonil-CoA (coenzima A) via fosforilação beta da ACC (acetil-CoA carboxilase), reforçando, assim, a oxidação dos ácidos graxos. Especificamente, a fosforilação beta da ACC está intimamente ligada à sinalização da AMPK, que é especialmente sensível à intensidade do exercício. A ACC catalisa a síntese de malonil-CoA, que é um potente inibidor alostérico da CPT-1 (carnitina palmitoil transferase), a enzima que controla a transferência de acil-CoA graxos na mitocôndria para oxidação. Com a inativação da ACC, a concentração de malonil-CoA diminui e, assim, a inibição dependente da malonil CoA à CPT-1 é atenuada. Desse modo, durante a realização de EF de diferentes intensidades, observou-se que o aumento na oxidação de gordura era proporcional à fosforilação da ACC-beta, sendo essas respostas reduzidas quando se atingiu a maior intensidade de exercício.

## Quais os principais efeitos do PPAR? O EF exerce efeitos sobre os PPAR?

Os PPAR são receptores nucleares ativados por lipídios, capazes de interceder nos efeitos pleiotrópicos que englobam o controle do metabolismo e da inflamação por influenciar a transcrição de genes alvos. Existem três isoformas de PPAR, chamadas de $\alpha$, $\beta/\delta$ e $\gamma$, mostrando distintas distribuições tissulares, papéis fisiológicos e especificidade ao ligante. Em resumo, PPAR$\alpha$ é encontrado em fígado, rim, coração e músculo e desempenha importantes efeitos na captação e oxidação de ácidos graxos e no metabolismo de lipoproteínas. O PPAR$\gamma$ é localizado em adipócitos, no intestino grosso e em macrófagos. Essa isoforma desempenha papel importante na diferenciação dos adipócitos; além disso, é expressa na maioria dos tipos celulares. O PPAR$\beta/\delta$ é expresso no cérebro, tecido adiposo e pele. Essa isoforma está envolvida no desenvolvimento de doenças crônicas, incluindo diabetes, obesidade, aterosclerose e câncer.

Os efeitos do EF sobre os PPAR são praticamente sobre a isoforma $\gamma$, que desempenha importante papel sobre a transcrição de genes envolvidos na lipogênese, na diferenciação dos adipócitos, na esterificação de ácidos graxos, na sensibilidade à insulina e no controle dos processos inflamatórios. Nesse sentido, evidências destacam que o TF crônico exerce efeitos capazes de aumentar a regulação do PPAR$\gamma$ no TAB e no músculo esquelético.

O PPAR$\alpha$ é moderadamente expresso no músculo esquelético, no qual desempenha papel importante na regulação das vias do metabolismo de ácidos graxos livres. Essa isoforma aumenta a betaoxidação mitocondrial e a hidrólise de ácidos graxos, fornecendo energia para a atividade contrátil, e diminui a esterificação de ácidos graxos livres em miócitos. Nesse contexto, a expressão gênica do PPAR$\alpha$ é maior nas fibras musculares do tipo I do que nas fibras do tipo II, sendo que ambas são aumentadas com o treinamento aeróbico.

## Qual é a participação do EF na oxidação de substratos?

O treinamento aeróbico aumenta a capacidade oxidativa do músculo esquelético por aumentar o metabolismo de carboidratos. O EF aumenta a expressão de RNAm e da proteína GLUT4 e de outras proteínas-chave que regulam o metabolismo da glicose. Além disso, o EF crônico melhora a expressão gênica de enzimas-chave do metabolismo lipídico, bem como a capacidade oxidativa do músculo esquelético por ácidos graxos. Outro efeito do EF está relacionado à sua ação sobre a mitocôndria, por aumentar a transcrição de RNAm de coativadores para biogênese mitocondrial, gerando, assim, o aumento adaptativo no número de mitocôndrias.

Para aumentar a oxidação de gordura, o EF facilita o transporte de ácido graxo, pelo aumento na atividade da LPL (lipase lipoproteica). Após uma sessão de exercício agudo, a atividade da LPL aumenta por mais de 24 horas, sendo esse efeito não relacionado a estímulos beta-adrenérgicos. Durante TF de baixa intensidade, é observada maior oxidação de gordura total durante o exercício, resultante do aumento do RNAm da LPL.

Em relação à oxidação e ao transporte de ácidos graxos, o TF aumenta a expressão de genes envolvidos na captação de ácidos graxos no sarcolema, na membrana mitocondrial e de enzimas que participam na betaoxidação. São aumentadas pelo EF as proteínas transportadoras de ácidos graxos, como a FABP (proteína transportadora de ácidos graxos), as FAT/CD36 (proteínas translocases de ácido graxo/CD36), a enzima limitante da taxa de transporte de ácido graxo (CPT-1) e a beta-HAD (beta-hidroxiacil-CoA desidrogenase), uma enzima-chave da betaoxidação, bem como a expressão e a atividade da citocromo-c oxidase muscular.

## HÁ INFLUÊNCIAS DO TF SOBRE OS LIPÍDIOS CIRCULANTES?

Sim. O TF tem efeito modesto sobre as concentrações de lipídios plasmáticos, como resultado de sua modulação do metabolismo do ácido graxo. O impacto benéfico do exercício sobre lipídios plasmáticos é significativamente melhorado quando associado à intervenção dietética.

As concentrações das LDLc quase não são afetadas pelo TF. Contudo, o TF parece melhorar o perfil das subfrações de LDLc, com diminuição nas pequenas partículas densas de LDLc. O volume de treinamento, em vez da intensidade, pode ser o determinante mais importante do tamanho das partículas de lipoproteínas, principalmente por reduzir as concentrações de colesterol total, bem como da apoproteína B-100. Os efeitos do TF são mais pronunciados nos TAGs circulantes, nos quais o treinamento aeróbico é capaz de reduzir em aproximadamente 20% suas frações nos indivíduos que apresentam concentrações superiores a 250 mg/dL. Somada a esse fato, a função endotelial é prejudicada após a ingestão de gordura, em parte por conta do aumento circulante de TAG. Desse modo, a realização de uma sessão aguda de exercício no estado pré-prandial reduz as concentrações de TAG pós-prandial e, portanto, melhora a função vascular pós-prandial.

Uma explicação para os efeitos do TF moderado sobre as concentrações de TAG seria a modulação da atividade da LPL, que pode contribuir para o efeito hipotrigliceridêmico, embora outros mecanismos possam desempenhar algum papel sobre essa resposta. Nessa perspectiva, a via de sinalização ON/cGMP (óxido nítrico/guanosina monofosfato cíclico), ativada pelo exercício, modula o metabolismo hepático de ácidos graxos e pode contribuir para a redução das VLDLc hepáticas, em conjunto com a ativação da AMPK e do PPARα. Em hepatócitos de ratos, a estimulação da guanilato ciclase solúvel, da cGMP e das proteínas quinases dependentes de GMPc (cGKs) pelo ON inibiu a síntese e aumentou a oxidação dos ácidos graxos, sendo esse efeito mediado, em parte, pela inibição da liberação de cálcio do retículo endoplasmático.

Os dois mecanismos distintos pelos quais o ON e o GMPc estimulam a oxidação de ácidos graxos são:

- Inibição da atividade da ACC, responsável por reduzir a formação de malonil-CoA e, assim, aumentar a atividade da CPT-I, que, por conseguinte, aumenta a betaoxidação de ácidos graxos; e
- estimulação da CPT-I independente da malonil-CoA.

A ativação do PPARα e do PPARγ pelo TF pode favoravelmente aumentar a expressão de genes que codificam proteínas envolvidas no metabolismo do HDLc. Como resultado dessas mudanças e da redução da concentração de lipoproteínas ricas em TAG, os níveis de HDLc2 e HDLc3 aumentam entre 8% e 10%, com o treinamento. Somado a estes efeitos, o TF também aumenta as concentrações de apoproteínas A1 e a atividade da LPL. As mudanças nas frações de HDLc pelo TF parecem estar associadas a reduções na gordura visceral.

## QUAIS OS PRINCIPAIS EFEITOS QUE O TF EXERCE SOBRE O METABOLISMO ENERGÉTICO DE INDIVÍDUOS COM SOBREPESO?

A hereditariedade exerce fortes influências (30% a 50%) genotípicas sobre a adiposidade corporal e o controle alimentar. Curiosamente, essas respostas genéticas podem ser atenuadas pelo TF. Como o EF crônico aumenta a utilização de ácidos graxos e carboidratos no metabolismo, há a consequente redução do peso e da gordura corporais. Particularmente, o TF, quando associado à reeducação alimentar ou à restrição energética, aumenta o impacto dos esforços dietéticos na perda de peso por modular a atividade metabólica. Embora a perda de peso pelo TF não seja tão significativa, sua ausência pode favorecer o ganho de peso de aproximadamente um quilo por ano em indivíduos de meia-idade.

O EF crônico é capaz de reduzir o tônus simpático e as concentrações circulantes de catecolaminas. Como resultado, a sensibilidade dos receptores de catecolaminas, em particular os receptores beta-adrenérgicos de adipócitos omentais (visceral), é aumentada. Além disso, é verificado que a melhor condição física está associada ao aumento da lipólise e da oxidação de ácidos graxos, sendo que essas mudanças tendem a ser maiores nos homens do que em mulheres, mas essas respostas são perdidas após um período de quatro dias de sedentarismo.

Outro efeito do TF está relacionado à redução do peso e da gordura corporal, ao passo que essas respostas estão associadas a um impacto favorável na atividade lipolítica de adipócitos. Normalmente, após a perda de peso, adipócitos de obesos permanecem menos sensíveis a estímulos lipolíticos do que dos indivíduos eutróficos, apesar de a realização de EF de baixa intensidade favorecer a esses adipócitos maior atividade metabólica.

## Quais as vantagens do EF sobre a captação de glicose?

Durante sua realização, o EF aumenta a captação de glicose no músculo esquelético independente da insulina, a fim de proporcionar maior oferta de substrato energético para os miócitos em atividade, ao passo que a concentração basal de insulina encontra-se baixa. Após a realização do exercício, a captação de glicose e a ressíntese de glicogênio são dependentes de insulina. Os efeitos do exercício agudo no músculo esquelético ocorrem nas isoformas do GLUT4. O aumento na atividade desses transportadores, induzida pelo EF, pode ser inteiramente explicado pelo grau de translocação de GLUT4 para a membrana plasmática. Por exemplo, de trinta a sessenta minutos de exercício aeróbio (60% a 70% $VO_2$ pico) podem diminuir as concentrações de glicose, mesmo no músculo resistente à insulina, via translocação de *pools* de GLUT4 sensíveis à contração muscular. Além disso, os efeitos do EF podem ser observados durante o teste de tolerância à glicose, no qual é observada maior taxa de decaimento das concentrações de glicose circulante. Acrescenta-se também que os efeitos crônicos do EF favorecem o aumento no RNAm do GLUT4, precedendo ao aumento no conteúdo de GLUT4 total, que pode ser dobrado (Fig. 27.2).

Além dessas evidências, existem outros mecanismos potenciais a serem destacados:

- Parece haver pelo menos uma dependência parcial sobre a produção da 5'-AMP-ativador da PKA (proteína quinase), que aumentaria a expressão gênica do GLUT4, além da ativação de AMPK;
- a liberação de cálcio a partir da contração muscular parece desempenhar um importante papel;
- o ON pode ser um mediador importante na via de sinalização da glicose, a partir de estímulos atribuídos ao TF; e
- o EF pode aumentar o transporte de glicose independente de insulina, por meio da via de sinalização da MAPK, por meio de regulações da atividade transcricional.

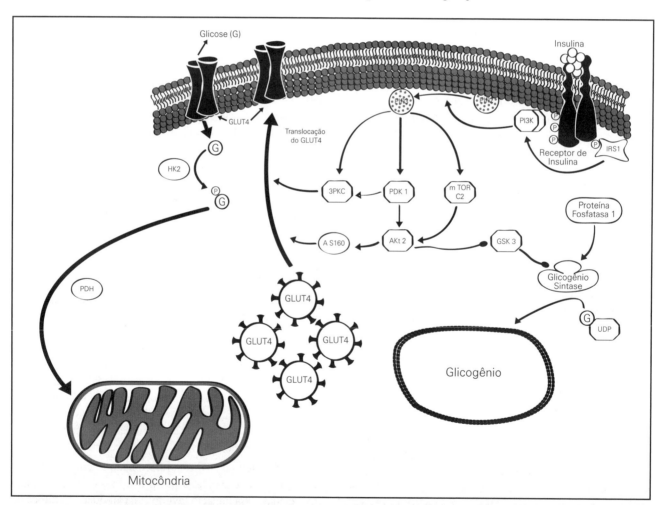

**Figura 27.2** – *Translocação do GLUT-4 via sinalização da insulina e captação de glicose após exercício físico. As proteínas quinases, aPKC, AS160 e glicogênio sintase apresentam grande influência do EF, na captação de glicose.*

## Qual seria o efeito residual do EF na via de captação de glicose?

Durante a realização do EF, as concentrações de insulina plasmática realmente diminuem. No entanto, imediatamente após o exercício, a ação da insulina é de fato comprometida, possivelmente por causa das altas concentrações circulantes de catecolaminas e ácidos graxos livres.

A melhora proporcionada pelo TF na ação metabólica da insulina, com base principalmente no grupo muscular exercitado, ocorre várias horas após o treinamento, ou seja, após a recuperação do exercício. Essas respostas estão associadas principalmente à melhora na transdução do sinal no receptor de insulina, no IRS1 e no IRS2, bem como na PI3K.

Após uma semana de TF, há aumento de 33% na sensibilidade à insulina no músculo esquelético e melhoras são observadas na transdução de sinal de insulina em diferentes níveis moleculares:

- Aumento de 40% na autofosforilação do receptor de insulina; e
- aumento de duas vezes na fosforilação do IRS-1 e IRS-2, na associação entre IRS-1/2 com PI3K, na atividade da PI3K e na fosforilação em serina da Akt-1/PKB.

## Quais os benefícios advindos do TF na gordura ectópica muscular?

A grande presença da gordura ectópica intramiocelular está associada à RI. No entanto, a mera presença de TAG intramiocelular não significa necessariamente ter efeitos prejudiciais sobre a sensibilidade à insulina. Como o TF aumenta a utilização de ácido graxo, parece que o aumento do *turnover* e da oxidação de TAG intramiocelular confere efeitos fisiológicos benéficos.

Apesar dos ácidos graxos livres circulantes estarem presentes em concentrações micromolares, são considerados uma fonte de energia importante para o músculo esquelético, assim como os TAG do VLDLc circulantes, bem como os depósitos de lipídios intramiocelulares. Durante o EF prolongado de intensidade moderada, os ácidos graxos não plasmáticos desempenham papel cada vez mais importante como substratos energéticos. Nesse sentido, os lipídios intramiocelulares localizados dentro dos miócitos esqueléticos são considerados uma das principais fontes desses ácidos graxos. Nessa mesma intensidade de EF, os ácidos graxos livres circulantes e os lipídios intramiocelulares fornecem proporções aproximadamente iguais de ácidos graxos para oxidação.

Outro efeito do EF a ser destacado diz respeito ao aumento dos lipídios intramiocelulares, que é rapidamente observado com apenas duas semanas de treinamento antes mesmo do aumento significativo na oxidação das gorduras ou na sensibilidade à insulina.

O TF induz a aumentos significativos nos níveis de RNAm de enzimas-chave envolvidas no metabolismo de lipídios intramiocelulares. Além disso, são observadas corregulações transcricionais dessas enzimas com a codificação de RNAm do PPARα, o principal regulador de metabolismo lipídico.

As principais enzimas que sofrem efeitos do TF, com ações no catabolismo lipídico intramiocelular, são:

- Lipase hormônio-sensível, envolvida na mobilização lipolítica de ácidos graxos intramiocelulares;
- proteína ligadora de ácidos graxos-3 (FABP-3), responsável pelo transporte de ácidos graxos intramiocelulares; e
- citocromo-c oxidase, que age na fosforilação oxidativa.

## A nutrição é um importante adjuvante no tratamento de marcadores de SM?

Cabe relembrar, das páginas anteriores, os conceitos que permeiam a fisiopatogenia da SM e a proposta de que práticas do EF são um importante componente na prevenção e no tratamento. Buscar-se-á agora fundamentar o leitor acerca das estratégias dietoterápicas recentemente propostas para a SM, as quais incluem modulações da densidade energética e da proporção de macronutrientes da dieta do paciente, o fracionamento e a redução do índice glicêmico das refeições e a inclusão de alimentos com características funcionais. Conjuntamente, essas adequações dietéticas representam estratégia essencial para o combate da síndrome estabelecida ou para sua prevenção em indivíduos geneticamente predispostos.

## A perspectiva de tratamento nutricional é recente?

Entre 400 e 500 a.C., dois médicos hindus (Charak e Sushrut) reconheceram uma moléstia que tornava a urina de alguns indivíduos adocicada e cujos portadores pareciam ter expectativa de vida reduzida. Logo, eles puderam associar essa condição ao excesso de peso, à glutonice e à pouca mobilidade que a maior parte dos doentes apresentava, além de notar que esses tinham preferências alimentares que incluíam alimentos doces e ricos em gordura. Charak e Sushrut perceberam também que a incidência desse problema era menor em indivíduos magros, fisicamente ativos e que tinham dieta rica em vegetais, concluindo, de forma perspicaz, que os pilares do tratamento dos obesos deveriam ser a prática de atividade física e o consumo de hortaliças em detrimento aos alimentos anteriormente preferidos.

Assim, desde aquele período, a alteração do padrão de dieta já se mostrava essencial no tratamento da obesidade e do DM2. À luz do conhecimento atual, entende-se que as escolhas nutricionais devem levar em consideração os diferentes componentes da SM. Contudo, mais importante que o tratamento dessa condição está a prevenção dela, visando à redução dos gastos para a saúde pública e diminuição dos riscos aos indivíduos de uma população. Nesse sentido, evidências convincentes para a prevenção da síndrome incluem o baixo consumo de alimentos de alta densidade energética, a elevada ingestão de fibras e a promoção de uma alimentação saudável para as crianças.

## QUAIS OS OBJETIVOS DA NUTRIÇÃO NO TRATAMENTO DA SM?

Os profissionais envolvidos na dietoterapia do paciente com SM devem ter em mente que algumas metas precisam ser alcançadas para o sucesso do tratamento. Dentre elas, cita-se a redução da massa corpórea e dos fatores de risco cardiovascular como sendo cruciais para a efetividade do plano nutricional. Posteriormente, procurar-se-á discutir a importância dessas conquistas no contexto terapêutico.

## QUAIS AS PRINCIPAIS CONDUTAS NUTRICIONAIS ASSOCIADAS À REDUÇÃO DE MASSA CORPORAL?

Bem estabelecido está o conceito de que a restrição do consumo energético pode favorecer a redução da massa corpórea, em especial quando se fala da massa adiposa. Assim, é consenso entre importantes órgãos governamentais relacionados à pesquisa em obesidade, tais como a Associação Norte Americana para o Estudo da Obesidade (NAASO – *North American Association for the Study of Obesity*), que a restrição da ordem de 500 a 1.000 kcal do consumo energético usual do indivíduo seja efetiva para a redução da massa corporal. Alguns ensaios clínicos populacionais ainda têm demonstrado que a magnitude da perda de peso tende a ser linear com a intensidade da restrição, ou seja, quanto mais severa a restrição, maior a redução de massa corporal.

Com a restrição energética e a consequente redução de massa corporal, espera-se reduzir os marcadores de DCV e melhorar a sensibilidade à insulina, o que representa importante ganho no combate às morbidades componentes da SM. Diversos estudos mostram que a redução de 5% a 10% do peso corporal inicial já conduz à redução da RI e à melhora no perfil lipídico de indivíduos obesos. Entretanto, algo a ser ressaltado é o fato de que muitos indivíduos que apresentam redução de peso após um programa restritivo tendem a ganhar peso novamente, voltando ao peso inicial (*setpoint*).

## QUAL SERIA ENTÃO A MELHOR FORMA DE EVITAR A RECUPERAÇÃO DE PESO OBSERVADO?

Programas de manutenção pós-restrição têm sido utilizados com o intuito de evitar a reversão dos resultados obti-

dos e o retorno ao fenótipo inicial. Tais programas incluem iniciativas em educação nutricional e terapia comportamental, que visam tornar o paciente ciente de sua condição e apto a realizar suas próprias escolhas nutricionais segundo suas necessidades.

## QUAL A DISTRIBUIÇÃO DE MACRONUTRIENTES IDEAL DURANTE A RESTRIÇÃO ENERGÉTICA?

Uma vez entendido que a restrição energética se faz necessária para melhora do quadro estabelecido na SM, é importante garantir que a distribuição de macronutrientes seja adequada para total efetividade dessa estratégia. Recomendações específicas para a SM são escassas e se fundamentam no manejo de fatores de risco para DCV. Dentre elas, citam-se as recomendações do NCEP-ATP III nas quais propõe-se a seguinte distribuição diária de macronutrientes:

- Carboidratos: 50 a 60%;
- proteínas: 15%;
- lipídios: 25 a 35%; e
- lipídios saturados: < 7%.

Além dessa distribuição, recomenda-se também o consumo de colesterol inferior a 200 mg diários e de fibras solúveis na faixa entre 10 e 25 g.

Para a Associação Americana de Diabetes (ADA – *American Diabetes Association*), o consumo de lipídios deve ser mais restrito, compondo, no máximo, 30% do valor energético total diário ingerido. Quanto às recomendações de carboidratos, a ADA faz uma abordagem qualitativa e propõe que a principal preocupação relacionada a esses macronutrientes deva ser sua influência no índice glicêmico dos alimentos dos quais são componentes.

Finalmente, quanto às recomendações adotadas pela SBD (Sociedade Brasileira de Diabetes), geralmente aplicadas em instituições de saúde nacionais, elas não diferem muito das propostas pelo NCEP-ATP III. Contudo, observa-se maior complacência em relação ao consumo de lipídios saturados e de colesterol (< 10% e < 300 mg/dia, respectivamente) e maior estímulo ao consumo de fibras (20 a 30 g/dia).

## O ÍNDICE GLICÊMICO DEVE SER LEVADO EM CONSIDERAÇÃO NO TRATAMENTO DA SM?

Existe grande controvérsia acerca da utilização do índice glicêmico para a escolha ou recusa de determinados alimentos a serem utilizados em refeições específicas durante o tratamento da SM.

Alguns órgãos, como a ADA, são favoráveis à utilização do índice glicêmico como ferramenta na montagem do plano nutricional de pacientes resistentes à insulina. Tal índice determina o potencial de um alimento consumido em provocar o aumento da glicemia de um indivíduo conforme o tempo. Alimentos ricos em sacarose ou amido, por exemplo, tendem a apresentar índice glicêmico alto, ou seja, ao serem consumidos, provocam rápido aumento da concentração plasmática de glicose. Alimentos pobres em carboidratos, ricos em fibras ou em frutose possuem índice glicêmico baixo e provocam elevações mais lentas e discretas na glicemia.

Assim, acredita-se que, quando um alimento com alto índice glicêmico (p. ex.: um pão francês) é consumido isoladamente, há aumento transitório da glicemia, que é acompanhado por grande secreção de insulina e de peptídio semelhante ao GLP-1, hormônio secretado por células intestinais que também é potente secretagogo desse hormônio. Em resposta à grande secreção de insulina, há rápida captação de glicose pelos músculos, fígado e TAB, resultando em maior síntese de glicogênio e em lipogênese, com concomitante redução no processo de gliconeogênese. O problema reside no período que compreende a segunda e a quarta horas pós-refeição, quando, em resposta às grandes concentrações de insulina e à reduzida gliconeogênese, o indivíduo entra em hipoglicemia.

A hipoglicemia resultante do consumo isolado de alimentos com alto índice glicêmico provoca adaptações fisiológicas agudas associadas ao aumento da disponibilidade de glicose no sangue. Verifica-se assim que, após jejum prolongado, há estímulo aumentado da secreção de cortisol pelas glândulas adrenais, o que resulta na redução da captação de glicose no músculo esquelético, aumento da lipólise – com consequente liberação de ácidos graxos livres para o plasma – e aumento da gliconeogênese hepática. Todos os mecanismos citados estão associados à manutenção da glicemia e, cronicamente, tornam-se deletérios para a homeostase.

Com base nos dados expostos e seguindo recomendações da ADA, durante a terapia nutricional de portadores da SM deve-se encorajar o consumo de refeições ricas em alimentos com baixo índice glicêmico e reduzido teor lipídico, dentre os quais destacam-se: frutas, legumes, verduras, leguminosas, pães e massas integrais, além de outras fontes de fibras solúveis e insolúveis.

## Mudanças no padrão alimentar podem reduzir os marcadores inflamatórios?

Inúmeras pesquisas sobre hábitos alimentares e inflamação têm olhado para o padrão da dieta mediterrânea ou de seus componentes. O termo "dieta do Mediterrâneo" é frequentemente aplicado a um espectro de diversos padrões de dieta tradicionais encontrados nas regiões do sul europeu, em que o azeite de oliva é a principal fonte de lipídios e há amplo consumo de vegetais, frutas, legumes, cereais, ervas e peixes, além do consumo moderado de vinho tinto durante as refeições.

Muitos estudos revelam uma correlação inversa entre o consumo de frutas e vegetais e marcadores séricos de inflamação em adolescentes e adultos, e esses resultados não se restringem a populações ocidentais. Cabe aqui destacar que o padrão de dieta do Mediterrâneo é recomendado pela SBD como modelo no combate aos marcadores de SM.

## Os alimentos componentes da dieta do Mediterrâneo possuem propriedades funcionais?

Boa parte do sucesso da dieta do mediterrâneo se dá pelas propriedades funcionais apresentadas pelos alimentos que a compõem. Segundo as definições propostas, alimentos funcionais devem apresentar, além das propriedades nutricionais básicas, outras características benéficas, como a capacidade de regular funções corporais (mesmo quando incluídos em refeições convencionais), auxiliando na proteção e no tratamento do diabetes, da hipertensão e de outras DCVs.

Assim, dentre os alimentos adotados na dieta do Mediterrâneo que apresentam propriedades funcionais, pode-se citar o vinho, o azeite e o óleo de peixes, além de diversas ervas aromáticas ricas em importantes compostos bioativos.

## Existem alimentos ou nutrientes com características funcionais importantes no combate aos marcadores de SM?

Além dos alimentos como o vinho, o azeite, óleo de peixes, bem como as ervas aromáticas ricas em importantes compostos bioativos, muitos outros também podem ser incluídos na lista de funcionais e importantes no combate à SM. A seguir, faz-se menção a alguns deles, bem como se descrevem os nutrientes ou compostos bioativos especificamente associados às propriedades atribuídas. Contudo, é importante alertar o leitor que essa lista é mais extensa do que a apresentada, sendo esta apenas uma amostra de possíveis moléculas funcionais no contexto da SM.

## O que é e quais são as propriedades funcionais do resveratrol?

O resveratrol é uma molécula pertencente à classe dos polifenóis, produzida naturalmente por algumas plantas, como forma de defesa a agentes externos. Ele foi inicialmente isolado em raízes de alguns vegetais e está presente em grandes quantidades em cascas de uvas vermelhas e no amendoim, sendo o vinho tinto sua principal fonte em uma dieta convencional.

As grandes quantidades de resveratrol no vinho tinto e as baixas quantidades observadas no tipo seco refletem as diferenças em seu processo de fabricação. O vinho tinto é produzido a partir da fermentação de uvas integrais, incluindo-se as cascas, fato que favorece o acúmulo do polifenol na bebida. Já o vinho branco é produzido pela fermentação de uvas que foram previamente descascadas, não havendo, portanto liberação e acúmulo de resveratrol, reduzindo o valor biológico desse alimento.

O consumo humano de vinho tinto leva, portanto, à absorção de resveratrol, que provoca uma série de respostas em diferentes tecidos. No endotélio vascular, por exemplo, essa molécula promove a redução da síntese de COX (ciclo-oxigenase) em condições pró-inflamatórias e, uma vez que essa enzima está relacionada à síntese de tromboxanos e de prostaglandinas, acredita-se que há redução no estímulo pró-trombótico. Adicionalmente, o resveratrol parece ativar a enzima eNOS, favorecendo a síntese de óxido nítrico no endotélio e a consequente redução da capacidade contrátil da musculatura vascular. Por meio de ambos os mecanismos, o resveratrol se mostra um potente relaxante da vasculatura, reduzindo o risco para o desenvolvimento de hipertensão arterial sistêmica e de outros distúrbios cardiovasculares.

## O RESVERATROL TAMBÉM ATUA COMO ANTIOXIDANTE? ELE É O ÚNICO COMPOSTO FENÓLICO COM TAL PROPRIEDADE?

Além dos efeitos verificados especificamente no endotélio vascular, é importante ressaltar que o resveratrol também atua como potente antioxidante intracelular não enzimático.

Esse efeito não é exclusivo do resveratrol, sendo comum entre os diversos compostos fenólicos de origem vegetal conhecidos. Dessa forma, ácido elágico, quercetina, ácido gálico e genisteína, encontrados abundantemente em frutos tropicais, no bagaço de uva e na soja, são exemplos de moléculas antioxidantes e representam importantes compostos a serem levados em consideração no combate ao estresse oxidativo resultante da progressão da obesidade e da RI. Atualmente, estudos experimentais buscam descobrir possíveis funções desses compostos fenólicos relacionadas à sobrevivência da célula beta em condições adversas, representando importante linha de pesquisa em diabetes e SM.

## QUAIS AS POSSÍVEIS FUNÇÕES DO ÁCIDO OLEICO?

O ácido oleico (oleato) é o principal componente do azeite, especialmente o do tipo extravirgem. Esse ácido graxo possui uma cadeia monoinsaturada [18:1($\omega$-9)] e seu consumo está associado à redução de diversos marcadores da SM, como inflamação sistêmica, dislipidemias e aterogênese. Grande parte desses efeitos teve seu mecanismo recentemente descrito.

Primeiro, é importante relembrar que o fator conhecido como NF$\varkappa$B regula a expressão de grande número de proteínas em diversos tipos celulares. Em células endoteliais, por exemplo, o NF$\kappa$B aumenta a síntese da MCP-1, da ICAM-1 e da VCAM-1. A primeira refere-se a uma proteína que promove a migração de leucócitos para o endotélio e as demais são moléculas de adesão que se localizam na membrana apical das células endoteliais, sendo responsáveis pela "captura" das células do sistema imune. Ambos os processos estão associados à conhecida infiltração de macrófagos na túnica íntima dos capilares sanguíneos, à posterior fagocitose de moléculas de LDLc previamente oxidadas e à formação de células espumosas. Tais fenômenos levam ao aparecimento de placas de ateroma e ao desenvolvimento de complicações cardiovasculares na SM.

Os ácidos graxos saturados são potentes ativadores da NF$\varkappa$B e tanto o consumo de dietas ricas em gordura animal quanto a obesidade instalada aumentam a disponibilidade desses lipídios no plasma e sua consequente incorporação em fosfolipídios de membrana. Propõe-se então que essas condições aumentam o risco para DCV por ativação do NF$\varkappa$B no endotélio vascular.

Entretanto, acredita-se que o consumo regular de ácido oleico, em detrimento a ácidos graxos saturados, provoque redução na incorporação deles nas células, favorecendo a formação de fosfolipídios e de TAG com cadeias insaturadas. Assim, há menor estímulo pró-inflamatório nas células endoteliais e, como consequência, menor síntese de MCP-1 e das moléculas de adesão, prevenindo a infiltração de macrófagos e a posterior formação de placas de ateroma.

Adicionalmente, existe também a hipótese de que partículas de LDLc ricas em ácido oleico tendem a ser menos oxidadas do que as ricas em ácidos graxos saturados, sendo esse outro mecanismo associado à menor formação de placas de ateroma.

Esses efeitos ressaltam a importância do azeite e do ácido oleico para o tratamento e a prevenção de problemas vasculares na SM.

## QUAIS OS BENEFÍCIOS DOS AGPIS (ÁCIDOS GRAXOS POLI-INSATURADOS) $\omega$-3 NA SM?

Evidências epidemiológicas e experimentais indicam que o aumento no consumo de AGPI $\omega$-3 pode reduzir os riscos metabólico e cardiovascular. Nesse sentido, existe uma correlação inversa entre o consumo de peixe/óleo de peixe e marcadores de inflamação em populações saudáveis ou com alguma patologia, revelando que o enriquecimento dietético com o ácido $\alpha$-linolênico [18:3, $\omega$-3], o EPA (ácido eicosapentaenoico – [20:5, $\omega$-3]) e o ácido docosa-hexaenoico ou DHA [22:6, $\omega$-3] reduz a inflamação sistêmica de baixa intensidade em populações de alto risco.

Os AGPIs de cadeia longa exercem efeitos benéficos sobre o TAB na obesidade, como indicado em estudos que demonstraram: a) redução na gordura corporal e maior oxidação lipídica; b) melhoria no peso corporal e regulação da saciedade; c) melhoria no perfil de citocinas; e d) redução da inflamação. Adicionalmente, os estudos com roedores demonstram redução na infiltração por macrófagos no TAB, mas isso requer confirmação em seres humanos.

Intervenções dietéticas que incluem aumento no consumo de AGPI $\omega$-3 demonstram com clareza seu papel terapêutico e a confiabilidade na redução da mortalidade em indivíduos com DCV ou com SM, sendo que esse efeito se deve principalmente ao maior consumo de DHA. Além disso, fortes evidências indicam que a incidência de tumores e o crescimento de alguns tipos de câncer associados à SM podem ser atenuados por AGPI ω-3.

Dessa forma, peixes e óleos ricos em ácido α-linolênico (p. ex.: linhaça, canola, soja e nozes) representam a maior fonte de AGPI ω-3. Como a taxa de conversão de α-linolênico a EPA/DHA é baixa em humanos, uma parte mínima dos suprimentos nutricionais recomendados de AGPI ω-3 deve advir do maior consumo de peixes. Adicionalmente, deve haver substituição de óleos ricos em AGPI ω-6 por aqueles ricos em AGPI ω-3.

## É VERDADE QUE O CROMO PODE SER UM ADJUVANTE NO COMBATE À RI EM INDIVÍDUOS COM SM?

Estudos observacionais e experimentais têm demonstrado que a deficiência de cromo na dieta de humanos e de animais parece provocar quadros de intolerância à glicose. Outros trabalhos, tentando avaliar o efeito da ação inversa, observaram que a maior disponibilidade desse nutriente aumenta a sensibilidade à insulina e, consequentemente, diminui a concentração de LDLc plasmática em indivíduos diabéticos. Baseado nessas observações, parece haver alguma relação entre a disponibilidade de cromo e a sensibilidade à insulina em tecidos periféricos.

O cromo pode ser carreado no sangue pela transferrina (o mesmo carreador plasmático de ferro) e endocitado juntamente com essa molécula em células sensíveis à insulina. O cromo é então liberado no citosol e liga-se à apocromodulina, que se torna cromodulina, atuando como regulador alostérico positivo do receptor de insulina, favorecendo a propagação do sinal desse hormônio, a consequente translocação de GLUT-4 para a membrana plasmática e a captação de glicose. Em resumo, o cromo aumenta a resposta insulinêmica e favorece a ativação da via da insulina por regulação positiva do receptor de insulina.

Sabendo da existência desse efeito, a suplementação com cromo é amplamente utilizada na nutrição esportiva, visando a alterações da composição corporal, que incluem redução da massa adiposa e aumento de massa magra. Entretanto, estudos mostram que o tratamento com cromo é capaz de reverter alterações na sensibilidade à insulina e nos metabolismos glicídico e lipídico induzidas pela obesidade em camundongos. Baseado nesses resultados, o estudo dos efeitos da maior disponibilidade de cromo na dieta parece ser um campo promissor no tratamento dos distúrbios associados à obesidade e à RI.

Nesse sentido, acredita-se ser importante listar os alimentos ricos/fontes de cromo, para que haja maior facilidade no manejo desse nutriente. Antes, vale aludir às recomendações propostas pela OMS, que preconiza o consumo entre 125 e 200 $\mu g$ de cromo diariamente, e às propostas de suplementação comumente utilizadas em estudos clínicos, que utilizam doses que alcançam 400 $\mu g$ diárias. Dentre os alimentos com maior concentração de cromo, destacam-se as oleaginosas, os produtos cárneos, as leguminosas e os cereais integrais.

## QUAIS OS BENEFÍCIOS DO CONSUMO DE CHÁ VERDE PARA O PACIENTE COM SM?

O chá verde contém importantes compostos bioativos hidrossolúveis conhecidos como catequinas, que conferem a ele a característica de alimento funcional. Nesse sentido, estudos epidemiológicos e laboratoriais demonstraram que o consumo de chá verde tem efeito protetor para as DCVs. Esse efeito reflete a grande disponibilidade das catequinas nesse alimento.

Como acontece com grande parte dos produtos naturais comercializados, as características qualitativas e quantitativas do chá verde tendem a variar. Ou seja, a concentração e a distribuição qualitativa de catequinas em formas comerciais de chá verde tendem a variar segundo características de manejo agrícola, que incluem desde o solo utilizado para plantio até as técnicas e condições de armazenamento. Assim, é sabido que as concentrações de catequinas podem variar de aproximadamente 100 até 200 mg/g em diferentes chás comercializados.

## AS CATEQUINAS PRESENTES NO CHÁ VERDE TAMBÉM ESTÃO RELACIONADAS À PERDA DE PESO?

Um estudo realizado em 2005, no qual alguns indivíduos recebiam doses baixas (3 mg/dia) ou altas (136 mg/dia) de EPCG (epigalocatequina-3-galato), uma das catequinas extraídas do chá verde com maior potencial para a saúde humana, demonstrou os efeitos desse polifenol para a redução da massa corporal. Sempre com maior efeito observado no alto consumo, a administração de EPCG se mostrou eficaz para a redução da massa corporal, da massa adiposa e, principalmente, da circunferência da cintura após 12 semanas de tratamento.

Estudos envolvendo a ingestão de EPCG no tratamento da obesidade usualmente utilizam doses até mais altas do que as citadas, chegando à marca de 300 ou 400 mg. Cabe ressaltar que esses trabalhos utilizaram essa catequina de forma isolada e que outros estudos envolvendo o tratamento com o extrato de chá verde, composto por outras catequinas que não apenas a EPCG, demonstraram resultados semelhantes. Dessa forma, a utilização desse extrato também parece representar interessante estratégia no combate à obesidade.

## QUAIS AS PRINCIPAIS LIÇÕES DEVEM SER TIRADAS COM RELAÇÃO À NUTRIÇÃO NA SM?

A SM é caracterizada por um conjunto de distúrbios de origem multifatorial. Por conta dessa complexidade, as recomendações e a terapia nutricional voltadas para indivíduos portadores são extremamente difíceis de serem delineadas, exigindo adequações e estratégias abrangentes e individualizadas que favoreçam, ao mesmo tempo, o tratamento isolado e conjunto das diferentes moléstias apresentadas. Dessa forma, ressalta-se a inexistência de fórmulas milagrosas que sejam adequadas a todos os pacientes e a qualquer situação e propõe-se que o profissional de nutrição seja cauteloso e atento aos diferentes fatores existentes no momento de propor a terapia.

Além disso, diversos estudos verificando o efeito de alguns compostos bioativos sobre determinados tipos celulares *in vitro* ou *in vivo* propõem novas perspectivas de adaptações nutricionais e de suplementação, caso da ação comprovada da quercetina (polifenol) na redução do estresse oxidativo da célula beta em condições adversas. Entretanto, muito cuidado deve ser tomado na aplicação dos conhecimentos provenientes de estudos experimentais desse tipo, dado que muitos dos resultados podem ser reprodutíveis apenas naquelas condições (células em cultura tratadas ou administração intravenosa ou retroperitoneal em detrimento da oral) e não levar em consideração importantes fatores associados aos processos digestivos, absortivos, fisiológicos e metabólicos, que podem reduzir a disponibilidade da molécula de interesse à célula-alvo, afetando drasticamente o efeito esperado.

Portanto, para efeitos satisfatórios no tratamento nutricional de um indivíduo com SM, o foco em um único alimento ou molécula pode não ser efetivo. Todavia, a abordagem abrangente e diversificada pode configurar importante ferramenta no combate dessa moléstia.

## BIBLIOGRAFIA CONSULTADA

Armitage JA, Taylor PD, Poston L. Experimental models of developmental programming: consequences of exposure to an energy rich diet during development. J Physiol. 2005;565(Pt 1):3-8.

Avramoglu RK, Qiu W, Adeli K. Mechanisms of metabolic dyslipidemia in insulin resistant states: deregulation of hepatic and intestinal lipoprotein secretion. Front Biosci. 2003;8:d464-76.

Barker DJ. Fetal origins of coronary heart disease. BMJ. 1995;311(6998):171-4.

Bayol SA, Simbi BH, Stickland NC. A maternal cafeteria diet during gestation and lactation promotes adiposity and impairs skeletal muscle development and metabolism in rat offspring at weaning. J Physiol. 2005;567(Pt 3):951-61.

Carvalheira JB, Siloto RM, Ignacchitti I, Brenelli SL, Carvalho CR, Leite A, et al. Insulin modulates leptin-induced STAT3 activation in rat hypothalamus. FEBS Lett. 2001;500(3):119-24.

Chavez JA, Summers SA. Characterizing the effects of saturated fatty acids on insulin signaling and ceramide and diacylglycerol accumulation in 3T3-L1 adipocytes and C2C12 myotubes. Arch Biochem Biophys. 2003;419(2):101-9.

Cheatham B, Vlahos CJ, Cheatham L, Wang L, Blenis J, Kahn CR. Phosphatidylinositol 3-kinase activation is required for insulin stimulation of pp70 S6 kinase, DNA synthesis, and glucose transporter translocation. Mol Cell Biol. 1994;14(7):4902-11.

Chong MF, Hodson L, Bickerton AS, Roberts R, Neville M, Karpe F, et al. Parallel activation of *de novo* lipogenesis and stearoyl-CoA desaturase activity after 3 d of high-carbohydrate feeding. Am J Clin Nutr. 2008;87(4):817-23.

da Luz G, Frederico MJ, da Silva S, Vitto MF, Cesconetto PA, de Pinho RA, et al. Endurance exercise training ameliorates insulin resistance and reticulum stress in adipose and hepatic tissue in obese rats. Eur J Appl Physiol. 2011;111(9):2015-23.

da Silva AS, Pauli JR, Ropelle ER, Oliveira AG, Cintra DE, De Souza CT, et al. Exercise intensity, inflammatory signaling, and insulin resistance in obese rats. Med Sci Sports Exerc. 2010;42(12):2180-8.

Donnelly KL, Smith CI, Schwarzenberg SJ, Jessurun J, Boldt MD, Parks EJ. Sources of fatty acids stored in liver and secreted via lipoproteins in patients with nonalcoholic fatty liver disease. J Clin Invest. 2005;115(5):1343-51.

Du M, Yan X, Tong JF, Zhao J, Zhu MJ. Maternal obesity, inflammation, and fetal skeletal muscle development. Biol Reprod. 2010;82(1):4-12.

Esposito K, Di Palo C, Maiorino MI, Petrizzo M, Bellastella G, Siniscalchi I, et al. Long-term effect of Mediterranean-style diet and calorie restriction on biomarkers of longevity and oxidative stress in overweight men. Cardiol Res Pract. 2010;2011:293916.

Esposito K, Giugliano D. Diet and inflammation: a link to metabolic and cardiovascular diseases. Eur Heart J. 2006;27(1):15-20.

Esposito K, Pontillo A, Di Palo C, Giugliano G, Masella M, Marfella R, et al. Effect of weight loss and lifestyle changes on vascular inflammatory markers in obese women: a randomized trial. JAMA. 2003;289(14):1799-804.

Expert Panel on Detection Ea, and Treatment of High Blood Cholesterol in Adults. Executive Summary of The Third Report of The National Cholesterol Education Program (NCEP) Expert Panel on Detection, Evaluation, And Treatment of High Blood Cholesterol In Adults (Adult Treatment Panel III). JAMA. 2001;285(19):2486-97.

Feldstein AE, Werneburg NW, Canbay A, Guicciardi ME, Bronk SF, Rydzewski R, et al. Free fatty acids promote hepatic lipotoxicity by stimulating TNF-alpha expression via a lysosomal pathway. Hepatology. 2004;40(1):185-94.

Fonseca-Alaniz MH, Brito LC, Borges-Silva CN, Takada J, Andreotti S, Lima FB. High dietary sodium intake increases white adipose tissue mass and plasma leptin in rats. Obesity (Silver Spring). 2007;15(9):2200-8.

Fonseca-Alaniz MH, Takada J, Alonso-Vale MI, Lima FB. The adipose tissue as a regulatory center of the metabolism. Arq Bras Endocrinol Metabol. 2006;50(2):216-29.

Fonseca-Alaniz MH, Takada J, Alonso-Vale MI, Lima FB. Adipose tissue as an endocrine organ: from theory to practice. J Pediatr (Rio J). 2007;83(5 Suppl):S192-203.

Fonseca-Alaniz MH, Takada J, Andreotti S, de Campos TB, Campaña AB, Borges-Silva CN, et al. High sodium intake enhances insulin-stimulated glucose uptake in rat epididymal adipose tissue. Obesity (Silver Spring). 2008;16(6):1186-92.

Forsén T, Eriksson J, Tuomilehto J, Reunanen A, Osmond C, Barker D. The fetal and childhood growth of persons who develop type 2 diabetes. Ann Intern Med. 2000;133(3):176-82.

Frangioudakis G, Ye JM, Cooney GJ. Both saturated and n-6 polyunsaturated fat diets reduce phosphorylation of insulin receptor substrate-1 and protein kinase B in muscle during the initial stages of *in vivo* insulin stimulation. Endocrinology. 2005;146(12):5596-603.

Galland L. Diet and inflammation. Nutr Clin Pract. 2010;25(6):634-40.

Genest J. Genetics and prevention: a new look at high-density lipoprotein cholesterol. Cardiol Rev. 2002;10(1):61-71.

Gerozissis K, Kyriaki G. Brain insulin: regulation, mechanisms of action and functions. Cell Mol Neurobiol. 2003;23(1):1-25.

Giugliano D, Ceriello A, Esposito K. The effects of diet on inflammation: emphasis on the metabolic syndrome. J Am Coll Cardiol. 2006;48(4):677-85.

Goto S, Radák Z, Nyakas C, Chung HY, Naito H, Takahashi R, et al. Regular exercise: an effective means to reduce oxidative stress in old rats. Ann N Y Acad Sci. 2004;1019:471-4.

Greiwe JS, Holloszy JO, Semenkovich CF. Exercise induces lipoprotein lipase and GLUT-4 protein in muscle independent of adrenergic-receptor signaling. J Appl Physiol. 2000;89(1):176-81.

Griffin ME, Marcucci MJ, Cline GW, Bell K, Barucci N, Lee D, et al. Free fatty acid-induced insulin resistance is associated with activation of protein kinase C theta and alterations in the insulin signaling cascade. Diabetes. 1999;48(6):1270-4.

Hales CN, Barker DJ. The thrifty phenotype hypothesis. Br Med Bull. 2001;60:5-20.

Hedley AA, Ogden CL, Johnson CL, Carroll MD, Curtin LR, Flegal KM. Prevalence of overweight and obesity among US children, adolescents, and adults, 1999-2002. JAMA. 2004;291(23):2847-50.

Holland WL, Bikman BT, Wang LP, Yuguang G, Sargent KM, Bulchand S, et al. Lipid-induced insulin resistance mediated by the proinflammatory receptor TLR4 requires saturated fatty acid-induced ceramide biosynthesis in mice. J Clin Invest. 2011;121(5):1858-70.

Holland WL, Brozinick JT, Wang LP, Hawkins ED, Sargent KM, Liu Y, et al. Inhibition of ceramide synthesis ameliorates glucocorticoid-, saturated--fat-, and obesity-induced insulin resistance. Cell Metab. 2007;5(3):167-79.

Horowitz JF, Leone TC, Feng W, Kelly DP, Klein S. Effect of endurance training on lipid metabolism in women: a potential role for PPARalpha in the metabolic response to training. Am J Physiol Endocrinol Metab. 2000;279(2):E348-55.

Howard BV, Savage PJ, Nagulesparan M, Bennion LJ, Unger RH, Bennett PH. Evidence for marked sensitivity to the antilipolytic action of insulin in obese maturity-onset diabetics. Metabolism. 1979;28(7):744-50.

Hui JM, Hodge A, Farrell GC, Kench JG, Kriketos A, George J. Beyond insulin resistance in NASH: TNF-alpha or adiponectin? Hepatology. 2004;40(1):46-54.

Jaeschke H, Gores GJ, Cederbaum AI, Hinson JA, Pessayre D, Lemasters JJ. Mechanisms of hepatotoxicity. Toxicol Sci. 2002;65(2):166-76.

Janssen I, Katzmarzyk PT, Ross R, Leon AS, Skinner JS, Rao DC, et al. Fitness alters the associations of BMI and waist circumference with total and abdominal fat. Obes Res. 2004;12(3):525-37.

Jorge ML, de Oliveira VN, Resende NM, Paraiso LF, Calixto A, Diniz AL, et al. The effects of aerobic, resistance, and combined exercise on metabolic control, inflammatory markers, adipocytokines, and muscle insulin signaling in patients with type 2 diabetes mellitus. Metabolism. 2011;60(9):1244-52.

Kaneda M, Kashiwamura S, Ueda H, Sawada K, Sugihara A, Terada N, et al. Inflammatory liver steatosis caused by IL-12 and IL-18. J Interferon Cytokine Res. 2003;23(3):155-62.

Kennedy A, Martinez K, Chuang CC, LaPoint K, McIntosh M. Saturated fatty acid-mediated inflammation and insulin resistance in adipose tissue: mechanisms of action and implications. J Nutr. 2009;139(1):1-4.

Khan IY, Dekou V, Douglas G, Jensen R, Hanson MA, Poston L, et al. A high-fat diet during rat pregnancy or suckling induces cardiovascular dysfunction in adult offspring. Am J Physiol Regul Integr Comp Physiol. 2005;288(1):R127-33.

Kim HJ, Lee KE, Kim DJ, Kim SK, Ahn CW, Lim SK, et al. Metabolic significance of nonalcoholic fatty liver disease in nonobese, nondiabetic adults. Arch Intern Med. 2004;164(19):2169-75.

Kolak M, Westerbacka J, Velagapudi VR, Wågsäter D, Yetukuri L, Makkonen J, et al. Adipose tissue inflammation and increased ceramide content characterize subjects with high liver fat content independent of obesity. Diabetes. 2007;56(8):1960-8.

Kotronen A, Seppänen-Laakso T, Westerbacka J, Kiviluoto T, Arola J, Ruskeepää AL, et al. Hepatic stearoyl-CoA desaturase (SCD)-1 activity and diacylglycerol but not ceramide concentrations are increased in the nonalcoholic human fatty liver. Diabetes. 2009;58(1):203-8.

Krssak M, Falk Petersen K, Dresner A, DiPietro L, Vogel SM, Rothman DL, et al. Intramyocellular lipid concentrations are correlated with insulin sensitivity in humans: a 1H NMR spectroscopy study. Diabetologia. 1999;42(1):113-6.

Levine JA, Eberhardt NL, Jensen MD. Role of nonexercise activity thermogenesis in resistance to fat gain in humans. Science. 1999;283(5399):212-4.

Lorenzo C, Williams K, Hunt KJ, Haffner SM. The National Cholesterol Education Program – Adult Treatment Panel III, International Diabetes Federation, and World Health Organization definitions of the metabolic syndrome as predictors of incident cardiovascular disease and diabetes. Diabetes Care. 2007;30(1):8-13.

Luo ZC, Xiao L, Nuyt AM. Mechanisms of developmental programming of the metabolic syndrome and related disorders. World J Diabetes. 2010;1:89-98.

Manson JE, Greenland P, LaCroix AZ, Stefanick ML, Mouton CP, Oberman A, et al. Walking compared with vigorous exercise for the prevention of cardiovascular events in women. N Engl J Med. 2002;347(10):716-25.

McManaman JL, Neville MC. Mammary physiology and milk secretion. Adv Drug Deliv Rev. 2003;55(5):629-41.

Mead JR, Irvine SA, Ramji DP. Lipoprotein lipase: structure, function, regulation, and role in disease. J Mol Med (Berl). 2002;80(12):753-69.

Melo CM, Tirapegui J, Ribeiro SM. Human energetic expenditure: concepts, assessment methods and relationship to obesity. Arq Bras Endocrinol Metabol. 2008;52(3):452-64.

Menzaghi C, Ercolino T, Di Paola R, Berg AH, Warram JH, Scherer PE, et al. A haplotype at the adiponectin locus is associated with obesity and other features of the insulin resistance syndrome. Diabetes. 2002;51(7):2306-12.

Milanski M, Degasperi G, Coope A, Morari J, Denis R, Cintra DE, et al. Saturated fatty acids produce an inflammatory response predominantly through the activation of TLR4 signaling in hypothalamus: implications for the pathogenesis of obesity. J Neurosci. 2009;29(2):359-70.

Minich DM, Bland JS. Dietary management of the metabolic syndrome beyond macronutrients. Nutr Rev. 2008;66(8):429-44.

Miyazaki M, Flowers MT, Sampath H, Chu K, Otzelberger C, Liu X, et al. Hepatic stearoyl-CoA desaturase-1 deficiency protects mice from carbohydrate-induced adiposity and hepatic steatosis. Cell Metab. 2007;6(6):484-96.

Molendi-Coste O, Legry V, Leclercq IA. Why and how meet n-3 PUFA dietary recommendations? Gastroenterol Res Pract. 2011;2011:364040.

Monteiro CA, Conde WL, Popkin BM. Is obesity replacing or adding to undernutrition? Evidence from different social classes in Brazil. Public Health Nutr. 2002;5(1A):105-12.

Moraes AC, Fulaz CS, Netto-Oliveira ER, Reichert FF. Prevalence of metabolic syndrome in adolescents: a systematic review. Cad Saúde Pública. 2009;25(6):1195-202.

Moraes JC, Coope A, Morari J, Cintra DE, Roman EA, Pauli JR, et al. High-fat diet induces apoptosis of hypothalamic neurons. PLoS One. 2009;4(4):e5045.

Myers MG, Cowley MA, Münzberg H. Mechanisms of leptin action and leptin resistance. Annu Rev Physiol. 2008;70:537-56.

Méndez-Sánchez N, Chávez-Tapia NC, Uribe M. An update on non--alcoholic fatty liver disease. Rev Invest Clin. 2004;56(1):72-82.

Nachiappan V, Curtiss D, Corkey BE, Kilpatrick L. Cytokines inhibit fatty acid oxidation in isolated rat hepatocytes: synergy among TNF, IL-6, and IL-1. Shock. 1994;1(2):123-9.

Nguyen MT, Satoh H, Favelyukis S, Babendure JL, Imamura T, Sbodio JI, et al. JNK and tumor necrosis factor-alpha mediate free fatty acid-induced insulin resistance in 3T3-L1 adipocytes. J Biol Chem. 2005;280(42):35361-71.

Nielsen S, Guo Z, Johnson CM, Hensrud DD, Jensen MD. Splanchnic lipolysis in human obesity. J Clin Invest. 2004;113(11):1582-8.

Oswal A, Yeo G. Leptin and the control of body weight: a review of its diverse central targets, signaling mechanisms, and role in the pathogenesis of obesity. Obesity (Silver Spring). 2010;18(2):221-9.

Pan DA, Lillioja S, Kriketos AD, Milner MR, Baur LA, Bogardus C, et al. Skeletal muscle triglyceride levels are inversely related to insulin action. Diabetes. 1997;46(6):983-8.

Parks EJ. Dietary carbohydrate's effects on lipogenesis and the relationship of lipogenesis to blood insulin and glucose concentrations. Br J Nutr. 2002;87(Suppl 2):S247-53.

Parks EJ, Hellerstein MK. Thematic review series: patient-oriented research. Recent advances in liver triacylglycerol and fatty acid metabolism using stable isotope labeling techniques. J Lipid Res. 2006;47(8):1651-60.

Pastva A, Estell K, Schoeb TR, Atkinson TP, Schwiebert LM. Aerobic exercise attenuates airway inflammatory responses in a mouse model of atopic asthma. J Immunol. 2004;172(7):4520-6.

Pizzuti A, Frittitta L, Argiolas A, Baratta R, Goldfine ID, Bozzali M, et al. A polymorphism (K121Q) of the human glycoprotein PC-1 gene coding region is strongly associated with insulin resistance. Diabetes. 1999;48(9):1881-4.

Plagemann A, Harder T, Rake A, Voits M, Fink H, Rohde W, et al. Perinatal elevation of hypothalamic insulin, acquired malformation of hypothalamic galaninergic neurons, and syndrome x--like alterations in adulthood of neonatally overfed rats. Brain Res. 1999;836(1-2):146-55.

Queiroz JC, Alonso-Vale MI, Curi R, Lima FB. Control of adipogenesis by fatty acids. Arq Bras Endocrinol Metabol. 2009;53(5):582-94.

Radák Z, Chung HY, Naito H, Takahashi R, Jung KJ, Kim HJ, et al. Age-associated increase in oxidative stress and nuclear factor kappaB activation are attenuated in rat liver by regular exercise. FASEB J. 2004;18(6):749-50.

Reaven GM. Banting lecture 1988. Role of insulin resistance in human disease. Diabetes. 1988;37(12):1595-607.

Rieder MJ, Carmona R, Krieger JE, Pritchard KA, Greene AS. Suppression of angiotensin-converting enzyme expression and activity by shear stress. Circ Res. 1997;80(3):312-9.

Rocca SVS, Tirapegui J, Melo CM, Ribeiro SML. Efeito do exercício físico nos fatores de risco de doenças crônicas em mulheres obesas. Rev Bras Cienc Farm. 2008;44(2):185-92.

Ropelle ER, Flores MB, Cintra DE, Rocha GZ, Pauli JR, Morari J, et al. IL-6 and IL-10 anti-inflammatory activity links exercise to hypothalamic insulin and leptin sensitivity through IKKbeta and ER stress inhibition. PLoS Biol. 2010;8(8).

Rothenbacher D, Hoffmeister A, Brenner H, Koenig W. Physical activity, coronary heart disease, and inflammatory response. Arch Intern Med. 2003;163(10):1200-5.

Ruotolo G, Howard BV. Dyslipidemia of the metabolic syndrome. Curr Cardiol Rep. 2002;4(6):494-500.

Saha AK, Ruderman NB. Malonyl-CoA and AMP-activated protein kinase: an expanding partnership. Mol Cell Biochem. 2003;253(1-2):65-70.

Schenk S, Horowitz JF. Coimmunoprecipitation of FAT/CD36 and CPT I in skeletal muscle increases proportionally with fat oxidation after endurance exercise training. Am J Physiol Endocrinol Metab. 2006;291(2):E254-60.

Siega-Riz AM, Laraia B. The implications of maternal overweight and obesity on the course of pregnancy and birth outcomes. Matern Child Health J. 2006;10(5 Suppl):S153-6.

Takahashi M, Arita Y, Yamagata K, Matsukawa Y, Okutomi K, Horie M, et al. Genomic structure and mutations in adipose-specific gene, adiponectin. Int J Obes Relat Metab Disord. 2000;24(7):861-8.

Tanasescu M, Leitzmann MF, Rimm EB, Willett WC, Stampfer MJ, Hu FB. Exercise type and intensity in relation to coronary heart disease in men. JAMA. 2002;288(16):1994-2000.

Taniguchi CM, Emanuelli B, Kahn CR. Critical nodes in signalling pathways: insights into insulin action. Nat Rev Mol Cell Biol. 2006;7(2):85-96.

Taylor PD, Poston L. Developmental programming of obesity in mammals. Exp Physiol. 2007;92(2):287-98.

Tong PC, Kong AP, So WY, Yang X, Ho CS, Ma RC, et al. The usefulness of the International Diabetes Federation and the National Cholesterol Education Program's Adult Treatment Panel III definitions of the metabolic syndrome in predicting coronary heart disease in subjects with type 2 diabetes. Diabetes Care. 2007;30(5):1206-11.

Torres-Leal FL, Capitani MD, Tirapegui J. The effect of physical exercise and caloric restriction on the components of metabolic syndrome. Braz J Pharm Sci. 2009;45(3):379-99.

Torres-Leal FL, Fonseca-Alaniz MH, Rogero MM, Tirapegui J. The role of inflammed adipose tissue in the insulin resistance. Cell Biochem Funct. 2010;28(8):623-31.

Ueki K, Kondo T, Tseng YH, Kahn CR. Central role of suppressors of cytokine signaling proteins in hepatic steatosis, insulin resistance, and the metabolic syndrome in the mouse. Proc Natl Acad Sci USA. 2004;101(28):10422-7.

Velloso LA. The brain is the conductor: diet-induced inflammation overlapping physiological control of body mass and metabolism. Arq Bras Endocrinol Metabol. 2009;53(2):151-8.

Wessel TR, Arant CB, Olson MB, Johnson BD, Reis SE, Sharaf BL, et al. Relationship of physical fitness vs body mass index with coronary artery disease and cardiovascular events in women. JAMA. 2004;292(10):1179-87.

Xu A, Wang Y, Keshaw H, Xu LY, Lam KS, Cooper GJ. The fat-derived hormone adiponectin alleviates alcoholic and nonalcoholic fatty liver diseases in mice. J Clin Invest. 2003;112(1):91-100.

Xu J, Eilat-Adar S, Loria C, Goldbourt U, Howard BV, Fabsitz RR, et al. Dietary fat intake and risk of coronary heart disease: the Strong Heart Study. Am J Clin Nutr. 2006;84(4):894-902.

Yeon JE, Choi KM, Baik SH, Kim KO, Lim HJ, Park KH, et al. Reduced expression of peroxisome proliferator-activated receptor-alpha may have an important role in the development of non-alcoholic fatty liver disease. J Gastroenterol Hepatol. 2004;19(7):799-804.

Zafrani ES. Non-alcoholic fatty liver disease: an emerging pathological spectrum. Virchows Arch. 2004;444(1):3-12.

# Mitos e verdades em Nutrição

Julio Tirapegui • Gabriela Fullin Resende Teodoro

## INTRODUÇÃO

De acordo com o *Novo Dicionário Aurélio da Língua Portuguesa*, mito, do grego *mythos,* significa fábula, ideia falsa, sem correspondente na realidade. Coisa inacreditável, fantasiosa, irreal, utopia. Esse conceito tem acompanhado a área de alimentação e nutrição. A nutrição humana e a esportiva, em particular, estão em completa evolução, a cada dia surgem novas informações e descobertas sobre alguns efeitos benéficos dos nutrientes em humanos ou animais de laboratório. Surgem também informações que dizem o contrário, relatando efeitos prejudiciais desses mesmos nutrientes que, antes, eram benéficos.

O que a ciência e as pesquisas têm a dizer de concreto sobre essas informações? As respostas são cautelosas e fragmentadas. Os leigos e até os próprios cientistas estão apreensivos com a confusão que as pesquisas geram. Muitos estudos científicos continuam sendo publicados, milhares de pesquisas estão sendo realizadas em todo o mundo, milhões de dólares estão sendo gastos em pesquisas e análises químicas sofisticadas continuam sendo feitas. No entanto, ainda persistem nos dias atuais os mitos, as fantasias e as incertezas em relação à alimentação e à nutrição.

Nesta última parte do livro, serão analisadas algumas questões sobre os mitos, as fantasias e as incertezas em alimentação e nutrição e, em particular, em nutrição esportiva, que tem despertado a curiosidade de praticantes de atividade física, atletas, treinadores, estudantes e da população em geral. É necessário salientar que, muitas vezes, as respostas são polêmicas e sujeitas a controvérsias tanto pelos leigos quanto, inclusive, pelos próprios cientistas.

## ALIMENTOS E NUTRIENTES SÃO A MESMA COISA?

Não. Alimentos são produtos de origem animal, vegetal ou sintética, normalmente ingeridos por via oral. Exemplos: carne, arroz, feijão e leite. Os nutrientes são as unidades básicas e estruturais que compõem os alimentos e fornecem a energia necessária para a realização dos processos bioquímicos e fisiológicos do organismo. Esses processos são o crescimento e a formação de tecidos, a reprodução e a excreção, por exemplo. Alguns dos nutrientes são: proteínas, carboidratos, lipídios, vitaminas e minerais.

## TODOS OS NUTRIENTES SÃO ESSENCIAIS?

Não. Um nutriente só é essencial quando o organismo não pode sintetizá-lo e, portanto, precisa ser ingerido através da alimentação. São essenciais alguns tipos de aminoácidos que formam as proteínas (metionina, lisina, valina, isoleucina, leucina, triptofano, fenilalanina, treonina e histidina), todos os minerais e as vitaminas, por exemplo. Os carboidratos não são essenciais, pois o organismo pode produzir alguns deles, como a glicose, sintetizada principalmente no fígado, através do complexo mecanismo bioquímico denominado gliconeogênese.

## TOMAR COMPLEXOS VITAMÍNICOS FAZ BEM À SAÚDE?

Faz bem à saúde se o indivíduo tem deficiência de alguma vitamina. Uma pessoa que tem uma alimentação balanceada terá as vitaminas necessárias para uma nutrição adequada, tornando dispensável, assim, a ingestão desses complexos. Aquele indivíduo que vier a ter deficiência de alguma vitamina não deve repor essa falta tomando complexos vitamínicos. Ele precisa se dirigir a um especialista e passar por uma avaliação, a fim de saber qual é o grau de carência, as contraindicações e a dose adequada de vitaminas a ser ingerida.

## O COLESTEROL É PREJUDICIAL À SAÚDE?

Não necessariamente. O colesterol é um componente essencial da estrutura da membrana de todas as células dos mamíferos e, do ponto de vista fisiológico, tem uma importância fundamental. O organismo produz continuamente o colesterol, principalmente no fígado. Basicamente, 70% do colesterol necessário ao corpo humano é produzido pelo próprio organismo, enquanto 30% vem da dieta. Ele está presente em produtos de origem animal, como carnes, manteiga, gemas de ovos, frutos do mar e pele de frango. Entretanto, pode provocar doenças cardiovasculares se consumido em excesso. Nesse caso, ele se acumula nas paredes das artérias, formando placas que diminuem o calibre dos vasos e reduzem o fluxo sanguíneo para o músculo cardíaco, ocasionando o infarto. É recomendada uma ingestão máxima de 300 mg de colesterol por dia, o que equivale a uma gema de ovo diária.

## AS PROTEÍNAS DE ORIGEM ANIMAL TÊM VALOR BIOLÓGICO IGUAL ÀS DE ORIGEM VEGETAL?

Não. Nenhum alimento de origem vegetal contém proteínas com todos os aminoácidos essenciais, como ocorre com os de origem animal. Os alimentos de origem animal – como carnes, aves, peixes, leite, queijo e ovos – possuem proteínas de boa qualidade suficientes para torná-los as melhores fontes de aminoácidos essenciais. Os alimentos de origem vegetal também são fontes significativas de proteínas. As leguminosas, por exemplo, são as mais ricas, contendo de 10% a 30% de proteínas. Mas elas são deficientes em um aminoácido essencial (metionina) que o organismo não produz. Os cereais têm conteúdo proteico menor do que as leguminosas, entre 6% e 15%, mas, como são consumidos em grandes quantidades, tornam-se os produtos que mais contribuem para a ingestão proteica da população em todos os países, apesar de sua deficiência em lisina (outro aminoácido essencial), fundamental para a síntese dos tecidos no corpo. O número de espécies de cereais utilizados na alimentação humana é de pelo menos dez. As frutas e hortaliças fornecem pouca proteína, cerca de 1% a 2% de seu peso. Porém, as proteínas vegetais apresentam deficiências em determinados aminoácidos essenciais. Deve-se enfatizar que a alimentação e as dietas incluem vários tipos de alimentos que se complementam entre si. Assim, as misturas de cereais (p. ex.: arroz, milho etc.) com leguminosas (p.

ex.: feijão, soja, ervilha etc.), ingeridos na mesma refeição e em proporções balanceadas, apresentam tão bom valor nutritivo, do ponto de vista proteico, quanto as proteínas de origem animal.

## O CONSUMO DE FIBRA É BENÉFICO À SAÚDE?

Sim. As fibras são carboidratos complexos que formam parte das paredes dos vegetais e que não são aproveitados pelo organismo. São reguladores do bom funcionamento do intestino e eliminados nas fezes. São parte importante de uma alimentação balanceada, apesar de não fornecerem energia e o seu consumo estar relacionado a uma menor incidência de uma série de doenças crônicas típicas das sociedades desenvolvidas, como o diabetes, as doenças coronarianas, alguns tipos de câncer, a obesidade, a constipação etc. As fibras são encontradas em todos os alimentos do reino vegetal, no farelo, nos cereais integrais, nas frutas e nos vegetais em geral. Seu consumo deve ser incentivado em todas as faixas etárias em razão dos efeitos benéficos que apresentam à saúde.

## OS ALIMENTOS DIETÉTICOS SÃO IGUAIS AOS ALIMENTOS *LIGHT*?

Não. Os dietéticos são aqueles alimentos recomendados para dietas especiais. Destinam-se, por exemplo, a pessoas com pressão alta, que devem diminuir o consumo de sal (sódio); há indivíduos com colesterol alto que precisam reduzir a ingestão de gordura animal (carne vermelha) e aqueles com prisão de ventre, que precisam de mais fibras vegetais, encontradas principalmente nas frutas e nos vegetais. Não basta estar escrito "dietético" no rótulo para tornar o produto próprio ao emagrecimento. O alimento dietético é isento das calorias do açúcar, mas contém as calorias dos demais ingredientes da formulação (gorduras e proteínas). Por isso, dependendo da quantidade, pode engordar. Sem dúvida, os diabéticos são os que mais se beneficiam com o uso de produtos dietéticos, nos quais o açúcar de cana (sacarose) é substituído por adoçantes. Os alimentos *light* são aqueles similares aos comuns, mas com redução de calorias. Assim, se há, por exemplo, o requeijão de uma determinada marca, para que esse mesmo produto passe a ser *light,* é preciso apenas retirar uma porcentagem de calorias (por volta de 35%). Ainda nessa lista de produtos há pães, maioneses, molhos, sopas, biscoitos, creme de leite, leite condensado etc. Vale aqui a mesma recomendação dada em relação aos alimentos dietéticos, de que um consumo exagerado pode engordar. O ideal é trocar os alimentos normalmente consumidos pelos *light*, mas continuar ingerindo a mesma quantidade. Nesse caso, haverá uma redução de calorias da dieta. Por fim, é importante salientar que, apesar dos benefícios que esses alimentos modificados possam trazer, eles, em hipótese nenhuma, devem substituir uma alimentação equilibrada, que contenha carnes, ovos, leite, leguminosas, frutas e hortaliças.

## A CAFEÍNA FAZ MAL À SAÚDE?

Não necessariamente. Isso depende da pessoa e da dose ingerida. Três ou quatro cafezinhos por dia ou após as refeições não fazem mal à saúde. A cafeína atua sobre o sistema nervoso central aumentando a atividade, reduzindo o sono e, assim, mantendo a vigília e a atenção. Um café expresso pequeno contém de 80 a 120 mg de cafeína. Com 300 mg de cafeína ou três cafezinhos, os efeitos estimulantes tornam-se bem consistentes. No entanto, é necessário assinalar que o grau de estímulo que um indivíduo experimenta após a ingestão de cafeína é variável. Algumas pessoas, por exemplo, vangloriam-se de sua capacidade de beber várias xícaras de café à noite e ainda conseguirem dormir. Por outro lado, existem pessoas que são tão sensíveis à cafeína que uma única xícara de café causa respostas indesejáveis. Embora a dose letal (que mata) em adultos seja muito alta, reações adversas podem ser observadas após ingestão de 1 g de cafeína, teores que podem ser alcançados pelo consumo de, por exemplo, 10 a 11 xícaras médias de café. Essas reações referem-se principalmente à insônia, à agitação e à excitação. Distúrbios sensoriais, como zumbidos, são comuns. Taquicardia (aceleração do coração) é frequente e aumenta a respiração. Além disso, o consumo exagerado de cafeína pode provocar desconforto gastrointestinal, pelo aumento da secreção de ácido no estômago, e prejuízo na biodisponibilidade do cálcio dietético, uma vez que o café possui quantidades consideráveis de taninos, que prejudicam sua absorção. Pesquisas recentes indicam que indivíduos que consomem quatro a cinco xícaras de café durante a manhã apresentam durante todo o dia uma elevação da pressão arterial e aumento na secreção de hormônios relacionados ao estresse, especialmente a adrenalina. Como a cafeína é um estimulante do sistema nervoso, um consumo acentuado pode provocar dependência, fenômeno denominado "cafeinismo". Com respeito ao café descafeinado, este não apresenta problemas pelo fato de o teor de cafeína corresponder somente a 0,1% do café normal. A recomendação básica é a moderação tanto no consumo de café quanto no de bebidas do tipo "cola" e do guaraná, que também apresentam cafeína em sua composição.

## OS ALIMENTOS SERÃO O REMÉDIO DO FUTURO?

Sim. Uma alimentação balanceada e diversificada fornecerá todos os nutrientes (proteínas, gorduras, carboidratos, vitaminas, fibras e minerais) que o indivíduo necessita diariamente. Assim, ele se manterá saudável e com disposição para o trabalho, o esporte e o lazer, não sendo necessário ir à farmácia comprar suplementos nutricionais. No entanto, pesquisas recentes revelam que compostos químicos presentes naturalmente nos alimentos ou a eles adicionados reduzem o risco de desenvolver várias doenças crônico-degenerativas. Em alguns casos, protegem contra certos tipos de câncer. Por terem funções terapêuticas – além de seus nutrientes básicos –, os alimentos que oferecem benefícios à saúde são denominados "alimentos funcionais" ou "nutracêuticos" (nutrição aliada a propriedades farmacêuticas). Como exemplo, pode-se assinalar os flavonoides presentes naturalmente no vinho tinto e na soja, que possuem uma ação antioxidante que protege o coração dos efeitos nocivos das gorduras. As pesquisas atualmente estão centradas no isolamento desses compostos denominados químicos ou fitoquímicos, que não têm valor nutricional, mas conferem às frutas e aos vegetais o poder de proteger contra doenças. Entre os alimentos investigados, há o pimentão, o alho, as frutas cítricas, o abacate, o abacaxi, o repolho, a soja, a pimenta vermelha e a uva vermelha. Assim, aquele dito popular que diz que "a geladeira é a melhor farmácia" continua sendo válido para os dias atuais e vai assumir grande relevância com o advento dos alimentos funcionais no próximo século.

## O VALOR NUTRICIONAL DO ARROZ INTEGRAL É SUPERIOR AO DO ARROZ POLIDO?

Não, os valores são iguais. Embora tenha maior quantidade de nutrientes em relação ao arroz polido, o arroz integral não aumenta o valor nutricional das dietas, conforme demonstram dados experimentais. Maior quantidade de nutrientes não é sinônimo de melhor aproveitamento desses nutrientes. O arroz integral tem um alto conteúdo de fibras, podendo prejudicar a absorção de nutrientes de outros alimentos ingeridos na mesma refeição. Como desvantagem do arroz integral, pode-se assinalar que sua vida média de prateleira é menor e, do ponto de vista econômico, é mais caro do que o arroz polido. Em relação ao crescimento, experimentos feitos recentemente no laboratório dos autores deste capítulo com ratos recém-desmamados submetidos a dietas com o arroz integral e o polido não mostraram diferenças significativas entre os dois grupos em relação ao peso corporal total, ao consumo de ração e a outros parâmetros. Isso demonstra que, apesar da maior quantidade de nutrientes do arroz integral (especialmente vitaminas e minerais), estes não são aproveitados em sua totalidade.

## COMER GELATINA DIARIAMENTE REDUZ O PROBLEMA DE FLACIDEZ?

Não. Esse é um mito que não tem comprovação científica. A rigor, nenhum alimento específico reduz o problema de flacidez. A gelatina é uma proteína animal de baixo valor nutricional, pela falta de alguns aminoácidos essenciais, como a metionina. Assim que a gelatina sofre digestão, a proteína ingerida se transforma em aminoácidos e nessa condição será absorvida. Esses aminoácidos serão transportados ao fígado e aos demais tecidos, onde cumprirão suas funções específicas. É necessário salientar que todos os alimentos proteicos ingeridos terão o mesmo processo digestivo e fornecerão aminoácidos às células. Portanto, a síntese de proteínas que reduzem o problema da flacidez será a partir dos aminoácidos de todos os alimentos ingeridos e não somente dos da gelatina.

## A dieta vegetariana é mais saudável?

Não. Essa afirmação geralmente é assinalada por pessoas ou comunidades que, por motivos religiosos, opção de vida ou de alimentação, não ingerem nenhum tipo de alimento de origem animal. Esse tipo de radicalismo – "nunca coma carne vermelha" – está em baixa. O que realmente conta é o bom senso. Embora contenha colesterol, a carne é a melhor fonte de ferro. Portanto, ela deve ser consumida com moderação. A falta de produtos de origem animal pode acarretar deficiência em ferro, zinco e vitamina B12. Esta última só é encontrada em alimentos de origem animal e atua no desenvolvimento dos glóbulos vermelhos da medula óssea e do sistema nervoso. Esse tipo radical de dieta acarreta problemas também em relação ao cálcio, importante constituinte dos ossos. Suas fontes mais expressivas são o leite e derivados. A vida do vegetariano radical não é fácil, exige conhecimentos de nutrição e doses extras de paciência, a fim de conseguir estabelecer uma dieta equilibrada. Se a dieta for bem planejada e tiver suplementação com ferro, não acarretará problemas nos adultos. Mas não é recomendável para crianças, gestantes e mulheres que amamentam. Estudos realizados na Inglaterra com crianças de origem indiana, submetidas à dieta vegetariana, demonstraram uma redução significativa de seu crescimento ponderal quando comparadas às crianças que seguiam uma dieta normal, incluindo alimentos de origem animal. Em nutrição, não cabem radicalismos nem dogmas. O que realmente conta são as evidências científicas e o bom senso no consumo de uma alimentação equilibrada e diversificada para a obtenção de uma melhor qualidade de vida.

## Os atletas necessitam de uma alimentação diferenciada em relação a um indivíduo sedentário?

Sim. As recomendações de ingestão energética para pessoas sedentárias ou que praticam uma atividade física de forma moderada são insuficientes para atletas. Estes fazem do esporte sua profissão e, por isso, sua necessidade energética é elevada. Partindo desse princípio, seu gasto energético pode ser até quatro vezes maior que de um indivíduo sedentário ou moderadamente ativo. Contudo, não basta oferecer mais energia, é preciso oferecer energia com qualidade, ou seja, com alimentos variados em quantidades adequadas para obter todos os nutrientes necessários, não só para a geração de energia.

## As vitaminas E, C e betacaroteno podem ser tomados sem contraindicação por tempo indeterminado e aumentam o desempenho físico do atleta?

Essas vitaminas ou qualquer outro complexo vitamínico não devem ser tomados sem prescrição médica. A suplementação na dieta de um micronutriente qualquer, seja vitamina, seja mineral, tem de ser feita somente quando for necessária, depois de diagnosticada deficiência em algum desses nutrientes na dieta. Uma alimentação balanceada e diversificada é suficiente para fornecer todos os nutrientes essenciais ao organismo. As vitaminas E, C e betacaroteno são denominadas antioxidantes pela capacidade de proteger as células do ataque dos radicais livres (compostos altamente reativos que são formados normalmente no organismo). Elas se comportam como "guarda-costas", protegendo as membranas celulares da oxidação. Entretanto, não existem dados científicos que comprovem que os antioxidantes ingeridos aumentam o desempenho físico do atleta.

## A deficiência de vitaminas pode reduzir o desempenho físico?

Existem ainda poucas dúvidas sobre o fato de a deficiência de vitaminas impedir o desempenho físico. Existem carências mais comuns na população, como de vitamina A e de vitaminas do complexo B, que poderiam diminuir a *performance* em atletas. A vitamina A é importante para a ótima função do sistema imune e, como atletas de elite possuem uma resistência imunológica baixa, a falta dessa vitamina poderia agravar o quadro. As vitaminas do complexo B estão intrinsecamente ligadas ao metabolismo oxidativo energético e ao sistema nervoso central; logo, na ausência delas, o desempenho do atleta estaria comprometido em função de alguns acontecimentos como: fraqueza e dor musculares, sensação de falta de energia, confusão mental, queda do rendimento aeróbio, degeneração de fibras nervosas, falta de firmeza em esportes que exijam controle motor fino, náuseas, perda de apetite, depressão e anemia.

As demais vitaminas (C, D, E e K) apresentam baixo índice de carência na população. Contudo, a ausência de vitamina C poderia levar a quadros de fraqueza e à anemia; a vitamina D, à perda de massa óssea; a vitamina E, à perda de capacidade aeróbia, à distrofia muscular e à anemia e a vitamina K, a hemorragias. Vale dizer ainda que uma diminuição da ingestão das vitaminas antioxidantes agrava os danos causados pelos radicais livres nas células, ou seja, intensificam lesões de tecido.

## O consumo de altas doses de vitamina C é bom contra gripes ou resfriados e aumenta o desempenho do atleta?

Não. Até o momento, não existem evidências científicas indicando que altas doses de vitamina C (mais de 1 g por dia) sejam eficientes na prevenção de gripes ou de resfriados nem que aumentem o desempenho do atleta, especialmente em indivíduos que têm um estado nutricional adequado em relação a essa vitamina. No entanto, estudos epidemiológicos indicam que indivíduos com deficiência dessa vitamina podem apresentar um número maior de infecções. Nesse caso, uma suplementação de vitamina C pode ser benéfica. As necessidades diárias de vitamina C no adulto correspondem a cerca de 90 mg ou o consumo de duas laranjas médias.

## A SUPLEMENTAÇÃO DE VITAMINAS PODE APRIMORAR O DESEMPENHO?

Existem estudos que demonstram que a suplementação de vitamina C, E e betacaroteno previne as lesões celulares, mas não aumenta a capacidade aeróbia. A suplementação de vitaminas do complexo B, apesar de estar envolvidas na oxidação de substratos energéticos, parece também não aumentar a capacidade aeróbia e, contrariamente, pode acelerar a quebra do glicogênio muscular, como é o caso da vitamina B6, causando diminuição de rendimento durante o exercício. Quando ingeridas em excesso, essas vitaminas são eliminadas pela urina.

Deve haver muita cautela ao se suplementar com vitaminas lipossolúveis (A, D, E e K), pois elas se acumulam com mais facilidade nos tecidos corporais – hipervitaminose – e podem trazer problemas às vezes mais sérios que os observados na sua ausência.

## A INGESTÃO DE PROTEÍNA EM EXCESSO AUMENTA A MASSA MUSCULAR DO INDIVÍDUO?

Não. A necessidade de proteína de um indivíduo sedentário tem um limite máximo de cerca de 1 g de proteína por quilo de peso corporal. Assim, se uma pessoa pesa 70 kg, precisa consumir no máximo 70 g de proteína diariamente. Praticantes de atividade física necessitam aumentar a ingestão proteica em função do aumento da "queima" de proteínas para gerar energia durante o exercício e reparar as lesões nas fibras musculares. Exercícios aeróbicos (correr, andar e nadar) requerem 1,2 g de proteína por quilo de peso corporal e os exercícios de força, até 1,8 g de proteína por quilo de peso corporal. O organismo utilizará apenas essa quantidade. Acima disso, a proteína será utilizada como fonte de energia e formará ureia no fígado que, por sua vez, será eliminada pela urina através dos rins. Há evidências de que uma alimentação com excesso de proteína pode danificar os rins, em razão da sobrecarga que esse órgão sofre para a eliminação da ureia. Geralmente, os suplementos proteicos são de origem animal, provenientes do leite ou do ovo, e por isso são caros. Se um indivíduo ingere uma dieta balanceada e diversificada, não precisará ingerir suplementação de proteína. O aumento da massa muscular está relacionado a exercícios físicos localizados, orientado por um profissional preparado, com acompanhamento de um médico ou nutricionista e muito treinamento específico de hipertrofia muscular e não à ingestão de proteína em excesso. Os atletas de academia ou de final de semana devem conscientizar-se de que a ingestão de um excesso de proteína é prejudicial à saúde, além de ser perda de tempo e de dinheiro.

## A INGESTÃO DOS CHAMADOS BCAA (AMINOÁCIDOS DE CADEIA RAMIFICADA, DO INGLÊS *BRANCHED-CHAIN AMINOACIDS*) MELHORAM O RENDIMENTO DA ATIVIDADE FÍSICA E AUMENTAM A MASSA MUSCULAR?

Não. Essa afirmação é um mito que precisa ser esclarecido. Nos últimos anos, houve uma proliferação de suplementos alimentares para atletas, vendidos em academias, lojas de conveniência, farmácias e supermercados, especialmente os chamados aminoácidos de cadeia ramificada ou BCAA. Esses aminoácidos (valina, leucina e isoleucina) são encontrados e metabolizados preferencialmente no músculo, daí a falsa ideia de que aumentam a massa muscular quando ingeridos. Experimentos com animais de laboratório demonstraram que uma ingestão além das necessidades diárias desses aminoácidos não aumenta a massa muscular nem o rendimento. Pelo contrário, eles serão utilizados principalmente como fonte de energia. Uma alimentação balanceada e diversificada é a melhor recomendação, especialmente para atletas de fim de semana, que realizam uma atividade física moderada. Nos casos de atletas de elite, ou seja, aqueles que fazem do esporte uma profissão, a ingestão de qualquer suplemento nutricional deve ser acompanhada por uma avaliação médica ou por um nutricionista.

## O USO DE CREATINA ENTRE ATLETAS AMADORES E PROFISSIONAIS AUMENTA O RENDIMENTO, FORTALECE A MASSA MUSCULAR E NÃO É PREJUDICIAL À SAÚDE?

Não existem evidências científicas que indiquem que a creatina aumenta a massa muscular do indivíduo e que seu uso permanente não seja prejudicial à saúde. Para alguns tipos de exercícios intensos e de curta duração, a suplementação de creatina de 15 a 20 g/dia, por uma semana, parece aprimorar o desempenho. No entanto, isso merece ser confirmado experimentalmente. A creatina é um composto nitrogenado formado no fígado e em outros tecidos. É armazenada preferencialmente no músculo na forma de creatina fosfato, um importante reservatório de energia nesse tecido. Essa energia é liberada de forma rápida aos músculos submetidos a exercícios anaeróbicos (sem oxigênio), caracterizada por movimentos intensos de curta duração (até dez segundos). Os efeitos provocados pela creatina são passageiros, com duração de alguns segundos. A creatina é encontrada naturalmente nas carnes. Seu uso como complemento alimentar, em forma de cápsulas, tem provocado muitas controvérsias entre os especialistas. Como esse uso é recente (a partir da Olimpíada de Barcelona em 1992), não existem evidências científicas que indiquem que aumenta a massa muscular do indivíduo e que seu uso crônico não seja prejudicial à saúde. A melhor recomendação para um atleta aumentar seu rendimento é o treinamento regular, orientado por um técnico especializado, aliado a uma dieta equilibrada e diversificada. A ingestão de suplementos alimentares deve ser indicada somente sob recomendação médica.

## O AUMENTO DO CONTEÚDO DE GLICOGÊNIO MUSCULAR É FUNDAMENTAL PARA AUMENTAR O DESEMPENHO FÍSICO?

Inúmeros estudos demonstram que atletas que iniciaram testes de atividade motora com concentrações aumentadas de glicogênio obtiveram um melhor desempenho, caracterizado por aumento do tempo de atividade até a exaustão – ou seja, retardo da fadiga periférica (falta de substrato energético) –, diminuição da velocidade de quebra do próprio glicogênio e maior estímulo à lipólise. Isso comparado com atletas que mostravam concentrações baixas de glicogênio muscular. Em suma, concentrações elevadas desse substrato pré-exercício garantem uma maior duração da atividade motora e a manutenção da intensidade.

## AS BEBIDAS DENOMINADAS ENERGÉTICAS SÃO REPOSITORAS DE ENERGIA?

Não. A quantidade de energia fornecida por essas bebidas equivale a um refrigerante comum. Em sua composição, essas bebidas incluem ingredientes como a cafeína, um estimulante do sistema nervoso, aminoácidos e vitaminas do complexo B. A dose de cafeína é de cerca de 80 mg por latinha (250 mL) e corresponde a uma xícara pequena de café expresso. A cafeína atua sobre diversos sistemas do organismo humano, entre eles o sistema nervoso central. Isso provoca o aumento da atividade mental, a redução do sono e o despertamento da atenção. Apesar da recomendação dos fabricantes de que essas bebidas não devem ser ingeridas junto com álcool, ocorre justamente o contrário entre os jovens. Assim, os efeitos de euforia, ânimo e suposta energia devem-se muito mais ao álcool do que ao energético.

## O GUARANÁ EM PÓ MISTURADO COM ALGUM TIPO DE SUCO OU ÁGUA É UM ALIMENTO ENERGÉTICO?

Não. O guaraná em pó industrializado, encontrado em cápsulas nos supermercados, não é um alimento energético. No entanto, como é rico em cafeína, produz efeitos semelhantes aos provocados pelo café. A cafeína estimula o sistema nervoso central e, em grandes doses, acarreta problemas gastrointestinais, como gastrites e úlceras. Outros sintomas são: ansiedade, irritabilidade, nervosismo e taquicardia. Embora comumente se atribuam poderes preventivos e curativos ao guaraná, não há evidências científicas que comprovem isso.

## AS BEBIDAS ISOTÔNICAS SÃO ENERGÉTICAS?

Não. As bebidas denominadas isotônicas contêm sódio, cloreto e potássio (eletrólitos) e uma quantidade muito pequena de glicose (6%), que fornecerá energia quan-

do degradada na célula. Os eletrólitos têm por finalidade repor esses elementos perdidos no suor, especialmente em atletas de elite com atividade de baixa intensidade e longa duração, como maratonistas, ciclistas e demais corredores de longa distância. Uma pessoa que pratica exercícios físicos moderados e de forma esporádica não precisará ingerir essas bebidas, que não são realmente energéticas. Uma alimentação balanceada e diversificada será suficiente para recuperar-se do esforço realizado. Pessoas hipertensas e diabéticas não devem fazer uso desses produtos, por conter sódio e glicose.

## COMO A NUTRIÇÃO ESTÁ RELACIONADA À FADIGA?

A fadiga é um fenômeno multifatorial e comum em atletas competitivos. No entanto, a nutrição pode ajudar a retardar esse processo. Primeiro, uma nutrição adequada é fundamental para garantir ao atleta um suprimento de nutrientes na dieta não só para fornecer a energia necessária, preferencialmente como carboidratos e lipídios, mas também para garantir um metabolismo eficiente do organismo. Em exercícios aeróbicos leves, como caminhadas de longa distância ou corridas de baixa intensidade realizadas por um atleta treinado, o organismo pode manter a produção de energia usando gordura como principal nutriente. Como o organismo possui grandes estoques de gordura, o suprimento de energia estará garantido. Entretanto, em atividades muito prolongadas, a diminuição da glicemia, a desidratação e as perdas de minerais podem levar ao desenvolvimento da fadiga tanto física quanto mental.

Em exercícios moderados a intensos, o organismo precisa usar mais carboidrato como fonte de energia e, portanto, o estoque de energia se esgotará mais rapidamente. Conforme os estoques de glicogênio do fígado e do músculo se esgotarem, como acontece com exercícios de *endurance* com duração de mais de 120 minutos, o atleta terá que reduzir sua atividade. Baixa glicemia, alterações nas concentrações de certos aminoácidos no plasma e desidratação também podem ser fatores relevantes para o desenvolvimento da fadiga.

Em exercícios de alta intensidade com duração de apenas dois minutos, a provável causa de fadiga é a diminuição do metabolismo celular provocada pelo acúmulo de íons hidrogênio como consequência da produção aumentada de ácido lático. Além disso, um fornecimento diminuído de glicogênio nas fibras vermelhas ou de tipo I pode prejudicar esse tipo de desempenho. Finalmente, em exercício de alta intensidade e curta duração, de cinco a dez segundos, o esgotamento da creatina fosfato nas fibras brancas ou de tipo II pode estar relacionado à incapacidade de manter esse tipo de exercício. Concluindo, pode-se assinalar que uma deficiência de nutrientes pode causar a fadiga. Uma dieta pobre em alguns nutrientes pode acelerar o início desse fenômeno e uma dieta adequada é essencial para garantir um ótimo desempenho ao atleta.

## Existem evidências científicas que comprovem o efeito ergogênico do ginseng na atividade física?

Ginseng é um popular remédio extraído de ervas tradicionalmente usadas pela população chinesa por milhões de anos. Existem vários tipos de ginseng que são comercializados. Os mais conhecidos são o americano, o chinês, o japonês, o coreano e o siberiano. Os efeitos fisiológicos do ginseng variam conforme a espécie da planta, a parte usada e seu local de origem. Esse produto tem sido comercializado de várias formas com o intuito de melhorar a saúde e o desempenho físico. Trabalhos de vários autores sugerem que o ginseng influencia as atividades neural e hormonal do organismo. Uma das teorias mais relevantes sugere que o ginseng possa estimular o eixo hipotálamo-hipófise. A hipófise libera hormônios que controlam outras glândulas endócrinas, como a suprarrenal, que libera cortisol, hormônio envolvido na resposta ao estresse. Outras teorias postulam que a suplementação com ginseng possa influenciar o desempenho pela melhora da função cardíaca, do fluxo de sangue e do transporte de oxigênio durante o exercício; aumento da utilização de oxigênio e redução da concentração de ácido láctico; melhora na síntese de glicogênio muscular após o exercício e no controle do balanço nitrogenado. Por todos esses efeitos, supõe-se que a suplementação com ginseng melhore o desempenho do atleta. Deve-se, no entanto, salientar que, embora algumas dessas teorias tenham alcançado algum sucesso em modelos experimentais na tentativa de explicar os supostos efeitos ergogênicos, o mecanismo preciso de sua ação ainda não foi elucidado. Deve ser assinalado também que a maioria desses estudos em humanos apresenta resultados controversos. Falhas do desenho experimental incluiriam ausência de grupo controle ou de placebo, de protocolo de duplo-cego e da análise estatística. Até o momento, não existem pesquisas bem controladas e com rigor científico que comprovem a suposta capacidade de melhora do desempenho físico atribuído ao ginseng. Os indivíduos que desejam experimentar a suplementação do ginseng por longos períodos devem ser orientados por um médico, pois seu uso pode agravar problemas de saúde como pressão arterial elevada.

## Os suplementos vendidos como *fat burnners* realmente queimam a gordura corporal e ajudam a emagrecer?

Para facilitar a explicação, utilizar-se-á o mais conhecido entre os *fat burners* como exemplo: a carnitina. É um composto derivado de aminoácidos e fundamental para o transporte de ácidos graxos de cadeia longa para serem oxidados na mitocôndria. É sintetizada no fígado, nos rins e no cérebro, mas também pode ser consumida em alimentos de origem animal, principalmente carne vermelha. Sua maior concentração endógena está nos músculos esqueléticos. Sua forma ativa é a L-carnitina. A trajetória da carnitina no metabolismo oxidativo levanta a hipótese de que esta promova um possível efeito ergogênico durante o exercício, principalmente os de longa duração, aumentando a taxa de oxidação de ácidos graxos de cadeia longa e poupando glicogênio. A lipólise começa a se tornar realmente importante quando o exercício ultrapassa quatro horas de duração com uma intensidade abaixo de 70% do $VO_{2máx}$, logo, a suplementação de carnitina seria indicada para esportes de ultra-*endurance*, como as corridas de longa distância (maratonas).

A biodisponibilidade da carnitina ingerida é cerca de 10% a 15%, ou seja, apenas 10% a 15% do que é ingerido realmente é absorvido e utilizado, e os estoques corporais estão estimados em 128 mmol ou 20 g em indivíduo de 70 kg. Uma dose oral de 2 g/dia pode aumentar 0,12 g diária no *pool* de carnitina e a suplementação de oito semanas pode resultar em um aumento de apenas 8% desse *pool*. Tem sido observado que a ingestão de L-carnitina aumenta suas concentrações plasmáticas, mas sua captação pelo músculo não é influenciada pela concentração plasmática. Isso pode ser explicado pelo fato de os níveis plasmáticos de carnitina serem cerca de cem vezes menores que os musculares; logo, a captação de carnitina ocorre contra um gradiente de concentração. A concentração plasmática de carnitina encontra-se entre 40 e 60 mmol/L, enquanto a muscular de 3 a 4 mmol/L demonstra que, se a suplementação promove um aumento da concentração plasmática, os níveis musculares podem se manter inalterados. A maioria dos estudos não descreve efeitos positivos na utilização de substratos ou *performance* com administração oral ou intravenosa de L-carnitina.

No que diz respeito à modificação na utilização de substratos energéticos durante o exercício, uma RER (redução do quociente respiratório) causada pela suplementação de carnitina indicaria um maior consumo de triacilgliceróis, principalmente intramusculares, e diminuição da necessidade de glicogênio, poupando esses estoques e retardando a fadiga. Contudo, estudos recentes não encontraram resultados significativos sobre o efeito poupador de glicogênio em ratos submetidos a treinamento de corrida e suplementados. Não existe nenhum trabalho que descreva que a suplementação de carnitina promova de forma significativa a mobilização de ácidos graxos do tecido adiposo, principalmente subcutâneo, para maior oxidação deles, mesmo porque 95% da L-carnitina do organismo humano encontra-se na musculatura esquelética. Consequentemente, a ingestão isolada de L-carnitina não promove diminuição da gordura corporal, ou seja, para tal objetivo são fundamentais dois fatores: dieta e atividade física. Além disso, cabe ressaltar que o aumento da ingestão de L-carnitina eleva os níveis musculares dessa substância; logo, os ácidos graxos a serem transportados por ela são provenientes dos triacilgliceróis intramusculares. Portanto, pode-se perceber que se trata de um mecanismo ainda pouco esclarecido na literatura científica, devendo ser mais especificamente investigado.

## O CLA (ÁCIDO LINOLEICO CONJUGADO) AUXILIA NA REDUÇÃO DE GORDURA CORPORAL?

Embora o CLA, que representa um conjunto de isômeros do ácido linoleico, tenha sido considerado um potente agente antiobesidade pelas suas possíveis propriedades moduladoras no metabolismo lipídico, seu efeito quanto à perda de peso ainda é controverso. Ele é encontrado em maiores concentrações na gordura de ruminantes, como, por exemplo, carne de gado, laticínios, entre outros. Vários modelos experimentais têm demonstrado que animais alimentados com CLA reduzem a gordura corporal possivelmente pelos fatores: redução na atividade da lipase lipoproteica; maior liberação de AGs (ácidos graxos), provavelmente pela redução da deposição de lipídios e aumento da lipólise e maior oxidação de AGs tanto no músculo esquelético quanto no tecido adiposo, por meio do acréscimo da atividade da carnitina palmitoil-transferase. O CLA parece não produzir resultados idênticos em todos os modelos animais, todavia, postula-se que o decréscimo no tecido adiposo de animais tratados com CLA seja decorrente da redução no tamanho das células e não no número. De qualquer forma, já se sabe que, dentre os diferentes isômeros do CLA, o 10-trans, 12-cis são os que têm maior influência sobre as mudanças na composição corporal em animais.

Algumas evidências sugerem que a suplementação de CLA talvez possa gerar mudanças favoráveis na composição corporal de algumas pessoas. O possível efeito termogênico do CLA tem sido relacionado à indução na expressão gênica de proteínas desacopladoras (UCPs), contudo esse efeito é pouco expressivo em humanos. Ainda não existem comprovações científicas de que a suplementação com CLA reduza o peso corporal ou o índice de massa corporal em humanos, porém algum efeito relacionado à redução do tecido adiposo parece ocorrer com doses acima de 3 g/dia, sobretudo na região abdominal de homens obesos e no tecido muscular esquelético. Existem alguns indícios de que indivíduos em ciclo de variação de peso corporal (pós-obesos, em novo ganho de peso), sejam mais suscetíveis aos efeitos do CLA do que os de peso estável, assim como homens obesos em relação a mulheres obesas.

Vale ressaltar que, tanto em estudos com humanos quanto em animais foram encontrados efeitos negativos associados ao uso do CLA, como: elevação da resistência à insulina, da glicemia e insulinemia de jejum, e da peroxidação lipídica; deposição de gordura no fígado e baço e redução da HDL (lipoproteína de alta densidade)-colesterol em indivíduos com síndrome metabólica. Estudos conduzidos em humanos que investigaram mudanças na composição corporal relacionadas à utilização do CLA ainda são limitados e divergentes. Os diferentes protocolados adotados, tempo *versus* dose, podem ter contribuído para esses resultados.

## O EXERCÍCIO ISOLADAMENTE EMAGRECE MAIS QUE A DIETA?

Não. Tratando-se de perda de peso, a dieta é mais efetiva que a prática de atividade física, pois, para obter elevados gastos energéticos durante a atividade física, é necessário que o indivíduo se exercite por longos períodos em intensidades que ocorrem predomínio de vias anaeróbias para a manutenção da demanda energética. Dessa forma, a dieta isolada é mais eficaz em produzir um balanço energético negativo. Porém, vale ressaltar que o exercício acelera a perda de peso, bem como evita a perda de massa muscular que ocorre naturalmente com o processo de emagrecimento. Quando um indivíduo perde peso, não ocorre perda apenas de gordura, concomitantemente ocorre perda de massa muscular, sendo esse processo um efeito negativo inerente ao emagrecimento. Além disso, a prática regular de atividade física previne o risco de desenvolver doenças crônicas não transmissíveis, aumenta a capacidade de se exercitar em altas intensidades por períodos prolongados e também eleva a oxidação de gorduras, o que promove a perda gradual de gordura e mantém com êxito o peso perdido inicialmente alcançado com a dieta hipocalórica.

## A RESTRIÇÃO ALIMENTAR SEM ORIENTAÇÃO PODE TRAZER PREJUÍZOS À SAÚDE DO INDIVÍDUO ATLETA?

Sim. Inicialmente deve-se salientar que nenhum alimento é completo, ou seja, nenhum alimento contém todos os nutrientes necessários à manutenção da saúde do indivíduo. O único alimento considerado completo é o leite materno e, ainda assim, até os seis meses de idade. Os nutrientes presentes nos alimentos são responsáveis pela manutenção do equilíbrio orgânico e do bem-estar humano. A baixa ingestão de energia pode resultar em fornecimento insuficiente de importantes nutrientes relacionados ao metabolismo energético, à produção de hormônios, à reparação tecidual, ao sistema antioxidante e à resposta imunológica, sendo necessário ingerir alimentos de todos os grupos alimentares, de acordo com a pirâmide nacional, a fim de garantir a demanda nutricional diária. O déficit energético em atletas tem sido associado a alterações metabólicas e reprodutivas relacionadas ao exercício. A ocorrência de amenorreia em mulheres atletas está associada a marcantes reduções no consumo de energia e lipídios e nas concentrações sanguíneas de leptina, estrogênio, hormônios da tireoide e insulina. A estimativa do dispêndio energético de atletas é baseada no gasto metabólico basal e no tipo, intensidade, duração e frequência do exercício. De uma forma geral, é recomendado que atletas homens e mulheres que se exercitam por mais de noventa minutos por dia tenham uma ingestão energética acima de 50 kcal/kg e 45 a 50 kcal/kg, respectivamente. A recomendação é que o atleta possa ser orientado por um nutricionista, que irá elaborar um cardápio personalizado, considerando suas necessidades.

## BOCHECHO DE CARBOIDRATO DURANTE O EXERCÍCIO MELHORA O DESEMPENHO DE ATLETAS?

Recentemente tem sido discutido na literatura sobre a utilização de carboidrato em forma de bochecho durante o exercício na melhora do desempenho. Alguns estudos têm demonstrado benefícios de sua utilização em exercícios de curta duração (ciclismo e corrida/contrarrelógio) e alta intensidade. Existem evidências científicas que comprovam esse fato? A utilização de bochecho de carboidrato realmente funciona? Não há consenso na literatura de que o bochecho de carboidrato possa ser efetivo na melhora de desempenho do exercício físico prolongado ou de alta intensidade e curta duração. Já está bem evidenciado que o consumo de carboidrato durante o exercício prolongado, 30 a 60 g/h de atividade, evita hipoglicemia, depleção de glicogênio e fadiga. O mesmo efeito não é observado em exercícios intensos de curta duração ($\leq$ 1 hora de duração, ~75% $VO_{2máx}$), provavelmente pelo fato dos estoques de glicogênio hepático e muscular não serem esgotados. Embora alguns estudos recentes tenham demonstrado efeitos positivos do bochecho de carboidratos em exercícios de curta duração e alta intensidade, o mecanismo responsável por esse efeito ergogênico é incerto. Considerando que nessas situações o indivíduo encontra-se em estado de normoglicemia, sugere-se que há melhora dos sinais aferentes iniciados por receptores de carboidratos existentes na boca. Estudos utilizando ressonância magnética e estimulação transcraniana funcionais têm fornecido evidências de que o carboidrato na boca estimula os centros de recompensa no cérebro e aumenta a excitabilidade corticomotora, respectivamente, fato que ativaria algumas áreas cerebrais ligadas à sensação de recompensa e controle motor. No entanto, essa resposta parece ser dependente do estado nutricional pré-exercício. Além disso, há limitações nos protocolos adotados, pois em alguns desses estudos os sujeitos identificaram a presença de carboidrato no bochecho, o que pode ter tido influência sobre seus desempenhos. Cabe destacar que mais pesquisas são necessárias para determinar se os efeitos centrais do bochecho de carboidrato podem ser responsáveis pela melhoria da *performance* em exercícios intensos e de curta duração e para esclarecer os reais mecanismos de ação do efeito central dos carboidratos.

## A SUPLEMENTAÇÃO DE BETA-ALANINA MELHORA O DESEMPENHO EM EXERCÍCIOS DE ALTA INTENSIDADE?

Sim. O exercício de alta intensidade (acima de 60% $VO_{2máx}$) resulta em diminuição do substrato para a execução do exercício e acúmulo de metabólitos no músculo esquelético, como adenosina difosfato, piruvato e íons $H^+$, podendo prejudicar a função do músculo esquelético e a geração de força, contribuindo, assim, para a fadiga. A acidose intramuscular é uma das principais causas de fadiga durante o exercício intenso. Nesse sentido, foi demonstrado que a carnosina, dipeptídio composto de dois aminoácidos, beta-alanina e L-histidina, desempenha um papel fundamental na regulação do pH muscular. A L-carnosina é encontrada naturalmente nos músculos, coração, cérebro, fígado, rins, entre outros tecidos. Esse dipeptídio é sintetizado no músculo esquelético a partir dos aminoácidos L-histidina e beta-alanina, sendo a disponibilidade de beta-alanina fator limitante para a síntese de carnosina. A suplementação de beta-alanina aumenta o conteúdo muscular de carnosina sua capacidade tamponante, limitando a varição de pH decorrente da produção de ácido láctico oriunda do exercício, o que, dessa forma, evitaria a fadiga e melhoraria o desempenho físico durante exercícios predominantemente anaeróbios e de alta intensidade. De modo semelhante, a suplementação de beta-alanina demonstrou retardar o aparecimento da fadiga neuromuscular. Embora a beta-alanina não melhore a força máxima ou o $VO_{2máx}$, alguns aspectos da *performance* em exercícios prolongados, como limiar anaeróbio e tempo de exaustão, podem ser otimizados. Sintomas de parestesia, sensações cutâneas subjetivas (p. ex.: frio, calor, formigamento, pressão etc.) podem ser observadas desde que a dose ingerida seja superior a 800 mg. Os sintomas, entretanto, são transitórios e relacionados com o incremento da concentração plasmática de beta-alanina. Até o presente momento, nenhum efeito colateral importante foi relacionado com a utilização desse aminoácido, entretanto alguns aspectos dessa suplementação precisam ser investigados, tais como efeitos colaterais e mecanismo de ação.

## AS DIETAS DOS "FAMOSOS" REALMENTE FUNCIONAM?

Não por muito tempo. A maioria das dietas recomendadas por pessoas famosas, como modelos, músicos, jogadores de futebol, atrizes ou apresentadoras de televisão, não funciona em longo prazo. O que realmente reverte em benefícios para o organismo humano é a adoção de hábitos alimentares saudáveis e que muitas vezes implicam mudanças em médio e longo prazo, como diminuição de calorias excessivas, principalmente as provenientes de gordura e proteínas, e a adequação desses nutrientes conforme já explicitado no item referente à pirâmide alimentar do Capítulo 1. Outro fator preponderante na manutenção do peso corporal normal é a prática regular de exercícios físicos, que devem ser realizados com frequência mínima de sessenta minutos, cinco vezes por semana. Essas duas medidas devem ser sempre aliadas para se ter uma melhor qualidade de vida.

## BIBLIOGRAFIA CONSULTADA

Artioli GG, Gualano B, Smith A, Stout J, Lancha AH Jr. Role of beta-alanine supplementation on muscle carnosine and exercise performance. Med Sci Sports Exerc. 2010;42(6):1162-73.

De Angelis RC, Tirapegui J. Fisiologia da nutrição humana. Aspectos básicos, aplicados e funcionais. São Paulo: Atheneu, 2007. 565 p.

Francischi RP, Pereira LO, Lancha Jr AH. Exercício, comportamento alimentar e obesidade: revisão dos efeitos sobre a composição corporal e parâmetros metabólicos. Rev Paul Educ Fís. 2001;15(2):117-40.

Gomes MR, Tirapegui J. Relação de alguns suplementos nutricionais e o desempenho físico. Arch Latinoamer Nutr. 2000;50(4):317-29.

Gomes MR, Tirapegui, J. Cromo: novo nutriente ergogênico utilizado na atividade física. Nutr Pauta. 2004:64(12):28-33.

Mendes RR, Tirapegui J. Creatina: o suplemento nutricional para a atividade física. Conceitos atuais. Arch Latinoamer Nutr. 2002;52(2):117-27.

Mendes RR, Pires I, Oliveira A, Tirapegui, J. Effects of creatine supplementation on the performance and body composition of competitive swimmers. J Nutr Biochem. 2004;15(8):473-8.

Mourão DM, Monteiro JBR, Costa NMB, Stringheta PC, Minim VPR, Dias CMGC. Ácido linoleico conjugado e perda de peso. Rev Nutr. 2005;18(3):391-9.

Panza VP, Coelho MSPH, Di Pietro PF, Assis MAAD, Vasconcelos FDAGD. Consumo alimentar de atletas: reflexões sobre recomendações nutricionais, hábitos alimentares e métodos para avaliação do gasto e consumo energéticos. Rev Nutr. 2007;20(6):681-92.

Rogero MM, Tirapegui J. Aspectos atuais sobre glutamina, atividade física e sistema imune. Rev Bras Ciências Farm. 2000;36(2):201-12.

Rogero MM, Tirapegui J. Considerações nutricionais e bioquímicas da suplementação de glutamina em atletas. Controvérsias e aspectos atuais. J Metab Nutr. 2003;7:106-18.

Rollo I, Williams C. Effect of mouth-rinsing carbohydrate solutions on endurance performance. Sports Med. 2011;41(6):449-61.

Rossi L, Tirapegui J. Aspectos atuais sobre exercício físico, fadiga e nutrição. Rev Paul Educ Fís. 1999;13(1):39-52.

Sale C, Saunders B, Harris RC. Effect of beta-alanine supplementation on muscle carnosine concentrations and exercise performance. Amino Acids. 2010;39(2):321-33.

Silva MR, Silva MAAP. Aspectos nutricionais de fitatos e taninos. Rev Nutr. 1999;12(1):5-19.

Sociedade Brasileira de Medicina do Esporte. Modificações dietéticas, reposição hídrica, suplementos alimentares e drogas: comprovação de ação ergogênica e potenciais riscos para a saúde. Rev Bras Med Esporte. 2003;9(2):43-56.

Tirapegui J, Ribeiro SML. Avaliação do estado nutricional: teoria e prática. Rio de Janeiro: Guanabara-Koogan, 2009. 348p.

Tirapegui J. Nutrição, metabolismo e suplementação na atividade física. 2ª ed. São Paulo: Atheneu, 2012. 455p.

Wang Y, Jones, PJH. Dietary conjugated linoleic acid and body composition. Am J Clin Nutr. 2004;79(6 Suppl):1153S-8S.

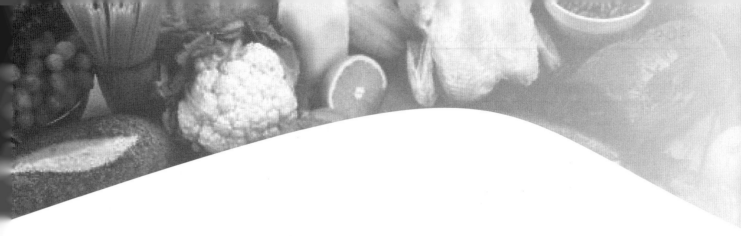

# Índice remissivo

## A

Ácido(s)
  araquidônico, 49
  ascórbico (*v. tb.* Vitamina C)
    concentração
      sanguínea de, alterações na, 81
      plasmática, 79
    distribuição de, 77
  aspártico, 9
  β-hênico, 49
  butírico, 49
  caprílico, 49
  caproico, 49
  caproleico, 49
  clorídrico, 12
  desoxirribonucleico, 8
    estrutura simplificada do, 392
  erúcico, 49
  esteárico, 49
  fisetérico, 49
  fólico
    estado nutricional relativo ao, parâmetros indicadivos, 66
    importância do, 66
    participação na regulação da metilação do DNA, 402
  gadoleico, 49
  gama-aminobutírico, 11
  glutâmico, 9
  graxos
    *cis* para *trans*, transformação, 51
    composição de diferentes óleos e gorduras, 50
    descrição conforme saturação, número de carbonos na cadeia e fatores alimentares, 49
    ômega-3
      doenças cardiovasculares e, 50
      fontes alimentares, 49
      poli-insaturados, 45
  láurico, 49
  lauroleico, 49
  lignocérico, 49
  linoleico, 49
    ingestão adequada, 58
    recomendações de ingestão, 57
  linolênico, 49
    ingestão adequada, 58
  mirístico, 49
  miristoleico, 49
  nucleicos, 391
  oleico, 49
  palmítico, 49
  pantotênico, relevância do, 67
  ribonucleico, 8
    estrutura simplificada, 392
  úrico, 243
Ácidos-graxos ômega-3 e doença coronariana, *claim* para, 337
Açúcar(es)
  livres, 37
  por que o termo carboidrato para designar os, 35
Adiposidade corporal, 435

ADM, *ver* Água duplamente marcada

AF, *ver* Coeficiente de atividade física

Agentes pró-oxidantes, 227

AGPI, *ver* Ácido graxo poli-insaturado

Água

    como repor, 194

    do organismo humano, 193

    duplamente marcada, vantagens e desvantagens da técnica na estimativa do GET, 110

    necessidade dos atletas, 194

AI (*Adequate Intake*), 142

Alanina, 9

Albumina, 242

Álcool

    durante a gestação, qual o maior perigo em se ingerir, 132

    tricarboxílico, 45

Aleitamento materno, 136

Alergia alimentar, o que fazer?, 142

α-aminoácidos, 7

α-caroteno, 238

Alfatocoferol

    com um radical ROO, oxidação do, 236

    estrutura molecular do, 69

Alimentação

    balanceada, 3

    da criança na fase escolar, 148

    do bebê, quando e como deve-se iniciar a, 136

    estresse oxidativo e, 219-254

    leis

        da adequação, 3

        da harmonia, 3

        da qualidade, 3

        da quantidade, 3

    na infância, 135-166

Alimento(s), 2

    ação anti-inflamatória de nutrientes e compostos bioativos dos, 406

    *diet*, 388

    efeito térmico dos, 108

    funcionais

        benefícios à saúde, 171

        categoria de, 330

        como são classificados, 329

        considerações gerais, 329-340

        e nutracêuticos, qual a diferença entre, 330

        fatores que impulsionam o interesse pelo consumo, 330

        o que são?, 329

        objetivo para o desenvolvimento de, 331

        probióticos e prebióticos, 341-353

        rotulagem de, 335

        tecnologias utilizadas que contribuem para o desenvolvimento de, 338

    geneticamente modificados

        como podem ser identificados, 326

        como são obtidos, 321

        liberação dos, 326

        são realmente seguros?, 323

        segurança dos, 319-328

        testes de segurança dos, 324

        transgênicos e modificados, qual a diferença?, 319

    *light*, 388

    para atletas, classes aprovadas pela ANVISA, 197

    pirâmide dos, 4

    proteicos, em quais momentos devem ser consumidos?, 188

    ricos em betacaroteno, 424

    toxinas usadas em, 325

Amamentação, por quanto tempo a mulher deve amamentar seu filho?, 132

Amido(s), 35, 37

    resistentes, tipos, 36, 2

Aminoácido(s), 1

    como são classificados metabolica e nutricionalmente?, 9

    de cadeia

        modificada, 13

        ramificada, 203

    derivados de, formação de compostos fisiologicamente importantes, 11

    dispensáveis, 9, 10

    estrutura de um, 8

    funções, 10

    indispensáveis, 9, 10

    nitrogênio de um, qual é o destino final do, 17

    no plasma, 20

    no organismo, metabolismo dos esqueletos de carbono no organismo, como ocorre?, 17

    processo catabólico de um, como se dá?, 17

Anabolismo, 71

Anemia, 126

    do atleta, 191

    ferropriva, 141

    por deficiência de ferro, em que fase da infância é mais comum?, 141

Anorexia, 380

Antagonismo de aminoácidos, 27

Antioxidante(s), 229

    ação sinérgica, 234

    enzimas, 230

    enzimáticos, 230

Arginina, 11, 361

Arroz, 39

Arroz-feijão, ponto de vista proteico, 25

Artrite, 170

Asparagina, 9

Ateroma, placa, 248

## ÍNDICE REMISSIVO **467**

Aterosclerose, processo de, diversos estágios, 248
Atividade(s)
  aeróbias, 159
  da EGRAC, 64
  de fortalecimento muscular, 159
  de fortalecimento ósseo, 159
  esportiva, nutrição e, 179-196
  física, 42
    afeta o gasto energético?, 108
    dinâmica do metabolismo energético durante, 385
    espontânea afeta o GET?, 108
    no gasto energético, 111
    para crianças
      fator de, 153
      recomendação, 159
    suplementos ergogênicos e, 197-218
    vitamina(s)
      conceitos gerais e importância na, 61-87
      E *versus*, 72
  motora
    importância dos minerais, 192
    proteínas para, 188
Atleta(s)
  alimentação diferenciada?, 179
  anemia do, 192
  devem diminuir a ingerstão de lipídios?, 190
  energia para, recomendações, 181
  gasto energético de um, como se calcula, 180
  necessidade
    de água, 194
    de energia de, 121
    de gordura de um, 190
  recomendações nutricionais pra, 95
Aveia, 37
Azia, 133

## B

Bactérias empregadas nos alimentos funcionais probióticos, 343
Balanço
  energético, 107
    adequado de uma criança, 156
    obesidade e, qual a relação?, 375
    regulação do, 376
  proteico, 314
Batata, 39
BCAAs (*branched chain amino acids*), 206
Bebidas
  energéticas, 460
  isotônicas, 460
Betacaroteno, 238, 10
  clivagem simétrica e assimétrica, 240

  estrutura química e clivagem, 240
β-criptoxantina, 238
Betaoxidação, 56
Betassitosterol dos vegetais, 47
Bicarbonato de sódio, 213
  bochecho de, 463
*Bifidobacterium*, 160
Biomarcador, 334
Biossíntese da creatina, 199
Biotina
  estado nutricional relativo à, parâmetros, 67
  função da, 67
Bulimia, 381
Bochecho de bicarbonato, 463
*Bullying*, 148

## C

"Cabeças" hidrofílicas, 46
Café durante a gestação, 133
Cafeína, 133, 213
Cálcio
  metabolismo do, efeitos dietéticos, 96
  principais fontes alimentares de, 95
  suplementação de, 96
Calor de combustão, 106
Caloria, 3
Cana-de-açúcar, 39
Câncer
  causas, 415
  desenvolvimento do, 414
  fatores de risco, 416
  impacto no Brasil, 413
  mecanismos epigenéticos, 414
  o que é?, 413
  prevenir, 418
  quimioprevenção do, 415, 416
Carboidrato(s), 35-44
  absorção, 38, 2
  armazenamento entre reinos vegetal e animal, 36
  classificação baseada em sua digestibilidade, 37
  como se classificam?, 36
  constituintes da dieta, principais, 39
  da dieta humana, 39
  digestão e absorção, como ocorre?, 39
  do trato gastrointestinal, digestão dos, 41
  doçura para, 36
  importância nutricional, 35
  melhor momento para oferecer, 184
  necessidade para a atividade física, 184
  obesidade e, qual a relação?, 36
  para designar os açúcares, por quê?, 35

que devem ser consumidos antes, durante e após o execício físico, 185

restrição de, metabolismo proteico e lipídico na, 187

Carcinogênese

etapas, 414

hábitos alimentares e, 416

hipóteses propostas para explicar, 414

ação antioxidante dos, 239

fontes, 239

Carnes e ovos, grupo das, 5

Carnitina, 211

transporte de ácidos graxos mediado pela, 212

Carotenoides, 238

ação antioxidante dos, 239

fontes, 239

Caseína do leite, 8

Catabolismo, 3

CBA, *ver* Compostos bioativos de alimentos, 13

CCK, *ver* Colecistocinina

Células

antioxidantes estão somente dentro das, 241

inflamatórias, interação esquemática dos potenciais mediadores, 226

Celulose, 37

Cereais integrais, 145

Chá verde, 425

Chocolate acentua o aparecimento da acne *vulgaris*?, 424

Ciclo alamina-glicose, 19

Circunferência do braço, 168

Citocinas, 405

Citocromo P450, 96

Citrulina, 11

CLA (*conjugated linoleic acid*) suplmentação com, 387

*Claim*

aprovação de um, processo de, 332

avaliação de um, 332

aprovados pela FDA, 336

no rótulo do alimento ou suplemento, 336

para a relação "ácidos-graxos ômega-3 e doença coronariana", 337

validade de um, 332

Cloreto de sódio, 36

consumo engorda?, 387

Cobre, 100

Código universal, 320

Coeficiente de atividade física, 153

Colágeno, 423

Colecistocinina, 12

Colesterol, 36

Colesterolemia, 57

Cólica, 139

Colostro materno, 127

conteúdo de energia, macronutrientes e micronutrientes do, 143

Comorbidades associadas a obesidade, 378

Comportamento materno também pode influenciar o risco para síndrome metabólica?, 431

Compostos bioativos de alimentos, 13

alimentos e seus respectivos CBAs, 418

Comprimento, crianças

acima de 24 meses, 151

até 2 anos, 151

Cômputo químico, fórmula para calcular, 24

Concentração plasmática, 194

Condições associadas à obesidade, 378

Constipação intestinal, 133

efeito dos prebióticos sobre a, 348

Creatina, 198

biossíntese, 199

estoque corpóreo de, 200

excreção de, 200

fórmulas estruturais da, 200

suplementação sobre a *performance*, 201

suplementos para atletas, comercialização, 202

Crescimento

celular, estágios, 304

como definir o termo, 303

corporal, 303

de hormônio, controle da secreção, 308

estimuladores, 304

mediadores, principais do, 306

muscular, 303

exercício de força influencia no?, 314

processos, principais hormônios envolvidos, 305

Criança(s)

andando numa intensidade de 2,5 mph, gasto calórico, 155

apetite da, o que fazer para aumentar o, 140

composição corporal das, 149

de zero mês a 3 anos, recomendações de energia e micronutrientes, 143

desnutridas, 31

dieta vegetariana e não vegetariana para, 144

doente, gasto energético de, 156

e adolescentes de zero a 18 anos, recomendações nuricionais, 144

energia dispendida e estocada em, 152

fator de atividade física para, 153

ganho de peso de, determinante, 156

gasto

calórico total de, 154

energético de uma, quais componentes de, 152

ingerir toda a refeição, deve-se forçar?, 140

macronutrientes, 142

na fase escolar, como alterar a alimentação na, 148

obesa será um adulto obeso?, 146

# ÍNDICE REMISSIVO **469**

probióticos nas, benefícios dos, 160
suplementação de cálcio durante a fase de crescimento, 146
Cromo, 214
Curvas de crescimento, 150

## D

Dentição, cuidados a serem tomados no desenvolvimento da, 139
Desbalanço de aminoácidos, 27
"Desequilíbrio gradual", 164
Desmineralização óssea, 166
Desnaturação de um proteína, 8
Desnutrição
consequências, 27
em ambiente hospitalar, incidência de, 264
proteico-calórica, 27
história natural, 28
métodos de avaliação, 28
Desnutrido, reabilitação do, 31
Dextrinas, 37
D-glicose, 76
Diabetes
gestacional pode ocasionar problemas no feto?, 132
qual a relação entre as espécies reativas e o?, 250
Dieta(s)
de supercompensação de glicogênio, 187
dos "famosos", 463
encontradas no mercado, 272
enterais, 269
como são classificadas, 270
hipoproteicas, 30
pobres em gordura, 383
restritas em, lipídios, 383
Digestibilidade
ileal aparente, 285
proteica, 285
Dipeptídeo, estrutura de um, 8
Disfunções metabólicas, 429
Dislipidemia, 56, 379
Dispetídios, 12
Dissacarídeos, 37
DNA, *ver* Ácido desoxirribonucleico
Dobra cutânea tricipital, 168
Doçura, 36
de alguns carboidratos e educorantes, 37
Doença(s)
crônicas, ganho de peso corporal e, 120
crônico-degenerativas, 38
de Crohn, 366
*Doping*, 197
DRI (*Dietary Reference Intake*), 21
para indivíduos acima de 50 anos, 173

## E

EAR (*Estimated Average Requirement*), 142
Edulcorantes, doçura de alguns, 37
Efeito térmico dos alimentos, 108
EGRAC (glutationa eritrocitária redutase), 64
Eicosanoides, 404
origem dos, 51
Eliminação urinária, gráfico hipotético da, 110
*Endurance*, 184
Energia
baixa ingestão, consequências da, 121
basal, gasto de, 3
durante o exercício, vias
de fornecimento, 181
de geração, 181
em repouso, gasto de, 3
forma para consumir mais de forma qualitativa, 181
ingestão de, recomendações nutricionais da, 105-122
medidas utilizadas para mensurar, 106
necessidade de, como é definida?, 106
produção de, quais nutrientes são utilizados para, 105
total, gasto de, 3
vitaminas na geração de, 190
Enterócitos, transporte de vitamina C em, 234
Envelhecimento
aumenta a possibilidade de se desenvolver doenças crônicas não transmissíveis?, 169
limite do, 163
marcadores de, restrição calórica sobre possíveis, 164
nutrição, exercício e, 163-177
nutrientes que merecem atenção especial quando se aborda o, 170
perda muscular com o, 175
peso corporal modificado com o, 165
por que o ser humano envelhece?, 163
precoce, 249
relação entre espécies reativas e, 249
saudável, 171
sintomas do, exercício ajuda a diminuir os, 172
Enzima
catalase, função, 232
glutationa peroxidase, 232
Epigenética, 398
nutrição e, relação entre, 401
Equação do GET, como foi estimada, 115
*Ergogenic aids*, 197
Ergosterol, 47
Escala brasileira de insegurança alimentar, 295
Espécies reativas, 221
como a mitocrônia sintetiza, 225
como a resposta imunológica e inflamatória sintetiza, 226
como podem ser formadas, 224

fontes de síntese de, 225
Estado nutricional proteico, 29
Estaquiose, 37
Estatura
    fórmulas preditivas da, 166
    redução de, esquema mostrando, 166
Esteróis, 47
Estética, nutrição em, 422
Estirão pubertário, 159
Estresse oxidativo
    alimentação e, 219-254
    efeitos, 223
    no exercício, 191
Exercício(s)
    efeito sobre o gasto energético, 108, 5
    físico
        auxilia na redução ponderal?, 384
        fontes de energia utilizadas ns diferentes etapas do, 199
        produção de radicais livres e, relação entre, 73
        suplementação de vitamina C e, 80
        vitamina(s)
            do complexo B e, 68
            E e, 68
Expressão gênica, 392
    etapas, 393
    fator de transcrição na regulação, 394

# F

Fadiga
    central
        hipótese da, 203, 9
        mecanismos metabólicos, 204, 9
    nutrição está relacionada à?, 460
Farmacocinética, fatores que interferem na, 257
Fármaco(s)
    absorção dos, influência da alimentação ou nutrientes na, 260
    antimicrobianos, efeitos farmacocinéticos dos, 257
    biodisponibilidade dos, fatores que interferem, 258
    como podem interferir no estado nutricional, 259
    na absorção de nutrientes, influência dos, 260
    nutrientes e, interações entre, 255-262
    processo de absorção de um, 256
*Fat burnners*, 461
Fator(es)
    de Atwaker, 106
    de transcrição, atuação, 395
    liberador de gonatrofina, 136
Febre aumenta o gasto energético?, 156
Fermentação bacteriana, 62
Ferro
    absorção de, 96

deficiência de, 97
fontes alimentares, 97
heme, 96
indicadores do estado nutricional e das reservas corporais de, 97
no leite materno, 128
Fibra(s)
    alimentar, 38
    dietéticas
        classificação, 38
        papel, 35
Fitoesteróis, 48
Folato, 131
"Fome zero", 297
Forma L, 7
Fórmula(s)
    da PDCAAS, 25
    estrutural(is)
        da arginina, 363
        da creatina, 200
        da creatinina, 200
        da fosfocreatina, 200
        dos aminoácidos de cadeia ramificada, 361
        para calcular o cômputo químico, 24
    preditivas do peso corporal, 166
Fosfolipídio, estrutura química, 46
Fragilidade biológica, 165
Frutanos, composição química dos, 343
Frutose, 37
    excesso aumenta o peso?, 147
    transporte de, 41
Fumante, quando abandona o cigarro ocorre ganho de peso?, 389
Fumar durante a lactação, 138, 7

# G

Galactose, 37
    transporte de, 41
Gasto energético
    basal, 107
    componentes utilizados na estimativa da recomendação de energia, 107
    de repouso, 107
    total
        como é calculado?, 109
        componentes, 107
        diário de um indivíduo em vida livre, 109
        equação
            como foi estimada?, 115
            geral do, 115
            para crianças de peso normal, 116
        para manutenção do peso em homens e mulheres adultos com sobrepeso e obesos, 119
        valores médios, 115

Gastrite atrófica, 165

GEB, *ver* Gasto energético basal

Gelatina reduz o problema da flacidez?, 24

Genes, transferência horizontal de, 323

Geneticamente engenhado, 320

Genoma, 391

  alterações genéticas observadas no, 394

Genômica

  funcional, áreas da, 399

  nutricional, 397

    atuação da nutrigenômica e da nutrigenética sob abordagem da, 397

    desempenho e físico e, relação entre, 403

    no contexto da saúde pública, 403, 12

    principais técnicas de biologia utilizadas na área da, 399

GER, *ver* Gasto energético de repouso

Gestação

  alimentação na, 123-134

  café durante, 133

  consumo energético durante, recomendações, 124

  eletrólitos durante a, recomendações de consumo diário de, 127

  ganho de peso ideal durante a, 125

  história familiar de hipertensão arterial durante, 132

  infecção alimentar durante a, 131

  minerais importantes na, há outros?, 126

  necessidades de vitaminas na, 129

  vitamina(s)

    A na, 130

    durante, recomendações de consumo diário, 130

Gestante

  proteínas na dieta, 126

  quantidade de calorias na dieta da, 124

GET, *ver* Gasto energético total

Ginseng, 461

Glicemia

  em humanos, falha no controle, 42

  manutenção da, 39

  mecanismo de regulação, 41

Glicina, 9, 11

Glicogênio, 37

  durante a atividade física, importância dos estoques de, 42

  muscular, benefícios trazidos pelo aumento de, 187

  supercompensação de, 187

Glicólise aeróbia e anaeróbia, 182

Glicose, 35, 37

  captação durante o período pós-exercício, 185

  interação entre ascorbato e captação de, 76

  transporte de, 41

Globulinas no sangue, 8

Glutamina

  fórmula estrutural do aminoácido, 357

  livre no organismo

    distribuição tecidual e plasmática, 208

      funções, 208

    síntese de, reação de, 208

Glutaminemia, 209

Gomas, 37, 38, 142, 389

Gordura

  corporal

    percentual de, 374, 12

      valores sugeridos para o, 374

    reservas de, 374

    visceral, 375

Grelina, 377

Guaraná em pó, 460

# H

Hábitos

  alimentares alimentares bons à criança, o que fazer para se introduzir, 140

  saudáveis, 381

HDL, 54

Hemiceluloses, 37

Hidrogenação, 50

Hidrólise, 51, 62

  do ATP, 181, 8

Hiperêmese gravídica, 133

Hiperglicemia, 132

  induzindo a síntese de EROs, 252

Hipocloridria, 165

Hipoglicemia, 42

Hipotálamo, 436

Histonas e DNA, interação entre, 401

HMB (beta-hidroxi-betametilbutirato), 210

Hormônio(s)

  do crescimento, 158

  que regulam a ingestão de alimentos, 276

  responsáveis pelo estirão pubertário, 158, 7

HSP (*Heat Schock Proteins*), 243

# I

Idoso

  estado nutricional de um, 165

  peso corporal e saúde do, 165

IMC, *ver* Índice de massa corporal

Imunonutrição, 355-369

Imunonutrientes, 356

Índice

  de massa corporal, 167

  glicêmico, 448

Infância

  alimentação na, 135-166

**472** NUTRIÇÃO: FUNDAMENTOS E ASPECTOS ATUAIS

aporte calórico na, 140

deficiência de vitamina D na, 159

estágio da, característica de cada, 135

obesidade na, 147

Inflamação, 437

Interação(ões)

entre fármacos e nutrientes, 255-262

medicamentosa, 255

Intolerância

à lactose, 43

alimentar, o que fazer?, 142, 7

Isoleucina, 13

# J

Joule, 3

# K

*Kwashiorkor*, 7

# L

Lactação

alimentação na, 123-134

eletrólitos durante a, recomendações de consumo diário de, 129

estado nutricional materno afeta a?, 132

fumar durante a, 138

minerais importantes na, há outros?, 126

necessidades de vitaminas na, 129

vitamina(s)

A na, 130

durante, recomendações de consumo diário, 130

*Lactobacillus*, 96, 5

Lactose, 37

intolerância à, 43

Lactulose, 37

L-ascorbato, 76

L-DHAA, 76

LDL, 54

Lectina, 46

Leguminosas, grupo das, 5

Lei(s)

da adequação, alimentação, 3

da alimentação, 3

da harmonia, alimentação, 3

da qualidade, alimentação, 3

da quantidade, alimentação, 3

Leite, 39

caseína do, 8

de vaca, conteúdo de energia, macronutrientes e micronutrientes do, 143

e derivados, grupo do, 5

humano, contribuição energética do, 116

materno, 127

conteúdo de energia, macronutrientes e micronutrientes do, 143

é possível armazernar?, 138

em relação ao leite de vaca, 137

ferro no, 128

varia de mãe para mãe? 137

modificado, conteúdo de energia, macronutrientes e micronutrientes do, 143

Leptina, 377

Lesão muscular, vitamina C e, existe relação?, 80

Leucina, 13

Levogira, 7

Licopeno, 238

Lignina, 37

Lipídios, 1, 45-59

atletas devem diminuir a ingestão de?, 190

compostos, 46

derivados, 47

digestão de, 52

"neutros", 45

destino dos produtos da, 53

doenças relacionados ao excesso de, 55

ingestão, recomendações, 57

o que são?, 45

simples, 45

suplementação de, 190

tipos existentes, 45

Lipoproteína(s)

A, importância da, 48

metabolismo das, 54

plasmáticas, 47

Lipostabil, 387

*Listeria monocytogenes*, 131

Listeriose, 131

Lp(A), *ver* Lipoproteína A

Luteína, 238

# M

Macrominerais, características, 91

Macronutrientes

da dieta, contribuição energética para o organismo, 106

diferenças entre micro e, 2

Magnésio

absorção, 98

excreção, 98

transferência diária de, 98

Magro, é saudável estar muito?, 388

Maltose, 37

Maltotriose, 37

Manipulação genética, riscos, 323

Massa

    adiposa, resposta pró-inflamatória frente ao ganho de, 380

    muscular, 313

Mastigação, cuidados a serem tomados no desenvolvimento da, 139

Medicamentos fitoterápicos, existem interações com, 259

Metabolismo, 3

    componentes utilizados na estimativa da recomendação de energia, 107

    energético, participação das vitaminas do complexo B no, 63

    proteico

        em mamíferos, 32

        participação do fígado no, 14

Metaloproteínas, 8

Metalotioneínas, 241

Metionina, 11

Método(s)

    da ADM para homens e mulheres

        com sobrepeso e obesos, banco de dados obtidos de experimentos com, 113

        eutróficos, dados obtidos de experimentos, 112

    PDCAAS, 283

Microbiota do cólon, reações de diversos ingredientes alimentares com a, 342

Microminerais, características, 92

Micronutrientes, 1

Milho, 39

    geneticamente modificado, caso de um, 325

Militares, recomendações nutricionais para, 95

Mineral(is)

    antioxidantes, 99

    como podem ser classificados, 90

    consumo adequado, 89

    fontes alimentares de, 90

    importância

        nutricional, 90

        para a atividade motora, 192

    informação nutricional em embalagens de suplemento mineral, modelo de informação, 95

    ingestão

        distribuição e perda de um, 90

        tolerável, 94

    necessidades dietéticas, 90

    o que são?, 89

    para atletas, há recomendações nutricionais diferentes?, 95

    para militares, recomendações, 95

    recomendações segundo as DRIs, 93

    tóxico, há risco de algum para o organismo?, 94

Moléculas de adesão, 405

Mulher que deseja engravidar, como deve ser a saúde da, 123

Mutação em gene-candidato, 431

# N

NAD (nicotinamida adenina diclotídeo), 64

Nadador, recordatório alimentar de 24 horas de um, 84

NADP (nicotinamida adenina dinucleotideo fosrato), 64

NAF (nível de atividade física), 109

Náuseas, 133

Necessidades energéticas na gestação e lactação, diferença entre, 132

NEE (necessidade estimada de energia), 106

    como é calculada, 109

    como se baseia, 106

    em que se baseia, 109

    equações para crianças de zero a 2 anos, 116

    para adultos eutróficos a partir de 19 anos, 117

    para bebês e crianças de zero a 2 anos, 116

    para crianças

        como é calculada, 110

        de 3 a 8 anos, 117

        e adolescentes de 9 a 18 anos, 117

    para indivíduos de uma população, como é calculada?, 109

    para mulheres grávidas

        adolescentes e adultas, 118

        adolescentes e adultas lactantes, 118

        e lactantes, como é calculada, 110

Niacina, 64 (*v. tb.* Vitamina B3)

Nível

    de atividade física, categorias, 113, 114

    máximo de tolerância, para energia, 110

NRF2 (*NF-E2-related factor 2*), 408

    expressão do, 409

Nucleotídeos, 366

Nutracêuticos, produtos definidos como, 331

Nutrição

    atividade esportiva e, 179-196

    em estética, 422

    enteral, 263

        complicações, 271

        contraindicações, 265

        dietas industrializadas padrão para, 273

        em adultos com situação do trato gastrointestinal, 267

        indicações, 265

        preparo da, cuidados, 272

        quando surgiu?, 265

        vias de acesso para, 266, 267

    estética e, 421-426

    introdução à, 1-5

    mitos e verdades, 455- 464

        alimentos

            dietéticos são iguais iguais aos alimentos *light,* 456

            e nutrientes são a mesma coisa, 455

            serão o remédio do futuro?, 457

        atletas necessitam de uma alimentação diferenciada?, 458

aumento do conteúdo do glicogênio muscular é fundamental para aumentar o desempenho físico?, 450

bebidas isotônicas são energéticas, 460

bochecho de carboidrato durante o exercício melhora o desempeho do atleta, 463

cafeína faz mal à saúde, 457

CLA, auxilia na redução da gordura corporal, 462

colesterol é prejudicial à saúde, 456

comer gelatina diariamente reduz o problema de flacidez?, 457

como a nutrição está relacionada à fadiga?, 460

consumo de

altas doses de vitamina C é bom contra gripes ou resfriados?, 458

de fibras é benéfico à saúde, 456

deficiência de vitaminas pode reduzir o desempenho físico?, 458

dieta

dos "famosos" realmente funciona?, 463

vegetariana é mais saudável?, 458

exercício isoladamente emagrece mais que a dieta?, 462

existem evidências científicas que comprovem o efeito ergogênico do ginseng na atividade física?, 461

guaraná em pó misturado com algum tipo de suco ou água é um alimento energético?, 460

ingestão

de proteína em excesso aumenta a massa muscular do indivíduo?, 459

dos chamados BCAA melhoram o redimento da atividade física e aumentam a massa muscular?, 459

proteínas de origem animal têm valor biológico igual às de de origem vegetal?, 456

restrição alimentar sem orientação pode trazer prejuízo à saude do indivíduo atleta, 462

suplementação

de beta-alanina melhora o desempenho em exercícios de alta intensidade?, 463

de vitaminas pode aprimorar o desempenho?, 459

suplementos vendidos como fat *byrnners* realmente queimam a gordura corporal?, 461

todos os nutrientes são essenciais, 455

tomar complexos vitamímicos faz bem à saúde?, 455

uso de creatina entre atletas amadores e profissionais aumenta o rendimento?, 459

valor nutricional do arroz integral é superior ao do arroz polido?, 457

vitaminas E, C e betacaroteno podem ser tomados sem contraindicação por tempo indeterminado?, 458

parenteral

complicações, 278

componentes, 276

contraindicações, 276

indicações, 275

processo de administração, 278

personalizada, 13, 410

Nutriente(s)

essenciais, 2

fármacos e, interações entre, 255-262

íntegros, 270

para a população idosa, 172

Nutrigenômica

como disciplina de interface, 398

e nutrigenética, 391-411

# O

Obesidade, 371-390

carboidratos e, 36

comorbidades e condições associadas à, 378

consumo de proteínas tem influência, 288

infantil, prevalência e complicações, 157

emprego do IMC no diagnóstico da, 373

na infância, 147

o que é, 371

prevalência, 371

tratamento, diferentes tipos de, 380

Oligossacarídeos, 37

Osteoporose, 167

*Overtraining*, 209

Ovo, albumina no, 8

Oxidação, 51

metabólica, 106

Óxido nítrico, 228

nos vasos sanguíneos, 228

Oxigênio

para formar espécies reativas, 225

para o quociente respiratório não proteico, equivalentes térmicos do, 180

pode ser tóxico?, 226

redução completa de, 73

Oxirredução, reações de, 72

# P

Parto, ganho de peso após o, 125

PDCAAS (*Protein Digestibility-Corrected Amino Acid Score*)

fórmula, 25

método, 283

Pectinas, 37

Peptídeos, 12

Percentual de gordura corporal

de um indivíduo, 374

ideal, 374

Perda hídrica, controle durante o exercício, 194

*Performance*

componentes alimentares, efeitos ergogênicos e dose recomendada para melhora da, 339

vitamina C e, 82

ÍNDICE REMISSIVO **475**

Peroxidação lipídica, suplementação de vitamina E protege contra?, 73

Peso
- corporal
  - fórmulas preditivas do, 166
  - mecanismos que regulam o, 377
- crianças
  - acima de 24 meses, 151
  - até 2 anos, 151
- excesso de frutose aumenta o?, 147
- ideal durante a gestação, 125

Pirâmide alimentar
- adequada à realidade brasileira, 4
- base da, 4
- segundo nível, 4
- terceiro nível, 5
- topo da, 5

Piridoxina, 129

Plantas
- geneticamente modificadas, 321
  - evolução da produção agrícola, 326
- medicinais na farmacocinética, 261

Polissacarídeos, 37

Política alimentar no Brasil, 296

População idosa
- nutrientes para, 172
- suplementos nutricionais, 17

Prebióticos, 341

Pré-eclâmpsia, prevenção, 127

Probióticos, 341
- bactérias empregadas nos alimentos funcionais, 343

Proilina, 9

Proteína(s)1, 7-33
- absorção, 13
- como são classificadas, 8
- de choque térmico, 243
- desnaturação de uma, 8
- dieta no lúmen intestinal, produtos finais da digestão de, 12
- digestão das, 12, 13
- excesso de ingestão, 189
- funções no organismo, 9
- necessidades de um indivíduo, como são determinadas?, 20
- o que são e como estão constituídas, 7
- para a atividade motora, 188
- para adolescentes de 14 a 18 anos, 22
- participação do fígado na digestão de, 13
- qualidade
  - de uma, como se denomina, 24
  - de origem animal têm valor biológico igual às de origem vegetal?, 25
  - nutricional, 281-289

quinase AMPK, 444

recomendação diária, de, 20

síntese proteica é a principal função da, 15

suplementação de 189

utilização, 113

valor nutricional, influência do processamento sobre, 26

Puberdade
- alterações hormonais, 157
- obesidade na infância altera a?, 158

# Q

Quilocaloria, 3

Quilomícrons, 47
- no enterócito, 53

Quimiocinas, 405

Quimo, 12

# R

Radicais livres, 73, 219

Rafinose, 37

Rancificação, 51

RDA (*Recommended Dietary Allowance*), 21
- para a necessidade de energia, por que existe uma?, 110

Reação(ões)
- alérgicas, probióticos poderiam atuar na modulação das?, 348
- de Fenton, 236
- de Maillard, 26

Receptores nucleares, 394
- da superfamília e seus respectivos ligantes, 390

Recordatório alimentar de 24 horas
- características nutricionais gerais, 85
- de um nadador, 84

Redução de estatura, esquema demonstrando, 166

Refrigerantes, 423

Regulação térmica corporal e gasto energético, qual a relação entre?, 108

Regurgitação, 139

Reidratação, 193
- ideal de isotônico para, 195

Relação dieta, nutrição e câncer, aspectos da, 413-420

Ressíntese
- de glicogênio pós-exercício, 185

Restrição calórica, 382

Resveratrol, 450

Retinol, equivalente de, 131

Riboflavina (*v. tb.* Vitamina B12)
- indicadores do estado nutricional de, 64
- principal função, 64

RNA, *ver* Ácido ribonucleico

# S

Sacarose, 36, 37

Sais biliares, 12

Salmonelose, 132

Sangue, globulinas no, 8

Saponificação, 51

Sarcopenia, 165

Saúde
    da mulher que deseja engravidar, 123
    pública na atualidade, principais problemas, 291
    urogenital, como os probióticos podem melhorar a, 348

Secreções gástricas, 8

Segurança alimentar e nutricional, política, 291-302

Selênio, 101, 128
    antividade antioxidante do, 243

Selenoproteínas, síntese de, 101

Serina, 9

Serotonina
    cerebral, modulação dietética da, 205
    de repouso, metabolismo de, 205

Simbióticos, 341

Síndrome(s)
    da desarmonia corporal, 422
    metabólica, 156, 379
        benefícios da nutrição e exercício físico, 427-454
        componentes segundo o NCEP-ATP III, 430
        comportamento materno, 431
        de onde vem o conceito, 428
        genes candidatos associados ao risco aumentado para a, 431
        influência genética para o estabelecimento, 430
        marcadores de riscos, 429

Síntese
    de histamina, 11
    de ureia, 17
    proteica, 10
        esquema de, 16

Sistema(s)
    antioxidante, 233
    imune e vitamina C, 80

Solução salina, 193

Somatomedinas, 310

Sonda, colocação da, 272

Sorbitol, 37

Substância bioativa
    característica nutracêutica, 332
    no alimento e na dieta, 335

Superóxido dismutase, função, 231

Suplementação com CLA, 387

Suplemento(s)
    ergogênicos e atividade física, 197-218
    de vitaminas e mineirais podem fazer engordar?, 389
    nutracêuticos, 335
    proteicos, é possível ganhar massa muscular com, 189
    vitamínicos, deve-se administrar para toda criança?, 142

# T

TAB, *ver* Tecido adiposo branco

TAG, *ver* Trigliceróis

Tamanho corporal sobre o gasto energético, 111

Taurina, 9

Taxa(s)
    de oxidação de lipídios *versus* intensidade de exercício, 183
    do metabolismo de repouso, 107
    metabólica do sono, 107

Tecido(s)
    adiposo
        branco, 427
            adipocinas pós-inflamatórias no, 440
        depósitos de, 374
        efeitos da somatomedina nos, 310, 11

Técnica(s)
    de recombinação genética na nutrição humana, 327
    de RNA de interferência, 400
    *Northern blotting*, 400
    para tomada de
        estatura de crianças de até 2 anos, 151
        medida de altura e comprimento do joelho, 166
        peso de crianças até 2 anos, 151

Tendência a engordar, 375

Terapia(s)
    de nutrição enteral, 265
    nutricional, 265

Termorregulação, 108

Teste(s)
    de segurança dos alimentos geneticamente modificados, 324
    de tolerância à glicose, 42

Tiamina (*v. tb.* Vitamina B1)

indicadores do estado nutricional em, 64
    pirofosfato, 64

Tirosina, 9

Tocotrienóis
    estrutura química, 236
    o que são os, 237

Toxicidade de aminoácidos, 27

Toxoplasmose, 132

Transcrição, processo de, 401

Transferência horizontal de gentes, 323

Transição
    demográfica, 291
    epidemiológica, 292
    nutricional, 292

Translocação do GLUT4, 446

Transstornos alimentares têm relação com crianças que sofreram *bullying*? 148

Trealose, 37

Treinamento físico
efeitos no sistema cardiovascular, 442
moderado exerce efeitos antioxidantes?, 443

Triacilgliceróis, 9, 45, 407, 429
estrutura, 50
química, 46
intra-hepatocelular, fontes de, 438

Tripeptídios, 12

Triptofano, captação de, 205

Trocoferóis, estrutura química, 236

Trocotrienóis, estrutura química, 236

*Turnover* proteico, 7, 14, 314
diário corporal em um indivíduo de 70 kg, 16

# U

Ubiquinonas, 241

UL, nível máximo de ingestão do nutriente que provavelmente não oferece risco ou efeitos adversos, 71

União peptídica, 8

Unidades de energia, calorias e joules, relação entre, 106

# V

Valina, 13

Valor(es)
biológico, 25
plasmáticos de referência para hemoglobina, 193

Vasos sanguíneos
como o óxido nítrico atua nos, 228
dilatação dos, 228

Vitamina(s)
atividade bioquímica das, 61
atletas necessitam de mais do que pessoas sedentárias?, 190
B1, importância da, 64
B12
estado nutricional, parâmetros indicativos, 66
importância da, 66
B2, principal função da, 64
B3, função da, 64
C
absorção intestinal, 75
concentração no organismo, como é regulada?, 77
distribuição e transporte, 76
em que forma existe?, 74

estado nutricional relativo à, 77
exercício físico e, 79
ingestão em atletas, 79
interage com metais?, 235
lesão muscular e, existe relação entre?, 80
modelo de transporte, 75
*performance* e, existe relação?, 82
sistema imune e, existe relação entre?, 80
suplementação e exercício físico, 80
teores em alguns alimentos, 78
como eram denominadas originalmente, 62
conceitos gerais e importância na atividade física, 61-87
D, deficiência na, 159
desenvolvimento físico e o consumo de, 62
do complexo B
como cofatores de ezimas, 63
exercício físico e, 68
no metabolismo energético, 63
relevância das, 62
E
absorção da, 70
como é armazenada?, 70
concentração em alimentos consumidos pela população brasileira, 69
é um oxidante?, 235
estado nutricional relativo à, como é a avaliação do, 70
estrutura da, 68
exercício físico e, 68
indicadores do estado nutricional da, 72
recomendações de, 70
suplementação de, 73
*versus* atividade física, 72
lipossolúveis, 9
na geração de energia, 190
*performance* e, 82
ULs estabelecidos para as, 71

VLDL, 54

Vômito, 133, 139

# W

*Washout*, 188, 8

# Z

Zinco, 99
tem papel antioxidante?, 241